『NEW 小児科学』改訂第2版第8刷リーフレット

(株式会社 南江堂　2017.1)

第9章 総論 I. 栄養所要量の補足（本文 p.137～141）

　日本人の食事摂取基準は，健康な個人または集団を対象として，国民の健康の維持・増進，生活習慣病の予防を目的とし，エネルギー及び各栄養素の摂取量の基準を示すものである．

　使用期間は，平成27（2015）年度から平成31（2019）年度までの5年間とする．

1．基本的考え方

- 日本人の食事摂取基準（2015年版）では，策定目的として，生活習慣病の発生予防とともに，重症化予防を加えた．
- 対象については健康な個人ならびに集団とし高血圧，脂質異常，高血糖，腎機能低下のリスクを有していても保健指導レベルにあるものまでを含むものとした．
- 可能なかぎり科学的根拠に基づく策定を行うことを基本とした．

2．設定指標

　エネルギーについては1種類，栄養素については5種類の指標を設定した．

1）エネルギー：「BMI」

　エネルギーの摂取量および消費量のバランス（エネルギー収支バランス）の維持を示す指標として「体格（body mass index：BMI）」を採用することとした．

2）栄養素：「推定平均必要量」「推奨量」「目安量」「耐容上限量」「目標量」（図1）

　健康の維持・増進と欠乏症予防のために，「推定平均必要量」と「推奨量」の2つの値を設定し，この2指標を設定することができない栄養素については，「目安量」を設定した．

　また，過剰摂取による健康障害を未然に防ぐことを目的として，「耐容上限量」を設定した．

　さらに，生活習慣病の一次予防を目的として食事摂取基準を設定する必要のある栄養素については，「目標量」を設定した．

　○推定平均必要量（estimated average requirement：EAR）

　ある母集団における平均必要量の推定値．ある母集団に属する50％の人が必要量を満たすと推定される1日の摂取量

　○推奨量（recommended dietary allowance：RDA）

　ある母集団のほとんど（97～98％）の人において1日の必要量を満たすと推定される1日の摂取量

　　＊理論的には「推定平均必要量＋標準偏差の2倍（2SD）」として算出

　○目安量（adequate intake：AI）

　推定平均必要量及び推奨量を算定するのに十分な科学的根拠が得られない場合に，特定の集団の人々がある一定の栄養状態を維持するのに十分な量

　○耐容上限量（tolerable upper intake level：UL）

　ある母集団に属するほとんどすべての人々が，健康障害をもたらす危険がないとみなされる習慣的な摂取量の上限を与える量

　○目標量（tentative dietary goal for preventing life-style related diseases：DG）

　生活習慣病の一次予防を目的として，現在の日本人が当面の目標とすべき摂取量

〈変更点〉
　耐容上限量を超えて摂取すると潜在的な健康障害のリスクが高まると考えられることを適切に表現するために，「上限量」を「耐容上限量」と変更した．
　主な栄養素の食事摂取基準を表A〜Gに示す（食事摂取基準は30〜49歳群，50〜69歳群，70歳以上群についても定められているが，小児科の教科書のため割愛した）．

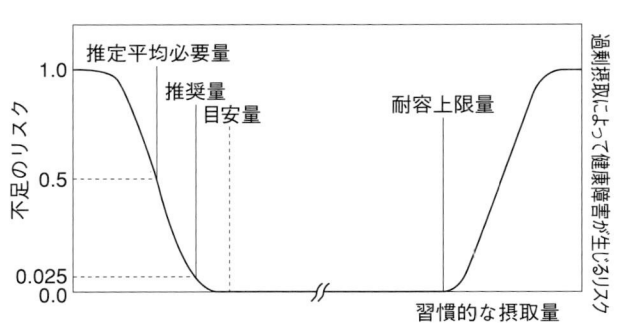

図1　食事摂取基準の各指標を理解するための概念図
　縦軸は，個人の場合は不足または過剰によって健康障害が生じる確率を，集団の場合は不足状態にある者または過剰によって健康障害を生じる者の割合を示す．
　不足の確率が推定平均必要量では0.5（50％）あり，推奨量では0.02〜0.03（中間値として0.025）（2〜3％または2.5％）あることを示す．耐容上限量以上を摂取した場合には過剰摂取による健康障害が生じる潜在的なリスクが存在することを示す．そして，推奨量と耐容上限量との間の摂取量では，不足のリスク，過剰摂取による健康障害が生じるリスクともに0（ゼロ）に近いことを示す．目安量については，推定平均必要量ならびに推奨量と一定の関係を持たない．しかし，推奨量と目安量を同時に算定することが可能であれば，目安量は推奨量よりも大きい（図では右方）と考えられるため，参考として付記した．目標量は，他の概念と方法によって決められるため，ここには図示できない．

表A 推定エネルギー必要量（kcal/日）

性別	男性			女性		
身体活動レベル[1]	Ⅰ	Ⅱ	Ⅲ	Ⅰ	Ⅱ	Ⅲ
0～5（月）	―	550	―	―	500	―
6～8（月）	―	650	―	―	600	―
9～11（月）	―	700	―	―	650	―
1～2（歳）	―	950	―	―	900	―
3～5（歳）	―	1,300	―	―	1,250	―
6～7（歳）	1,350	1,550	1,750	1,250	1,450	1,650
8～9（歳）	1,600	1,850	2,100	1,500	1,700	1,900
10～11（歳）	1,950	2,250	2,500	1,850	2,100	2,350
12～14（歳）	2,300	2,600	2,900	2,150	2,400	2,700
15～17（歳）	2,500	2,850	3,150	2,050	2,300	2,550
18～29（歳）	2,300	2,650	3,050	1,650	1,950	2,200
妊婦（付加量）[2] 初期				＋50	＋50	＋50
中期				＋250	＋250	＋250
後期				＋450	＋450	＋450
授乳婦（付加量）				＋350	＋350	＋350

[1] 身体活動レベルは，低い，ふつう，高いの3つのレベルとして，それぞれⅠ，Ⅱ，Ⅲで示した．
[2] 妊婦個々の体格や妊娠中の体重増加量，胎児の発育状況の評価を行うことが必要である．
注1：活用に当たっては，食事摂取状況のアセスメント，体重及びBMIの把握を行い，エネルギーの過不足は，体重の変化またはBMIを用いて評価すること．
注2：身体活動レベルⅠの場合，少ないエネルギー消費量に見合った少ないエネルギー摂取量を維持することになるため，健康の保持・増進の観点からは，身体活動量を増加させる必要があること．

（本文p.138 表9-2に対応）

表B 蛋白質の食事摂取基準
（推定平均必要量，推奨量，目安量：g/日，目標量（中央値）：％エネルギー）

性別	男性				女性			
年齢等	推定平均必要量	推奨量	目安量	目標量[1]（中央値[2]）	推定平均必要量	推奨量	目安量	目標量[1]（中央値[2]）
0～5（月）*	―	―	10	―	―	―	10	―
6～8（月）*	―	―	15	―	―	―	15	―
9～11（月）*	―	―	25	―	―	―	25	―
1～2（歳）	15	20	―	13～20（16.5）	15	20	―	13～20（16.5）
3～5（歳）	20	25	―	13～20（16.5）	20	25	―	13～20（16.5）
6～7（歳）	25	35	―	13～20（16.5）	25	30	―	13～20（16.5）
8～9（歳）	35	40	―	13～20（16.5）	30	40	―	13～20（16.5）
10～11（歳）	40	50	―	13～20（16.5）	40	50	―	13～20（16.5）
12～14（歳）	50	60	―	13～20（16.5）	45	55	―	13～20（16.5）
15～17（歳）	50	65	―	13～20（16.5）	45	55	―	13～20（16.5）
18～29（歳）	50	60	―	13～20（16.5）	40	50	―	13～20（16.5）
妊婦（付加量）初期					＋0	＋0	―	―
中期					＋5	＋10	―	―
後期					＋20	＋25	―	―
授乳婦（付加量）					＋15	＋20	―	―

＊乳児の目安量は，母乳栄養児の値である．
[1] 範囲については，おおむねの値を示したものである．
[2] 中央値は，範囲の中央値を示したものであり，最も望ましい値を示すものではない．

（本文p.138 表9-2に対応）

表C 脂質の食事摂取基準 ［脂質の総エネルギーに占める割合（脂肪エネルギー比率）：％エネルギー］

性　別	男　性		女　性	
年齢等	目安量	目標量[1]（中央値[2]）	目安量	目標量[1]（中央値[2]）
0～5（月）	50	—	50	—
6～11（月）	40	—	40	—
1～2（歳）	—	20～30（25）	—	20～30（25）
3～5（歳）	—	20～30（25）	—	20～30（25）
6～7（歳）	—	20～30（25）	—	20～30（25）
8～9（歳）	—	20～30（25）	—	20～30（25）
10～11（歳）	—	20～30（25）	—	20～30（25）
12～14（歳）	—	20～30（25）	—	20～30（25）
15～17（歳）	—	20～30（25）	—	20～30（25）
18～29（歳）	—	20～30（25）	—	20～30（25）
妊　婦			—	—
授乳婦			—	—

[1] 範囲については，おおむねの値を示したものである．
[2] 中央値は，範囲の中央値を示したものであり，最も望ましい値を示すものではない．

（本文 p.138 表9-2 に対応）

表D ビタミンAの食事摂取基準（μgRAE/日）[1]

性　別	男　性				女　性			
年齢等	推定平均必要量[2]	推奨量[2]	目安量[3]	耐容上限量[3]	推定平均必要量[2]	推奨量[2]	目安量[3]	耐容上限量[3]
0～5（月）*	—	—	300	600	—	—	300	600
6～11（月）*	—	—	400	600	—	—	400	600
1～2（歳）	300	400	—	600	250	350	—	600
3～5（歳）	350	500	—	700	300	400	—	700
6～7（歳）	300	450	—	900	300	400	—	900
8～9（歳）	350	500	—	1,200	350	500	—	1,200
10～11（歳）	450	600	—	1,500	400	600	—	1,500
12～14（歳）	550	800	—	2,100	500	700	—	2,100
15～17（歳）	650	900	—	2,600	500	650	—	2,600
18～29（歳）	600	850	—	2,700	450	650	—	2,700
妊婦（付加量）初期					＋0	＋0	—	—
中期					＋0	＋0	—	—
後期					＋60	＋80	—	—
授乳婦（付加量）					＋300	＋450	—	—

[1] レチノール活性当量（μgRAE）
  ＝レチノール（μg）＋β-カロテン（μg）×1/12＋α-カロテン（μg）×1/24
  ＋β-クリプトキサンチン（μg）×1/24＋その他のプロビタミンAカロテノイド（μg）×1/24
[2] プロビタミンAカロテノイドを含む．
[3] プロビタミンAカロテノイドを含まない．

（本文 p.140 表9-3 に対応）

表E ビタミンDの食事摂取基準（μg/日）

性別	男性		女性	
年齢等	目安量	耐容上限量	目安量	耐容上限量
0～5（月）	5.0	25	5.0	25
6～11（月）	5.0	25	5.0	25
1～2（歳）	2.0	20	2.0	20
3～5（歳）	2.5	30	2.5	30
6～7（歳）	3.0	40	3.0	40
8～9（歳）	3.5	40	3.5	40
10～11（歳）	4.5	60	4.5	60
12～14（歳）	5.5	80	5.5	80
15～17（歳）	6.0	90	6.0	90
18～29（歳）	5.5	100	5.5	100
妊婦			7.0	―
授乳婦			8.0	―

（本文 p.140 表 9-3 に対応）

表F カルシウムの食事摂取基準（mg/日）

性別	男性				女性			
年齢等	推定平均必要量	推奨量	目安量	耐容上限量	推定平均必要量	推奨量	目安量	耐容上限量
0～5（月）	―	―	200	―	―	―	200	―
6～11（月）	―	―	250	―	―	―	250	―
1～2（歳）	350	450	―	―	350	400	―	―
3～5（歳）	500	600	―	―	450	550	―	―
6～7（歳）	500	600	―	―	450	550	―	―
8～9（歳）	550	650	―	―	600	750	―	―
10～11（歳）	600	700	―	―	600	750	―	―
12～14（歳）	850	1,000	―	―	700	800	―	―
15～17（歳）	650	800	―	―	550	650	―	―
18～29（歳）	650	800	―	2,500	550	650	―	2,500
妊婦					―	―		―
授乳婦					―	―		―

（本文 p.138 表 9-2 に対応）

表G 鉄の食事摂取基準（mg/日）[1]

性別	男性				女性					
					月経なし		月経あり			
年齢等	推定平均必要量	推奨量	目安量	耐容上限量	推定平均必要量	推奨量	推定平均必要量	推奨量	目安量	耐容上限量
0～5（月）	―	―	0.5	―	―	―	―	―	0.5	―
6～11（月）	3.5	5.0	―	―	3.5	4.5	―	―	―	―
1～2（歳）	3.0	4.5	―	25	3.0	4.5	―	―	―	20
3～5（歳）	4.0	5.5	―	25	3.5	5.0	―	―	―	25
6～7（歳）	4.5	6.5	―	30	4.5	6.5	―	―	―	30
8～9（歳）	6.0	8.0	―	35	6.0	8.5	―	―	―	35
10～11（歳）	7.0	10.0	―	35	7.0	10.0	10.0	14.0	―	35
12～14（歳）	8.5	11.5	―	50	7.0	10.0	10.0	14.0	―	50
15～17（歳）	8.0	9.5	―	50	5.5	7.0	8.5	10.5	―	40
18～29（歳）	6.0	7.0	―	50	5.0	6.0	8.5	10.5	―	40
妊婦（付加量）初期					+2.0	+2.5	―	―	―	―
中期・後期					+12.5	+15.0	―	―	―	―
授乳婦（付加量）					+2.0	+2.5	―	―	―	―

[1] 過多月経（経血量が 80 mL/回以上）の人を除外して策定した．

（本文 p.138 表 9-2 に対応）

NANKODO'S ESSENTIAL WELL-ADVANCED SERIES

NEW 小児科学

改訂第2版

◆編集◆

清野佳紀 岡山大学名誉教授
　　　　　大阪保健医療大学名誉教授

小林邦彦 北海道大学名誉教授

原田研介 前日本大学教授

桃井眞里子 国際医療福祉大学副学長
　　　　　　国際医療福祉大学病院病院長

南江堂

■執筆者（執筆順）

片岡　直樹	かたおか　なおき	川崎医科大学第一小児科学教授
宮本　信也	みやもと　しんや	筑波大学教授・副学長・理事
桃井眞里子	ももい　まりこ	国際医療福祉大学副学長/国際医療福祉大学病院病院長
山形　崇倫	やまがた　たかのり	自治医科大学小児科学教授
松田　博雄	まつだ　ひろお	社会福祉法人子どもの虐待防止センター理事長
大久保　修	おおくぼ　おさみ	前日本大学医学部小児科学助教授
大和田　操	おおわだ　みさを	公益財団法人東京都予防医学協会代謝病研究部長
原田　研介	はらだ　けんすけ	前日本大学総合科学研究所教授
高橋　滋	たかはし　しげる	元日本大学医学部小児科学教授
楢原　幸二	ならはら　こうじ	旭川荘療育・医療センター院長
斎藤　茂子	さいとう　しげこ	さいとうクリニック院長
高田　五郎	たかだ　ごろう	元秋田大学医学部小児科学教授
清野　佳紀	せいの　よしき	岡山大学名誉教授・大阪保健医療大学名誉教授
神﨑　晋	かんざき　すすむ	鳥取大学医学部周産期・小児医学教授
守分　正	もりわけ　ただし	国立病院機構岩国医療センター成育医療診療部長
中村　肇	なかむら　はじめ	神戸大学名誉教授・兵庫県立こども病院院長
上谷　良行	うえたに　よしゆき	兵庫県立こども病院副院長
米谷　昌彦	よねたに　まさひこ	国立病院機構神戸医療センター小児科医長
高田　哲	たかだ　さとし	神戸大学医学部保健学科母性看護学教授
常石　秀市	つねいし　しゅういち	重症心身障害児施設医療福祉センターきずな院長
田中　弘之	たなか　ひろゆき	岡山大学大学院医歯学総合研究科小児医学准教授
小林　邦彦	こばやし　くにひこ	北海道大学名誉教授
宮脇　利男	みやわき　としお	元富山大学医学部小児科学教授
近藤　直実	こんどう　なおみ	岐阜大学名誉教授
富樫　武弘	とがし　たけひろ	公益財団法人北海道結核予防会医療参与
古川　漸	ふるかわ　すすむ	山口大学名誉教授
濱崎　雄平	はまさき　ゆうへい	佐賀大学名誉教授/からつ医療福祉センター顧問
佐地　勉	さじ　つとむ	東邦大学医学部名誉教授
河　敬世	かわ　けいせい	大阪府立母子保健総合医療センター顧問
朴　永東	ぼく　えいとう	上本町ぼく小児科理事長
茶山　公祐	ちゃやま　こうすけ	市立豊中病院小児科主任部長
小田　慈	おだ　めぐみ	岡山大学特命教授/名誉教授
福澤　正洋	ふくざわ　まさひろ	大阪大学名誉教授
岡田　正	おかだ　あきら	大阪大学名誉教授
加藤　晴一	かとう　せいいち	かとうこどもクリニック院長
田澤　雄作	たざわ　ゆうさく	仙台医療センター小児科元部長
吉岡加寿夫	よしおか　かずお	前近畿大学医学部小児科学教授
竹村　司	たけむら　つかさ	近畿大学医学部小児科学教授
宮尾　益知	みやお　ますとも	どんぐり発達クリニック院長
水口　雅	みずぐち　まさし	東京大学大学院医学系研究科発達医科学教授
山中　良孝	やまなか　よしたか	なかよし小児科院長

口　絵

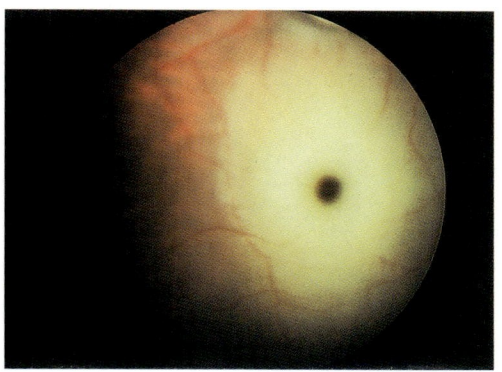
① Tay-Sachs 病でみられる cherry-red spot (p 133)

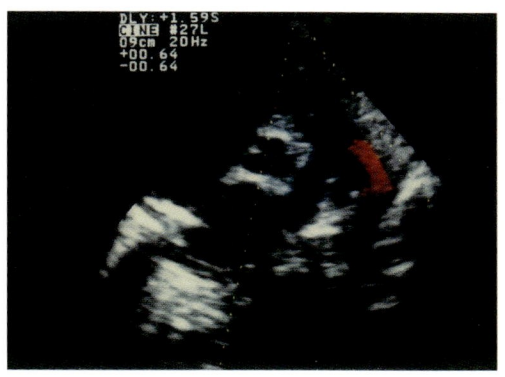
② 未熟児動脈管開存症のカラードプラ像 (p 189)

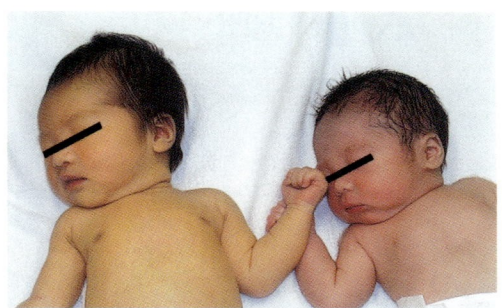
③ 新生児黄疸(右は正常新生児, p 195)

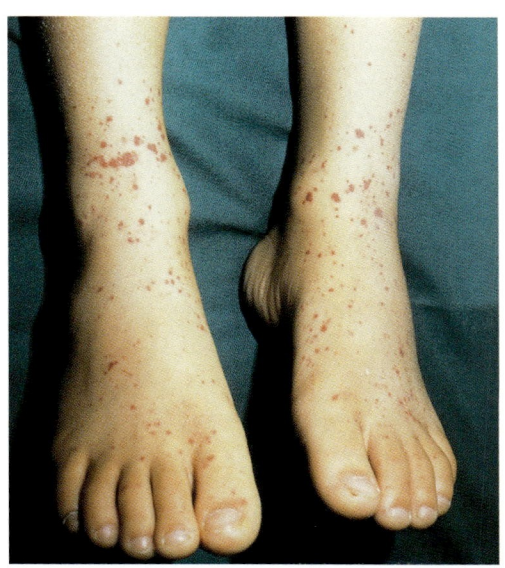
④ 血管性紫斑病にみられる点状出血様発疹 (p 278)

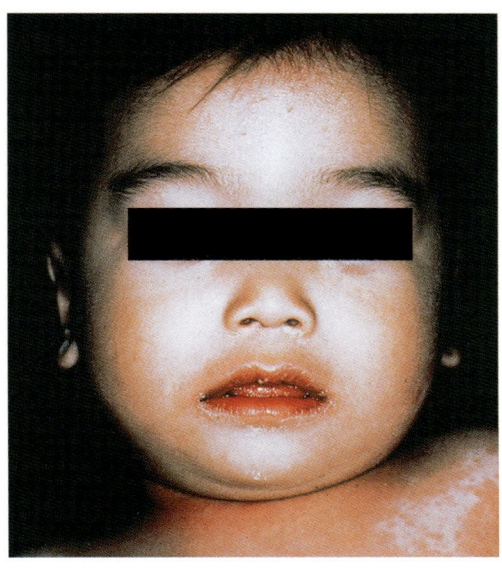
⑤ 川崎病急性期(1歳女児)(p 279)

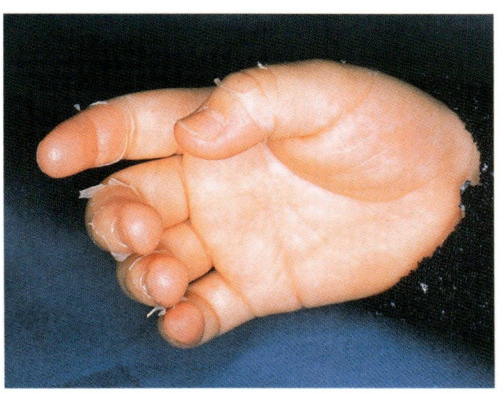
⑥ 川崎病回復期にみられる手指の膜様落屑 (p 279)

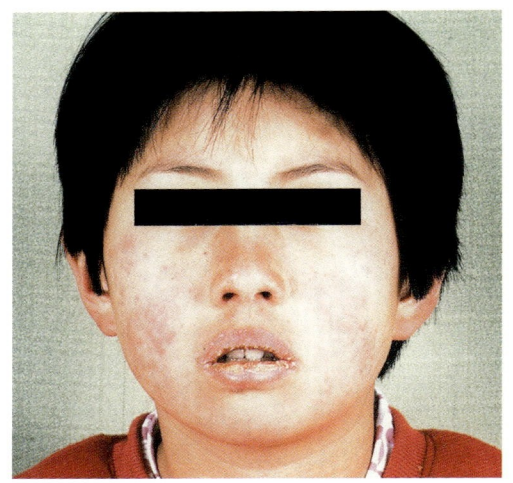

⑦ SLE にみられる顔の蝶形紅斑（p 282）

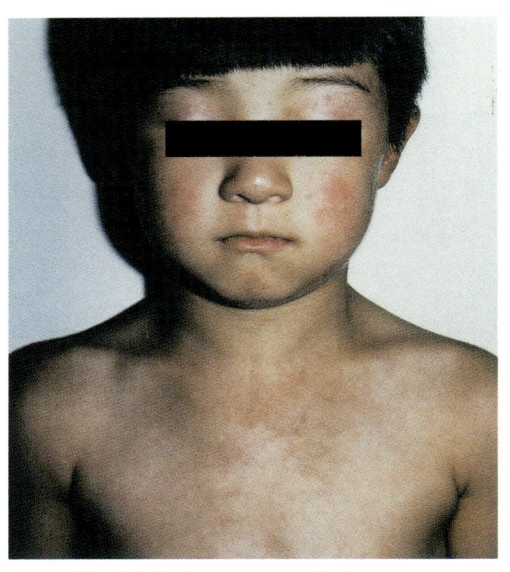

⑧ 皮膚筋炎にみられる皮疹（p 283）

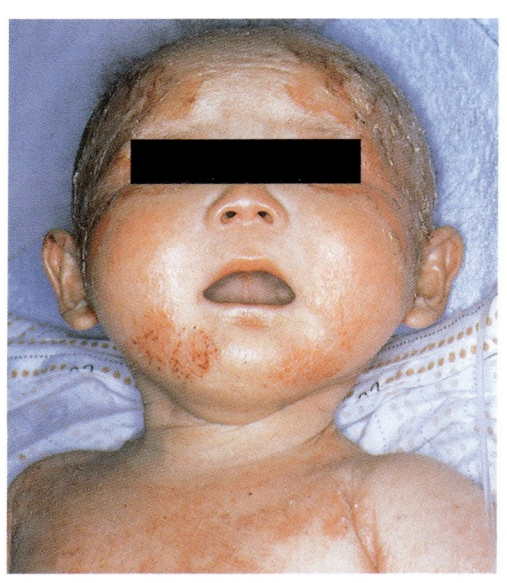

⑨ アトピー性皮膚炎（乳児）（p 302）

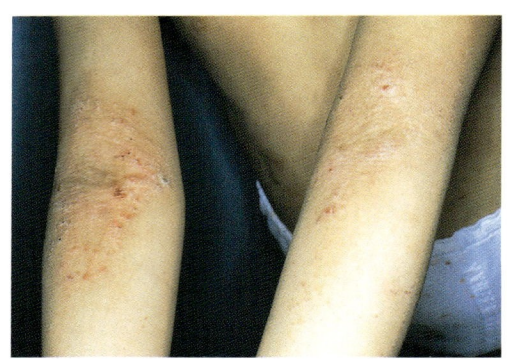

⑩ アトピー性皮膚炎（幼児期後半）（p 302）

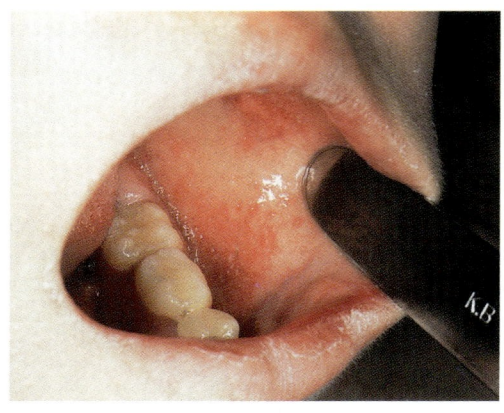

⑪ 麻疹の Koplik 斑（p 313）

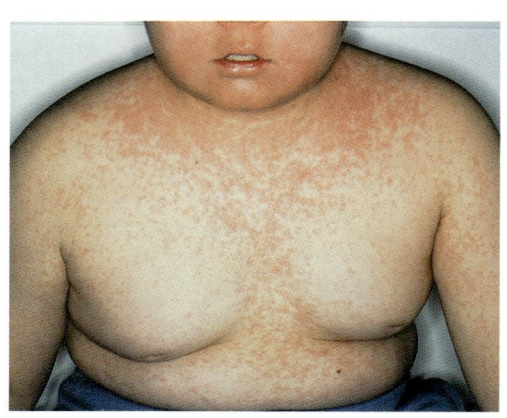

⑫ 麻疹の紅斑性発疹（p 313）

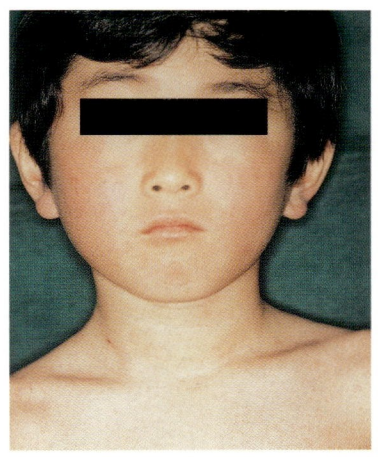

⑬ 風疹の紅斑性丘疹 (p 314)

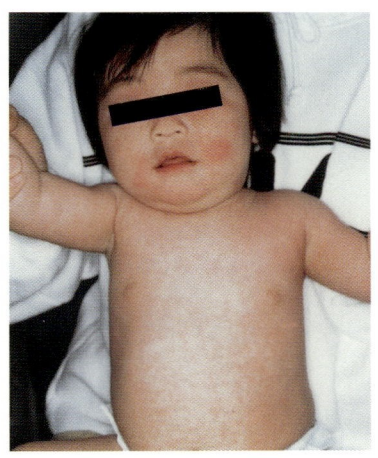

⑭ 突発性発疹 (p 315)

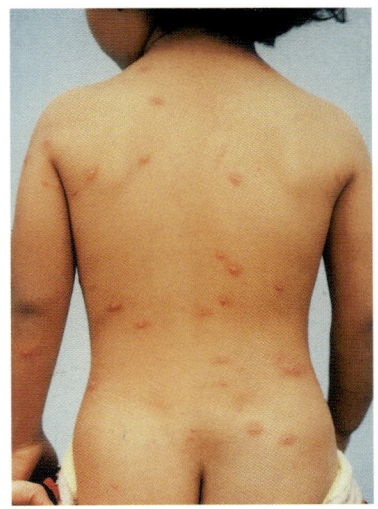

⑮ 水痘 (p 316)

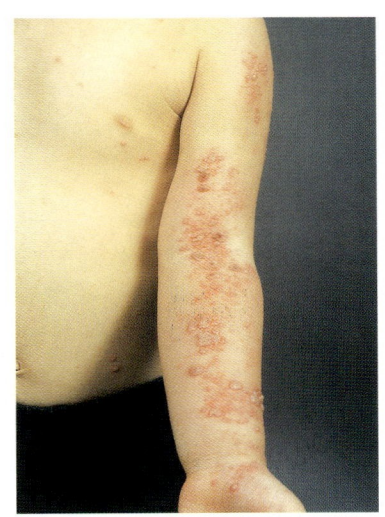

⑯ 帯状疱疹 (p 316)

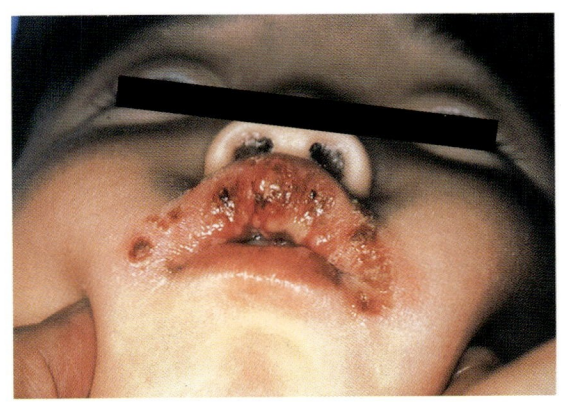

⑰ ヘルペス性歯肉口内炎の口唇病変 (p 317)

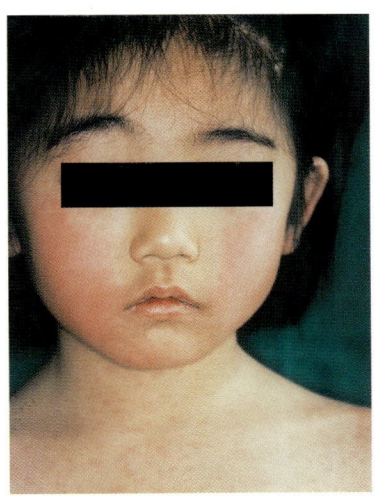

⑱ 伝染性紅斑の紅斑性丘疹 (p 318)

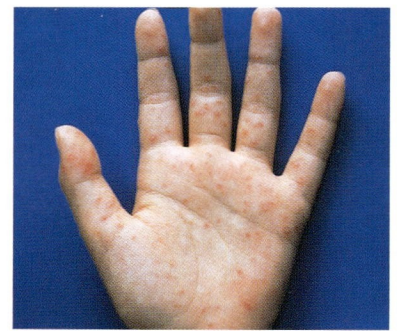 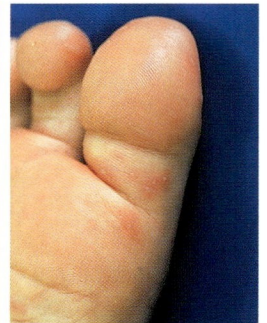 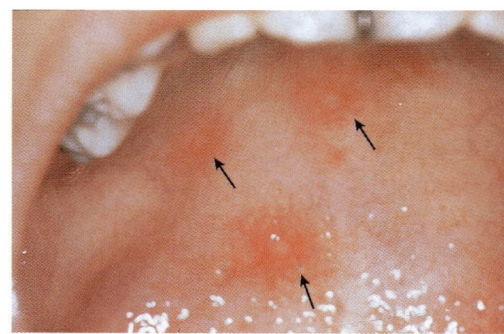

⑲ 手足口病（p 318）

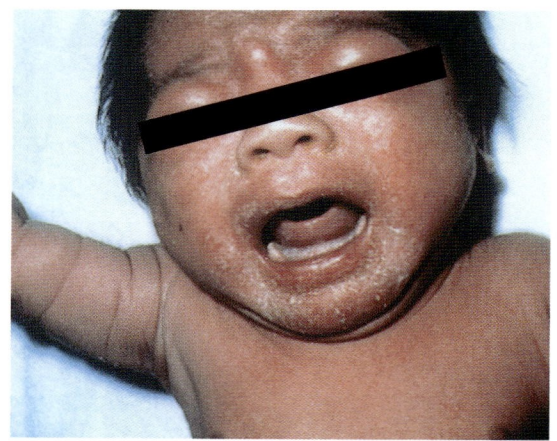

⑳ ブドウ球菌性熱傷様皮膚症候群（SSSS）（p 328）

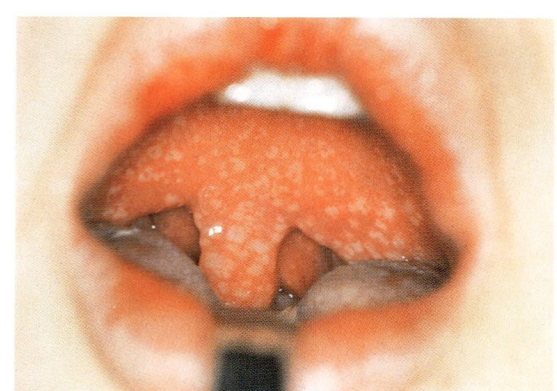

㉑ 鵞口瘡（p 340）

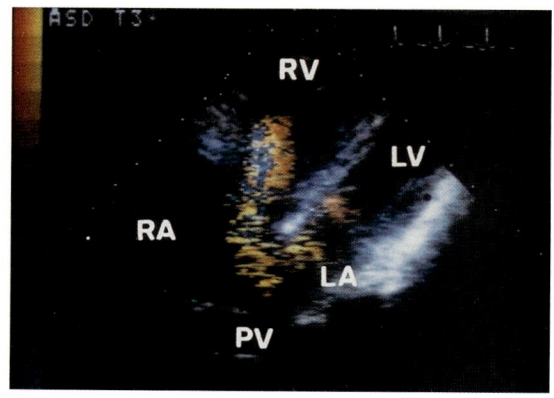

㉒ 心房中隔欠損症の心エコー（p 399）

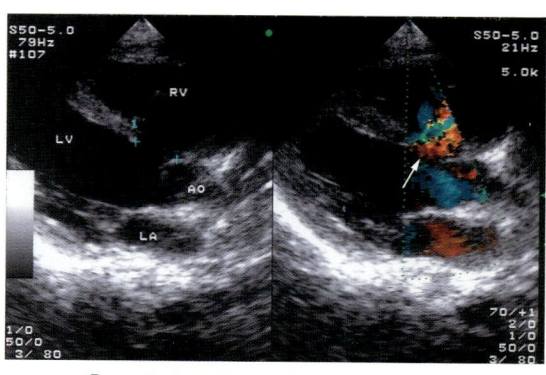

㉓ 心室中隔欠損症の心エコー（p 401）

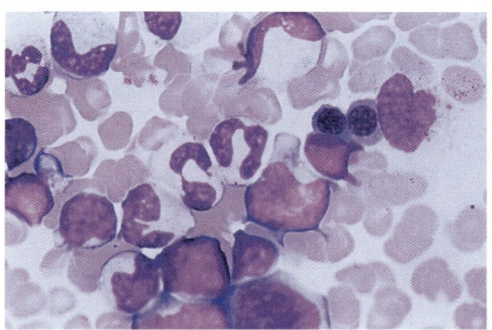

㉔ 正常骨髄(p 446)
（May-Giemsa 染色，骨髄，×1,000）

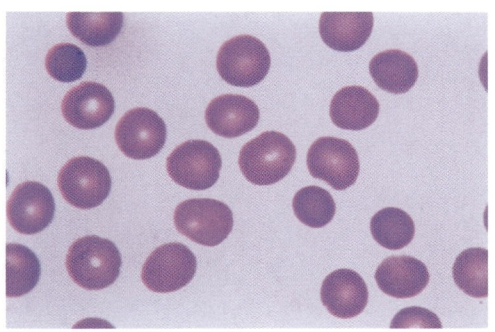

㉕ 遺伝性球状赤血球(p 449)
（May-Giemsa 染色，末梢血，×1,000）

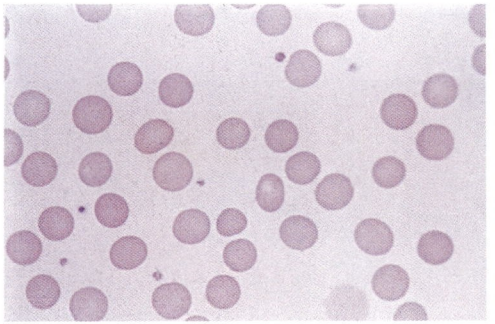

㉖ 鉄欠乏性貧血(p 451)
（May-Giemsa 染色，末梢血，×1,000）

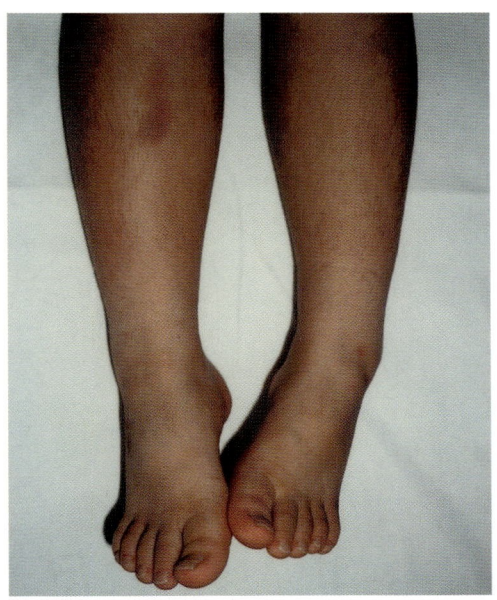

㉗ 特発性血小板減少性紫斑病の出血斑(p 460)

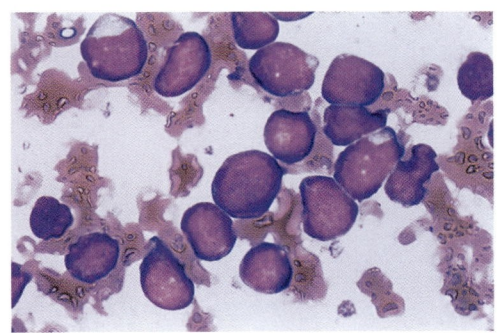

㉘ 急性リンパ性白血病 L1(p 466)
（May-Giemsa 染色，骨髄，×1,000）

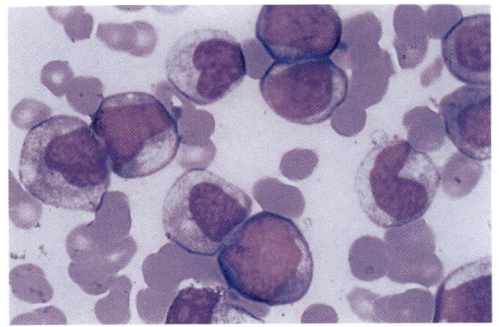

㉙ 急性骨髄性白血病 M2：分化型骨髄芽球性白血病(p 466)
（May-Giemsa 染色，骨髄，×1,000）

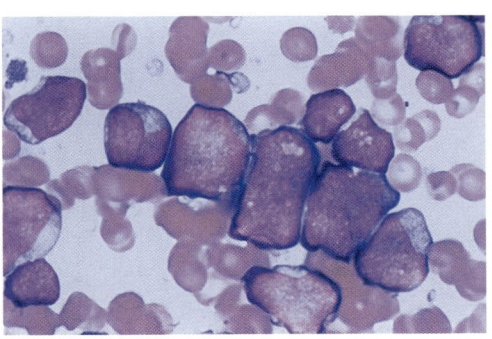

㉚ 急性骨髄性白血病 M5：単球性白血病(p 466)
（May-Giemsa 染色，骨髄，×1,000）

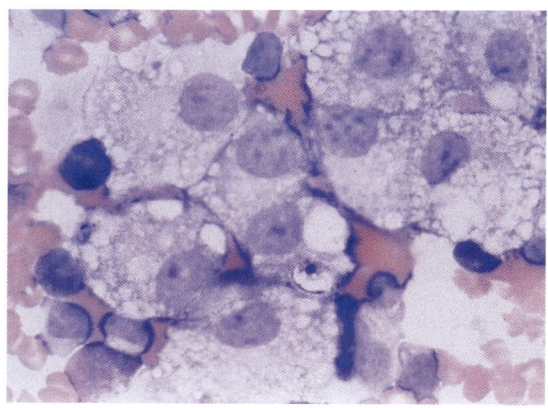

㉛ 血球貪食症候群患者の胸水中の血球貪食細胞（p 478）

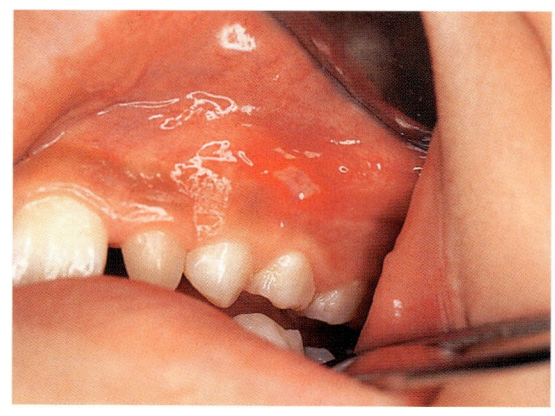

㉜ アフタ性口内炎（p 494）

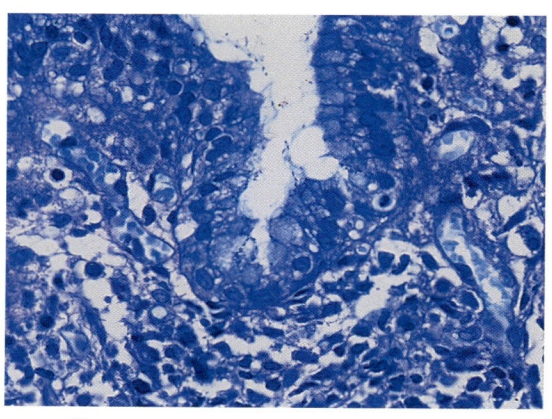

㉝ ヘリコバクター・ピロリの病理組織像（p 498）（胃粘膜生検，Giemsa 染色）

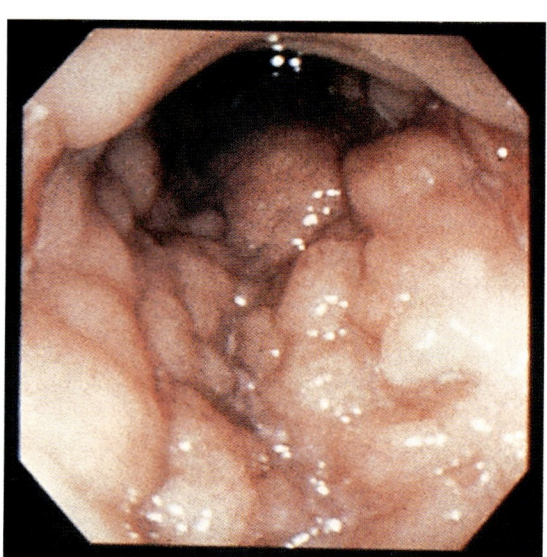

㉞ Crohn 病（小腸）の内視鏡像（p 505）

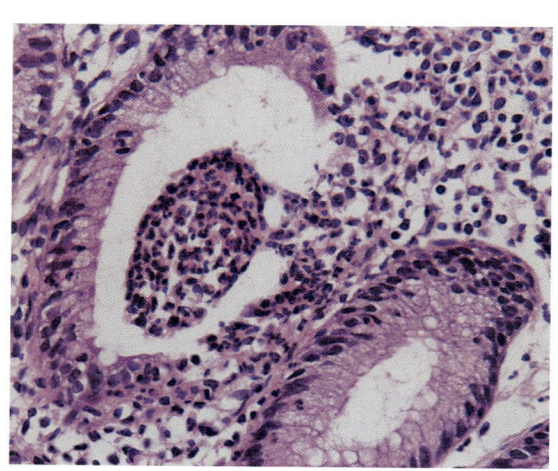

㉟ 潰瘍性大腸炎の病理組織像（p 507）（HE 染色）

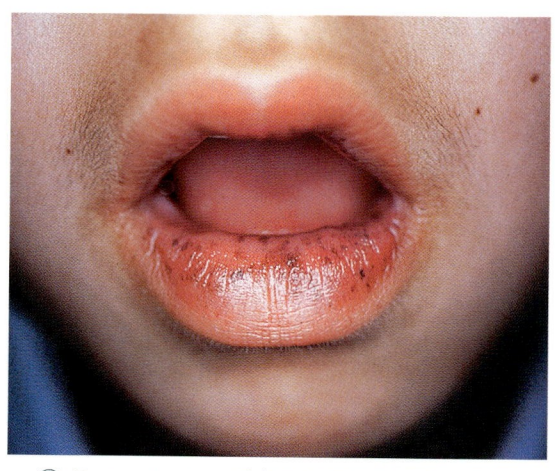

㊱ Peutz-Jeghers 症候群の口唇色素斑（p 507）

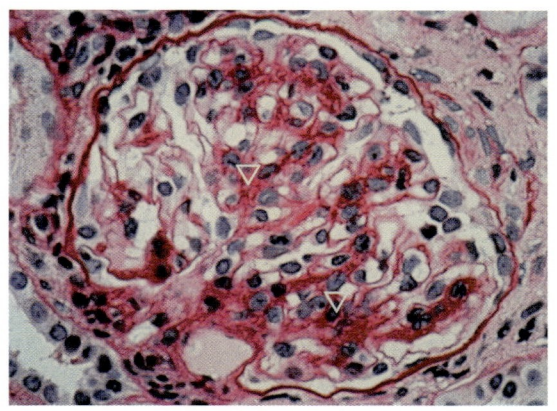

㊲ IgA 腎症の病理組織像（光顕，p 535）

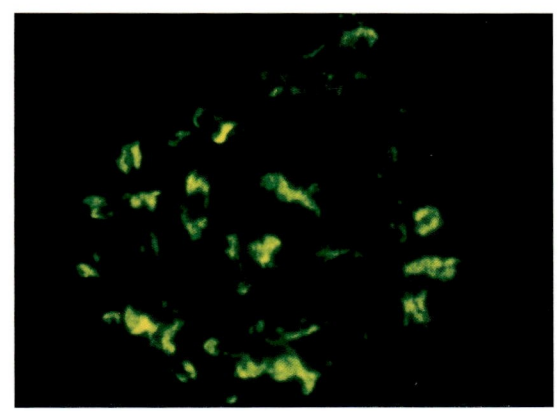

㊳ IgA 腎症の病理組織像（蛍光抗体法，p 535）

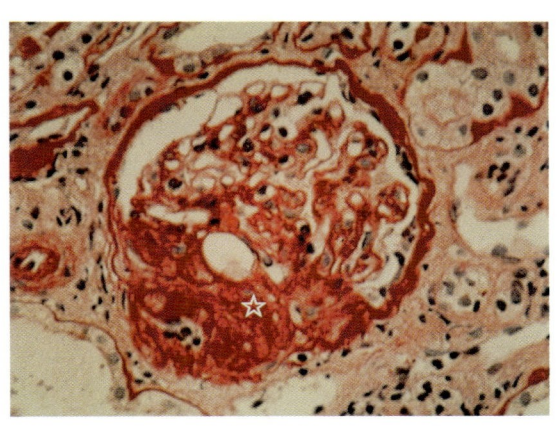

㊴ 巣状糸球体硬化症の病理組織像（光顕，p 539）

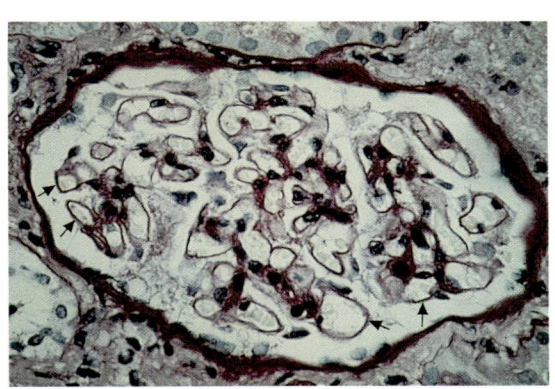

㊵ 膜性腎症の病理組織像（光顕，p 540）

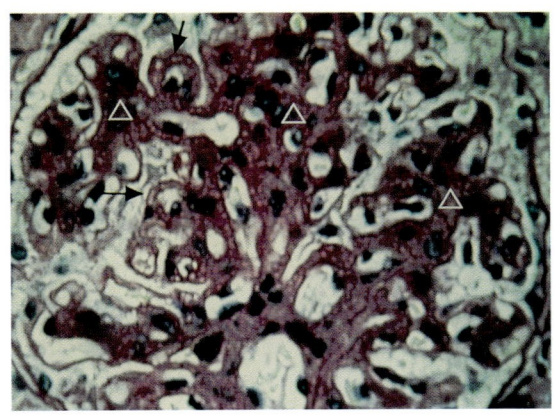

㊶ 膜性増殖性腎炎の病理組織像（光顕，p 540）

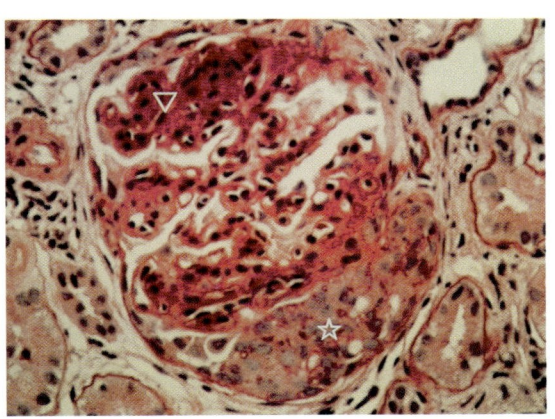

㊷ 紫斑病性腎炎の病理組織像（光顕，p 541）

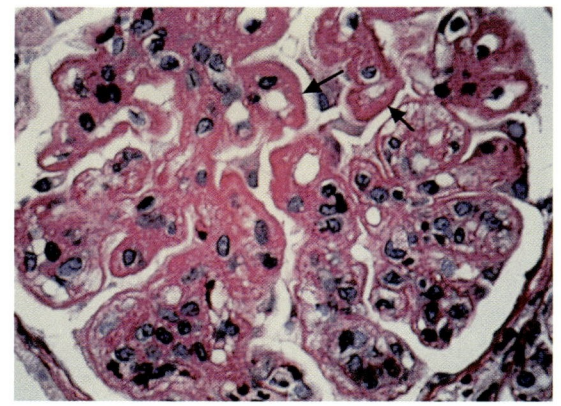

㊸ ループス腎炎の病理組織像（光顕, p 542）

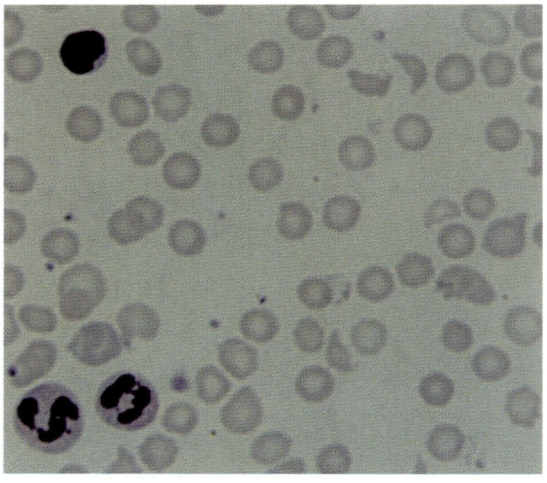

㊹ 溶血性尿毒症症候群（p 543）

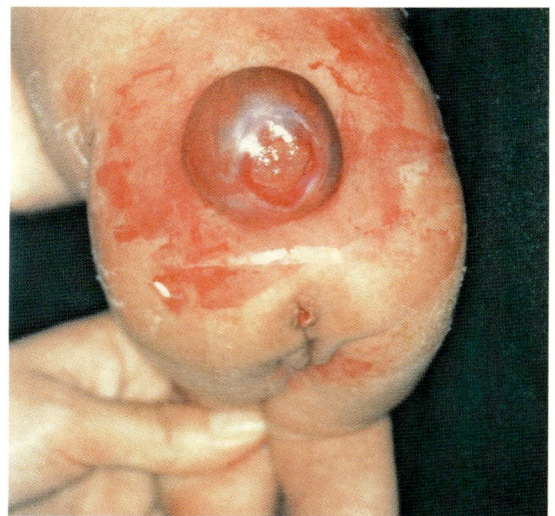

㊺ 脊髄髄膜瘤と皮膚欠損（p 563）

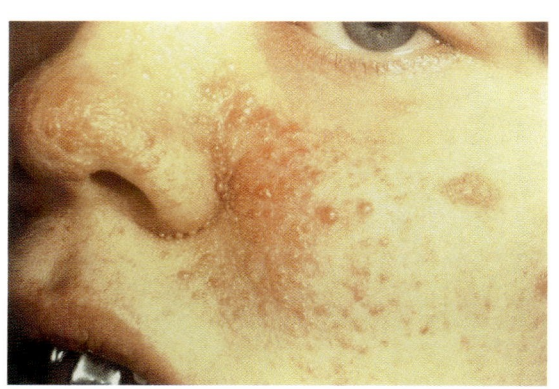

㊻ 結節性硬化症にみられる顔面の皮脂腺腫（p 564）

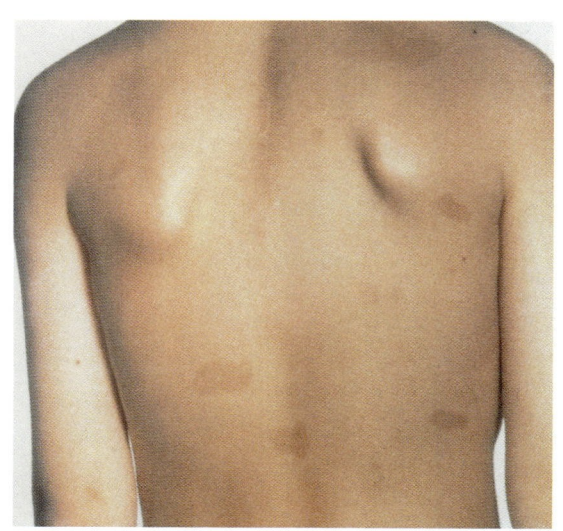

㊼ 神経線維腫症I型にみられるカフェオレ斑（p 564）

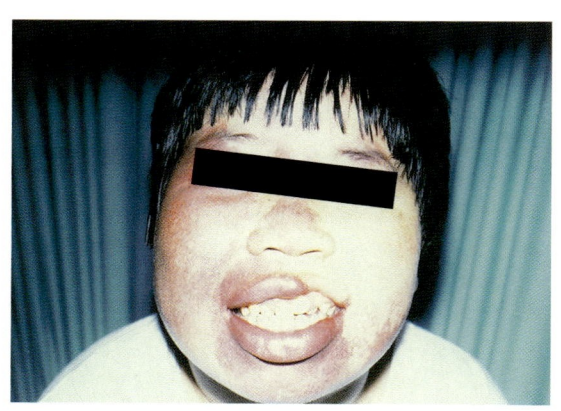

㊽ Sturge-Weber 症候群（p 565）

改訂第 2 版 序

　本書の「初版」の序で述べたが，小児科学の教科書の原点には小児医療があり，小児医療の中心には患者がいる．子どもの患者を診断，治療する，あるいは予防するなど，トータルにケアをするために必要最小限の知識を盛り込んだ書籍が小児科学の教科書であると考えている．このような主旨で，執筆の先生方の手を煩わせ「初版」を刊行したのが1999 年 11 月であった．幸いなことに，本書は医学生，若手の小児科医に好評裏に迎えられているようで，編者として幾分かでも主旨が受け入れられたかと思うと喜びに耐えない．

　この度，初版刊行から 3 年余であるが，原稿執筆時点からは 5 年近くが経過しており小児科学関連の最新の情報・知見に基づいて全体を新しくすることと併せ，読者からの改訂の要望もあり，「改訂第 2 版」を企画した．

　改訂の主旨は，
　1）上記の初版の主旨を踏まえつつ，小児科学の新しい知見を取り入れ，全体を up to date なものにする．
　2）各章間の重複や記述内容に齟齬がないように整合性を重視する．
　3）できる限り表現を簡潔かつ具体的に改め，また症例写真を追加するなどして理解を助ける．
　4）初版では整形外科学に譲った「骨系統疾患」を新たに加え，各章においても関連疾患のいくつかを追加する．

　執筆者は初版に引き続きお願いをした．改訂主旨に沿って広範な「改訂ポイント」を示し作業をお願いしたが，ご多忙中にもかかわらずご協力をいただいた執筆者の先生方，再び編集作業にご尽力いただいた小田　慈先生には厚く御礼申し上げる．なお，製作途中で近畿大学 吉岡和寿夫先生が急逝された．この間のご協力に深謝申し上げるとともに，つつしんでご冥福を祈る次第である．

　本書が医学生のみならず，若手の小児科医の教科書としてもよりいっそう役立つことを期待するとともに，今後も小児科学の核心をつく教科書としていきたいと考えており，読者諸兄姉の忌憚のないご意見・ご叱正をいただければ幸いである．

　最後に，編集・製作でご協力いただいた南江堂出版部の諸氏に感謝する．

　2003 年 6 月

編集者代表
清野　佳紀

初版 序

　良い小児科学の教科書とは，どのようなものを指すのであろうか．小児科学の知識の量は時代とともに増大し，内容も変遷していく．小児科学を学問中心に考えると臓器別的な考えとなり，内科学の教科書とほとんど変わらないようになってしまう．これは正しい方向だろうか．一方，あまりにも従来の小児科学にこだわり，小児科学の枠の中でだけ専門分野を処理してしまうと，学問の進歩が取り入れにくいのではないか，などと課題が浮かび上がってくる．

　「必修 小児科学」(南江堂)の編集をされた，日本の小児科学会の重鎮であられる諸先生(京都府立医科大学名誉教授　楠　智一先生，日本大学名誉教授　北川照男先生，熊本大学名誉教授　松田一郎先生，東京女子医科大学名誉教授　故草川三治先生，昭和大学名誉教授　奥山和男先生)から，新しい小児科の教科書を編集してほしいと依頼されたときには，本当に悩んだ．

　上記の課題を解決するには，小児科学の教科書がなぜ必要であるかという原点に立ち返ることが重要である．小児科学の教科書は学生が講義を聴く際に役立つためにあるが，その原点には小児医療があり，小児医療の中心には患者がいる．子どもの患者を診断，治療する，あるいは予防するなど，トータルにケアするために最小限必要な知識を盛り込んだ書籍が小児科学の教科書であると考えれば，おのずと答えは出てくる．いくら内容が豊富で専門分化が進んでいても，内科学の教科書では役に立たない．なぜならば，血液学，内分泌学，腎臓学などと項目が分かれていて，非常に膨大な知識が紹介されていても，それらは小児医療の視点に立っては記述されていないからである．

　もちろん教科書である限り，医師国家試験ガイドラインを採用しているが，しかしその医師国家試験ガイドラインも原点には小児医療があり，時代とともに変化している．

　本書は，以上のような視点に立って，4人の編集者がそれぞれの専門分野をカバーし，第一線で活躍されている多くの小児科の先生方に執筆していただいた．最終的には4人の編集者が何度も読み返し，記述に統一性をもたせるように編集した．すなわち，各専門分野の学問の進歩を生かし，かつ小児医療の視点に立った小児科学の教科書を目指した．また，無味乾燥な参考書にならないように，新しいトピックスも取り入れ，医療現場でも役に立つよう配慮した．なお，骨・関節疾患については整形外科の教科書を参照されたい．

　ご多忙にもかかわらず，ご執筆いただいた先生方，ならびにご執筆のかたわら編集作業でご尽力いただいた小田　慈先生(岡山大学小児科)に厚く御礼申し上げる．また，ご協力いただいた南江堂の中村　一氏をはじめ，関係各位に感謝する．

　本書が学生ならびに，若手の小児科医の教科書として役立つことを期待する．

1999年9月

編集者代表
清野　佳紀

本書の構成

- 第1章 成　　長 ……………………………………… 1
- 第2章 発　　達 ……………………………………… 13
- 第3章 遺伝子と遺伝性疾患 ………………………… 29
- 第4章 小児保健と社会小児医学 …………………… 39
- 第5章 小児診断学 …………………………………… 59
- 第6章 小児のプライマリケア ……………………… 75
- 第7章 先天異常と染色体異常 ……………………… 97
- 第8章 先天代謝異常 ………………………………… 117
- 第9章 小児の栄養・代謝とその障害 ……………… 137
- 第10章 新生児・低出生体重児 ……………………… 167
- 第11章 内分泌疾患 …………………………………… 217
- 第12章 免疫不全症 …………………………………… 253
- 第13章 リウマチ性疾患と類縁疾患 ………………… 273
- 第14章 アレルギー性疾患 …………………………… 289
- 第15章 感　染　症 …………………………………… 305
- 第16章 呼吸器疾患 …………………………………… 347
- 第17章 循環器疾患 …………………………………… 381
- 第18章 血液・造血器疾患 …………………………… 445
- 第19章 腫瘍性疾患 …………………………………… 469
- 第20章 消化器疾患 …………………………………… 489
- 第21章 腎・泌尿器疾患 ……………………………… 525
- 第22章 神経疾患 ……………………………………… 551
- 第23章 筋　疾　患 …………………………………… 583
- 第24章 骨　疾　患 …………………………………… 599
- 第25章 精神疾患 ……………………………………… 607

- 付1　小児の基準値 …………………………………… 619
- 付2　参考文献 ………………………………………… 633
- 索　　引 ……………………………………………… 637

目次

第1章 成長 ────────────────────────（片岡直樹）── 1

- Ⅰ．発育期区分 ……………………………… 1
  - 1．区分(発育期の分類) ………………… 1
  - 2．身体的特徴 …………………………… 1
    - a．各器官の発育パターン ………… 1
    - b．身体のプロポーション ………… 2
    - c．大泉門と頭蓋骨 ………………… 2
    - d．胸郭 ……………………………… 2
    - e．生歯 ……………………………… 2
- Ⅱ．成長に影響する因子 …………………… 3
  - 1．内因(遺伝子に関連する因子) ……… 3
  - 2．外因(環境に関連する因子) ………… 3
- Ⅲ．成　長 …………………………………… 4
  - 1．胎児期の発育 ………………………… 4
    - a．子宮内発育 ……………………… 4
    - b．臓器別発育 ……………………… 4
  - 2．新生児期, 乳児期の発育 …………… 5
    - a．体重 ……………………………… 6
    - b．身長 ……………………………… 6
    - c．頭囲, 胸囲 ……………………… 7
    - d．体表面積 ………………………… 7
  - 3．乳児期以降の発育 …………………… 7
    - a．身長, 体重の増加 ……………… 7
    - b．性徴 ……………………………… 8
- Ⅳ．成長の評価 ……………………………… 8
  - 1．発育指数 ……………………………… 9
    - a．Kaup指数 ……………………… 9
    - b．Rohrer指数 …………………… 10
  - 2．成長曲線 …………………………… 10
  - 3．成長速度曲線 ……………………… 10
  - 4．骨年齢 ……………………………… 10

第2章 発　達 ────────────────────────（宮本信也）── 13

- Ⅰ．器官, 臓器の発達 …………………… 13
  - 1．呼吸器系の発達 …………………… 13
    - a．肺の発達 ……………………… 13
    - b．胎児期の呼吸 ………………… 13
    - c．出生後の呼吸変化 …………… 13
    - d．呼吸機能の発達 ……………… 13
  - 2．循環器系の発達 …………………… 14
    - a．心臓の発育 …………………… 14
    - b．胎児期の循環 ………………… 14
    - c．出生後の循環変化 …………… 14
    - d．循環機能の発達 ……………… 15
  - 3．腎・泌尿器系の発達 ……………… 15
    - a．腎・泌尿器系の発育 ………… 15
    - b．腎機能の発達 ………………… 15
  - 4．消化器系の発達 …………………… 16
    - a．消化器系の発育 ……………… 16
    - b．消化機能の発達 ……………… 16
    - c．胎便 …………………………… 16
    - d．肝・膵の発達 ………………… 16
    - e．食行動の発達 ………………… 17
  - 5．血液系の発達 ……………………… 17
    - a．胎児期の造血 ………………… 17
    - b．出生後の造血と血球の推移 … 17
  - 6．免疫系の発達 ……………………… 18
    - a．胎児期の免疫系 ……………… 18
    - b．出生後の免疫系 ……………… 19
  - 7．内分泌系の発達 …………………… 19
    - a．成長ホルモン(GH) …………… 19
    - b．甲状腺 ………………………… 19
    - c．副腎 …………………………… 19
    - d．性腺 …………………………… 20
    - e．抗利尿ホルモン(ADH) ……… 20
  - 8．体液組成の変化 …………………… 20
  - 9．体温調節の発達 …………………… 20
  - 10．神経系の発達 …………………… 20
    - a．脳の発達 ……………………… 20
    - b．反射の発達 …………………… 21
    - c．運動の発達 …………………… 22
    - d．精神の発達 …………………… 22
    - e．社会性の発達 ………………… 24
    - f．感覚の発達 …………………… 25
    - g．睡眠の発達 …………………… 25
  - 11．こころの発達 …………………… 26
    - a．乳児期(〜1歳) ……………… 26
    - b．幼児期前半(1〜3歳) ……… 26
    - c．幼児期後半(3〜6歳) ……… 26
    - d．学童期(7〜11歳) …………… 26
    - e．思春期・青年期(12〜22歳) … 27
- Ⅱ．発達の評価 …………………………… 27
  - 1．評価法 ……………………………… 27
  - 2．スクリーニング法 ………………… 28
  - 3．検査法 ……………………………… 28

第3章 遺伝子と遺伝性疾患 ────────────（桃井眞里子, 山形崇倫）── 29

- Ⅰ．遺伝子の構造と機能 ………………… 29
  - 1．遺伝子の構造 ……………………… 29
  - 2．遺伝子発現機構とその異常 ……… 29
    - a．点変異 ………………………… 30

b．欠失 …………………………………30
　　　c．重複，挿入 …………………………31
　　　d．三塩基反復配列の異常延長 ………31
　3．遺伝子異常の検出法 ………………………31
　　　a．サザン解析 …………………………31
　　　b．ノザン解析 …………………………32
　　　c．polymerase chain reaction(PCR)法 …32
　　　d．多型解析 ……………………………32
　　　e．直接シークエンス法 ………………32
Ⅱ．遺伝性疾患 ……………………………………33
　1．単一遺伝子病 ………………………………33
　　　a．常染色体性優性遺伝病 ……………33
　　　b．常染色体性劣性遺伝病 ……………34

　　　c．X連鎖性優性遺伝病 ………………34
　　　d．X連鎖性劣性遺伝病 ………………34
　　　e．細胞質遺伝病 ………………………35
　2．多因子(遺伝)病 ……………………………35
Ⅲ．診断，遺伝相談，遺伝子治療 ………………35
　1．遺伝子診断 …………………………………35
　　　a．遺伝子診断のための試料 …………36
　　　b．遺伝性疾患の遺伝子診断法 ………36
　　　c．遺伝子診断の適応と倫理 …………36
　2．出生前診断 …………………………………36
　3．遺伝相談 ……………………………………36
　4．遺伝子治療 …………………………………37

第4章　小児保健と社会小児医学 　　　　　　　　　　　　　　　　　　　　　　　　　　　　（松田博雄）——39

Ⅰ．人口動態と小児死亡 …………………………39
　1．人口動態 ……………………………………39
　2．小児死亡統計 ………………………………40
　　　a．新生児死亡，乳児死亡，周産期死亡 …40
　　　b．幼児・学童・生徒の死亡 …………41
Ⅱ．マススクリーニング …………………………41
　1．新生児マススクリーニング ………………41
　2．神経芽[細胞]腫のスクリーニング ………42
Ⅲ．乳幼児保健 ……………………………………42
　1．乳幼児保健の意義 …………………………42
　2．健康診査と保健指導 ………………………42
　3．母子健康手帳 ………………………………43
　4．発達障害の予防と早期発見・療育 ………43
　5．乳幼児突然死症候群(SIDS) ………………44
Ⅳ．学校保健 ………………………………………44
　1．学校保健の意義 ……………………………44
　2．学校医の役割 ………………………………44
　3．養護教諭の役割 ……………………………44
　4．健康診断と健康相談 ………………………45
　5．学校検診 ……………………………………45
　　　a．心臓検診 ……………………………46
　　　b．学校検尿 ……………………………47
　　　c．結核検診 ……………………………47
　　　d．その他 ………………………………47
　6．健康教育，生活習慣病(成人病)の予防 …47
　7．性教育，後天性免疫不全症候群(AIDS)教育 …47
　8．学校伝染病 …………………………………47
Ⅴ．予防接種 ………………………………………48
　1．感染症の予防，感染症サーベイランス …48
　2．予防接種の意義 ……………………………49
　3．予防接種の種類 ……………………………49
　4．ワクチンの種類 ……………………………49
　5．予防接種の変遷 ……………………………49

　　　a．予防接種法の改正 …………………51
　　　b．結核予防法改正と廃止 ……………51
　　　c．2005(平成17)年の予防接種法の改正 …51
　6．定期接種スケジュール ……………………51
　7．副反応と予防接種健康被害救済制度 ……52
Ⅵ．小児の事故・中毒 ……………………………52
Ⅶ．小児の生活と環境 ……………………………52
　1．現代の自然環境 ……………………………52
　　　a．自然環境と環境汚染 ………………52
　　　b．水質，土壌および食品の汚染 ……53
　　　c．その他の環境問題 …………………53
　2．社会環境と家庭環境 ………………………53
　3．児童虐待，被虐待児症候群 ………………54
　4．不登校，社会的ひきこもり ………………54
　5．問題行動および非行 ………………………55
Ⅷ．児童のための保健行政と福祉 ………………56
　1．関連法規 ……………………………………56
　　　a．母子保健法 …………………………56
　　　b．児童福祉法 …………………………56
　　　c．地域保健法 …………………………56
　　　d．学校保健法 …………………………56
　　　e．児童虐待防止等に関する法律 ……56
　　　f．配偶者からの暴力の防止及び
　　　　被害者の保護に関する法律 …………56
　2．実践機関 ……………………………………57
　　　a．保健所 ………………………………57
　　　b．児童相談所 …………………………57
　　　c．福祉事務所 …………………………57
　　　d．母子健康センター・保健センター(市町村) …57
　　　e．その他 ………………………………57
Ⅸ．医療保障・公費医療制度 ……………………57
　1．養育医療 ……………………………………58
　2．育成医療 ……………………………………58

第5章　小児診断学 　　59

Ⅰ．病　歴 ……………………………（大久保修）…59
　1．病歴のとり方 ………………………………59

　2．主　訴 ………………………………………60
　3．妊娠・出産歴 ………………………………60

xvi 目次

- 4．成長・発達歴 ……………………………… 60
- 5．現病歴 ……………………………………… 60
- 6．家族歴 ……………………………………… 60
- 7．既往歴 ……………………………………… 61
- II．診察法 …………………………（大久保修）…61
  - 1．小児の診察での注意 ……………………… 61
  - 2．全身状態 …………………………………… 61
    - a．体格・栄養 …………………………… 61
    - b．体位と姿勢 …………………………… 62
    - c．バイタルサイン ……………………… 62
  - 3．意識状態 …………………………………… 62
  - 4．系統別診察 ………………………………… 62
    - a．頭部，頸部 …………………………… 62
    - b．胸部 …………………………………… 64
    - c．腹部 …………………………………… 65
    - d．四肢 …………………………………… 66
    - e．皮膚 …………………………………… 66
    - f．リンパ節 ……………………………… 66
    - g．神経，筋 ……………………………… 66
- III．検査 ……………………………………………… 67
  - 1．目的と意義 ………………………（大和田操）…67
- 2．小児の特徴(成人との違い) …………（原田研介）…67
- 3．検体検査 ………………………………（大和田操）…68
- 4．内分泌・代謝機能検査 ………………（大久保修）…69
  - a．成長ホルモン分泌能試験 …………………… 69
  - b．LH-RH 負荷試験 …………………………… 69
  - c．甲状腺機能検査 ……………………………… 69
  - d．TRH 負荷試験 ……………………………… 70
  - e．副甲状腺(上皮小体)機能検査
    PTH 負荷試験(Ellsworth-Howard 試験) …… 70
- 5．生検 ……………………………………（大和田操）…70
- 6．画像検査 ………………………………（大久保修）…70
- 7．脳波，筋電図検査 ……………………（大久保修）…70
  - a．脳波 …………………………………………… 70
  - b．筋電図 ………………………………………… 71
- 8．生理機能検査，消化吸収機能検査，腎機能検査
  ……………………………………………（大久保修）…71
  - a．呼吸機能検査 ………………………………… 71
  - b．循環機能検査 ………………………………… 71
  - c．消化器機能検査 ……………………………… 72
  - d．腎機能検査 …………………………………… 72
- 9．マススクリーニング …………………（大和田操）…74

第6章 小児のプライマリケア ――――――――――――――――――（高橋 滋）――75

- I．小児の主要症状と徴候 ……………………… 75
  - 1．全身倦怠感 ………………………………… 75
  - 2．発熱 ………………………………………… 75
  - 3．痙攣 ………………………………………… 76
  - 4．疼痛 ………………………………………… 77
    - a．頭痛 …………………………………… 77
    - b．耳痛 …………………………………… 77
    - c．咽頭痛 ………………………………… 77
    - d．胸痛 …………………………………… 78
    - e．腹痛 …………………………………… 78
    - f．関節痛 ………………………………… 78
  - 5．発疹 ………………………………………… 79
  - 6．悪心，嘔吐 ………………………………… 79
  - 7．ショック …………………………………… 80
  - 8．呼吸の異常 ………………………………… 81
    - a．起坐呼吸 ……………………………… 81
    - b．陥没呼吸 ……………………………… 81
    - c．鼻翼呼吸 ……………………………… 81
    - d．頭部前屈呼吸 ………………………… 81
    - e．奇異呼吸，シーソー呼吸 …………… 81
    - f．Cheyne-Stokes 呼吸 ………………… 81
    - g．Biot 呼吸 ……………………………… 81
    - h．Kussmaul 呼吸 ……………………… 81
    - i．呼気延長 ……………………………… 81
    - j．呻吟 …………………………………… 81
    - k．肋間の陥没 …………………………… 82
    - l．喘鳴 …………………………………… 82
    - m．過換気 ………………………………… 82
  - 9．咳，咳嗽 …………………………………… 82
  - 10．チアノーゼ ………………………………… 82
- 11．脈拍の異常 ………………………………… 83
- 12．血圧の異常 ………………………………… 83
- 13．下痢，便秘 ………………………………… 83
- 14．吐血，下血 ………………………………… 84
- 15．腹部膨満 …………………………………… 85
- 16．肝・脾腫大 ………………………………… 86
- 17．黄疸 ………………………………………… 86
- 18．貧血 ………………………………………… 87
- 19．腫瘤 ………………………………………… 87
- 20．出血傾向 …………………………………… 87
- 21．浮腫 ………………………………………… 88
- 22．無尿，乏尿，多尿 ………………………… 88
- 23．排尿障害 …………………………………… 88
- 24．脱水 ………………………………………… 89
- 25．肥満とやせ ………………………………… 89
- 26．髄膜刺激症状 ……………………………… 90
- II．治療 …………………………………………… 90
  - 1．小児治療の原則 …………………………… 90
  - 2．治療計画の立て方 ………………………… 90
    - a．小児の年齢 …………………………… 90
    - b．診断された疾患の本態 ……………… 90
    - c．重症度の判定 ………………………… 90
    - d．経過 …………………………………… 90
    - e．予後 …………………………………… 90
    - f．治療法 ………………………………… 90
    - g．具体的治療実施 ……………………… 91
  - 3．治療の有効性と効率性 …………………… 91
  - 4．食事，栄養療法 …………………………… 91
  - 5．薬物療法 …………………………………… 91
    - a．投与法 ………………………………… 91

b．投与量………………………………92	d．溺水…………………………………94
6．輸　液…………………………………92	e．中毒…………………………………94
7．輸　血…………………………………93	f．熱傷…………………………………95
8．救急医療………………………………94	g．ショック……………………………95
a．蘇生………………………………94	h．意識障害……………………………96
b．事故………………………………94	i．被虐待児症候群　⇒第4章，53
c．誤嚥・誤飲………………………94	

第7章　先天異常と染色体異常 ────────────────────────────── 97

Ⅰ．先天異常の定義と発生機序 ……（桃井眞里子）…97
Ⅱ．先天異常の成因 ………………（桃井眞里子）…97
Ⅲ．先天異常の疫学 ………………（桃井眞里子）…97
Ⅳ．先天異常の診療の基本 ………（桃井眞里子）…98

A 染色体異常症 ……………………………（楢原幸二）…99
●総　論 ……………………………………………99
Ⅰ．染色体とは何か …………………………………99
　1．染色体の構造と機能 …………………………99
　2．染色体の解析法 ………………………………99
　3．染色体上の遺伝子地図 ……………………100
　4．X染色体不活化 ……………………………100
　5．ゲノム刷り込み現象 ………………………100
Ⅱ．染色体異常の分類と発生機構 ………………100
　1．数の異常 ……………………………………100
　　a．倍数性 …………………………………100
　　b．異数性 …………………………………100
　　c．モザイク，キメラ ……………………100
　2．構造異常 ……………………………………101
　　a．欠失 ……………………………………101
　　b．転座 ……………………………………101
　　c．逆位 ……………………………………101
　　d．リング染色体 …………………………101
　　e．染色体内重複 …………………………101
Ⅲ．染色体異常の症候と疫学 ……………………101
●各　論 …………………………………………103
Ⅰ．常染色体異常症 ………………………………103
　1．21トリソミー ………………………………103
　2．18トリソミー ………………………………104
　3．13トリソミー ………………………………104
　4．分染法以降に判明した常染色体異常症……104
　　a．5p-症候群 ……………………………104
　　b．Prader-Willi 症候群 …………………105
　　c．Brachmann-de Lange 症候群
　　　　（Cornelia de Lange 症候群）……105
　　d．Angelman 症候群 ……………………105
　　e．Marfan 症候群 ………………………105
Ⅱ．性染色体異常症 ………………………………106
　1．Turner 症候群 ……………………………106
　2．Klinefelter 症候群 ………………………106
　3．脆弱X症候群 ………………………………106

　4．その他の性染色体異常症……………………107
　　a．YY男性 ………………………………107
　　b．XXX女性 ……………………………107
　　c．XY女性 ………………………………107
Ⅲ．その他の染色体異常症 ………………………107
　1．染色体断裂症候群 …………………………107
　2．悪性腫瘍と染色体異常 ……………………108

B 奇形，奇形症候群 ……（桃井眞里子，斎藤茂子）…109
●総　論 …………………………………………109
Ⅰ．奇形の発生機構，成因，発生時期 …………109
Ⅱ．奇形の症候と判定法 …………………………110
Ⅲ．奇形症候群の診断 ……………………………110
Ⅳ．治療，遺伝相談 ………………………………110
●各　論 …………………………………………111
Ⅰ．外因による奇形 ………………………………111
　1．薬剤，化学物質による奇形 ………………111
　　a．サリドマイド症候群 …………………111
　　b．抗痙攣薬による奇形 …………………111
　　c．胎児性イソトレチノイド症候群 ……112
　　d．胎児性ワルファリン症候群 …………112
　　e．胎児性水俣病 …………………………112
　　f．胎児性アルコール症候群 ……………112
　2．感染による奇形 ……………………………113
　　a．先天性風疹症候群 ……………………113
　　b．先天性トキソプラズマ症 ……………113
　　c．先天性サイトメガロウイルス感染症 …113
　　d．先天性ヘルペスウイルス感染症 ……113
Ⅱ．放射線による奇形 ……………………………113
Ⅲ．奇形症候群 ……………………………………114
　1．Beckwith-Wiedemann 症候群 ……………114
　2．Brachmann-de Lange 症候群
　　　（Cornelia de Lange 症候群）　⇒105
　3．Noonan 症候群 ……………………………114
　4．Prader-Willi 症候群　⇒105
　5．Rubinstein-Taybi 症候群 …………………115
　6．Miller-Dieker 症候群 ……………………115
　7．Sotos 症候群 ………………………………115
　8．Waardenburg 症候群 ……………………116
　9．その他の奇形症候群………………………116

第8章　先天代謝異常 ────────────────────────────（高田五郎）── 117

●総　論 …………………………………………117
　　Ⅰ．先天代謝異常とは何か ………………………117

Ⅱ．病　　態 ……………………………………117
　Ⅲ．臨床症状 ……………………………………117
　Ⅳ．診　　断 ……………………………………118
　Ⅴ．新生児マススクリーニング ………………118
　Ⅵ．遺伝形式 ……………………………………119
　Ⅶ．出生前診断 …………………………………119
　Ⅷ．治　　療 ……………………………………119
●各　論 …………………………………………120
　Ⅰ．糖質代謝異常 ………………………………120
　　1．糖原病 ……………………………………120
　　　a．肝型糖原病 ……………………………120
　　　b．筋型糖原病 ……………………………122
　　2．ガラクトース血症 ………………………122
　　3．乳糖不耐症 ………………………………123
　　4．果糖不耐症 ………………………………123
　Ⅱ．アミノ酸代謝異常 …………………………123
　　1．フェニルアラニン代謝異常 ……………123
　　　a．フェニルケトン尿症 …………………123
　　　b．高フェニルアラニン血症 ……………124
　　　c．テトラヒドロビオプテリン(BH_4)欠乏症 ……124
　　2．チロシン代謝異常 ………………………124
　　　a．チロシン血症 …………………………124
　　　b．白皮症 …………………………………124
　　3．分岐鎖アミノ酸代謝異常 ………………124
　　　　メープルシロップ尿症(楓糖尿症) ……124
　　4．メチオニン代謝異常 ……………………125
　　　　ホモシスチン尿症 ………………………125
　　5．非ケトーシス型高グリシン血症 ………125
　　6．尿素サイクル代謝異常
　　　　(先天性高アンモニア血症) ……………126
　　7．アミノ酸輸送異常 ………………………126
　　　a．シスチン尿症　⇒第21章，546
　　　b．Hartnup病 ……………………………126
　　　c．リジン尿性蛋白不耐症 ………………126
　Ⅲ．有機酸代謝異常 ……………………………127
　　1．高乳酸血症 ………………………………127
　　　a．先天性高乳酸血症 ……………………127
　　　b．ミトコンドリア異常症　⇒第23章，592
　　2．有機酸血症 ………………………………128
　　　a．プロピオン酸血症 ……………………128
　　　b．メチルマロン酸血症 …………………128
　Ⅳ．脂質代謝異常 ………………………………128
　　1．中性脂質代謝異常 ………………………128
　　　a．家族性高コレステロール血症 ………128
　　　b．Wolman病(酸性リパーゼ欠損症) …129
　　2．脂肪酸代謝異常 …………………………129
　　　a．脂肪酸代謝異常症 ……………………129
　　　b．カルニチンパルミトイルトランスフェラーゼ
　　　　　欠損症 …………………………………129
　　　c．カルニチン転送異常症 ………………130
　Ⅴ．リソソーム病 ………………………………130
　　1．ムコ多糖症 ………………………………130
　　　a．Hurler症候群(MPS Ⅰ H) …………131
　　　b．Hunter症候群(MPS Ⅱ) ……………132
　　　c．Morquio症候群(MPS Ⅳ) …………132
　　2．スフィンゴリピドーシス ………………132
　　　a．Gaucher病 ……………………………132
　　　b．Niemann-Pick病
　　　　　(スフィンゴミエリナーゼ欠損症) …133
　　　c．Tay-Sachs病
　　　　　(GM_2ガングリオシドーシス) ………133
　　　d．GM_1ガングリオシドーシス …………133
　　　e．グロボイド細胞白質ジストロフィー
　　　　　(Krabbe病)　⇒第22章，578
　　　f．異染性白質ジストロフィー　⇒第22章，578
　　　g．Fabry病 ………………………………133
　　3．糖蛋白代謝異常症 ………………………134
　　4．リソソーム膜輸送異常 …………………134
　Ⅵ．ペルオキシソーム病 ………………………134
　　1．Zellweger症候群 …………………………134
　　2．X連鎖性副腎白質ジストロフィー
　　　　⇒第22章，579
　　3．Refsum病(フィタン酸酸化酵素欠損症) …134
　Ⅶ．プリン，ピリミジン代謝異常 ……………134
　　　　Lesch-Nyhan症候群(HPRT欠損症) …134
　Ⅷ．銅代謝異常 …………………………………135
　　1．Wilson病 …………………………………135
　　2．Menkes病 ………………………………135
　Ⅸ．ビタミン代謝異常 …………………………135

第9章　小児の栄養・代謝とその障害 ───(清野佳紀，神﨑　晋，守分　正)── 137

●総　論 …………………………………………137
　Ⅰ．栄養所要量 …………………………………137
　　1．水分量 ……………………………………137
　　2．エネルギー量 ……………………………138
　　　a．乳児期のエネルギー所要量 …………138
　　　b．1歳以上のエネルギー所要量 ………138
　　3．蛋白質，必須アミノ酸 …………………139
　　4．脂　質 ……………………………………139
　　5．糖　質 ……………………………………139
　　6．ビタミン …………………………………140
　　　a．ビタミンA ……………………………140
　　　b．ビタミンB_1 ……………………………140
　　　c．ビタミンB_2 ……………………………140
　　　d．ニコチン酸(ナイアシン) ……………140
　　　e．ビタミンC ……………………………141
　　　f．ビタミンD ……………………………141
　　7．無機質 ……………………………………141
　　　a．カルシウム(Ca) ………………………141
　　　b．鉄(Fe) …………………………………141
　Ⅱ．乳児栄養 ……………………………………141
　　1．母乳栄養 …………………………………141
　　　a．母乳栄養の利点 ………………………141

b．母乳不足 …………………………142
　　c．母乳禁忌 …………………………142
　　d．授乳困難 …………………………142
　　e．母乳栄養の問題点 ………………143
　2．人工栄養 ………………………………143
　3．母乳と牛乳 ……………………………143
　　a．人乳 ………………………………143
　　b．牛乳 ………………………………144
　　c．人乳と牛乳の差異 ………………144
　4．治療乳 …………………………………145
　　a．牛乳アレルギー治療乳 …………145
　　b．フェニルケトン尿症など代謝異常症治療乳 …145
　　c．乳糖不耐症治療乳 ………………145
　　d．MCT 乳 …………………………145
　　e．低ナトリウム乳 …………………145
　5．離　乳 …………………………………145
　　a．離乳の必要な理由 ………………145
　　b．離乳の開始 ………………………145
　　c．離乳の完了 ………………………146
　　d．離乳食の条件と離乳の進め方 …146
Ⅲ．乳児期以降の栄養 …………………………147
　1．幼児・学童の栄養 ……………………147
　2．思春期の栄養 …………………………147
　3．栄養状態の評価 ………………………147
　　a．身体計測値 ………………………147
　　b．臨床検査データ …………………148
　　c．臨床所見 …………………………148
●各　論 …………………………………………149
Ⅰ．肥　満 ………………………………………149
　　単純性肥満 …………………………149
Ⅱ．栄養失調症 …………………………………149
　1．protein-energy-malnutrition（PEM） …149
　　a．消耗症（マラスムス）………………149
　　b．クワシオルコル …………………150
　2．や　せ ………………………………150
　　やせの定義 …………………………150
Ⅲ．糖 尿 病 ……………………………………150
　1．1 型糖尿病 ……………………………150
　2．2 型糖尿病 ……………………………154
　3．インスリン受容体異常症 ……………154
　4．ミトコンドリア異常症にともなう糖尿病 …155
Ⅳ．低血糖症 ……………………………………155
　　原因疾患 ……………………………155
　　a．β細胞腫瘍，インスリノーマ ……155
　　b．β細胞過形成，Langerhans（ラ氏）島細胞症 …156
　　c．ロイシン過敏性低血糖症 ………156
　　d．Beckwith-Wiedemann 症候群 …156
Ⅴ．ビタミンの過剰と不足 ……………………156
　1．ビタミンA過剰症 ……………………156
　2．ビタミンD過剰症 ……………………157
　3．ビタミンK過剰症 ……………………157
　4．ビタミンA欠乏症 ……………………158
　5．ビタミンB群欠乏症 …………………158
　　a．ビタミンB_1欠乏症，脚気 ………158
　　b．ビタミンB_2欠乏症 ………………158
　　c．ビタミンB_6欠乏症 ………………159
　　d．その他のビタミンB群欠乏症 …159
　6．ビタミンC欠乏症（壊血病）…………160
　7．ビタミンD欠乏症 ……………………160
　8．ビタミンK欠乏症 ……………………161
　　a．新生児メレナ ……………………161
　　b．乳児ビタミンK欠乏性出血 ……162
Ⅵ．無機質の欠乏症 ……………………………162
　1．ヨード欠乏症 …………………………162
　2．亜鉛欠乏症 ……………………………162
　3．銅欠乏症 ………………………………162
　4．マグネシウム欠乏症 …………………163
　　原発性低マグネシウム血症 ………163
　5．リン欠乏症 ……………………………163
Ⅶ．リポジストロフィー ………………………163
Ⅷ．脂肪吸収不全 ………………………………164
　1．セリアック病 …………………………164
　2．膵嚢胞性線維症 ………………………164
　3．無β-リポ蛋白症
　　（Bassen-Kornzweig 症候群）…………164
Ⅸ．その他の代謝異常 …………………………164
　　アセトン血性嘔吐症 ………………164

第10章 新生児・低出生体重児　　　　　　167

●総　論 ………………………………（中村　肇）…167
Ⅰ．定義と分類 …………………………………167
　1．定　義 …………………………………167
　2．分　類 …………………………………167
　　a．在胎期間による分類 ……………167
　　b．出生体重による分類 ……………167
　　c．胎児発育曲線からの分類 ………167
　3．成熟度判定 ……………………………168
Ⅱ．統計学的事項 ………………………………170
　1．低出生体重児と早産児に関する動態統計 …170
　2．低出生体重児の新生児期死亡率 ……170
Ⅲ．新生児の生理と適応 ………………………171
　1．呼　吸 …………………………………171
　　a．第一呼吸の開始 …………………171
　　b．呼吸の調節 ………………………171
　2．循　環 …………………………………171
　3．消化・吸収 ……………………………171
　4．免　疫 …………………………………172
　5．腎機能 …………………………………172
　6．内分泌 …………………………………173
　　a．成長ホルモン ……………………173
　　b．プロラクチン ……………………173
　　c．ステロイドホルモン ……………173
　　d．甲状腺ホルモン …………………173

e．ゴナドトロピン……………………173
　7．血　液……………………………………173
　8．体温調節…………………………………174
　9．代　謝……………………………………174
　　　a．エネルギー代謝…………………174
　　　b．カルシウム・リンの代謝………175
　10．神　経……………………………………175
Ⅳ．異常症候……………………………………175
　1．呼吸器症状………………………………175
　2．循環器症状………………………………176
　3．消化器症状………………………………177
　　　a．嘔吐，腹部膨満…………………177
　　　b．メレナ……………………………177
　4．神経症状…………………………………177
　5．皮膚症状…………………………………177
　6．発熱，低体温……………………………177
　7．外表奇形…………………………………178
Ⅴ．ハイリスク新生児…………………………178
　1．ハイリスク新生児とは…………………178
　2．ハイリスク新生児の出生から退院まで…178
Ⅵ．低出生体重児………………………………179
　1．低出生体重児と未熟児…………………179
　2．不当軽量児，子宮内発育遅延児………179
　3．低出生体重児の管理……………………179
　　　a．保温………………………………179
　　　b．呼吸管理…………………………179
　　　c．栄養管理…………………………180
　　　d．感染予防…………………………180
　　　e．母子関係の確立…………………180
Ⅶ．合併症妊娠…………………………………181
　1．糖尿病母体からの出生児………………181
　2．感染症……………………………………181
　3．多　胎……………………………………181
●各　論…………………………………………182
Ⅰ．呼吸器疾患……………………（上谷良行）…182
　1．新生児仮死………………………………182
　2．新生児一過性多呼吸……………………183
　3．呼吸窮迫症候群…………………………183
　4．胎便吸引症候群…………………………185
　5．無呼吸発作………………………………186
　6．肺出血……………………………………186
　7．air leak（気胸，縦隔気腫）……………186
　8．慢性肺疾患………………………………187
　　　a．気管支肺異形成…………………187
　　　b．Wilson-Mikity症候群…………188
Ⅱ．循環器疾患……………………（上谷良行）…188
　1．未熟児動脈管開存症，動脈管閉鎖遅延…188
　2．新生児遷延性肺高血圧症，胎児循環遺残症……190
Ⅲ．消化器疾患……………………（米谷昌彦）…190
　1．先天性食道閉鎖…………………………190
　2．先天性腸閉鎖……………………………191
　3．鎖　肛……………………………………191
　4．先天性横隔膜ヘルニア…………………192
　5．横隔膜挙上症……………………………192
　6．壊死性腸炎………………………………193
　7．胎便イレウス……………………………193
　8．胎便性腹膜炎……………………………193
　9．臍帯ヘルニア，腹壁破裂………………193
Ⅳ．黄　疸…………………………（米谷昌彦）…194
　　　新生児黄疸総論……………………194
　1．新生児溶血性黄疸………………………195
　　　a．血液型不適合による溶血性黄疸…195
　　　b．その他の溶血性黄疸……………196
　2．核黄疸……………………………………196
　3．母乳栄養にともなう黄疸………………196
　4．新生児肝炎………………………………196
　　　新生児黄疸の管理…………………196
Ⅴ．分娩外傷………………………（高田　哲）…198
　1．産　瘤……………………………………198
　2．頭血腫……………………………………198
　3．帽状腱膜下出血…………………………199
　4．分娩麻痺…………………………………199
　　　上腕神経麻痺………………………199
Ⅵ．神経疾患………………………（高田　哲）…200
　1．頭蓋内出血………………………………200
　　　a．脳室内出血，脳室周囲出血……200
　　　b．硬膜下出血………………………201
　　　c．くも膜下出血……………………202
　　　d．小脳出血…………………………202
　2．脳室周囲白質軟化症……………………202
Ⅶ．感　染　症……………………（高田　哲）…204
　1．細菌感染…………………………………204
　　　a．新生児肺炎………………………204
　　　b．新生児髄膜炎……………………204
　2．ウイルスおよびその他の感染（胎児感染）…205
　　　a．先天性風疹症候群………………205
　　　b．先天性サイトメガロウイルス感染症…205
　　　c．新生児単純ヘルペス感染症……206
　　　d．先天性トキソプラズマ症………206
Ⅷ．血液疾患………………………（常石秀市）…206
　1．未熟児貧血………………………………206
　2．新生児赤血球増多症，多血症…………207
　3．新生児出血傾向…………………………208
　　　a．ビタミンK欠乏性出血症………208
　　　b．播種性血管内凝固症候群………209
Ⅸ．代謝障害………………………（常石秀市）…210
　1．新生児低血糖症…………………………210
　2．新生児低カルシウム血症………………211
Ⅹ．その他の新生児疾患…………（常石秀市）…212
　1．新生児SLE………………………………212
　2．胎児水腫…………………………………212
　3．未熟網膜症………………………………213
　4．乳幼児突然死症候群　⇒第4章，44

第11章 内分泌疾患

(清野佳紀,神崎 晋,田中弘之,守分 正)——217

●総 論
I．ホルモンと内分泌疾患の概念……………217
II．内分泌系の調節…………………………217
 1．ホルモンの分泌…………………………217
 2．発育過程にともなうホルモン動態………218
  a．胎生期……………………………………218
  b．新生児期…………………………………218
  c．乳幼児期から学童期……………………218
  d．思春期……………………………………218
 3．ホルモンの作用…………………………219
III．主要症状…………………………………219
 1．低身長……………………………………219
  a．原発性低身長……………………………219
  b．体質性低身長……………………………219
 2．高身長(巨人症)…………………………219
  a．家族性高身長……………………………220
  b．下垂体性巨人症…………………………220
  c．脳性巨人症(Sotos症候群)……………220
  d．思春期早発症(性早熟症)………………220
 3．性早熟　⇒249
 4．性発達遅延・不全　⇒250
 5．肥 満……………………………………220
  a．肥満度……………………………………220
  b．肥満の分類………………………………220
 6．や せ……………………………………221
IV．検 査……………………………………221
 1．成長ホルモン……………………………221
  a．成長ホルモン分泌刺激試験……………221
  b．成長ホルモン分泌抑制試験……………221
 2．TSH-甲状腺……………………………221
  TRH負荷試験……………………………221
 3．ACTH-副腎皮質………………………221
  a．インスリン負荷試験……………………221
  b．メトピロン試験…………………………221
  c．デキサメタゾン抑制試験………………222
  d．ACTH負荷試験…………………………222
 4．ゴナドトロピン(性腺刺激ホルモン)-性腺……222
  a．LH-RH試験………………………………222
  b．hCG負荷試験……………………………222
 5．プロラクチン……………………………222
 6．抗利尿ホルモン…………………………222
  a．水制限試験………………………………222
  b．バゾプレッシンテスト…………………222
 7．副甲状腺ホルモン………………………223

●各 論
I．視床下部(間脳)下垂体疾患……………224
 1．下垂体前葉疾患…………………………224
  a．汎下垂体機能低下症……………………224
  b．成長ホルモン分泌不全(GHD)性低身長
   (下垂体性低身長)……………………224
  c．下垂体性巨人症,末端肥大……………226
  d．Cushing病　⇒244
  e．下垂体性性発育不全　⇒250
 2．下垂体後葉疾患…………………………226
  尿崩症……………………………………226
 3．脳の病変による疾患　⇒第22章,578〜581
 4．特殊な症候群……………………………227
  脳性巨人症(Sotos症候群)………………227
II．甲状腺疾患………………………………227
 甲状腺疾患総論……………………………227
 1．甲状腺機能低下症………………………230
  a．先天性甲状腺機能低下症,クレチン症…230
  b．後天性甲状腺機能低下症………………233
 2．甲状腺機能亢進症………………………234
  Basedow病(Graves病)…………………234
 3．甲状腺炎…………………………………234
  a．急性甲状腺炎……………………………234
  b．亜急性甲状腺炎…………………………235
  c．慢性甲状腺炎,橋本病…………………235
 4．甲状腺腫…………………………………236
  a．特発性思春期甲状腺腫…………………236
  b．甲状腺腫瘍………………………………236
III．副甲状腺(上皮小体)疾患………………236
 1．副甲状腺機能低下症(上皮小体機能低下症)……236
 2．偽性副甲状腺機能低下症………………237
 3．副甲状腺機能亢進症……………………239
  a．原発性副甲状腺機能亢進症……………239
  b．二次性副甲状腺機能亢進症……………239
IV．副腎疾患…………………………………240
 1．先天性副腎過形成,副腎性器症候群……240
  a．21-ヒドロキシラーゼ(水酸化酵素)欠損症……241
  b．11β-ヒドロキシラーゼ(水酸化酵素)
   欠損症…………………………………242
  c．3β-OH-ステロイドデヒドロゲナーゼ
   (ヒドロキシステロイド脱水素酵素)欠損症…242
  d．その他の先天性副腎過形成……………242
  e．先天性副腎低形成,先天性リポイド過形成…243
 2．急性副腎不全……………………………243
 3．Addison病,Cushing症候群…………244
  a．Addison病………………………………244
  b．Cushing症候群…………………………244
 4．原発性アルドステロン症(Conn症候群)…………245
 5．続発性アルドステロン症………………245
  apparent mineralocorticoid excess(AME)…245
 6．Bartter症候群……………………………246
 7．男性化副腎腫瘍　⇒244
 8．褐色細胞腫………………………………246
V．性腺疾患…………………………………247
 1．半陰陽(間性)……………………………247
  a．真性半陰陽………………………………247
  b．男性半陰陽………………………………248
  c．女性半陰陽………………………………248
  半陰陽の治療………………………………248
 2．思春期早発症,性早熟症………………249

3．性腺機能低下症·················250
　　a．性腺機能不全症·············250
　　b．思春期遅発症···············251
Ⅵ．ホルモン受容体異常症················252
　1．細胞膜受容体の異常················252
　　a．インスリン抵抗性糖尿病······252
　　b．腎性尿崩症·················252
　　c．偽性副甲状腺機能低下症······252
　　d．成長ホルモン不応症·········252
　2．核内受容体の異常················252
　　a．トリヨードサイロニン不応症······252
　　b．アンドロゲン不応症·········252
　　c．ビタミンD依存症Ⅱ型·········252

第12章　免疫不全症　　　　　　　　　　　　　　　　　　　　　　　　　　（小林邦彦）──253

●総　論···································253
Ⅰ．免疫系の種類····························253
　1．抗　体··································253
　　a．IgG···································253
　　b．IgA···································253
　　c．IgM···································254
　　d．IgE···································254
　　e．IgD···································254
　2．補　体··································254
　3．リンパ球································254
　4．食細胞··································254
Ⅱ．分　類···································255
Ⅲ．頻　度···································255
Ⅳ．検査・診断······························255
Ⅴ．臨床的特徴······························257
　1．症　状··································257
　2．感染因子································257
Ⅵ．治療・感染対策···························257
　1．免疫グロブリン置換療法················257
　2．骨髄移植，幹細胞移植··················257
　3．胸腺移植································257
　4．サイトカイン療法······················257
　　a．インターロイキン-2（IL-2）·······257
　　b．インターフェロン-γ（IL-γ）······258
　　c．顆粒球コロニー刺激因子（G-CSF）······258
　5．遺伝子治療······························258
●各　論···································259
Ⅰ．原発性免疫不全症························259
　1．複合型免疫不全症······················259
　　a．X連鎖性重症複合免疫不全症
　　　　（X連鎖性SCID）·················259
　　b．常染色体性劣性重症複合免疫不全症······259
　　c．アデノシンデアミナーゼ（ADA）欠損症······260
　　d．プリンヌクレオチドホスホリラーゼ（PNP）
　　　　欠損症·······························260
　　e．HLA欠損症·······················260
　2．抗体不全型免疫不全症··················261
　　a．X連鎖性無γ-グロブリン血症······261
　　b．高IgMをともなう免疫グロブリン欠損症，
　　　　高IgM症候群···················262
　　c．common variable immunodeficiency
　　　　（CVID）·······················262
　　d．選択的IgGサブクラス欠損症······263
　　e．選択的IgA欠損症················263
　　f．乳児一過性低γ-グロブリン血症······264
　3．他に大きな欠陥を付随した免疫不全症······264
　　a．Wiskott-Aldrich症候群（WAS）······264
　　b．毛細血管拡張性運動失調，
　　　　Louis-Bar症候群················265
　　c．胸腺低形成（第三-四鰓嚢症候群，
　　　　DiGeorge症候群）···············265
　4．食細胞系異常··························266
　　a．慢性肉芽腫症·················266
　　b．白血球接着不全症···············267
　　c．Chédiak-Higashi症候群··········268
　　d．ミエロペルオキシダーゼ欠損症······268
　　e．遺伝性好中球減少症，Kostmann病······268
　　f．慢性良性好中球減少症···········269
　　g．周期性好中球減少症············269
　5．補体因子欠損症······················269
　6．その他の免疫不全症··················269
　　a．高IgE症候群···················269
　　b．慢性皮膚粘膜カンジダ症········270
Ⅱ．続発性免疫不全症························270
　1．HIV　⇒第15章，323
　2．ウイルス感染と続発性免疫不全······270
　3．薬　物·······························271

第13章　リウマチ性疾患と類縁疾患　　　　　　　　　　　　　　　　　　（宮脇利男）──273

●総　論···································273
Ⅰ．自己免疫とリウマチ性疾患················273
Ⅱ．症状，検査，診断························273
　1．症　状··································273
　2．検査所見································273
　　a．リウマトイド因子···············273
　　b．抗核抗体·······················273
　　c．抗好中球細胞質抗体·············274
　　d．抗リン脂質抗体·················274
　e．HLA検査·······················274
　　f．補体活性·······················274
　　g．急性期蛋白·····················274
　　h．血球算定·······················274
●各　論···································275

1．リウマチ熱……275
2．若年性関節リウマチ……276
3．血管炎症候群……277
　a．血管性紫斑病……277
　b．川崎病……278
　c．結節性動脈周囲炎……279
　d．大動脈炎症候群……280
　e．Wegener 肉芽腫症……280
4．全身性エリテマトーデス……280
5．皮膚筋炎, 多発筋炎……282
6．強皮症……282
7．混合性結合組織病……283
8．結節性紅斑……283
9．Weber-Christian 病……284
10．Sjögren 症候群……284
11．Behçet 病……284
12．サルコイドーシス……285
13．強直性脊椎炎……285
14．Reiter 症候群……285
15．その他のリウマチ性疾患……286
　a．多形滲出性紅斑……286
　b．Goodpasture 症候群……286
　c．抗リン脂質抗体症候群……286

第14章 アレルギー性疾患　　　　　　　　　　　　　　　　　　　　　　　　（近藤直実）　287

● 総　論……287
Ⅰ．アレルギーの概念……287
Ⅱ．診断・検査……288
　1．病歴と理学所見……288
　2．抗原負荷・除去試験……288
　　a．吸入誘発試験……288
　　b．食物除去試験・負荷試験……288
　3．肺機能検査と気道過敏性測定……289
　4．皮膚試験……289
　　a．スクラッチテスト, プリックテスト, 皮内反応……289
　　b．パッチテスト(貼布試験)……289
　　c．Prausnitz-Küstner 反応(P-K 反応)……289
　5．in vitro 試験……289
　　a．特異 IgE 抗体測定……289
　　b．ヒスタミン遊離試験……289
　　c．抗原特異的リンパ球幼若化反応と
サイトカイン産生の測定……290
Ⅲ．治　療……290
1．アレルゲン回避・除去……290
2．薬物療法……290
　a．抗アレルギー薬……290
　b．気管支拡張薬……290
　c．ステロイド……291
3．減感作療法……291
4．自律鍛練療法, 運動療法, 精神療法……291
● 各　論……292
1．気管支喘息……292
2．アレルギー性鼻炎……295
3．薬物アレルギー……298
4．食物アレルギー……299
5．アレルギー性皮膚疾患……300
　a．アトピー性皮膚炎……300
　b．ストロフルス……302
　c．蕁麻疹……302
　d．血管神経性浮腫……303
6．血清病……303

第15章 感染症　　　　　　　　　　　　　　　　　　　　　　　　　　　　　　　　　　　305

● 総　論……305
Ⅰ．小児感染症の変貌……305
　1．小児感染症の年次的変化……（富樫武弘）…305
　2．感染症サーベイランス……（富樫武弘）…305
　3．日和見感染……（富樫武弘）…306
　4．新しい病原体, 高度耐性菌(MRSA など)
……（富樫武弘）…306
　5．外来性病原体……（富樫武弘）…306
　6．敗血症……（古川　漸）…307
　7．感染症の予防及び感染症の患者に対する医療に
関する法律(感染症予防医療法)……（古川　漸）…307
Ⅱ．小児感染症の特異性……（富樫武弘）…307
　1．感染症と好発年齢……307
　　a．ウイルス感染症……307
　　b．細菌感染症とマイコプラズマ感染症……307
　2．垂直感染と水平感染……309
　3．感染症の季節性……309
Ⅲ．検査・診断……（富樫武弘）…309
　1．検査……309
　　a．病原体の検出……309
　　b．一般検査……309
　　c．特殊検査……309
　2．診　断……309
　　a．病原体の分離同定……309
　　b．血清学的診断……309
　　c．感染症の迅速診断法……310
　　d．DNA 診断……310
Ⅳ．治　療……（富樫武弘）…310
　1．化学療法……310
　　a．抗菌薬……310
　　b．抗真菌薬……311
　　c．抗ウイルス薬……312
　2．免疫学的療法……312
　　a．免疫グロブリン……312

b．インターフェロン……………………312
●各　論 ………………………………………313
Ⅰ．発疹性ウイルス感染症 …………（富樫武弘）…313
　1．麻疹……………………………………313
　2．風疹, 先天性風疹症候群……………314
　3．突発性発疹……………………………314
　4．水痘, 帯状疱疹………………………315
　5．単純ヘルペス感染症…………………317
　6．伝染性紅斑……………………………317
Ⅱ．腸管ウイルス感染症 ……………（富樫武弘）…318
　1．ポリオ…………………………………318
　2．コクサッキーウイルス感染症………318
　　a．ヘルパンギーナ……………………318
　　b．手足口病……………………………319
　　c．流行性筋痛症（Bornholm病）……319
　　d．急性心筋炎…………………………319
　3．エコーウイルス感染症………………319
　4．ロタウイルス感染症…………………319
　5．SRSVによる急性異腸炎……………319
Ⅲ．神経系ウイルス感染症 …………（富樫武弘）…319
　1．無菌性髄膜炎…………………………319
　2．ウイルス性脳炎, ウイルス性脳症…319
　3．日本脳炎………………………………320
　4．狂犬病…………………………………320
Ⅳ．呼吸器ウイルス感染症 …………（富樫武弘）…321
　1．アデノウイルス感染症………………321
　2．インフルエンザ………………………321
　3．パラインフルエンザ…………………322
　4．RSウイルス感染症…………………322
　5．その他のウイルス性呼吸器感染……322
Ⅴ．その他のウイルス感染症 ………（富樫武弘）…322
　1．流行性耳下腺炎（ムンプス）………322
　2．EBウイルス感染症…………………323
　3．サイトメガロウイルス感染症………323
　4．HIV感染症 …………………………323
　5．HTLV-1感染症………………………324
Ⅵ．マイコプラズマ感染症 …………（富樫武弘）…324
Ⅶ．クラミジア感染症 ………………（富樫武弘）…325
　1．オウム病（Chlamydia psittaci 感染症）…325
　2．Chlamydia trachomatis 感染症 ……325
　　a．トラコーマ…………………………325
　　b．非淋菌性尿道炎……………………325
　　c．新生児クラミジア感染症…………325
　　d．鼠径リンパ肉芽腫症………………325
　3．Chlamydia pneumoniae 感染症……325
Ⅷ．リケッチア感染症 ………………（富樫武弘）…325
　1．恙虫病…………………………………325
　2．発疹チフス, ロッキー山紅斑熱……326
Ⅸ．グラム陽性球菌感染症 …………（古川　漸）…326
　1．連鎖球菌感染症………………………326
　　a．A群β溶血性連鎖球菌感染症……326
　　b．B群連鎖球菌感染症………………327
　　c．肺炎球菌感染症……………………327
　　d．その他の連鎖球菌…………………327

　2．ブドウ球菌感染症……………………327
　　　MRSA………………………………328
Ⅹ．グラム陽性桿菌感染症 …………（古川　漸）…329
　1．ジフテリア……………………………329
　2．破傷風…………………………………329
　3．ボツリヌス菌による食中毒…………330
　4．ウエルシュ菌による食中毒…………330
　5．ディフィシル菌による偽膜性腸炎…330
Ⅺ．グラム陰性桿菌感染症 …………（古川　漸）…331
　1．インフルエンザ菌感染症……………331
　2．百日咳…………………………………331
　3．大腸菌感染症…………………………332
　　　O 157感染症………………………332
　4．細菌性赤痢……………………………333
　5．緑膿菌, クレブシエラ, プロテウス感染症…333
　　a．緑膿菌感染症………………………333
　　b．クレブシエラ感染症………………333
　　c．プロテウス感染症…………………333
　6．サルモネラ感染症……………………334
　　a．サルモネラ症………………………334
　　b．腸チフス, パラチフス……………334
　7．キャンピロバクター感染症…………334
　8．エルシニア感染症……………………335
　9．レジオネラ症…………………………335
Ⅻ．ビブリオ感染症 …………………（古川　漸）…335
　1．コレラ…………………………………335
　2．腸炎ビブリオ感染症…………………336
ⅩⅢ．マイコバクテリア感染症 ………（古川　漸）…336
　1．結核症…………………………………336
　2．非結核性抗酸菌感染症………………337
ⅩⅣ．その他の細菌感染症 ……………（古川　漸）…338
　1．猫ひっかき病…………………………338
　2．野兎病…………………………………338
　3．ブルセラ病……………………………338
　4．放線菌症………………………………338
ⅩⅤ．スピロヘータ感染症 ……………（古川　漸）…338
　1．梅毒……………………………………338
　　a．先天梅毒……………………………338
　　b．後天梅毒……………………………339
　2．ライム病………………………………339
　3．レプトスピラ症（黄疸出血性レプトスピラ症）…339
ⅩⅥ．真菌症 ……………………………（古川　漸）…340
　1．カンジダ症……………………………340
　2．クリプトコッカス症…………………340
　3．アスペルギルス症……………………341
ⅩⅦ．原虫疾患 …………………………（古川　漸）…341
　1．トキソプラズマ症……………………341
　　a．先天性トキソプラズマ症…………341
　　b．後天性トキソプラズマ症…………342
　2．アメーバ赤痢…………………………342
　3．マラリア………………………………342
　4．ランブル鞭毛虫症……………………342
　5．クリプトスポリジウム症……………343
ⅩⅧ．寄生虫感染症 ……………………（古川　漸）…343

1．線虫症･･････････････････････････343
　　　a．蛔虫症･･････････････････････343
　　　b．蟯虫症･･････････････････････343
　　　c．鉤虫症(十二指腸虫症)･････････343
　　　d．鞭虫症･･････････････････････344
　　2．吸虫症･･････････････････････････344
　　　a．横川吸虫症･･････････････････344
　　　b．肝吸虫症････････････････････344
　　　c．日本住血吸虫症･･････････････344
　　　d．肺吸虫症････････････････････344
　　3．条虫症･･････････････････････････344
　　4．幼虫移行症･･････････････････････345
　　　a．イヌ蛔虫症･･････････････････345
　　　b．アニサキス症････････････････345

第16章 呼吸器疾患 ──────────────（濱崎雄平）── 347

●総　論････････････････････････････347
Ⅰ．呼吸器の形態的・機能的発育･･････････347
　1．形態的発育･････････････････････347
　2．機能的発育･････････････････････347
　3．肺循環の確立･･･････････････････347
Ⅱ．症状と病態生理　⇒第6章, 81
Ⅲ．検査・診断･･････････････････････････348
　1．問　診･････････････････････････348
　2．理学的検査･････････････････････348
　3．検　査･････････････････････････348
　　a．肺機能検査････････････････････348
　　b．血液ガス検査･･････････････････349
　　c．画像診断･･････････････････････349
Ⅳ．治療と呼吸管理･･････････････････････351
　1．薬物療法･･･････････････････････351
　2．吸入療法･･･････････････････････351
　3．酸素療法･･･････････････････････351
　4．理学的療法(体位性ドレナージ)･････351
　5．呼吸管理･･･････････････････････351

●各　論････････････････････････････352
Ⅰ．上気道疾患･･････････････････････････352
　1．急性鼻咽頭炎, かぜ症候群･･････････352
　2．急性咽頭(扁桃)炎･････････････････352
　3．慢性扁桃炎･････････････････････353
　4．扁桃肥大･･･････････････････････353
　5．アデノイド肥大･････････････････353
　6．咽後膿瘍･･･････････････････････354
　7．クループ･･･････････････････････355
　8．先天性喘鳴･････････････････････356
　9．副鼻腔炎･･･････････････････････356
Ⅱ．気管・気管支疾患･･････････････････357
　1．急性気管支炎･･･････････････････357
　2．喘息性気管支炎･････････････････357
　3．慢性気管支炎･･･････････････････357
　4．急性細気管支炎･････････････････358
　5．気管支拡張症･･･････････････････359
　6．異　物･････････････････････････360
　　a．喉頭異物, 声門下異物･･････････360
　　b．気管, 気管支異物･･････････････360
Ⅲ．肺　炎･･････････････････････････････361
　1．細菌性肺炎･････････････････････361
　　a．肺炎球菌性肺炎･･･････････････362
　　b．インフルエンザ菌性肺炎･･････362
　　c．ブドウ球菌性肺炎････････････363
　　d．その他の細菌性肺炎･･････････364
　2．ウイルス性肺炎･････････････････365
　3．マイコプラズマ肺炎･････････････365
　4．クラミジア肺炎･････････････････366
　　a．*Chlamydia trachomatis* 肺炎･････366
　　b．*Chlamydia pneumoniae* 肺炎･････367
　　c．オウム病(*Chlamydia psittaci* 感染症)･･･367
　5．嚥下性肺炎･････････････････････367
　6．ニューモシスチスカリニ肺炎･････368
　7．Löffler 症候群･･････････････････369
　8．特発性間質性肺線維症,
　　　Hamman-Rich 症候群･･･････････370
　9．過敏性肺臓炎･･･････････････････370
　10．肺化膿症, 肺膿瘍･･･････････････370
Ⅳ．肺 結 核　⇒第15章, 336
Ⅴ．気管支・肺の先天異常･･･････････････372
　1．気管の奇形, 形成異常･･･････････372
　　a．気管食道瘻　⇒第20章, 495
　　b．その他の先天性気管・気管支疾患･･･372
　2．肺形成不全･････････････････････372
　3．肺分画症･･･････････････････････372
　4．肺囊胞･････････････････････････373
Ⅵ．その他の肺疾患･･････････････････････373
　1．特発性肺ヘモジデリン症･････････373
　　a．Heiner 症候群････････････････374
　　b．Goodpasture 症候群･･････････374
　2．肺胞蛋白症･････････････････････374
　3．閉塞性肺気腫･･･････････････････375
　4．肺葉性肺気腫･･･････････････････375
Ⅶ．胸膜疾患･･･････････････････････････376
　1．乾性胸膜炎･････････････････････376
　2．湿性胸膜炎･････････････････････376
　3．化膿性胸膜炎, 膿胸･････････････377
　4．気　胸･････････････････････････377
Ⅷ．縦隔疾患･･･････････････････････････378
　1．胸腺肥大･･･････････････････････378
　2．縦隔気腫　⇒377
　3．縦隔炎･････････････････････････378
　4．縦隔腫瘍･･･････････････････････379
Ⅸ．呼吸中枢の異常･･････････････････････379
　1．低換気症候群, 睡眠時無呼吸症候群･･･379
　2．過換気症候群　⇒第25章, 617

第17章 循環器疾患 —— 381

● 総　論 ……………………………………(原田研介)… 381
Ⅰ．循環の変化 ………………………………………… 381
　1．胎児循環と出生後の循環 ……………………… 381
　　a．胎児循環 …………………………………… 381
　　b．出生後の循環 ……………………………… 382
　2．成長にともなう循環の変化 …………………… 382
Ⅱ．診　断 ……………………………………………… 383
　1．問　診 …………………………………………… 383
　　a．妊娠・分娩歴 ……………………………… 383
　　b．家族歴 ……………………………………… 383
　　c．既往歴 ……………………………………… 383
　　d．成長・発達歴 ……………………………… 383
　　e．現病歴 ……………………………………… 383
　2．身体所見 ………………………………………… 384
　　a．視診 ………………………………………… 384
　　b．触診 ………………………………………… 384
　　c．聴診 ………………………………………… 384
　3．検　査 …………………………………………… 387
　　a．胸部X線 …………………………………… 387
　　b．心電図 ……………………………………… 389
　　c．心エコー(超音波)検査 …………………… 391
　　d．心機能評価 ………………………………… 393
　　e．心カテーテル法, 心血管造影法 ………… 393
　　f．その他の検査 ……………………………… 394
Ⅲ．心不全の診断と治療原則 ………………………… 395
　1．診　断 …………………………………………… 395
　2．治　療 …………………………………………… 395
　　a．全身管理 …………………………………… 395
　　b．薬物による治療 …………………………… 395
● 各　論 ………………………………………………… 397
Ⅰ．先天性心疾患 ……………………(佐地　勉)… 397
　1．心房中隔欠損症 ………………………………… 397
　2．心室中隔欠損症 ………………………………… 400
　3．心内膜床欠損症 ………………………………… 401
　　a．不完全型心内膜床欠損症 ………………… 401
　　b．完全型心内膜床欠損症 …………………… 402
　4．動脈管開存症 …………………………………… 403
　5．肺動脈狭窄症 …………………………………… 405
　6．大動脈(弁)狭窄症 …………………………… 406
　7．大動脈縮窄症 …………………………………… 408
　　　　大動脈弓離断症 ……………………………… 410
　8．Fallot四徴症 …………………………………… 410
　9．肺動脈閉鎖症 …………………………………… 413
　10．両大血管右室起始症 …………………………… 414
　11．完全大血管転位症 ……………………………… 414
　12．修正大血管転位症 ……………………………… 416
　13．総動脈幹(遺残)症 …………………………… 417
　14．三尖弁閉鎖症 …………………………………… 418
　15．総肺静脈還流異常症 …………………………… 419
　　　　部分肺静脈還流異常症 ……………………… 420
　16．Ebstein奇形 …………………………………… 421
　17．左心低形成症候群 ……………………………… 422
　18．右胸心 …………………………………………… 423
　19．無脾症候群, 多脾症候群 ……………………… 423
　20．冠動脈奇形 ……………………………………… 423
　　a．左冠動脈肺動脈起始症
　　　　(Bland-White-Garland症候群) ………… 423
　　b．冠動静脈瘻 ………………………………… 425
　21．Eisenmenger症候群 …………………………… 426
　22．肺高血圧 ………………………………………… 427
Ⅱ．後天性心疾患 ……………………(原田研介)… 428
　1．リウマチ性心炎 ………………………………… 428
　2．川崎病による心血管障害 ……………………… 429
　3．心膜炎 …………………………………………… 430
　4．感染性心内膜炎 ………………………………… 432
　5．僧帽弁逸脱症 …………………………………… 433
Ⅲ．心筋疾患 …………………………(原田研介)… 433
　1．心筋炎 …………………………………………… 433
　2．特発性心筋症 …………………………………… 434
　　a．肥大型心筋症 ……………………………… 434
　　b．拡張型心筋症 ……………………………… 436
　　　心臓移植 ………………………(佐地　勉)… 437
Ⅳ．心臓腫瘍 …………………………(原田研介)… 437
Ⅴ．不整脈 ……………………………(原田研介)… 437
　1．洞性不整脈 ……………………………………… 437
　2．期外収縮 ………………………………………… 437
　　a．心室期外収縮 ……………………………… 437
　　b．上室期外収縮 ……………………………… 438
　3．頻拍症 …………………………………………… 438
　　a．上室頻拍症 ………………………………… 438
　　b．心室頻拍症 ………………………………… 438
　4．房室ブロック …………………………………… 439
　　a．1度房室ブロック ………………………… 439
　　b．2度房室ブロック ………………………… 439
　　c．3度房室ブロック(完全房室ブロック) … 440
　5．洞不全症候群 …………………………………… 440
　6．心房細動, 心房粗動 …………………………… 440
　7．Wolf-Parkinson-White(WPW)症候群 …… 441
　8．QT延長症候群 ………………………………… 441
　9．脚ブロック ……………………………………… 442
Ⅵ．その他の疾患 ……………………(原田研介)… 442
　1．原発性肺高血圧症 ……………………………… 442
　2．起立性調節障害 ………………………………… 442
　3．高血圧症 ………………………………………… 443

第18章 血液・造血器疾患 ——————(河　敬世, 朴　永東, 茶山公祐)—— 445

● 総　論 ………………………………………………… 445
Ⅰ．造血のメカニズム ………………………………… 445
Ⅱ．造血幹細胞と増殖因子 …………………………… 445
Ⅲ．正常血液像と年齢的変動 ………………………… 445

1．末梢血液 445
　　2．骨　髄 445
　Ⅳ．病態と造血幹細胞移植 447
●各　論 448
　Ⅰ．赤血球系疾患 448
　　1．溶血性貧血 448
　　　a．先天性の溶血性貧血 448
　　　b．その他の機序による溶血性貧血 450
　　2．鉄欠乏性貧血 451
　　3．鉄不応性低色素性貧血 452
　　　a．鉄芽球性貧血 452
　　　b．無トランスフェリン血症 452
　　4．巨赤芽球性貧血 453
　　5．再生不良性貧血および近縁疾患 453
　　　a．特発性再生不良性貧血 453
　　　b．Fanconi貧血およびその他の先天性再生
　　　　　不良性貧血 455
　　　c．赤芽球癆 455
　　　d．ウイルス感染による再生不良性貧血 455
　　　e．薬剤による造血障害 455
　　　f．骨髄線維症 456
　Ⅱ．白血球系疾患 456
　　1．白血球増加症 456
　　　a．好中球増加症 456
　　　b．リンパ球増加症 456
　　　c．好酸球増加症，好塩基球増加症 456
　　2．白血球減少症　⇒第12章，259〜269
　　3．白血球機能異常症　⇒第12章，259〜269

　Ⅲ．出血性疾患 457
　　1．血小板の異常 460
　　　a．血小板減少性紫斑病 460
　　　b．血小板機能異常症 462
　　2．凝固線溶系の異常 462
　　　a．先天性凝固線溶系異常症 462
　　　b．後天性凝固異常症 463
　　3．血管障害による出血傾向 464
　　　a．免疫学的機序による血管障害 464
　　　b．Ehlers-Danlos症候群 464
　　　c．その他 465
　Ⅳ．白血病および類縁疾患 465
　　1．急性リンパ性白血病 465
　　2．急性骨髄性白血病 466
　　3．慢性骨髄性白血病 467
　　　a．成人型慢性骨髄性白血病 467
　　　b．若年型慢性骨髄性白血病 467
　　4．その他の白血病 467
　　5．二次性白血病 467
　　6．骨髄異形成症候群 467
　Ⅴ．リンパ・細網内皮系疾患 468
　　1．良性リンパ節腫脹 468
　　　a．感染性リンパ節腫脹 468
　　　b．反応性リンパ節腫脹 468
　　　c．壊死性リンパ節炎 468
　　2．悪性リンパ腫　⇒第19章，473
　　3．Langerhans細胞組織球症　⇒第19章，475
　　4．血球貪食症候群　⇒第19章，477

第19章　腫瘍性疾患　　　　469

●総　論 （小田　慈）…469
　Ⅰ．小児期の腫瘍性疾患の特徴 469
　Ⅱ．病因，病理，病態 470
　Ⅲ．診断，治療 470
　　1．臨床症状から診断へ 471
　　2．腫瘍マーカー 471
　　3．画像診断法の進歩 471
　　4．確定診断，遺伝子診断の導入 471
　　5．集学的治療 471
　　6．造血幹細胞移植の役割 472
　Ⅳ．インフォームドコンセントと患児・家族の
　　　精神的支援 472
●各　論 473
　Ⅰ．造血器悪性腫瘍
　　　白血病　⇒第18章，465
　Ⅱ．リンパ・細網内皮系腫瘍 （小田　慈）…473
　　1．悪性リンパ腫 473
　　　a．Hodgkin病 473
　　　b．非Hodgkinリンパ腫 474
　　2．Langerhans細胞組織球症 475
　　3．血球貪食症候群 477

　Ⅲ．固形腫瘍 478
　　1．神経芽腫 （小田　慈）…478
　　2．褐色細胞腫　⇒第11章，246
　　3．Wilms腫瘍，腎芽腫 …（福澤正洋，岡田　正）…480
　　4．肝芽腫 （福澤正洋，岡田　正）…482
　　5．網膜芽腫 （小田　慈）…483
　　6．軟部組織悪性腫瘍 （小田　慈）…484
　　　a．横紋筋肉腫 484
　　　b．平滑筋肉腫，線維肉腫，脂肪肉腫 485
　　　c．骨肉腫 485
　　　d．Ewing肉腫 485
　　7．胚細胞腫瘍 （小田　慈）…485
　　8．中枢神経の腫瘍 （小田　慈）…486
　　　a．脳腫瘍 486
　　　b．脊髄腫瘍 487
　　9．良性腫瘍 （小田　慈）…487
　　　a．血管腫，リンパ管腫 487
　　　b．胎生期遺残頸部嚢腫 487
　　　c．胸腺腫 487
　　　d．軟部組織の良性腫瘍 488
　　　e．その他 488

第20章 消化器疾患　489

● 総　論 ………………………………（加藤晴一）…489
Ⅰ．消化管の形態的・機能的発育 ………………489
Ⅱ．主要症状と病態生理 …………………………489
Ⅲ．検査・診断 ……………………………………489
　1．消化吸収検査 ………………………………489
　　a．糖吸収試験 ………………………………489
　　b．脂肪吸収試験 ……………………………490
　　c．蛋白吸収試験 ……………………………490
　　d．Schilling 試験 …………………………490
　2．食道 pH 測定および胃液分泌試験 ………490
　3．十二指腸液検査 ……………………………490
　4．生　検 ………………………………………490
　　a．肝生検 ……………………………………490
　　b．消化管粘膜生検 …………………………490
　5．内視鏡検査と逆行性膵胆管造影（ERCP）…490
　6．画像診断 ……………………………………491
　　a．単純 X 線検査 ……………………………491
　　b．造影検査 …………………………………491
　　c．腹部 CT 検査 ……………………………491
　　d．核医学 ……………………………………491
　　e．超音波検査 ………………………………491
　　f．MRI ………………………………………491
　7．消化管内圧測定 ……………………………491
　8．微生物検査 …………………………………491
Ⅳ．治　療 …………………………………………491
　1．栄養補給 ……………………………………491
　　a．治療食 ……………………………………491
　　b．経腸栄養 …………………………………492
　　c．経静脈栄養 ………………………………492
　2．外科的治療 …………………………………492
　3．薬物治療 ……………………………………492
● 各　論 …………………………………………493
Ⅰ．口唇の疾患 ………………………（加藤晴一）…493
　1．口角炎 ………………………………………493
　2．口唇裂，口蓋裂 ……………………………493
Ⅱ．舌および歯の疾患 ………………（加藤晴一）…493
　1．舌小帯短縮 …………………………………493
　2．地図状舌 ……………………………………493
　3．黒　舌 ………………………………………493
　4．巨　舌 ………………………………………493
　5．舌　苔 ………………………………………493
　6．ガマ腫 ………………………………………493
Ⅲ．口腔および耳下腺疾患 …………（加藤晴一）…494
　1．ヘルペス性口内炎 …………………………494
　2．アフタ性口内炎 ……………………………494
　3．壊疽性口内炎（水癌）………………………494
　4．口腔カンジダ症（鵞口瘡）…………………494
　5．流行性耳下腺炎（ムンプス）⇒第 15 章，322
　6．反復性耳下腺炎 ……………………………494
　7．化膿性耳下腺炎 ……………………………495
　8．Mikulicz 病 …………………………………495
Ⅳ．食道疾患 …………………………（加藤晴一）…495
　1．食道閉鎖，気管食道瘻 ……………………495
　2．先天性食道狭窄 ……………………………496
　3．食道噴門痙攣（アカラジア）………………496
　4．胃食道逆流症 ………………………………496
Ⅴ．胃・十二指腸疾患 ………………（加藤晴一）…497
　1．肥厚性幽門狭窄 ……………………………497
　2．消化性潰瘍 …………………………………498
　3．胃軸捻 ………………………………………499
Ⅵ．腸　疾患 …………………………（加藤晴一）…499
　1．急性胃腸炎，急性腸炎 ……………………499
　2．乳児下痢症 …………………………………500
　3．難治性下痢症 ………………………………500
　4．先天性消化管閉鎖，狭窄 …………………501
　　a．十二指腸閉鎖，狭窄 ……………………501
　　b．腸回転異常 ………………………………501
　　c．胎便イレウス，胎便性腹膜炎，鎖肛
　　　　⇒第 10 章，191〜193
　5．腸重積 ………………………………………501
　6．急性虫垂炎 …………………………………502
　7．Hirschsprung 病 ……………………………503
　8．Meckel 憩室 …………………………………503
　9．過敏性腸症候群 ……………………………504
　10．単純性便秘，心因性便秘 …………………504
　11．慢性炎症性腸疾患 …………………………504
　　a．Crohn 病 …………………………………504
　　b．潰瘍性大腸炎 ……………………………505
　12．消化管ポリープ ……………………………507
　　a．若年性ポリープ …………………………507
　　b．Peutz-Jeghers 症候群 …………………507
　　c．家族性大腸ポリポーシス ………………507
　13．吸収不良（不全）症候群 …………………508
　14．蛋白漏出性胃腸症 …………………………508
Ⅶ．異　物 ……………………………（加藤晴一）…508
　1．消化管異物 …………………………………508
　2．胃　石 ………………………………………509
Ⅷ．肛門疾患 …………………………（加藤晴一）…509
　1．肛門周囲膿瘍，痔瘻 ………………………509
　2．脱肛，直腸脱 ………………………………509
　3．裂　肛 ………………………………………509
Ⅸ．腹膜疾患 …………………………（加藤晴一）…510
　1．原発性腹膜炎 ………………………………510
　2．続発性腹膜炎 ………………………………510
　3．腸間膜リンパ節炎 …………………………510
Ⅹ．ヘルニア …………………………（加藤晴一）…510
　　鼠径ヘルニア …………………………………510
Ⅺ．肝・胆・膵疾患 …………………（田澤雄作）…511
　1．ウイルス性肝炎 ……………………………511
　　a．A 型肝炎 …………………………………512
　　b．B 型肝炎 …………………………………512
　　c．C 型肝炎 …………………………………514
　　d．非 A 非 B 非 C 型肝炎 …………………515
　　e．劇症肝炎 …………………………………515
　　f．その他の肝炎 ……………………………517
　2．新生児肝炎 …………………………………518

3. そのほかの小児期にみられる肝内胆汁うっ滞……519
　　a．Alagille 症候群(微候性肝内胆管減少症)……519
　　b．進行性家族性肝内胆汁うっ滞症候群……519
4. ビリルビン代謝異常症……519
　　a．Crigler-Najjar 症候群Ⅰ型……519
　　b．Crigler-Najjar 症候群Ⅱ型……520
　　c．Gilbert 症候群……520
　　d．Dubin-Johnson 症候群……520
　　e．Rotor 症候群……520
5. 胆道閉鎖症……520
6. 先天性胆道拡張症(総胆管嚢腫)，総胆管拡張症…521
　　a．先天性胆道拡張症，総胆管嚢腫……521
　　b．総胆管拡張症……521
7. 肝硬変……521
8. 脂肪肝……521
9. 肝血管腫……522
10. 膵炎……522
11. 膵嚢胞性線維症……522
12. Shwachman(-Diamond)症候群……522

第21章　腎・泌尿器疾患　　　　　　　　　　　　　　(吉岡加寿夫，竹村　司)──525

● 総　論……525
Ⅰ．主要症候と鑑別……525
　1. 蛋白尿……525
　2. 血尿……527
　3. 白血球尿(膿尿)，細菌尿……527
　　a．白血球尿(膿尿)……527
　　b．細菌尿……528
　4. 糖尿……528
　5. 尿量の異常(多尿，乏尿)……528
　6. 排尿異常……528
　7. 浮腫……528
　8. 高血圧……528
Ⅱ．検査法……528
　1. 腎機能検査……528
　　a．糸球体濾過値……528
　　b．尿細管機能検査……529
　2. 腎・尿路の画像診断……529
　3. 腎生検……529
Ⅲ．学校検尿……530
Ⅳ．治療……530
　1. 食事療法……530
　　a．急性腎炎症候群……530
　　b．ネフローゼ症候群……530
　　c．慢性腎不全……530
　2. 血液浄化治療……530
　3. 腎移植……530
● 各　論……531
Ⅰ．腎不全……531
　1. 急性腎不全……531
　2. 慢性腎不全……531
Ⅱ．原発性糸球体疾患……532
　1. 急性腎炎症候群を呈する代表的疾患……532
　　　溶連菌感染後急性糸球体腎炎……532
　2. 慢性腎炎症候群を呈する代表的疾患……534
　　　IgA 腎症(IgA 腎炎)……534
　3. ネフローゼ症候群とその代表的疾患……536
　　a．ネフローゼ症候群……536
　　b．ネフローゼ症候群を示す疾患……538
　4. 急速進行性腎炎症候群を呈する代表的疾患……541
　　　半月体形成性糸球体腎炎……541
Ⅲ．全身性疾患と腎障害……541
　1. Henoch-Schönlein 紫斑病性腎炎……541
　2. ループス腎炎……542
　3. 溶血性尿毒症症候群……543
Ⅳ．遺伝性腎疾患……544
　1. 遺伝性腎炎，Alport 症候群……544
　2. 先天性ネフローゼ症候群，
　　　乳児ネフローゼ症候群……544
　　a．先天性ネフローゼ症候群……544
　　b．乳児ネフローゼ症候群……544
　3. 良性家族性血尿，良性反復性血尿，
　　　菲薄基底膜病……545
Ⅴ．尿細管疾患……545
　1. 尿細管間質性腎炎……545
　2. 特発性尿細管性蛋白尿症……545
　3. Fanconi 症候群……545
　4. 腎尿細管性アシドーシス……545
　5. 腎性尿崩症　⇒第11章，226
　6. シスチン尿症……546
Ⅵ．嚢胞性腎疾患……546
Ⅶ．尿路感染症，逆流性腎症……546
　1. 尿路感染症……546
　2. 逆流性腎症……547
Ⅷ．腎・尿路結石……547
Ⅸ．先天性腎・尿路奇形……548
　1. 腎無形成……548
　2. 低形成腎……548
　3. 異形成腎……548
　4. 水腎症……548
　5. 精巣水瘤(陰嚢水腫)……548
　6. 停留精巣(停留睾丸)……548
Ⅹ．その他の腎・尿路疾患……549
　1. 血尿を主症状とするもの……549
　　a．特発性高カルシウム尿症……549
　　b．ナッツクラッカー現象……549
　2. 蛋白尿を主症状とするもの……549
　　　体位性蛋白尿……549
　3. 夜尿，遺尿　⇒第25章，614

第22章 神経疾患 — 551

● 総　論 ···(宮尾益知)···551
Ⅰ．神経学的診察法 ·····································551
　1．主　訴 ··551
　2．病歴の聴取 ···551
　　a．現病歴 ··551
　　b．家族歴 ··551
　　c．既往歴 ··551
　3．診　察 ··551
　　a．体格 ··552
　　b．頭部 ··552
　　c．顔面 ··552
　　d．皮膚 ··552
　　e．発達　⇒第2章，20
　　f．反射 ··552
　　g．感覚 ··553
　　h．脳神経 ··553
Ⅱ．主な神経学的異常，症候，病態 ············553
　1．運動障害 ··553
　　a．運動発達遅滞 ··································553
　　b．麻痺 ··554
　2．筋緊張異常 ···554
　3．精神障害 ··554
　4．意識障害 ··554
　　a．古典的意識障害の分類 ·····················555
　　b．国際的な意識障害の分類
　　　（Glasgow coma scale） ···················555
　　c．脳卒中の外科研究会によるⅢ群3段階方式 ···555
　　d．乳幼児の意識レベル評価表 ··············555
　5．知覚障害 ··555
　6．痙　攣 ··556
　7．頭　痛 ··557
　8．頭囲の異常 ···557
Ⅲ．検　査 ···557
　1．髄液検査 ··557
　2．画像診断 ··558
　　a．単純X線 ··558
　　b．CTとMRI ·····································558
　　c．脳血管造影 ·····································558
　3．電気生理学的検査 ······························559
　　a．脳波 ··559
　　b．誘発電位 ··559
　　c．筋電図 ··560
　　d．末梢神経伝導速度 ···························560
● 各　論 ···561
Ⅰ．神経系の奇形 ···································(宮尾益知)···561
　1．大頭症，小頭症 ·································561
　　a．頭囲の病的拡大 ······························561
　　b．頭囲の病的縮小 ······························561
　2．水頭症 ··561
　3．Chiari奇形 ··561
　4．Dandy-Walker奇形 ··························561
　5．無脳症 ··562
　6．全前脳(胞)症 ·····································562
　7．大脳の正中構造異常 ···························562
　8．くも膜囊胞 ···563
　9．脊髄披裂(二分脊椎) ···························563
　10．頭蓋披裂(二分頭蓋)，脳髄膜瘤 ········563
Ⅱ．神経皮膚症候群 ·······························(宮尾益知)···563
　1．結節性硬化症，Bourneville病 ··········563
　2．神経線維腫症，von Recklinghausen病 ·······564
　3．Sturge-Weber症候群 ·······················565
　4．色素性失調症 ····································565
　5．伊藤母斑 ··565
　6．von Hippel-Lindau病 ·······················565
　7．毛細血管拡張性失調症(Louis-Bar症候群)
　　　⇒第12章，265
Ⅲ．痙攣性疾患 ·······································(宮尾益知)···565
　1．熱性痙攣 ··565
　2．泣き入りひきつけ(憤怒痙攣) ···········566
　3．てんかん ··566
　　a．てんかんの発作型分類 ·····················567
　　b．てんかん，てんかん症候群の分類 ···567
　　c．てんかんの治療 ······························569
　　d．てんかんの鑑別診断 ························569
Ⅳ．脳性麻痺 ···(宮尾益知)···569
Ⅴ．炎症性，免疫性神経疾患 ···············(水口　雅)···571
　1．髄膜炎 ··571
　　a．細菌性髄膜炎 ··································571
　　b．結核性髄膜炎 ··································572
　　c．無菌性髄膜炎 ··································572
　　d．真菌性髄膜炎 ··································573
　2．脳　炎 ··573
　3．脳膿瘍 ··573
　4．脊髄炎 ··574
　5．末梢神経炎 ···574
　6．遅発性ウイルス感染症 ·······················574
　7．多発性硬化症 ····································574
　8．急性散在性脳脊髄炎 ···························574
Ⅵ．脳症および類縁疾患 ·······················(水口　雅)···575
　1．急性脳症 ··575
　2．Reye症候群 ······································575
　3．急性小脳失調症 ·································575
　4．opsoclonus-polymyoclonia症候群 ·····576
Ⅶ．血管性疾患 ·······································(水口　雅)···576
　1．脳梗塞 ··576
　2．脳出血 ··576
　3．モヤモヤ病 ···576
Ⅷ．神経系の外傷 ···································(水口　雅)···577
　1．脳振盪 ··577
　2．脳挫傷 ··577
　3．硬膜下血腫 ···577
　4．骨　折 ··577
Ⅸ．神経系の腫瘍 ···································(水口　雅)···577
　1．小脳腫瘍 ··577
　2．脳幹部グリオーマ ······························577
　3．頭蓋咽頭腫 ···577

4．その他 578
　a．視神経膠腫 578
　b．上衣腫 578
Ⅹ．変性神経疾患 (水口 雅) 578
　1．白質変性症 578
　　a．異染性白質ジストロフィー 578
　　b．グロボイド細胞白質ジストロフィー，
　　　Krabbe病 578
　　c．Pelizaeus-Merzbacher病 578
　　d．副腎白質ジストロフィー 579
　　e．Canavan病 579
　　f．Alexander病 579
　2．灰白質変性症 579
　　a．神経性セロイドリポフスチノーシス 579
　　b．Alpers病 579
　3．大脳基底核変性症 579
　　a．Leigh脳症，亜急性壊死性脳脊髄症 579
　　b．Huntington病 580
　　c．Rett症候群 580
　4．脊髄小脳変性症 580
　　a．歯状核赤核淡蒼球ルイ体萎縮症 581
　　b．Machado-Joseph病 581
　　c．Friedreich失調症 581
　　d．家族性痙性対麻痺 581
　5．末梢神経変性症 581
　　　遺伝性運動感覚ニューロパチー 581

第23章　筋疾患　　(桃井眞里子)　583

●総論 583
Ⅰ．分類 583
Ⅱ．症候 583
　1．新生児期，乳児期 583
　　a．フロッピーインファント 583
　　b．深部腱反射の消失 583
　　c．関節拘縮 583
　　d．線維束性収縮 584
　2．幼児期，学童期 584
Ⅲ．検査 584
　1．血液検査 584
　2．尿検査 584
　3．筋電図 585
　4．頭部CT，MRI 585
　5．心筋障害の合併 585
　6．筋生検 585
Ⅳ．治療 585
Ⅴ．遺伝相談，遺伝子診断 585
●各論 586
Ⅰ．筋ジストロフィー 586
　1．進行性筋ジストロフィー 586
　　a．Duchenne型筋ジストロフィー 586
　　b．Becker型筋ジストロフィー 587
　2．先天性筋ジストロフィー 587
　　a．福山型先天性筋ジストロフィー 587
　　b．ラミニン2（メロシン）欠損症 588
　　c．その他の非福山型先天性筋ジストロフィー
　　　（ラミニン2陽性型先天性筋ジストロフィー）
　　　 588
　3．その他の筋ジストロフィー 588
　　a．肢帯型筋ジストロフィー 588
　　b．アダリン欠損症 588
　　c．顔面肩甲上腕型筋ジストロフィー 589
　　d．Emery-Dreifuss型筋ジストロフィー 589
Ⅱ．先天性ミオパチー 589
　1．ネマリンミオパチー 589
　2．セントラルコア病 590
Ⅲ．筋強直症 591
　1．筋強直性ジストロフィー 591
　　　先天性筋強直性ジストロフィー 592
　2．先天性筋強直症，Thomsen病 592
Ⅳ．代謝性筋疾患 592
　1．糖原病　⇒第8章，120
　2．脂質代謝異常　⇒第8章，128
　3．ミトコンドリアミオパチー
　　（ミトコンドリア脳筋症） 592
　　a．MELAS 593
　　b．MERRF 593
　　c．CPEO 593
Ⅴ．炎症性筋疾患 593
　1．多発筋炎，皮膚筋炎　⇒第13章，283
　2．ウイルス性筋炎 593
Ⅵ．チャネル異常症 594
　1．周期性四肢麻痺 594
　　　家族性低カリウム性周期性四肢麻痺 594
　2．悪性高熱症 594
Ⅶ．筋の破壊にともなう病態 594
　1．横紋筋融解症 594
　2．挫滅症候群 595
Ⅷ．神経原性筋萎縮症 595
　　　脊髄性筋萎縮症 595
　　a．脊髄性筋萎縮症Ⅰ型
　　　（Werdnig-Hoffmann病） 595
　　b．脊髄性筋萎縮症Ⅱ，Ⅲ型
　　　（中間型，Kugelberg-Welander病） 595
Ⅸ．神経筋接合部の疾患 595
　1．重症筋無力症 596
　　a．小児期重症筋無力症 596
　　b．新生児重症筋無力症 596
　2．ボツリヌス症 597

第24章　骨疾患　　(清野佳紀，山中良孝)　599

●総論 599
Ⅰ．骨の構造と成長 599

Ⅱ．診　　断 ……………………………599
　　　1．病　歴 ……………………………599
　　　　a．現病歴 …………………………599
　　　　b．既往歴，合併症 ………………599
　　　　c．家族歴 …………………………599
　　　2．身体所見 …………………………599
　　　3．診察時の重要ポイント …………600
　　　4．X線所見 …………………………600
　　　　a．長管骨の異常所見 ……………600
　　　　b．脊椎骨の異常所見 ……………600
●各　論 …………………………………………601
　Ⅰ．くる病 ………………………………601
　　　1．ビタミンD欠乏性くる病 ………601
　　　2．ビタミンD依存性くる病 ………601
　　　3．低リン血症性ビタミンD抵抗性くる病 …602
　Ⅱ．軟骨無形成症 ………………………602
　Ⅲ．脊椎・骨端異形成症 ………………604
　Ⅳ．骨形成不全症 ………………………605

第25章　精神疾患　　　　　　　　　　　　　　　　　　　　　（宮本信也）──607

●総　論 …………………………………………607
　Ⅰ．分　類 ………………………………607
　Ⅱ．検　査 ………………………………607
　Ⅲ．診　断 ………………………………608
　Ⅳ．心理的要因の確認 …………………608
●各　論 …………………………………………610
　Ⅰ．発達障害 ……………………………610
　　　1．知的障害（精神遅滞） ……………610
　　　2．広汎性発達障害，自閉症 ………611
　　　3．注意欠陥多動障害 ………………612
　　　4．特異的発達障害 …………………613
　Ⅱ．排泄障害 ……………………………614
　　　1．夜尿，遺尿 ………………………614
　　　2．遺　糞 ……………………………614
　Ⅲ．睡眠障害 ……………………………615
　　　1．夜泣き ……………………………615
　　　2．夜　驚 ……………………………615
　　　3．悪　夢 ……………………………615
　　　4．不　眠 ……………………………615
　　　5．過剰睡眠 …………………………615
　Ⅳ．チック障害 …………………………615
　Ⅴ．反応性行動異常 ……………………616
　　　1．選択性緘黙 ………………………616
　　　2．抜　毛 ……………………………616
　　　3．反応性愛着障害 …………………616
　　　4．異食，反芻性障害 ………………616
　Ⅵ．小児の心身症 ………………………616
　　　1．機能性腸疾患 ……………………617
　　　　a．反復性腹痛 ……………………617
　　　　b．過敏性腸症候群 ………………617
　　　2．過換気症候群 ……………………617
　Ⅶ．摂食障害 ……………………………617
　Ⅷ．不　登　校 …………………………618

付1　小児の基準値　──619

表1　尿量の基準値 …………………………619
表2　赤血球の基準値 ………………………619
表3　小児の貧血の判定基準 ………………620
表4　赤血球指数による貧血の種類 ………620
表5　白血球数・分画の年齢的変動 ………620
表6　主要なリンパ球集団の年齢による変化 …620
表7　凝固因子の基準値 ……………………621
表8　小児の正常骨髄像 ……………………621
表9　血液の生化学基準値(1)，尿の生化学基準値…622
表10　血液の生化学基準値(2) ………………623
表11　血清CK活性の基準値，
　　　アイソザイムの基準値 ……………623
表12　血清蛋白の基準値 ……………………623
図1　新生児・乳児期における
　　　血清α-フェトプロテイン(AFP)の基準値 …624
表13　免疫グロブリン(IgG，IgA，IgM)の基準値…624
表14　血清総IgEの基準値 …………………625
表15　血清尿素窒素(BUN)の基準値 ………625
表16　血清クレアチニンの基準値 …………626
表17　主な視床下部・下垂体ホルモンの
　　　血中測定基礎値 ………………………626
表18　LH，FSHの血中基礎値と
　　　LH-RH負荷時変動 …………………627
表19　血漿ACTHの基準値 …………………627
表20　血中甲状腺ホルモンの基準値 ………627
表21　血漿コルチゾールの基準値 …………628
表22　尿中17-OHCSの基準値 ………………628
表23　尿中17-KSの基準値 …………………628
表24　髄液の基準値 …………………………629
図2　心電図の年齢に応じての正常変化模式図 …629
図3　日本版デンバー式発達スクリーニング用紙 …630
図4　学校生活管理指導表(小学生用) ………631
図5　学校生活管理指導表(中学・高校生用) ………632

付2　参考文献　──633

索　引　──637

1 成　長

小児の特徴は常に成長・発達していることである．一般に，**成長** growth は身長，体重など身体，すなわち形態面の増加に対して使用され，**発達** development は精神，運動，生理など機能面の成熟にいたる変化に対して用いられる．発育は形態と機能両者に使用される．

I. 発育期区分

1. 区分（発育期の分類）

1) **出生前期** prenatal period
① 受精卵期 period of fertilized ovum：受精してから最初の2週間．
② 胎芽期 embryonal period：妊娠14日から75～90日まで（通常8週までを指すが，臓器によっては多くの期間を要するので12週と定めている）．
③ 胎児期 fetal period：妊娠3ヵ月から出生まで．

2) **新生児期** neonatal period
出生後4週間まで．なお，妊娠28週（統計学的）の初めから出生後1週間を周産期 perinatal period という．

3) **乳児期** infantile period
出生より満1歳まで．

4) **幼児期** preschool period
満1歳より小学校入学まで（1～6歳）．

5) **学童期** school period
満6歳から12歳まで．小学校在学の期間に相当する．

6) **思春期** puberty
思春期とは，二次性徴の始まりから完成までをいい，個人差が大きいが，小児科として便宜上中学校在学期間を扱う．なお，青少年期 adolescence は二次性徴の開始から骨端線が融合し成長が停止する頃までをいい，女子は8ないし10～18歳，男子は10ないし12～20歳である．

2. 身体的特徴

a. 各器官の発育パターン

小児期の発育は連続的であるが，発育の速度は一定でなく，ある年齢では急速に，ある年齢ではむしろ緩徐に経過する．また，諸器官の発育は同じペースで進むものではない．これを模式的に示したのが **Scammon の臓器別発育曲線** である（図1-1）．20歳の発育を100として，各年齢における諸臓器の重量を百分比で示すと，年齢的に四つの型に分けられる．一般型は身長曲線と同様のカーブを描く特有なS字状発育を示す．リンパ系組織は小児期に成人の2倍の増大があるが，その後縮小し20歳ごろ成人のレベルに縮小する．神経系は臓器の中で最も速く発育し，比較的早い時期にプラトーに達する．生殖器系は思春期まではほとんど発育がみられず，思春期以後急速に発育する．

器官や機能の発達には決定的な時期（**臨界期** critical period）があり，その時期に正常な発達が妨げられると欠陥や機能障害を残すことがある．妊娠初期の胎芽の障害は奇形をきたす．乳幼児期における母親の不在あるいは長時間のテレビ視聴などメディアの影響は心理的社会的不適応の原因になる．また，運動や学習の習得には適齢があ

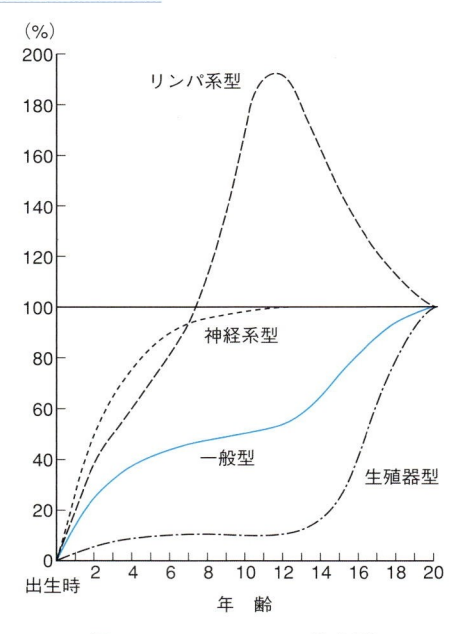

図 1-1 Scammon の発育型

体組織の発育の 4 型．図には，20 歳（成熟時）の発育を 100 として，各年齢の値をその 100 分比で示してある．
一　般　型：全身の外形計測値（頭径をのぞく），呼吸器，消化器，腎，心大動脈，脾，筋全体，骨全体，血液量
神 経 系 型：脳，脊髄，視覚器，頭径
生 殖 器 型：睾丸，卵巣，副睾丸，子宮，前立腺など
リンパ系型：胸腺，リンパ節，間質性リンパ組織
(Scammon, in Harris : The Measurement of Man, The University of Minnesota Press, 1930)

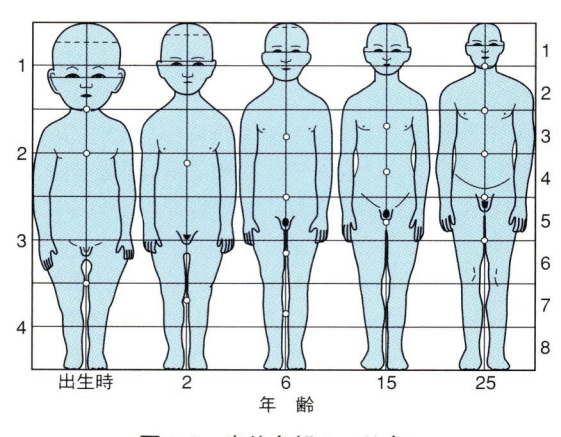

図 1-2　身体各部のつり合い
(Stratz CH : Der Körper des Kindes und seine Pflege, 12 te Aufl, Enke, 1941)

り，この時期を逃すと習得にてこずる．

発育が進むほど，個体特性，個人的変異がはっきりしてくる．これらの個性がどこまで「生まれつき」のものか，またどこまで「育ち」によるものか決定し難くなる．これらが人間らしさである．

b. 身体のプロポーション

小児は成人の身体を形態的にそのまま小さくしたものではなく，頭長と身長の身体のプロポーションは成長にともなって変化する（図1-2）．身長と頭長との比は出生時 4：1 であったものが，2 歳で 5：1，6 歳で 6：1，12 歳で 7：1，成人で 8 等身になる．

体の中心点は，乳児では臍より上にあるが，成人では恥骨結合の位置にある．

c. 大泉門と頭蓋骨

頭蓋骨は脳頭蓋骨と顔面頭蓋骨に分けられ，新生児では両者の比が 8：1 で顔面頭蓋骨が小さい．しかし，10 歳では 3：1 と顔面頭蓋骨が成長し，成人の値（男 2：1，女 2.5：1）に近づく．**大泉門**は生後 9 ヵ月頃まで増大するが，個人差が大きい．大泉門は生後 1 歳半頃に閉鎖する．大泉門の観察は水頭症，クレチン病，くる病，Down 症候群（以上**閉鎖遅延**），小頭症，頭蓋骨早期癒合症（以上**早期閉鎖**），髄膜炎，脳腫瘍，頭蓋内出血などによる脳圧亢進（**膨隆**），脱水症，尿崩症（**陥没**）などの診断に大切である．小泉門は生後 1 ヵ月以内に閉じる．

d. 胸　郭

新生児の胸郭の前後径と左右径はほぼ等しく，横断面は円形を呈するが，年齢とともに左右径が前後径より長くなり，横断面も楕円形となる．左右径と前後径の比は新生児 1.0，1 歳 1.25，6 歳 1.35，成人 1.45 である．乳児の肋骨走行は水平である．

e. 生　歯（図1-3）

乳歯は上下および左右各々の切歯 2，犬歯 1，臼歯 2 の計 20 本よりなる．乳歯の発生は個人差があるが，生後 6～8 ヵ月から生え始め，3 歳で 20 本生えそろう．**永久歯**は 6 歳くらいから生え

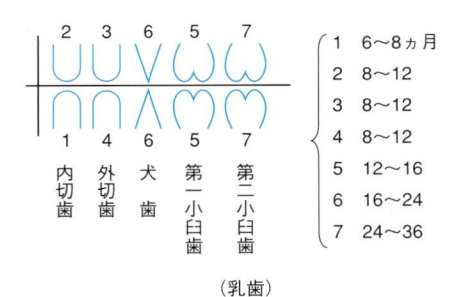

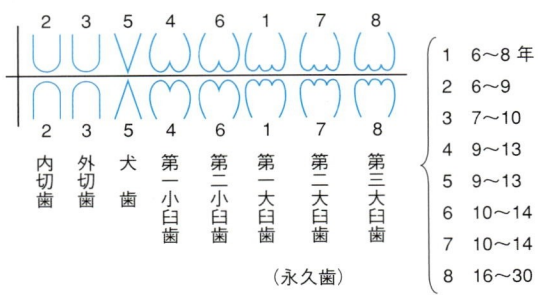

```
 2 3 6 5 7        ┌ 1  6〜8ヵ月
 ∪∪∨ω ω          │ 2  8〜12
 ─────────         │ 3  8〜12
 ∩∩∧ᴍ ᴍ          ┤ 4  8〜12
 1 4 5 7           │ 5  12〜16
 内 外 犬 第     │ 6  16〜24
 切 切 歯 一    └ 7  24〜36
 歯 歯     小
           臼
           歯
         (乳歯)
```

```
 2 3 5 4 6 1 7 8      ┌ 1  6〜8年
 ∪∪∨ω ω ω ω ω        │ 2  6〜9
 ──────────────        │ 3  7〜10
 ∩∩∧ᴍ ᴍ ᴍ ᴍ ᴍ        ┤ 4  9〜13
 2 3 5 4 6 1 7 8       │ 5  9〜13
 内外犬第第第第第    │ 6  10〜14
 切切歯一二一二三    │ 7  10〜14
 歯歯  小小大大大    └ 8  16〜30
       臼臼臼臼臼
       歯歯歯歯歯
              (永久歯)
```

図 1-3　生歯順序と生歯時期
(鈴木 栄, 山下文雄, 大国眞彦編: 最新小児医学, p 55, 医学図書出版, 1972)

始め, 智歯を除く一側 7 本計 28 本は 14 歳までに生えかわる. 大臼歯の 3 番目の智歯は生えたり生えなかったり, 埋伏歯に終わることもある. 歯芽年齢は骨年齢ほど全身の発育とは相関しない.

II. 成長に影響する因子

1. 内因(遺伝子に関連する因子)

1) 人種(民族)
欧米人はアジア人, 日本人に比べて身長が高い.

2) 家族(家系)
両親の身長が高いと子どもも高い. また, 生物学的年齢の進み方には遺伝的要因があり, 成熟速度の個人差は「わせ」と「おくて」で 30% も異なる.

3) 性
体格は一般に男が女より大きいが, 10〜14 歳頃において一時的に女が男より大になる.

4) 年齢
胎児期, 乳児期, 思春期は成長速度の著しい時期である.

5) 先天異常
身体の成長や精神発達を障害する.
① 単一遺伝子疾患(軟骨無形成症, 骨形成不全症, Marfan 症候群など)
② 染色体異常(Down 症候群, Turner 症候群, Klinefelter 症候群など)
③ 内分泌異常(成長ホルモン単独欠損症, 甲状腺ホルモン合成酵素欠損症, 21-ヒドロキシラーゼ(水酸化酵素)欠損症など)

2. 外因(環境に関連する因子)

1) 栄養
食事摂取の質と量の如何は成長発達を大きく左右する(**蛋白質栄養失調症 kwashiorkor, 蛋白質・エネルギー栄養失調症 marasmus** など).

2) 運動
適当な運動は筋骨の発育を助長し, よい体型をつくる. 運動不足により小児肥満をきたす.

3) 疾病
慢性疾患(腎炎, 肝炎, 気管支喘息, 内分泌疾患など), 先天性心疾患, 中枢神経疾患などは発育を障害する.

4) 生活環境
身長は春から夏にかけて伸び, 体重は秋から冬に増える. 日光(紫外線)不足はくる病をきたす.

5) 社会経済
貧困は発育を障害する. 養護不良, 栄養不良, 疾病罹患率が発育の障害に関係する.

6) 心因(精神的影響)
愛情剝奪症候群 maternal deprivation syndrome, 被虐待児症候群 battered child syndrome, 神経性食思不振症 anorexia nervosa などは発育を障害する.

● **発育加速現象 growth acceleration**
昭和後半から最終身長で 2〜8 cm 増加していることや, 諸外国において初経年齢の若年化がみられている. このような発育の加速現象を発育加速現象という. この現象は同じ国内でも都市部のほうが農村部より顕著で, 栄養摂取状況の差や都市の持つ外的刺激などの差がその原因として考えられていたが, 現在では地域間の差はない.

III. 成長

1. 胎児期の発育

a. 子宮内発育

1) 受精卵期

受精した卵子は急速に分割・分化し，中空の胞胚 blastulla を形成する．その14日間を**胚芽形成期** blastogenesis と呼ぶ．遺伝子の障害や染色体異常が起こりやすく，**胚芽病** blastopathy という（軟骨無形成症，フェニルケトン尿症，Down 症候群など）．

2) 胎芽期

受精後14日から75〜90日までをいい，卵割，胎芽形成，器官形成へと進んで，主要な臓器や組織の原型が完成し，ヒトの形態ができあがる（図1-4）．胎芽期は急速な分裂・分化の時期で，内因性外因性の障害を受けやすく，死亡率（流産）が高い．

3) 胎児期

妊娠3ヵ月以後出生までで，器官形成は完了し，胎児は急速に大きくなる．4〜5ヵ月に主として臓器の組織構造が完成する（組織発生 histogenesis）．6〜7ヵ月には母体外において保育条件が良ければ生存の可能性が大きくなる．8〜9ヵ月で脂肪の蓄積が増し，皮膚は赤色で，生毛 lanugo は次第に脱落し，真の成毛が始まる．耳軟骨もしっかりし，指爪も指尖に達する．

器官形成 organogenesis の進行する時期に障害を受けると奇形が起こる．これらの完了した胎児においては障害は発育遅延を起こす．炎症性の病変は本質的には出生後と同様である．胎芽形成期 embryogenesis，胎児形成期 fetogenesis の時期における病変をそれぞれ**胎芽病** embryopathy，**胎児病** fetopathy と呼ぶ．

b. 臓器別発育

器官発生の成立週数を示す（図1-5）．奇形は正常の器官発生の裏返しである．器官発生は厳密な時間帯で進行している．この時期に外因が作用すると器官の発生が障害され，児の形態的・機能的異常となって現れる．

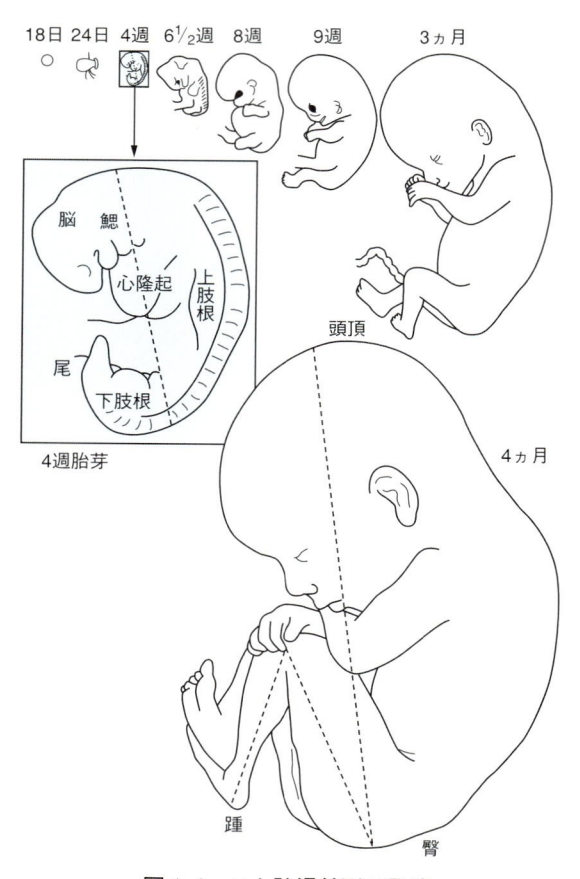

図1-4 ヒト胎児外形の発達

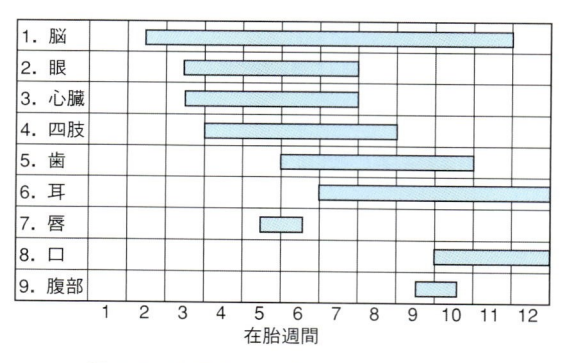

図1-5 器官の成立週数（Bickenbach）

奇形が発生しやすい時期を臨界期 critical period という．臨界期を過ぎてからの外因は一般的に奇形にならない．たとえば，先天性風疹症候群の3主徴は白内障，心奇形，難聴であるが，妊娠7週までに風疹に感染すると3主徴が出現することが多い．しかし，妊娠8週以後20〜24週

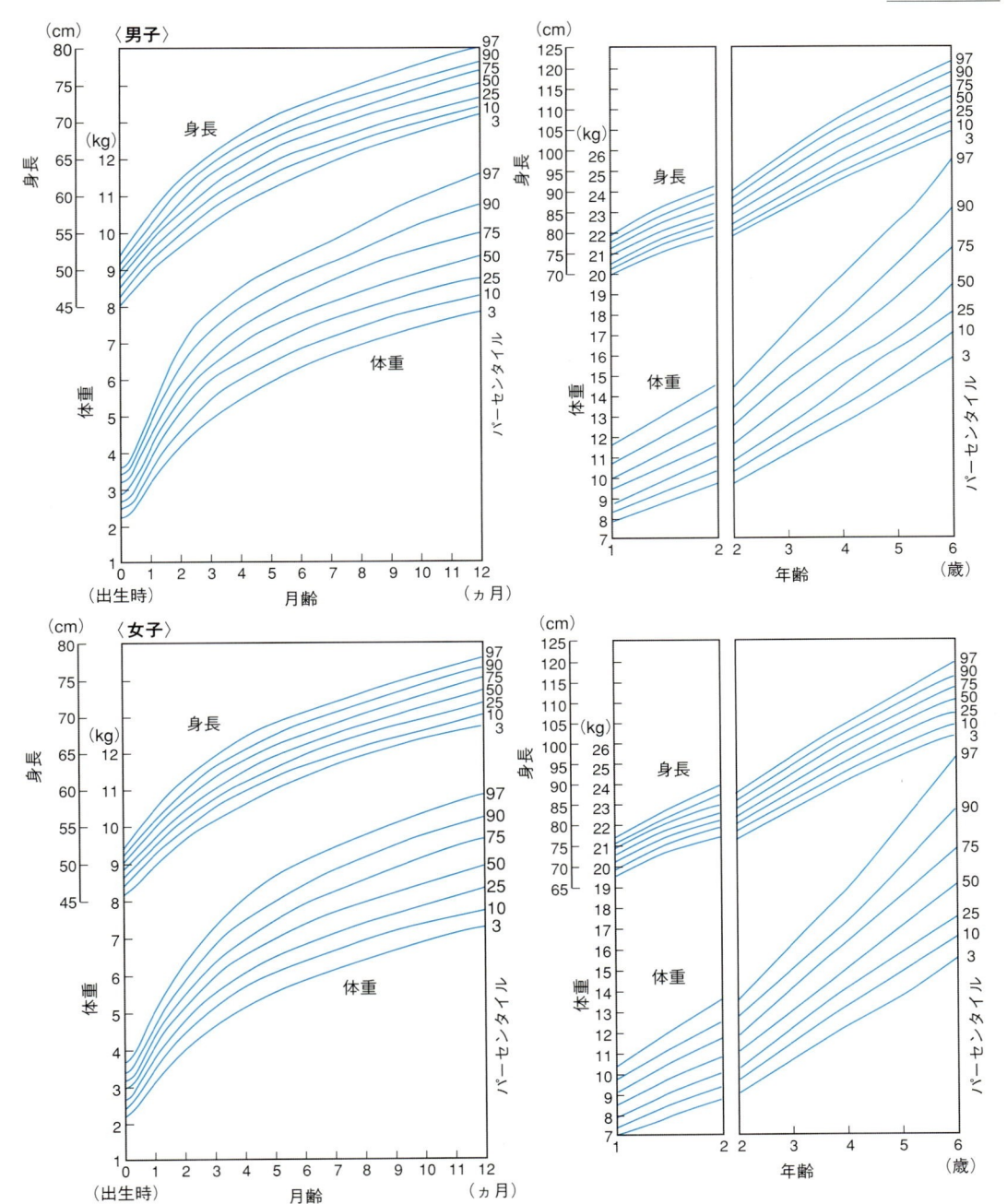

図1-6　乳幼児身体発育パーセンタイル曲線(1990年)

の間に罹患すると難聴のみが出現する．内耳の発生は7週から胎齢5ヵ月の間に完成するためである．

2. 新生児期，乳児期の発育

基準値には平成12年(2000年)度の厚生省乳幼児身体発育値(図1-6，表1-1)が乳幼児に用いられている．

表 1-1 乳幼児身体発育値 (2000年，中央値：50パーセンタイル値)

年・月齢	男				女			
	身長 (cm)	体重 (kg)	頭囲 (cm)	胸囲 (cm)	身長 (cm)	体重 (kg)	頭囲 (cm)	胸囲 (cm)
出生時	49.0	3.00	33.5	32.0	48.5	2.95	33.0	31.8
1〜2月	56.2	4.90	38.0	37.8	54.8	4.64	37.1	37.2
2〜3	59.9	5.97	39.8	40.5	58.4	5.57	38.8	39.5
3〜4	62.9	6.78	41.3	42.0	61.4	6.24	40.1	41.1
4〜5	65.3	7.35	42.3	43.1	63.7	6.75	41.1	42.1
5〜6	67.0	7.79	43.1	43.9	65.4	7.18	41.9	42.7
6〜7	68.5	8.16	43.7	44.4	66.9	7.54	42.6	43.2
7〜8	69.7	8.45	44.3	44.8	68.1	7.82	43.1	43.6
8〜9	70.9	8.70	44.9	45.2	69.3	8.05	43.6	44.0
9〜10	72.0	8.93	45.3	45.5	70.5	8.26	44.0	44.3
10〜11	73.2	9.13	45.7	45.7	71.6	8.46	44.4	44.6
11〜12	74.4	9.33	46.0	45.9	72.7	8.67	44.7	44.8
1年0〜1月	75.4	9.51	46.2	46.2	73.8	8.88	45.0	45.1
1〜2	76.5	9.68	46.5	46.4	74.9	9.07	45.4	45.4
2〜3	77.5	9.85	46.7	46.7	76.0	9.26	45.7	45.6
3〜4	78.4	10.03	46.9	46.9	77.0	9.45	45.9	45.8
4〜5	79.4	10.22	47.2	47.2	78.0	9.65	46.2	46.0
5〜6	80.2	10.41	47.4	47.4	79.1	9.84	46.4	46.2
6〜7	81.1	10.59	47.5	47.6	80.0	10.04	46.5	46.5
7〜8	82.1	10.77	47.7	47.8	81.0	10.22	46.7	46.7
8〜9	83.0	10.94	47.9	48.0	81.9	10.40	46.8	46.9
9〜10	83.9	11.10	48.0	48.2	82.7	10.57	47.0	47.1
10〜11	84.8	11.28	48.1	48.4	83.6	10.76	47.1	47.2
11〜12	85.8	11.43	48.2	48.5	84.4	10.95	47.2	47.4
2年0〜6月	87.1	12.07	48.6	49.2	86.0	11.53	47.5	48.0
6〜12	91.0	13.01	49.1	50.3	89.9	12.51	48.1	48.9
3年0〜6月	94.6	13.97	49.6	51.3	93.7	13.49	48.6	49.8
6〜12	98.2	14.92	50.0	52.2	97.4	14.49	49.1	50.8
4年0〜6月	101.6	15.90	50.4	53.1	101.0	15.50	49.6	51.8
6〜12	104.9	16.91	50.7	54.2	104.3	16.52	49.9	52.7
5年0〜6月	108.1	17.96	51.0	55.0	107.6	17.55	50.3	53.7
6〜12	111.4	18.93	51.3	55.9	110.8	18.62	50.6	54.6
6年0〜6月	114.9	19.87	51.6	56.7	113.8	19.69	50.9	55.7

2歳未満は仰臥位身長，2歳以上は立位身長．
(厚生省児童家庭局：乳幼児身体発育調査)

a. 体　重

出生時の体重は男児平均3kg強で，女児はやや軽い．出生後体重はいったん減少するが，7〜10日で出生体重に復帰する(**生理的体重減少**)．これは皮膚および肺からの水分損失に加えて，胎便，尿の排泄があり，これらを補うための水分摂取量が十分でないためである．生理的体重減少は出生体重の4〜5%の範囲でみられるのが普通であるが，10%を超えなければ正常である．

体重は生後3〜4ヵ月で出生時の2倍，1年で3倍になる．体重は栄養状態の評価，特に哺乳量が十分であるかどうかの判定に用いられる．1日平均体重増加量は0〜3ヵ月で30g，3〜6ヵ月で15〜20g，6〜9ヵ月で9g，9〜12ヵ月で8gである．

b. 身　長

出生時の身長の平均値は約50cmである．最初の1年間でその50%に当たる25cmほど伸びる．身長の成長は栄養状況や疾病の影響を受けにくい．その後の身長は4年で2倍，12年で3倍となる．

c. 頭囲，胸囲

出生時の頭囲は約 33 cm であり胸囲よりやや大きく，産道通過時には頭部が先に娩出されると体幹も容易に通過する．生後 1 ヵ月で胸囲とほぼ等しくなり，2 歳以降に胸囲が頭囲を上まわる．生後 1 年では頭囲，胸囲とも約 45 cm である．

d. 体表面積 surface of body

体表面積はエネルギーおよび水分代謝と関連があり，薬用量を決定する際の指標となる．新生児は 0.2 m²，**10 歳は 1 m²**，成人は 1.5 m² である．乳幼児は体重 1 kg あたりの体表面積が成人に比べて大(成人：6 ヵ月児：新生児＝1：2：3)であり，そのために不感蒸泄あるいは汗として失われる水分量やエネルギー量が大である．

3. 乳児期以降の発育

基準値には毎年公表の文部科学省学校保健統計調査報告書(表 1-2)が学童に用いられる．

a. 身長，体重の増加

幼児期になると体重増加は比較的安定し，3〜5 歳では平均年間 1.5 kg 増となる．学童前期(6〜10 歳)では年間 2〜3 kg と増加量が増え，青少年期に入ると，身長の**思春期発育急進現象** adolescent growth spurt から，約 6 ヵ月遅れて体重増加の spurt が起き，男子で年間 6 kg，女子で 5 kg 弱の年間増加をピークとして，以後，増加量は減少し成人の状態となる．

身長は，幼児期 1 年間に 7 cm，学童期には年間 5〜6 cm あまり増加する．思春期になると急速な身長の spurt が現れ，年間 8〜10 cm 増加す

表 1-2 年齢別身長・体重・胸囲・座高の平均値および標準偏差

区分			身長(cm)		体重(kg)		座高(cm)		胸囲(cm)	
			平均値	標準偏差	平均値	標準偏差	平均値	標準偏差	平均値	標準偏差
男子	幼稚園	5歳	110.7	4.74	19.2	2.76	62.1	2.82	56.3	3.29
	小学校	6歳	116.7	4.94	21.7	3.68	64.9	2.90	58.0	3.73
		7	122.4	5.21	24.3	4.42	67.7	2.98	60.4	4.41
		8	128.2	5.38	27.6	5.57	70.4	3.06	62.8	5.08
		9	133.5	5.74	31.1	6.81	72.8	3.21	65.6	5.94
		10	138.9	6.23	35.0	7.99	75.1	3.37	68.1	6.56
		11	145.3	7.13	39.5	9.25	77.9	3.81	70.9	7.01
	中学校	12歳	152.9	8.07	45.4	10.46	81.6	4.55	74.2	7.41
		13	160.2	7.64	50.6	10.64	85.1	4.47	77.4	7.09
		14	165.5	6.66	55.5	10.55	88.1	3.98	80.8	6.80
	高等学校	15歳	168.6	5.89	60.1	11.06	90.1	3.46	83.5	6.97
		16	170.0	5.78	61.7	10.67	90.9	3.28	85.2	6.70
		17	170.9	5.76	62.8	10.47	91.5	3.26	86.5	6.60
女子	幼稚園	5歳	109.9	4.68	18.8	2.72	61.6	2.83	55.0	3.29
	小学校	6歳	115.9	4.88	21.2	3.45	64.6	2.82	56.8	3.78
		7	121.7	5.11	23.7	4.08	67.4	2.88	58.9	4.23
		8	127.5	5.52	26.9	5.16	70.1	3.07	61.5	4.99
		9	133.5	6.20	30.5	6.36	72.8	3.43	64.3	5.75
		10	140.3	6.73	34.7	7.29	76.0	3.78	67.8	6.55
		11	147.1	6.70	40.1	8.35	79.5	3.88	71.6	6.86
	中学校	12歳	152.2	5.86	44.9	8.61	82.3	3.57	76.0	6.69
		13	155.2	5.39	48.3	8.37	83.8	3.20	78.3	6.10
		14	156.8	5.23	50.9	8.12	84.8	3.00	80.2	5.89
	高等学校	15歳	157.2	5.24	52.2	8.53	85.1	3.02	82.0	6.03
		16	157.7	5.31	53.2	8.14	85.3	2.99	82.2	5.70
		17	158.0	5.32	53.2	8.11	85.4	2.95	82.6	5.55

(文部科学省：学校保健統計調査，2001．ただし胸囲のみ，1994)

表 1-3 二次性徴発現の年齢(Seckel)

男	年　齢	女
	9～10歳	骨盤骨の発育，乳頭の発育
睾丸，陰茎の肥大が始まる	10～11	乳房の発育 thelarche，恥毛発生 pubarche
前立腺の活動開始	11～12	腟粘膜の変化，内外性器の発達，身長増加の促進
恥毛発生，身長増加の促進	12～13	乳頭の色素沈着，乳房の著明な発達
睾丸，陰茎の急激な発達	13～14	腋毛発生，初経 menarche
腋毛発生，声変わり	14～15	正常妊娠可能
精子の成熟	15～16	痤瘡，声変わり
髭毛，体毛の発生，痤瘡	16～17	骨端閉鎖，成長の停止
骨端閉鎖，成長の停止	17～21	

る．一般に男子のほうが同年齢の女子よりほぼ1cm高いが，10～12歳頃は一時的に女子のほうが高くなる．これは女子の二次性徴の発現時期が男子より2年ほど早いことと関係している．

また，身長においても，栄養状態や心理的ストレスにより成長遅滞をきたすことがある．

b. 性　徴

思春期とは，生殖器官が成熟し，二次性徴が現れ，生殖能力をもつようになる時期をいい，女子は10歳，男子は12歳頃から始まる．女子は男子より約2年早い．7～8歳頃までは女らしさ，男らしさが明らかでないが，この頃から次第に男女差がはっきりしてくる．成長の急伸と二次性徴の発現は相ともなってみられる．男女の性成熟と年齢との関係は表1-3に示すとおりである．

女子においては，乳房や骨盤の発育で始まり，恥毛の発生や身長増加の促進について，さらに乳房が大きくなり，初経が出現する．男子では女子ほど明確ではないが，精巣(睾丸)や陰茎がまず大きくなる．ついで恥毛の発生や身長増加の促進がみられる．

性成熟については二次性徴をいくつかの時期stageに分類して評価される(**Tannerの分類**)．第1期は思春期前の二次性徴が未発現の状態で，第5期は成人として完成した状態である．二次性徴の発現とともに顔つきや体つきがそれぞれの性に従って男らしく，あるいは女らしくなる．

IV. 成長の評価

成長の評価は身体計測値が暦年齢に応じた範囲にあるか，またはその発育の経過が適切であるかにより判定される．成長の評価に必要な情報(成育歴)は，家族歴(家族の身長，体重，頭囲など)と，在胎週数，出生時の身体計測値(身長，体重，頭囲)，周産期の経過と出生後の既往歴である．

統計学的評価として，**正規分布**の平均値(M)と標準偏差(σ)を用いる方法と，**パーセンタイル** percentile 値による方法がある．パーセンタイルとは，多くの標本測定値を小さいほうから大きいほうに順にならべ，全体を100とした場合下から何番目にあたるかを示したものである(図1-7)．

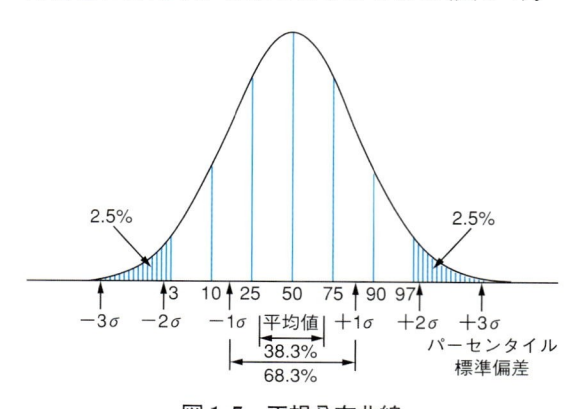

図1-7　正規分布曲線
M±1/2σの間に全例数の38.3%が，
M±σの間に68.3%が含まれる．

1つの数値(計測値)について，平均値，標準偏差などにより分布曲線を作成し，これをスクリーニングに使用する．10パーセンタイル未満のも

の，および90パーセンタイルを超えたものについては要注意とし，経過観察が必要である．さらに3パーセンタイル未満および97パーセンタイル以上のものについては異常として精密検査を行うことが望ましい．

1. 発育指数

体型の特徴を表示するための指数で，栄養状態の判定に使用される．

a. Kaup 指数

$$\frac{体重(g)}{身長^2(cm)} \times 10 \quad (正常範囲 15〜18)$$

乳幼児の栄養の判定に使用される．22以上を太りすぎ，13〜10を栄養失調，10以下を消耗症とする．

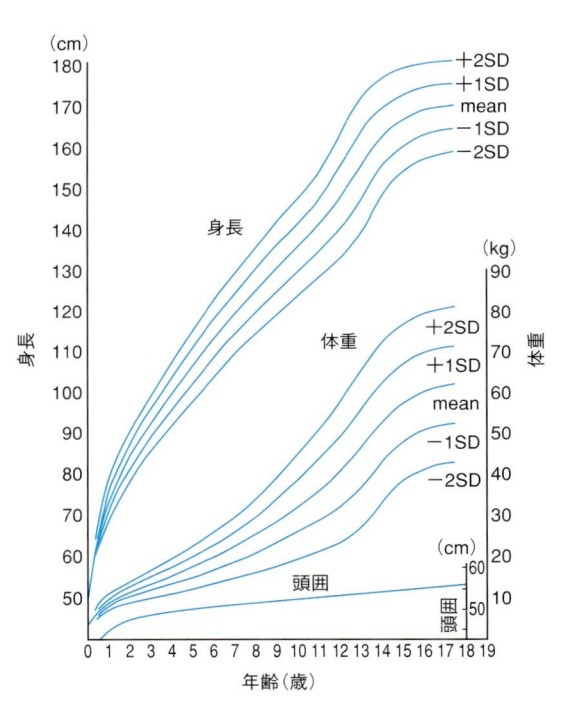

図1-8　身長・体重・頭囲の平均値(男子)

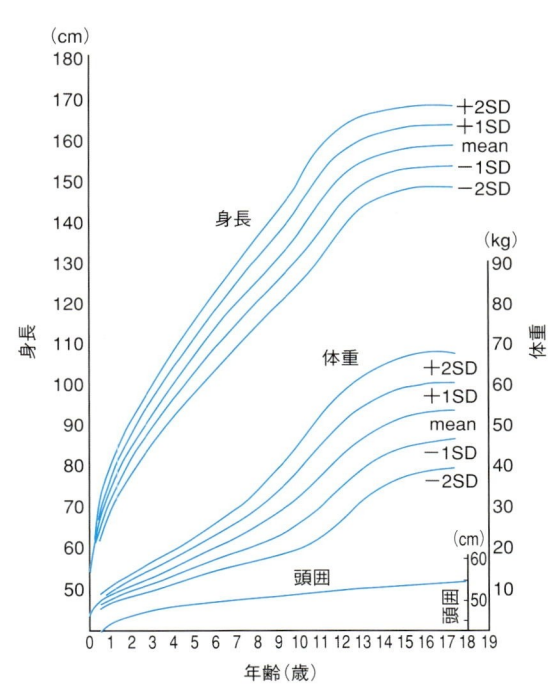

図1-9　身長・体重・頭囲の平均値(女子)

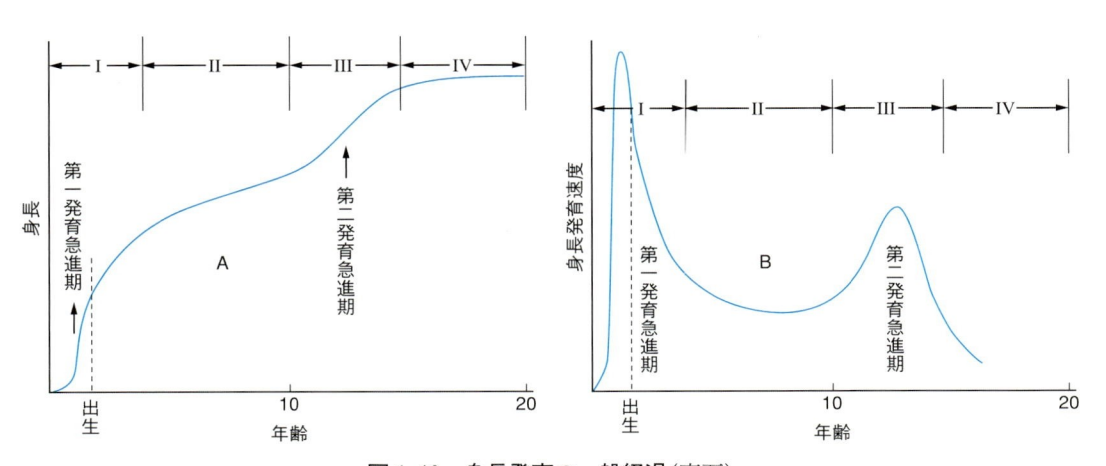

図1-10　身長発育の一般経過(高石)

b. Rohrer 指数

$$\frac{体重(g)}{身長^3(cm)} \times 10^4 \quad (正常範囲 110〜160)$$

主に学童の肥満の判定に使用される．160以上を肥満とすることが多い．

2. 成長曲線

個人の年齢ごとの計測値をつないだ曲線を成長曲線という．低身長の診断などに使用される．母子手帳や健康手帳の成長曲線は，全国的規模で得られた横断的な数値に基づいて作成されたものである（図1-8, 9）．

3. 成長速度曲線

身長発育速度は乳児期早期と思春期に最も高い（図1-10）．女子は10〜12歳の約2年間に身長が急速に伸び，以後発育速度は急速に落ち，17歳頃に最終身長に達する．男子は女子に遅れて11〜14歳の約3年間に急伸，19歳で最終身長に達する．体重増加のspurtは身長より約6ヵ月遅れてみられる．発育急進期 growth spurt の始まりと頂値 peak は個人差が大きい．

4. 骨年齢

骨発育はX線像にみられる化骨核の数と大きさ，骨端部の大きさ・形・被黒度・輪部の尖鋭度，骨端融合完成度によって判定される．この化骨核のX線所見を暦年齢と対比して**骨年齢** bone age を定める．生後5〜6ヵ月までは膝と足根部，全小児期では手根骨が有用である．

手根部の化骨核数は手根骨と橈骨・尺骨遠位端の核とを合わせて10個である．化骨核の出現に

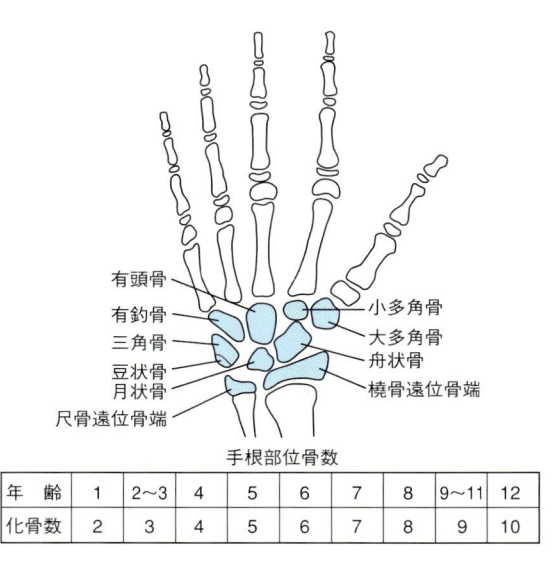

図1-11 手根骨と年齢によるその化骨数

は個人差があるが，3〜9歳までは年齢と同数か1個多く，12歳ですべて出現する（図1-11）．

標準図譜（諏訪）と比較する場合には，個人差と男女差を知っておく必要がある（図1-12）．他の骨年齢評価法（**Greulich-Pyle法**，Tarner-Whilehouse II 法）も男女別に定められ，より詳細な評価が必要な場合はこれらが用いられる．女児は男児より出生時から骨発育が先に進んでおり，5歳で1〜2年，思春期で2〜3年くらい早く，骨端融合も早く完了する．女子の骨年齢は，身長や体重より初経年齢と高い相関を示すという．

骨年齢の遅速を判定する際は，

$$\frac{骨年齢}{暦年齢} \times 100 (\%)$$

の式が用いられる．この値の80〜120%の範囲は正常と判定される．骨年齢は，成長ホルモン分泌低下性低身長やクレチン病で遅延し，性早熟症で促進する．

IV. 成長の評価　11

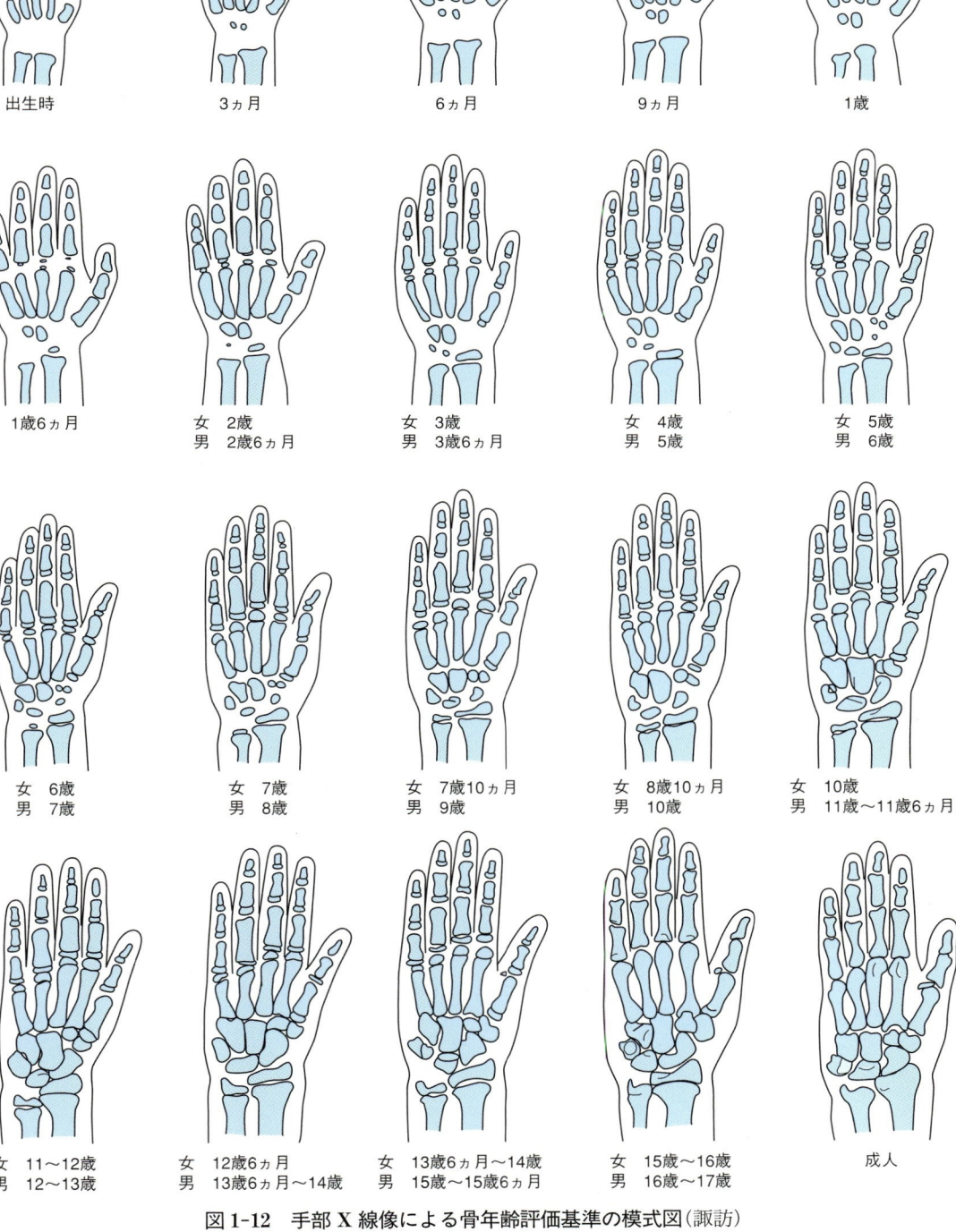

出生時	3ヵ月	6ヵ月	9ヵ月	1歳
1歳6ヵ月	女　2歳 男　2歳6ヵ月	女　3歳 男　3歳6ヵ月	女　4歳 男　5歳	女　5歳 男　6歳
女　6歳 男　7歳	女　7歳 男　8歳	女　7歳10ヵ月 男　9歳	女　8歳10ヵ月 男　10歳	女　10歳 男　11歳〜11歳6ヵ月
女　11〜12歳 男　12〜13歳	女　12歳6ヵ月 男　13歳6ヵ月〜14歳	女　13歳6ヵ月〜14歳 男　15歳〜15歳6ヵ月	女　15歳〜16歳 男　16歳〜17歳	成人

図1-12　手部X線像による骨年齢評価基準の模式図（諏訪）

2 発　達

I. 器官，臓器の発達

1. 呼吸器系の発達 (第16章. 呼吸器疾患　参照)

a. 肺の発育
肺胞上皮細胞の一つであるⅡ型細胞では**肺サーファクタント** surfactant を産生するが，その産生は胎生32週頃より高まる．肺サーファクタントの主成分は**レシチン**で，羊水中のレシチン濃度は肺の成熟度を間接的に示す．羊水中の主な脂質はレシチンとスフィンゴミエリンである．30週頃まではスフィンゴミエリンのほうが多いが，その後，レシチンの割合が増加し，特に35週以降ではレシチンが急激に増加する．サーファクタントの産生障害は**呼吸窮迫症候群** respiratory distress syndrome (RDS) を生じる．

出生後の肺の成長は，肺胞の数と大きさの増大で行われる．出生時の肺胞数は2,400万個であり，その後，4歳で2億5,000万個，成人で3億個前後になる．気管の内径は，乳幼児期は細く，筋層や弾力線維の発達も不十分である．気管の直径は，新生児で5 mm前後，乳児で6〜7 mm，幼児で10 mm前後，学童で11 mm前後，成人で15〜18 mmである．

b. 胎児期の呼吸
胎児の呼吸は肺ではなく胎盤を介して行われている．一方，子宮内において胎児が呼吸をしているような胸郭の運動を行っていることが判明している．この呼吸様運動や嚥下運動により，肺胞内の羊水と子宮内の羊水の交換が行われている．しかし，胎児の示す呼吸様運動の本当の意味はまだ不明である．

c. 出生後の呼吸変化
出生後1分以内に，第一呼吸が始まり(うぶ声)，肺呼吸が行われるようになる．第一呼吸は，産道通過時の胸郭圧縮からの解放による肺の拡張，胎盤圧迫などによる胎児血液中の PaO_2 低下・$PaCO_2$ 上昇・pH低下，および外界からの感覚刺激(特に温覚刺激)による呼吸中枢の刺激など，複数の呼吸刺激要因によって引き起こされる．

d. 呼吸機能の発達
呼吸運動は，主として肋間筋と横隔膜によって行われる．2〜3歳頃まで，特に，乳児期は，肋骨の走行が水平に近く，横断面は円形に近い．また，胸骨の位置も高いため，肋間筋による肋骨の挙上効果が得られにくく，横隔膜による**腹式呼吸**が中心である．その後，肋骨の走行は次第に斜めとなり，肋間筋による胸式呼吸が加わり，7〜8歳頃より**胸式呼吸**が中心となっていく．さらに，11歳頃より成人と同様の胸腹式呼吸となってい

表 2-1　小児の肺機能の年齢変化

	新生児	5歳	10歳	15歳	成人
1分間呼吸数	30	24	20	16	12
1回換気量 (ml)	20	100	225	375	450
死腔 (ml)	8	35	75	125	150
分時換気量 (ml/分)	600	2,400	4,500	6,000	6,000
肺胞換気量 (ml/分)	360	1,560	3,000	4,200	4,200
最大吸気圧 (cmH$_2$O)	100	—	100	—	125
最大呼気圧 (cmH$_2$O)	150	—	200	—	250
肺活量 (ml)　男	—	—	1,669	3,124	4,108
女	—	—	1,459	2,315	2,624

(阿部，1994)

呼吸数は，年齢が小さいほど多くなる．一般に，新生児で毎分40〜50，乳児で30〜40，幼児で20〜30，学童で18〜20，成人で12〜18とされる．体重あたりの酸素消費量が低年齢ほど大きいため，酸素需要を呼吸数の増加でまかなっていることによる．

1回換気量や肺活量など，肺機能は，年齢によって変化する(表2-1)．しかしながら，各肺気量分画が全肺気量に占める割合は，全年齢を通じてほぼ一定で，1回換気量は全肺気量の約8%，残気量は約25%となる．

2. 循環器系の発達(第17章. 循環器疾患 参照)

a. 心臓の発育

出生時の心臓は15〜20gであり，生後，急激に重量を増していく．成人の重量は男性250〜300g，女性200〜250gである．ただし，右(心)室の重量は生後4ヵ月までは減少する．心臓全体に対する右室重量の割合は，出生時が一番大き

心尖の位置は，4歳までは第四肋間腔で中鎖骨線の外方にあるが，その後，第五肋間腔で中鎖骨線の内方に変化する．胸郭が下方へ成長するためである．

b. 胎児期の循環

出生前の胎児循環では，肺呼吸が行われていないため，特殊な循環動態を示す．その基本は，肺血流がきわめて少なく，右心系と左心系の間で血液の短絡があり，右心系が体循環に関与している(図2-1)という点である．胎児循環では，上半身を流れる血液の酸素飽和度(約70%)のほうが下半身を流れる血液の酸素飽和度(約40%)よりも高い．このため，胎児の上半身は下半身よりもよく発育する．

c. 出生後の循環変化

出生後，肺呼吸が始まることにより，循環動態は大きく変化する．肺循環の開始と，胎児期に存在していた**生理的短絡路** physiological shunt が閉鎖することによる右心系と左心系の分離により，体循環と肺循環の体制が確立するのである．

肺循環は，肺の血管抵抗の減少により肺への流入血液が増加することで開始される．肺血管の抵抗減少は，肺呼吸による高酸素状態で肺動脈が拡張することと，肺内の肺動脈に対する圧迫状態の改善による．

卵円孔の閉鎖は，右房内圧の低下と左房内圧の上昇により生じる．血管抵抗が低い胎盤がなくなることで全体としての体血管抵抗が増加し，肺血流量の増加も加わり，身体血流量が低下する．結果として，右房に戻る血流量が減少し，右房内圧が低下する．一方，肺血流量の増加により左房に入る血流量が増加することで，左房内圧は上昇する．この圧格差の結果，左から右へ押された心房中隔により卵円孔が閉じる．

動脈管の閉鎖は多数の因子によって生じるが，重要なものは血中プロスタグランジンEの低下と動脈血酸素飽和度の上昇である．動脈管は，プロスタグランジンによって開き，酸素によって収縮する．肺血流量の増加により肺で代謝されるプロスタグランジンが増加し，結果として血中プロ

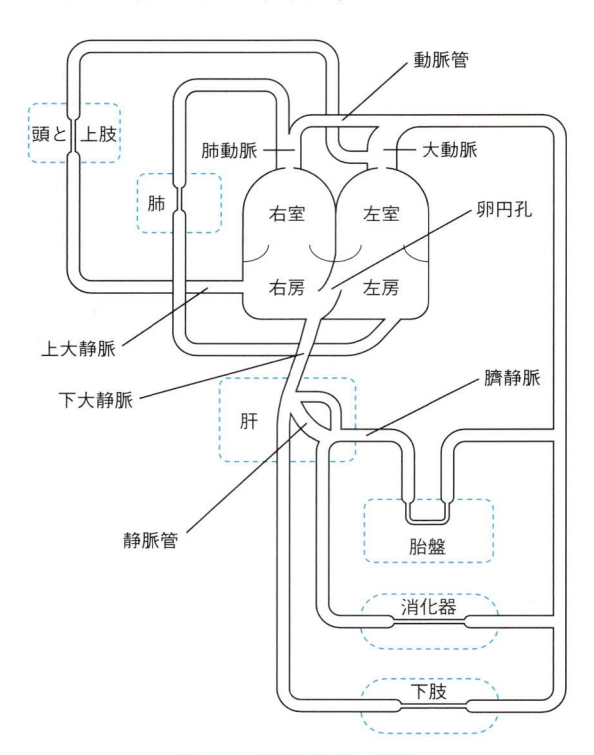

図 2-1　胎児循環の構造
(Watson, 1968)

スタグランジンE濃度が低下する．動脈血酸素飽和度の上昇は，肺呼吸の直接的結果として生じる．動脈管は生後10～15時間で機能的に閉鎖する．

静脈管の閉鎖の仕組みはよくわかっていない．

d. 循環機能の発達

乳児の脈拍数は1分間に120前後であり，以後，年齢とともに減少する（表2-2）．血圧は年少児ほど低い（表2-3）．1分間拍出量は年齢とともに増加し，基礎代謝と相関する．機能性雑音は，6～9歳で最もよく聴取され60％前後にみられる．

心電図では，新生児期は著明な右軸偏位を示す．その後は小児期を通じて＋60°前後の軸偏位で経過する．第Ⅰ誘導のR波は年齢とともに高くなり，1歳以降，R/S比は1以上となる．Ⅱ・Ⅲ誘導では，Q波が1歳頃から出現し，8歳頃まで深くなっていく．つまり，年齢が低いほど右室肥大・右軸偏位の傾向を示す．

3. 腎・泌尿器系の発達
（第21章．腎・泌尿器疾患 参照）

a. 腎・泌尿器系の発育

出生時，**ネフロン** nephronの成熟度には差があり，腎表面に位置するものほど大きさも小さく，機能的にも未熟である．生後5～6ヵ月で未熟糸球体はみられなくなり，3～4歳でほぼ成人と同程度の成熟度を示す糸球体が多くなる．実際，小児の腎機能が成人と同程度になるのは3歳代といわれている．すなわち，3～4歳で腎の構造と機能の成熟が完成すると考えられる．

出生時，腎はまだ分葉状で，位置も成人に比べかなり低い．重量は22～23gで，体重に対する割合は0.75％である．なお，成人では0.45％である．年少児ほど相対的に腎臓が大きく，その位置も低位であり，腎を触知しやすい．1歳頃には，腎の分葉も痕跡的となる．4～5歳で，腎の位置は高くなり，形も成人のものに近くなる．腎は，その後も発育し，成人腎の大きさになるのは20歳頃である．生後の腎の成長は尿細管の発達によるところが大きい．

b. 腎機能の発達

ネフロンの未熟性のため，乳児期の腎機能も未熟である．**腎血漿流量** renal plasma flow (RPF)の体表面積換算値は新生児期は成人の20～40％であるが，その後，急速に増加し2歳頃に成人とほぼ同程度となる．**糸球体濾過率** glomerular filtration rate (GFR)は乳児期は低く成人の25～50％であるが，2歳頃に成人とほぼ同程度となる．尿細管最大排泄量(Tm)は，新生児期は低く，平均して成人と同じになるのは1歳半頃である．

最大腎濃縮力は，乳児期は成人の約1/2であり，幼児期後半になり成人値に近づく．一方，希釈力は，新生児期には低いが，その後の発達は急速であり，生後2ヵ月には成人値となる．

表2-2 年齢別脈拍数

年齢	正常下限	中央値	正常上限
新生児	70	120	170
1～11ヵ月	80	120	160
2歳	80	110	130
4	80	100	120
6	75	100	115
8	70	90	110
10	70	90	110

	女 男	女 男	女 男
12	70 65	90 85	100 105
14	65 60	85 80	105 100
16	60 55	80 75	100 95
18	55 50	75 70	95 90

(Lyon)

表2-3 小児の血圧

年齢（歳）	収縮期血圧 (mmHg)	拡張期血圧 (mmHg)	マンシェット幅 (cm)	長さ (cm)
2	105±17	68±15	5	20
3	103±16	68±16	7	20
4	106±22	70±23	7	20
5	108±15	67±22	7	20
6	111±15	70±18	9	25
7	112±16	67±14	9	25
8	112±16	70±17	9	25
9	111±18	66±17	12	30
10	112±22	64±20	12	30
11	115±22	69±20	12	30
12	115±16	63±17	12	30

(岡本)

4. 消化器系の発達(第20章. 消化器疾患 参照)

a. 消化器系の発育

食道は，出生時約10 cmの長さであり，以後，成長とともに伸びていくが，体幹の長さに対する割合は，成長とともに小さくなっていく．体幹長と食道長の比は，乳児で0.53，幼児で0.48，14歳以降で0.26〜0.27である．

胃の容量は，出生時30〜60 mlであるが，生後6ヵ月までに120〜200 ml，6ヵ月以降は200〜300 ml，1歳で370〜460 ml，5歳で700〜850 ml，成人で約3,000 mlとなる．新生児期は，胃は垂直位となっており，新生児が溢乳しやすい原因の一つとなっている．生後1ヵ月以降，徐々に水平位となり，3歳頃で成人に近い水平位となる．

腸の長さは，新生児で身長の約7倍，幼児で約6倍，成人で4〜5倍である．

b. 消化機能の発達

食道の蠕動運動は新生児期より普通に認められるが，食道下部の括約筋の働きは未熟であり，溢乳しやすい理由となっている．食道下部括約筋の機能は，生後6週頃までに改善していく場合が多い．

乳児期，胃の蠕動運動は少ないため，胃内容は胃全体の収縮によって送られる．小腸でも分節運動が著明で，蠕動運動は少ない．

唾液アミラーゼは胎生6ヵ月頃より耳下腺に出現するが，出生時は活性が低く，哺乳とともに次第に増強していく．特に，デンプンを含む食物を与えられることで急激に増加する．唾液腺は，新生児期ではまだ未熟であるが，生後6ヵ月で約3倍の大きさに成長し，この頃より唾液の分泌量が急激に増加しだす．1日の唾液分泌量は，1歳で50〜150 ml，学童で500 ml，成人で1,000〜1,500 mlとなる．なお，乳児が流涎しやすいのは，唾液の嚥下が十分でないためである．

乳児期，胃液の分泌は成人に比し少ない．1歳頃になると，味覚や嗅覚刺激によって反射的に分泌されるようになる．1時間あたりの胃液分泌量は，新生児で3〜4 ml，3ヵ月で13.4 ml，幼児・学童で42.5 ml，成人で143.2 mlである．

出生時，胃内容は中性であるが，年齢とともに低下する．乳児の胃内容のpHは2〜4である．胃液中の遊離塩酸濃度は低年齢ほど低い．

腸液の分泌量は，乳児では成人に比して少ない．しかし，腸液中の酵素は，新生児期にラクターゼが少ないことを除けば，乳児期より成人とほぼ同じ含有量を示す．ラクターゼは，哺乳とともに活性が増加する．

c. 胎便 meconium

出生から2，3日間に排泄される便を胎便という．暗緑色で無臭，粘稠な便である．腸管内分泌物や粘膜上皮，胆汁，胎児期や出生時に飲み込んだ羊水などからなる．1日1〜3回排泄され，総量は50〜100 g程度である．哺乳により，生後3，4日からは混合便となる．

胎便の排泄がない場合，消化管の閉鎖が疑われる．また，出生時，すでに胎便排泄がある場合には，子宮内で呼吸困難が生じていた可能性が疑われる．このとき，子宮内で胎児にあえぎ呼吸が起こり，羊水と胎便を気道内に吸い込んでしまうことがあり，出生後に呼吸障害を起こす．これを**胎便吸引症候群** meconium aspiration syndrome (MAS)という．

d. 肝・膵の発達

肝臓の重量は，出生時100〜150 g，1ヵ月で130〜170 g，1歳で350〜400 g，5歳で550〜620 g，10歳で700〜800 g，成人で1,500〜1,800 gである．体重に対する割合は，乳幼児で3〜5％，学童で2〜4％である．乳児期前半は，特に，肝臓が相対的に大きい．これは，胎児期に肝臓が造血を行っていることで大きくなっているためである．このため，乳児期前半は肝臓を触知しやすい．乳児期では，肝臓のグリコゲン貯蔵量が少ないため，低血糖を起こしやすい．胆汁分泌は胎児期に始まっているが，乳児期のその分泌量は成人に比し少ない．したがって，乳児では，脂肪に対する消化機能が弱いことになる．

膵臓の重量は，出生時3〜4 g，1歳で12 g，5歳で25 g，10歳で30 g，成人で80 gである．膵液の分泌は，生後3〜4ヵ月頃より増加し，トリプシンなどの酵素含有量も増加する．

e. 食行動の発達

新生児の食行動，つまり，哺乳は，探索・捕捉反射 rooting reflex，吸啜反射 sucking reflex，嚥下反射 swallowing reflex により行われている．反射的な哺乳は，生後3ヵ月までに自発的意志による哺乳となっていくと考えられている．

嚥下運動は，胎生16週頃から存在する．子宮内の胎児は羊水を嚥下しており，その嚥下量は週数とともに増加する．36週以降では，1日450 mℓ前後の羊水を嚥下しているといわれ，この量は全羊水量の約半分に相当する．そのため，胎児に嚥下障害や消化管の通過障害があると，嚥下される羊水量が減り羊水過多となる．

吸啜反射は，胎児の体重が1,500〜2,000 gになる頃からみられる．したがって，生下時体重がこの体重以下の場合，経口哺乳が難しく経管栄養が必要となることが多い．成熟児であっても，生後数日間は吸啜運動は弱いが，吸啜運動を繰り返しているうちに，10〜30回の連続する吸啜・嚥下運動が可能となっていく．乳児期前半では，口先に固形物が入ると，舌尖でその物を外へ押し出す反射（舌挺出反射 protrusion reflex）がみられる．この反射により固形物の摂取が抑制されている．この反射は生後4ヵ月頃に消失し，半固形物の摂取が可能となったことを示す指標となると考えられている．舌挺出反射の消失と前後してかむような動作が出現する．しかし，咀嚼を繰り返して，食べることができるようになるのは7〜9ヵ月頃からである．

5. 血液系の発達（第18章．血液・造血器疾患 参照）

a. 胎児期の造血

胎児期の造血は，まず卵黄嚢で行われ，次いで肝臓，さらに骨髄で行われるようになっていく．卵黄嚢造血は，胎生初期から9〜12週頃まで行われる．肝造血は，胎生8週頃から出生時まで行われるが，20〜28週頃が最大となる．並行して，脾臓での造血も，12週頃から28週頃まで行われる．20週頃より，リンパ節での造血も出現する．骨髄造血も20週前後から始まり，出生後，造血の中心となる（図2-2）．

卵黄嚢でつくられる血球は，ほとんどが原始赤芽球である．**肝造血**では，巨核球，顆粒球，単球が出現する．脾造血では，初期は赤血球の産生が中心であるが，その後リンパ球の産生が中心となる．リンパ節での造血では，リンパ球が産生される．骨髄造血では，初期は白血球の産生が中心である．しかし，次第にその造血能力が高まり，すべての血球が産生されるようになる．

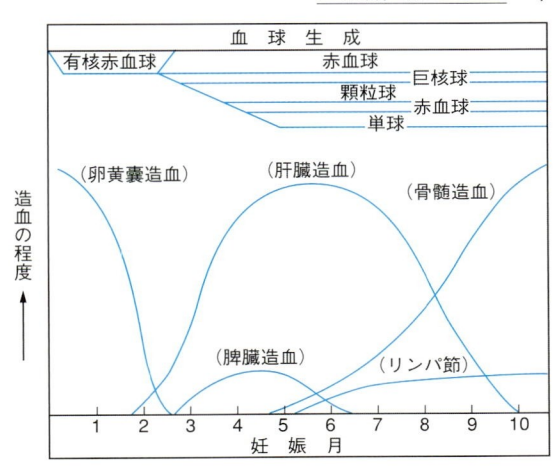

図2-2 胎生期の血球生成（三間屋）

b. 出生後の造血と血球の推移

出生後の造血は，骨髄で行われる．乳児期の骨髄はすべて**赤色髄**で，ほとんどの骨内で活動している．しかし，加齢とともに四肢骨の骨髄は脂肪化し，造血能を有する骨髄は，頭蓋骨，胸骨，脊椎骨，骨盤，上腕骨・大腿骨の一部に限られていく．

赤血球数は，出生時に550〜600万/μl近くあるが，肺呼吸開始後，過剰な赤血球は崩壊する．崩壊した赤血球から流出したヘモグロビンの過剰に肝機能の未熟さも加わり，生後2〜4日頃に高ビリルビン血症が一過性に生じる．これを新生児の**生理的黄疸** physiological jaundice と呼ぶ．生後4日頃までは，末梢血に赤芽球がみられる．また，赤血球の大小不同も2週頃までは生理的に認められる．赤血球数は生後減少し続け，生後3ヵ月前後に350〜400万/μlと最低となる．これを乳児の**生理的貧血** physiological anemia という．骨髄での赤血球産生能が高くないためである．その後，赤血球数は増加し，1歳で450万/μl前

後，10歳で500万/μl前後となる．

ヘモグロビンは，出生時15〜20 g/dlである．その50〜90%は**胎児型(HbF)**であるが，4ヵ月までに成人型(HbA)に変わる．胎児型ヘモグロビンは，低酸素下での酸素結合能力が高く，子宮内の低酸素状態に適しているものである．

白血球数は，出生時約20,000/μlである．生後7日で12,000/μl前後まで減少し，以後，乳児期は10,000/μl前後で推移する．4〜6歳で9,000/μl，10歳で8,000/μlとなる．白血球百分率では，出生時は好中球優位，乳児期から4歳まではリンパ球優位，その後，再び好中球優位となる．好中球とリンパ球の割合がほぼ同数になるのは，生後5〜7日と4歳頃の2回である．新生児期は，末梢血で生理的に後骨髄球が認められる．

血小板は，出生時より20万/μl前後あり，2〜3日で30万/μlまで増加し，以後，大きな変動はなく推移する．

血清蛋白濃度は乳児期前半が6 g/dlと特に低く，その後増加し，学童期でほぼ成人値に達する．しかし，蛋白分画で示される各蛋白が全血清蛋白に占める割合は，γ-グロブリンを除き年齢に関係なく一定である．γ-グロブリンは，母体由来のIgGがあるため，出生時の割合が一番大きく，生後5ヵ月頃まで減少し，その後増加して一定の割合となる．

6. 免疫系の発達(第12章．免疫不全症 参照)

a. 胎児期の免疫系

胎児期の免疫臓器の中心は，肝臓，脾臓，胸腺である．肝臓・脾臓は，主としてB細胞の分化

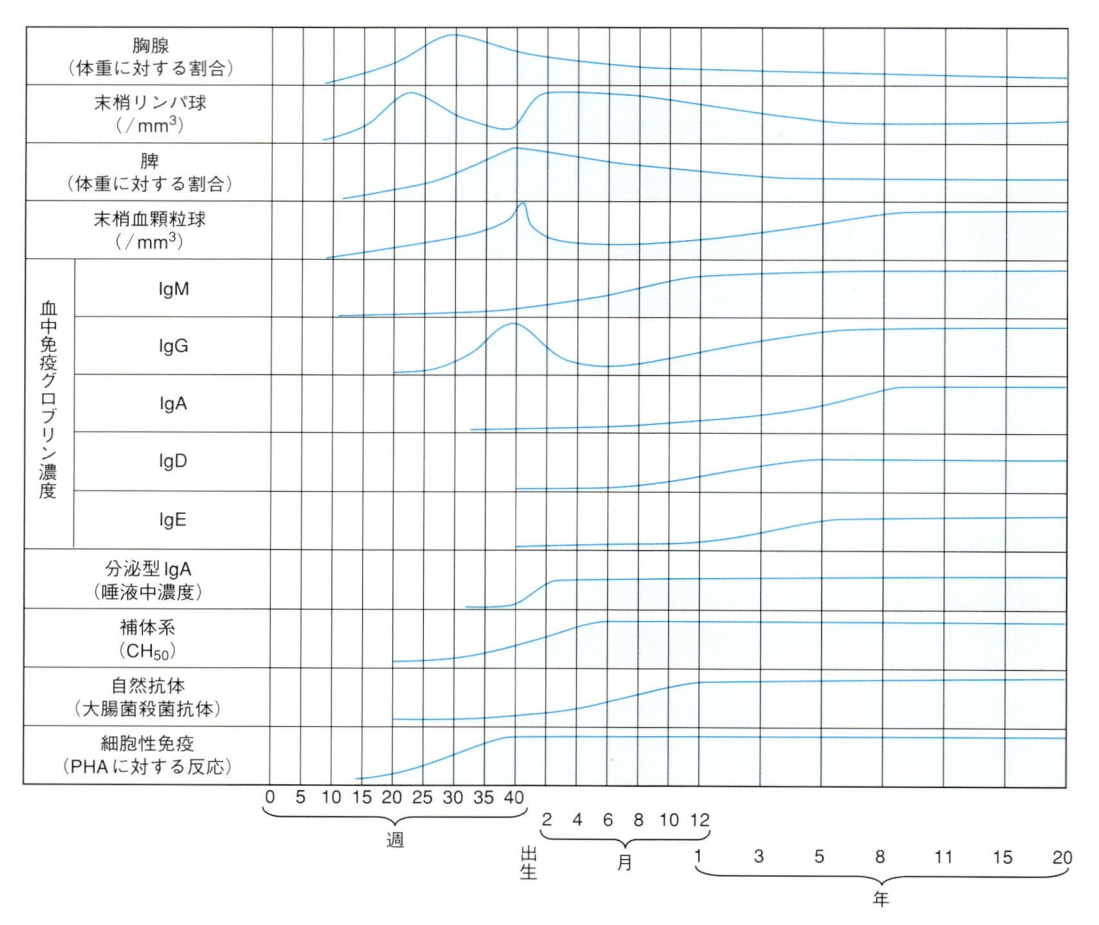

図2-3　免疫機構の個体発生
(田中，1975)

を促す．胸腺はT細胞への分化に関与する．

　胎生8週頃より肝造血が始まるが，同じ頃より肝でのB細胞分化が始まる．ヒトの肝は，トリのB細胞の中枢であるFabricius囊に相当すると考えられている．肝の免疫機能は，その造血機能が最大となる胎生20～28週以降消退していく．胸腺は胎生12～14週で皮質と髄質が区別されるようになり，T細胞の分化・増殖が始まる．胸腺は，出生時に最大に発達し，その後，次第に縮小していく．脾臓でのB細胞分化は，胎生16～20週から始まり，以後，その機能は出生時まで増強していく．

　免疫グロブリンの産生は，胎児期には原則として行われない．ただし，**胎内感染** intrauterine infectionの場合，IgMは産生される．母体から胎児に移行する免疫グロブリンはIgGのみである．IgGの移行は能動輸送で行われるため，胎児の血中IgG濃度は母体を上回る．補体は，胎生12週までにすべてのタイプが出現するが，量的には少ない．補体は経胎盤性の移行はしない．

b. 出生後の免疫系

　出生後，母親由来のIgGは低下し，生後4～5ヵ月でほとんど消失する．出生後，環境に存在する様々な抗原刺激を受けることで，免疫グロブリンの産生が開始される．最初につくられるのは**IgM**である．新生児にとって，生後に曝露される抗原はすべて初めてのものであることによる．その後，IgG，IgAがつくられていく（図2-3）．

　IgMは，生後6ヵ月頃に成人の40～50％となり，1歳で成人と同程度となる．IgGは，生後3～6ヵ月で最低となり，4～6歳頃に成人に近い値に達する．IgAは，1歳で成人の20％程度となり，思春期頃に成人値となる．気道・腸管粘膜の分泌型IgAは，生後3ヵ月までに急速に増加し，以後，ゆるやかに増加し，6～7歳までに成人値に達する．

　T細胞サブセットでは，乳児期はヘルパーT細胞，サプレッサーT細胞のどちらも量的には少ない．また，割合としては，新生児ではサプレッサーT細胞が多いのが特徴である．

　補体は，新生児期は成人の約半量である．しかし，生後急速に増加し，3～6ヵ月で成人値に達する．

　多核球の機能については，遊走能など一部成人よりも低下している機能もあるが，おおむね新生児期ですでに成人に近い貪食能を持っていると考えられている．

7. 内分泌系の発達（第11章．内分泌疾患　参照）

a. 成長ホルモン（GH）

　胎生9～10週よりGHの合成，分泌が開始される．胎児期のGHは，20～24週で131.9±21.9 ng/mlと最大となる．しかし，下垂体が欠損している胎児でも身体発育が正常であることから，胎児から分泌されるGHの成長に対する意義は少なく，胎児の発育は主として胎盤由来のホルモンで調節されていると考えられている．

　新生児期，GHは高値を示す．この高値は，視床下部の未熟性によると考えられている．下垂体性低身長の患児でも乳児期の身体発育に大きな問題がないことより，乳児期の発育に対するGHの影響は少ないと推定されている．結局，小児の成長に関与するホルモンは，胎児期は胎盤由来のホルモン，乳児期は甲状腺ホルモンとインスリン，幼児期・前思春期はGH，思春期では性ホルモンが主なものと考えられている．

b. 甲状腺

　胎生8週で甲状腺は濾胞を形成し，12週でT$_4$，TSHが出現するが低値である．20週以降，TSH，T$_4$濃度は増加する．つまり，胎生20週前後で下垂体-甲状腺系が機能しだす．

　出生時は血中TSHは高値を示し，その後急減し，4～5日で成人域に達する．甲状腺ホルモンは生後1～3日間は増加し，その後減少する．しかし，乳児期前半は，全体として成人よりも高値を示す．

c. 副腎

　胎児の副腎は，その80％を胎児層が占める．胎児層は主に胎児期に機能する皮質層で，新生児期以降縮小し，4歳までに消失する．体重に対する副腎重量の割合は，新生児で0.2％，成人で0.01％であり，年少児では相対的に副腎が大き

出生時，分娩のストレスもあり，血中コルチゾール，ACTHの濃度は高い．これらのホルモンは，その後，次第に減少し，3～4歳でほぼ一定値となる．

d. 性　腺

性ホルモン系は，男女とも，全体としては胎児期に高値を示し，出生前後に低下し，生後2～3ヵ月で一過性の増加を認めた後，比較的変動が少なくなり，前思春期より再び増加する，という傾向を示すパターンが多い．

e. 抗利尿ホルモン（ADH）

ADHは胎生10～12週で脳下垂体内に証明される．出生時，ADHは一過性に急増するが，9時間以内に激減し，以後乳児期前半までは血中ADHはきわめて低値を示す．さらに，腎の未熟性のため，外来性に投与されたADHに対する反応性も低い．なお，血中ADH値は1～2歳で成人値に近づく．

8. 体液組成の変化

体水分量（%体重）は，年齢が小さいほど多い．胎生12週では，体水分量は体重の94%を占めるが，32週で80%，新生児期で75%，2ヵ月で64%となる（表2-4）．なお，成人の平均は，男性62%，女性52%である．体水分量の減少は，細胞外液量の減少による．細胞内液量は，成長による細胞数の増加によりむしろ増加する．細胞外液量は，乳児では体重の約30%，体重1kgあたり約300mlである．一方，細胞内液量の体重に対する割合は，乳幼児も成人も同様で40%前後である．血漿中の電解質濃度は，年齢に関係なく一定である．

表2-4　発育にともなう身体構成水分の変化(% 体重)

	未熟児	成熟児	小児	成人	
				男	女
全体水分量	83～70	83～70	63～53	68～40	53～30
細胞外液量	50～40	35	30～20	20～15	
細胞内液量	30	45～35	30	40～35	

（井村，改変）

水分の1日出納量は，成人に比べ小児では大きい．乳児では細胞外液量の1/3～1/2が交換され，これは成人（約1/7）の2倍以上である．このため，水分代謝の障害をきたしやすい．

9. 体温調節の発達

小児，特に乳幼児は，体温調節機能が未成熟なため，体温が環境温の影響を受けやすい．最小酸素消費量を維持し，体温を一定に保つことのできる温度範囲を不感温度というが，新生児ではこの不感温度が非常に狭い．また，生下時体重が少ないほど，不感温度は高くなる．

寒冷刺激に対する熱産生は，新生児においては**褐色脂肪組織**（図10-6，p174参照）で主に行われる．褐色脂肪組織は，脂肪酸の酸化によりふるえshiveringによらない熱産生を行う．褐色脂肪組織は，胎生26～30週で出現してくるが，出生後も発達し，生後3～5週で出生時の1.5倍に増加する．その後，体深部の一部を除き，すべての褐色脂肪組織は白色脂肪組織に置き換わっていく．

熱放散は，成熟新生児・乳児では輻射と対流によるものが主である．30℃前後の環境温の場合，熱放散全体の約40%が輻射で，33%が対流で失われる．したがって，乳児の場合，環境温と空気の流れ（風）に注意する必要がある．一方，低出生体重児では，不感蒸泄にともなう蒸発による熱放散が大きく，生下時体重1,500g以下では熱放散の約50%が蒸発で失われる．

汗腺は，出生時すべてができあがっており，生後新しく発生するものはない．発汗は新生児から認められる．しかし，汗腺の機能は，2歳半頃まではさらに発達する．

10. 神経系の発達

(第22章．神経疾患，第25章．精神疾患　参照)

a. 脳の発達

新生児の脳重量は350～400gである．生後，脳は急速に成長し，3歳で1,000g，5歳で1,100～1,300gと成人脳重量の90%に達する．新生児では，脳は体重の約15%を占めるが，以後，身体の成長にともないその割合は減少する．成人で

は，体重の約 2% となる．

脳の成分では，生後は DNA や脂質が増加する．DNA の増加は，神経細胞以外のグリア細胞などの増殖に関係する．脂質の増加は，髄鞘 myelin 形成による．

髄液は，新生児で 10〜15 ml，乳児で 100〜140 ml，成人で 100〜150 ml である．髄液圧は，新生児で 15〜70 mmH$_2$O，乳児で 40〜100 mmH$_2$O，学童・成人で 70〜200 mmH$_2$O と変動が大きいものの，全体として，低年齢ほど低い傾向を示す．

大脳の発達とともに，脳波も発達していく．脳波の発達は，後頭部から前頭部に向かって進む．側頭部の発達が一番遅い．年齢が小さいほど δ 波や θ 波などの徐波が目立つ．乳児期は δ 波が中心であり，幼児期は θ 波が優位である．6〜10 歳で α 波優位となるが，α 波の出現程度は不安定である．10 歳以降，安定した α 波優位となる．

b. 反射の発達

新生児期から存在し，成長とともに消失する反射を**原始反射** primitive reflex という．原始反射は，胎生 20〜24 週頃から出現し，生後 2〜4 ヵ月頃より消失しだす（表 2-5）．中枢神経系の成熟により，次第に抑制されるためである．存在する時期に出現しない，あるいは，消失するべき時期に残存する場合，中枢神経系の異常が疑われる．

姿勢反射 postural reflex は，原始反射として考えられるものもあり，原始反射同様，消失すべき時期に残存したり，あるいは，出現する時期に出ない場合，異常が疑われる．

表 2-5 小児期に特徴的な主な反射

1. 原始反射（すべて新生児期から存在）
    a. 自動歩行 stepping（walking）reflex
        腋下で垂直に支えて足を床につけ身体を前に少し傾けると，歩くように下肢を交互に屈曲伸展させる．6 週までに消失．臨床的意義不明．
    b. Moro 反射 Moro reflex
        背臥位で頭を 30° 持ち上げて急に落とすと，両上肢を開排伸展し前方に挙上，その後，両上肢を内転させる．肘，指関節は軽度屈曲．指は開扇．通常 4 ヵ月，遅くとも 6 ヵ月までに消失．
    c. 探索反射 rooting reflex
        口唇，頰に指で軽く触れると，口を開いて頭を回し刺激物を口でとらえようとする．通常 6 ヵ月までにはっきりしなくなるが，8 ヵ月までに消失．
    d. 吸啜反射 sucking reflex
        口の中に指を入れると吸いついてくる．12 ヵ月まではわずかに残存する．
    e. 手の把握反射 palmar grasp reflex
        手掌を圧迫すると握ってくる．4 ヵ月までに消失．
    f. 足の把握反射 plantar grasp reflex
        足底の趾のつけ根を圧迫すると足趾が屈曲してくる．独歩開始前後（10〜12 ヵ月）までに消失．

2. 姿勢反射
    a. 交差伸展反射 crossed extension reflex
        一側の膝をおさえ下肢を伸展位にして足底を刺激すると，他側の下肢がまず屈曲次いで伸展，内転して交差してくる．足趾は開扇する．新生児期から出現し，5 ヵ月までに消失．
    b. 緊張性頸反射 tonic neck reflex（TNR）
        顔の向いている側の四肢を伸展させ反対側の四肢を屈曲させる反射．対称性と非対称性があり，乳児では主に非対称性緊張性頸反射 asymmetrical tonic neck reflex（ATNR）がみられる．新生児期から出現し，6 ヵ月以後はっきりしなくなる．
    c. 頸立ち直り反射 neck righting reflex
        背臥位で頭を一側に回すと，身体全体が同じ方向について回るもので，新生児期にすでに認められる．5〜6 ヵ月になると肩，次いで体幹（骨盤）というように分節的に身体が回転するようになる．6〜10 ヵ月で最強，以後減弱する．したがって，6〜10 ヵ月でまったくみられない場合，異常が疑われる．
    d. パラシュート反応 parachute reaction
        軀幹を持って垂直に支え急に前下方に身体を倒すと，上肢を頭のほうへ伸展し支えようとするような肢位をとる．指は開扇伸展する．出現し始めるのは，前方 6〜7 ヵ月，側方 8 ヵ月，後方 10〜12 ヵ月である．それぞれの月齢でまったくみられない場合，異常が疑われる．

深部腱反射は，ほとんどのものは生下時より存在する．ただし，アキレス腱反射は，正常乳児の5〜10%で誘発されないことがある．

錐体路障害で認められる病的反射で，生理的に乳児で認められるものがある．大脳皮質が成熟するまでは，大脳からの抑制が十分機能しないためである．Babinski徴候は，正常乳児でも1歳半頃まで認められる．足クローヌスも，生後2〜3ヵ月までは，あっても正常のことが多い．ただし，いずれも持続的に強度に認められる場合には，異常が疑われる．

c. 運動の発達

運動機能は，頭部から足に向かって，また，体幹から末梢に向かって，さらに，粗大運動から微細運動へと向かって発達していく．この傾向は，中枢神経系の成熟と末梢神経系の**髄鞘化**によって規定される．

粗大運動 gross movement とは，座る・歩くなど大きな体の運動である（表2-6）．**微細運動** fine movement は，主として手を使う運動である（表2-7）．目と手の協応運動であり，認知面の発達と関連が強い．かなり細かい手の動きができるようになるのは5歳代で，線のとおりにはさみで切るなどが可能となる．

利き手の傾向は乳児期から認められ，1歳までには一側の上肢がよく使用される傾向が出現する．4歳までに右利き傾向のものが80%台になり，その後ゆっくり増加し，8〜10歳代で利き手がほぼ確定する．最終的には，右利きが約90%，左利きが5%，残り5%が両手利きとなる．

d. 精神の発達

精神とは大脳の高次機能の複合した活動であり，認知，記憶，思考，言語，微細運動，情緒，生活習慣，社会性など，多彩な面にわたる能力からなる（表2-8）．

1）認知発達

小児の認知機能は，段階的に発達していく．乳児期の認知機能は感覚運動段階（Piaget）である．**感覚運動期**は，実際には0〜2歳くらいの間であるが，この時期，小児は対象に対して実際に触れたり，その感覚刺激を楽しんだりなどの直接的な感覚運動により働きかける．

幼児期は**前操作期**に該当する．この時期は，象徴的思考段階（〜4歳）と直感的思考段階（4〜7歳）に分けられる．象徴的思考段階では，目の前にな

表2-6 粗大運動の発達

運　動	通過月齢*
首のすわり	4
ねがえり	7
坐位	8
つかまり立ち	10
つたい歩き	13
一人で立つ	14
一人歩き	15
つかまって階段昇降	24
片足立ち	48
片足跳び	60
スキップ	72

* 正常の90%の子どもが通過する月齢．

表2-7 微細運動の発達

年(月)齢	発 達 状 況
5ヵ月	手掌全体でつかむ（手掌把握）．おもちゃに手をのばす．
6ヵ月	手全体でつかむ（全手把握）．手から落としたおもちゃをまたつかむ．
7〜8ヵ月	橈骨側でつかむ（橈骨側把握）．おもちゃを持ちかえる．両方の手におもちゃを1個ずつ持っている．
9〜10ヵ月	母指と人差し指で鋏持ちする（鋏状把握）．
11〜12ヵ月	母指と人差し指でつかむ（ピンセットつまみ）．
1〜1歳半	2個の積木で塔をつくる．絵本を2〜3ページ一緒にめくる．
2〜2歳半	6〜8個の積木で塔をつくる．絵本を1ページずつめくる．
3〜3歳半	3個の積木で橋をつくる．十字形の模写．
3〜4歳	丸の模写．人物画（3部分）．
4〜5歳	人物画（6部分）．
5〜6歳	四角の模写．

（津守・稲毛 1977，坂本 1978，前川 1979，上田 1980）

表 2-8 各能力の発達状況の概観

年　齢	粗大運動	微細運動 （目と手の協応）	対象認知(Piaget)	言語 （話しことば）	生活習慣行動	社会的行動
4ヵ月	頸定		感覚運動期 　直接的な運動・感覚により対象を把握(触る，なめる，においをかぐ，など)			
6ヵ月						母親を区別
8ヵ月	坐位	物の持ち替え				
9ヵ月					哺乳瓶を持って飲む	
10ヵ月	立位					母親の後追い
1歳	歩行	母指対立運動 （ピンセットつまみ）	隠されているものの存在理解	始語	食器の使用	
2歳			象徴的思考段階 　目の前にないものを考えることができる	2語文		ごっこ遊び
3歳		十字・丸の模写		1人称代名詞	靴を履く	役割遊び
4歳	片足立ち		直感的思考段階 　概念的理解が出現	多語文増加 （4〜6語文）	排泄の事前告知	ルールの理解
5歳		四角の模写	ただし，自己中心・主観的	複文完成	食事・排泄自立	競争意識
6歳					衣服着脱自立	

表 2-9 言語・コミュニケーション行動の発達

年　齢	発　達　状　況
1〜1歳半	有意語を話す．自発的に2, 3の語を言う．単一内容の指示をことばだけで理解する．
1歳半〜	音声模倣．物の名前と状態を表す語の区別．1〜2語文．「コレ」，「アレ」，「コッチ」，「アッチ」などの代名詞を使い出す．困ったときに，自分から保護者に話しかける．絵本を見て，身辺の事物の絵の名前を言う．
2〜2歳半	「ネ」，「ノ」，「ヨ」を使う．2〜3語文．疑問文が出る(「ナーニ?」，「コレナニ?」，など)．否定「チガウ」を使う．簡単な質問に答える(「パパどこ」，などに)．
2歳半〜	「〜ガ」，「〜ハ」，などの格助詞を使う(機能語-格助詞，終助詞，助動詞，補助動詞などの使用)．受け身の表現「〜ラレタ」を使う．呼名に対し，「ハイ」と返事をする．簡単なあいさつをする．用途の指示で絵や物を指さす．二つの指示を理解する．
3歳〜	「ボク」，「ワタシ」，などの代名詞を使う．「ソシテ」，「デモ」，「〜カラ」，「〜ト〜」，などの接続詞，接続助詞を使う(複文の始まり)．尋ねられて姓名を言う．同年齢の子どもと簡単な会話ができる．対象の一部が目の前にあれば，イメージや感じたことを表現できる．
4歳〜	4〜6語文．自分の経験を話す．絵本を見ながら説明する．10種類以上の色を理解する．簡単な反対類推ができる(「サムイ」⇄「アツイ」，など)．抽象語彙の理解と使用(「サカナ」，「クダモノ」，「ヤサイ」，など)．目の前にない事柄や感情に関することを話題にして話せる．うそをつく．
5歳〜	複文の使用ほぼ完成．受け身，使役文を正しく理解．自分の住所を言える．しりとり，なぞなぞができる．空想的な話ができる．三つの指示がわかる．集団で話し合える．
6歳〜	文字言語の習得に向かう．構音は "r" "s" を除きほぼ完成．

（岩淵 1968，田口 1970，堀口 1980，山田 1982，田中 1988 を参照）

いもののイメージを浮かべることができるようになるため，ごっこ遊びや模倣行動に代表されるような象徴的行動が見られるようになる．また，象徴機能は言語との関連が強く，この時期ことばの急速な発達がみられる．**直感的思考段階**では，ものごとの概念に関する考え方ができるようになってくる．しかし，その理解のしかたは，そのときに感じた直感を基にしており，自己本位的な色彩が強く客観的な見方は難しい．

学童期は，**具体的操作期**に相当する．直感に惑わされることがなくなる．現実をいろいろな視点から考えられるようになる．前思春期以降，形式的操作期に入る．抽象的にものごとを考える能力がほぼ完成する．具体的な事物を離れて，記号や数，数式を用いて頭の中だけで実体のない概念を考えることができるようになっていく．

2) 言語発達

言語発達は，知的発達と関連性が高い．正常の言語発達の概要を表2-9にまとめた．表に示してあるのは一つの目安であり，乳児期では数ヵ月，

幼児期では6ヵ月前後，ときにそれ以上の個人差がある．

3) 生活習慣行動の発達

個人として日常生活を送るうえで必要な基本的知識と技能（やり方）を身につけていくことが生活習慣の獲得，あるいは，身辺自立の確立といわれる．排泄行動，食事行動，衣服着脱行動，清潔行動，睡眠行動などからなる（表2-10）．生活習慣は睡眠パターンなどのようにある程度自然に確立していくものもあるが，ほとんどは，その子どもが生活する社会の中で容認される行動形式を教えていくことで身についていくものである．そうした行動様式を習慣化させていくことを"しつけ"という．

e. 社会性の発達

社会性の発達（表2-11）は，子ども自身の要因と環境要因の両者の影響を受ける．子どもの側の要因としては，気質・性格，知的能力，発達障害・身体疾患の有無などが重要である．環境要因としては，その子どもに対する家族員の対応能力（各家族員の性格，能力，育児意識などにより異なる）が重要である．これらの要因の問題は，子どもの社会性の発達を障害する原因となりうる．

個人的な対人関係に関する社会性の他に，ヒトの子どもは自分が生活する社会の中で必要とされる知識や技能も獲得していかなければならない．この過程は，**社会化**と呼ばれる．家庭・友人間・学校など，いろいろな場で社会化は行われる．社

表2-10 生活習慣行動の発達

年（月）齢	発達状況
6ヵ月	ビスケットを自分で持って食べる．
9ヵ月	哺乳瓶を持って飲む．
1〜1歳半	スプーンを使う．コップを持って飲む．体を動かして衣服の着脱に協力する．
1歳半〜2歳	ストローで飲む．おしっこしたあと教える．靴を脱ぐ．
2〜3歳	便意をことばで教える．靴をはく．簡単な衣服を脱ぐ．
3〜4歳	箸を使って食事をする．おしっこの前に教える．ボタンをはずす．手を自分で洗う．
4〜5歳	食事の自立．排泄の自立．歯を自分で磨く．
6歳	衣服の着脱の自立．

（津守・磯部1965，山下1974，津守・稲毛1977，上田1980）

表2-11 社会性の発達

年（月）齢	発達状況
2ヵ月	あやすと微笑する．視線が合う．
3ヵ月	あやすと声を出して応える．人の顔を見て笑う．
4ヵ月	大きな声で笑う．
5ヵ月	鏡の中の自分に笑いかける．抱かれることを喜ぶ．部屋に誰もいなくなると泣く．
6ヵ月	母親の区別がつく．イナイイナイバァを喜ぶ．
7ヵ月	人見知りをする．おもちゃを引っぱると抵抗する．
9ヵ月	自分の名前がわかる．「だめ」という禁止に反応する．テレビの人の顔に笑いかける．
10ヵ月	母親のあとを追う．「バイバイ」の手振りのまねをする．
11ヵ月	おもちゃをくれるしぐさをするが手放さない．
1歳〜	おもちゃをさし出し手放す．安心感のよりどころとして母親を使う．鏡の中の自分を相手に遊ぶ（おじぎをする，など）．着衣のとき，着せやすいように身体を動かす．大人の動作のまねをする．
2歳〜	子ども同士でふざけあう．外の子どもの近くで遊びたがる．ごっこ遊びをする．
3歳〜	友だちと役割の決まったままごとをできる．テレビの主人公のまねをして遊ぶ．友達に好き嫌いができる．
4歳〜	かくれんぼでの役割を理解する．
5歳〜	友達と競争する．

（田口1970，坂本1978）

会的行動としては，礼儀行動の獲得，相手の権利の尊重，善悪の判断，道徳的観念の獲得，規則の遵守，公共心の獲得，共同作業の遂行，などがあげられる．

情緒の発達は，ある情緒を引き起こすもととなる刺激の変化と，生じた情緒の表現方法の変化によって示される．前者は，小さいうちは恐がらなかったものに対して，年齢が上がると恐がるようになる，などである．後者は，怒ったとき，乳児はただ激しく泣くだけであるが，幼児期後半になるとことばで怒りを表したりする，などである．

f. 感覚の発達

聴覚，視覚の新生児期の機能は十分ではない．いずれも乳幼児期を通じて，機能が成熟，発達していく．一方，嗅覚，味覚，触覚は新生児期からある程度の機能を有している．

1) 聴覚

聴覚は，胎児期から機能している．出生後の新生児が，母親の心音のテープを聴かされるとおとなしくなる事実はよく知られている．子宮内で聞いていた母親の心音を記憶していると考えられている．

聴力は，新生児では 60～90 dB とかなり大きな音でないと反応しない．その後，3ヵ月で 40～70 dB，6ヵ月で 30～40 dB，12ヵ月で 20～30 dB となり，4～5歳で成人レベルに達する．

音源の定位も，乳児早期では耳の近くの音源でないと確認できないが，1歳までには頭の上方からの音も定位でき，広い方向から音源の位置を同定できるようになる．

2) 視覚

光に対する反応は，出生時より認められる．新生児期に，すでに注視が認められるが，十分発達するのは2ヵ月前後である．動くものを目で追う追視は，1～2ヵ月では水平方向のみ可能であり，3～4ヵ月になってどの方向への追視も可能となる．

視力は，新生児では光覚から眼前手動レベル，3ヵ月で 0.01～0.02，6ヵ月で 0.04～0.08，10ヵ月で 0.1～0.15，1歳で 0.2～0.25，1歳半で 0.4，2歳で 0.5～0.6，3歳で 0.6～1.0 であり，5歳前後で 80％ の子どもは 1.0 以上を示すようになるといわれている．

3) 嗅覚

嗅覚は，新生児期から存在する．新生児は，自分の母親の母乳と別の母親の母乳のにおいを区別するという．一般に，嗅覚には，他の感覚系と異なり，年齢が若いほど敏感である特徴がある．

4) 味覚

味覚は，胎児期にすでにある程度発達しており，羊水の甘さにより胎児が飲む量が異なるといわれている．新生児では，甘味と苦味に対しては明らかに異なる反応をする．少なくとも，甘味に関しては，新生児は成人と同じ程度の感受性を持っていると推測されている．味覚閾値は，幼児・学童は成人よりは低いが，最も低いのは中学生年代で，それ以降は上昇し，高齢者が最も高くなるといわれている．

5) 皮膚感覚

触覚，圧覚，痛覚，温度感覚を皮膚感覚という．触覚は，新生児期から成人と同程度に発達している．くすぐったさについては，生後6～8ヵ月から感じるようになる．痛覚は，新生児では鈍いが，生後6～8週で成人と同程度まで発達する．温度感覚は，新生児でもよく発達している．

g. 睡眠の発達

睡眠時間は，成長とともに減少していく．乳児期の睡眠は多相性で，特に，新生児は1日のうち18～20時間は眠っている（図2-4）．幼児期は，1回の午睡を含んだ睡眠パターンとなり，4～5歳で午睡が不要となり成人と同じ昼夜の睡眠リズム

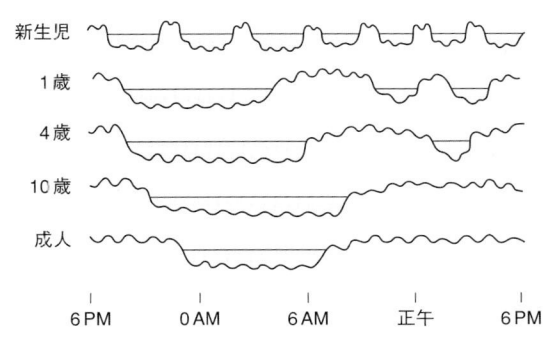

図 2-4 新生児の多相性睡眠が成人の単相性睡眠になる過程
(Kleitman, 1963)

となる．

睡眠は，眼球運動や体動をともなわない **NREM 睡眠** non-REM sleep と眼球運動や体動をともない夢を見ることが多い **REM 睡眠** rapid eye movement sleep に大きく分けられる．年齢が小さいほど，睡眠全体に占める REM 睡眠の割合が多い．加齢による睡眠時間の変化は，主として REM 睡眠の減少によるといえる．

11. こころの発達

人の精神機能には，言語や知覚など精神機能を構成する個々の要素のほかに，人としてのこころ，あるいは，人格と呼ばれるものがある．このようなこころの発達に関しては，発達理論という形で説明されてきている．人格形成には，人と人との関係性の影響が大きい．人との関係性の影響を考えていく立場は，精神力動的な立場ということができる．精神力動的視点からの発達理論の知識を持つことは，小児のこころの発達を理解するうえで有用である．

a. 乳児期（〜1 歳）

乳児期前半では，児は母親全体を意識できず，自分と母親の区別ができない「正常自閉期・共生期」の状態にあり，絶対的に周囲（母親）に依存している．この絶対的依存が適切に受けとめてもらえていると，児は，周囲の世界に対して自分を満足させてくれるよいものとして絶対的な信頼を抱くようになる．これが，Erikson のいう基本的信頼感である．

生後 6 ヵ月前後になると，目と手の協応運動が盛んとなっていく．この頃，また，寝返りが可能となり，仰向けの視野にうつぶせの視野が加わる．自分で自分の動きの制御ができる体験と視野の広がりが，児に自他の区別の意識を感じさせるきっかけとなる．Mahler のいう分化期，Winnicott のいう相対的依存の始まりである．さらに，運動機能が発達するにつれ，児の対象世界は広がっていく．

乳児期後半では，母親を全体として意識できるようになる（全体的対象関係）．

b. 幼児期前半（1〜3 歳）

1 歳代では歩行ができるようになり，母親からさらに離れることができるようになる．自分が母親とは別の存在であることを自覚できるようになり，分離不安が高まる．一方，分離不安を抱えながらも，離れようとする気持ちと行動があるため，母親からの接近に対して嫌がるという矛盾した反応も出現する．自分から寄っていって抱きつくが，母親が抱っこしようとするとむずかるなどである．

1〜2 歳代で隠されたものの存在を理解できるようになることは，そこになくても存在するということの理解となり，母親がいなくても母親の存在を心の中で信じることができ不安を感じないですむようになっていく．これが，Mahler の情緒的対象恒常性である．2〜3 歳で過去形の使用が始まる．過去形の使用は現実検討能力の発達を意味し，対象恒常性の確立を支えるものとなる．

c. 幼児期後半（3〜6 歳）

幼児期後半では，生活習慣行動の自立が可能となり，自律感が充足され，何でも一人でやりたがるようになる．こうした行動は，しばしば周囲とぶつかり，けんかになったり，注意・叱責されたりすることが出てくる．そうしたトラブルや叱責の中で，児は不安や罪悪感を感じやすくなる（去勢不安）．

この年代は，また，エディプス期と呼ばれるように，父親の存在が意識されるようになる時期である．この意識は，さらに，両親以外の家族への認識となり，家族という意識につながっていく．

d. 学童期（7〜11 歳）

この時期は，思考の中心性が薄れ客観的な思考ができるようになる時期である．考えること自体，知識を得ること自体が楽しさを与えてくれるものとなる．こうした知識欲，学習欲は，周囲から評価されることで強化される．学校という社会に入ることで，家族よりも学校の中での評価を重視するようになる．学校や友人集団で評価される経験は，集団にいることの楽しさ，安心感を与えてくれる．そうした体験が得られない場合，集団から抜けたり，家庭内への逃げ込みが生じやすく

なる．

e. 思春期・青年期（12〜22歳）

この時期，抽象的な論理的思考が可能となり，自分という概念を考えることができるようになる．過去の自分から連続した存在としての今の自分があるという意識（現在の自分を受け入れ，過去の自分も受け入れる意識），家族や友人などいろいろな人と接し影響を受けながらも自分は自分であるという意識（自分を受け入れ，他人も受け入れる意識），このような意識を Erikson は同一性と呼んでいる．

同一性は，自分が存在している場において自分が存在している意味が感じられることでしっかりしたものとなる．自己の存在意義は，その場において自分が果たす役割があり，その役割を果たすことができ，その結果を自分も評価し周囲からも評価されるときに最も実感される．同一性が混乱した状態を同一性の拡散という．

II. 発達の評価

1. 評価法

発達の評価は，①運動発達，②精神発達，③社会性の発達の評価からなる．

運動発達の評価は，小児の診察により行う．ある運動を行わせてみて，どの程度可能かを評価する．歩行前の乳幼児の場合には，姿勢の観察や姿勢反射の検討も重要である．

精神発達の評価は，乳幼児では，言語，微細運動，生活習慣行動の発達などを検討することで行われる．年長児では，知能検査を用いて評価することが可能である．

社会性の発達状況自体の評価は，小児の場合，対人関係における相互交流（やりとり行動）の状況を検討することで行う．問診，診察場面での応答性から判断する．

表 2-12 発達スクリーニング検査

検査名	適応年齢	所要時間	特徴
1. 遠城寺式乳幼児分析的発達検査法	0〜4歳7ヵ月	15分	運動・社会性・言語の領域に分けて評価できる．
2. 乳幼児精神発達質問紙（津守式）	0〜7歳	20〜30分	年齢別の質問紙を用いる．養育者に記入してもらえるので簡便である．
3. 日本版デンバー式発達スクリーニング検査（JDDST）（p 630 参照）	0〜6歳	20分	個人-社会・微細運動-適応・言語粗大運動の領域ごとに評価できる．
4. 日本版発達プレスクリーニング用質問紙	3ヵ月〜6歳	5〜10分	どの年齢も10項目の質問しかなくきわめて簡便．JDDSTを必要とする小児のスクリーニング検査として開発された．

表 2-13 発達評価のための主な検査法

検査名	適応年齢	所要時間	特徴
1. 発達検査			
・MCC 乳幼児精神発達検査	2〜30ヵ月	30〜40分	乳幼児に課題を与える方式なので，小児の発達状況を直接観察できる．
・新版K式発達検査	3ヵ月〜13歳	60分	姿勢-運動・認知-適応・言語-社会の領域の発達を評価できる．
2. 知能検査			
・WISC III 知能検査	6〜16歳	60〜80分	言語性・動作性・全体の3種類のIQが算定できる．下位検査のプロフィールから知能構造の特徴を評価できる．
・WPPSI 知能検査	3〜7歳	50〜70分	WISC知能検査の幼児版．
・'87版全訂版田中-Binet 知能検査	1歳〜成人	30〜60分	個別知能検査としては比較的簡便．低年齢では動作性の課題が多い．

2. スクリーニング法

　発達の問題をスクリーニングする場合，チェックされた項目の通過年齢を把握しておくことが大切である．スクリーニング検査では，70％前後の小児が通過可能な年齢を基準にしていることが多い．つまり，こうした検査でチェックされても，正常である可能性が30％あるということになる．スクリーニングの目的で使用される検査には表2-12に示したようなものがある．

3. 検査法

　発達評価のための個別検査には，発達検査と知能検査がある．その概要を表2-13に示す．対象児の特徴に合わせて，検査方法を選択する．

3 遺伝子と遺伝性疾患

I. 遺伝子の構造と機能

1. 遺伝子の構造

遺伝子とは，染色体上にあって，①受精卵を個体につくり上げていくためのすべての遺伝情報を有し，②自己複製し，③ときに突然変異するという性質を持つもので，その本体はDNAである．

DNAの構造単位は，リン酸，糖（デオキシリボース），塩基が各一分子ずつ結合したもので，ヌクレオチドと呼ばれる．ヌクレオチドが連鎖状に結合したものが2本ずつ結合して二重ラセン構造をとっている．塩基にはアデニン（A），グアニン（G），シトシン（C），チミン（T）の4種類があり，これらヌクレオチドが連鎖状にリン酸結合し，各鎖のAとT，CとGが水素結合でゆるく結合して相補的な二重鎖を形成する．塩基三つの配列により一つのアミノ酸がコードされ，この単位を**コドン** codonという．DNA鎖の5′側から3′側に向かう塩基配列によりアミノ酸配列が決定される．DNA上で，蛋白質に翻訳される遺伝情報を持つ部位は約10％であり，また遺伝子領域にも，mRNAに転写される部位である**エクソン** exonとエクソンの間に非翻訳部位である**イントロン** intronがある．

RNAは，ヌクレオチドが鎖状に結合した1本鎖構造であり，糖としてリボースを持ち，チミンの代わりにウラシル（U）である点がDNAと異なる．DNAの遺伝情報が転写されたメッセンジャーRNA messenger RNA（mRNA），蛋白合成の場となるリボゾームRNA ribosomal RNA（rRNA），アミノ酸を運搬するトランスファーRNA transfer RNA（tRNA）がある．

2. 遺伝子発現機構とその異常

遺伝子の発現は，DNAから相補的なmRNAが転写 transcriptionされ，mRNAから蛋白質が翻訳 translationされる，セントラルドグマと呼ばれる過程を経る（図3-1）．

まず，RNAポリメラーゼにより，DNAに相補的な前駆体RNAが合成され，核内から細胞質へ出るときにイントロンが除去され，エクソンのみが繋ぎ合わされるスプライシングを受け成熟mRNAとなる．alternative splicingとして多様なスプライシングを受ける遺伝子もある．細胞質へ出たmRNAにrRNAが結合し，その部位のコドンに相補的な塩基配列（アンチコドン）を持ち，それに対応するアミノ酸が結合しているtRNAが結合してアミノ酸をつなげていき，ポリペプチド鎖がつくられていく．ポリペプチド鎖は，小胞体内に放出され，Golgi体へ移行する過程で糖鎖などの修飾を受ける．

遺伝子の異常により，遺伝子発現の異常または遺伝子産物の異常をきたし，先天代謝異常，神経筋疾患，内分泌疾患や腫瘍に至るまで，多くの疾患が発症することが明らかになっている（表3-1）．1個の遺伝子で規定される疾患を単一遺伝子病といい，高血圧などのように多数の遺伝子により制御される病態を多因子（遺伝）病，または多遺伝子病と呼ぶ．遺伝子の変異には以下のものがある．

図 3-1 遺伝子発現過程

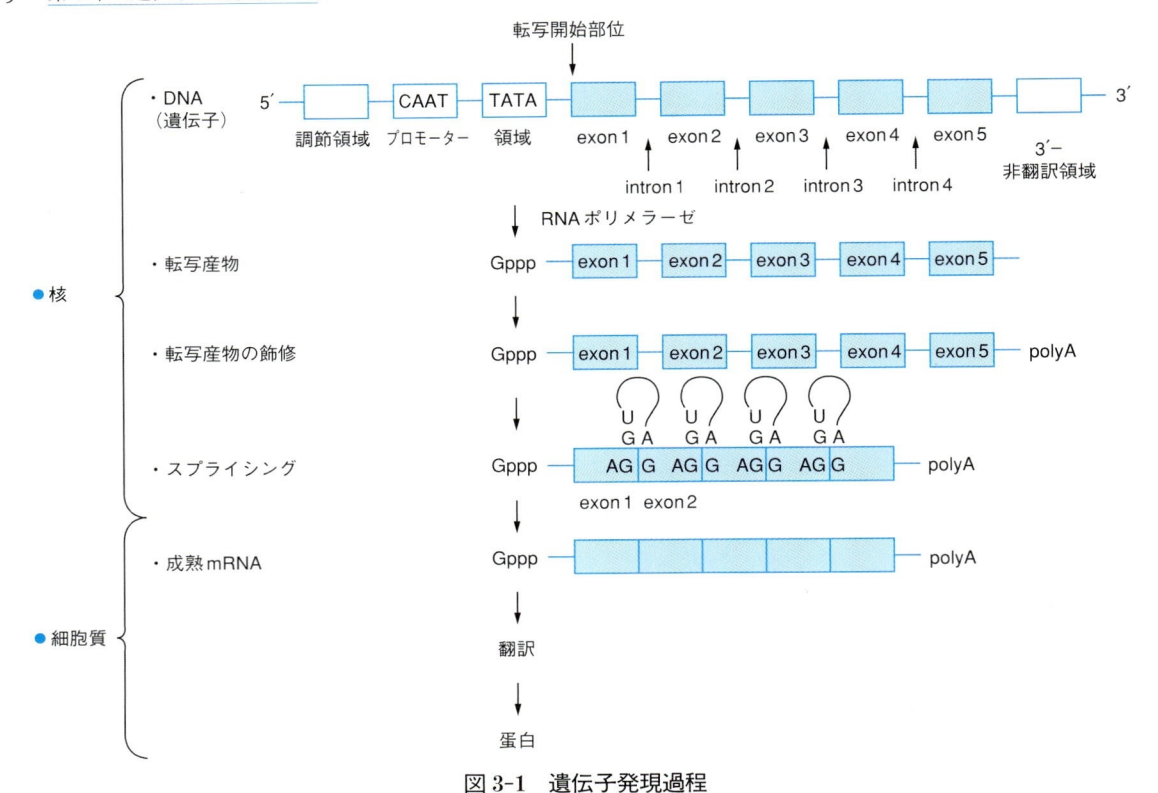

遺伝情報がコードされているすぐ上流には，プロモーター promotor 領域があり，そこの TATA ボックスなどの特異的配列に転写因子が複合体として結合し，それに RNA ポリメラーゼが結合して転写開始され，RNA ポリメラーゼが 3′ 側へ移動しながら RNA を合成していく．またプロモーターの数 bp から数 kbp 上流にはエンハンサー領域があり，そこに結合した転写活性化因子が転写効率に影響を与える．転写は，翻訳開始部位の数 bp 上流より開始され，mRNA の 5′ 端には，キャップ構造がつき，3′ 端には非翻訳部位の後に polyA シグナルがつく．はじめ DNA の全配列が転写された前駆体 RNA が合成され，核内から細胞質へ出るときにスプライシングを受け成熟 mRNA となる．

表 3-1 遺伝子変異の種類

変異の種類	疾患例
欠失	Duchenne/Becker 型筋ジストロフィー
重複	Charcot-Marie-Tooth 病
挿入	血友病 A
逆位	血友病 A
反復配列延長	筋強直性ジストロフィー 脆弱 X 症候群
塩基置換 （サイレント変異，ミスセンス変異，ナンセンス変異，スプライシング異常，フレームシフトなど多くの疾患に検出される）	

a. 点変異 point mutation

DNA 配列の 1 塩基が他の塩基に置換した変異を指す．1 塩基置換によりコードするアミノ酸が異なるものをミスセンス変異 missense mutation，TAA のような終止コドンになり翻訳がストップする変異をナンセンス変異 nonsense mutation，アミノ酸コードや蛋白合成に変化を生じないものをセンス変異 sense mutation という．疾患遺伝子変異として最も一般的にみる変異である．

b. 欠 失 deletion

DNA 鎖の一部が欠損した変異を指す．1 塩基欠失から数 kb にもわたる大欠失まで大きさは様々である．欠失によりコドンの枠組みがはずれてしまうフレームシフト frame shift を生じて蛋白構造に変化をきたす場合，終止コドンの出現により翻訳の中止をきたす場合，遺伝子発現の消失をきたす場合などがある．Duchenne 型筋ジストロフィーにおける巨大欠失によるジストロフィン蛋白の欠損が代表的である．

c. 重複 duplication, 挿入 insertion

同じ塩基配列が反復する場合(重複)，あるいは，過剰な塩基配列が加わる場合(挿入)である．そのために，蛋白構造が変化したり，蛋白発現が障害されたりする．

d. 三塩基反復配列の異常延長

DNA 上には同一塩基配列が反復していることがあり，その中で特定遺伝子内の三塩基反復配列が異常に延長していることが病態発現に関与している疾患群が 1989 年以降，明らかにされてきた．この疾患群は，**トリプレットリピート病**と総称される．脆弱 X 症候群，筋強直性ジストロフィー，Huntington 病，歯状核赤核淡蒼球ルイ体萎縮症 (DRPLA)，その他の脊髄小脳変性症，Friedreich 失調症などがこれに属する遺伝子異常による．

3. 遺伝子異常の検出法

遺伝子異常の検出法，遺伝子診断法は多数あり，遺伝子情報の種類により，方法が選択される (図 3-2，表 3-2)．

a. サザン解析 Southern analysis

特定の制限酵素により DNA を切断し，フィルター上に固定し，特定の DNA プローブ(特定の塩基配列を有する DNA フラグメントで，特定の配列と結合することで，遺伝子変異配列や，正常配列を検出する)と反応させ，特定の配列を同定する．① 大きな欠失，② 配列の延長，③ 塩基置換などによる制限酵素切断部位の異常による切断パターンの変化が検出できる．これが遺伝子変異の直接診断法であり，遺伝子変異が判明している場合には最も一般的な検査法である．原因遺伝子が同定されていない場合や，対象家系の遺伝子変異が明らかでない場合には，疾患と強く連鎖している DNA マーカーを用いれば，制限酵素断片長多型 restriction fragment length polymorphism (RFLP) が検査でき，遺伝子診断として使用される場合がある．これが，間接診断法である．

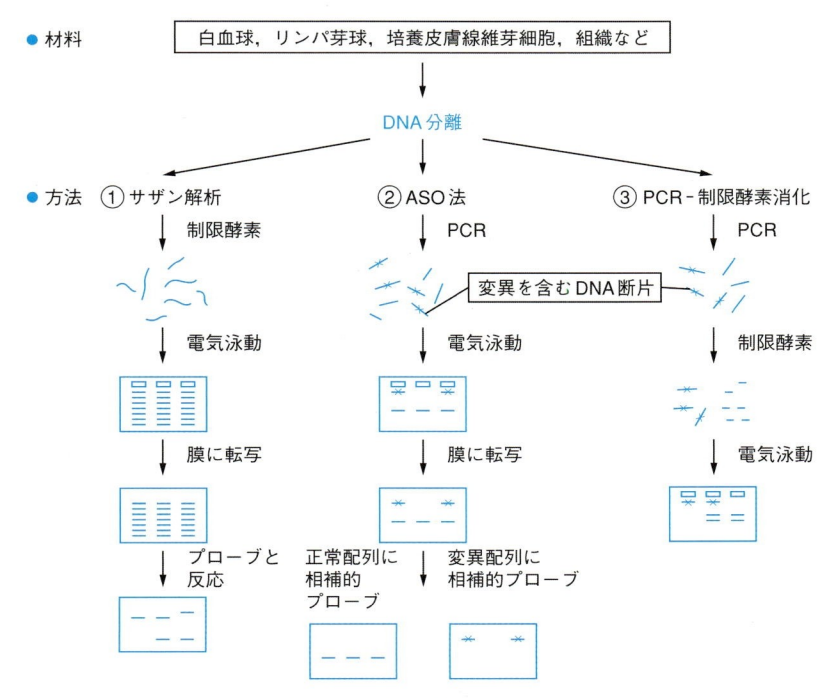

図 3-2 遺伝子診断の方法

方法は代表的なものを一部示したが，実際には，検出したい遺伝子，遺伝子変異の情報により，多数の方法から選択する．

表 3-2　遺伝子解析，遺伝子診断法

```
1. 直接遺伝子診断法
      Southern法：大きな欠失
                制限酵素認識部位を変化させる塩基置換
                反復配列の延長
2. 間接遺伝子診断法
      多型マーカーの利用
          RFLP（制限酵素断片長多型）
          ミニサテライト多型（VNTR）
          マイクロサテライト多型
3. PCR法を利用した遺伝子診断法
      a. 既知遺伝子異常の検出
          対立遺伝子特異的ハイブリダイゼーション法（ASO）
          対立遺伝子特異的増幅法
          制限酵素切断法
      b. 未知遺伝子異常の検出
          SSCP-PCR法
          直接塩基配列決定法
```

b. ノザン解析 Northern analysis

目的とする遺伝子のmRNAの発現を検出する方法である．遺伝子発現の消失，減少による量の異常や，遺伝子の欠失やスプライシング異常によるmRNAのサイズの異常がある場合には，遺伝子診断として使用できる．

c. polymerase chain reaction（PCR）法

検出した遺伝子の特定部分の断片を増幅し，制限酵素認識配列の異常を検出する方法である．この方法は簡便であり，微量の患者DNAから変異配列を含む断片を増幅して診断できることから，種々の応用がなされ，遺伝子変異が判明し，制限酵素認識配列に変化を生じる場合には，最も頻用される方法である（図3-3）．変異遺伝子配列に相補的に反応するプライマーを用いて，ハイブリダイゼーションする方法（対立遺伝子特異的ハイブリダイゼーション法，ASO法，図3-2）も，既知の変異の検出に使用される．

d. 多型解析

RFLPは制限酵素切断断片の多型を利用した診断法であるが，次第に遺伝子配列の多型そのものを利用した診断法が頻用されるようになった．マイクロサテライトとミニサテライトと称される反復配列の多型を利用したものである．いずれもRFLPよりも情報量が多い．

1) ミニサテライト多型

7～40基対の比較的長い反復配列で，これも2本の染色体上で個体による多数の組み合わせを示すため，疾患との連鎖解析に用いられる．variable number tandem repeat（VNTR）はこれに属する．

2) マイクロサテライト多型

染色体上の特定領域で$(CA)_n$などの2～5の短い反復配列を指し，各個体は2本の染色体上でそれぞれ異なる数の（あるいは同じ数の）反復を持つため，nの組み合わせは多数あり，その領域をPCR増幅し疾患との関連を解析できる．5,000個以上のマイクロサテライト多型がsequence-tagged site（STS）としてマッピングされており，各々のマーカーの情報はインターネットで得られる．

e. 直接シークエンス法

PCR法で遺伝子の特定部分を増幅し，dideoxy法で直接塩基配列を決定する方法である．未知の変異の同定，遺伝子の塩基配列の決定には不可欠な方法である．

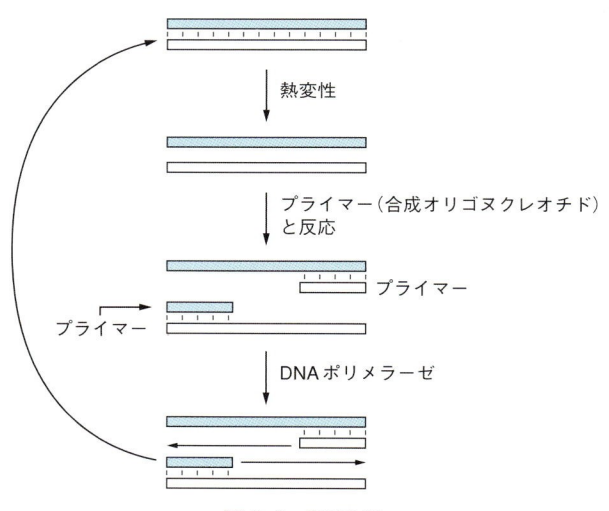

図3-3　PCR法

遺伝子解析，遺伝子診断に幅広く応用されている方法．DNAを熱変性し1本鎖にした後，増幅させたい遺伝子断片を挟むように設定した合成オリゴヌクレオチド（プライマーと呼ぶ）と結合させる（アニーリング）．DNAポリメラーゼにより複製反応を行い，これを反復させて，得たいDNA断片を数十万倍にする．

● **遺伝子情報とコンピューター**

　ヒトゲノム計画の進展により，ヒトの遺伝子情報は日々蓄積されており，疾患遺伝子情報も同様である．したがって，遺伝子診断，遺伝相談など，臨床分野でも遺伝子の最新情報が重要な意味を持つ時代になった．従来の文献検索より最新の情報の収集には，インターネットを通しての情報収集法が有利であろう．GDB(genome data bank)や，OMIM(on-line mendelian inheritance in man)が有用である．

　GBDは，染色体，遺伝子マップ，遺伝子，マーカー，マーカー利用に必要なPCRプライマー情報，多型の種類の検索，塩基配列データベース，アミノ酸データベースなどの検索が可能である．OMIMは，遺伝性疾患すべてを収録した冊子のオンラインである．

　小児医療全般にわたるサイトであるPoints of Pediatric interest(http://www.med.jhu.edu/peds/neonatology/poi5.html)へアクセスすると，これらの情報のwwwサイトが検索できる．

II. 遺伝性疾患

1. 単一遺伝子病 single gene disorders

　一つの蛋白をコードしているDNA単位を単一遺伝子座といい，相同染色体上の同一部位に一対の対立遺伝子が存在する．メンデルの遺伝形式に従って伝達され，形質を伝える．単一遺伝子の異常により，形質発現が変化し発症するものを単一遺伝子病という．

　大多数のヒトが持つ形質を支配する遺伝子を野性型(正常)遺伝子といい，DNA配列の違いにより発現形質が違ってくるものを変異型遺伝子という．野性型，変異型にかかわらず，同質の遺伝子を一対持つものを**同型(ホモ)接合体** homozygoteといい，同一座であるが異質の遺伝子を持つものを**異型(ヘテロ)接合体** heterozygoteという．男性のX染色体上の遺伝子や染色体の欠失などで対立遺伝子の片方のみしか存在しない場合を**半(ヘミ)接合体** hemizygoteという．また，一つの対立遺伝子が発現したときに現れる形態的，機能的特徴を**形質**と呼び，**遺伝子型** genotypeにより総合的に示される個体としての特徴を**表現型** phenotypeと呼ぶ．

　対立遺伝子の一方のみが変異型のヘテロ接合体であっても発症する場合を**優性遺伝**，変異遺伝子がホモ接合体となったときにのみ発症するものを**劣性遺伝**という．

　また，DNAは，ミトコンドリア内にも存在し，電子伝達系酵素の一部をコードしている．このDNAの変異により発病することがあり，その遺伝様式は**細胞質遺伝**として母系遺伝を示す．

a. 常染色体性優性遺伝病

　常染色体の対立遺伝子の一方が変異遺伝子Aで他方が野性型aであるヘテロ接合体(Aa)のときに発症する遺伝形式を常染色体性優性遺伝 autosomal dominant inheritanceといい，これによる疾患を常染色体性優性疾患という．変異遺伝子のホモ接合体でも発症するが，一般に重症で致死的なことも多い．

　通常は患者の親のいずれかが罹患者であり，罹患者の親と健常者の親の交配により，子の1/2が罹患し，1/2は健常で，理論的分離比(子における罹患者の比率)は0.5で，一般に性差はない．同一の遺伝子変異を有している家系内でも，臨床像は幅があることが多く，先天異常の一部(全前脳胞症の一部など)，神経線維腫症，Marfan症候群，結節性硬化症など，親と子の臨床像，特に重症度が大きく異なることが少なくない．常染色体性優性遺伝する疾患には以下の特徴がある．

1) 浸透率と表現度 penetrance

　優性変異遺伝子を持ちながらそれによる形質が発現しない場合，不完全浸透 incomplete penetrance，または，"浸透率が低い"という．同一家系内で臨床像に差がある場合を表現度が異なるという．たとえば，結節性硬化症で親は白斑だけで，子は知的障害，てんかん，心内腫瘍などを呈する場合がこれに属する．

2) 表現促進現象 anticipation

　世代を経るごとに発症年齢が早くなる現象を指し，常染色体性優性遺伝疾患にみることが多い．トリプレットリピート病に属する常染色体性優性疾患は，子の代ではより若年で発症し，一般に，重症度も増すことが多い．一般にトリプレットリピート延長の程度と相関する．

3）突然変異 mutation による散発例 sporadic case

常染色体性優性遺伝病は，罹患者が数世代にわたり上位から下位世代へ垂直伝達し，1世代に複数の患者が存在することが普通である（家族例 familial case）．しかし，家系内に患者が一人のこともある（散発例または孤発例）．散発例は，致死的であったり，生殖適応度（生殖能力や結婚する可能性など変異遺伝子を伝達する能力の尺度）が低く変異遺伝子が伝達されない場合にみられ，多くは，親の生殖細胞で起こる突然変異に由来する．散発例出生時の父親の年齢は一般的に高く，突然変異の多くは父の生殖細胞で起こると考えられる．

ある世代より下位にのみ罹患者がいる場合も最初の罹患者は突然変異体と考えられる．1世代，1配偶子，1遺伝子座あたりに突然変異が起こる確率を突然変異率といい，その値はほとんどの生物で一定である．しかし，疾患単位では突然変異率に差があり，X連鎖性劣性遺伝（後述）であるが，Duchenne型筋ジストロフィーでは突然変異率が高く，その遺伝子が巨大であることと関連していると考えられる．Huntington病では突然変異率が低い．

また，特定の変異が生じやすい部位があり，これを変異のホットスポット hot spot と呼ぶ．

4）ゲノム刷り込み現象 genomic imprinting
（第7章．先天異常と染色体異常，p 100 参照）

遺伝子の中には，同一の対立遺伝子でありながら，その遺伝子が父親由来か母親由来かにより発現が異なるものがあり，これらの遺伝子の発現は親の生殖細胞を通過する間にある情報を受けて規定されると考えられている．これをゲノム刷り込み現象といい，奇形症候群において，父親由来染色体上の遺伝子の異常によるか，母親由来染色体上の遺伝子の異常によるかで，病態発現が異なる例が知られている．代表的疾患は，Prader-Willi症候群である．

b．常染色体性劣性遺伝病

変異遺伝子のホモ接合体（AA）が罹患し，ヘテロ接合体（Aa）が健常保因者 carrier となる遺伝形式を常染色体性劣性遺伝 autosomal recessive inheritance と呼び，これによる疾患を常染色体性劣性遺伝病という．健常保因者同士の交配により，健常，保因者，罹患者は，それぞれ1/4, 1/2, 1/4の率で生じる．罹患者に性差はない．

保因者は一般に健常だが，まれに軽度の症状を呈することがある（manifesting carrier）．家系は同胞での罹患を示し，世代を越えての発症はない．両親が近親婚である場合や，遺伝的に隔離した集団である場合には，劣性遺伝疾患遺伝子変異が蓄積する．Jewish に Tay-Sachs 病が高頻度であることなどがこれに属する．

罹患者が保因者と結婚すると，子は罹患者が1/2の率で生じ，一見して常染色体性優性遺伝にみえる場合がある．保因者と健常者の組み合わせでも，正常者の生殖細胞の突然変異により，罹患者が生じる場合があり，これは，一見，散発例にみえる．乳幼児期発症の疾患には，これに属するものが多い．**先天代謝異常**の多くは，常染色体性劣性遺伝に属する．

c．X連鎖性優性遺伝病

遺伝子がX染色体上にあり，変異遺伝子のヘテロ接合体，または，ホモ接合体の女性，ヘミ接合体の男性など変異遺伝子を持つすべての個体が罹患者になるのがX連鎖性優性遺伝 X-linked dominant inheritance であり，これによる疾患がX連鎖性優性遺伝病である．

一般に女性は男性よりも軽症である．理論的には一般集団の罹患者の性比は2：1であるが，軽症の女性罹患者の診断率が低下することが多く，1：1に近くなる．オルニチントランスカルバミラーゼ欠損症，家族性低リン血症性ビタミンD抵抗性くる病がこれに属する．

d．X連鎖性劣性遺伝病

X染色体上に劣性の変異遺伝子が存在する場合である．X染色体とY染色体は，短腕末端部分で対合し，その他の部位では相同でない．男性のX染色体，Y染色体上の遺伝子はヘミ接合体となっており，優性，劣性に関係なくすべての遺伝子を発現する．したがって，X染色体上の遺伝子に疾患関連の異常がある場合，男性はすべて発症する．女性では，ヘテロ接合である場合，変

異遺伝子が劣性であれば保因者となる．女性では，X染色体の一本は短腕の末端部分を除いて不活化されており発現しない（第7章．先天異常と染色体異常，p 100 参照）．この不活化は，細胞ごとにランダムに起こるため，ある細胞では父由来X染色体が不活化され，ある細胞ではY染色体が不活化されるという状態になる．この仮説を**Lyon の仮説**といい，この現象を lyonization という．その割合は一定ではないため，一本のX染色体上の遺伝子に異常があった場合，正常遺伝子産物の割合は数％から100％までの幅がある．したがって，保因者は，原則的には無症状であるが，正常遺伝子の発現率が低いと軽度の症状を有することもある．

罹患した父から男児へはY染色体，女児へは変異染色体をのせたX染色体が伝わるため，男児はすべて無症状，女児はすべて保因者となる．また，保因者の母からは，正常Xと異常Xが1本ずつ伝わるため，男児の1/2が罹患者で1/2が正常，女児の1/2が保因者で，1/2が正常となる．

脆弱X症候群，Lesch‐Nyhan病，Menkes病，Duchenne/Becker型筋ジストロフィー，血友病A，Bなどがこれに属する．

e. 細胞質遺伝病

遺伝子であるDNAは，大半の核内の，染色体に存在しているが，細胞質内にも存在する．細菌などでは，プラスミドとして，細胞質内に環状DNAを持っているが，真核生物では，細胞質内DNAはミトコンドリアDNAである．ミトコンドリアDNAは，ミトコンドリア内電子伝達系酵素の一部をコードしており，その遺伝子の異常により，**ミトコンドリア異常症**といわれる，MELAS，MERRF，慢性進行性外眼筋麻痺などの疾患をきたす（第23章．筋疾患，p 592 参照）．

細胞質遺伝病，すなわちミトコンドリア異常症は，メンデルの遺伝方式には従わない．その遺伝的特徴として，精子は細胞質，ミトコンドリアを伝えないため，父から子への遺伝はなく，すべて母系遺伝または孤発例である．また，異常ミトコンドリアDNAと正常ミトコンドリアDNAが混在しており，母の生殖細胞に異常ミトコンドリアDNAがある場合は子の全員が両者を併せ持つと考えられ，その分配の割合により，つまり異常ミトコンドリアDNAを持つ割合により発症の有無や重症度が違い，また，組織間の分配の違いにより症状の違いが出る．

2. 多因子(遺伝)病 multifactorial genetic disorders

単一遺伝子形質の遺伝では，原則として，疾患か否かの不連続形質で，正常と異常の間に連続した段階の形質は存在しない．しかし，身長，知能，血圧など，ありふれた形質は，量的形質（連続形質）であり，一般に正規分布を取り，形式遺伝学の各形式には従わない．量的形質は，多数の同義遺伝子群 polygenes によって支配され，個々の遺伝子の相加的な複合効果として発現している．このような遺伝を，多因子遺伝といい，この様式によって発症する疾患を多因子(遺伝)病という．

多因子病は，心奇形や口唇口蓋裂などの多くの先天奇形や，肥満，糖尿病，悪性腫瘍など，ありふれた疾患に多く，各遺伝子の形質発現の総和として連続している易罹病性が，ある閾値を超えたときに発症してくると考えられる．単一遺伝子遺伝の形式には従わないが，家族集積性がみられ，近親婚では発症頻度が増大，兄弟で罹患しても重症度の違いが大きい．近縁者では，多くの遺伝子を共有しており，その罹病性の分布が疾患側に傾いており，閾値を超える個体が一般集団より多くなるためと考えられる．

しかし，多因子遺伝と想定された疾患の一部に単一遺伝子異常が同定されるものもあり，今後さらに，これに属する疾患群の病態の解明にともない，概念の変化がありうる．

III. 診断，遺伝相談，遺伝子治療

1. 遺伝子診断 gene diagnosis

DNA診断は，遺伝性疾患の診断（罹患者診断，保因者診断，出生前診断）をはじめとして，感染

症診断などに応用されている．遺伝性疾患における遺伝子診断は，次の点で，従来の欠損酵素による生化学的診断などの検査に比べて，利点があるとともに，個人情報そのものである点で，慎重な利用が必要である．

利点としては，①比較的容易な検査法である，②異常と正常の判定が明確であり，保因者診断には酵素活性測定よりも，精度が高い，③細胞，組織などの試料が少なくて可能である（特に，PCRを利用した方法は微量試料で可能である），④細胞，組織の種類を問わない（肝組織だけで欠損している酵素欠損症でも，遺伝子診断は末梢血白血球で可能である），などである．

欠点としては，①遺伝子変異が多様である疾患では罹患者における遺伝子変異の同定に時間がかかる，②罹患者の遺伝子変異が同定されない場合には保因者診断が困難なことがある，などである．

a. 遺伝子診断のための試料

遺伝性疾患の遺伝子診断には，末梢血白血球，血小板，培養白血球，毛根細胞，皮膚線維芽細胞が用いられる（図3-2参照）．出生前診断には，絨毛細胞，羊水細胞が用いられる．癌組織の遺伝子診断には，癌組織を用いる．感染症の遺伝子診断には，血液，感染組織，髄液などが使用される．

b. 遺伝性疾患の遺伝子診断法

疾患遺伝子異常が既知の場合，塩基置換，欠失，重複，挿入などの変異の検出には，サザン解析，PCR法による診断，直接塩基配列決定法などで診断する．疾患遺伝子異常が未知の場合には，SSCP-PCR，直接塩基配列決定法などによる．疾患遺伝子が同定されていない場合には，RFLPの検出により罹患者の診断が可能な場合がある．

c. 遺伝子診断の適応と倫理

遺伝性疾患と遺伝型の診断が容易に可能になる反面，遺伝子診断は，発症前の罹患者の診断，保因者診断などを可能にし，個人が知りたくない情報をも明らかにする性質を持つ．また，遺伝子診断の一部には，遺伝相談に寄与しない性格のものも含まれるため，それぞれの遺伝子診断の目的，予想される結果などについて，十分なインフォームドコンセントが必要である．

2. 出生前診断 prenatal diagnosis

胎児が医学的にどのような状態にあるかを，羊水，絨毛，母体血などを出生前に検査するもので目的は多様である．

遺伝的に予後不良疾患の確率が一定以上ある場合，高齢出産で染色体異常の確率を見たい場合，先天性心疾患を含めて生後直ちに対応が必要な先天異常の有無を診る場合，などに適応されるが，場合によっては命の選別と隣り合わせであるため疾患対象についてと医療としての在り方に関する議論は多い．一般に羊水穿刺は妊娠15～16週，絨毛採取は妊娠9～11週で施行される．酵素診断，遺伝子診断，染色体検査，超音波検査などで当該疾患の可能性の予測を行う．母体血清の特定のマーカーを測定し，トリソミー疾患や脳髄膜瘤，無脳症などの推定を行うトリプルマーカーテスト，クアトロマーカーテスト，母体血中の胎児染色体量を調べ，トリソミー疾患を推定する非侵襲的出生前遺伝学的検査（NIPT）などが実施されている．

いずれも，検査目的，検査結果の偽陽性率，偽陰性率，可能性ある疾患に関する育児上・医学的知識，罹患していた場合に子が受けられる支援，結果を得た後の診断，などにつき，専門職から十分なカウンセリングを受けた後に，決められるべき検査であり，依然，多くの倫理的課題を持つものである．

3. 遺伝相談 genetic counseling

遺伝相談とは，ある家系内，あるいは個人における特定の遺伝性疾患，または，先天異常などについて，その疾患が発生する危険率を推定し，適切な医学的助言を行うことを指す．診断のみではなく，診断を含んだ遺伝的カウンセリングであり，相談者が自己の意志決定をするために必要な医学的情報を伝え，相談者の自己決定をサポートすることを意味する．遺伝相談は，①疾患の診断，②疾患の遺伝性の有無，③家系内での再発

率，③相談者，または，家族の発症危険率，④保因者診断，⑤出生前診断，⑥高齢妊娠の胎児の疾患保有率，⑦妊娠中の環境要因（薬物など）の影響の評価，など多岐にわたる．

　遺伝相談には，疾患が正しく診断されていること，家系の情報が十分に得られること，カウンセラー（相談を受ける側）が，該当疾患の経過，予後，遺伝的特性，などを熟知し，疾患の遺伝子解析に関しても最新の情報を得ている必要がある．

4. 遺伝子治療 gene therapy

　遺伝子治療とは，外部から細胞，または，組織に特定の遺伝子を導入させ，発現させ，治療する方法論を指す．遺伝性疾患，悪性疾患，感染症などに対しての治療に考えられ，研究されている．遺伝性疾患では，機能欠損を生じている変異遺伝子に対して正常遺伝子を発現させる目的である．

　目的とする遺伝子を組み込み，細胞または組織に導入できる形にする担体をベクターと呼び，アデノウイルスやアデノ随伴ウイルス，レトロウイルスなどのウイルス性ベクターと，リポソームなどの非ウイルス性ベクターがある．

　ウイルス性ベクターは，細胞侵入性を残し，増殖性を削除したものであり，これが遺伝子治療の成否の鍵ともなっており，開発が進められている．

4

小児保健と社会小児医学

第二次大戦後50年の科学の進歩と社会情勢の変化はきわめて大きい．環境汚染は地球的規模で広がり，子どもをとりまく社会環境，家庭環境は大きく変化してきている．医学は疾病の診断・治療を中心にめざましい発展を遂げたが，社会の中で健康に生活してゆくには医学・医療だけでは不十分となってきている．疾病や障害の予防，早期発見と早期治療，事故の防止，リハビリテーションや医学と保健，教育，福祉との連携が必要になってきている．

そして疾病だけでなく，広く子どもの育成，心身の健康の保持・増進は，保健学，健康科学，社会小児科学，予防小児科学など多くの立場から論じられている．**小児保健学**は，医学，看護学，教育学，栄養学，心理学，社会学など子どもの健康に関わるあらゆる学問領域を統合した，人間と環境のかかわり合いの中で，個人としてよりも主として集団として健康保持，増進，疾病の予防管理を扱う，子どもについての保健学である．医師，看護師，保健師，助産師，臨床検査技師，精神保健福祉士，言語聴覚士，栄養士，臨床心理士，理学療法士，作業療法士，教師，養護教諭，保育士など医師のみでなく，多くの関連分野のいわゆるコメディカルの専門職との連携・協力のうえに小児保健は成り立っている．その中で，乳幼児は出生前から母性と深いつながりがあり**母子保健**として，児童はその大半を学校で過ごすことから**学校保健**として施策がたてられている．

社会小児科学は，あくまで小児科学の一分野であり，小児保健学の広範な学問的基盤をふまえて，単に子どもを個人的な立場でなく，子どもをとりまく家庭，幼稚園，保育園，学校や地域社会，民族，国家などの集団との関連から，公衆衛生学的に，小児科学を専攻する医師が関わる分野といえる．

I. 人口動態と小児死亡

小児保健の現状を知るためには，まず人口動態統計から出生状況を把握し，小児死亡の動向を把握する必要がある．

1. 人口動態

わが国の出生率の年次推移をみると，明治，大正から第二次大戦前の昭和時代まで人口1,000対

表4-1 出生数・出生率の年次推移

年	出 生 数	出 生 率 （人口千対）
昭和25（1950）	2,337,507	28.1
30（ '55）	1,730,692	19.4
35（ '60）	1,606,041	17.2
40（ '65）	1,823,697	18.6
45（ '70）	1,934,239	18.8
50（ '75）	1,901,440	17.1
55（ '80）	1,576,889	13.6
60（ '85）	1,431,577	11.9
平成元（ '89）	1,246,802	10.2
2（ '90）	1,221,585	10.0
3（ '91）	1,223,245	9.9
4（ '92）	1,208,989	9.8
5（ '93）	1,188,282	9.6
6（ '94）	1,238,328	10.0
7（ '95）	1,187,064	9.6
8（ '96）	1,206,555	9.7
9（ '97）	1,191,665	9.5
10（ '98）	1,203,147	9.6

（厚生統計協会編：国民衛生の動向47（9）:43, 2000）

30前後であった．第二次大戦後の1947年の出生率は34.3で，いわゆる第一次ベビーブームを示した．それ以後下降し，1960年頃に17前後となり，その後1976年頃から徐々に低下し始め1991年には9.9と10を切りその後も低値が続いている（表4-1）．

このような少産の傾向は，1999年には年少人口（0〜14歳）14.8％，生産年齢人口（15〜64歳）68.5％，老年人口（65歳以上）16.7％と急速な高齢化社会の到来とあいまって，将来の小児人口の低減を意味するとともに家族構成の変化をもたらすことが予想される．

2. 小児死亡統計

小児死亡の動向を示す指標には新生児死亡率，乳児死亡率，周産期死亡率があり，小児保健の水準を表す．幼児，学童期の児童については年齢別児童死亡率がある．

a. 新生児死亡，乳児死亡，周産期死亡

乳児死亡とは生後1年未満の死亡をいい，そのうち生後4週未満および1週未満の死亡をそれぞれ新生児死亡，早期新生児死亡と呼び，出生1,000に対して算出される．

乳児死亡率は胎児期の母体も含めて，乳児をめぐるあらゆる健康上の環境を端的に表す指標とされる．その地域の保健衛生状態のレベル，ひいては生活水準を示す．

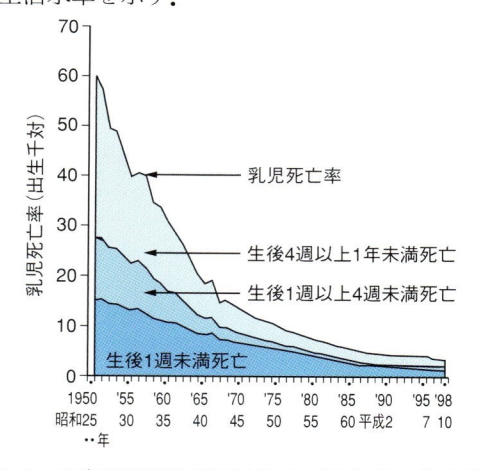

図4-1 生存期間別乳児死亡率（出生千対）の年次推移
（厚生統計協会編：国民衛生の動向 47（9）: 65, 2000）

わが国の乳児死亡率は明治大正時代は150以上であったが，昭和に入り低下し始め1941年に大戦前の最低率84.1となった．第二次大戦後1947年の76.7から急速に低下し始め，1958年に40を割り，1961年に30を，1965年に20を切り，1975年には10になった．そして以後も低減し続け1998年には3.6となり，この値は国際比較のうえでも最低のグループに属する（図4-1）．

1998年の乳児死亡原因の第1位は「先天奇形，変形および染色体異常」で36.2％，第2位は「周産期に特異的な呼吸障害および心血管障害」で15.4％，第3位は「乳幼児突然死症候群」で8.2％であった．「先天奇形，変形および染色体異常」は1985年にそれまで第1位であった「出生時外傷，低酸素症，分娩仮死およびその他の呼吸障害」と入れ替わり，以後1位を占めている．

新生児死亡は乳児死亡の約半分を占め，1998年は「先天奇形，変形および染色体異常」で39.5％，第2位は「周産期に特異的な呼吸障害および心血管障害」で26.5％であった．従来新生児死亡原因の第1位は「出産時外傷，低酸素症，分娩仮死およびその他の呼吸障害」で，第2位が「先天異常」であったが1989年に1位と2位が入れ替わった．

「乳幼児突然死症候群」はICD-10の分類変更のため順位が上がったものである．死亡原因の年次的推移はICD-7〜ICD-10の改正にともなって死亡順位の選び方や分類が改められているため，内容は必ずしも一致しないが，第二次大戦後感染性疾患による死亡は減少したが，先天奇形，変形および染色体異常や周産期に発生した病態による死亡は著明には減少していないことが今後の課題である．

周産期死亡は妊娠満22週以後の死産と早期新生児死亡（生後1週未満）とをあわせたものをいい，出生数に満22週以後の死産数を加えたものを分母としたものの1,000対で周産期死亡率として用いられる．母体の健康状態が胎児に及ぼす影響を表す指標である．わが国の周産期死亡率は1998年には6.2であり，西欧諸国とほぼ同水準であるが，早期新生児死亡率がきわめて低いのに対して，妊娠満28週以後の死産が多いのが特徴である（図4-2）．

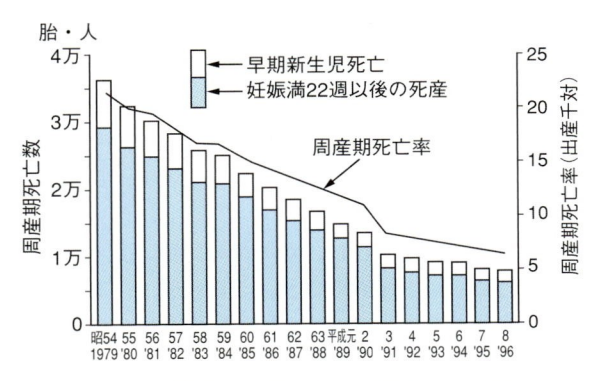

図4-2 周産期死亡数および率の年次推移
(厚生統計協会編：国民衛生の動向 45 (9)：63, 1998)

b. 幼児・学童・生徒の死亡

児童とは低年齢の未成年者を総称し，児童福祉法では18歳未満を児童，満1歳に満たないものを乳児，満1歳から小学校就学時期に達するまでを幼児，それ以後18歳までを少年という．一方学校教育法では6歳から12歳までを学齢児童，中学・高校生を生徒，大学生を学生という．

乳児期以後の死亡は通例年齢別人口10万対で示される（表4-2）．幼児期から19歳までの間は，他の年齢層と比較しても死亡率は低く，なかでも10～14歳階級が最も低い．年次的にみても各年齢層ともに低下してきているが，乳児死亡率が国際的に最低率グループに属しているのに比べて，**児童死亡率**，特に1～4歳階級は改善の余地がある．死亡原因はほとんどの年齢層で「不慮の事故および有害作用」が第1位である．疾患としては白血病を主とする悪性新生物と心疾患である．一方，10～14歳階級の第3位，15～19歳階級の第2位に自殺が，1～4歳階級の7位，5～9歳階級の7位に他殺がみられ（1998年），母子心中や一家心中などの社会的な面から注目しなければならない．

II. マススクリーニング

マススクリーニングとは，対象となる人全員に簡単な一次検査を行い，ある特定の疾患を発見もしくは可能性の高い人をふるい分け，さらに精密検査を行うことにより，疾患を早期に発見することである．小児では新生児期に先天代謝異常症，甲状腺機能低下症と先天性副腎過形成症が，乳児期に神経芽［細胞］腫，学齢期に寄生虫卵，結核，腎疾患，心疾患などのスクリーニングが行われている．乳幼児健康診査や学校での健康診断も特定の疾患を対象とはしていないが，スクリーニングとしてとらえてよい．

1. 新生児マススクリーニング

新生児マススクリーニングは，1977年から

表4-2 年齢階級・死因順位別死因および死亡率
(1998, 人口10万対, 0歳のみ出生10万対)

	第1位		第2位		第3位		第4位		第5位	
	死因	死亡率	死因	死亡率	死因	死亡率	死因	死亡率	死因	死亡率
総数	悪性新生物	226.7	心疾患	114.3	脳血管疾患	110.0	肺炎	63.8	不慮の事故	31.1
0歳	先天奇形・変形および染色体異常	131.7	呼吸障害等[1]	56.0	乳幼児突然死症候群	29.9	不慮の事故[2]	22.4	出血性障害等[3]	16.6
1～4	不慮の事故	9.3	先天奇形・変形および染色体異常	5.4	悪性新生物	2.6	肺炎	2.4	心疾患	1.8
5～9	不慮の事故	5.8	悪性新生物	2.3	先天奇形・変形および染色体異常	1.2	肺炎	0.9	その他の新生物	0.7
10～14	不慮の事故	3.0	悪性新生物	2.4	自殺	1.3	心疾患	1.0	先天奇形・変形および染色体異常	0.6
15～19	不慮の事故	16.4	自殺	7.9	悪性新生物	4.0	心疾患	2.0	先天奇形・変形および染色体異常	0.7

1) 周産期に特異的な呼吸障害および心血管障害
2) 不慮の事故および有害作用
3) 胎児および新生児の出血性障害および血液障害
(厚生統計協会編：国民衛生の動向 47 (9)：414, 2000)

フェニルケトン尿症，ホモシスチン尿症，ヒスチジン血症，メープルシロップ尿症(楓糖尿症)，ガラクトース血症で始められ，1979年先天性甲状腺機能低下症(クレチン症)が，1989年先天性副腎過形成症が加えられた．

新生児マススクリーニングの条件は，早期発見，治療が遅れると死亡ないし障害を残す疾患であり，一括して簡便，確実な検査法，診断法があり，さらに治療法ないしは障害の予防法が確立していることである．

異常値を示した児には公費で精密検診と，さらに小児慢性特定疾患治療研究事業によって公費治療が受けられる．1992年ヒスチジン血症は言語発達遅滞や知的障害(精神発達遅滞)との関連が不確実との理由でスクリーニングから除外され，現在6種類の疾患を対象にして行われている(第5章．小児診断学，p74，表5-7，p73，表8-4，p119参照)．

2. 神経芽［細胞］腫のスクリーニング

神経芽［細胞］腫は小児期に多くみられる予後不良の固形腫瘍である．しかし，1歳前に発見されると予後が良いこと，カテコールアミンを産生することから，尿中のバニルマンデル酸(VMA)，ホモバニリン酸(HVA)の測定によるスクリーニングが1984年から開始されてきた．

生後6ヵ月頃に保護者が採尿し，検査機関に郵送し，その発見率は約1/6200であった．しかし，その有用性について欧米で疑問があるとの報告が出され，わが国でも2003年より厚生労働省で検討会を設置して検討し，死亡率の減少が明確でなく，また発見されたもののなかに自然経過で縮小したり，治療の必要のないものが含まれているとの理由などで，この事業は2004年3月をもって休止された．

III. 乳幼児保健

1. 乳幼児保健の意義

乳幼児期は急速に発育発達する時期であり，子どもの順調な発育発達を促し，発達段階にあった生活様式を確立し，将来の社会人としての基礎をつくる大切な時期である．そのためには婚姻前から妊娠分娩周辺期，新生児期，乳幼児期を一貫して考えるべきであり，母子保健活動として一括され実施されている．

母子保健活動の柱は，かつては栄養不足による健康対策，衛生知識の普及，予防接種などによる感染症対策であった．しかし乳幼児死亡は減少し，少産少子の時代に入り，核家族化，母親の就労が一般化し，活動の主体は健全育成，心因性の問題や心の問題，子どもの虐待，微徴候を持った子どもの問題，事故の防止，障害の発生予防と早期発見，早期対処などに変化してきている．また，地域における育児支援にも大きな役割を求められるようになってきている．

2. 健康診査と保健指導

乳幼児健康診査の元来の目的は，疾病異常の早期発見とその対応であり，また疾病異常の予防と健全な発育発達を促すための育児に関する保健指導である．乳幼児健診の目的は健診の場で診断をつけるのではなくあくまでスクリーニングであり，異常と判断された児および境界児に対しては二次健診(発達健診や経過観察健診など)や精密健康診査などで適切な経過観察や医療につなげることである．さらに，地域の育児グループや療育施設などとの有機的な連携をとることも大切である．

行政サービスによる健康診査には保健センターなどで行われる集団健診と診療所や病院での個別健診とがある．集団健診では医師のみならず保健師，栄養士，臨床心理士(心理判定員)などとの個別相談が可能であり，健診後のスタッフカンファレンスで問題のある児を適切な事後措置につなげやすい．また，1歳6ヵ月，3歳児健診では歯科健診が行われていることが多く，多人数に比較的短時間で効率よく栄養，事故予防や予防接種の情報などを伝えることができる．一方，個別健診はかかりつけ医によって，継続的に一貫した育児指導が受けられる利点がある．出生前からかかりつけ医を決め相談，治療が受けられる出生前小児保健指導 prenatal pediatric visit がわが国でも導入

表 4-3 小児期定期健康診査の重点

	新生児	乳児前期	乳児後期	幼児前期	幼児後期	児童生徒
リスク要因の確認・追跡	◎	◎	○	○	○	
成長(身体計測)	○	○	○	○	○	○
行動発達		○	◎	◎	◎	
生活習慣の自立				○	◎	
栄養	○	◎	◎	◎	○	○
生活指導		○	○	○	○	○
先天異常	◎					
出生前および周生期の原因による心身障害	○	◎				
神経学的異常		○	○			
知的障害(精神発達遅滞)			○	◎	◎	○
伝達の障害 聴覚・視覚			○	◎		
伝達の障害 言語				◎	◎	
行動上の問題・学習障害					○	◎
環境適応不全					○	◎
情緒障害					○	○
う歯の予防				◎	◎	
検査		先天代謝異常(4種),クレチン症,副腎過形成	神経芽[細胞]腫(VMA法)			

(平山宗宏:新小児医学大系 26, p 462, 中山書店, 1985, 一部改変)

が試みられている.

健診の間隔は乳児では月に1回が理想的であるが,実際には生後1ヵ月に母親の産後検診と同時に行われる.行政サービスとしては首がすわる,寝返りができる,坐位がとれる,つかまり立ちができる発達の"key month"である3〜4ヵ月,6〜7ヵ月,9〜10ヵ月に行われることが多い.幼児期は歩けるようになり,意味のある単語を話せるようになる1歳6ヵ月と三輪車をこぐことができ,聞かれると姓名をいえ,おおむね生活習慣の自立ができている3歳に行われる.小学校入学前に,学校保健法に基づく**就学時健診**がある.健康診査の重点チェックポイントを表4-3に示す.

3. 母子健康手帳

1942年厚生省令で妊産婦手帳制度が制定され,第二次大戦後1947年制定の児童福祉法により妊産婦の届出と母子手帳の公布が行われた.1965年母子保健法の制定公布により母子手帳は母子健康手帳となった.その後1976年から育児の実践に参考となるように,各月齢に応じた発達上のチェックリストおよび健康上のポイントが記載されるようになった.1992年からは市町村で交付事業が行われるようになり,内容も自治体の特色が出せるようになった.また,英語,スペイン語など外国語の母子健康手帳もつくられている.

妊娠,出産,乳幼児期の一貫した健康記録であり,梅毒血清検査,B型肝炎抗原検査,血液型,貧血の有無,血圧,蛋白尿や糖尿の有無などの妊娠期の情報,分娩および新生時期の状況,そしてその後小学校入学までの乳幼児期の健康診査や予防接種の情報が記載されている.

4. 発達障害 developmental disorder の予防と早期発見・療育

障害とは何らかの回復困難な損傷 impairment により,能力の不全 disability がもたらされ,その結果社会的不利益 handicap が引き起こされた状態と考えることができる.

心身の発育発達の途上に何らかの要因が加わることにより通常みられるべき発達が損なわれ,発育発達に歪みや遅滞が生じ,さらに次の段階の発達にも影響が及び,そのために日常生活や社会適応に困難がもたらされている状態を**発達障害**という.問題を抱える人の,個々の障害をひろい出すのではなく可能性を追求するというリハビリテーション的な考え方で,内容は心身障害と同様である(表4-4).

発達障害は早期に発見され適切な療育が受けられることが望まれる.**療育**とは単に障害を持った

表 4-4 発達障害

知的障害(精神発達遅滞)
肢体不自由(脳性麻痺,筋ジストロフィーなど)
言語発達遅滞
自閉症(広汎性発達障害)
注意欠陥多動障害
学習障害
視覚障害
聴覚障害　など

子どもの治療および教育にとどまらず，障害を持った子どもたちに対する，注意深く特別に設定された子育てである（高松鶴吉）．発達障害児の発見が，障害児の管理や排斥につながるものであれば，早期発見は全く意味のないことになる．地域における療育施設の整備と，乳幼児健診などとの連携システムの構築が望まれる．また発達障害の予防の面からみると原因となる先天異常に対する環境監視を強め，学校における保健教育を進め，母子保健対策を充実させることが大切である．

5. 乳幼児突然死症候群 sudden infant death syndrome（SIDS）

乳幼児突然死症候群（SIDS）とは，それまでの健康状態および既往歴から全く予想できず，しかも剖検によってもその原因が不詳である，乳幼児に突然の死をもたらす症候群と定義される．世界各地で認められ，欧米では出生1,000に対して2～3で，生後1週間を除き，乳児死亡の第1位を占めると言われている．わが国では出生1,000に対して0.5～1.0と推測されているが，窒息や肺炎などと診断されることがあり，剖検による正しい診断が大切である．SIDSの原因に関しては，睡眠中に起こる生理的な無呼吸からの回復が遅れる覚醒反応の異常とする説が有力である．

1歳未満，特に6ヵ月以内の乳児が睡眠中に起こしやすい．うつぶせ寝，保護者の喫煙，人工栄養，が危険因子としてあげられている．

また本症候群は言葉のとおり数時間前まで元気でいた子どもが突然死亡し，保護者がわが子の死をなかなか受け入れられない．また，しばしば保護者に問題があったような非難を受けることがあり，特別な配慮が必要である．また，乳児死亡率が低下し，0歳児保育の要望が強まっている現在，大きな社会的注目を集めている．

IV. 学校保健

1. 学校保健の意義

児童は幼稚園を含め小学校，中学校，高等学校と発達期の大半をいわゆる学校に通うことになる．教育の目的は教育基本法第1条に記されているが，社会的，精神的および身体的にも健康な国民を育成することにある．そのためには教える側，教えられる側双方が健康であることが前提であり，生涯健康であるための基本的な知識，態度ならびに習慣を修得しなければならない．そして，教える側と教えられる側両者の健康保持を図るための営みが**保健管理**であり，健康な生活を送るのに必要な知識，態度や習慣を修得させることが**保健教育**である（図4-3）．

2. 学校医の役割

学校保健の具体的な活動は学校医，学校歯科医，学校薬剤師，栄養士，PTA代表，児童生徒の代表，地域組織の代表などを交えた学校保健委員会や校長を中心として保健主事，養護教諭などの学校保健関係職員などが中心になって行われる．その中で，学校医はほとんどの学校で嘱託という形でおかれており，学校における保健管理に関する専門的事項に関し，技術および指導に従事し，その職務内容は「学校保健法施行規則」に示されている（表4-5）．

主な内容は学校保健安全計画の立案に参与し健康診断・相談，伝染病および食中毒の予防や救急処置などである．

3. 養護教諭の役割

学校教育法第28条で養護教諭の職務を規定しているが，1972年の保健体育審議会の答申において「養護教諭は，専門的立場からすべての児童・生徒の保健および環境衛生の実態を的確に把握し，疾病や情緒障害，体力，栄養に関する問題など心身の健康に問題を持つ児童・生徒の個別の指導にあたり，また健康な児童・生徒についても健康の増進に関する指導にあたるのみならず，一般教員の行う日常の教育活動にも積極的に協力する役割を持つものである」と述べられている．特に，最近いじめの問題や不登校，保健室登校など，不安や悩みなど心に問題を抱える児童・生徒が増加してきており，カウンセリングを含めた教

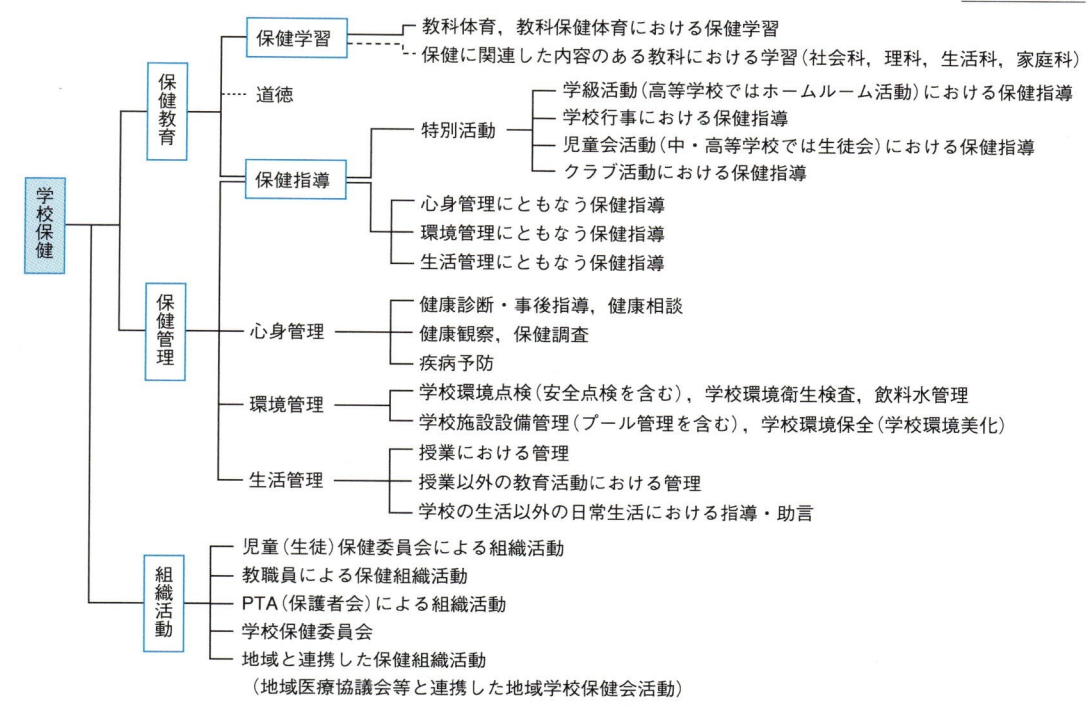

図4-3 学校保健の領域構造

- 学校保健
  - 保健教育
    - 保健学習
      - 教科体育，教科保健体育における保健学習
      - 保健に関連した内容のある教科における学習（社会科，理科，生活科，家庭科）
    - 道徳
    - 保健指導
      - 特別活動
        - 学級活動（高等学校ではホームルーム活動）における保健指導
        - 学校行事における保健指導
        - 児童会活動（中・高等学校では生徒会）における保健指導
        - クラブ活動における保健指導
      - 心身管理にともなう保健指導
      - 環境管理にともなう保健指導
      - 生活管理にともなう保健指導
  - 保健管理
    - 心身管理
      - 健康診断・事後指導，健康相談
      - 健康観察，保健調査
      - 疾病予防
    - 環境管理
      - 学校環境点検（安全点検を含む），学校環境衛生検査，飲料水管理
      - 学校施設設備管理（プール管理を含む），学校環境保全（学校環境美化）
    - 生活管理
      - 授業における管理
      - 授業以外の教育活動における管理
      - 学校の生活以外の日常生活における指導・助言
  - 組織活動
    - 児童（生徒）保健委員会による組織活動
    - 教職員による保健組織活動
    - PTA（保護者会）による組織活動
    - 学校保健委員会
    - 地域と連携した保健組織活動
    - （地域医療協議会等と連携した地域学校保健活動）

図4-3 学校保健の領域構造
（日本学校保健会：平成3年「学校保健の動向」p 20，1991）

表4-5 学校医の職務執行の準則

1. 学校保健安全計画の立案に参与すること
2. 学校環境衛生の維持および改善に関し，学校薬剤師と協力して必要な指導と助言を行うこと
3. 児童・生徒・学生の健康診断に従事すること
4. 疾病の予防処置に従事し，および保健指導を行うこと
5. 健康相談に従事すること
6. 伝染病の予防に関し，必要な指導と助言を行い，ならびに学校における伝染病および食中毒の予防処置に従事すること
7. 校長の求めにより救急処置に従事すること
8. 市町村の教育委員会または学校の設置者の求めにより，就学時の健康診断，職員の健康診断に従事すること
9. その他，必要に応じ学校における保健管理に関する専門的事項に関する指導に従事すること
10. 前項の職務に従事したとき，その状況の概要を学校医執務記録簿に記入して校長に提出すること

（学校保健法施行規則第23条）

育相談の面からもその役割が増し一校に複数の配置が望まれている．

4. 健康診断と健康相談

　学校における健康診断は疾病や異常をみつけるだけではなく，保健学習，指導や体育などを通して発育の促進，機能の向上，健康の確保，増進などの教育活動と連携して活用することが重要である．健康診断は就学時健康診断と児童および職員の定期健康診断と臨時健康診断とがある（図4-4）．

　検査項目は身体の形態計測，視力・聴力などの機能的検査，寄生虫卵の有無，尿検査などが適宜行われる．

　健康診断の場では，思春期前から，特に女児に対しては，体重や身長などの計測や内科検診には十分な配慮が望まれる．

5. 学校検診

　学校検診は学校を実施の主たる場とする各種のスクリーニングであり，学校における健康診断の中で，学校保健活動の一環として行われている．疾患構造の変化でかつての伝染病は姿を消し，か

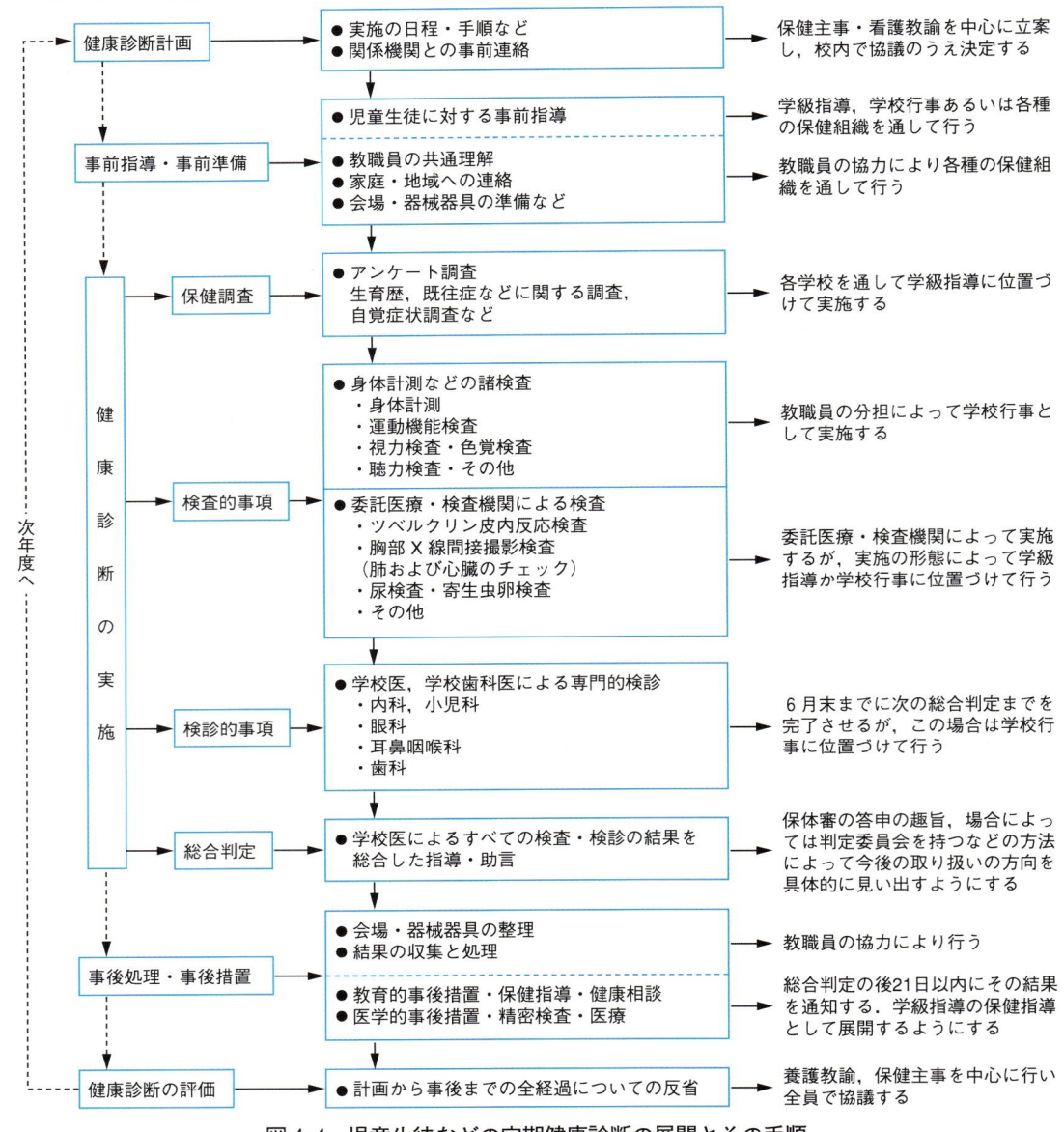

図4-4 児童生徒などの定期健康診断の展開とその手順

ステップ	項目	内容	備考
	健康診断計画	● 実施の日程・手順など ● 関係機関との事前連絡	保健主事・看護教諭を中心に立案し、校内で協議のうえ決定する
	事前指導・事前準備	● 児童生徒に対する事前指導	学級指導、学校行事あるいは各種の保健組織を通して行う
		● 教職員の共通理解 ● 家庭・地域への連絡 ● 会場・器械器具の準備など	教職員の協力により各種の保健組織を通して行う
健康診断の実施	保健調査	● アンケート調査 　生育歴、既往症などに関する調査、自覚症状調査など	各学校を通して学級指導に位置づけて実施する
	検査的事項	● 身体計測などの諸検査 　・身体計測 　・運動機能検査 　・視力検査・色覚検査 　・聴力検査・その他	教職員の分担によって学校行事として実施する
		● 委託医療・検査機関による検査 　・ツベルクリン皮内反応検査 　・胸部X線間接撮影検査 　（肺および心臓のチェック） 　・尿検査・寄生虫卵検査 　・その他	委託医療・検査機関によって実施するが、実施の形態によって学級指導か学校行事に位置づけて行う
	検診的事項	● 学校医、学校歯科医による専門的検診 　・内科、小児科 　・眼科 　・耳鼻咽喉科 　・歯科	6月末までに次の総合判定までを完了させるが、この場合は学校行事に位置づけて行う
	総合判定	● 学校医によるすべての検査・検診の結果を総合した指導・助言	保体審の答申の趣旨、場合によっては判定委員会を持つなどの方法によって今後の取り扱いの方向を具体的に見い出すようにする
	事後処理・事後措置	● 会場・器械器具の整理 ● 結果の収集と処理	教職員の協力により行う
		● 教育的事後措置・保健指導・健康相談 ● 医学的事後措置・精密検査・医療	総合判定の後21日以内にその結果を通知する。学級指導の保健指導として展開するようにする
次年度へ	健康診断の評価	● 計画から事後までの全経過についての反省	養護教諭、保健主事を中心に行い全員で協議する

(髙石昌弘：学校保健概説, p 36, 同文書院, 1987)

わって長期欠席や突然死の原因となる腎臓病や心臓病、また将来の生活習慣病（成人病）を予防することが目的である。問題を指摘された児は専門医療機関で精密検査を受け、適切な治療と指導管理表に基づいて生活管理が行われる。

a. 心臓検診

小学1年、中学1年、高校1年に心電図検査が行われ、一次検診としてアンケート調査、学校医の診察、担任、養護教諭の日常観察に心音図・心電図検査または12誘導心電図検査が行われる。異常が疑われる児に対しては専門医による診察と検査による二次検診が行われる。

対象となる疾患はリウマチ性心疾患が減少し、先天性心疾患、不整脈、心筋炎、心筋症、川崎病の冠動脈病変などが現在の主な問題である。

b. 学校検尿

腎炎，ネフローゼ症候群などの腎・泌尿器疾患や糖尿病を早期に発見し，適切な管理を行うことを目的としている．集団検尿の方法としては家庭で採尿した早朝第一尿を，10～15日間隔の2回，蛋白・糖・潜血反応をテープ法で検査する方法が一般的である．

何らかの異常所見が発見された場合，診断を確実にし，さらにその疾患の活動性の程度を明らかにし，各々の児に対して適切な治療と日常生活管理を行う．

c. 結核検診

小児結核の新発生は著明に減少してきている．しかし，このことは若年者の未感染者が増加してきていることを意味し，教員を含め感染性の患者が発生し，その早期発見と対処を誤ると，集団感染に発展する危険性がある．

結核対策は近年大きく変わり，2003（平成15）年4月からは結核予防法による小・中学校における結核定期健診と，ツベルクリン反応陰性者に対するBCG接種が廃止された．学校保健法の定期健診（内科健診）で，事前の問診と健診結果で必要な児に胸部X線検査を実施することとなった．また，結核予防法は2007年に廃止され，結核は感染症法の2類感染症に，BCGは予防接種法に取り込まれた．

d. その他

眼科検診，耳鼻咽喉科検診，歯科検診，脊柱側彎検診や一部では貧血や生活習慣病（成人病）のスクリーニングとして血算コレステロールの測定が行われている．

6. 健康教育，生活習慣病（成人病）の予防

将来高血圧，虚血性心疾患や肥満，動脈硬化症，糖尿病といったいわゆる**生活習慣病（成人病）**として発症しやすい疾患の危険因子のスクリーニングと，小児期からの適切な食事や運動指導などを通してそれらの疾患を予防しようとするものである．喫煙やアルコール，さらには覚醒剤などの危険性の教育も大切である．

7. 性教育，後天性免疫不全症候群（AIDS）教育

生理的な性の発達の促進化，低年齢化が進み，心理的な性の発達，性的な行動も積極化の傾向が明らかとなっており，学校における**性教育**の重要性が叫ばれている．小学校では担任が養護教諭の協力の下に，中学・高校では保健体育の教師を中心に養護教諭，生物の教師が協力しつつ行っていることが多く，学校医が参加することもある．

わが国でも**ヒト免疫不全ウイルス（HIV）感染者**は異性間性的接触による若年者の感染者数が増加しており，AIDSについての正しい知識を身につけさせるとともに，AIDSに対する誤解や患者に対する偏見をなくす指導が大切である．

8. 学校伝染病

学校においては，伝染病の発症および水平感染を予防することは大切である．近年かつての重篤な法定・指定伝染病は減少し，また感染症の軽症化の傾向がみられる．1897年に施行された伝染病予防法にかわって，1999年に感染症法（感染症法の予防および感染症の患者に対する医療に関する法律）が施行された．**学校伝染病**は第1種，第2種，第3種に分類され，対象疾患は，2003，2006年の感染症法の改正に伴い追加，変更されているが，実際上問題となるのは第2種および第3種である．学校伝染病の他児童への伝播を防ぐために，これらの伝染病に罹患している者や疑いのある者に対して，届出と学校出席停止期間が定められている（表4-6）．第3種の出席停止期間を厳密に規定することは困難なことが多く，医師の判断に委ねられている．

また学校設置者（教育委員会）は，伝染病予防上必要があるときは，臨時に学校の全部または一部を休業することができる．

表 4-6 学校で予防すべき伝染病および出席停止期間の基準(2007年4月1日施行)

分 類	対象疾病[1]	出席停止の期間の基準[2]	備 考
第1種	エボラ出血熱 クリミア・コンゴ出血熱 痘そう 南米出血熱 ペスト マールブルグ病 ラッサ熱 急性灰白髄炎 ジフテリア 重症急性呼吸器症候群*	治癒するまで	「感染症の予防及び感染症の患者に対する医療に関する法律(感染症予防医療法)」における1類感染症および2類感染症
第2種	インフルエンザ 百日咳 麻疹 流行性耳下腺炎 風疹 水痘 咽頭結膜熱 結核	解熱した後2日を経過するまで 特有の咳が消失するまで 解熱した後3日を経過するまで 耳下腺の腫脹が消失するまで 発疹が消失するまで すべての発疹が痂皮化するまで 主要症状が消退した後2日を経過するまで 伝染のおそれがなくなるまで	経気道感染を主とする疾病 児童生徒の罹患が多く学校において流行が広がる可能性が高い伝染病
第3種	コレラ 細菌性赤痢 腸管出血性大腸菌感染症 腸チフス パラチフス 流行性角結膜炎 急性出血性結膜炎 その他の伝染病	伝染のおそれがなくなるまで	学校での活動を通して流行が広がる可能性のある伝染病

1) 学校保健法施行規則19条, 2) 同規則20条
＊病原体がコロナウイルス属SARSコロナウイルスであるものに限る.

V. 予 防 接 種

1. 感染症の予防,感染症サーベイランス

感染症の発生には①感染源,②感染経路,③感受性者の三つの要素があり,感染症の予防にはそれぞれに対策がたてられる.

感染源対策としては上下水道などの環境整備や伝染病の届出などが規定されている.

感染経路対策には直接伝播を防ぐために,感染源との接触や接近を避けたり,間接伝播を避けるために手洗いの励行や部屋の換気に留意するなどの健康教育がある.学校伝染病には登校停止や学級,学校閉鎖の基準が定められている.

感受性者対策は適切な栄養補給,休養,睡眠などにより健康の保持増進を図ることが基本であるが,積極的な対策は予防接種である.

感染症対策は従来「伝染病予防法」,「性病予防法」を基本にして行われていたが,実情と合わなくなり,1999年4月に前2法と「後天性免疫不全症候群の予防に関する法律」の感染症3法を統合した「感染症法」が施行された(第15章.感染症,p 306参照).その後,2003,2006年に改正され,対象疾病や分類がみなおされ,2007年には結核予防法は廃止された.

また,感染症予防対策を効果的に実施するためには,感染症の流行に関する適切な情報を把握することが不可欠である.第二次大戦後わが国においては医学の進歩,生活水準の向上,衛生環境の改善,予防接種の普及などにより重篤なかつての法定・指定伝染病は激減した.一方,従来の届出伝染病は届出率が低く,流行の現状把握と予防対策がたてにくかった.また重篤な疾患に代わって

比較的症状は軽いが，まれに重篤な合併症や後遺症をもたらし，ときに大きな流行をする疾病への対応が求められるようになってきた．このような状況の下，全国各地の小児科定点約3,000カ所をはじめとする定点医療機関から2007年1月現在100疾患の発生状況に関する情報が収集されている．また各地の衛生研究所などにおける病原体の検索結果に関する情報も月ごとに収集され，得られた情報を都道府県および全国規模で解析評価し，その結果を速やかに各地域に還元する**感染症サーベイランス事業**が行われている．

2. 予防接種の意義

予防接種の目的は弱毒化した細菌やウイルス，菌体の一部や毒素を接種することにより当該疾患に対する能動免疫を獲得させ，病原体にさらされても発病を免れるないしは軽い経過で治癒させることである．このような個人を社会集団の中で増やすことによって集団における伝染病の流行を防ぐことができる．1948年制定の予防接種法では社会防衛的な意義が強調され，義務接種であった．しかし重篤な感染症が少なくなった結果，予防接種の対象疾患は一昔前であれば誰でもかかる感染症でときに重大な合併症や先天異常の原因となるような疾患に変わった．むしろ個々人が予防接種の必要性を十分に理解し，個人はもちろん，ひいては健康上の弱者を含んだ社会全体のためにも予防接種を受けるという個人防衛的な意義が尊重されるべきである．

1994年に予防接種法が改正され，義務接種から**勧奨接種**に，集団接種から**個別接種**となった．予防接種の必要性および副反応などに関する情報を十分伝え，適切な予診を行い，インフォームドコンセントをしっかり得ること，そして予防接種による健康被害の情報は速やかに収集することが大切である．

3. 予防接種の種類

予防接種の種類には予防接種法による対象8疾患(DPT，麻疹，風疹，ポリオ，日本脳炎，結核)，B型肝炎母子感染防止事業，検疫のための予防接種があり，その他任意予防接種として流行性耳下腺炎，水痘，インフルエンザ，A型肝炎，狂犬病，Weil病，黄熱，肺炎球菌などがある(表4-7)．

インフルエンザワクチンは，1976年の予防接種法の改正以後一般臨時接種対象疾患として接種されてきたが，1994年の予防接種法改正では任意接種となった．インフルエンザは同じ亜型のウイルスに生涯何度でも罹患することから，その有効性が国民の間で低く評価されすぎている．1997年末にホンコンで新型インフルエンザウイルスが分離され，またわが国では同時期のB型インフルエンザによる老人施設での死亡例が報告され，社会問題となった．インフルエンザワクチンは，65歳以上の高齢者と60〜64歳の基礎疾患のある者には定期接種となっているが，小児は任意接種である．

またインフルエンザは，小児に脳炎，脳症，Reye症候群などを引き起こすことがあり，死の転帰をとることがある疾患であるという認識を持つべきである．予防接種が勧奨接種となった現在，予防接種の有効性，必要性，安全性について広く国民に啓発することが大切である．

4. ワクチンの種類

ワクチンの種類には**弱毒化ワクチン**(麻疹，風疹，BCG，ポリオ，流行性耳下腺炎，水痘，黄熱など)，**不活化ワクチン**(百日咳，日本脳炎，インフルエンザ，コレラ，狂犬病，肺炎球菌など)，抗原性を持つ部分のみを抽出した**コンポーネントワクチン**(百日咳，B型肝炎，インフルエンザ)，**トキソイド**(ジフテリア，破傷風)と**遺伝子組換えワクチン**(リコンビナント recombinant；B型肝炎)などがある．**混合ワクチン**としてDPT(ジフテリア，百日咳，破傷風)，MR(麻疹，風疹)などのように異なる疾患のワクチンの混合やポリオやインフルエンザのように抗原性の異なるものを含むワクチンがある．

5. 予防接種の変遷

予防接種は1948(昭和23)年に制定された予防

表 4-7 予防接種法に定められた予防接種

対象疾病		ワクチン	接種					
			対象者		標準的な接種期間*	回数	間隔	接種量	方法

対象疾病		ワクチン	対象者		標準的な接種期間*	回数	間隔	接種量	方法
一類疾病	ジフテリア百日せき破傷風	沈降精製百日せきジフテリア破傷風混合ワクチン(DPT)	I期初回	生後3月から生後90月に至るまでの間にある者	生後3月に達した時から生後12月に達するまでの期間	3回	3週間から8週間まで	各0.5mL	皮下
			I期追加	生後3月から生後90月に至るまでの間にある者(I期初回接種(3回)終了後,6月以上の間隔をおく)	I期初回接種(3回)終了後12月に達した時から18月に達するまでの期間	I回		0.5mL	
		沈降ジフテリア破傷風混合ワクチン(DT)	2期	11歳以上13歳未満の者	11歳に達した時から12歳に達するまでの期間	I回		0.1mL	
	急性灰白髄炎(ポリオ)	経口生ポリオワクチン	生後3月から生後90月に至るまでの間にある者		生後3月に達した時から生後18月に達するまでの期間	2回	6週間以上	各0.05mL	経口
	麻しん風しん	乾燥弱毒性麻しん風しん混合ワクチン(MR)	I期	生後12月から生後24月に至るまでの間にある者		I回		0.5mL	皮下
			2期	5歳以上7歳未満の者であって,小学校就学の始期に達する日の1年前の日から当該始期に達する日の前日までの間にある者		I回		0.5mL	
	日本脳炎	日本脳炎ワクチン	I期初回	生後6月から生後90月に至るまでの間にある者	3歳に達した時から4歳に達するまでの期間	2回	I週間から4週間まで	(3歳以上)各0.5mL (3歳未満)各0.25mL	皮下
			I期追加	生後6月から生後90月に至るまでの間にある者(I期初回終了後おおむね1年おく)	4歳に達した時から5歳に達するまでの期間	I回		(3歳以上)0.5mL (3歳未満)0.25mL	
			2期	9歳以上13歳未満の者	9歳に達した時から10歳に達するまでの期間	I回		0.5mL	
	結核	BCGワクチン	・生後6月未満 ・地理的条件,交通事情,災害の発生その他の特別な事情によりやむを得ないと認められる場合においては,1歳未満			I回		所定のスポイトで滴下	経皮
二類疾病	インフルエンザ	インフルエンザHAワクチン	・65歳以上の者 ・60歳以上65歳未満の者であって,心臓,じん臓又は呼吸器の機能に自己の身辺の日常生活行動が極度に制限される程度の障害を有する者及びヒト免疫不全ウイルスにより免疫の機能に日常生活がほとんど不可能な程度の障害を有する者			(毎年度)I回		0.5mL	皮下

*標準的な接種期間とは,定期の予防接種実施要領(厚生労働省健康局長通知)により,市町村に対する技術的助言として定められている。

接種法と1951(昭和26)年制定の結核予防法に基づき行われてきたが、生活環境や栄養状態の改善、衛生水準の向上、医療技術の進歩などにより、重篤な感染症の発生は減少し繰り返し改正が行われてきた。

1994年にはそれまでの義務接種から勧奨接種へ、集団接種から個別接種へという予防接種法の大変換が行われた。予防接種により国民全体の免疫水準を維持し、社会全体として一定の接種率を確保することが重要であり、予防接種の接種機会を安定的に確保し、極めてまれではあるが、重篤な健康被害が発生することがありうることも、国民に正確に伝え、理解を得、健康被害に対しても適切に対応する体制が整えられた。最近の主な改正点を以下にあげる。

a. 予防接種法の改正

2001年に予防接種法の一部が改正され、ジフテリア、百日咳、急性灰白髄炎、麻疹、風疹、日本脳炎および破傷風の従来から予防接種法に基づいて行われてきたものは、その発生および蔓延を予防すること、集団予防に重点をおいて行うものとして、一類疾患とされた。一方、個人の発病またはその重症化を防止し、併せてその蔓延の予防、個人予防目的に比重をおいて行う予防接種を二類疾患としてインフルエンザが指定された。インフルエンザは予防接種が高齢者の発病予防と重症化防止に有効であることから、65歳以上の高齢者が対象となっている。

b. 結核予防法改正と廃止

結核予防法の改正により、2003年4月から小学校1年時と中学校1年時のツベルクリン反応とBCG接種が廃止された。そして2005年4月からは、従来のツベルクリン反応陰性の児に対して4歳未満にBCG接種から生後6ヵ月未満にツベルクリン反応を施行せずに接種する方法に変更された。

さらに2007年の感染症法の改正と結核予防法の廃止に伴い、BCG接種は予防接種法一類疾患として行われることになった。

c. 2005(平成17)年の予防接種法の改正

1) 日本脳炎ワクチンの接種は、14歳以上16歳未満の者に行われていた第3期が廃止され、3回接種から2回接種に変更になった。

表4-8 予防接種を避けるべき人，注意すべき人

1. 予防接種を避けるべき人
   ① 明らかに発熱している人
   ② 重篤な急性疾患にかかっている人
   ③ ワクチンに含まれている成分でアナフィラキシーを起こしたことのある人
   ④ 妊婦
   ⑤ その他，医師が予防接種を行うことが不適切な状態にあると判断した人

2. 予防接種を受けるときに注意する人
   ① 慢性疾患を持っている人
   ② 発育の悪い人
   ③ 未熟児で生まれた人
   ④ 前回の予防接種で2日以内に高熱，全身性の発疹などのアレルギー反応を起こした人
   ⑤ 痙攣やひきつけを起こしたことのある人
   ⑥ 免疫不全の診断がついている人
   ⑦ ワクチンの成分でアレルギーを起こすおそれのある人
   ⑧ その他

2) 1988年に導入されたMMR(流行性耳下腺炎，麻疹，風疹)混合ワクチンは、副反応としての流行性耳下腺炎による無菌性髄膜炎のため、1993年に接種が見合わされた歴史をもつ。麻疹は1回の接種では十分な抗体価を維持することが困難であることが明らかとなり、また、先天性風疹症候群を確実に予防することを目的にして、2006年4月より、麻疹、風疹の予防接種が2種混合ワクチンとして、2回接種となった。第1期は生後12ヵ月から24ヵ月に至るまで、第2期は5歳以上7歳未満の者であって、小学校就学の始期に達する日の1年前の日から当該始期に達する日の前日までの間にある者となった。

6. 定期接種スケジュール

接種時期は各々の疾患の好発年齢、重症度や子どもの活動様式などを考慮して推奨されている。2007年4月時点での定期接種スケジュールを表4-7に示した。DPTは百日咳が生後6ヵ月以前に罹患すると重症化しやすいことから1期は3ヵ月から12ヵ月に、麻疹、風疹は移行抗体がなくなり、行動範囲の広がる12ヵ月から24ヵ月の間が推奨されている。

7. 副反応と予防接種健康被害救済制度

副反応にはワクチン成分による直接作用とアレルギー反応がある．弱毒化してあっても麻疹，風疹，水痘ワクチンは発熱，発疹が，流行性耳下腺炎では耳下腺の腫脹などがみられることがある．重篤な副反応として脳炎，脳症がきわめてまれに発症することがある．ワクチン成分によるアレルギー反応としては発疹，蕁麻疹，ときにアナフィラキシーがある．アレルギー反応にはゼラチンなどの安定剤や防腐剤などにも注意が必要であり，接種後30分は接種医療機関で観察すべきである．

予防接種の副反応は極力防ぐ努力がなされなければならないが，まれではあるが副反応により疾病にかかり，死亡したり障害を残すことがあり，予防接種健康被害救済制度が設けられている．

予防接種を避けるべき人，および注意が必要な人を表4-8に示す．

VI. 小児の事故・中毒

わが国の幼児期・学童期の死亡順位の第1位は不慮の事故である．1998年度の人口動態統計の死因順位についてみると，0歳児は人口10万対22.4で機械的な窒息が74％を占める．1～4歳は9.3で溺死および溺水と交通事故が同数で30％を占め，ついで窒息が19％と多い．5～9歳は5.8で，交通事故が約54％を占め，溺死および溺水25％が続く．10～14歳は3.0で交通事故が55％で溺死および溺水が16％であった．

事故死亡率はこの20年間でおおよそ1/3に減少したが，入院や外来を受診する事故の発生率は減少していない．また国際比較でみると，わが国の乳児死亡率が世界最低率グループに属するのに対し，0～4歳の事故による死亡率は高く，適切な対策が望まれる．適切な事故対策がなされ，スウェーデン並みの死亡率となれば毎年0～4歳で500～600人の子どもが救命されると試算されている．

事故は制御不可能なものではなく，子どもの行動発達などを理解したうえで，適切な対応を講じることで防止ができる．乳幼児では環境の潜在危険因子を取り除くことに，年長幼児から学童期には環境の整備のみならず，生活行動上の注意をはらうことが大切である．乳幼児健康診査での事故防止の啓発，また学校における事故防止は学校の安全管理，安全教育の面からも重要である．

死亡に至らない事故では，挫傷，打撲，切傷などの外傷，異物誤嚥，誤飲や中毒，熱傷などが問題である．これらは重篤な後遺症を残すこともあり，子どもと保護者に対しての心理的な配慮も必要である．さらに事故が発生したときの救急医療体制の整備も望まれる（第6章．小児のプライマリケア，p94参照）．

VII. 小児の生活と環境

子どもが成長してゆく過程で環境から受ける影響は避けて通れない．子どもをとりまく生活環境には物理，化学，生物学的条件による**自然環境**と同時に心理，社会，文化的条件による**家庭環境**および**社会環境**がある．これら環境が近年急速にしかも大きく変化し，様々な問題を引き起こしている．工業化，人口の急増による生態系の破壊は地球規模で進行し，容易ならざる状態に立ち至っている．次代を担う子どもたちの健康を論ずる立場からも，生活環境の保全について，CO_2産生削減による地球温暖化防止のような世界的規模の対策が必要である．

1. 現代の自然環境

a. 自然環境と環境汚染

子どもは周囲の気温，湿度，気流など気候の変化に適応しながら順応する能力を獲得する．居住環境が改善され，劣悪な気候や気象条件による健康障害はみられなくなり，むしろ夏場の冷房による健康障害などが問題とされてきている．地域のおかれた地理的特徴，春夏秋冬の季節の変化を考慮し，それらに合わせた育児を通して自然環境と人工環境との調和をはかるべきである．

近年の急速な工業化，自動車の普及，都市化は膨大なエネルギーを消費し，環境汚染は**公害**として大きな社会問題となってきている．

大気汚染物質は自動車の排ガスや工場からの排煙によるSO$_x$(硫黄酸化物)，NO$_x$(窒素酸化物)，O$_x$(光化学オキシダント)，CO(一酸化炭素)や浮遊粒子状物質などがあげられる．これらは複合汚染として呼吸器粘膜の刺激，呼吸器感染を起こしやすくしたり，酸性雨として自然破壊の原因にもなっている．またCO$_2$は地球温暖化現象の元凶とされ，世界的な排出規制が検討されているが，多くの問題をかかえているのが現状である．

b. 水質，土壌および食品の汚染

水質汚染は家庭やビルからの生活排水，工場，鉱山などからの産業排水の処理が不適切な場合に生じる．近年わが国では産業排水は適切に処理されるようになり，むしろ生活排水による河川，湖沼の汚染がより大きな問題となってきている．

産業排水ではシアン，有機リン，有機塩素系化合物や有機水銀，カドミウム，クロム，鉛，銅，亜鉛などの重金属が問題で，重金属は土壌の汚染に結びつく．水質汚染で問題となるのは，分解しづらい化学物質が当初は微量であっても食物連鎖により生物濃縮され食物汚染を引き起こすことである．メチル水銀の魚介類汚染による**水俣病**がその代表である．

DDTなどの塩素系殺虫剤やポリ塩化ビフェニール(PCB)による汚染も土壌を通して農作物や魚介類の汚染につながり，さらに**母乳の汚染**問題にまで発展した．

放射能汚染はわが国では1954年のビキニ環礁における核実験によるマグロ汚染，1957年イギリスの原子炉事故による牧草を介する牛乳汚染，最近では1986年ソ連のチェルノブイリ原子炉事故の影響が10年後に甲状腺癌の多発などとなって，大きな問題となっている．

c. その他の環境問題

紫外線は皮膚癌などの健康上の問題を引き起こす可能性がある．地表への紫外線の透過を防いでいるオゾン層が，冷媒などとして使用されていたフロンで破壊されることが明らかにされ，フロンの使用が禁止されつつある．

その他，騒音や振動などが飛行場や基地，新幹線の高架付近で，様々な健康障害を引き起こしている．

生活環境中には10万種にも及ぶ人工化学物質が溢れており，DDT，PCB，ダイオキシンやフタル酸エステルなどは**内分泌攪乱物質**として，精子を減少させたり，オスがメス化するなど生殖機能に影響を与えることが注目されている．これらの物質は体内に取り込まれると女性ホルモンのエストロゲンに似たはたらきをすることが多く，**環境ホルモン**，**性ホルモン様物質**とも呼ばれ，現時点で行政上の規制の対象として考慮されているものは約70種である．

フタル酸エステルは，プラスチック容器を電子レンジで温めたときに溶け出す危険性が指摘されている．ダイオキシンは発癌性や催奇形性もある化学物質である．わが国ではごみ焼却施設から大量に発生していることが明らかとなり，1997年12月から排出規制がなされている．

2. 社会環境と家庭環境

地域社会の環境状態はその地域の立地条件，人口密度，経済水準，交通や流通の便，上下水道や文化・教育施設の整備状況などに影響を受ける．

密集都市では過密がもたらす遊び場の減少や高層化住宅の影響などを考慮しなければならない．一方過疎化が進む地域では，教育施設や保育施設の不備の問題が生じる．しかし，子どもにとって大切な遊びの方法，時間，場所などは過疎の地域で場所はあっても子どもの数が少ないためにかえって一人遊びが多くなったり，過密地域であっても公共の体育館などが整備され，問題が解決されているところもある．それぞれの地域で適切な対応がなされなければならない．

子どもが健全な社会人として育ってゆくには，基本的な信頼関係が育まれ，情緒的に安心できる場，すなわち良好な家庭環境が不可欠である．従来わが国は大家族制で兄弟姉妹が多かったが，少子化，女性が社会進出し，核家族化が進んできている．また，都市化と共に夫婦と子ども1〜2人だけの家庭が増え，1人の女性が一生の間に何人の子どもを産むかを示す合計特殊出産率は1950年に3.65，1960年に2.00，以後低下しつづけ1998年には1.38となり，年少人口の減少，老年

人口の増加そしてわが国の人口は近い将来減少に転じることが明らかとなってきている．少子化は社会保障制度の崩壊，経済活動への影響のみならず，子どもの社会的な発達への影響も懸念されている．社会の価値観の変化，女性の高学歴化，晩婚化などもかえって育児を難しくし，相談相手の不足，さらには受験などでの子ども同士の競争の激化も問題となってきている．

また現在半数以上の母親が何らかの形で就労しており，子どもは保育所に預けられることが多くなり，その需要はますます高まり，低年齢化してきている．このような社会情勢の変化に対して保育所や学童保育所の整備，産休や育児休業補償制度の整備拡大が求められている．1994年厚生省，文部省，労働省，建設省の合意のもと，「今後の子育て支援の施策の基本方向について」（エンゼルプラン）が策定された．その後1999年大蔵，文部，厚生，労働，建設，自治の6大臣合意による「重点的に推進すべき少子化対策の具体的実施計画」（新エンゼルプラン）が策定された．新エンゼルプランには乳幼児健康支援一時預かり事業，周産期医療ネットワークの整備，不妊専門相談センターの整備などが盛りこまれている．

さらに世界最高水準にあるわが国の母子保健ではあるが，21世紀に向けての母子保健の取り組みの方向性を「健やか親子21」として2000年4月に策定された．健やか親子21の4本柱は①思春期の保健対策の強化と健康教育の推進，②妊娠・出産に関する安全性と快適さの確保と不妊への支援，③子どものからだの健やかな発達を図るための環境整備，④育児不安の解消と子どもの心の安らかな成長の促進である．

3. 児童虐待 child abuse，被虐待児症候群 battered child syndrome

養育者が何らかの行為を行うか，必要な養育を行わないために起きた，子どもの健康障害のすべてを児童虐待という．保護者が「子どもの躾のため」と思っても，結果として子どもの心身の健康を阻害すれば虐待とみなされる．養育者には親，学校の教師，施設職員などが含まれる．

虐待の種類は，①**身体的虐待** physical abuse，②**ネグレクト** neglect，③**心理的虐待** emotional abuse，④**性的虐待** sexual abuse の4種類に分類するのが一般的である．身体的虐待は，打撲傷，あざ，骨折，熱傷や火傷の痕が新旧混在することが多い．頭部外傷や頭蓋内出血で生命の危険に陥ることもまれではない．ネグレクトは子どもを放棄することや健康状態を損うほどの不適切な養育や子どもの危険について重大な不注意をおかす保護の怠慢などである．適切な栄養を与えない，極端に不潔のままにする，医者にかからせない，学校に登校させないなどが含まれる．心理的虐待はことばによる脅かしや拒否的な態度で，子どもに心理的外傷を与えたと思われる行為のことをいう．子どもには不安，おびえ，無感動，無反応や強い攻撃性などの症状がみられる．性的虐待は父親（実父，継父）が娘を対象とすることが多い．知らない人からレイプされることも性的虐待を受けたといえ，広く大人により非偶発的に子どもに加えられた行為を虐待ととらえてよい．

児童虐待への対応には通告，子どもの安全の確保と再発の予防（家族の再統合）の3本の柱がある．そして，虐待であると認定し，子どもの処遇を決定するのは児童相談所であり，医師は求めに応じて，診断書・意見書を書かなければならない．

虐待に気づいたものは，児童相談所に通告しなければならない．2000年度のわが国の児童相談所への通告件数は2万件を超え，急増しているが，欧米諸国と比べると少ないのが現状である．1999年11月にわが国でも「児童虐待防止に関する法律」が施行され，虐待の定義，通告義務や児童相談所の立ち入り調査権などが明記された．通告および安全の確保は援助の入り口にすぎず，再発の防止に向けて適切な援助を行うことは，決して容易ではない．児童相談所が中心となり，保健所，市町村保健センター，福祉事務所，保育所や学校そして医療機関などが協力し合い，各々の役割を分担し，チームとして対処することが望まれる（表4-9）．

4. 不登校，社会的ひきこもり

文部科学省の学校基本調査によると，「何らか

表 4-9 乳幼児虐待の地域システムにおける関係機関の役割

I．医療機関の役割 　1．発見：特に外傷，成長障害，医療中断から 　2．診断：子どもの症状からの重症度診断 　3．入院による保護 　4．子の治療：外傷，成長障害，発達障害，情緒問題 　5．関係機関への紹介：児童相談所，保健機関 　6．長期フォロー：虐待，成長，発達，情緒 　7．ハイリスク児の発見と虐待発生予防 II．保健機関の役割 　1．発見：乳幼児，特にネグレクト 　2．関係機関への紹介：医療機関，児童相談所 　3．在宅援助：育児援助，生活援助，育児指導 　4．援助ネットワークの構築 　5．ハイリスク児への予防的育児援助 III．児童相談所の役割 　1．通告の受理 　2．発見：各種相談（養育，非行，障害）のなかから 　3．調査と診断 　4．処遇決定：施設保護，在宅 　5．施設保護：入所援助，入所中援助，退所援助 　6．法的対応 　7．在宅援助の統括 　8．関係機関へのスーパーバイズ 　9．地域の全虐待児の長期フォロー 　10．地域システムの構築 　11．法制度や行政制度の整備	IV．保育所の役割 　1．在宅児の援助：保護（安心，基本的ケア）， 　　　　　　　　　成長発達保障，心的外傷の治療 　2．在宅親の援助：育児負担軽減，育児相談指導 　3．発見，再発の発見 　4．関係機関への紹介：児童相談所，保健機関，医療機関 　5．ハイリスク児への発生予防 V．乳児院・養護施設の役割 　1．子どもの保護 　2．基本的生活の保障 　3．成長・発達の保障 　4．心的外傷の治療 　5．親子関係の修復，退所準備 　6．退所後の援助機関への引き継ぎ 　7．退所後の子どもへの継続相談 VI．福祉事務所の役割 　1．通告の受理 　2．発見：福祉相談のなかにある虐待 　3．関係機関への紹介：児童相談所，保育所，保健機関 　4．経済援助 　5．保育所への措置 　6．ホームヘルパー派遣 　7．母子寮への措置 　8．ハイリスク児への予防的援助 VII．弁護士・家庭裁判所 VIII．警　察

（小林美智子：小児内科 **39**：71, 1998）

の心理的，情緒的，身体的あるいは社会的要因・背景により登校しない，あるいはしたくてもできない状態」の結果年間 30 日以上欠席することを不登校と定義している．1998 年度には約 12 万 8 千人の小中学生が不登校の状態にある．近年増加してきており，大きな社会問題となっている．また，義務教育を受けている生徒児童が年間 50 日以上欠席した場合，長期欠席児童とよぶ．登校できない理由は様々であり，これまで登校拒否 school refusal，学校恐怖症 school phobia，不登校 school non-attendance，学校嫌い reluctance to go to school など様々な呼称がつけられている．

思春期に学校に行きたがらない，行かない現象が起きた場合は，神経症，抑うつ状態，性格障害，統合失調症などを鑑別する必要がある．登校拒否児の予後については様々な報告があり，一定していない．その理由は，登校拒否の考え方とそのときの対処の仕方に大きく影響を受けるためと考えられる．画一的な対処方法はない．登校を強いるのではなく，担任，家庭，養護教諭，教育委員会，児童相談所，医師などの連携のうえでの適切な対応が望まれる．

最近，不登校のみならず社会的ひきこもりが社会問題化している．社会的ひきこもりとは 6 ヵ月以上自宅にひきこもって，社会参加をしない状態が持続しており，基礎疾患として他の精神障害が考えづらいものである．20 代後半までに問題化し，思春期に不登校，家庭内暴力などから引き続くことが多い．

5．問題行動および非行

心理的要因による子どもの問題行動は，情緒の発達段階により年齢的に現れ方に特徴がある．

学齢期になると反社会的，非社会的な問題行動が，家庭，学校，地域社会の間の心理的，社会的不適応の結果起きてくる．**反社会的問題行動**として家庭内暴力，校内暴力やいじめがある．**非社会的問題行動**としては少年非行があり，世界各国で

増加し大きな社会問題となっている．わが国でも1990年代に神戸少年連続殺人傷害事件，西鉄バス乗っ取り事件など多くの少年による凶悪事件が発生し大きな社会問題となった．その結果2000年4月に約50年続いた少年法が改正され，刑事罰対象年齢が引き下げられ，罰則が強化され，また被害者の救済措置と権利保障が明文化された．

わが国の少年犯罪は第二次世界大戦後1970年頃から減少しており，殺人事件についても300～400件あったものが1990年代にはおおよそ80～110件程度である．少年非行は犯罪行為，触法行為，虞犯状態の総称であり，万引き，自転車・バイク泥棒，放置自転車の乗り逃げなどが中心であるが最近は暴力が増加している．非行として取り扱うのは，少年の可塑性に着目した予防主義的な考えからであり，犯罪というラベルを避け，少年の育成に資する趣旨であり，少年法の罰則強化で非行が予防できるか，議論がある．非行の原因は必ずしも貧困家庭や両親のそろっていない家庭に多くみられるものではなく社会の価値観の変化や社会構造の変化もみのがせない．ただ家庭の責任とすること，児童自立支援施設（教護院）や少年院に収容するだけでなく，地域社会，教育や国家政策の面からの対策が必要である．

VIII. 児童のための保健行政と福祉

日本国憲法第25条には「健康にして，文化的な最低限度の生活を保障する」と明記され，1951年に制定された児童憲章にも「全ての児童は心身ともに健やかに育てられ，正しい愛情とともに良い環境が保障されなければならない」と児童の持つ諸権利を宣言し，社会がそれを尊重する義務が謳われている．1994年わが国も「子どもの権利条約」を批准し，これらの精神・理念にのっとり児童や母性のための保健行政や福祉をすすめるための法律および実践機関が整備されている．

1. 関連法規

a. 母子保健法

母性および乳幼児の健康保持増進を目指し，母性の尊重，母性および保護者の努力義務，国および地方公共団体の責務などを規定している．妊産婦健康診査，乳幼児健康診査，3歳児健康診査，低出生体重児の届出，未熟児養育医療のための公費負担，未熟児訪問指導，妊産婦や新生児のための家庭訪問指導，保健指導，母子栄養食品給付，母子健康センターの設置努力などが含まれる．

b. 児童福祉法

18歳までの児童を対象とし，児童福祉審議会の設置，児童委員，児童福祉司の業務内容，保健所，児童相談所，社会福祉事務所などの業務内容，育成医療，療育，助産扶助などへの措置や保障，種々の児童福祉施設の設置などを規定している．1997年に一部が改正された．

c. 地域保健法

衛生思想の普及と向上を目的とし，人口動態統計，栄養改善および食品衛生，住宅・上下水道・清掃などの環境衛生，保健師の業務，公共医療業務およびその向上，母性衛生，歯科衛生，衛生上の検査や試験，結核・性病・伝染病その他の予防，地域の公衆衛生の向上を目指している．

d. 学校保健法

健康診断，健康相談，学校内の伝染病予防などを規定している．

e. 児童虐待防止等に関する法律

従来児童虐待の対応には児童福祉法，民法および刑法を適応し，運用してきたが，児童虐待が社会問題化し，1999年11月に「児童虐待防止等に関する法律」が施行された．

基本的にその内容は新しいものではなく，従来の運用をより実際的に機能できるように整備したものである．虐待の定義，通告の義務，児童相談所の立ち入り調査，警察への援助要請や一時措置等についても明確にされた．

f. 配偶者からの暴力の防止及び被害者の保護に関する法律

従来わが国では配偶者からの暴力（DV：domestic violence）は犯罪となりうる行為である

にも関わらず，被害者の救済が十分に行われてこなかった．DVは子どもに身体的虐待が及ぶこともまれでなく，DVの場をみること自体心理的虐待である．2001年4月に制定された．

2. 実践機関

a. 保健所

地域保健法に基づき，都道府県または政令で定める市が設置する．地域における公衆衛生の向上，増進を図るための第一線の機関である．保健所長(医師)，予防課長，保健師などで構成される．業務は児童福祉法，母子保健法，老人保健法，結核予防法，精神衛生法およびその他の法律により規定されている．

主なものとしては以下の9点があげられる．
① 児童の保健についての正しい知識の普及，健康診査，健康相談，保健指導．
② 身体に障害のある児童の療育について指導および育成医療．
③ 妊産婦に対する妊娠，出産，育児に関する必要な保健指導．
④ 新生児訪問指導．未熟児に対する訪問指導と養育医療．
⑤ 健康診査．
⑥ 結核に対する療育給付．
⑦ 老人の保健に対する正しい知識の普及と，健康相談，栄養改善の助言．
⑧ 精神障害者に対する援助．
⑨ 国や自治体が独自で行っている医療費公費負担，助成制度の窓口(結核，特殊疾病，大気汚染関連，心身障害者医療，原爆医療など)．

これらのうち，母子に関連する業務は1998年から，市町村に移管した．

b. 児童相談所

児童福祉法第15条に基づき，都道府県と政令指定都市が設置する．児童福祉司，相談員，心理判定員，精神科医などで構成される．業務は相談・判定・指導，処遇，一時保護と多岐にわたる．
① 児童に関するあらゆる問題について，家庭その他からの相談に応ずる．
② 児童およびその家庭について，必要な調査と医学的・心理学的・教育的・社会的および精神衛生上の判定を行い，療育手帳を含む障害程度の判定や必要な助言，指導を行う．
③ 心身障害児の施設への入所判定と措置，里親の登録と委託などを行う．
④ 一時保護所を付設して，必要な福祉措置がとられるまでの一定期間保護を行う．
⑤ 相談・判定については，必要に応じて巡回することもある．また，児童相談所は複数の市町村にまたがった広域的な機関であり，各市町村の福祉事務所に児童福祉司が出張し相談を受けることが多い．

c. 福祉事務所

児童相談所が高度，専門的な知識と技術を必要とするケースを扱うのに対して，その他の一般軽易なケースを取り扱う．社会福祉法第13条に基づき，都道府県，政令指定都市，特別区の設ける社会地区ごとに，また市などに設置される．生活保護法，児童福祉法，母子および寡婦福祉法，老人福祉法，身体障害者福祉法および知的障害者福祉法に定める援護，育成または更正の措置に関する事務を行う．所長，査察指導員，身体障害者福祉司，知的障害者福祉司，社会福祉主事，相談員などで構成されている．

d. 母子健康センター・保健センター(市町村)

市町村母子健康事業の拠点である．母子保健に関する各種相談，母性および乳幼児の保健指導，助産を行う．

e. その他

幼稚園，保育園，児童館，障害児のための施設など多くの実践機関がある．

IX. 医療保障・公費医療制度

貧困者に対する無差別平等の保護の原則を持つ社会保障の一環としての公費医療は，生活保護法として整備された．また精神保健福祉法，老人保健法，母子保健法，児童福祉法，身体障害者福祉

法，戦傷病者特別救護法，原子爆弾被害者に対する援護に関する法律と，感染症対策として，予防接種法，結核予防法，感染症予防医療法などが整備されてきた．

一方，治療法が未確立で長期の療養を余儀なくされる難病に対しては「特定疾患治療研究対象疾患」として経済的な問題のみならず，病気に対する知識や家庭での介護方法などの相談に応じ，さらには患者宅を訪問し看護，療養上の指導を行うモデル事業も行われるようになっている．

また小児の慢性疾患は医療費の負担のみならず，児童の健全な育成を阻害することになりかねない．そこで小児慢性特定医療疾患治療研究事業として医療費に対して公費による援助が制度化されている．対象疾患は悪性新生物，慢性腎疾患，喘息，慢性心疾患，内分泌疾患，膠原病，糖尿病，先天代謝異常症，血友病など血液疾患と神経・筋疾患である．

医師はこれら医療保障制度を十分に認識していなければならないが，医療機関の医療ソーシャルワーカー（MSW）や地域の保健所や市町村の保健師などとの連携を持つことも大切である．

1. 養育医療

出生体重2,000g以下の新生児，もしくは生活力が特に薄弱で，一般状態，呼吸器系，循環器系，消化器系に異常のあるものや黄疸の症状が認められる新生児が対象となる．これらの新生児は死亡率も高く，障害を残す危険性も高く適切な医療機関に収容し処置をする必要がある．

2. 育成医療

身体にかなりの障害のある児童（肢体不自由，視覚，聴覚，平衡機能，音声言語機能の障害），または疾患を放置すればかなりの障害を残すと認められる児童で，手術などの治療で確実な治療効果を期待できる場合（心臓疾患，腎臓疾患などの内臓疾患）に，指定医療機関において公費で医療の給付が行われる．補装具の支給，脳性麻痺など訓練は，通院でも適用される．

5

小児診断学

　患者の診断は，①患者から得られた情報，②医師の臨床経験および疾病に関する知識，③推理によって行われる．

　臨床経験と疾病に関する知識は，証拠の入手や証拠の質により影響を受ける．また，この経験により推理をするわけで，臨床経験は厳選して記憶すべきである．特に小児科では，小児の病歴は家人から伝えられた間接証拠であり，乳幼児では，訴えも正確ではなく，身体所見は状況証拠から判断せざるをえない．

　診断のプロセスには，疾病のパターン認識による直観的プロセスと確率論的集合論による論理的プロセスがある．直観的プロセスでは誤診の危険が多い．このため，論理的プロセスで考えることがよい．病態は，なるべく一元的に説明できる仮説（診断）が選ばれる．仮説はデータに適合するものでなければならない．ついで仮説は検査，観察，病歴の再聴取，再診察等によって検証される．その仮説が実証されないときには新たに別の仮説をたて直す必要がある．仮説としての診断名の設定は，① probability の高い順に複数の仮説を設定する，②日常的病気をまず考える，③重篤な疾患を見逃さない，④治療ができる可能性の高いものを見逃さない，特に早期治療の必要な疾患に注意する，⑤なるべく一元的に考える，⑥仮説はデータに基づいて設定される，⑦仮説は既知の病態生理に基づいていなければならない，⑧仮説は診断のそれぞれの段階でたてられ，排除され変えられる，などのことを考慮すべきである．

　診断に至るプロセスとして，医師は患者の健康上の障害が何であるかを正確に把握し，それを問題としてリストアップする必要がある．リストアップするには，基礎データを把握するべきである．基礎データとしては，患者のプロフィール，病歴，診察所見，一般検査が含まれる．これらをもとに問題の手がかりとなるリストの整理を行う．ここで提示されたリストから仮説を推測し，正しい診断を導き治療の問題点を考える．

I. 病　　歴

1. 病歴のとり方

　診察は，患児とその保護者（親）に会ったときから始まる．医師は，まず問診により主訴，現病歴，既往歴，家族歴を聴取し，身体所見をとり，必要に応じて検査をし，診断に至り，治療を行う．この間医師は，患児の疾患を明らかにするためその証拠を明確にし，自分の持っている医学知識を最大限に働かせて推理する．このためには，正確で必要十分な問診と緻密で正確な身体所見の把握が正しい診断と治療に至る近道である．

　問　診

　小児科の診療では，**緊急性の判断**が重要である．成人では自分の状態を正確に医師へ伝えられるが，乳幼児では自分の状態を訴えることができない．このため，親が小児の病気に気づくことが遅れたり，保育園や幼稚園などで発症した場合，問診に仲介者が入るため仲介者の誤った情報により誤った診断に至らないように注意しなければならない．

　小児では，①妊娠，周産期の異常（病気の原因が，出生前のことに端を発していることがあるため），②家系の情報（遺伝性疾患の多くは小児期

に発病するため），③現在までの身体発育や栄養歴，④精神運動発達の経過，⑤家族構成，⑥家庭，幼稚園や学校などの行動パターンなどを聞く必要がある．

ときに①保護者（親）が一方的に話し，要点がつかめない，②何が中心となっている症状かつかめない，③ある病気らしいという誤った先入観を持ってしまう，④高圧的な態度に出て，保護者（親）がおどおどしてしまい，大切なことを言い残してしまう，⑤ある主訴に対して，どのような病気であるか，その鑑別すべき疾患が問診中に思いつかない，などの失敗をすることがある．注意が必要である．

2. 主　訴

患児がなぜ診察にやってきたか，その理由が主訴 chief complaint である．原則的には一つであるが，場合により二〜三つになることもある．主訴が疾患の中心的症状であるとは限らない．また，主訴が合併症の症状であって重要な基礎疾患を見逃してしまうことがあるため注意を要する．

3. 妊娠・出産歴

妊娠歴は，何回目の妊娠か，流早産の回数，過去のお産の状態，妊娠中の母体の健康状態，母親のつわりの状態などを聞く．

妊娠中の合併症としては，感染症，糖尿病，妊娠中毒症，薬剤の服用，腹部X線照射，異常出血の有無，羊水過多・過少について聞く．

分娩は，自然分娩か異常分娩か，異常分娩では，その理由を聞く．また，胎位（頭位，骨盤位など），羊水の量や混濁の有無，分娩時間，前置胎盤や胎盤早期剥離などの有無を母子手帳より詳細にチェックする．

新生児期の記録としては，出生体重，妊娠週数を聞き，異常であれば低出生体重児や早産児などを記載する．また，子宮内発育遅延があればその原因と考えられる因子について聞く．分娩後では，仮死の有無や臍帯頸部巻絡，分娩障害の有無，哺乳力の程度，呼吸状態，黄疸により光線療法をしたかなどについて聞く．

栄養法では，母乳栄養か人工栄養か，母乳はいつ頃まで与えていたか，人工栄養ではミルクの種類と与え方などを聞く．

4. 成長・発達歴

成長としては，身長，体重，頭囲，胸囲の計測値を記載する．過去のデータは，母子手帳，幼稚園や学校の定期検診記録より調べる．これらから症状の出現時期を知ることができる．また，頭囲拡大，肥満，低身長などでは，両親との関係があり，家族のことも聞くべきである．

発達は，運動発達と精神発達からなる．聞く項目の主なものとしては，追視（1〜2ヵ月），頸定（3〜4ヵ月），寝返り（5〜6ヵ月），お座りと人見知り（7〜8ヵ月），つかまり立ち（9〜10ヵ月），つたい歩き（11〜12ヵ月），ひとり歩き，意味のある単語（12〜15ヵ月），階段をはって登る（15〜18ヵ月），スプーンを使う，二語文，指さし（18〜24ヵ月），走る（24〜30ヵ月），三輪車に乗れる，丸をかく（3歳），片足跳び，ハサミを使う（4歳），スキップができる，自転車に乗る，ボタンがかけられる（5歳）などである．

5. 現病歴

医師を受診するまでの経過を聞く．上手な現病歴の記述とは，診断のために必要な事項がすべて記載されているものである．逆に下手な現病歴は，①あまりに簡単で，診断に必要な事項の記載がない，②不必要な部分が非常に詳しく，重要な部分が抜けている，③不必要な記載が多く，整理できていない，④鑑別診断のために必要な項目の記載がない，などである．

病歴の記述は，客観的事実と思われる事柄をできるだけ簡潔かつ具体的にする必要がある．特に鑑別診断をするために，ある疾患にみられる症状が，「ない」（**negative findings**）という記載は重要である．

6. 家族歴

遺伝的な問題と家族内感染の有無，小児の生活

環境や家庭の状況を調べる．家系図を記述すると理解しやすい(図 5-1)．奇形，悪性腫瘍，出血傾向，伝染病，精神・運動発達障害，乳幼時期の死亡，遺伝性疾患，血族結婚の有無などについて記述する．家庭内の動物飼育の有無は感染症やアレルギー性疾患に関係することがある．

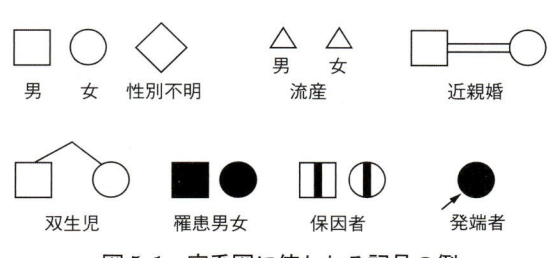

図 5-1 家系図に使われる記号の例
(アメリカ人類遺伝学会)
(Bennett RL et al：Am J Hum Genet 56：745-752, 1995)

7. 既 往 歴

① 感染症としては，麻疹，風疹，水痘，流行性耳下腺炎などの既往を聞く．
② 下痢や発熱などの罹患傾向，反復することが特徴的なアレルギー性疾患，アセトン血性嘔吐症，熱性痙攣，てんかんなどの既往を聞く．
③ 手術，輸血の既往，入院の既往とその疾患名．
④ 予防接種歴として，ツベルクリン反応，BCG 接種，ポリオ，三種混合ワクチン(ジフテリア・百日咳・破傷風)，麻疹，風疹，ムンプスなど．
⑤ 代謝異常検査，学校での尿・胸部 X 線・心電図などで以前に異常を指摘されたかどうかなども聞くと良い．

II. 診 察 法

小児を診察する場合，念頭に入れるべきことは，① 発育は正常範囲内か，② どの発育段階にあるか，である．

1. 小児の診察での注意

小児に合わせて診察をすべきである．医師が診察しやすいように子どもに合わせさせてはいけない．そのために，① 小児に恐怖感を抱かせない，② 保護者(親)を立ち会わせる，③ 乳幼児では，多くの診察を親の膝の上でする，④ 口腔，疼痛部などの診察は最後にする，⑤ 短時間に要領よく診察する，⑥ 着脱はゆっくりと親に行わさせる，⑦ 乳幼児では，無意味に小児の目を注視しない，⑧ 小児の状態に合わせて診察するので一定の順序で行う必要はない，⑨ 小児や親を怒るようなことはしない，⑩ 医師は，常に笑みをたたえ，小児に話しかけながら診察する，⑪ 医師の手や聴診器は，小児を驚かせないために暖めておくなどの注意が必要である．

2. 全身状態

小児の診察はまず全身状態を注意深く観察することから始まる．親と話をしながら，小児の顔貌，眼の輝き，体位や動作，意識状態や精神的，心理的状態などを観察する．乳児では完全に裸にして，体格，栄養，皮膚の状態をみる．年長児では，上半身と下半身に分けて裸にして観察する．

a. 体格・栄養

小児の体重，身長，頭囲の計測値と標準値を比較参照して体格・栄養の良，普通，不良を判定する．

皮下脂肪の厚さは，肥満度の判定に重要である．一般には，Harpenden 計を用いて測定する．測定部位としては，三頭筋上，肩甲骨下部，臍側部，腸骨縁直上などで測定する．

頭囲は，後頭最突出部と前方眉間正中点を結ぶ部位で計測する．

胸囲は，小児を立位(乳児では，仰臥位)にし，両上肢を少し側方に開き，肩甲骨下角の直下と乳頭直下を結ぶ部位を安静呼吸の呼気時の終わりで計測する．

腹囲は，腹部側面の最陥凹部において，腹囲の最も縮小したときに計測する．

上節/下節比は，患児を立位にさせ床から恥骨

結合上縁までの高さを下節とし，"身長－下節"を上節として比を求める．

b. 体位と姿勢

カエル様肢位 frog position は，筋緊張が低下している場合にみられる．除皮質硬直は，下肢は伸展位だが母指を手掌に内転させ，肘および手関節を屈曲した姿勢である．除脳硬直は，頸部，肩・肘関節，下肢を伸展させ前腕を回内した姿勢である．斜頸または小脳疾患では，頭を患側に傾ける．心不全や気管支喘息が増強した場合，起坐呼吸をする．

c. バイタルサイン vital signs

体温，脈拍，呼吸数，血圧を測定する．

体温は，一般的には腋窩で測定する．正常体温は，36～37℃ の間であるが，乳児では，37℃ 以上のこともある．その子どもの正常時の体温を聞く必要がある．運動・食事・入浴・激しく泣いた後では，体温が高くなる．就寝時から朝までは低いが午後から夕方にかけて 0.5～1℃ 高くなる．電子体温計では，水銀計に比べ高く出る．新生児や乳児期には直腸温を測定することがある．この場合は少なくとも 5cm 以上挿入する必要があり，腋下温に比べ，0.5～1℃ 高くなる．舌下温を測定することもあるが，この場合は腋下温に比べ，0.2～0.5℃ 高くなる．

脈拍は，橈骨動脈で触診するのが一般的である．脈拍数は啼泣，興奮により増加し，安静，睡眠により軽度減少する．**呼吸性不整脈**は，洞性不整脈であり，脈拍数は，吸気時に多く，呼気時に少なくなる．

呼吸は，呼吸数，リズム，深さ，呼吸困難，喘鳴について観察する．乳児の呼吸運動は腹式呼吸である．多呼吸は発熱，肺炎，気管支喘息，髄膜炎，心不全，代謝性アシドーシスなどでみられる．徐呼吸は，頭蓋内圧亢進，鎮静剤や睡眠薬投与による呼吸中枢の抑制などでみられる．

小児の血圧測定では，年齢によって適切な幅のマンシェットを用いる必要がある(表 2-3 参照，p 15)．マンシェットの幅は上腕の長さの半分以上で，2/3 を超えないものがよい．マンシェットの幅が狭すぎると血圧は高くなり，広すぎると低くなる．下肢の収縮期血圧は上肢より 10～20 mmHg 高いのが普通である．

各年齢の脈拍数，呼吸数，収縮期血圧の基準値はそれぞれ表 2-2(p 15)，表 2-1(p 13)，表 2-3 (p 15) を参照のこと．

3. 意識状態

意識状態とは，何か特定の対象や事象に気づいている状態をいう．意識状態の記載法には Glasgow coma scale (表 6-26, p 96 参照)，3-3-9 度方式，坂本による乳幼児の意識レベル点数評価表 (表 22-4, p 555 参照) がある．代表的な 3-3-9 度方式を表 5-1 に示す．

表 5-1　3-3-9 度方式による急性意識障害の分類

```
 I. 覚醒している(1 桁の意識障害)
   1. だいたい意識清明だが，いま一つはっきりしない．
   2. 見当識障害がある．
   3. 自分の名前，生年月日がいえない．
 II. 刺激で覚醒する(2 桁の意識障害)
   10. 普通の呼びかけで容易に開眼する．
   20. 大きな声または体をゆさぶることにより開眼する．
   30. 痛み刺激を加えつつ呼びかけを繰り返すとかろうじて開眼する．
 III. 刺激で覚醒しない(3 桁の意識障害)
   100. はらいのける動作をする．
   200. 少し手足を動かしたり，顔をしかめる．
   300. 痛み刺激にまったく反応せず．
その他，記号
   R: 不穏，Inc: 糞尿失禁，A: 自発性喪失，
   O: 意識清明のとき

 注* 意識がはっきりしているときは "O" と記録
   刺激に対して少し手足を動かす位で，糞尿失禁があるときは "III-2-Inc" あるいは "200-Inc" とする．
```

4. 系統別診察

a. 頭部，頸部

1) 頭，顔

頭の形は寝ぐせ，斜頸や頭蓋骨の縫合線が早期に癒合することなどにより種々の変形をきたす．1 歳以内の寝ぐせによる頭の変形は心配ない．頭蓋癆は，くる病，骨形成不全症，低ホスファターゼ血症，先天梅毒などでみられる．前額部の突出

は，軟骨無形成症，Hurler症候群，Apert症候群などで認められる．

大泉門は，1歳6ヵ月くらいまでに閉鎖する．閉鎖の遅延は，先天性甲状腺機能低下症，水頭症，Down症候群，Hurler症候群，チアノーゼ性心疾患などでみられる．大泉門の膨隆は，髄膜炎，硬膜下血腫，ビタミンA過剰症，突発性発疹，メープルシロップ尿症，ガラクトース血症，低リン酸血症などでみられる．

染色体異常，代謝障害，筋疾患などでは，特有な顔貌を呈することがある．

2) 口腔

鵞口瘡は乳児にみられ舌圧子で除去できない口腔内の白斑である(口絵㉑参照)．**Koplik斑**は，麻疹の前駆期に臼歯の対側頬粘膜に紅暈で囲まれた小さな白い粘膜疹である(口絵⑪参照)．

イチゴ舌は，猩紅熱，川崎病でみられる．赤色舌は，ビタミンB_2，ナイアシン欠乏症でみられる．巨舌症は，先天性甲状腺機能低下症(クレチン病)やDown症候群でみられる．

エナメル質形成不全症は，テトラサイクリンの内服，くる病，副甲状腺機能低下症，眼歯骨形成不全，先天梅毒，栄養失調，下痢その他の幼児期の重症全身疾患で起こる．

高口蓋は，脳性巨人症，Ehlers-Danlos症候群，Marfan症候群，**先天性ミオパチー**などでみられる．

咽頭をみる場合は，舌圧子を舌に対し平行に置き均等に圧迫する．

3) 眼

内眼角贅皮は，Down症候群，糖原病II型(Pompe病)，Noonan症候群，Turner症候群などでみられる．

角膜混濁は鉗子分娩による角膜損傷，牛眼，遺伝性内皮ジストロフィー，遺伝性角膜ジストロフィー，先天性風疹症候群，先天梅毒，ムコ多糖症，ムコリピドーシスなどでみられる．

上眼瞼の下降をともなわない眼球だけの反射的下方回転を**落陽現象**といい，核黄疸でみられる．

黄色から灰白緑色の猫眼瞳孔反射(cat's eye現象)は，網膜芽腫で特徴的である(図19-7, p483参照)．白色瞳孔は，網膜芽腫，水晶体後線維増殖症，網膜異形成症，先天性網膜皺襞症などでみられる．

白内障は，先天性風疹症候群，トキソプラズマ症，単純ヘルペス感染症，ガラクトース血症，副甲状腺機能低下症，糖尿病，ホモシスチン尿症，長期ステロイド療法などでみられる．

水晶体脱臼は，Marfan症候群とホモシスチン尿症でみられる．

Kayser-Fleischer(角膜)輪は，片側または両側性に金茶または灰緑色で角膜の辺縁にできる輪でありWilson病や他の家族性胆汁うっ滞症候群，肝硬変をともなう慢性活動性肝炎にみられる．

cherry-red spotは，GM_1-ガングリオシドーシス，GM_2-ガングリオシドーシスI(Tay-Sachs病)，GM_2-ガングリオシドーシスII(Sandhoff病)，乳児型Gaucher病，Niemann-Pick病，異染性白質ジストロフィー症でみられる(口絵①参照)．

視神経萎縮の原因は，結節性硬化症，Hurler症候群，トキソプラズマ症，GM_1-ガングリオシドーシス，Tay-Sachs病，頭蓋咽頭腫，視神経膠腫，水頭症，視神経炎などである．

4) 耳

鼓膜の状態(発赤など)を観察するには，耳介を前下方に引っ張ると見やすい．

聾は，Alport症候群，Hurler症候群，耳の先天奇形，骨形成不全症，Waardenburg症候群，TORCH症候群などでみられる．

5) 頸

短頸は，Klippel-Feil症候群，扁平頭底症，Hurler症候群，Morquio症候群，脊椎骨端異形成症などでみられる．翼状頸は，Turner症候群(図7-6, p106参照)，Noonan症候群でみられ，斜頸は，胸鎖乳突筋内の血腫，斜視による眼性斜頸，片側性の頭蓋内腫瘍，脊髄腫瘍，脊髄空洞症，急性に出現し有痛性のものとしては，結核性頸椎炎，急性頸部リンパ節炎，C_1，C_2関節の亜脱臼などでみられる．

甲状腺は，腫瘤の有無を確認する．血管音を聴診するかどうかをみる必要がある．

項部硬直は，乳幼児では仰臥位にして枕をはずし，小児の正面から両手掌で後頭部をつつむようにし左右の鎖骨上に検者の前腕を置き固定し，頭部を屈曲させ下顎が前胸部につくか，抵抗が正常かなどで判定する．髄膜炎などの髄膜刺激症状や

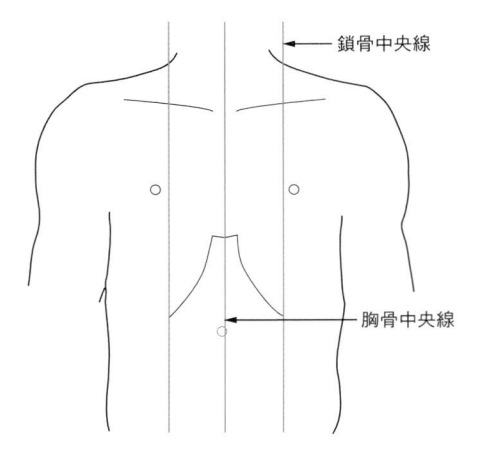

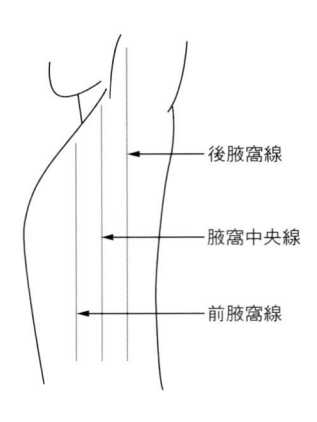

図 5-2 胸部の基準線

頸部の炎症による筋のスパスム(風疹や伝染性単核球症などにともなう耳介後部リンパ節炎，破傷風)でみられる．

b. 胸　部
1) 視診
a) 胸郭

図 5-2 に，胸部の基準線を示す．

胸郭の形に注意する．漏斗胸は，Marfan 症候群，慢性上気道狭窄(扁桃アデノイド肥大，Piere-Robin 症候群，Down 症候群の巨舌による)などでみられる．正常人でもしばしばみられる．重症の気管支喘息では肺気腫のためにビール樽のようになる．不対称の胸郭は，肋骨の異常，脊椎側彎，心拡大などでみられる．楯状の胸壁は，Turner 症候群，Noonan 症候群でみられる．

女性化乳房は，Klinefelter 症候群，重症肝疾患，先天性男性化副腎肥大，副腎女性化腫瘍，睾丸間質腫瘍，混合型性腺形成不全などでみられる．

b) 呼吸の状態

呼吸の状態をみることはきわめて重要である．呼吸器系の疾患のみでなく，代謝疾患，中枢神経疾患，循環器疾患などでも異常がみられる．

陥没呼吸は，横隔膜が下がっても肺に空気が入らない状態であり，胸腔は陰圧となって鎖骨上窩，胸骨上窩，肋間腔，胸骨下窩，季肋下が陥没する．**シーソー呼吸**は，横隔膜が下がって腹部が膨満するのに，肺に空気が入らないと胸はふくらまないで沈んでくる状態である．

2) 打診

鼓音は，肺気腫，気胸でみられる．気管支喘息による肺気腫では肺の下界が下降し，心濁音界が縮小する．濁音は，肺の水分含量増大や胸水を疑う．胸水では，体位により濁音が移動するのが特徴である．

3) 聴診

喘息発作時の喘鳴と上気道から発生する音は聴診器をあてなくても聞こえる．心臓を聴診してから肺の聴診に移る(心臓の診察法は第 17 章．循環器疾患，p 384 参照)．前胸部を上肺野から左右交互に下降し，背部も上方から下方に左右の比較をしながら聴診する．

呼吸音が聞こえにくい場合，①肺に空気が入らない(肺炎，無気肺，喘息発作)，②音が伝達されない(胸膜の肥厚，胸水，気胸)などの状態を考慮する．小児の呼吸音は高く鋭く気管支音に近い．また成人に比べて呼気が長い．

気管支音 bronchial sounds は，肺野や肺底部で聴取されることがある．これは肺内に音の伝播を良くする病変があるため，口腔側の気道で生じた気管支音が末梢側まで伝播されるためである．

気道に分泌物や狭窄などの異変があると，そこを通過する音は連続性ラ音（いびき様音）rhonchi として聴取される．

小水泡音または捻髪音 fine crackles は，吸気

● 肝臓の触診法　　　　　　　　　　● 脾臓の触診法

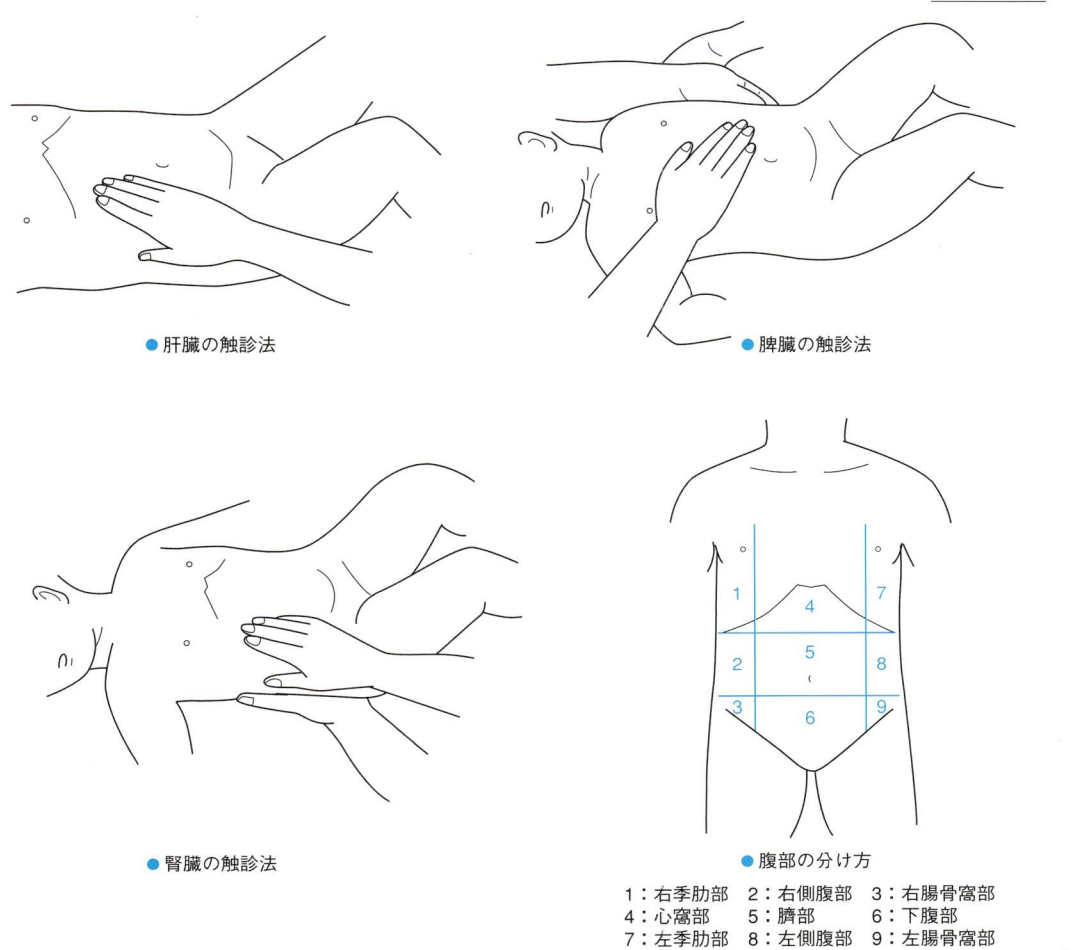

● 腎臓の触診法　　　　　　　　　　● 腹部の分け方

1：右季肋部　2：右側腹部　3：右腸骨窩部
4：心窩部　　5：臍部　　　6：下腹部
7：左季肋部　8：左側腹部　9：左腸骨窩部

図5-3　触診の実際と腹部の区分

の遅い時期に聞かれる．"チリチリ，パリパリ"といった音である．咳嗽により変化しない．間質性肺炎，肺水腫などで聴取する．

水泡音 coarse crackles は，吸気のはじめから聞こえ呼気にも聴取される．"ブツブツ"といった音である．気道内の分泌物あるいはそれによる気道内腔膜の破裂音によるもので，分泌物が気道内に存在する患児で聞かれる．咳嗽により変わる．気管支炎，肺炎などで聴取する．

笛音 wheeze は，高音性連続音である．呼気時に聞かれる．"ゼーゼー"といった音である．気管支喘息などで聴取する．

c. 腹　部
1）視診
乳幼児の腹部は膨隆しているのが一般的である．肥厚性幽門狭窄では左上腹部に左から右へ向かう胃の蠕動運動がみられる．腹壁静脈の拡張が著明で蛇行している場合，静脈系の閉鎖，心不全，腹膜炎などを考える必要がある．

2）触診
触診法および腹部の区分を図5-3に示す．触診の注意点は，①仰臥位で腹筋の緊張をとる，②疼痛がない部位から始める，③浅在性触診から深部触診へ進める，④圧痛の有無は，小児のピクッとする動きや顔の変化で確認する，などである．

腫瘤が触れた場合は，位置，大きさ，形，表面の性状，硬さ，移動性を調べる．

肝は，3歳くらいまでの乳幼児では正常でも2〜3cm触知する．肝を触れる場合は肝の大きさ，辺縁の状態，肝の硬さなどを確認する．乳児では正常でも脾の下端を触れることがある．正常腎は，乳幼児や学童では触知できないのが普通である．

腹壁の筋トーヌスの低下は，くる病，甲状腺機能低下症，Down症候群，低カリウム血症などでみられる．腹壁の皮膚のトーヌスは，**ツルゴール**turgorと呼び，腹壁の皮膚と皮下脂肪を指でつまんで，2〜3cm持ち上げてみることで判断できる．脱水の判断に重要である．

3) 聴診

腹部の聴診は膜型の聴診器を用いて，軽く腹壁にあてる．腸の蠕動運動音は，10〜30秒ごとに短いグル音として聞かれる．胃腸炎，腹膜炎の初期では強く高調性蠕動音，消化管閉塞では金属性蠕動音が聞かれる．血管雑音bruitは大動脈縮窄，腎動脈狭窄などで聞かれる．

4) 打診

腹部が膨隆し，鼓音の程度が強いときは，貯留しているガスが多いことを意味している．腹部が膨隆しているにもかかわらず濁音を呈するときは，腹水貯留または腹腔内腫瘍を考える．

腹水の診断としては，①波動（患児に仰臥位をとらせ，一方の手掌を患児の側腹部に当て，他方の手の指で反対側の側腹部を軽く鋭く打つ．腹水が貯留している場合は側腹部に当てた手掌に波動を感じる），②濁音の移動，③水たまり徴候（小児を胸膝位に置き，臍周辺部を下から打診し，腹水が120ml以上あれば陽性である）などがある．

d. 四　肢

皮膚，筋，骨・関節について視診し，筋萎縮，肥大，麻痺，浮腫，冷感，関節腫脹，発赤，痛み，リウマチ様結節，指の異常，爪の萎縮の有無などをみる．四肢の機能的診察としては，筋力は受動・自動的運動でみる．下肢の機能は歩行の状態を観察することで得られる．

e. 皮　膚

小児では全身性疾患の部分症状として皮膚症状が重要である．皮膚の診察は，①一般の皮膚，②摩擦部皮膚，③被髪頭部皮膚，④口腔粘膜，陰部，⑤爪および毛髪の順序で行う．

皮膚の変化としては，色（貧血，チアノーゼ，黄疸），発疹，落屑，乾湿，浮腫，出血傾向，緊張，血管拡張，血管腫，出血斑などに注目する．

f. リンパ節

1〜2mmの小さい，硬い弾力性のある感じのリンパ節は，程度の差はあるが正常な乳児や小児では頸部，腋窩，鼠径部および後頭部にしばしば触知される．リンパ節腫脹をみたときには，大きさ，硬さ，疼痛の有無，腺塊形成の有無，周囲組織との癒着の有無などを把握する．

化膿性リンパ節腫脹では，局所の皮膚が発赤し，圧痛がある．白血病では柔らかく圧痛をともなわず，皮膚と癒着せず移動性がある．リンパ肉腫では初め硬く弾力があり，圧痛はなく不連続であるが，その後大集塊となる．

g. 神経，筋（第22章．神経疾患，p552参照）

小児に重要な反射としては①原始反射，②姿勢反射，③深部反射と表在反射，④病的反射がある．原始反射としては，Moro反射，哺乳反射（探索反射rooting reflex，口唇反射lip reflex，吸啜反射sucking reflex），把握反射（手掌把握反射，足底把握反射），緊張性頸反射，交差伸展反射，自動歩行，Galant反射がある．姿勢反射としては，パラシュート反射，Landau反射などがある．**Babinski徴候**は，2歳までは正常児でもみられる．7歳以上で毎回出現する場合は異常である．

足間代ankle clonusは，生後1ヵ月以内では，5，6回までは正常児でもみられる．知覚検査には，表在感覚（触覚，圧覚，温度覚，痛覚），深部感覚（位置覚，振動覚，運動覚）と複合感覚（二点識別，立体認知，皮膚書字試験）がある．小児の神経系の診察を正確に行うことはなかなか難しい．

運動機能

上肢の筋力は，新生児，乳児期では水平ずり，

幼児期以降ではバンザイなどを行いおおよその見当をつける．下肢の筋力は，歩行，片足立ち，片足跳びなどができるかどうかをみる．異常がみられた場合は，各筋肉ごとに詳細に調べる．

筋萎縮がある場合触ってみると柔らかく力を入れても硬くならない．やせている場合は，全身にわたってやせているが，神経・筋疾患の場合は，限局したやせが多い．

線維束性収縮 fasciculation は，筋線維束の不随意的な収縮で脊髄前角の変性(Werdnig-Hoffmann病)，延髄の運動ニューロンの疾病でみられる．企図振戦は，小脳や脳幹腫瘍，Wilson病で起こる．小舞踏病は，リウマチ熱でみられる．アテトーゼは，核黄疸による脳性麻痺でみられ，動作時に手指が過伸展したり，口が開いたりする．また，言語は咽の奥からしぼり出すような声になる．ジストニア dystonia は，四肢を伸展して身体がそり返ったりねじれたりするゆっくりとした不随意運動であり脳性麻痺でみられる．協調運動は，注意欠陥多動障害，学習障害などで異常を示すことが多い．

III. 検　　　査

1. 目的と意義

一般外来を訪れる小児の"病気"の多くは，問診による病歴聴取と，注意深い診察によって，診断が可能であるが，一部では，正しい診断を下すためにそれ以外の情報が必要となる場合があり，様々な検査が行われることになる．そして，"検査"という手段を加えることによって，疾患の鑑別と診断の確定が行われるとともに，病勢の把握，予後判定，再発の予測などに必要な客観的なデータの入手が可能となる．しかし，検査結果には偽陽性，偽陰性をともなうことも事実であり，病歴，診察所見を基本にした総合判定のための一手段として，検査を位置づけねばならない．

検査を施行する際には，常に，以下の事項を考慮する必要がある．
① 何を目的に検査を行うのか──その検査によって，何が，どこまでわかるのか
② 検査の信頼度はどれくらいか
③ 患児への侵襲の程度は
④ 経費負担は

特に，侵襲については，疼痛や出血など，検査に直接関連するもののみでなく，放射線障害など長期にわたる影響についても考慮する必要がある．診断と治療のために，常に"考える検査"を心がけねばならない．

2. 小児の特徴（成人との違い）

小児の検査に対する考え方は，成人の検査に対する考え方と同じではない．小児は成長し，発達する過程にある．成人は成長・発達が終了して，生理的に安定している．また，老化の過程にあるといってもよいであろう．この生理的な差が検査結果の判断の重要なポイントになる．すなわち，小児の検査値の基準値は成人のそれと異なることがまれではなく，年齢によって基準値が変化することもある．ある検査値は，年齢とともに高値となり成人値に達するもの，また，年少児で高値を示し，次第に低下して成人値に達するものもある．年齢によって基準値が変化する血液化学検査項目の主なものを表 5-2 に示す．したがって，小児に検査を行う場合には，これらの変化を常に意識してその成績を評価する必要がある．

また，日常一般に行われている検査の種類は多く，どれを選択するかについて考えなければならない．小児に対しては，成人で行われているように，一度に多種にわたる検査を施行することは難しく，それぞれの検査の特徴，欠点を理解して目的に応じた検査を選択しなければならない．

前述のように，検査には診断に必要なものとともに経過を評価するためのもの，さらには両者に関連するものもあるため，検査を行うに際して，何を目的とした検査かをよく考えて行わなくてはならない．

ある検査を行う場合，その検査の結果が正常であったならばどのように考えるか，異常であったならばどのように考えるかを，あらかじめ十分に考えておくべきである．これを考えることによって，次に行うべき検査，治療，管理方法に対する早期の判断が可能になる．また，検査値の異常の

表5-2 主な血液化学検査項目における小児と成人の基準値の比較

分類	小児期に高値を示す項目	小児期に低値を示す項目	変動しない項目
酵素	・AST, ALT(5歳以降) ・γ-GTP(1～10歳) ・LAP(1歳以後) ・ALP(男20歳, 女18歳, ピークには成人値の4～6倍となる) ・acid P(思春期以後) ・LDH(思春期以後) ・CK(1歳以後) ・アルドラーゼ(思春期以後)	・アミラーゼ(唾液腺5歳, 膵10～15歳) ・リパーゼ(5～15歳) ・トリプシン(5～15歳, ただし新生児期高値)	
蛋白	・AFP(4～5歳, 新生児期は著しく高い) ・フェリチン(1～6歳で低く, その後上昇)	・総蛋白(13～14歳) ・γ-グロブリン(学童期) ・TTT(3～5歳) ・ZTT(5～8歳) ・セルロプラスミン(1歳, 新生児期は著しく低い)	
電解質	・カルシウム(5歳以後, 乳児は成人の1.1倍) ・リン(17歳, 乳児期は著しく高い) ・カリウム(1歳以後, 新生児・乳児はやや高め) ・クロール(1歳以後, 乳児で高い傾向)	・銅(生後1～3ヵ月で低く, その後成人よりも高値を示し, 漸減して6～12歳で成人値となる) ・亜鉛(6～12歳)	ナトリウム, マグネシウム
低分子窒素化合物		・BUN(1歳前後) ・クレアチニン(思春期以後) ・尿酸(10歳頃, 10歳までは性差なし)	
脂質その他	・コレステロール(10歳前後) ・トリグリセリド(10歳前後) ・ビリルビン(1歳以後, 新生児期は著しく高い)		

( )内は成人基準値に達する時期.

程度から病勢を把握し,経過を推測することが可能となる.

検査の分類

現在,臨床の分野で行われている検査は多岐にわたっており,血液,尿などを用いる検体検査のみでなく,種々の機能検査が行われている.また,無症状のうちに病気をすくい上げるスクリーニング検査など,予防医学の領域に踏み込んだ検査も広く行われている.それらの検査の適応と方法については,第7章以下の各項目に譲り,本項では,その概略を表示するに止めるので,詳細は各章を参照されたい.

3. 検体検査

患者から採取した血液,尿などを用いて,物理的,化学的あるいは免疫学的手技によって分析する検査,すなわち,検体検査が,臨床検査のかなりの部分を占めている.

疾患分類ごとに広く行われている,血液,尿を用いた臨床検査は,表5-3に要約される.表示した検査には,現在ではオートアナライザーが広く用いられ,一部では放射性同位元素を用いる測定(RIA法)や,酵素免疫法(EIA法)などが用いられて,大量の検体を容易に分析することが可能となった.また,健常人における各検査の測定値は,現在では"基準値"という表現が用いられているが,前述のように小児では,成人の基準値とはかなり異なる測定値を示す項目が存在することに注意する(表5-2).

髄液,骨髄,胸水,腹水など,穿刺によって得られる検体の検査によって得られる情報を表5-4に示す.

表 5-3 疾患と主な検体検査

疾患	血液検査	尿検査
感染症	血液一般, 赤沈, CRP, ウイルス抗体価, 細菌培養	尿一般検査, 細菌培養, アミラーゼ, NAG
血液・腫瘍性疾患	血液一般, 凝固系検査, 血清鉄, TIBC, フェリチン, 葉酸, ビタミン B_{12}, LDH, 腫瘍マーカー(AFP, NSE など)	HVA, VMA
アレルギー, 免疫疾患	免疫グロブリン, 自己抗体, T, B 細胞分布, 食細胞機能, アレルゲン検査	
消化器疾患	肝機能(AST, ALT, ALP, γ-GTP, ZTT, TTT, ビリルビン, ICG など), ウイルス検索, 胆汁酸, アミラーゼ, リパーゼ	ウロビリノーゲン, ビリルビン, アミラーゼ
腎疾患	蛋白分画, 電解質, BUN, クレアチニン, コレステロール, 尿酸, β_2-ミクログロブリン, 補体, 免疫グロブリン, クレアチニンクリアランス, GFR	尿一般, 蛋白定量, 蛋白泳動, β_2-ミクログロブリン, NAG
代謝性疾患	アミノ酸分析, 乳酸, ピルビン酸, 静脈血ガス分析, 血糖, ケトン体, アンモニア	アミノ酸分析, 有機酸分析
内分泌疾患	各種ホルモン, ホルモン前駆体および代謝物質, 血糖, 電解質	各ホルモンおよび代謝物質, 尿糖, 電解質

表 5-4 採血以外の穿刺によって得られる検体を用いる検体検査

検体	検査項目
髄液	1. 炎症 　細胞数, 蛋白, 糖, クロール定量, 細菌培養, ウイルス抗体価 2. 代謝性疾患 　乳酸, ピルビン酸, アミノ酸, プテリジン, モノアミン代謝物 3. 腫瘍 　腫瘍細胞 4. 変性疾患 　蛋白定量, 電気泳動
骨髄	1. 血液, 腫瘍性疾患 　細胞数, 細胞染色 2. 代謝性疾患 　特殊細胞(Gaucher 細胞など), 脂質分析
胸水 腹水	1. 炎症 　細胞数, 細菌培養, 蛋白定量 2. 腫瘍 　細胞染色 3. リンパ管の異常 　乳ビ

4. 内分泌・代謝機能検査

a. 成長ホルモン分泌能試験

成長ホルモン(GH)分泌異常を疑うときは身長, 体重曲線を作成し, 経時的変化を知ることが重要である. 骨年齢, ソマトメジン C, 尿中 GH は簡便で, GH 分泌異常のスクリーニング検査として重要である. 分泌不全の診断には負荷試験が不可欠である. L-アルギニン, グルカゴン, L-ドーパ, GRH, インスリン, クロニジンなどの薬物が成長ホルモンを放出するために使用されているが, L-アルギニン, グルカゴン負荷試験は検査の信頼度が高く副作用も少ないために広く使用される. インスリン, クロニジン負荷にはときとして副作用が出現するため慎重に行う.

b. LH-RH 負荷試験

下垂体 gonadotroph 細胞の LH, FSH 分泌機能を検査する. 適応疾患としては, 下垂体機能不全, 性腺機能低下症, 性早熟症などである.

c. 甲状腺機能検査

症状から甲状腺機能異常が疑われる場合には, まず血中の甲状腺刺激ホルモン(TSH)およびサイロキシン(T_4)を測定するが, 日本人にはサイロキシン結合グロブリン(TBG)が低下している例が少なくないので, 遊離サイロキシン(free T_4)を測定することが望ましい. それらに異常がみられた場合にはさらなる検査を行う.

d. TRH 負荷試験

TRH を投与し TSH 分泌能をみる検査で甲状腺の異常の原因が甲状腺自体にあるか，中枢の間脳または下垂体にあるかを判断するときに用いられる．正常児では TSH 頂値は 15〜30 分で 10〜30 μU/ml の値をとり，以後漸減する．

e. 副甲状腺（上皮小体）機能検査
PTH 負荷試験（Ellsworth-Howard 試験）

外因性副甲状腺ホルモン（PTH）を負荷することにより PTH に対する標的臓器の感受性を調べる目的で用いられ，ホルモン受容体異常症の一つである偽性副甲状腺機能低下症の鑑別診断に有用である．現在ではヒト *PTH* 遺伝子を用いた遺伝子組換え PTH が本検査に使用されてはいるが，本検査時にまれにショックを起こすことがあるため，気管支喘息，アレルギー体質，心・腎疾患の患児には慎重に行う．

以前に比べ内分泌機能を知るための物質を直接測定でき，かつ正確になってきている．このため負荷試験の必要性は，減少してきている．

5. 生　検

一部の疾患では，針により経皮的に，または外科的に臓器の一部を採取し，その病理学的，あるいは生化学的検査によって疾患を診断する（表 5-5）．生検には，かなりの侵襲をともなうため，術前，術中，術後の管理を厳しく行って，事故発生を予防する．

表 5-5　生検組織を用いた検査

生検組織	病理組織学的検査	生化学的, 分子遺伝学的分析
肝	各種肝炎，肝硬変，糖原病，Wilson 病	・糖原病（グリコゲン分析，酵素分析） ・尿素サイクル異常症（酵素分析） ・Wilson 病（銅定量）
腎	慢性糸球体腎炎 間質性腎炎 家族性腎炎	・Fabry 病（酵素分析，脂質分析）
リンパ節	悪性リンパ腫，転移性腫瘍，炎症	
筋・心筋	各種ミオパチー 筋ジストロフィー 筋型糖原病 心筋症・心筋炎	・糖原病 II，III，V，VII 型（グリコゲン定量，酵素分析） ・筋ジストロフィー（ジストロフィン組織染色診断）

6. 画像検査

古典的な X 線単純撮影に加えて，造影検査，CT，RI，MRI，超音波検査などの種々の画像検査が小児疾患の診断にも広く使用されている．

7. 脳波，筋電図検査

a. 脳　波

脳波は脳の電気生理学的状態をとらえるものである．小児では成人に比べて活動電位が大きいため，小児では電位は小さく増幅して記録する（小児では 50 μV を 5 mm の高さにするが成人では 50 μV を 7 mm にする）．電極は皿電極であり，部位は国際 10-20 法で決められている．

導出方法には単極誘導と双極誘導がある．単極誘導は電極の部位における活動電位をとらえるので基礎波や左右差の有無を検討する．双極誘導は二つの誘導部位の差をみており，発作波がどの部位から出現しているかを明らかにするために行う．

脳波は記録している時点での脳の状態をみている．記録中に異常がないからといって正常であるとはいえない．このため異常が出現しやすくなるように種々の賦活法（過呼吸，睡眠，光刺激など）が利用されている．過呼吸賦活法では，過呼吸により血中の二酸化炭素が減少し酸素が多くなる．脳の動脈は二酸化炭素減少により収縮するため，脳は酸素が多くなったとしても低酸素状態に陥る．このため，脳の活動は低下し，徐波や発作波が出現してくる．睡眠賦活法は，睡眠により大脳皮質の抑制が取れるため発作波が出現しやすくなる．光刺激では，光に対し過敏な状態の患児では刺激により発作波が出現する．

脳波上での発達とは，周波数が速くなることであり，後頭部から前頭部の方向に進む．このため基礎波は後頭部で判断する．成人と同様の脳波になるのは 14 歳頃といわれている．

b. 筋電図

筋電図は運動麻痺や筋萎縮が神経原性か筋原性かを鑑別するために用いる．針電極を被検筋に刺入し記録するため小児では十分な記録ができないことが多い．筋ジストロフィーの診断などに用いられる．

8. 生理機能検査，消化吸収機能検査，腎機能検査

a. 呼吸機能検査

スパイロメトリー

スパイロメータなどを用い肺容積の変化量およびその時間経過を記録することにより，換気能力を測定することをいう(スパイログラム上に描いた肺活量とその分画は図16-1，p349参照)．全肺気量とは最大限の吸気を行ったときの肺内ガス量である．肺活量は，1回の吸入あるいは呼出により肺から出入りしうる最大のガス量をいう．最大努力呼気曲線のうち初めの1秒間に呼出される量を1秒間最大呼気量(1秒量：$FEV_{1.0}$)という．1秒量を肺活量で除した値を1秒率($FEV_{1.0\%}$)といい閉塞性障害の程度をより純粋に反映する．

一般に肺活量の減少は**拘束性障害**を意味し，1秒率の減少は**閉塞性障害**を意味する．

b. 循環機能検査

1) 心電図

胎児期では，胎盤でガス交換が行われるため心臓の役割は体循環が主体であり，動脈管の存在により右室が優勢になっている．出生とともに左室が体循環の役割をする．小児の心電図は，成人とは異なり，年齢とともに変化する(第17章．循環器疾患，p389～391，付1 小児の基準値 図2，p629参照)．特に判定上注意すべきことをあげる．

① 新生児期・乳児期では右室が優勢である，② 成人に比べ胸壁が薄いので胸部誘導のR波とS波は，成人よりも高電位差を示す，③ 右側胸部誘導のT波は，年齢により変化してゆく，④ PR時間，QRS時間，QT時間は，成人に比べ短い．

2) 心カテーテル，心血管造影

心血管系の生理学的，解剖学的情報を得ることを目的に行われる．短絡量(率)や弁口部における狭窄や閉鎖不全の程度を定量化し，肺血管抵抗や心臓の機能を測定する．小児期での適応としては，先天性および後天性心疾患のほとんどが対象になる．

心(臓)カテーテルには，右心カテーテル法と左心カテーテル法とがある．右心カテーテル法は，経皮的に大腿静脈または伏在静脈よりカテーテルを挿入し，カテーテルを右心から肺動脈まで送り込み右心側の動態をみる．左心カテーテル法は大腿動脈より逆行性にカテーテルを挿入し，左心側の動態を検査する．卵円孔を経由して，右房から左心系にカテーテルをすすめることもある．正常血液酸素飽和度と心内圧を図5-4に示す．心血管造影により心臓，血管の解剖学的情報が得られる．

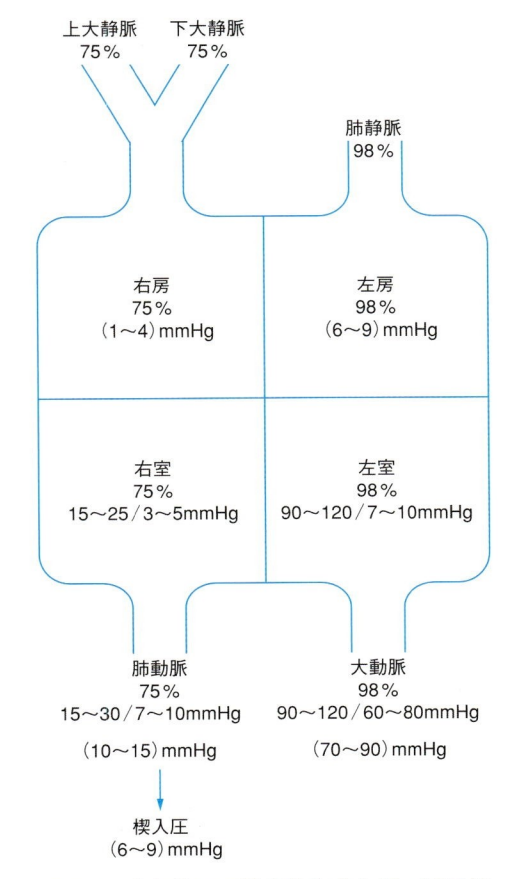

図5-4 各部位での酸素飽和度と圧の正常値
%：酸素飽和度
収縮期/拡張期 mmHg：圧
( )：平均圧

上大静脈 75%
下大静脈 75%
肺静脈 98%
右房 75% (1～4) mmHg
左房 98% (6～9) mmHg
右室 75% 15～25/3～5 mmHg
左室 98% 90～120/7～10 mmHg
肺動脈 75% 15～30/7～10 mmHg (10～15) mmHg
大動脈 98% 90～120/60～80 mmHg (70～90) mmHg
楔入圧 (6～9) mmHg

c. 消化器機能検査

1）内視鏡検査

この検査では，病変部位を直接にみることができる利点がある．小児では全身麻酔を必要とすることが多く技術の熟練を要する．消化器疾患，異物摘出，炎症性腸疾患などに有用である．

2）消化吸収試験

栄養素の消化吸収不良の存在を明らかにする試験である．対象になるのは脂肪，糖質，蛋白質，ビタミン，胆汁酸，無機質などである．脂肪は栄養素の中で最も吸収障害を受けやすい．脂肪便の存在は，**Sudan III スクリーニング**で行う．脂肪便の定量法としては ^{131}I-トリオレイン消化吸収試験がある．吸収されない糖質は腸内細菌による発酵を受け，酸となって便のpHを低下させるため糖吸収不全ではpH 5.5以下になりやすい．便中への蛋白漏出を調べる検査には α_1-アンチトリプシンクリアランス試験がある．

3）十二指腸液検査

早朝空腹時に少量の水とともに金属性オリーブのついた十二指腸ゾンデを胃内に挿入し，右側臥位とし，先端が十二指腸に達したのを確認して行う．児を仰臥位にし，初めに流出する液が胆管胆汁（A胆汁）であり，15分ごとに試験管を替え，約30分間自然流出状況をみる．その後25%硫酸マグネシウム液を注入すると平均6分して胆嚢胆汁（B胆汁）の排泄がみられ約15～18分持続する．B胆汁排出後希薄黄色の肝胆汁（C胆汁）の排出がみられる．B胆汁の欠如は胆道の閉鎖性疾患，胆嚢の収縮不全，肝細胞性黄疸の極期などでみられる．先天性胆道閉鎖と肝炎の鑑別では，胆汁の黄疸指数5以上のときは胆汁排泄が陽性と考える．

4）肝異物排泄検査

BSP（bromsulfalein），ICG（indocyanine green）は肝細胞性胆道排泄物質である．これらの物質は末梢静脈に注入されると血液循環によって希釈され肝に運ばれ，肝細胞で代謝または移送され毛細胆管へ排泄され胆道系を経て腸管に排泄される．検査の異常は，これらの機構のどこかに障害があることを意味する．BSPは血清ビリルビン値が2 mg/dl 以上の場合は測定が不正確になり無効である．

d. 腎機能検査

1）クレアチニンクリアランス

腎尿細管からの排泄がほとんどなく腎糸球体からのみ排泄される物質についてクリアランスを求めると，その値は **糸球体濾過量** glomerular filtration rate（GFR）を示すことになる．クレアチニンクリアランスでは十分な尿量が得られた場合，糸球体濾過量と同様に評価されている．この方法には，2時間法と24時間法がある．24時間法では第1日目の朝，膀胱を空にしてから開始する．採血は検査前と検査後の2度行う．次の式で計算される．

$$C_{cr} = \frac{U \cdot V}{P} \times \frac{1.73}{SA}$$

（U：尿中クレアチニン濃度，V：1分間尿量，P：血漿クレアチニン濃度，SA：体重，身長から算出された体表面積）

基準値を表5-6に示す．

表5-6 内因性クレアチニンクリアランスの基準値

新生児		
	未熟児	40～65 ml/分/1.73 m^2
1/2～1歳	男	124±25.8 ml/分/1.73 m^2
	女	108.8±13.5 ml/分/1.73 m^2
成人	男	105±13.9 ml/分/1.73 m^2
	女	95.4±18 ml/分/1.73 m^2

2）PSP排泄試験

PSP（phenolsulfonphthalein）は約94%が近位尿細管から排泄され，残りの6%が糸球体から排泄される．このため近位尿細管の機能を知る目的で行われる．完全に排尿させた後，水を300～500/1.73 m^2 飲ませる．30分後PSP（1 mg）を静注し，注射後15分，30分，60分，120分に採尿する．15分後には，28～51%（平均35%）が排泄される．

3）尿濃縮試験

一定時間の水分制限により下垂体後葉からの抗利尿ホルモンの分泌を促進させ，尿が濃縮するかどうかを試験する．Fishberg濃縮試験では，検査前日の夕食を午後6時に摂取し，以後の飲水を禁止する．就寝前に完全に排尿するとともに夜間の排尿は捨てる．午前6時，7時，8時に採尿し，これらの尿量，比重，浸透圧を測定する．1回でも尿比重1.025，尿浸透圧800～850 mOsm/kg H$_2$O

表 5-7 新生児マススクリーニング対象疾患の概略

疾患	症状	欠損酵素または病因	発症時期	遺伝形式	スクリーニングでの発見頻度	確定診断法	治療
高フェニルアラニン血症 フェニルケトン尿症 (phenylketonuria, PKU)	・知的障害 ・痙攣・脳波異常 ・メラニン欠乏	phenylalanine hydroxylase	乳児期後半	AR	PKU, 良性高フェニルアラニン血症を含めると約 1/70,000 (PKU は 1/110,000)	・血清アミノ酸分析 ・BH₄ 欠乏症との鑑別	フェニルアラニン摂取制限食
高フェニルアラニン血症 テトラヒドロビオプテリン (BH₄) 欠乏症	・筋緊張低下または亢進 ・痙攣 ・知的障害	① GTP cyclohydolase I ② 6-pyruvoyl tetrahydropterine synthase ③ dihydropteridine reductase	新生児期〜乳児期	AR	① 日本では報告なし ② 1996 年までに 11 例 ③ 1996 年までに 3 例	・血清アミノ酸分析, 血清ブテリジン分析 ・尿, BH₄ 負荷試験 ・赤血球酵素分析	BH₄ L-ドーパ 5-ヒドロキシトリプトファン } 内服 ③ に対してはフェニルアラニン制限食を併用する。
メープルシロップ尿症 (maple syrup urine disease, MSUD)	・痙攣・呼吸障害 ・意識障害 ・知的障害	branched ketoacid dehydrogenase complex	新生児期〜乳児期前半	AR	1/620,000	・血清アミノ酸分析 ・血清, 尿有機酸分析 ・リンパ球, 線維芽細胞の酵素分析	・分枝鎖アミノ酸摂取制限食 ・ビタミン B₁ 内服
ホモシスチン尿症 (homocystinuria)	・Marfan 様骨格 ・血栓形成 ・痙攣・知能障害 ・水晶体脱臼	cystathionine-β-synthase	乳児期〜幼児期前半	AR	1/960,000	・尿, 血清アミノ酸分析 ・リンパ球, 線維芽細胞の酵素分析	・シスチン添加メチオニン制限食 ・ビタミン B₆ 内服
ガラクトース血症 I 型 (galactosemia)	・肝不全, 白内障, 知的障害 ・白内障	gal-1-P uridyl transferase	新生児期〜乳児期	AR	1/1,110,000	・血中 Gal-1-P 測定 ・赤血球酵素分析	乳糖およびガラクトース摂取禁止
ガラクトース血症 II 型		galactokinase		AR	1/620,000		
先天性甲状腺機能低下症 (クレチン症)	・低身長 ・骨成異常 ・知的障害	① 甲状腺形成異常(欠損, 低形成, 異所性) ② ホルモン合成障害	新生児期〜乳児期	②は遺伝性	1/5,700 (そのうち②は約 10%)	・甲状腺ホルモン, 甲状腺刺激ホルモン測定 ・甲状腺エコーグラム ・甲状腺シンチグラム	甲状腺ホルモン内服
21-ヒドロキシラーゼ欠損症 (先天性副腎過形成の一つ)	・男性化 ・脱水, ショック ・低身長	21-hydroxylase	新生児期〜乳児期	AR	1/18,800	・17-ヒドロキシプロゲステロン, コルチゾール, ACTH 測定 ・血清 Na, K 測定	ヒドロコルチゾンおよびミネラルコルチコイド製剤(フロリネフ)投与

AR : autosomal recessive (常染色体劣性遺伝).

以上あれば正常である．そのほかにピトレッシン負荷試験やデスモプレッシン負荷試験がある．

9. マススクリーニング

　一般人口集団を対象として全員に検査を行い，無症状（あるいは病初期）のうちに疾患をすくい上げる方法をマススクリーニングと総称している．わが国では，先天代謝異常症の新生児マススクリーニング，乳児の神経芽腫スクリーニング，学校検尿，心臓検診など，公費によるマススクリーニングが広く行われている．わが国における新生児マススクリーニングの対象疾患について表5-7に示す．

6

小児のプライマリケア

I. 小児の主要症状と徴候

1. 全身倦怠感

　身体的，精神的に活力が減少し，活動を開始したり，続けることに抵抗を感じる状態をいう．

　全身倦怠は年齢を考慮した評価が必要である．乳児は哺乳不良や不機嫌などでしか訴えるすべを知らない．幼児では食欲不振，身体がだるそうにみえる，家の中でゴロゴロしている，元気がないなど主として母親からの訴えとして取り上げられる．学童では患児からの疲れる，身体がだるいといった自覚症状の訴えから，朝起きてから調子が悪く，学校に行きたがらないなどの母親など周囲の人からの訴えによることが多い．

　診療する側にとっては，全身倦怠の発現が急激であるのか，比較的緩徐に，いつとはなしに始まったものなのかの見極めが重要である．その際，参考になるのは全身倦怠感の他にいかなる随伴症状があるかということである．一般に乳幼児が全身倦怠感をうかがわせるような症状を呈した場合には重大な疾患が潜在していることが多く，詳細な原因追究が求められる．急性感染症に始まり，初感染結核，慢性副鼻腔炎，尿路感染症，貧血などを念頭に置く必要がある．学童になると，立ちくらみ，朝起き不良をともなう起立性調節障害が含まれる．いろいろな症状を訴えると同時に学校を休んでいる不登校児もある．さらに親の離婚，いじめなどが原因となった心因性反応を全身倦怠として病院に連れて来られる場合さえみられる．

2. 発　　熱

　発熱は，小児の主訴のうち最も多いものの一つである．小児では，通常腋窩温で37.5℃以上を発熱とする．

　平熱より1℃以上高い場合，あるいは他の感染症状などの合併がある場合は，有意な発熱と考える．発熱に対しては，悪寒時以外の過度な保温や急激な冷却はさけ，外気温を下げ，薄着にさせたり，微温湯での清拭など適当なクーリングをする．十分な水分を与えるようにする．解熱薬は39℃以上の高熱では1℃程度下げることを目安に，あるいは39℃以下でも熱による消耗が強い場合に投与する．38.5℃を超える高熱では，使用の必要を考える．熱性痙攣で，ジアゼパム坐薬に解熱薬坐剤を併用する場合には30分以上，間隔をあける．

　微熱を主訴に来院している場合，電子体温計ではしばしば実際よりも高めに表示されるので体温計の種類にも配慮する（第5章．小児診断学，p 62参照）．

　小児発熱の診察にあたっては，年齢，発熱の程度，熱型，持続期間および随伴症状に対する注意が必要である．年齢によって考えるべき疾患は異なる．新生児期には敗血症，髄膜炎が多い．乳児早期には，尿路感染症，呼吸器感染症が多くなる．乳児中期には突発性発疹，乳幼児では川崎病，発疹性感染症，呼吸器・消化器感染症，尿路感染症が多くみられる．学童期には溶連菌感染症，膠原病などが多くなる（表6-1）．

　発熱した患児が来院した場合，その緊急性を考える．また，診断を確定するための観察が大切である．意識障害，痙攣，頭痛，腹痛，呼吸障害，

表 6-1 発熱をきたす疾患

1. 感染
    a. 呼吸器感染症
    b. 尿路感染症
    c. 消化器感染症(急性胃腸炎,虫垂炎,ヘルペス性口内炎ほか)
    d. 中枢神経系感染症(髄膜炎,脳炎ほか)
    e. 発疹(溶連菌感染症,ブドウ球菌性熱傷様皮膚症候群,発疹性ウイルス感染症)
    f. 敗血症
    g. 循環器感染症(感染性心内膜炎,心筋炎,心外膜炎ほか)
    h. 蜂窩織炎
    i. 骨髄炎
    j. 中耳炎
2. 膠原病類似疾患
    a. 膠原病
    b. 川崎病
    c. Stevens-Johnson 症候群
    d. 関節炎
3. 血液疾患,腫瘍
    a. 悪性腫瘍
    b. 血球貪食症候群
    c. 無顆粒球症
4. 脱水
    a. 脱水症
5. 放熱の障害
    a. 外胚葉形成不全
    b. 先天性無汗症
6. 炎症性腸疾患
    a. Crohn 病

表 6-2 年齢層と痙攣の原因

1. 新生児
    a. 頭蓋内出血
    b. 低酸素性虚血性脳症
    c. 細菌性髄膜炎
    d. 低血糖症
    e. 低カルシウム血症
    f. ビタミン B_6 欠乏症
    g. 先天性脳奇形
    h. 良性新生児痙攣
    i. TORCH 症候群
    j. 核黄疸
    k. 有機酸代謝異常
    l. 高アンモニア血症
    m. アミノ酸代謝異常
    n. 脳動静脈奇形
2. 新生児期以降〜2歳未満
    a. 熱性痙攣
    b. 乳児ビタミン K 欠乏性出血症
    c. 髄膜炎
    d. 急性脳症,Reye 症候群
    e. てんかん(West 症候群,Lennox-Gastaut 症候群ほか)
    f. 急性小児片麻痺
    g. 良性乳児痙攣
    h. 脳炎
    i. 代謝異常症
    j. 乳児早期てんかん性脳炎(EIEE)
    k. 水中毒
    l. Leigh 脳症
    m. 硬膜下血腫
    n. モヤモヤ病
    o. 血栓症
    p. テオフィリン中毒
    q. 結節性硬化症
3. 2〜10 歳未満
    a. てんかん
    b. 髄膜炎
    c. 脳炎
    d. 急性脳症
    e. 頭部外傷
    f. 脳腫瘍
    g. 熱性痙攣
    h. モヤモヤ病
    i. 血栓症
4. 10 歳以上
    a. てんかん
    b. 脳腫瘍
    c. 頭部外傷
    d. ヒステリー
    e. 過換気症候群

循環障害,蒼白などの全身状態に注意が必要である.

発熱時の検査としては,最低でも末梢血液検査,検尿,CRP は行う.

解熱薬の選択については,アセトアミノフェンが小児の解熱薬の第一選択である.メフェナム酸は解熱効果が大きく,乳児では低体温に反応することがある.アスピリンはミトコンドリア抑制作用から Reye 症候群発生の危険因子の一つとして小児への使用は規制され,インフルエンザ,水痘へのアスピリンの使用は禁止されるに至っている.

3. 痙 攣

痙攣は発作性に起こる筋肉の急激な収縮である.痙攣重積症は,痙攣が30分以上続くか,個々の発作は短くても発作間欠期の意識の回復がみられないものをいう.痙攣の一般的救急処置としては,バイタルサインの厳重なチェックと呼吸・循環の維持,安静にし刺激を避け,仰臥位,

頭部を側方に向け，分泌物や吐物を吸引し気道を確保すること，静脈の確保，高熱に対する処置，脳浮腫に対する処置などである．痙攣の問診では年齢，発熱の有無，嘔吐，熱性痙攣，てんかんの既往歴，頭部の外傷について確認する．

痙攣の中で最も頻度の高いものは**熱性痙攣**であり，強い年齢依存性を示す．表6-2に年齢層と痙攣の原因を示す．熱性痙攣は一般に38°C以上の発熱をともなって生後6ヵ月〜3歳までの乳幼児に圧倒的に多くみられる突発的な全身性痙攣発作であり，大部分が5分以内におさまり，おさまったあと何ら神経学的後遺症を残さない．熱性痙攣は単純型と複雑型に分けられる(熱性痙攣の詳細は第22章．神経疾患，p 565 参照)．

4. 疼 痛

a. 頭 痛

数多くの原因からなる症候名である．頭痛の発生機構は血管の拡張，炎症，組織の牽引圧排，筋攣縮などで発生する痛覚である．

頭痛は急性と慢性に分けられ，急性の場合は有熱性と無熱性，さらに随伴症状を加味して考える．

頭痛は病態生理学的には，血管性頭痛(片頭痛)，緊張性頭痛，心因性頭痛，頭蓋内圧亢進および占拠性病変に起因する頭痛，外傷後の頭痛，頭蓋に属する組織器官の疾患，起立性調節障害，高血圧性頭痛，てんかん性頭痛，発熱による頭痛，眼性疲労性頭痛などがある．片頭痛は発作性反復性であり，拍動性で女児に多い．緊張性頭痛は後頭部から側頭部で頭がしめつけられるようなものをいい，夕刻に多く，肩こりをともなう．心因性頭痛で小児に多いのは不登校児の頭痛である(表6-3)．

診断は詳細な問診，神経学的診察，検査としては頭部単純X線検査，頭部CT，脳波，血圧測定，眼底検査，髄液検査，血液一般などを行う．脳腫瘍が疑われる場合は腰椎穿刺は禁忌である．

b. 耳 痛

耳痛は聴器に由来するものと，周辺臓器より反映されたものに分けられる．聴器に関わる複雑な神経の支配領域の疾患は，すべて耳痛をきたしうる．

c. 咽頭痛

咽頭付近には感染防御機構としての口蓋扁桃，咽頭扁桃，耳管扁桃，舌扁桃などのWaldyer扁

表6-3 頭痛の原因

```
1. 血管性頭痛
    a. 発熱疾患
        1) 上気道炎，感冒
        2) 急性中耳炎
        3) 髄膜炎
        4) 脳炎
    b. 片頭痛
    c. 高血圧
        1) 腎疾患
        2) 褐色細胞腫
    d. 脳血管奇形
2. 緊張性頭痛
3. 牽引性頭痛
    1) 脳腫瘍
    2) 水頭症
    3) 頭蓋内出血
    4) 脳膿瘍
4. 心身症
5. 起立性調節障害
6. 眼精疲労
7. う歯
8. 副鼻腔炎
9. 頭部外傷の既往
10. 強い咳嗽時
11. 自律神経発作を含むてんかん性頭痛
```

表6-4 咽頭痛の口腔内所見

```
1. 発赤
2. カタル性
    a. Koplik 斑：麻疹
    b. 永山斑：突発性発疹
3. アフタ，潰瘍，小水疱疹，苔
    a. アフタ性口内炎
    b. ヘルペス性歯肉口内炎
    c. ヘルパンギーナ
    d. 水痘
    e. 手足口病
    f. Stevens-Johnson 症候群
    g. 白血病
    h. 無顆粒球症
    i. 薬剤性(メトトレキサートなど)
4. 後鼻漏
5. 咽頭後壁の腫瘍：咽頭膿瘍
6. 扁桃周囲腫瘤：扁桃周囲膿瘍
```

桃輪が存在している．咽頭は三叉神経第二枝，舌咽神経，上喉頭神経内枝などの神経支配を受けていて，ここに炎症性変化が起こると咽頭痛（表6-4）として症状が発現する．

小児における咽頭痛は局所状態にとどまらず，全身疾患の一症状として発現する場合も多い．

d. 胸　痛

胸痛は刺激により胸部に生じた痛覚である．

一般的な胸痛の分類として，心血管疾患，肺および胸膜疾患，筋骨格疾患，消化管および腹腔内臓器の疾患，筋肉痛，心因性胸痛および原因不明の特発性胸痛に分けられる．

e. 腹　痛

腹痛は腹部臓器に生じた刺激が感覚中枢で感知されたものである．腹痛には内臓痛，壁側痛および関連痛が複合したものとがある．内臓痛は腸管，腸間膜からの刺激が自律神経系の大内臓神経，下腸間膜神経，骨盤神経を経て中枢に伝えられたものである．壁側痛は壁側腹膜からの刺激が肋間神経，横隔膜神経，腰神経から脊髄後根を経て中枢に伝播されたものである．

腹痛の表現は年齢差が大きい．3歳以上ではかなり詳しく言葉で表現できるようになるが，同時に心因性腹痛も始まる．腹痛の問診では発症の仕方，経過，部位，性状を聞く．顔貌，体位も重症度の参考になる．

腹部の診察にあたっては視診で腹部膨満の有無，下肢の紫斑に注意する．アレルギー性紫斑病は腹痛が先行し，紫斑が遅れて出現することが多い．聴診で腸雑音が亢進していれば急性胃腸炎，消化管閉塞を疑う．低下していれば**麻痺性イレウス**を考える．腹膜炎でも時間が経過すると腸雑音は聴こえなくなる．打診での鼓音はガスの貯留，濁音は腫瘤や腹水を示唆する．触診では圧痛部位と筋性防御の有無を調べる．急性虫垂炎では，始めは心窩部に鈍痛があり，のちに臓器局所の強い痛みに変わっていくことがある．**McBurney圧痛点，Lanz圧痛点**の確認が必要である．筋性防御，腹壁板状硬化は腹膜炎，特に急性虫垂炎でみられるが，来院前に穿孔性急性虫垂炎に進行している場合に筋性防御が逆に消失していることがあ

る．腹部X線単純写真での層状の石灰化像が右下腹部に認められればそれは**虫垂糞石**で，虫垂炎の診断に有用である．女子では下腹部の石灰像をみる卵巣嚢腫茎捻転をはじめ，婦人科領域疾患を忘れてはならない．

処置が治療につながるものとして浣腸は重要である．母親などから患児の排便が確認されていても，触診すると下腹部が膨満しており，浣腸によって排便の後，腹痛が消失することは日常経験する．腸管穿孔の確かな場合は浣腸は禁忌である．

f. 関節痛

乳児では，おむつ交換時に泣く，歩行時に片方の踵はつかない，足をさわると激しく泣くなどの症状で気づくことが多い．

問診では運動制限をともなうか，跛行がみられるか，運動時増強するのか，腫脹がみられたことがあるかなどを尋ねる．疼痛の時間については，1日のうち朝か夕方か，継続しているか，遊びに夢中になると忘れているかを参考にする．

診察では四肢の自発運動を観察し，ついで他動的に四肢の屈伸を行う．膝関節の判定には腹臥位にして背屈させるか，ベッドに腰掛けさせて膝を伸展する．触診して関節の熱感をみる．

単に関節痛を訴える疾患のうち最も頻度の高いのは成長痛である．8～12歳の学童で，多くは夜間に下肢の疼痛を訴える．炎症症状や基礎的疾患はない．関節痛は非特異的な所見であり，変性疾患，スポーツなどでもみられる．関節炎の診断には患部関節の発赤，熱感，腫脹，圧痛，可動制限の存在の有無に注意する．発疹，外傷の有無も大切である．

腫脹と熱感をともなう関節痛は化膿性関節炎，若年性関節リウマチ，リウマチ熱，その他の膠原病，アレルギー性紫斑病，血友病にみられる関節腔内出血などでみられる．高熱をともなう関節痛は敗血症，川崎病，白血病などでみられる．Perthes病は学童男子に多く，股関節痛を訴え，跛行し，しばらく安静にしていると軽快して，普通に歩行できるようになるが，股関節に負荷がかかると再び痛みだす（表6-5）．

関節痛と区別するものに骨の疼痛がある．骨髄炎や骨肉腫は長幹骨の骨端部がよく侵されるの

I. 小児の主要症状と徴候　79

表6-5　関節痛をきたす疾患

1. 感染
   a. 化膿性関節炎
   b. 骨髄炎
   c. 蜂窩織炎
   d. 敗血症
   e. インフルエンザ
2. 膠原病類似疾患
   a. 若年性関節リウマチ
   b. リウマチ熱
   c. 全身性エリテマトーデス(SLE)
   d. 川崎病
3. 腫瘍・血管血液疾患
   a. 白血病
   b. 神経芽[細胞]腫
   c. 骨肉腫
   d. 血管性紫斑病
   e. 血友病
4. 骨疾患
   a. Perthes病
5. 外傷
   a. 骨折，脱臼，捻挫
   b. 被虐待児症候群
6. その他
   a. 成長痛

表6-6　発疹を主徴とする疾患

1. 斑状丘疹性発疹症
   a. 麻疹(麻疹ウイルス)
   b. 風疹(風疹ウイルス)
   c. 突発性発疹(ヒトヘルペスウイルス6,7型)
   d. 伝染性単核球症(EBウイルス)
   e. 伝染性紅斑(ヒトパルボウイルスB19)
   f. Gianotti病(HBウイルス)
   g. 溶連菌感染症(A群β溶連菌)
   h. 髄膜炎菌血症
   i. 腸チフス(サルモネラ)
   j. マイコプラズマ感染症
2. 丘疹水疱性発疹症
   a. 水痘，帯状疱疹(VZウイルス)
   b. 単純ヘルペス(単純ヘルペスウイルス1，2型)
   c. 手足口病(コクサッキーA10，A16，エンテロウイルス71など)
   d. 伝染性軟属腫(モルスクムウイルス)
   e. 膿痂疹(ブドウ球菌，A群β溶連菌)
   f. ブドウ球菌性熱傷様皮膚症候群
   g. 先天性水疱症
   h. 小児ストロフルス(昆虫刺創)
3. その他
   a. 薬疹，中毒疹
   b. Stevens-Johnson症候群
   c. 多形滲出性紅斑
   d. 血管性紫斑病
   e. 川崎病
   f. 膠原病

で，骨端部に限局して強い打診痛を訴えることが多い．さらに鑑別するものに発熱があって筋痛をきたすコクサッキーB群ウイルスによる筋痛や多発筋炎がある．

5. 発　疹

発疹をきたす疾患は，ウイルス，細菌，マイコプラズマ，真菌などの感染症が大部分を占める(表6-6)．口腔内粘膜疹と合わせて診断することが必要である．鑑別診断には，年齢，発疹の性状，口腔内所見，リンパ節腫脹，発疹以外の症状，既往の予防注射・発疹症などを参考にする．

診断のための検査としては，白血球数，血液像，血液培養，ウイルス学的検査を行う．ウイルス学的検査には血液，咽頭ぬぐい液，糞便，水疱内容からのウイルス分離および急性期および回復期のペア血清による中和抗体，血球凝集抑制抗体，補体結合抗体などの抗体の有意上昇をみる血清学的検査およびPCR法などがある．

6. 悪心，嘔吐

悪心は，咽頭または心窩部に感じられる感覚で，嘔吐が起こりそうな切迫した状態である．嘔吐は反射性運動によって胃・十二指腸の内容物が強制的に口から体外へ排出される症状である．

嘔吐は生理的嘔吐，中枢性嘔吐，反射性嘔吐，神経性嘔吐に分類される．新生児には生理的嘔吐がみられやすい．食道・胃接合部には逆流防止機構として下部食道生理的括約筋，横隔食道靱帯，His角，食道胃上皮移行部の粘膜ひだなどがあり，その未発達が原因と考えられる．中枢性嘔吐は脳腫瘍，頭蓋内出血，脳炎，髄膜炎などによる場合と周期性嘔吐症，尿毒症，糖尿病性アシドーシスなどによる場合とがある．この場合，食事と無関係に突然に嘔吐する．反射性嘔吐は消化器疾患により末梢神経終末が刺激され求心性に嘔吐中枢を刺激し，反射的に嘔吐する．この場合，消化器疾患以外にも，うっ血性心不全，味覚・嗅覚な

どの感覚刺激，迷路，前庭などの平衡感覚障害および尿路感染症，中耳炎などの腸管外感染症によっても反射性嘔吐がみられる．神経性嘔吐は心因的な原因が嘔吐中枢への刺激となり嘔吐する．

嘔吐の原因疾患の診断では嘔吐の特徴と吐物の性状を確認することが大切である．新生児で泡沫を含む粘稠な吐物をみた場合は先天性食道閉鎖を考える．嘔吐が生後2～3週に始まり，噴水状の場合には肥厚性幽門狭窄を考える．胆汁を含む緑色がかった嘔吐をみた場合はVater乳頭から下部の消化管閉鎖・狭窄を考える．嘔吐の原因は年齢によって疾患が異なる特徴がみられるので，新生児，乳児，幼児，学童と分けて考慮する．嘔吐以外の症状にも注意することが大切である．乳幼児に下血をともなえば腸重積症を考える．年齢を問わず，発熱・髄膜刺激症状を認めれば髄膜炎を，発熱・下痢をともなえば急性胃腸炎を考慮する．その他に，特に新生児の十二指腸閉鎖，消化管穿孔などでは腹部の立位単純X線写真がきわめて重要な情報を与えてくれる．

7. ショック

ショックとは原因は別として生体全体として考えた場合，重要臓器全体に及ぶ循環不全の状態が起こり，細胞レベルにおいて，十分酸素が利用されず，各種臓器の機能不全を起こし，最終的に死に至るまでの状態を指す．

表6-7　ショックの分類

1. 循環血液量減少性ショック
2. 心原性ショック
3. 敗血症性ショック
4. アナフィラキシーショック
5. 神経原性ショック

表6-8　ショックの主な症状

1. 皮膚の蒼白と冷汗
2. 脈拍の頻数と微弱
3. 血圧低下
4. 脈圧の減少
5. 無欲または無関心状態
6. 呼吸不全
7. 乏尿，無尿

ショックの基本的病像としては，心拍出量低下により循環障害，末梢微少循環障害となり，ショック臓器の血流低下をきたし，組織還流不全のため，組織虚血，細胞の低酸素症，アシドーシスとなり，嫌気性解糖系が優性となり，さらにアシドーシスが進行し，血管内皮細胞障害，線溶異常をきたす．さらに組織虚血，細胞の低酸素症は血管透過性を亢進させ循環血液量低下，静脈還流減少となり，心拍出量は低下し，悪循環を形成し，不可逆性の障害へと発展する．酸素とブドウ糖を含む血液が組織をめぐらなくなる点が重要である．

ショックは，循環不全を生ずる因子により表6-7のように分類される．循環血液量減少性ショックは下痢・嘔吐・出血・熱傷・腹膜炎などの原因で，血液や体液が体内あるいは体外へ喪失することによって起こる．心原性ショックは小児では比較的まれであるが，不整脈，心タンポナーデ，心筋梗塞などにより，心臓のポンプ機能が急激に低下した場合にみられる．敗血症性ショックは細菌毒素により発生するショックで，グラム陽性菌のエクソトキシンexotoxinによるものと，グラム陰性菌のエンドトキシンendotoxinによるものがある．アナフィラキシーショックは，激しいアレルギー反応によって，循環不全，中枢神経障害，喉頭の高度浮腫により窒息をきたす．ショックの主な症状を表6-8に示す．

ショックの症状としては，血圧下降にともなう臓器の循環不全によるものとして，脳障害としての意識障害，心臓障害として，脈拍は頻脈または徐脈となり，微弱でしばしば触知不能となる．呼吸は浅く頻数呼吸または無呼吸となる．腎障害としては尿量が減少する．末梢循環不全としては皮膚温低下，蒼白，チアノーゼ，四肢冷感，圧迫により褪色した皮膚の色が元に戻るのが遅くなるなどがみられる．全体の動きは不活発となる．ショックの初期には末梢血管は収縮して血圧を保ち，心拍数を増し，心収縮力を強めて心拍出量を増そうとする代償機転が働く．この時期は適切な治療によって可逆的移行が可能と思われるが，この状態が続くと代謝性アシドーシスが進行し，不可逆的状態に進行する．この意味で，血圧，体温，心拍数，呼吸数などのバイタルサインの記録所見は重要である．

ショックの診断には意識状態，皮膚の変化，脈拍数の変化，尿量減少，呼吸障害に加えて，検査所見およびモニタリングが重要である．血圧はしばしば低下している．腎の血流量と腎機能の指標としての1時間ごとの尿量，すなわち時間尿量の測定も不可欠である．ショック時の乏尿，無尿はその初期には腎前性であり循環状態をよく反映する．中心静脈圧は心臓のポンプ機能と循環血液量の総合したものを表し，心原性ショックと循環血液量減少性ショックの鑑別に必要であり，心原性ショックでは上昇し，循環血液量減少性ショックでは低下する．このために，輸液量の適正化と心収縮薬の必要性を知るうえで役立つ．人工呼吸器を使用していると中心静脈圧は高く出やすいので注意が必要である．その他，Ht，Hb，赤血球，白血球，心電図，電解質，血液ガス分析，経皮的酸素分圧測定，パルスオキシメーター，胸部X線撮影，血液培養などを行う．

8. 呼吸の異常

呼吸は換気，ガス交換，ガスの体組織への運搬，組織での呼吸という一連の機能である．これらのいずれかに障害が起こっても，生体のガス代謝に影響を与え，呼吸の異常を起こしてくる．小児ではその解剖学的特徴，機能的未熟性によって容易に呼吸の異常を発生しやすい．

a. 起坐呼吸

起坐呼吸は種々の炎症，心疾患などによる肺血流の増加にともなう肺胞への液体の貯留により生じる．また，胸郭全体の動きを容易にするために起坐位を取る場合もある．気管支喘息や肺水腫では仰臥位では横隔膜運動が制限されて換気障害が増悪する．

b. 陥没呼吸

気道閉塞があると，吸気に際して胸腔内圧の陰圧をより必要とするので，通常呼吸よりも肋間が陥没する．

c. 鼻翼呼吸

鼻翼呼吸は気道抵抗の増加，肺，胸郭のコンプライアンスの低下に対抗して吸入気を肺胞内に流すために生じる．

d. 頭部前屈呼吸

頭部前屈呼吸は胸郭を広げるために，呼吸補助筋のひとつである胸鎖乳突筋が働くときに小児，特に乳児では頭部が持ち上げられるために一見頭部の前屈のようにみえる．

e. 奇異呼吸，シーソー呼吸

横隔膜麻痺などでみられ，吸気のとき横隔膜が上がり，呼気のときに下がる．したがって，吸気で腹部が凹む．

f. Cheyne-Stokes 呼吸

深く速い呼吸と遅く浅い呼吸が繰り返し起こる．しばしば無呼吸を呈する．

g. Biot 呼吸

小さく頻数の呼吸と，大きくゆっくりした呼吸が規則正しく，あるいは不規則に交代して現れる，呼吸の深さ，リズムが不整な失調性呼吸である．一時的に呼吸停止をみることもあり，延髄に病変が及んでいることを示唆している．脳炎，髄膜炎にみられる．

h. Kussmaul 呼吸

呼吸数も1回換気量も増加するもので，特に糖尿病性昏睡にみられる．アシドーシスのため，呼吸中枢が刺激され，過呼吸(Kussmaulの大呼吸)が起こる．

i. 呼気延長

下気道閉塞の際に，一定量の空気を呼出するのに閉塞のない場合に比べて強い圧が必要となる．この強い圧によっても呼出が困難な場合に呼気は延長する．

j. 呻 吟

喉頭蓋を閉じて肺胞，気管支を拡張し，機能的残気量を保持しようとする現象である．そのため気道が狭くなり，呼気性呻吟として認められる．呼吸窮迫症候群(RDS)における呼気性呻吟は代

表的である．

k. 肋間の陥没

気道の狭窄，コンプライアンスの低下により，正常では使用しない肋間の呼吸補助筋を使用するために生じる．

l. 喘鳴

咽頭・喉頭・気管・気管支のいずれかに不完全閉塞状態があるときに，呼吸に際して聴かれる雑音である．乳幼児では気道内腔の狭小，気道構築上の脆弱性，気道内浮腫や分泌物増加などのため喘鳴を起こしやすい．

喘鳴は吸気性と呼気性に分けられる．吸気性喘鳴はクループ，喉頭軟化症などの上気道の疾患で聴かれ，呼気性喘鳴は気管支喘息，急性細気管支炎などの下気道の疾患で聴かれる．

m. 過換気

炭酸ガスを過剰排出する過換気ではアルカローシス，低カルシウム血症のため痙攣，筋強直，しびれなどの症状を呈する．

9. 咳，咳嗽

咳は気道から異物を排除する防御反応としての呼吸運動である．この呼吸運動は，深い吸気に始まり，声門が閉じられる吸気相と，引き続いて胸壁，横隔膜，腹壁の筋肉の収縮で，肺胞，胸腔，喉頭下腔の内圧の著明な上昇をきたす圧縮期と，その後に声門が開き呼気が瞬間速度50〜120 m/秒で生じ，異物を呼出する呼気相とからなる．

咳の刺激は機械的刺激と化学的刺激に分けられ，気管分岐部より上部，口腔側は機械的刺激に反応性が高く，気管分岐部より末梢の気管支，細気管支側は化学的刺激に反応性が高い．刺激感受性の強さは，咽頭，喉頭，気管分岐部の順である．

咳の鑑別には，その性状を知ることにより，原因を推測することができる．RS，パラインフルエンザ，インフルエンザ，麻疹などのウイルス感染で起こる感染性クループでは**犬吠様咳嗽**，嗄声，吸気延長，喘鳴なども認める．**喉頭蓋炎**では犬吠様の咳と強い吸気音を呈する．百日咳の**痙咳**も特徴的である．

咳は痰をともなう**湿性咳嗽**と痰をともなわない**乾性咳嗽**とに分けられる．乾性の咳は咽頭・喉頭，気管，気管支，胸膜の刺激によって発生する．湿性の咳は痰が気道内に停滞することで生じ，痰の気道からの排除に大きな役割をはたしているので，むやみに抑制すべきでない．心因性，ヒステリー性咳嗽では大脳皮質辺縁系の関与も考えられ，咳は頑固で，犬吠様であり，就寝後に咳込みが消失することが特徴である．検査では白血球，リンパ球，好酸球，IgE値，胸部X線写真，CRPなどが大切である．

10. チアノーゼ

チアノーゼとは皮膚粘膜がびまん性に青紫色を呈することをいう．チアノーゼは皮膚あるいは粘膜の表面直下の毛細血管を流れる動脈血液中に，還元ヘモグロビンが5 g/dl 以上あるときに認められる．口唇，指先ことに爪床，頬，耳介などがその好発部位である．チアノーゼは呼吸，循環，組織呼吸の障害あるいは血液組成の異常などの原因によって現れる．貧血があると，還元ヘモグロビンの絶対量が5 g/dl になりにくく，チアノーゼは現れにくい．多血症では総ヘモグロビン濃度が高く，還元ヘモグロビンの絶対量が多くなり，チアノーゼを呈する．

チアノーゼの原因は三つに大別される．①肺性チアノーゼ，②心性チアノーゼ，③血色素の異常である．肺性チアノーゼの場合は肺静脈血のPO_2 が低下するので，PaO_2 が指標となる．また100%酸素10分吸入後にPaO_2 が150 mmHgを超えて上昇することが多い．hyperoxia testといわれる．心性チアノーゼの主な原因は心大血管の先天奇形である．一般に右-左短絡のチアノーゼ性心疾患がこれに属する．肺性チアノーゼと心性チアノーゼの鑑別に苦慮するものに新生児遷延性肺高血圧症がある．血色素の異常はメトヘモグロビン血症である．メトヘモグロビンが10%を超すと茶褐色のチアノーゼを示し，100%酸素吸入10分にも反応しない．

以上は中枢性チアノーゼであり，鑑別するもの

表 6-9 脈拍異常と疾患

脈拍異常		疾患
脈拍数の異常	頻脈	発熱，貧血，心不全，甲状腺機能亢進症，発作性上室頻拍，脱水，心筋炎　など
	徐脈	スポーツ心臓，頭蓋内圧亢進，完全房室ブロック，洞不全症候群，甲状腺機能低下症，腸チフス，神経性食思不振症，心筋炎　など
リズムの異常	不整脈	上室および心室期外収縮，2度房室ブロック，心房細動　など
脈の性状の異常	大・速脈	動脈管開存症，大動脈弁閉鎖不全症，体・冠動静脈瘻，貧血，甲状腺機能亢進症，完全房室ブロック　など
	小・遅脈	心不全，ショック，大動脈狭窄，拡張型心筋症，心タンポナーデ　など
	奇脈	心タンポナーデ
部位による差	上肢動脈拍動の左右差	大動脈炎症候群，大動脈弁上狭窄，鎖骨下動脈起始異常をともなう近位の大動脈縮窄
	上下肢差	大動脈縮窄

(柳澤正義：小診 **54**：407, 1991. 改変)

に末梢性チアノーゼがある．

11．脈拍の異常

触診は示指以下の3指で拍動を探り，軽く圧迫しながらその性状をみる．みるべき項目としては，脈拍数，リズム，脈拍の大きさ，遅速，緊張度，脈拍の左右，上下肢などの部位による差である．表6-9に脈拍異常と疾患を示す．

12．血圧の異常

血圧の異常には高血圧と低血圧がある．血圧の測定は通常圧力計と腕帯を用いた間接法によって行われている．空気を抜いて，次第に内圧を下げていくとある点で音が聴こえ始める．この点をSwanの第1点といい，収縮期血圧に一致する．第1点を含めて，以後聴診上聴こえてくる音を**Korotkoff音**という．音が全く消失するSwanの第5点が拡張期血圧である．

水銀血圧計を用いた小児の血圧測定には以下のような特殊性がある．①腕の大きさが年齢によって異なっているので，それに応じたマンシェットの幅を変える必要がある，②Korotkoff音が聴取しにくい，特に拡張期血圧が測定しにくい，③血圧値が一定しない，④聴診器を押さえる圧によってKorotkoff音が変化しやすい．なかでも，マンシェットのカフ幅は測定値に大きな影響

を及ぼす(第5章．小児診断学，p 62 参照)．

小児の血圧は成長にともなって上昇し，性差も存在する．表6-10に小児の高血圧判定基準を示す．収縮期/拡張期血圧が同一年齢集団の95パーセンタイル以上，あるいは+2 SD以上の場合に高血圧と定義される．

小児の正常血圧と低血圧とを区別することは困難であるが，小学生は収縮期血圧80 mmHg以下，中学生は85 mmHg以下が低血圧と考えられている．低血圧は体質性低血圧，本態性低血圧，症候性低血圧に分けられる．ショック，内分泌疾患，神経性食思不振症などが症候性低血圧の原因となる．その他に，学童期，特に前思春期頃から**起立性調節障害**が，めまい，立ちくらみ，脳貧血などをともなう起立性低血圧を引き起こす疾患として増えてくる．

13．下痢，便秘

下痢は便の性状の水様性変化をともなった排便回数の増加である．多彩な原因疾患にともなって出現し，急性下痢症と慢性下痢症とに分けられる．診療上重要なことは年齢，便の性状，脱水状態，合併症状の有無などを総合的に判断することである．

便の性状については，白色がかった水様便はロタウイルスを代表とするウイルス性下痢にみる．血便，膿血便には大腸菌，サルモネラ，赤痢など

表 6-10　高血圧判定基準

1歳以下：	収縮期血圧	110 mmHg 以上
	拡張期血圧	70 mmHg 以上
2〜3歳：	収縮期血圧	115 mmHg 以上
	拡張期血圧	70 mmHg 以上
4〜6歳：	収縮期血圧	120 mmHg 以上
	拡張期血圧	70 mmHg 以上
小学生		
低学年：	収縮期血圧	130 mmHg 以上
	拡張期血圧	75 mmHg 以上
高学年：	収縮期血圧	135 mmHg 以上
	拡張期血圧	80 mmHg 以上
中学生		
男　子：	収縮期血圧	140 mmHg 以上
	拡張期血圧	85 mmHg 以上
女　子：	収縮期血圧	135 mmHg 以上
	拡張期血圧	80 mmHg 以上
高校生		
	収縮期血圧	150 mmHg 以上
	拡張期血圧	90 mmHg 以上

（内山　聖：小児高血圧の診断と治療．循環器科 1999：46（Suppl. 1）：574-580）

表 6-11　便秘の原因

1. 栄養の問題
   a．乳汁，食事の不足
   b．発酵性糖質不足
2. 消化管の異常
   a．肛門狭窄症
   b．肛門裂傷
   c．Hirschsprung 病
   d．麻痺性鼓腸
   e．直腸狭窄症
   f．小腸狭窄症
   g．過長結腸症
   h．ウイルス性イレウス
3. 神経・筋疾患
   a．脳性麻痺
   b．筋緊張低下
   c．Werdnig-Hoffmann 病
   d．知的障害
   e．Down 症候群
   f．脊髄疾患
4. その他
   a．先天性甲状腺機能低下症
   b．薬剤の投与（モルヒネ，コデイン）
   c．乳児ボツリヌス中毒

の細菌感染などがあるが，最近多くみられるのはキャンピロバクター腸炎である．**腸管出血性大腸菌 O 157：H 7 感染症**は溶血性尿毒症症候群を呈する疾患であり，ベロ毒素によって惹起され，溶血性貧血，血小板減少，急性腎機能障害の3主徴をもって診断する．虫垂炎，腸重積でも下痢を起こすことがある．

慢性下痢症で体重増加不良または減少があれば，吸収不全，代謝異常などのまれな原因を鑑別する．乳児難治性下痢症についての定義は，生後1年未満の乳児で2週間以上の下痢が続き，原因が不明で，栄養障害に陥ったものである．

便秘は排便回数が少なくなり，硬便となり排便が困難になる状態をいう（表 6-11）．急性便秘には一過性単純便秘と症候性便秘とがある．慢性便秘は機能性便秘と器質性便秘とがある．機能性便秘には腸内容が停滞する弛緩性便秘，直腸自体の排便刺激に対する反応の低下する直腸型便秘および結腸が痙攣性収縮を起こす痙攣性便秘とがある．

治療としては食事療法が重要である．

14. 吐血，下血

吐血は，鼻咽頭よりの嚥下血や，口腔より十二指腸に至る上部消化管から出血した血液が，胃内貯留後に吐出するものである．鮮血であれば口腔，食道，鼻腔，気道からの出血が考えられ，コーヒー残渣物様であれば胃，十二指腸からの出血を考える（表 6-12）．

新生児では産道で嚥下した母体の血液による仮性メレナと**ビタミン K 欠乏性出血症**の真性メレ

表 6-12　吐血の原因

1. 凝固障害
   a．新生児メレナ
   b．乳児ビタミン K 欠乏性出血症
   c．血友病
2. 食道疾患
   a．逆流性食道炎
   b．食道静脈瘤
3. 胃・十二指腸疾患
   a．急性胃粘膜病変
   b．出血性胃炎
   c．消化性潰瘍
4. 患児以外の血液の嚥下
   a．仮性メレナ
   b．母親の乳首からの出血
5. その他
   a．鼻出血
   b．頻回の嘔吐（肥厚性幽門狭窄）

ナがある．新生児室を退院後にみられるものとしては母親の乳首からの出血によることがある．**急性胃粘膜病変**の場合もある．

乳児では嘔吐にともなう逆流性食道炎のためにコーヒー残渣物様の吐血をみることがある．乳児・年長児の大量の吐血をきたす原因として消化性潰瘍，食道静脈瘤などがある．母乳栄養児の乳児期早期に乳児ビタミンK欠乏性出血症として吐血をみることがある．

下血は消化管からの出血により血液またはその変性物を直腸から排出することである．下血はメレナとヘマトケジアに分けられる．メレナは血液が酸性ヘマチンに変性した，タール状の粘液性に富む黒色便で，通常回盲弁より口側の消化管出血による．ヘマトケジアは新鮮血もしくは新鮮血を混入している，遠位小腸，近位結腸，直腸肛門からの出血である（表6-13）．

下血の色調がイチゴゼリー様の粘血便なら腸重積を，膿を混じた血性の下痢便なら細菌性下痢症を考える．病原性大腸菌，キャンピロバクター，クレブシエラ，サルモネラ菌などが原因菌であることが多い．学童では**Crohn病**，潰瘍性大腸炎でも下血をみる．**Meckel憩室**は2歳以下の乳幼児に多く，突然鮮紅色の血便で発症する．

15. 腹部膨満

乳幼児では正常でも腹部膨満がみられる．これは腹部が全体としてあるいは部分的に突出してみえる状態である．その原因として鼓腸，腹水，腹腔内臓器腫大，腹部腫瘤，腹壁異常がある（表6-14）．鼓腸とは腸管内に大量のガスがたまり，腹部が膨隆した状態である．腹水とは腹膜腔内に液体が貯留した状態である．腹壁異常をきたすものに**プルンベリー症候群**がある．

腹部膨満の診断には問診，視診，触診，打診，聴診，腹部単純X線撮影が重要である．腹水貯留の場合腹壁皮膚は緊張して光沢をおび，仰臥位では，腹部は前方，側方へも膨満して，カエル腹となる．聴診では，鼓腸が機械的イレウスによるものであれば，腸蠕動音は亢進して金属性となり，麻痺性イレウスであれば腸蠕動音は低下する．打診では鼓腸であれば鼓音を，腹水であれば

表6-13　下血の原因

```
1. 凝固障害
    a．新生児メレナ
    b．乳児ビタミンK欠乏性出血症
2. 機械的障害
    a．腸軸捻転
    b．腸重積症
3. 創傷
    a．肛門裂傷
    b．痔核
4. 血管アレルギー性疾患
    a．Henoch-Schönlein 紫斑病
    b．牛乳アレルギー
5. 炎症
    a．細菌性下痢症
    b．Crohn 病
    c．潰瘍性大腸炎
    d．ウイルス性下痢症
6. その他
    a．鉄欠乏による腸粘膜障害
    b．Meckel 憩室
```

表6-14　腹部膨満をきたす疾患

```
1. 鼓腸
    a．麻痺性イレウス（重症感染症）
    b．閉塞性イレウス（癒着，糞塊）
    c．絞扼性イレウス（腸軸捻，腸重積）
    d．穿孔性腹膜炎
    e．Hirschsprung 病
    f．便秘
2. 腹部腫瘤，腹腔内臓器腫大
    a．肝，脾腫大
    b．神経芽［細胞］腫
    c．Wilms 腫瘍
    d．肝芽腫
    e．白血病，悪性リンパ腫
    f．水腎症
    g．奇形腫
    h．糞塊
    i．卵巣嚢腫
    j．膀胱充満
3. 腹水
    a．ネフローゼ症候群
    b．心不全
    c．肝硬変症
    d．腹膜炎
    e．低蛋白血症
    f．門脈圧亢進症
    g．乳ビ腹水
4. 腹壁異常
    a．プルンベリー症候群
    b．腹壁欠損，腹直筋離開
```

移動濁音界を認める．腹部立位単純X線写真では，イレウスでは**鏡面形成 niveau** を認める．消化管穿孔では横隔膜下にガス貯留像をみる．

16．肝・脾腫大

肝腫大・脾腫大を徴候とする疾患には臨床上重要な疾患が多い．表6-15に肝腫大の原因をあげる．

肝腫大は肝が腫大している状態であるが，正常小児の肝の大きさは年齢によって異なる．乳児では鎖骨中央線右肋骨弓下に2cmくらいは触知しても正常である．

脾腫は脾臓が腫大している状態である．脾腫は肝よりも表在性に触れる．脾腫の原因を表6-16に示す．打診上は脾腫があると脾濁音界が拡大し，Traube半月形(肝，脾，肺，肋弓で境されている，打診上鼓音を発する胃泡の部分)は縮小，消失する．脾の触診は，患児を右側臥位にして両膝を屈曲させ，左腕を上方に伸展させて，左季肋部で深呼吸時に触知するとよい．一般に長径で大きさを表す．

表6-15　肝腫大の原因

1. 感染症
    a．敗血症
    b．伝染性単核球症
    c．新生児肝炎
    d．急性肝炎
    e．TORCH症候群
2. 肝・胆道疾患
    a．胆道閉鎖症
    b．総胆管嚢腫
    c．Budd-Chiari症候群
    d．脂肪肝
3. 悪性疾患
    a．白血病
    b．悪性リンパ腫
    c．神経芽[細胞]腫
    d．肝芽腫
4. 代謝性疾患・遺伝性疾患
    a．糖原病
    b．Gaucher病
    c．Wilson病
    d．ガラクトース血症
    e．ムコ多糖体蓄積症
    f．尿素サイクル代謝異常症
    g．薬物性肝障害
5. 血液疾患
    a．新生児溶血性疾患
    b．遺伝性球状赤血球症
    c．血球貪食症候群
6. その他
    a．若年性関節リウマチ
    b．全身性エリテマトーデス(SLE)
    c．Reye症候群
    d．川崎病
    e．先天性心疾患

表6-16　脾腫大の原因

1. 感染症
    a．敗血症
    b．伝染性単核球症
2. 悪性疾患
    a．急性白血病
    b．悪性リンパ腫
    c．悪性細網症
    d．慢性骨髄性白血病
3. 血液疾患
    a．特発性血小板減少性紫斑病
    b．遺伝性球状赤血球症
    c．血球貪食症候群
4. 代謝性疾患
    a．ガラクトース血症
    b．Gaucher病
    c．Nieman-Pick病
    d．ムコ多糖体蓄積症
5. その他
    a．血管腫
    b．門脈圧亢進症
    c．うっ血性心不全
    d．若年性関節リウマチ
    e．全身性エリテマトーデス(SLE)
    f．脾機能亢進症(溶血性貧血ほか)

17．黄　疸

黄疸は血清総ビリルビン値が1.0mg/dl以上に増加し，皮膚，粘膜，眼球結膜が黄染してみえる状態である．眼球結膜が黄染し，顕性となる黄疸は，新生児で5mg/dl以上，年長児で3mg/dl以上である．ビリルビンはヘム色素の分解によって産生される胆汁色素である．

高ビリルビン血症は非抱合型の分画の増加する**間接型高ビリルビン血症**と，抱合型の分画の増加する**直接型高ビリルビン血症**とに分けられる．

間接(非抱合)型高ビリルビン血症をきたす疾患を表6-17に示す．新生児重症黄疸の合併症であ

表6-17 間接(非抱合)型高ビリルビン血症をきたす疾患

1. 新生児生理的黄疸
2. 新生児溶血性疾患
3. 赤血球膜の異常(遺伝性球状赤血球症,遺伝性楕円赤血球症)
4. 赤血球内酵素欠損症(G-6-PD欠乏症)
5. Crigler-Najjar症候群
6. Gilbert症候群
7. 母乳性黄疸
8. 競合薬剤,サルファ剤,サリチル酸

表6-18 直接(抱合)型高ビリルビン血症をきたす疾患

1. 胆道の閉塞
   a. 先天性胆道閉鎖症
   b. 総胆管嚢腫
2. 感染性
   a. 新生児肝炎
   b. ウイルス肝炎
   c. TORCH症候群
   d. 敗血症
3. 代謝性
   a. Wilson病
   b. ガラクトース血症
   c. 経静脈栄養
4. 体質性
   a. Dubin-Johnson症候群
   b. Rotor症候群
5. 特発性
   a. Byler病
   b. Alagille症候群
6. その他
   a. 中毒性肝炎(薬剤)

る核黄疸の多くは新生児溶血性疾患に基づく間接型高ビリルビン血症が原因である.

血液中の直接型ビリルビン濃度2 mg/dl以上は異常である.直接型高ビリルビン血症をきたす疾患を表6-18に示す.

体質性黄疸は先天性ビリルビン代謝異常であり,遺伝性の非溶血性間接型高ビリルビン血症をきたす**Crigler-Najjar症候群**,**Gilbert症候群**と,胆汁うっ滞をともなわない非閉塞性直接型高ビリルビン血症をきたす**Dubin-Johnson症候群**と**Rotor症候群**とに分類される.

18. 貧 血

貧血は,血色素量あるいは赤血球数が,正常以下に減少している状態である.小児では貧血判定の基準は年齢差があるが,乳児期の**生理的貧血**の時期を過ぎれば,ヘモグロビン量10 g/dl未満,赤血球数350万/mm³未満を貧血と判定する.貧血の原因の診断にあたっては,病歴,家族歴,身体所見,末梢血塗抹標本を参考に,赤血球の生成の低下,失血,溶血のいずれかに属するかを判断する.

19. 腫 瘍

皮下,頸部,腹部,鼠径部の腫瘤について取り上げる.皮下腫瘤とは皮下に触知する小腫瘤・結節・硬結などのことである.皮下腫瘤には皮下脂肪織の結核性肉芽腫炎症であるBazin硬結性紅斑,リウマチ熱の皮下結節,若年性関節リウマチのリウマトイド結節,結節性紅斑,Weber-Christian病,皮膚結節性動脈周囲炎,黄色腫,粉瘤,石灰化上皮腫,類上皮腫,脂肪腫,海綿状皮膚リンパ管腫,ガングリオン,石灰沈着などがある.頸部の腫瘤で多いのは頸部リンパ節腫大であり,生理的リンパ節腫大,EBウイルス・風疹などのウイルス感染にともなうリンパ節腫脹,化膿性リンパ節炎,頸部リンパ腺結核の肉芽腫性リンパ節炎,亜急性壊死性リンパ節炎によるものがみられる.悪性腫瘍の場合もある.腹部腫瘤には神経芽腫,腎芽細胞腫(Wilms腫瘍),横紋筋肉腫などのほか,水腎症,嚢胞腎,総胆管嚢腫などがある.鼠径部腫瘤には鼠径リンパ節腫大,外鼠径ヘルニア,陰嚢水腫,精索水腫などがある.

20. 出血傾向

出血傾向は凝固因子異常,血小板異常,血管異常がある場合に出現する.日常臨床で遭遇する出血傾向の部位は鼻出血,歯肉出血,関節出血,紫斑などである.生後1〜2ヵ月の母乳栄養児にみる乳児ビタミンK欠乏性出血症では,突然頭蓋内出血をきたす.表6-19に出血傾向をきたす疾患とスクリーニング検査を示す.播種性血管内凝

表 6-19 出血傾向をきたす疾患とスクリーニング検査

疾　患	血小板数	PT	APTT	出血時間
血小板減少症	↓	N	N	↑
血管性紫斑病	N	N	N	N
血友病 A, B	N	N	↑	N
乳児ビタミン K 欠乏性出血症	N	↑	↑	N
DIC	↓	↑	↑	↑
von Willebrand 病	N	N	↑	↑
血小板機能低下症	N または↓	N	N	↑
第 XIII 因子欠乏症	N	N	N	N

↓：減少，↑：延長，N：正常．

固(DIC)ではこの他に FDP の増加があり，フィブリノゲンの低下が著明である．

21. 浮　腫

浮腫は細胞外液のうち間質組織内に体液が異常に貯留した状態をいう．浮腫の成因には血漿膠質浸透圧の低下，毛細血管内圧の上昇，毛細血管壁の透過性の亢進，リンパ管の通過障害，ナトリウムと水の貯留などがある．

浮腫は全身性浮腫と局所性浮腫に分けられる．全身性浮腫をきたすものには，心不全にみられる心性浮腫，急性糸球体腎炎・ネフローゼ症候群・腎不全などにみられる腎性浮腫，肝硬変などにみられる肝性浮腫，甲状腺機能低下症などにみられる内分泌性浮腫がある．

局所性浮腫は血管性紫斑病，Quincke 浮腫，先天性リンパ性浮腫でみられる．触診で圧痕を残す浮腫は圧痕性浮腫という．クレチン症，リンパ性浮腫では圧痕を残さない．

四肢末端の硬性浮腫は川崎病でみられる．

22. 無尿，乏尿，多尿

乏尿とは腎での尿生成が不十分で，1 日の尿量が 250 ml/m² 以下の場合をいう．尿生成がまったくない場合を無尿という．膀胱内に尿が証明される場合は尿閉という．新生児では，特に生後 1～2 日は生理的に乏尿で，ときに無尿である．

乏尿の原因はその発生機序により腎前性，腎性，腎後性に分類される．腎前性では尿沈渣はほぼ正常であり，尿比重は 1.020 以上に上昇し，血清 BUN，クレアチニンの上昇をみることが多い．腎性では血尿や赤血球円柱がみられることが多く，尿比重は 1.020 以下に低下し，血清クレアチニンの上昇が著明で，血清 BUN/クレアチニン比が 10 以下のときは腎性乏尿すなわち腎性腎不全の可能性が高い．腎後性では結晶成分に注意する．腎後性乏尿の可能性が高いときには腹部 CT，腎エコー，腎シンチグラムなどにより評価する．

多尿とは 1 日の尿量が乳児では 400 ml/kg 以上，年長児では 1 日の尿量が 2,000 ml/m² 以上をいう．健康児の 1 日の標準的尿量の目安は，生後 1～2 日 30～60 ml，3～10 日 100～300 ml，10 日～2 ヵ月 250～450 ml，2 ヵ月～1 年 400～500 ml，1～3 年 500～600 ml，3～5 年 600～700 ml，5～8 年 650～1,000 ml，8～14 年 800～1,400 ml である．

多尿の原因としては尿崩症，糖尿病，腎疾患，薬剤，心因性多尿などがある．

23. 排尿障害

排尿障害には頻尿，排尿困難，尿閉，尿失禁，排尿痛などがある．膀胱での尿貯留と膀胱から尿道までの尿排泄の生理的機能障害であり，機能的排尿障害と先天性下部尿路通過障害がある．

頻尿は排尿回数の増加をいい，昼間頻尿と夜間頻尿がある．頻尿は多尿をともなう場合とともなわない場合に分けられる．多尿をともなうものには多飲症，尿崩症，糖尿病の浸透圧利尿などがあり，尿量増加をともなわないものには膀胱容量の減少などがある．

排尿困難は膀胱収縮力の減弱，尿道抵抗の増大により，排尿行為に際して過度の腹圧や時間を要する状態である．そのために排尿開始の遅延，排尿時間延長，尿線の細小・途絶を生じる．

尿閉は膀胱の尿排出力が低下し，膀胱内に尿が残存する状態である．

尿失禁は尿が不随意的に排尿される状態である．これは尿が正常の膀胱容量に達しないうちに不随意的に膀胱の収縮が起こるためである．

排尿痛は排尿にともなって生じる痛みである．排尿痛の主な原因は外陰炎，亀頭包皮炎，尿道

炎，膀胱炎などの細菌性の下部尿路感染症が多い．尿路結石のこともある．

24. 脱　水

脱水は，体液の欠乏した状態またはこれによって起こる症候群を意味する．脱水は摂取水分量不足あるいは体液の喪失量が摂取量を上回って水分の必要量が満たされないときに起こる．乳幼児では成人に比し体成分の中で水分の占める割合が大きく，また腎が未熟なために尿濃縮力が十分でなく，最終代謝産物の排泄に多くの水分を必要とするために，容易に脱水に陥りやすい．

脱水症を治療するにあたっては，病歴，身体所見および血液生化学的所見を詳細に検討し，患児の脱水の程度と種類とを把握することが重要である．病歴による脱水の判定のためには飲水状態，嘔吐，下痢，尿回数などの喪失状態の情報を集め，体重減少があれば減少量をそのまま水分喪失量とみなす．脱水の症状は表6-20に示すように，**脱水徴候，末梢循環不全，中枢神経症状**がある．脱水の程度は軽症，中等症，重症の3段階に分類して判定する．

脱水の型は，通常，血清ナトリウム値で判定される．① **高張性脱水**（血清 Na＞150 mEq/l），② **等張性脱水**（130≦血清 Na≦150 mEq/l），③ **低張性脱水**（血清 Na＜130 mEq/l）の三つの型に分類される．各型は，喪失される水と電解質の比率で決定される．すなわち，水分と塩類が体液と同一の割合で細胞外液量から失われたときに等張性脱水が生じ，低張性脱水は体液よりも高張の液が失われたときに起こる．高張性脱水症では細胞内液量が減少している．

最も頻度の高い急性胃腸炎による脱水は，通常，等張性であるが，摂取内容によっては，低張性あるいは高張性になる．先天性副腎皮質過形成，先天性肥厚性幽門狭窄の脱水は，通常，低張性である．尿崩症の脱水は，高張性である．**低張性脱水症**は細胞外液の喪失が大きいため循環障害が強く現れ，ショックになりやすい．**高張性脱水症**では脳細胞内脱水が強く，不穏，興奮，痙攣などの神経症状をみる．

血清カリウム濃度の低下（＜3.0 mEq/l）は，急性胃腸炎による軽症脱水でしばしばみられる．腎循環不全をともなう中等症以上の脱水では血清カリウム濃度の上昇（＞6.0 mEq/l）がみられる．

25. 肥満とやせ

肥満は脂肪組織への脂肪蓄積が過剰となった状態をいう（第9章．小児の栄養・代謝とその障害，p 149参照）．

小児肥満は，症候性肥満と，単純性肥満とに大別される．**症候性肥満**は，特定の疾患の主要症状としての肥満である．**単純性肥満**は，日常遭遇する肥満児の大部分を占める．肥満のための合併症としては高血圧，高脂血症，成人型糖尿病，脂肪肝による肝機能異常などがあげられる．

治療法としては単純性肥満児の場合，食事と生活の指導が治療法であるが，その原則は，発育を妨げずに肥満度を軽快させることである．糖質の過剰摂取をおさえ，蛋白系食品をすすめる，活動的な生活を勧めるなどを行う．症候性肥満の場合は，原因疾患への対応が基本になる．

やせは体脂肪が減少した結果生じた体重が異常に少ない状態である．**肥満度が－20％以下をやせ**とする．Kaup指数は13以下，Rohler指数は

表6-20 脱水症状と程度

症　状	軽症	中等症	重症
1. 脱水徴候			
a．体重減少	3～5%	6～9%	10% 以上
b．皮膚turgor低下	－	＋	＋＋
c．口唇粘膜乾燥	±	＋	＋＋
d．大泉門陥凹	－	＋	＋＋
e．眼球陥凹	－	＋	＋＋
2. 末梢循環不全			
a．皮膚色	やや蒼白	蒼白	チアノーゼ
b．脈拍減弱	－	＋	＋＋
c．血圧低下	－	±	＋
3. 中枢神経症状			
a．意識障害	－	＋	＋＋
b．痙攣	－	±	＋

1) 高張性脱水では皮膚turgor低下，眼窩，大泉門の陥凹はあてはまらない．
2) 高張性脱水ではチアノーゼは軽度であり，脈拍も比較的良好である．
3) 高張性脱水では神経症状として不安，興奮，腱反射亢進，病的反射がみられる．

100以下をやせとする.

愛情遮断症候群，被虐待児症候群では親子間の精神的関係が円滑でなく，成長発育の障害，体重減少をきたす．神経性食思不振症では情緒的・心因的な食欲不振，拒食による高度のやせを認める．

26. 髄膜刺激症状

髄膜刺激症状として項部硬直，Kernig 徴候，Brudzinski 徴候，頭痛，嘔気，嘔吐などがある．

項部硬直は，仰臥位の患者の後頭部を持ち上げ，頸部を前屈すると，項部が硬く抵抗がみられる．**Kernig 徴候**は，一般に用いられる方法は仰臥位の場合には両下肢を伸展位で挙上したときに，膝を屈曲する．**Brudzinski 徴候**は，仰臥位の患者の頸部を前屈すると，股関節・膝関節で下肢が屈曲する．髄膜刺激症状は主に髄膜炎でみられる．

II. 治　　療

1. 小児治療の原則

小児の治療を始めるにあたって，緊急処置の必要があるときはそれを最優先とする．常にその疾患で予想される合併症，増悪など次に起こる可能性のある問題を考慮しておく．小児は成長・発達期にあり，成長・発達を妨げる可能性のある投薬は，副作用について十分承知しておき，慎重でなくてはならない．

小児期は心理的にも成長・発達していく時期であり，家庭・学校などの影響が大きい．心理的配慮が必要である．学童であれば学校への復帰，養護学校への編入，訪問学級学習などを援助する．

コンプライアンス compliance とは，医療の場では患者が医師の指示を守ることにあたる．患者・家族においては，①病気に理解がない，②医師を信用しない，③重複受診，④慢性疾患での怠薬などがノンコンプライアンスとして指摘される．医師側においても，①説明不足，②適切でない言葉遣い，③飲みにくい薬の投与，などが指摘できる．これらの問題解決のためには患者家族の訴えをよく聞き，病状の経過や検査結果をよく患者家族に説明し，患者家族の生活背景を考えて治療を進めるなどの配慮が求められる．

インフォームドコンセント informed consent は，説明と同意，あるいは患者家族が十分説明を受けたうえでの承諾である．患者家族の学問的理解度，心理的反応をみさだめながら説明し，患者家族の立場に立ちながら，治療法の選択を求めたり，同意を求めることが大切である．基本的には情報を公開する精神が重要である．

2. 治療計画の立て方

小児の治療計画は，以下の事項を留意する．

a. 小児の年齢

小児に対する治療は，小児疾患発現の年齢的特徴と深く関連している．

b. 診断された疾患の本態

小児を全人格として包括的にとらえながら，疾患の病因，病状，病態を把握する．

c. 重症度の判定

軽症，中等症，重症，の重症度を判定する．外来では，この重症度が入院の決定の判断に生かされる．

d. 経　過

身体所見の経過，検査経過は治療計画の立案，見通し，変更に関して重要である．日一日，刻一刻の病状の変化を見定め，柔軟に治療計画は練り直しされなくてはならない．

e. 予　後

予後のよい疾患と予後不良の疾患とで治療計画の質は大きく異なる．予後に対する判断はきわめて重要である．

f. 治療法

根治療法は疾病の原因に直接に指向するものである．対症療法はその疾病による症状の軽減を目

指す．

g. 具体的治療実施

　輸液，輸血，検査，吸入，吸引，酸素投与，薬物投与，看護，食事などが安全に，効果的に，必要最小の手技で行われるようにする．

3. 治療の有効性と効率性

　治療の評価は重要である．治療の評価は治療の質や適切さに関するものと，治療の効率や資源の有効利用に関するものとに大別される．ここでは治療の有効性と効率性について述べる．

　治療の効率性を評価するために必要となる情報には，病状あるいは治療を必要とする状況に関するものと，病院あるいは医師による医療行為に関するものとに分けられる．すなわち，患者の側の条件をまず規定してから，それに対する医療の内容を検討することが合理的である．

　次に病院あるいは医師による医療行為に関する，治療の効率性を評価するものとしては，在院日数，個々の医療行為と医療費などが重要な検討対象となる．在院日数は貴重な医療資源である病床の効率的な利用を図るうえで重要な評価指標である．

　少子化が進むわが国は，限りある医療費財源の中で，無駄のない，より効率的で質の高い医療が求められている．病院と診療所は機能分化され，病院は入院医療を主体とし，診療所は外来医療を主体としたプライマリケア能力を要求される．

　診療報酬体系には出来高払いと，定額払いがあるが，急性期をみる小児プライマリケアにおいては定額払いは医療の質を落とすと危惧する向きもある．小児科医自身の道徳性が試されている．

4. 食事，栄養療法

　小児の常食は年齢，所要エネルギー，発達レベルなどを考慮して，離乳食，幼児食，学童食に区分される．さらに胃腸炎などの消化器疾患を考慮して，流動食，三分粥食・五分粥食・全粥食などの軟食に区分される．

　離乳食は母乳および調整粉乳から固形食への移行期の食事である（離乳食の進め方の目安は表9-8，p 146参照）．流動食は，固形物を摂取することができない場合，水分補給も目的として一時的に与えるもので，刺激性が少なく，繊維の少ない，消化のよい，味が淡白で，濃度の薄いものとする．軟食は各栄養素の確保が基本であり，特に良質の蛋白質を十分に給与することが大切である．心不全食では，食塩以外の制限はしないのが原則である．

　心不全では体内にナトリウムが蓄積し，それにともなって水分も貯留する．したがって，ナトリウム摂取の制限と水分摂取の制限が原則である．一方，長期の慢性心不全においては低塩症候群に注意を要する．

5. 薬物療法

　薬物は投与後，吸収，分布，代謝，排泄される．薬物の作用は薬効と副作用とに分けられ，さらにその反応には急性と慢性とがある．薬物の感受性には個体差，薬物間の相互作用が介在する．発達薬理学の視点が必要である．

a. 投与法

　薬物の投与経路として，経口投与，皮内・皮

表 6-21　小児薬用量

	体重(kg)	体表面積(m^2)	体重1kgあたりの体表面積比[1]	Leachによる(mg/kg)[2]	主な薬剤の薬物動態による(mg/kg)[3]
新生児	3	0.2	2.5		0.3〜0.5
3ヵ月	6	0.3	1.9	2	1〜1.5
1歳	10	0.45	1.7	2	1.7〜2.2
6歳	20	0.8	1.5	1.5	1.6〜1.9
12歳	40	1.30	1.2	1.25	1〜1.4
15歳	50	1.50	1.1	1	1
成人	65	1.7	1.0	1	1

1) 成人を1とした体重1kgあたりの体表面積比．
2) LeachとWoodによる投薬量，主な薬剤の薬物動態による投薬量の比較．
3) 成人を1としてテオフィリン，フェニトイン，フェノバルビタール，ジゴキシンなどの薬物動態（クリアランス）から算出した値．抗菌薬のように半減期が短く乳児〜成人であまり変わらない場合，分布用量（V_d）に比例して投与する．

（塙　嘉之ほか編：今日の治療指針（第10版），p 12，医学書院，1993）

下・筋肉内投与，経静脈内投与，坐剤などの経直腸投与および吸入療法などがある．

b．投与量

小児では年齢が進むとともに細胞外液量は減少し，脂肪量は増加する．したがって，体重あたりの投与量は同じでも，年長児では水溶性の薬剤は高濃度に，脂溶性の薬剤は低濃度に分布する．表6-21 に各年齢分野の投与量を示す．新生児は特殊である．生理機能，代謝機能が未熟なために，体重 kg あたりの体表面積は成人の 2.5 倍であるが，薬物動態から算出される投与量(mg/kg)は成人の 0.3～0.5 倍である．

6．輸　液

小児の輸液の基本は脱水症に対する治療である．小児の輸液を大別すると，①欠乏輸液，②維持輸液，③特定の電解質異常を補正する輸液に分けることができる．

欠乏輸液は失われた体液すなわち水分，電解質を補給するための輸液である．小児では 5% 以上の脱水があると輸液の適応となる．

急速初期輸液は細胞外液の修復を図り，循環動態および腎機能の改善を目標とする．急速初期輸液の速度は体重 1 kg あたり 10～20 ml/時とする．新生児・未熟児，心不全・腎不全児には急速輸液は行わない．ナトリウム濃度 90 mEq/l の溶液(ソリタ T 1 号®)は初期輸液に用いることができる．排尿を待って循環血液量，腎血流量が正常化したとみなす．

維持輸液は循環動態が改善し利尿がついたら次の 24 時間で水，電解質の欠乏量を補い，酸塩基障害の是正を行うとともに，さらに生理的に必要な水・電解質を補給し，体重の正常化，十分な尿量の確保を目標とする．維持輸液量のめやすを表6-22 に示す．

脱水症の輸液の量は脱水の程度を判定し，その体液欠乏量を計算し，それに 24 時間の維持輸液量を加算して求める．体液欠乏量は 5% 脱水では 50 ml/kg，10% 脱水では 100 ml/kg，15% 脱水では 150 ml/kg である．維持輸液量は，①乳児 100 ml/kg/日，②幼児 60～90 ml/kg/日，③学童 40～60 ml/kg/日とする．

具体的には，5% 脱水の体重 10 kg の乳児では，脱水量は 500 ml，維持量は 1,000 ml で第 1 日目の輸液量は 1,500 ml となる．第 1 相の急速初期輸液において，150 ml/時の速度で 2 時間後に排尿があった場合，300 ml が入っている．その後は第 2 相の緩速均等輸液に切り換え，残りの 1,200 ml を 22 時間かけて輸液するので，1 時間あたりほぼ 55 ml の輸液速度となる．

ナトリウム量は，急速初期輸液は 90 mEq/l のソリタ T 1 号®で行うので 300 ml×0.09 mEq＝27 mEq，緩速均等輸液はソリタ T 3 号®(Na 35 mEq/l)で行うので 1,200 ml×0.035 mEq＝42 mEq，合計 69 mEq，6.9 mEq/kg が補給されたことになる．

カリウム量は，急速初期輸液は 0 のソリタ T 1 号®で行うので 0，緩速均等輸液はソリタ T 3 号®(K 20 mEq/l)で行うので 1,200 ml×0.02 mEq＝24 mEq，合計 24 mEq，2.4 mEq/kg が補給されたことになる．

表6-22　維持輸液量のめやす(1 日体重 1kg あたり)

1．年齢によるめやす		
新生児	24 時間以内	60～80 ml/kg
	2 日以後	80～100 ml/kg
乳児		100 ml/kg
幼児	1～3 歳	70～90 ml/kg
	4～6 歳	60～70 ml/kg
学童		40～60 ml/kg
成人		20～30 ml/kg
2．体重によるめやす		
10 kg まで		100 ml/kg
10～20 kg		1,000 ml＋50 ml/kg
20 kg 以上		1,500 ml＋20 ml/kg

(藪田敬次郎：小児内科 26：151, 1994)

表6-23　経口補液剤の組成

種類(商品名)	mEq/l					g/l
	Na	K	Mg	Cl	P	糖
ソリタ T 顆粒 2 号	60	20	3	50	10	22
ソリタ T 顆粒 3 号	35	20	3	30	5	23
WHO-ORS	90	20		80		20
アクアライト	30	20		25		50
アクアサーナ ORS	32	20		25		40
アクアバランス	25	20		25		50
野菜スープ	37～55	7～31		～57		

高張性脱水症の管理は難しいが，急激なナトリウムの是正は避け，1日に低下させる血漿ナトリウム濃度は10 mEq/l以内にとどめる．細胞外液は比較的よく保たれているので，最初24時間の輸液量は60〜75 ml/kgとする．

経口補液剤は，自然で生理的な方法で与えることのできる水分，電解質，ブドウ糖を組成とした溶液であり，体重減少が3〜5%の比較的軽症の脱水症で適応となる．それ以上の脱水症では輸液を行う．表6-23にわが国で使用されている経口補液剤の組成を示す．

7. 輸　血

輸血の基本は，血液成分を補充し，酸素運搬能，血液容量，凝固能，血小板機能などの回復および維持にある．「適正輸血に関するガイドライン」によると原則として日赤の献血血液を使用すべきで，安易に院内採血の血液を使用すべきでない．現在，用いられている主な血液製剤を，表6-24に示す．

全血は血液バッグに200 mlまたは400 ml採取しCPD液を抗凝固薬として用いて4℃に保存したものである．採血後72時間以内に使用するものを新鮮血，それ以後21日までを保存血という．新鮮血の適応はVIII，IX因子以外の複合凝固因子低下による止血困難な出血，新生児重症黄疸や劇症肝炎などに対する交換輸血などである．濃厚赤血球液は血漿成分を除き，ヘマトクリット値は約70%で，赤血球の補充を主目的とする．血小板製剤は，日赤からの血小板濃厚液1単位は全血200 mlからつくられ，血漿20 ml中に2×10^{10}個以上の血小板を含む．新鮮凍結血漿は採血後6時間以内に血漿を分離，-20℃以下に凍結保存したものである．

表6-25に輸血副作用と対策を示す．赤血球型不適合輸血による急性溶血反応は最も生命に危険がある．抗白血球抗体を持つ患者が不適合白血球を含む輸血を受けた場合の副反応は発熱，悪寒，ショックである．輸血されたTリンパ球が拒絶

表6-24　日本赤十字社より供給される血液製剤の種類

```
1. 保存血液 CPD (WB)
2. 赤血球製剤
     濃厚赤血球液 (CRC)
     洗浄赤血球 (WRC)
     白血球除去赤血球 (LPRC)
     解凍赤血球濃厚液 (FPRC)
3. 濃厚血小板液 (PC)
     200 ml 由来
     400 ml 由来
     アフェレーシス由来
4. 新鮮凍結血漿 (FFP)
5. 凝固因子製剤
     高度濃縮第VIII因子製剤
     高度濃縮第IX因子製剤
6. アルブミン製剤
7. グロブリン製剤
```

（星　順隆：小児貧血の臨床．New Mook小児科，p 249，金原出版，1992，一部改変）

表6-25　輸血副作用と対策

副作用	症　状	対　策
急性溶血反応	ヘモグロビン血症 ヘモグロビン尿症 発熱，悪寒，不安感，ショック，DIC，呼吸困難，胸痛，側腹部痛	人為的過誤の防止 検体の確認と患者の血液型の明示
遅発性血管外溶血反応（免疫性）	発熱，倦怠感，間接型高ビリルビン血症，尿中ウロビリノゲンの上昇，貧血の増悪	人為的過誤の防止 タイプ・アンド・スクリーンの徹底
発熱反応	発熱，悪寒，血圧低下	予防的解熱薬投与 白血球除去血液製剤・白血球除去フィルターの使用
GVHD	発熱，紅斑，下痢，汎血球減少，出血，感染症	放射線照射血液製剤使用（15〜50 Gy） 白血球除去血液製剤
アレルギー反応	蕁麻疹，発疹，低血圧，アナフィラキシー	抗ヒスタミン薬の予防投与 洗浄赤血球を使用
循環過重	呼吸困難，肺浮腫，高血圧，不整脈	急速，大量輸血を避ける
非心臓性肺浮腫	呼吸困難，肺浮腫，血圧正常	洗浄赤血球を使用可能なら輸血を避ける
細菌性敗血症，その他の輸血による感染症	ショック，悪寒，発熱，発疹，その他	血液採取時の無菌処置，保管管理の適正

（星　順隆：小児貧血の臨床．New Mook小児科，p 250，金原出版，1992，一部改変）

されずに増殖し，患者を非自己と認識して拒絶することによる輸血後移植片対宿主病（GVHD）の予防には 15～50 Gy の放射線照射をする．

8. 救急医療

a. 蘇　生

　蘇生の対象となる児は呼吸・循環停止の状態にある．蘇生の目的は肺胞換気が得られ，肺血流が維持されて，肺における血液酸素化を促進すること，心拍出量が保たれて組織への酸素運搬が改善され，心肺腎脳の循環動態が安定すること，組織の酸素利用率をあげ，末梢循環が安定すること，脳の機能が回復すること，などである．呼吸，循環停止状態が数分以上続けば，たとえ緊急処置によって心拍が再開したとしても，不可逆性の脳障害を招くおそれがあり，救急蘇生には緊急性，迅速性，厳しさが求められる．

　救急蘇生処置の基本は乳児，小児でも成人と異ならないが，体型の差による手技の違いや，原因疾患に新生児，乳児，小児の特殊性がみられる．救急蘇生の手順は，気道の確保，呼吸の回復，循環の回復，正しい診断のための検査，原因追究，モニターによる監視，薬剤投与・輸液療法などの集中治療，救急蘇生の効果の評価，脳蘇生の評価，家族への情報公開である．

b. 事　故

　わが国における小児の死因の第1位は「不慮の事故および有害作用」となっている．その死因は小児の年齢によって異なってはいるが，交通事故，溺死，機械的窒息が多くみられる（第4章．小児保健と社会小児医学，p 51 参照）．

c. 誤嚥・誤飲

　小児の誤嚥は3歳未満が約9割を占め，特に1歳未満の乳児では「不慮の機械的窒息」は「不慮の事故および有害作用」のうちの7割程度を占めている．小児の気管・食道の異物のうち，気管の異物としてはピーナツ，枝豆，大豆などの食物異物が多く，硬貨は少ない．逆に，食道の異物としては硬貨，碁石などが多い．異物がピーナツの場合は，ふやけると取り出しづらく，二次性肺炎を起こすので，特に1～2歳児にピーナツを与えてはいけない．

　治療は気管支鏡を用いて直視下に異物を摘出する．胃腸管内の固形物は，通常摘出不要である．X線非透過性の異物はX線撮影で経過を観察し，糞便中への排泄を確認する．少量のタバコ，体温計の水銀，パラゾール防虫剤，マッチは処置不要である．タバコは幼児致死量は40～60 mg であり，1本は 20～30 mg である．ボタン型乾電池は新しいものは微弱電流により組織障害をきたし穿孔する可能性があるので，磁石つきカテーテルを経口的に挿入し，摘出する．腐蝕性物質のうちアルカリ電池をはじめとする強力アルカリは融解壊死のため深層に達し，瘢痕狭窄や穿孔をきたしやすい．ナフタリンなど防虫剤は胃洗浄を行うが，牛乳は飲ませると吸収を促進するので禁忌である．石油製品は化学性肺炎を起こす危険があるため胃洗浄は禁忌である．

　いずれにしても，原因物質とその種類・量・濃度を特定することが大切である（異物，p 360，p 508 参照）．

d. 溺　水

　溺水は，溺れた後24時間以上生存したものをいう．溺死は溺れることにより起こる窒息そのものによる死亡である．湿性溺水は喉頭攣縮が解除された後，水を吸入するもので，8～9割を占める．乾性溺水は喉頭攣縮が強度でしかも持続するため水の吸入はともなわず，低酸素血症，痙攣をともなう．血液ガス分析では低酸素血症，代謝性アシドーシスがみられ，高炭酸ガス血症はあまりみられない．

　2歳未満の乳幼児の溺水はわが国では多く，なかでも，風呂場での溺水は0～1歳で7～8割を占めている．

　治療は蘇生の基本的な手順に従う．溺水の予後は，死亡，重度の後遺症を引き起こし，悪い．

e. 中　毒

　小児の中毒の大部分は家庭用品の誤嚥である．5歳未満の原因物質別中毒事故頻度の順は，タバコ，医薬品，殺虫剤，洗剤・滑性剤，化粧品，体温計水銀，灯油，乾燥剤，ボタン電池，マッチな

どである．5歳以上で目立つのは医薬品である．

食中毒には腸炎ビブリオ菌，病原性大腸菌，ボツリヌス菌などによる細菌性食中毒と，フグ，毒キノコなどによる自然毒性食中毒，および食品添加物などによる化学物質性食中毒がある．

f. 熱傷

熱傷の診断は，一般に視診で，発赤（I度），水疱（II度），白色光沢（III度）に分けられる．熱傷深度はI度，II度，III度に分けられる．II度は熱傷が真皮の表層にとどまった浅いものと真皮の深層に及んだ深いものに分けられる．熱傷範囲は受傷面積を図6-1に示すように，9の法則で概算し，Blockerの公式や，Lund-Browderの公式で年齢を加味して計算する．

乳幼児では受傷面積が10%以上になればショックを起こすことがあり，重症である．全身管理として，輸液，気道確保，抗生物質などの薬剤投与，血圧，尿量チェックなどを行う．

g. ショック

治療としては急性呼吸循環不全に対する緊急的対応が求められる．素早く病態を評価して，経時的な変化に対応できる治療計画を立てる．小児では**循環血液量減少性ショック**が多い．

治療の手順はまず気道を確保し，酸素投与を行う．必要なら気管内挿管により人工換気を行う．ただちに静脈を確保し，乳酸加リンゲル液（ハルトマン液®）またはソリタT1号®などの細胞外液型の輸液剤を用いて，10〜20 ml/kgを30分で急速輸液する．カテコールアミンの投与も必要となる．**心原性ショックや細菌性ショック**では，心不全や肺水腫にならないように中心静脈圧や肺動脈楔入圧のモニターが必要になる．失血の場合は，輸血をし，ヘマトクリット値を35〜40%に保つ．心機能強化および薬物療法には，腎血流量増加作用のあるドパミン，β_1受容体刺激による心収縮力の増強，腎血流量増加作用のあるドブタミン，心収縮力増強，心拍数増加作用のあるイソ

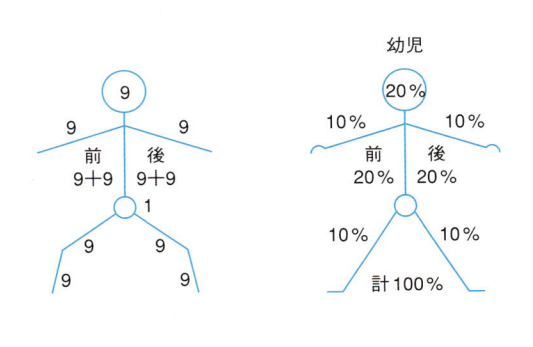

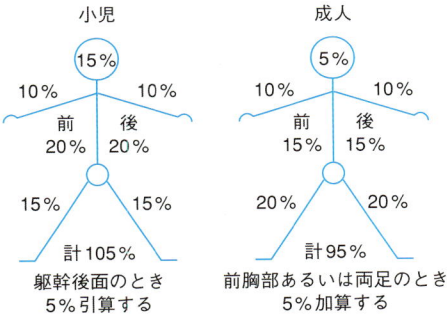

a. 9の法則

b. Blockerの公式

c. Lund-Browderの公式（数字は%）

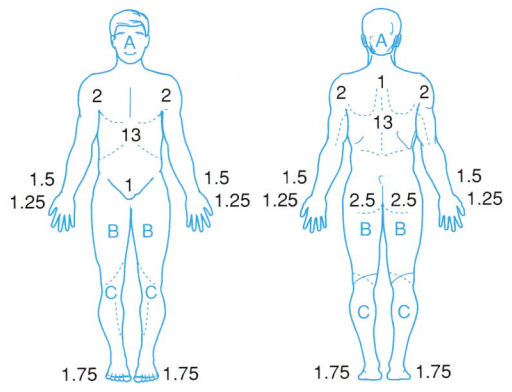

部位 \ 年齢	0歳	1歳	5歳	10歳	15歳	成人
A 1/2頭・顔	9.5	8.5	6.5	5.5	4.5	3.5
B 1/2大腿	2.75	3.25	4	4.25	4.5	4.75
C 1/2大腿	2.5	2.5	2.75	3	3.25	3.5

図6-1 受傷面積の診断

プロテレノールが使われる．代謝性アシドーシスに対する7％重炭酸ナトリウムの静注，ステロイドの静注，グルコン酸カルシウム 10〜20 mg/kg の静注，利尿薬フロセミド 1〜2 mg/kg 静注などを病態に応じて投与する．

● **挫滅症候群**

クラッシュ症候群 crush syndrome ともいわれる．筋肉の挫滅により発生するように考えられがちであるが，実際は筋肉への血流の途絶とその後に起こる血流再開によって発生する．局所の軟部組織の著しい腫脹と皮下のうっ血ないしは無数の出血斑をみる．知覚と運動麻痺が顕著であり，あたかも脊髄損傷を思わせる．全身的に起こるのは，著しい高カリウム血症とミオグロビン血症である．早いものではそのために救出後短時間で心停止に陥る．

挫滅症候群は非常に特殊な外傷であり，この外傷は高度の医療によってのみ救命が可能である（第23章．筋疾患，p 595参照）．

h. 意識障害

意識障害は大脳半球の全般性機能と脳幹網様体上行賦活系のいずれか，あるいは両者がともに低下している状態である．意識障害は意識混濁と意識変化とに分類できる．

意識混濁は，意識の覚醒度の障害であり，脳幹網様体上行性賦活系の機能障害が主体である．意識変化は多少の意識混濁をともなう中での大脳半球障害により引き起こされる．意識混濁は傾眠 somnolence，昏迷 stupor，昏睡 coma に分類される．**傾眠**はわずかな刺激で覚醒し，命令に合致した運動をし，会話ができる．**昏迷**は痛覚刺激や，明るい光で照らしたり大声で呼ぶと反応する．**昏睡**は痛覚刺激に対しわずかに反応する半昏睡とあらゆる刺激にまったく反応しない深昏睡に分けられる．

意識変化はせん妄ともうろう状態に分類され，**せん妄**は精神運動性興奮をともない，錯覚，誤認，幻覚，妄想が出現し，最も多い．**もうろう状態**はある限られた意識範囲内では，かなりまとまった思考，行為，認知はできるが，それ以外の意識野は暗く，意識野の狭窄を特徴とする．

意識障害患者の重症度，治療経過などを数量的に表現する方法として3-3-9度方式が用いられる（表5-1, p 62参照）．ただし，発語前の乳幼児にはGlasgow coma scale（表6-26）を使用する．

表 6-26 Glasgow coma scale

機能	反応	スコア
開眼	自発的	4
	呼びかけに反応	3
	痛覚刺激に反応	2
	なし	1
発語	見当識あり	5
	混乱	4
	不適切な発語	3
	意味のない音	2
	なし	1
運動	指示に従って可能	6
	痛覚刺激に対する適切な動き（払いのけるような動き）	5
	痛覚刺激に対する逃避反射	4
	痛覚刺激に対する四肢屈曲	3
	痛覚刺激に対する四肢伸展	2
	なし	1

意識障害の小児の診察にあたっては，まず，呼吸，脈拍，体温，血圧などのバイタルサインをチェックし生命の危険があるかどうかを判定する．ついで，意識障害に至るまでの病歴を聴取し，発症のしかた，基礎疾患の有無，薬物使用の有無などを把握する．こうして，意識障害の原因を推定しながら，全身所見を診察し，意識障害の程度，姿勢，瞳孔異常，眼底検査など神経学的所見をとり，障害部位を診断する．

瞳孔異常としては障害レベルが大脳皮質・皮質下では正常，間脳障害では縮瞳，中脳障害では散大，橋部障害では pinpoint，延髄障害では縮瞳する．薬物中毒では縮瞳する．脳幹障害では患者の頭を左右上下に動かすと両眼球が反対方向に動く人形の目現象が消失する．眼底検査で，うっ血乳頭があれば，頭蓋内圧亢進が疑われ，腰椎穿刺は禁忌である．頭蓋内感染症が疑われれば，CT検査後に髄液検査を慎重に行う．

治療は救命救急処置および脳圧亢進，脳浮腫に対する治療が主体である．

i. 被虐待児症候群

⇒第4章．小児保健と社会小児医学，p 53参照．

7

先天異常と染色体異常

I. 先天異常の定義と発生機序

　先天異常 congenital anomalies, birthde fects は，出生前の原因により生じた，形態的，機能的な異常と定義される．したがって，生下時からすでに認められるものか，あるいは，潜在する形質である．遺伝子病はすべて，生殖細胞の遺伝子異常によるが，先天異常には通常一般の遺伝子病は含まない．先天異常は狭義には，奇形 malformation を指し，広義には，生化学的異常の先天代謝異常も含む．実際に医学で先天異常という場合には，狭義で使用することが大半である．

　単一遺伝子の異常で発生する先天異常も近年数多く判明しており，奇形症候群も遺伝子異常の関与が明らかになったものも多い．先天異常の原因は，単一遺伝子病，多因子病，生殖細胞から出生までの間に生じた原因による．その病因が発生のどの時期であるかで，以下の二つの分類がある．

　胎芽病：生殖細胞から前胎芽期（受精から 2 週終了まで）は，一般に障害を受けにくいといわれるが，検出しにくいことも関与していると思われる．受精後 3～7 週目を胎芽期と呼び，種々の外因，内因への感受性が高く，**感受期** sensitive period とも呼ばれる．器官形成の基本が成立する時期であり，この時期の異常は大きな奇形を生じやすい．形態形成に最も重要な時期という意味で，**臨界期** critical period という．

　胎児病：受精後 8 週目からは胎児期と呼ばれ，目，耳などの各器官の形成や，脳の半球の成熟過程などがあり，大きな形態異常は少ないが，各器官の機能的異常を呈しうる奇形，異常を生じる．

II. 先天異常の成因

　先天異常の発生に関わる因子として，単一遺伝子の異常によるもの(20%)，染色体異常によるもの(5%)，外因によるもの(10%)であり，残りの多くは多因子遺伝によるものと推定される原因不明のもの(65%)である．

　単一遺伝子の異常による奇形症候群は遺伝子の解明の進展により増加しつつある．形態形成に関与する遺伝子の変異により(*SHH* 遺伝子による全前脳症など)形態の異常を呈することなどがこれに属する．

　外因によるものは，感染，薬物，放射線，高音，母体の疾患（糖尿病など）などがある．

　多因子遺伝 multifactorial inheritance とは，複数（または単数）の遺伝子と環境とが相互に作用し合って形質を発現する遺伝の仕組みを指し，これによって発現する疾患を多因子（遺伝）病と呼ぶ．肥厚性幽門狭窄，口唇裂，股関節脱臼，先天性内反足，先天性心疾患，二分脊椎，先天性水頭症などがこれに該当する．近親婚での発症率が一般集団よりも高い．

　多因子病では，罹患同胞の数が多いほうが，同胞の再現率が高くなる．単一遺伝子病では，前に何人罹患者がいても，再現危険率は，個々については一定である．

III. 先天異常の疫学

　新生児の約 1～2% が生下時に重度の先天異常を有する．軽度の先天異常を加えると，出生時の

15％ほどにもなる．民族により，個々の先天異常の頻度は異なるものがあるが，先天異常総体の頻度は大きく変わらない．したがって，先天異常は，ヒトのあり方の一部であるという社会的受容の視点が最も重要であり，そのうえに立った医療であるという理解が必要である．

IV. 先天異常の診療の基本

先天異常は，原因診断，疾患名・症候群名診断，と同時に，治療可能かどうかの評価が重要である．治療不可能な場合であっても，正確な診断は，児の状態の受容，児の現在・将来の医学的状態の評価と予測，合併症の評価，長期にわたる治療方針の策定，多面的なチーム医療・社会的サポート体制の構築，などの医療を進めるうえの基本になりうるため，診断の重要性は，他疾患群と変わらない．

診療の基本は以下である．
① 診断名，症候群名の診断．
② 原因診断：染色体異常，遺伝子異常，胎内感染などの外因の同定など．
③ 状態評価：dysmorphism がある場合は，その形態異常の評価と機能障害の有無，程度の評価，成長・発達に及ぼす影響の予測，合併症の評価と予測．
④ チーム医療の構築：小児科医，小児外科医，その他必要な診療科専門医，保健師，臨床心理士，などで疾患の受容から長期にわたる医療を支える体制を作る．
⑤ 治療方針：治療可能病態の評価（外科的治療，てんかん等への内科的治療）．
⑥ 療育方針：リハビリ，療育，教育の方針決定．
⑦ 生活上のサポート体制の構築：医療費補助金申請，育児支援体制，教育支援体制など．

A. 染色体異常症

● 総　論 ●

I. 染色体とは何か

　染色体 chromosome とは細胞の分裂期にのみ細胞核のなかで観察される塩基性色素に染まる構造体である．ヒトの体細胞の染色体数は46本であり，22対の常染色体と2本の性染色体とからなる．

　常染色体は，動原体の位置から，中部着糸型，次中部着糸型，端部着糸型染色体に分類されていたが，現在，長さとバンドパターンから1番から22番までの番号がつけられている．対になる常染色体はそれぞれ同質で，相同染色体と呼ばれる．相同染色体の一方は父親の精子に，もう一方は母親の卵子に由来する．

　性染色体はX染色体とY染色体とからなり，男性の場合XとY染色体を，女性の場合X染色体を2本持つ．

　どのような染色体の基本構成を持つかは，核型と呼ばれ，正常男性は 46,XY，正常女性は 46,XX と表記される．

1. 染色体の構造と機能

　染色体は2本の染色分体から構成され，動原体，短腕および長腕の部分に分けられる．それぞれの染色分体は遺伝子の本体であるDNAをまったく等価に含んでいる．ヒトを構成する10兆個すべての細胞の核には合計2mに及ぶDNA分子が存在しているが，この高分子がヒストンをはじめとする蛋白を骨格に幾重にも折りたたまれて，最終的に約 1/10,000 の長さにまで凝集し，染色体という形をとる．

　DNAの遺伝情報が盛んに翻訳されてそれぞれの役割を果たしている間期には，染色体は1本の染色分体からなり，長くのびたクロマチン線維として存在し，核のなかで網目状に拡散している．細胞がDNA合成期に入ると，DNAの複製が行われ，2本の染色分体が形成されると同時に，クロマチン線維の折りたたみが進み，分裂中期には染色体として光学顕微鏡で観察できるようになる．分裂終期には，動原体の部分で二つの染色分体は分かれ，最終的に1本ずつの染色分体が分裂後のそれぞれの細胞に入り，それに含まれるDNAも等量ずつ分配される．このような仕組みで，合計2mにも及ぶDNA分子が，誤りなく二つの娘細胞に配分される．

2. 染色体の解析法

　染色体は細胞分裂の一時期にのみ観察されるので，染色体分析には分裂する細胞のみが利用できる．通常の染色体分析には末梢血が用いられ，PHA（フィトヘマグルチニン）でTリンパ球の分裂を促し，その分裂中期の細胞を捕獲し，染色体標本を作製する．その他，皮膚の線維芽細胞，骨

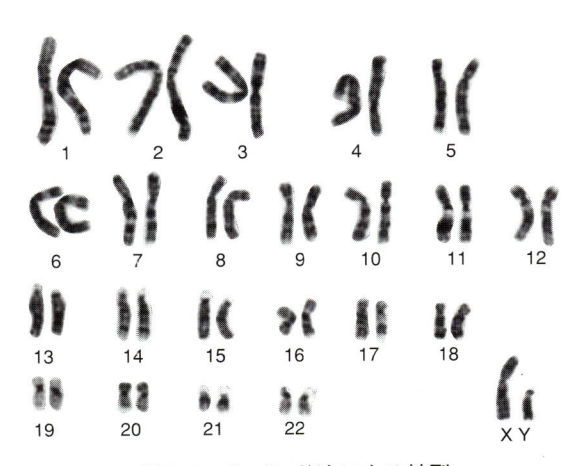

図7-1　Gバンド法による核型

髄細胞，羊水細胞や絨毛細胞が用いられる．

染色体標本を特殊な色素を使って染色する方法を**分染法**という．最も一般的に用いられる方法は，トリプシンで処理した後，Giemsa染色する**Gバンド法**である．この方法で，染色体は特有な縞模様（バンドパターン）を示し，それぞれの染色体を明確に区別できるとともに1個1個のバンドを番地づけできる．通常の分裂中期染色体では半数染色体あたり約400バンドが（図7-1），分裂前期の染色体では約850バンドが識別される．

その他の分染色法としてQバンド，Rバンド，Cバンド法などが知られている．

3. 染色体上の遺伝子地図

遺伝子がどの染色体のどの場所に局在しているかを示すのが染色体上の遺伝子地図である．ヒトの膨大な数の遺伝子は24種類の染色体上に配置され，遺伝子地図の作製には分染法により判別される染色体上の番地が利用される．2001年，世界的なプロジェクトとしてヒトの遺伝子地図の作製（ヒトゲノムマッピング）が完成した．ヒトの構造遺伝子は3〜4万存在することが明らかにされ，染色体上の一つのバンドには平均30〜50の遺伝子が含まれることになる．

4. X染色体不活化 lyonization

細胞が正常に機能するのには，相同染色体に存在する2コピーの遺伝子が必要である．常染色体の遺伝子がそれぞれの相同染色体上にあるのに対し，Y染色体には主に男性を決定する遺伝子しか含まれていないため，X染色体上の遺伝子は，男性では1コピーしか存在しない．女性に2本あるX染色体上の遺伝子コピーの量的差違を補正するため，女性では1本のX染色体は不活化を受け凝集される．不活化されたX染色体は間期の細胞では，性染色質 sex chromatin として観察される．この不活化は両親のいずれかのX染色体に無作為に起こり，**Lyonの仮説**と呼ばれている．

5. ゲノム刷り込み現象 genomic imprinting

メンデル遺伝では相同染色体上にある二つの対立遺伝子は等価であると考えられてきた．しかし，一部の遺伝子では，それが両親のどちらに由来するかで，その発現パターンに違いがあることが示され，この現象はゲノム刷り込み現象と呼称される．

たとえば，15番染色体長腕近位部の欠失が父親由来の染色体に起こるとPrader-Willi症候群，母親由来の染色体に起こるとAngelman症候群と，その染色体の由来によってまったく異なる疾患が発現する．*IGF-II*も父親由来の対立遺伝子のみが発現しており，その過剰発現がBeckwith-Wiedemann症候群の成因と考えられている．

II. 染色体異常の分類と発生機構

染色体異常は，①数の異常と，②構造異常とに分類される．

1. 数の異常 numerical abnormality

a. 倍数性 polyploidy

半数性の染色体数23本の3セット以上を持つ異常で，3倍体（染色体数69本）と4倍体（染色体数92本）とが存在する．その大部分は自然流産として排除され，出生に至ることはほとんどない．

b. 異数性 aneuploidy

正常の染色体数から染色体が増加あるいは減少する異常である．ある相同染色体の一方が欠けた場合をモノソミー，過剰な場合をトリソミーという．異数性は減数分裂における染色体分配の誤り（**不分離**）により起こる．Down症候群はヒトの染色体のなかで最も短い21番染色体を3本持つ21トリソミーで，Turner症候群はX染色体のモノソミーである．常染色体モノソミーが出生に至ることはきわめてまれである．

c. モザイク mosaic, キメラ chimera

同一個体のなかで，起源を同じくするが遺伝的

に異質の細胞が混ざり合う状態，たとえば46,XY/47,XY,＋21をモザイクという．起源を遺伝的にまったく別とする細胞が混ざり合う状態，たとえば46,XX/46,XYをキメラという．

2. 構造異常 structural abnormality

染色体が何らかの要因により**切断**され**再編成**されると，染色体に構造異常が生じる．この構造異常には以下の異常が知られている．

a. 欠　失 deletion

欠失には染色体末端部に切断が起きる端部欠失（図7-2 a）と，染色体腕内の2ヵ所で切断が起こり，切断部位にはさまれた染色体断片が失われる腕内欠失（図7-2 b）がある．いずれの場合も切断により生じた染色体断片は不安定で，細胞分裂の際に失われ，欠失部分のモノソミーが起こる．臨床的には，4p-，5p-，9p-，11p-，13q-，18p-，18q- などが知られている．

● 最近，Williams症候群，Prader-Willi/Angelman症候群，Rubinstein-Taybi症候群，Miller-Dieker症候群およびDiGeorge症候群はそれぞれ 7q13，15q11-13，16p13，17p13.3 および 22q11.3 の微小欠失 microdeletion に起因する奇形症候群であることが判明した（各論参照）．

b. 転　座 translocation

正常人500人に1人にみられる比較的高頻度の構造異常である．二つの異なる染色体間で染色体部分が互いに交換されるものを相互転座（図7-2 c），二つの端部着糸型染色体が短腕同士で融合し，染色体数が45本になったものをRobertson転座 robertsonian translocation（図7-2 d）という．これらの転座は，全体の遺伝子量に過不足を生じないため，均衡型で通常無症状である．しかし，親から転座染色体の一方と正常染色体（Robertson転座では転座染色体と正常染色体の1本）とを遺伝すると，不均衡型転座となる．

c. 逆　位 inversion

同じ染色体の異なる2ヵ所で切断が生じ，切断された部分がさかさまに再結合したものをいう．切断点が動原体をはさむ場合を腕間逆位（図7-2 e），長腕あるいは短腕内で起こる場合を腕内逆位という（図7-2 f）．均衡型の逆位は無症状である．

d. リング染色体 ring chromosome

染色体の両腕が切断されて環状に再結合することで生じる（図7-2 g）．ほとんどすべての染色体で起こり，欠失した染色体部分に特有な臨床症状が認められる．

e. 染色体内重複 duplication

同一染色体内である染色体部分が連続して重複するもので（図7-2 h），大多数は散発例であるが一部は親の腕内逆位に由来する．

III. 染色体異常の症候と疫学

染色体異常の症状は染色体上の遺伝子量の過不足による．常染色体異常に共通する症状は，成長障害，知的障害および**多発奇形**である．一般に奇形の種類および重症度は該当する染色体部分の遺伝子の量と質とに依存する．一方，X染色体異常は常染色体異常に比して軽症であるが，この理由は，細胞の機能には1コピーのX染色体の遺伝子で十分であり，過剰なX染色体が不活化されるためである．

染色体異常は決してまれなものでなく，新生児約160人に1人認められる．死産や流産産物では

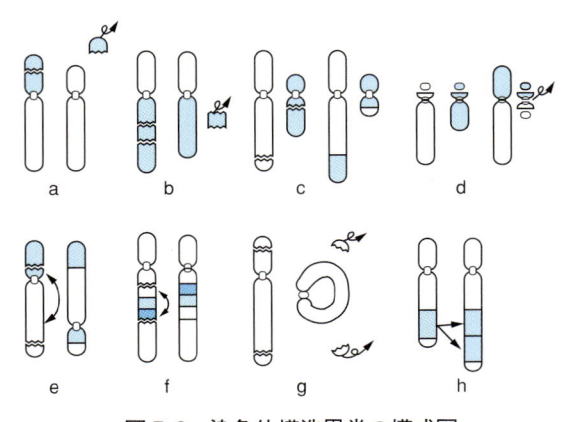

図7-2　染色体構造異常の模式図
a：端部欠損，b：腕内欠損，c：相互転座，d：Robertson転座，e：腕間逆位，f：腕内逆位，g：リング染色体，h：腕内重複．

表 7-1 各種集団における染色体異常の出現頻度(%)

染色体異常の種類	新生児	周産期死亡	自然流産
倍数体	0	0.20	16.0
45,X	0.01(女子)	0.5(女子)	9.4
47,XXY	0.10(男子)	1.0(男子)	0
47,XXX	0.10(女子)	0	0
47,XYY	0.08(男子)	0.3(男子)	0
常染色体トリソミー	0.13	2.9	33.8
常染色体構造異常	0.24	1.4	2.3
合　計	0.60	5.3	61.5

さらに高頻度であり，染色体異常は人類に課せられた重大な**遺伝的荷重**とみなされている(表7-1)．卵子や精子の段階での染色体異常はそれぞれ30%および15%と算定されており，大多数が妊娠早期あるいは妊娠と感知する以前に自然淘汰される．

●各　論●

I. 常染色体異常症

1. 21トリソミー

【概念】
第21番染色体のトリソミーに起因する古典的染色体症候群の一つである．発見者の名前にちなみ**Down症候群**といわれる．

【疫学】
常染色体異常症のなかで最も多くまたよく知られている異常で，新生児700～1,000人に1人の比率で出生する．

21トリソミーの出生頻度は母親の年齢に依存して対数的に増加することから（表7-2），卵子の減数分裂での21番染色体不分離が成因とみなされている．

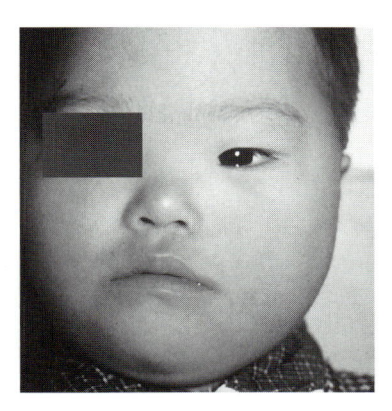

図7-3　21トリソミー（Down症候群）

表7-2　母体年齢と染色体異常の出産危険率

母体年齢	21トリソミー	全染色体異常
20	1/1667	1/526
25	1/1250	1/476
30	1/952	1/385
35	1/385	1/202
40	1/106	1/65
45	1/30	1/20
49	1/11	1/7

【病因】
21番染色体が3コピーになる21トリソミーが基本病態である．核型には，21番染色体が1本多く，全体が47本となる①標準型（95％），14あるいは21番染色体にRobertson転座する②転座型（4％），正常細胞とトリソミー細胞が混在する③モザイク型（1％）の三つのタイプがある．大多数は自然発生 de novo する．転座型の約半数は遺伝性であり，いずれかの親に均衡型のRobertson転座がみられる．

【症状】
眼裂斜上，内眼角贅皮，両眼間開離，耳介低位，鼻根部平坦（鞍鼻）などからなる**特有な顔貌**を示す（図7-3）．

乳児期には筋緊張低下，哺乳不良，体重増加不良が特徴で，中等度の発達遅延を示す．短指症，第一-第二足趾間開大，単一手掌横断線（猿線），第五指単一屈曲線，皮膚紋理異常も診断に役立つ．

先天性心疾患が約半数に認められ，心室中隔欠損，心内膜床欠損，心房中隔欠損，Fallot四徴症，動脈管開存の順に多い．肺高血圧症が合併しやすい．さらに，十二指腸閉鎖，鎖肛，食道閉鎖などの消化管奇形や，白血病，類白血病反応 transient abnormal myelopoiesis などの血液疾患や環軸椎亜脱臼の合併が多い．

【診断】
特徴的症状より診断は容易であるが，遺伝相談のためには染色体診断が必須である．

標準型の次子の再発危険率は0.5～1％であるが，遺伝性14/21型転座では約14％と算定されている．

【治療】
根本的な治療法は存在しない．合併症の積極的な治療と，早期療育による精神運動発達の促進が必要である．

2. 18トリソミー

18番染色体が過剰に存在するために起こる疾患で，**Edwards症候群**ともいわれる．出生頻度は約8,000人に1人である．妊娠管理における超音波検査の進歩にともない，最近では子宮内発育不全，羊水過多症，胎児水腫などの胎児異常により発見されることが多い．

大多数は低出生体重児であり，生命予後はきわめて不良である．重度の知的障害，小頭症，後頭部突出，**小脳形成不全**，両眼間開離，耳介奇形，先天性心疾患，消化管奇形，腎尿路奇形など多発する内臓奇形を認める．四肢では，特有の**指の重合（重畳手指）**，揺り椅子状の足底が特徴的である（図7-4）．延命のための侵襲的な治療を行わないことが多い．

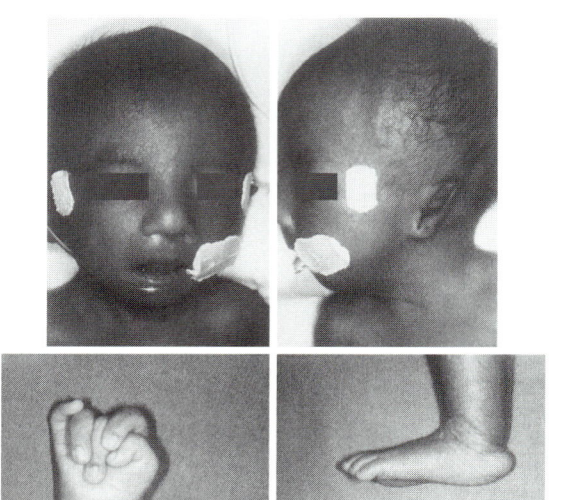

図7-4 18トリソミーの特徴
小顎，とがった鼻，耳介変形，重畳手指，揺り椅子状足を呈している．

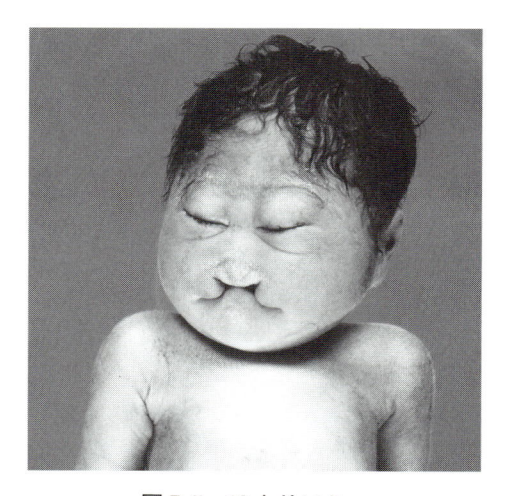

図7-5 13トリソミー
両眼裂の分離不完全（狭小化），口唇口蓋裂があり，脳内は全前脳（胞）症がある．

3. 13トリソミー

13番染色体の過剰に起因する症候群である．出生頻度は約2万人に1人である．**全前脳（胞）症**，口唇口蓋裂，小（無）眼球症など，顔面，中枢神経異常を主要症状とする（図7-5）．生命予後はきわめて不良であり，大部分が新生児期から乳児期早期に死亡する．他に，短頸，多指症，内反足，先天性心奇形，頭皮部分欠損，腎奇形，消化管奇形が認められる．

4. 分染法以降に判明した常染色体異常症

染色体分染法，さらに，高精度分染法の開発により，従来は奇形症候群として原因不明であった疾患の多くが，染色体の微小欠失に起因することが解明されてきた．以下は，それらの疾患の一部であり，今後も先天異常の多くが，ここに属すると予測される．

a. 5p-症候群

5番染色体短腕遠位部5p15.1の欠失に起因する疾患で，乳児期に猫に似た特徴的な**甲高い泣き声**を示すことから猫鳴き症候群 cat cry syndrome と呼称された．臨床症状としては，子宮内発育不全，筋緊張低下，体重増加不良，特有な泣き声，精神運動発達遅延，円形顔貌，小頭症，両眼間開離，内眼角贅皮，心奇形，腎奇形，脊椎異常，肋骨異常，停留睾丸，鼠径ヘルニアなどである．乳児期にみられる特有な泣き声と顔貌は，成長するにつれて消失する．出生頻度は4p-症候群（後述）と同様でまれ（3〜4万人に1人）である．

● Wolf-Hirschhorn症候群（4p-症候群）

4番染色体短腕遠位部4p16.3の欠失に起因す

る疾患である．著しい成長障害，重度の知的障害を認める．小頭症，前頭部および眉間の突出，両眼間開離，弓状の眉毛，眉毛の連なる高く直線的な鼻梁，口角下垂，短い人中，小顎症，単調で聳立した耳介などを認める．先天性心疾患や難治性の痙攣発作を合併することが多い．ごく微小な欠失が認められることもあり，高精度分染法やFISH (fluorescence *in situ* hybridization)法を用いた分析が診断に必要である．

b. Prader-Willi 症候群
【概念・病因】
特徴的な顔貌と乳児期の筋緊張低下，過食，知的障害などを呈する症候群であり，発生頻度は1万人に1人である．15番染色体の長腕の微小欠失(15q11-q13)が検出される例は，70%，25%が母方の片親性ダイソミー(maternal uniparental disomy)である．病因遺伝子はゲノム刷り込み現象の関与が知られ，欠失は父親由来染色体である．
【症候】
1) 発達
新生児期，乳児期は**フロッピーインファント** floppy infant であり，哺乳不良があるが，成長とともに，過食，**肥満**が出現し，爆発的性格，短気などを呈する．
2) 外表奇形
顔貌は特徴的で，**アーモンド状の目**，下向きの口角，狭い額，停留睾丸などがある．手足は小さく，低身長，色白である．
3) 性腺機能不全
外性器低形成，不妊がある．
4) その他
糖尿病(成人では70%)，精神病，肥満による睡眠時無呼吸などがある．
【診断】
臨床症候，および染色体FISH検査で欠失を検出する．

c. Brachmann-de Lange 症候群 (Cornelia de Lange 症候群)
【概念・病因】
特徴的な顔貌，知的障害，多発奇形を呈する奇形症候群で，1～5万人に1人の頻度である．

【症候】
1) 頭部・顔貌
小頭症，眉毛は密生し癒合，長いまつげ，長い人中，薄い口唇，小顎症などを呈する．
2) 成長・発達
重度知的障害，てんかん，成長障害などを呈する．
3) 外表奇形
短肢症，合趾症などがある．
4) その他
先天性心疾患，消化管奇形，内分泌異常，など多彩な異常を呈する．

d. Angelman 症候群
【概念・病因】
笑い発作，重度の知的障害，特異な顔貌などを呈する奇形症候群であり，1～2万人に1人の頻度である．約70%に**15番染色体q11-13の微小欠失**を検出し，欠失は母親由来である．欠失が検出されない例のうち，父親の片親性ダイソミーが2%，母親由来UBE3A遺伝子変異が10%にみられる．脳のUBE3A遺伝子は刷り込み現象により母親由来の遺伝子のみが活性化されている(母性発現)．母親由来のUBE3A遺伝子がなんらかの機序により発現しないと，本症候群が発症すると考えられている．
【症候】
笑い発作，下顎の突出，色白，外斜視，重度の知的障害，歩行開始遅延，**操り人形様歩行**などが特徴的である．

e. Marfan 症候群
【概念・病因】
結合組織の系統的異常を主要症状とする常染色体優性遺伝疾患である．発生頻度は1万人に1人である．15番染色体(15q21.1)に存在するFBN1遺伝子の突然変異によるミクロフィブリルの主要な構成蛋白である**フィブリン**の生合成が障害されることが病因である．
【症候】
1) 一般症状
高身長，筋緊張低下，関節可動域の増大がみられ，顔面は長く，皮下脂肪が少ない．知能は正常であるが，学習障害や注意欠陥が多い．

2）骨格系

四肢が長く，上節・下節比が小さい．**くも状指**があり，母指が手掌を超えて外転（Sternberg 徴候）したり，母指と第5指で手首を囲むことができる（wrist 徴候）．胸郭と椎体の変形をしばしば合併する．

3）心臓・大血管系

上行大動脈拡張，僧帽弁逸脱および閉鎖不全が高頻度に認められる．**解離性大動脈瘤**により早期に死亡することがある．

4）眼部

近視，虹彩振盪，**水晶体亜脱臼**が特徴的である．

5）その他

硬膜拡張による髄膜瘤，鼠径ヘルニア，自然気胸が多い．

【診断】

遺伝歴と臨床症状による．家族歴のない例では，骨格系異常のほかに少なくとも1つ以上の主要症状が診断に必須である．

【治療】

対症療法と合併症予防が治療の主体で，大動脈拡張防止にβ-アドレナリン作動性遮断剤（プロプラノロールなど）が使用される．

II. 性染色体異常症

1. Turner 症候群

女性の表現型をとる代表的性染色体異常症で，病因的には **X 染色体短腕のモノソミー** に由来する．45,X の染色体核型をとる症例は本症候群の約半数であり，残りは 46,XX あるいは 47,XXY とのモザイクや，i(Xq)，del(Xp) などの構造異常あるいはそのモザイク，46,XY や dic(Y) などの構造異常とのモザイクである．一部の症例は頸部，足背，手背の浮腫で新生児期に診断されるが，多くは，幼児期から学童期に明らかになる著明な**低身長**（−2.5 SD 以下），次いで二次性徴の発現不全（無月経，乳房発育不全および索状性腺）が診断の契機となる．その他，翼状頸，外反肘，低い毛髪線，西洋鎧状の胸，乳頭間離開，先天性

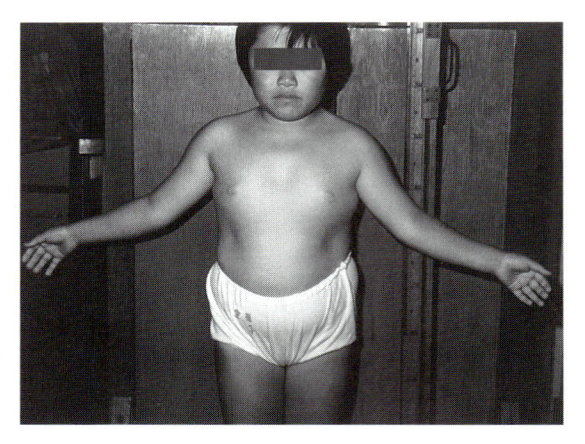

図 7-6 Turner 症候群
外反肘，低身長，翼状頸，楯状胸，乳頭間離開を認める．

心疾患（左心低形成症候群，大動脈縮窄症などの左心系異常），色素性母斑，中手骨短縮などの臨床症状が認められる（図 7-6）．知能は原則として正常である．

新生児での頻度は約 4,000〜8,000 人に1人であるが，本症候群胎児の大多数は自然流産で淘汰される．治療として，低身長には成長ホルモン，二次性徴発現不全には女性ホルモンを投与する．

2. Klinefelter 症候群

男性の表現型をとる代表的性染色体異常症のひとつで，出生頻度は 1,000 人に1人である．核型は 47,XXY が約 80% を占め，他はこの核型を含むモザイクである．臨床症状として，**無精子症**，小睾丸，女性化乳房，高身長，細長い体型，薄い髭・体毛が認められる．知能は通常正常である．

一部の症例は発達遅延のため小児期に診断されることがあるが，多くは不妊がきっかけで診断される．思春期以後に男性ホルモンの補充療法が推奨される．

3. 脆弱 X 症候群 fragile X syndrome

葉酸欠乏培地により，X 染色体長腕遠位部に脆弱部位 fra(X)(q27.3) を持つ脆弱 X 染色体が誘発されることを特徴とする症候群である（図 7-7）．1,500 人の男性に1人の比率で認められ，知的障害をきたす疾患としては Down 症候群の次

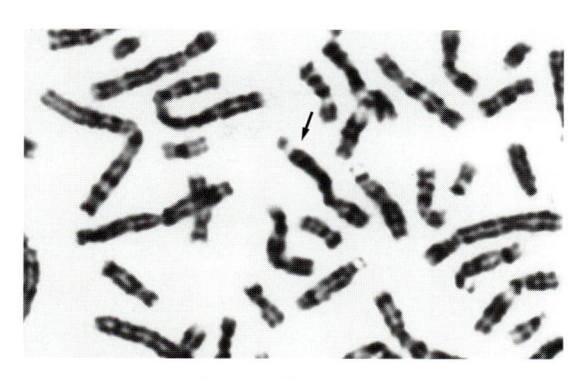

図7-7　脆弱X染色体
X染色体長腕(Xq 27.3)に葉酸感受性脆弱部位が存在する．

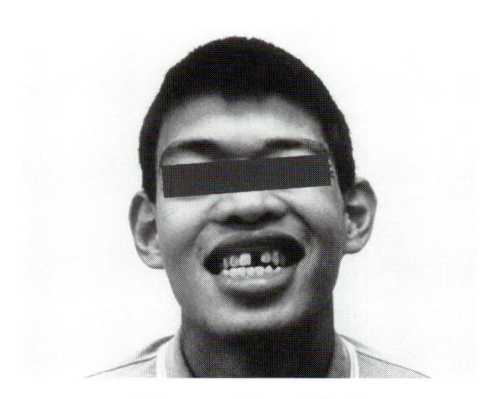

図7-8　脆弱X症候群
成人では，長い顔，下顎突出，大きな耳がみられるが，小児ではこれらの表現型はあまり目立たない．

に高頻度である．X連鎖性遺伝疾患であるが，保因者である男性の80％および女性保因者の1/3しか知的障害を呈さないこと，世代を経るごとに重症となること(表現促進現象 anticipation)など特異な遺伝様式がみられる．臨床症状として，男性患者では中等度の知的障害のほか，長い顔，下顎突出，大きく聳立する耳介(図7-8)，**巨大睾丸**が特徴的である．

● 最近，原因遺伝子である *FMR-1* 遺伝子が単離され，その5′非翻訳領域において CGG の三塩基反復配列が異常に増幅する結果，*FMR-1* 遺伝子の調節遺伝子がメチル化を受け，FMR-1 蛋白が発現しないことが本症候群の病因であることが判明した．

4. その他の性染色体異常症

一般的に，性染色体異常症は常染色体異常症に比して臨床症状が軽く，偶然発見される．

a. YY男性

Y染色体を過剰に持つ男性で，高身長以外に特異な臨床症状は認められず，一部の症例で，軽度知的障害を認める．犯罪者集団で高頻度に発見されたことより，狂暴性，反社会的行動が特徴とされたが，現在は否定的である．出生頻度は1,000人に1人である．

b. XXX女性

X染色体を過剰に持つ女性である．一部の症例では知的障害あるいは無月経が認められるが，多くの症例では表現型は正常である．

c. XY女性

本質的には染色体異常ではなく，XY性腺形成不全とも呼ばれ，Y染色体短腕上の睾丸決定遺伝子(*SRY*)の突然変異や欠失に起因する．表現型は女性で，子宮や卵管が存在するが，二次性徴欠如を主訴に診断されることが多い．

III. その他の染色体異常症

1. 染色体断裂症候群 chromosome breakage syndrome

この症候群は染色体断裂を主要所見とする遺伝性疾患で，三つの代表的疾患が知られている(表7-3)．染色体断裂の基本的病態生理は何らかの要因により生じた **DNA損傷の修復障害** にある．これらの疾患では成長障害が共通するが，それぞれ異なった臨床症状を呈する．

Fanconi貧血 では橈骨側の異常と再生不良性貧血，**Bloom症候群** では皮膚症状と免疫不全，**毛細血管拡張性運動失調** ataxia telangiectasia (**Louis-Bar症候群**)では結膜，耳介などの毛細血管拡張症，小脳失調症および免疫不全が特徴である．

表 7-3 染色体断裂症候群の臨床症状および検査所見

染色体切断症候群	Fanconi 貧血	Bloom 症候群	毛細血管拡張性運動失調
染色体切断	+	+	+
特異的切断部位	−	−	t(7;14)
姉妹染色分体交換増加	−	+	−
低身長	+	+	−
先天奇形	橈骨側骨欠損 小頭症など	皮膚症状 多指症など	毛細血管拡張 小脳性失調症
検査所見	再生不良性貧血	免疫グロブリン低下	IgA 低下
高発癌性	非リンパ性白血病	多種類の腫瘍	リンパ性腫瘍
物理的高感受性	マイトマイシン C	紫外線	放射線
遺伝様式	常染色体性劣性遺伝	常染色体性劣性遺伝	常染色体性劣性遺伝
責任遺伝子(座位)	FAA(16q24.3)	BLM(15q26.1)	ATM(11q23)

表 7-4 悪性腫瘍と染色体異常および癌関連遺伝子

病型	染色体異常	癌関連遺伝子	癌遺伝子の種類
慢性骨髄性白血病	t(9;22)	BCR-ABL	腫瘍遺伝子
急性骨髄性白血病			
M2	t(8;21)	AML1-ETO	転写因子
M3	t(15;17)	PML-RARA	転写因子
急性リンパ性白血病			
B 細胞型	t(9;22)	BCR-ABL	腫瘍遺伝子
	t(1;19)	E2A-PBX1	転写因子
	t(4;11)	HRX-AF4	転写因子
T 細胞型	t(8;14)	MYC-TCRD	転写因子
	t(1;14)	TCRD-TAL1	腫瘍遺伝子
Burkitt リンパ腫	t(8;14)	MYC-IGH	腫瘍遺伝子
	t(2;8)	MYC-IGK	腫瘍遺伝子
	t(8;22)	MYC-IGL	腫瘍遺伝子
肉腫			
Ewing 肉腫	t(11;22)	EWS-FL1	転写因子
横紋筋肉腫	t(2;13)	PAX3-FKHR	転写因子

　治療としては，一部の患者で骨髄移植が試みられている．**高発癌性**も特徴で，Fanconi 貧血では非リンパ性白血病，Bloom 症候群では白血病を含む多彩な悪性腫瘍，毛細血管拡張性運動失調では悪性リンパ腫が発生しやすい．

2. 悪性腫瘍と染色体異常

　悪性腫瘍に認められる染色体異常は，腫瘍に特異的な染色体構造異常，体質的な染色体異常および染色体の増殖に大別される．腫瘍に特異的な染色体構造異常として，古くから **Ph¹ 染色体**が知られている．

●近年の分子遺伝学的研究の発展より，多くの腫瘍で染色体転座により生じたキメラ蛋白が発癌に重要な役割を果たしていることが明らかにされた（表 7-4）．腫瘍は形質転換と増殖の二大性質を示すが，前者では組換えによる転写因子の活性化，後者では癌遺伝子の活性化が深く関与する．

　体質的染色体異常として，網膜芽細胞腫で 13 q 欠失，Wilms 腫瘍で 11 p 欠失，Gardner 症候群で 5 q 欠失が報告されている．

●これらの疾患では，胚細胞で *RB1*，*WT 1*，*APC* などの**癌抑制遺伝子** cancer suppressor gene が失われ，半数体欠如 haploinsufficiency となり，ついで起こる体細胞の突然変異により発癌に至るとされている（two hit theory）．

　一方，染色体増殖には，発癌遺伝子の異常増幅を示す HSR(homogeneously staining region)や double minute 染色体が知られている．

B. 奇形, 奇形症候群

●総　論●

I. 奇形の発生機構, 成因, 発生時期

　先天奇形 congenital malformation は, 生下時に認める肉眼的, および解剖学的異常である. 先天異常は機能的異常も含むが, その中の形態的異常を指す. 出生する児の約2％は**大奇形** major malformation (重篤な医学的問題を生じる奇形) を呈し, 生後に発見されるもの (ある種の心奇形) を含むと約5％になる. **小奇形** minor malformation とは, 機能上大きな問題を生じない形態異常であり, 顔貌, 耳介変形などを指す (表7-5). **奇形症候群** anomaly syndrome とは, 単一の, または特定の原因で生じる特定の奇形の集合像を指し, 特定の原因によらない複数の奇形の集合がランダム以上のある頻度で生じている場合は, **奇形複合** anomaly association と呼ぶ.

　近年, 形態形成に関与する遺伝子 homeotic gene が多数同定され, 形態形成の分子機構の解明が急速に進んだ. 奇形発生機構の分子機構も, それに応じて解明が進んでいる. 従来は原因不明の奇形症候群であった疾患の原因遺伝子異常が判明される例が増加している. 例として, 体構造を中軸から左右にわける Shh と呼ばれる遺伝子産物が欠けると全前脳症になることなどがある.

　さらに, 先天奇形症候群では単一の遺伝子異常ではなく, 染色体の微小な欠失などのために隣接する複数の遺伝子の発現が生じ, 複数の疾患が1

表7-5　小奇形の部位別例

1. 頭部	3. 鼻部	耳介変形	小陰茎
頭皮欠損	鼻根部扁平	大耳	大陰唇低形成
第三泉門	鞍鼻	小耳	二分陰嚢
前頭突出	上向き鼻孔		
前頭部後方傾斜	鼻翼低形成	6. 頸部	10. 四肢
後頭突出	大きい鼻	短頸	小さな手・足
後頭扁平	小さい鼻	翼状頸	外反肘
頭蓋変形		項部過剰皮膚	猿線
	4. 口, 顎部	皮膚洞	爪低形成
2. 眼部	大きな口		第五指短小・内彎
内眼角贅皮	小さな口	7. 胸部	幅広い母指
眼裂斜上	魚様の口	副乳	クモ指
眼裂斜下	不全型唇裂	乳頭離開	先細りの指
眼間開離	二分口蓋垂	楯状胸	指趾の重なり
両眼近接	高口蓋	漏斗胸	踵骨突出
眼裂狭小	歯列不整		合趾症
眼瞼下垂	小顎	8. 腹部	I～II 趾間離開
小眼球	下顎後退	腹直筋離開	
眼球陥凹	下顎突出	臍ヘルニア	11. 皮膚
眼球突出			カフェオレ斑
弓状の眉	5. 耳部	9. 外陰・臀部	色素脱失斑
虹彩部分欠損	耳介低位	尿道下裂	脂腺母斑
斜視	耳介聳立	停留睾丸	皮膚紋理異常

(山本, 1988, 一部改変)

個体に生じたり，症候にある幅が生じたりすることがあり，**隣接遺伝子症候群** contiguous gene syndrome と呼ぶ．

II. 奇形の症候と判定法

大奇形は，重篤な機能障害を呈し，治療を必要とする奇形であり，すべての臓器に存在する．本書の以下の各章のそれぞれに，奇形に由来する疾患群があるはずであり，先天性心奇形，消化管奇形，脳の奇形，腎奇形などが属する．

小奇形は機能障害を呈さないが，小奇形のパターンで症候群，複合，染色体異常症の診断が可能

表7-6 よくみられる小奇形の判定基準

1. 眼間開離 hypertelorism
   簡易基準では内眼角距離／外眼角距離×100≧38（木田）
2. 眼裂斜上 upslanting palpebral fissures
   両内眼角を結ぶ線に対して内外眼角線が10°以上のもの．
3. 高口蓋 high-arched palate
   仰臥位開口の状態でライトを照射したとき，水平から30°以上の照射では口蓋全体を照らせないもの．
4. 耳介低位 low-set ear
   耳介付着部上端が外眼角と外後頭隆起を結ぶ線より下にあるもの．
5. 第五指短小 short fifth fingers
   第五指端が第四指の遠位屈曲線に達しないもの．
6. 第五指内彎 clinodactyly of fifth fingers
   第五指末節が20°以上の角度で内彎しているもの．
7. 内眼角贅皮 epicanthus
   内眼角部のヒダが涙点を被っている．
8. 乳頭離開 wide-set nipples
   両腕を下げた状態で鎖骨中点から垂線を下し乳頭がこの線より外側にある．

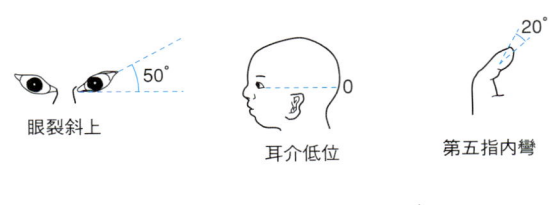

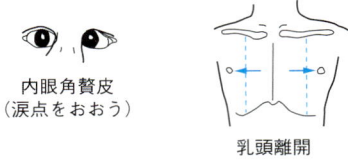

図7-9 小奇形の具体例

になる点から，その評価は臨床的に重要である．主な小奇形の評価法を表7-6に示し，具体例を図7-9に示す．

手指，足趾，手掌，足底に皮膚隆起線が描くパターンを**皮膚紋理** dermatoglyphic pattern と呼び，染色体異常をはじめとする先天異常の補助診断に役立つ．

III. 奇形症候群の診断

臨床症候による診断が主である．特徴的な顔貌，外表奇形，内臓奇形の合併，骨格異常の有無，皮膚紋理異常の有無から臨床診断するには，アトラス，文献検索，コンピューター検索が有用である．

染色体異常が報告されている症候群では，染色体高精度分析，FISH法による微小欠失の検出が補助診断になる．

IV. 治療，遺伝相談

合併症を診断し，心疾患など治療，予防可能な状態を把握する．遺伝相談には，染色体検査を含めて，診断の確定が最も重要であり，そのうえで，散発（孤発）例か遺伝性かを検討し，カウンセリングに必要な情報とする．

●各 論●

I. 外因による奇形

【臨界期と奇形発生】
ヒト胎芽期(受精後 3～7 週)は臨界期 critical period とも呼ばれ，神経管，心臓，眼胞，肢芽など基本的な器官，組織の形態形成期であり，外因の作用で大奇形，しかも多発奇形が生じやすい．

1. 薬剤，化学物質による奇形

多くの薬物，化学物質は妊娠中の摂取により，種々の一定の奇形パターンを生じる．

a. サリドマイド症候群 thalidomide syndrome
【概念】
母が妊娠中に服用した睡眠薬サリドマイド(α-phthalidomidoglutarimide)による児の四肢奇形を主徴とする症候群である．
【頻度】
わが国では 1958～62 年の間に販売され，1,000 例以上の発生があった．
【病因】
臨界期にサリドマイドを内服したことによる．
【症状】
四肢無形成またはアザラシ肢症，耳介奇形，難聴，心奇形，腎形成不全などを呈する．
【診断】
四肢の低形成と母の服薬歴．
【治療・予後】
対症的に形成術を行うことはある．

b. 抗痙攣薬による奇形
てんかんの母親が妊娠中に服用した抗痙攣薬による奇形であり，発育障害，軽度～中等度の知的障害，顔面奇形などを呈する．特に，フェニトインやバルプロ酸ナトリウムは催奇形性が高い．

■ **胎児性ヒダントイン症候群 fetal hydantoin syndrome**
【概念】
抗痙攣薬であるフェニトインを服用した母から生まれた児に生ずる奇形であり，顔面中央部の低形成と爪低形成を認めることが多い．
【頻度】
フェニトインを服用した母から奇形児の生まれる率は 33％，ヒダントイン症候群を呈するものは 10％ である．
【病因】
服薬量と奇形発生の頻度の間には関係はなく，安全量もない．
【症状】
出生前からの成長障害，軽度～中等度の知的障害，大泉門開大，眼間開離，鼻根部扁平，唇裂，口蓋裂，爪・末節骨の低形成などを示し，心奇形，消化管閉鎖，泌尿器奇形を合併することもある．
【治療・予後】
生命予後は良好である．

■ **胎児性バルプロ酸症候群 fetal valproate syndrome**
【概念】
バルプロ酸ナトリウム服用の母から生まれ，頭蓋顔面奇形を認めるものをいう．
【頻度】
バルプロ酸ナトリウム服用の母から生まれた児の約 28％ に奇形を認めた報告がある．
【症状】
顔面奇形として内眼角贅皮，鼻根部扁平，つぶれた鼻尖，上向き鼻孔，長い人中，薄い上口唇などがあり，**神経管閉鎖不全(二分脊椎など)**，心奇形を合併することもある．
【治療・予後】
対症療法．

c. 胎児性イソトレチノイド症候群
fetal isotretinoin syndrome

【概念】
ビタミンA異性体イソトレチノイン(13-*cis*-retinoic acid)を服用することにより生ずる奇形である．面皰の治療薬であるが，わが国では認可されておらず報告例はない．他の異性体である皮膚角化症治療薬エトレチナートや急性前骨髄性白血病治療薬トレチノインにも催奇形性はある．

【頻度】
報告例は20例以上．2/3は自然流産し，3%は死産，11%が奇形症候群を呈する．

【病因】
イソトレチノインが胎児に作用することにより生じる．

【症状】
耳介変形，小耳，外耳道低形成または閉鎖，後頭部突出，心奇形，筋緊張低下，脳室拡大，知的障害などを生じる．

【治療・予後】
大多数は新生児期に死亡する．

d. 胎児性ワルファリン症候群 fetal warfarin syndrome

【概念】
胎芽形成期に母が抗凝固薬ワルファリンを服用したために児に起こる奇形である．鼻低形成と点状軟骨異形成を特徴とする．

【頻度】
ワルファリンを服用した母からの児4～5%に起こる．

【病因】
骨中の蛋白osteocalcinsがビタミンKによりカルボキシル化されカルシウムと結合するが，骨化臨界期にワルファリンの作用により，この代謝が抑制され骨化異常が起こると考えられる．

【症状】
子宮内発育遅延，1歳頃からは発育は正常．鼻低形成とそれにともなう上気道閉塞症状，陥凹した鼻梁，上向きの小さな鼻孔，点状軟骨異形成，短指，知的障害，ときに水頭症などを呈する．

【鑑別診断】
点状軟骨異形成症との鑑別を要する．

【治療・予後】
乳児期には上気道閉塞による呼吸困難をきたすことがある．多数の点状骨端は生後1年以降には減少する．

e. 胎児性水俣病 fetal Minamata disease

【概念・病因】
1955～59年にかけて熊本県水俣地方に工業排水に含まれる水銀が魚介類を介して生物濃縮され，それを摂取したことによる有機水銀中毒症(水俣病)が発生した．この母親から生まれた児が脳性麻痺類似の症状を呈したため，胎児性水俣病と名づけられた．

【症状】
重度の知的障害，小脳失調，四肢麻痺，錐体外路徴候，原始反射残存などを呈する．

【治療・予後】
神経学的予後は不良である．

f. 胎児性アルコール症候群 fetal alcohol syndrome

【概念】
母の妊娠中のアルコール飲用により児に生じる症候群で，①顔面の奇形，②成長障害，③知的障害の3徴により診断される．

【頻度】
欧米では1,000人の新生児に1人，わが国では少ない．アルコール依存症母親からの危険率は30～40%である．

【病因】
エタノールによる成長障害，形成不全で症状の重さは飲酒量による．

【症状】
出生前から始まる成長障害，知的障害，小頭，眼裂狭小，内眼角贅皮，顔面正中部低形成，口唇・口蓋裂が主症状であり，心奇形，股関節脱臼を合併することもある．

【治療・予後】
生命予後は良好であるが，対症療法を必要とし，成長障害はキャッチアップしにくい．

2. 感染による奇形

妊娠中の感染症は，流産，早産の原因になるだけでなく，種々の奇形を呈することが知られている．特に先天異常発生率の高い感染症が共通の臨床像を一部示すために，それらの頭文字をとって，TORCH症候群と呼ぶ．T, toxoplasmosis; O, others; R, rubella; C, cytomegalovirus; H, herpes simplex である（第10章．新生児・低出生体重児，p 205，第15章．感染症，p 314, 317, 323, 341 参照）．

a. 先天性風疹症候群 congenital rubella syndrome

【概念】
妊娠中の母親の風疹ウイルス感染で胎芽，胎児が感染し，その時期に応じた症候を呈する．5〜10週に感染すると，白内障，難聴，先天性心疾患（動脈管開存など）を呈する．

【症候】
上記のほか，小眼球，知的障害，小頭などを呈する．感染は生後まで持続し，血小板減少，肝炎などを起こす．

【診断】
児のIgM風疹抗体価の証明と臨床症候による．

b. 先天性トキソプラズマ症 congenital toxoplasmosis

【概念】
妊娠中にトキソプラズマ原虫 *Toxoplasma gondii* に感染し，血行性に胎児に感染し，発症する．生肉や動物（ネコなど）が感染源となる．

【症候】
妊娠第1三半期では胎児死亡や種々の大奇形，第2三半期では，低出生体重，脳炎，肝脾腫，第3三半期では，精神運動発達遅滞，脳石灰化，貧血，小頭などを呈する．

【診断】
児の髄液から原虫の証明，または抗体価の測定による．

c. 先天性サイトメガロウイルス感染症 congenital cytomegalovirus infection

【概念】
サイトメガロウイルス cytomegarovirus (CMV) の経胎盤感染による．母体が初感染の際に児に感染が波及し発症する．

【症候】
妊娠早期では流産，死産が多い．低出生体重児，肝脾腫，黄疸，貧血，血小板減少，痙攣，頭蓋内石灰化などを起こす．

【診断】
髄液，唾液，尿などからのサイトメガロウイルスの検出（PCR法など），巨細胞封入体の検出による．

d. 先天性ヘルペスウイルス感染症 congenital herpes virus infetion

【概念】
単純ヘルペスウイルス（HSV）の感染による．主として2型によるが，1型の場合もある．経胎盤性，または上行性に感染する．

【症候・治療】
先天性サイトメガロウイルス感染症に類似する．治療はアシクロビルが有効である．

II. 放射線による奇形

【概念】
妊婦に対する放射線曝露により生ずる奇形である．

【病因】
妊娠初期に0.2〜0.4グレイ(Gy)以上の放射線を受けたときに起こりうる（通常の胸部撮影では$10\,\mu Gy$）．

【症状】
小頭症の頻度が高い．知的障害，小眼球症，視神経萎縮，骨格奇形などをきたす．

【治療・予後】
原爆での胎内被爆においては，死亡例や上記のような神経学的後遺症を残した例がある．

III. 奇形症候群

1. Beckwith-Wiedemann 症候群

【概念】

古典的徴候として臍帯ヘルニア exomphalos, 巨舌 macroglossia, 巨軀 giantism の3徴を呈するため EMG 症候群とも呼ばれ, 過成長症候群の一つである(第9章. 小児の栄養・代謝とその障害, p 156 参照).

【頻度】

数百例の報告があり, 13,700 人に1人.

【病因】

常染色体性優性遺伝, 染色体 11 p 15 の重複や転座例が報告され, この部位が疾患と関連していると確定しているが, 遺伝子単離には至っていない.

【症状】

出生時からの過成長, 半側肥大, 前頭部隆起, 大泉門開大, 眼球突出, 巨舌, 耳垂の線状溝, 臓器肥大, 臍帯ヘルニア, 臍ヘルニア, 新生児期の低血糖, 多血症を認め, 悪性腫瘍(特に Wilms 腫瘍)の発生頻度が高い.

【治療・予後】

症状は年齢とともに消失する. 知能も正常のことが多い.

2. Brachmann-de Lange 症候群 (Cornelia de Lange 症候群)

⇒第7章. 先天異常と染色体異常, p 105 参照.

3. Noonan 症候群

【概念・病因】

1963 年に Noonan らにより最初に報告され, 1968 年に Turner 症候群に似ている症候を示すが, 染色体異常のない例として独立疾患とされた. 散発例が多いが, 常染色体性優性遺伝する家系もある. 顔貌異常, 翼状頸, 外反肘, 肺動脈狭窄などを主要症候とするが, 表現型は様々である.

【頻度】

1万人に1人といわれる.

【症候】

新生児期には胎児水腫, 浮腫, 頸部ヒグローマ hygroma などを呈する.

眼瞼下垂, 眼間開離, 内眼角贅皮, 耳介低位, 翼状頸, 低身長, 外反肘, 後毛髪線低位, 漏斗胸などを呈する(図 7-10).

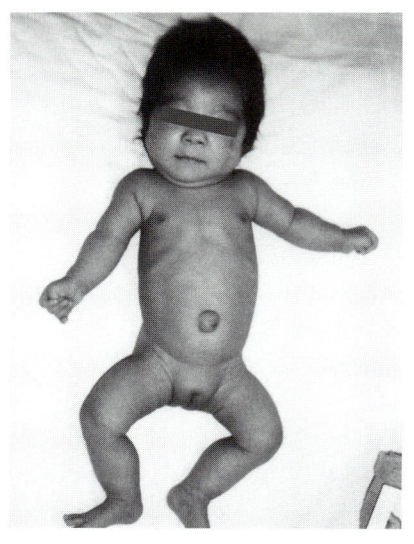

図 7-10 Noonan 症候群の乳児
鼻根部平坦, 短頸, 臍ヘルニアなどを認める.

心疾患(肺動脈狭窄(弁性狭窄が多い), 肥大型心筋症)を認める.

その他, 1/4 に知的障害, また, 皮膚毛髪異常, 生殖器奇形, 内分泌異常などを認める.

● **neurofibromatosis-Noonan 症候群**

神経線維腫症1型(NF-1：von Recklinghausen 病)に Noonan 症候群の主要症候が合併する疾患単位である. NF1 遺伝子は 17 番染色体上にあり, 隣接して Noonan 症候群に似た症候を呈する遺伝子の存在が示唆される.

4. Prader-Willi 症候群

⇒第7章. 先天異常と染色体異常, p 105 参照.

5. Rubinstein-Taybi 症候群

【概念】
特異顔貌，幅の広い母指と母趾，知的障害，低身長などを呈する症候群である．

【頻度】
5歳以上の知的障害児の500人に1人といわれる．

【病因】
16p13.3に関連する染色体異常が報告され，CREB(cyclic AMP-responsive element binding protein)結合蛋白の異常によると同定された．ほとんどが散発性の遺伝子変異，または，染色体異常による常染色体性優性遺伝疾患であると考えられる．正常遺伝子発現量が半分になることによる発症で，haplo-insufficiency modelが推定される．遺伝子異常が多数の遺伝子の発現を障害し，多発奇形発症に至る．

【症状】
低身長，知的障害，小頭，前頭部突出，眼裂斜下，内眼角贅皮，眼間開離，上顎低形成，幅広い鼻梁，耳介変形，幅広い母指趾，多毛，停留睾丸を特徴とし，ときに心奇形，腎奇形をともなう．

【治療・予後】
乳幼児期には呼吸器感染を繰り返すことが多いが，生命予後は良好である．

6. Miller-Dieker 症候群

【概念】
滑脳症 lissencephaly に他の種々の奇形をともなう症候群である．

【頻度】
滑脳症の約10％．

【病因】
17p13.3の欠失であり，脳の神経細胞遊走に関与する LIS-1 遺伝子の異常が示されている．

【症状】
脳回を欠く，表面が平滑な滑脳．重度の知的障害，難治性痙攣，成長障害，小頭，前頭突出，上向き鼻孔をともなう小さい鼻，小顎，耳介変形などを合併する．

【検査所見】
高精度染色体分染またはFISH法により，17p13.3の欠失，MRIでの滑脳所見(図7-11)，脳波上ヒプサリスミア hypsarrythmia を認める．

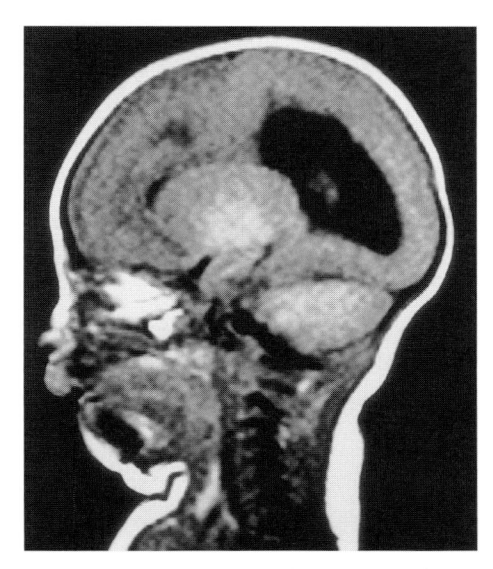

図7-11 Miller-Dieker 症候群のMRI矢状断 (T1強調像)
滑脳所見がみられる．

【治療・予後】
痙攣は難治性で，呼吸不全，感染などで早期に死亡することが多い．

7. Sotos 症候群

【概念】
出生前から過成長を示し，特異な顔貌，大きな手足，知的障害を認める過成長症候群である．**脳性巨人症**とも呼ぶ．

【頻度】
これまでに海外では200例以上，国内でも50例以上の報告がある．

【病因】
大多数は散発例．

【症状】
知的障害，脳内奇形，出生前に始まり小児期まで続く過成長，長頭傾向をともなった大頭，前頭突出，眼瞼裂斜下，眼間開離，大きな耳介，先細りの下顎を呈する(図7-12)．

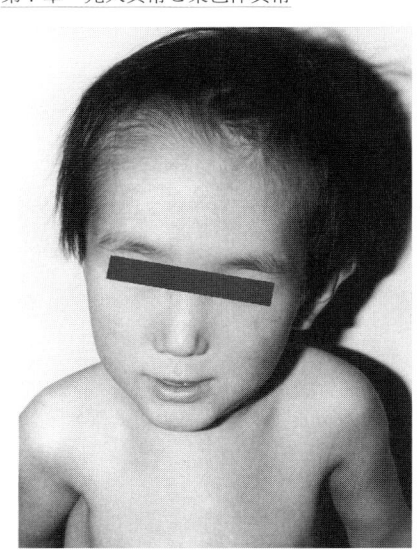

図 7-12　Sotos 症候群

【検査所見】
骨年齢は促進する．

【治療・予後】
新生児期に呼吸不全をきたすことはあるが，生命予後は良好で，数年間で成長は正常域となる．

8. Waardenburg 症候群

【概念】
内眼角開離，部分的白皮症，難聴をともなう遺伝性疾患である．典型的な場合はⅠ型，眼間開離を欠く場合はⅡ型，筋骨格系の低形成をともなう場合をⅢ型としている．

【頻度】
わが国では 32,400 人に 1 人．

【病因】
常染色体性優性遺伝．Ⅰ型の約半数は 2q35 に位置する PAX 3 の異常が示されている．

【症状】
内眼角開離，眼瞼裂狭小，高く幅広の鼻根，前頭部白髪，眉毛癒合，部分的白皮症，感音性難聴．

【治療・予後】
生命予後は良好で，白髪も消失する．

9. その他の奇形症候群

その他の主な奇形症候群について，表 7-7 にまとめて示す．

表 7-7　主な奇形症候群

1. 頭部，顔面の異常が主であるもの	
Williams 症候群	大動脈弁上狭窄，成長障害，知的障害，妖精様顔貌，高カルシウム血症
Pierre Robin 症候群	小顎，下顎後退，舌根沈下，吸気性喘鳴
Crouzon 症候群	頭蓋骨早期癒合，眼球突出，眼間開離，上顎低形成
2. 骨格異常を呈するもの	
kabuki-makeup 症候群	切れ長い眼裂，下眼瞼外側の外反，突出した耳，高口蓋，知的障害，低身長，側弯，短い指
Klippel-Feil 症候群	先天性頸椎癒合，短頸，その他の椎骨異常
3. 成長障害を呈するもの	
Russel-Silver 症候群	子宮内発育不全，非対称の体型，低身長，逆三角形の顔貌，思春期早発症
Bloom 症候群	染色体断裂症候群（p 107）参照
Cockane 症候群	紫外線感受性を示し，DNA 損傷修復障害を病因とする疾患．網膜色視変性，日光過敏，成長障害，早老，知的障害
4. 神経，皮膚などの異常を呈するもの	
Sturge-Weber 症候群	顔面血管腫，同側脳髄膜血管腫，痙攣，頭蓋内石灰化
Ito 白斑（伊藤母斑）	Blaschko 線に沿った体幹，四肢の脱色素斑，知的障害
Aicardi 症候群	脳梁欠損，網脈絡膜症，West 症候群，女性に発症
Laurence-Moon 症候群	知的障害，網膜色素変性，性器発育不全，痙性対麻痺
Bardet-Biedl 症候群	知的障害，網膜色素変性，性器発育不全，肥満

8 先天代謝異常

●総 論●

I. 先天代謝異常とは何か

　先天代謝異常症は，遺伝子DNAの異常を介したアミノ酸の配列異常に基づいて構造蛋白，酵素，膜輸送担体，受容体などの機能的ないし量的異常をきたし，前駆物質の蓄積，異常代謝産物の蓄積，生体に必要な代謝産物の欠乏，物質の輸送異常，刺激伝達の異常など体内の物質代謝を撹乱して，様々な病態・症状を呈する遺伝性の疾患である．

　単一遺伝子異常による疾患数は現在約5,000種ほど知られており，その中の約1割は異常酵素・変異遺伝子まで解明されてきている．個々の先天代謝異常症の発生頻度は低いものの疾患の種類は多いため，患者総数は決して少ないものではない．

　遺伝子の異常は塩基の置換・欠失・挿入・反復のいずれかであるが，異常をきたした蛋白の機能の残存度によって発症するか否か，発症した場合は臨床像の軽重が決まる．つまり，**遺伝子型** genotype が**表現型** phenotype の重症度(**表現度** expressivity)を規定している．

II. 病 態

　物質代謝の面から見ると，蛋白質，アミノ酸，糖質，脂質，有機酸，糖蛋白質，糖脂質，核酸，ビタミン，微量元素，色素，電解質などの代謝異常があり，一方，異常の局在を細胞単位でみると，細胞膜(構造蛋白，輸送担体，受容体)，ミトコンドリア，リソソーム，ミクロソーム，ペルオキシソーム，メラノソームなど細胞内小器官の機能単位での異常がある．それらは，異常蛋白が特異的に発現している組織(臓器)固有の病態，さらには，臓器間の相互関係による多臓器にわたる病態をも招来しうる．

III. 臨床症状

　ほとんどの場合に出生時は正常で，生後数日から年余にわたる正常な発育・発達を示す期間のあと発症してくる．同一疾患でも症状に軽重の違いならびに発症時期や経過に遅速があるなど連続的で幅広い臨床像を示し，新生児型，若年型，成人型または軽症型，重症型などと分類される．

　一般に生後早期に発症するものほど重症で経過が速くて死亡率も高く，生存しえても重篤な後遺症を残しやすい．遅れて発症するものほどより軽症で緩徐な経過を示す傾向にある．多くの疾患では同一家系内であれば同一の臨床像を示すことが多い．

　一方，異なる遺伝子の異常でありながら類似する臨床像を示す場合もある(**遺伝的異質性** genetic heterogeneity)．

IV. 診　　断

　先天代謝異常症は治療法がなく予後不良のものがある一方，適切な治療によりほとんど正常生活を送れるものもある．前者には次子以後の遺伝相談のため，後者には適切な治療のため，診断の確定はきわめて大切となる．ほとんどの疾患の症状は非特異的であるため，日常の診療では先天代謝異常症を常に鑑別診断に入れておく必要がある．急性発症時の尿や血液を保存して後の診断に役立てることも重要である．

　まず両親の血縁関係，同様の症状を呈した同胞の有無などの家族歴，症状，理学的所見，一般検査結果から疾患群を想定し(**臨床診断**，表8-1)，ついでアミノ酸分析計やガスクロマトグラフ/マススペクトログラフ(GC/MS)などにより血液・尿中また組織中の蓄積物質を分析する(**化学診断**，表8-2, 3)．確定診断は血清，赤血球，白血球，培養皮膚線維芽細胞，生検組織を用いた酵素活性の測定による(**酵素診断**)．それには酵素が発現している特定の組織の生細胞を必要とし，またある程度の量を必要とする．遺伝子解析は，有核細胞でありさえすればどの組織でも，また死細胞でもよく，微量でも可能である(**遺伝子診断**)．通常は入手しやすい末梢白血球を用いる．

　本章で取り上げる疾患のほとんどすべては酵素・遺伝子診断が可能である．電気生理学的検査，CT/MRI，各種負荷試験，生検組織についての組織化学的染色などの特殊検査を組み合わせて診断できる疾患も多い．

V. 新生児マススクリーニング

　新生児マススクリーニングはフェニルケトン尿症 phenylketonuria (PKU)，メープルシロップ尿症，ホモシスチン尿症，ガラクトース血症の4疾患(表8-4)と先天性甲状腺機能低下症，先天性副腎過形成を加えた6疾患について行われている．受検率は99.8%を超え，効率よく発見されており，追跡調査による治療予後もよい．

表8-1　先天代謝異常症の特徴的な症状

症　状	疾　患
特異的な顔貌	ムコ多糖症，糖蛋白代謝異常症
皮膚の異常	白皮症，チロシン血症2型，Fabry病
毛髪の異常	Menkes病，アルギニノコハク酸尿症，フェニルケトン尿症
眼：角膜混濁・白内障など	ムコ多糖症，ガラクトース血症　チロシン血症2型
水晶体脱臼	ホモシスチン尿症
cherry-red spot	リピドーシス，糖蛋白代謝異常症
肝(脾)腫	糖原病，ガラクトース血症，Wilson病，リソソーム病，チロシン血症I型
骨異常	ホモシスチン尿症，リソソーム病
中枢神経系：	
退行現象	リソソーム病
自己損傷	Lesch-Nyhan症候群
消化器：	
反復する嘔吐	尿素サイクル代謝異常症，有機酸血症
持続する下痢	乳糖不耐症，Wolman病
筋症状	筋型糖原病，脂肪酸代謝異常症

表8-2　先天代謝異常症の特徴的な検査所見

検査	疾患(所見)
尿	メープルシロップ尿症，有機酸血症(異臭)　シスチン尿症，Lesch-Nyhan症候群(腎結石)
白血球	リソソーム病(空胞化，異染性顆粒)
生化学	糖原病，有機酸・脂肪酸代謝異常症(低血糖)　尿素サイクル・有機酸代謝異常症(アンモニア↑)　有機酸血症(代謝性ケトアシドーシス)
肝	糖原病IV型，ガラクトース血症，Wilson病(肝硬変)
腎	ガラクトース血症，チロシン血症(腎不全)
脊髄液	高乳酸血症(乳酸↑)　異染性白質ジストロフィー，Krabbe病(蛋白↑)

表8-3　先天代謝異常症の尿定性反応

反　応	検出物質	疾　患
Benedict反応(グルコース反応陰性)	還元糖	ガラクトース血症　果糖不耐症
塩化第二鉄反応	フェニルピルビン酸	フェニルケトン尿症
ニトロプルシド反応	含硫アミノ酸	ホモシスチン尿症　シスチン尿症
ジニトロフェニルヒドラジン反応	α-ケト酸	有機酸血症
トルイジンブルー反応	ムコ多糖	ムコ多糖症

表8-4 新生児マススクリーニング

測定物質	病　名	患者数(人)	頻度(万人)
フェニルアラニン	フェニルケトン尿症	383	1/77,400
ロイシン	メープルシロップ尿症	59	1/502,700
メチオニン	ホモシスチン尿症	164	1/180,800
ガラクトース	ガラクトース血症	839	1/35,300
合　計		3,645	1/8,100

受検者総数2,965万7,738人(2000年11月)

VI. 遺伝形式

特に記載したものでない限り，本章で取り上げる**先天代謝異常症のほとんどは常染色体性劣性の遺伝形式をとる**．患者は変異遺伝子のホモ接合体でありヘテロ接合体(保因者)は発病しない．

X連鎖性劣性の遺伝形式をとる疾患は男子に発症するが，女子の保因者でも発症する疾患がある．

VII. 出生前診断

胎児が治療法のない重篤な先天代謝異常症を有する可能性があり，かつ，両親が希望するときには出生前診断を行う．胎児絨毛や培養羊水細胞を用いて化学・酵素・遺伝子診断をする．重症で後遺症を遺しやすい尿素サイクル代謝異常症，有機酸代謝異常症や治療法のないリソソーム病など対象となるほとんどの疾患について可能となっている．

遺伝相談・出生前診断は対象となる疾患についての十分な知識に加え，社会的・倫理的規範を十分わきまえたうえで行う．

VIII. 治　療

尿素サイクル代謝異常症，有機酸代謝異常症など有害物質が体内に蓄積して急性発症する疾患では，強力な治療を直ちに開始する．病態の正常化に要する時間と死亡率・後遺症発生率とその重症度とは大方比例する．

血液透析，血漿交換，腹膜透析などで有害物質を速やかに除去し，十分な補液，酸塩基平衡異常の是正，各種ビタミン補給を行い，グルコースで十分なカロリーを与え体蛋白の崩壊によるさらなる有害物質の産生を防ぐ．蛋白質は1～2日与えなくてもよい．この治療法は大多数の急性発症の疾患にあてはまる(表8-5)．

遺伝子治療は現在のところ臨床試験の段階にとどまっている．

先天代謝異常の治療の基本パターンは，①有害物質を最小限にする(特殊ミルク，制限食など)，②有害物質を除く(透析，血漿交換など)，③重要不足物質を補充する(糖など)，④不足酵素を補充する，⑤障害代謝系を賦活する薬物を使う，⑥標的臓器を置換する(肝移植など)がある．代表的なものを，表8-5に示す．

表8-5　先天代謝異常症の治療法

治療方針	疾患名	関連物質，治療乳など
制限食による治療	ガラクトース血症	ガラクトース，乳糖
	糖原病I型	乳糖，果糖，ガラクトース
	フェニルケトン尿症	低フェニルアラニンミルク
	尿素サイクル代謝異常症	低蛋白食
	有機酸代謝異常の一部	低蛋白食
排泄促進	Wilson病	ペニシラミン，塩酸トリエン
	高アンモニア血症をきたす疾患	安息香酸，フェニル酢酸
	有機酸血症をきたす疾患	カルニチン
欠乏物質の補充	糖原病I型	グルコース，頻回の哺乳・食事
	カルニチン欠損症，有機酸代謝異常の一部	カルニチン(静注，経口)
	尿素サイクル代謝異常症	アルギニン経口
	ビタミン依存症	ビタミン大量療法(ビタミンB_1，活性型ビタミンDなど)
欠損酵素補充	Gaucher病	β-glucosidase補充
吸収抑制	高コレステロール血症	コレスチラミン
	Wilson病	亜鉛
臓器移植	チロシン血症 糖原病IV型 Wilson病	肝移植

● 各　論 ●

I. 糖質代謝異常

1. 糖原病 glycogen storage disease

　グリコゲンは高度に分枝して樹枝状となっており，五つの酵素により合成・分解されている．糖原病は組織グリコゲンの量的・質的異常をきたす．主にグリコゲン含量の多い肝と筋での異常（肝型・筋型）に分けられる（表8-6，図8-1）．

a. 肝型糖原病

　I型，III型，IV型，VI型，VIII型がある．IV型を除いて臨床像は類似しこの順に軽症化する．一般に成長につれて**低血糖・肝腫大**などは軽減する．各型は空腹時の低血糖や**高乳酸血症**ならびに各種負荷試験でおおよそ鑑別しうる．グリコゲン合成酵素異常により肝グリコゲンの著しい減少をきたす糖原病**0型**も知られている．0型，I型は肝組織で，それ以外は白血球で酵素診断できる．

■ 糖原病 Ia 型（グルコース-6-ホスファターゼ欠損症，von Gierke 病）

【病因】
　グルコース-6-ホスファターゼ（G-6-Pase）はグリコゲンの分解および糖新生系由来のグルコース-6-リン酸（G-6-P）をグルコースに転換するのに必須であり，その異常はグリコゲンの肝・腎などへの過剰蓄積をきたす．慢性的な低血糖により常に低インスリン血症，グルカゴン分泌亢進状態にある．過剰な G-6-P は乳酸，VLDL，遊離脂肪酸，尿酸の産生亢進をきたす．血小板機能低下もみられる．

【症状】
　生後3〜4ヵ月頃，腹部膨満，肝腫大，早朝空腹時の痙攣や意識障害などの低血糖症状で発症し，人形様顔貌 doll face，腎腫大，出血傾向，発育障害をきたす．無治療では黄色腫，低身長，

表 8-6　糖原病の分類

病型	欠損酵素	生化学異常	罹患臓器	臨床症状	頻度
肝型糖原病					
I	glucose-6-phosphatase	血糖・肝機能↓ 乳酸・脂質・尿酸↑	肝・腎	乳児発症，肝腎腫大，低血糖 痛風，低身長，腎障害	25
III	debranching enzyme	血糖・肝機能↓ 糖原構造異常	肝・筋	乳児発症，肝腫大，ケトーシス 低身長，筋力低下	25
IV	branching enzyme	肝機能↓ 糖原構造異常	肝 （全身）	乳児発症，肝腫大，肝硬変 予後不良	3
VI	phosphorylase	ケトン尿，肝機能↓	肝	乳児発症，肝腫大，ケトーシス	5
VIII	phosphorylase kinase	ケトン尿，肝機能↓	肝	乳児発症，肝腫大，ケトーシス	25
0	glycogen synthase	血糖↓，ケトン尿	肝	乳児発症，低血糖，ケトーシス	<1
筋型糖原病					
II	acid α-glucosidase	CK・AST・LDH↑	心・筋 （全身）	乳児発症，心肥大，筋緊張↓ 予後不良，年長発症では筋力↓	15
V	phosphorylase	CK・AST・LDH↑	筋	年長発症，運動時筋痛と痙縮，筋力↓	2
VII	phosphofructokinase	CK・AST・LDH↑	筋 赤血球	年長発症，運動時筋痛と痙縮，筋力↓ 溶血	<1

1) 遺伝形式は VIII 型のほとんどは X 連鎖性，他の型はすべて常染色体性劣性遺伝．
2) 糖原病全体の発生頻度は2〜5万人に1人であり，各型の頻度（糖原病全体に対する%）は欧米の資料を合わせたもの．

I. 糖質代謝異常　121

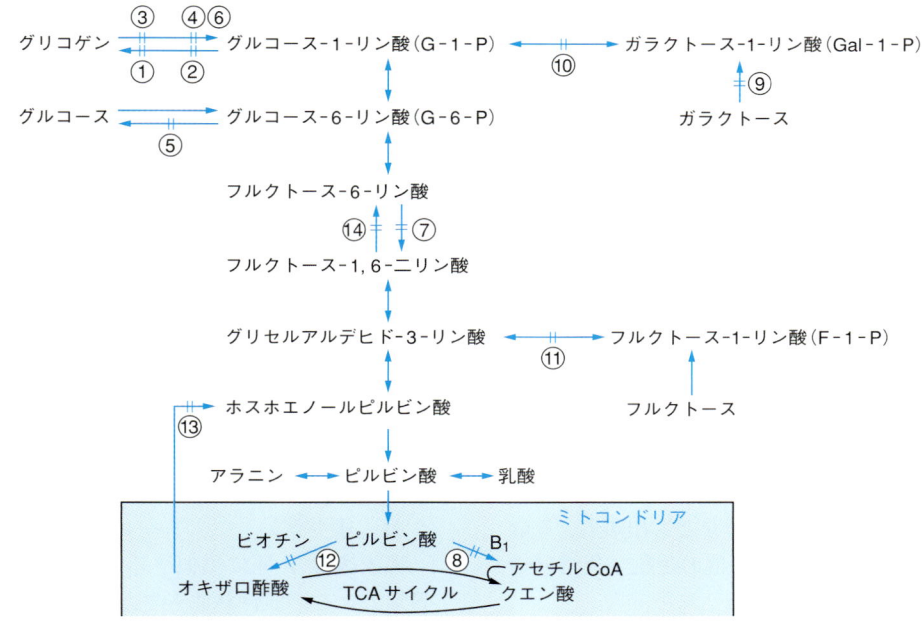

図 8-1　糖代謝

① グリコゲン合成酵素（糖原病 0 型）
② 分岐酵素（糖原病 IV 型）
③ 肝ホスホリラーゼ（糖原病 VI 型）
④ 脱分岐酵素（糖原病 III 型）
⑤ グルコース-6-ホスファターゼ（糖原病 Ia 型）
⑥ 筋ホスホリラーゼ（糖原病 V 型）
⑦ 筋ホスホフルクトキナーゼ（糖原病 VII 型）
⑧ ピルビン酸脱水素酵素複合体（高乳酸血症）
⑨ ガラクトキナーゼ（ガラクトース血症）
⑩ トランスフェラーゼ（ガラクトース血症）
⑪ アルドラーゼ B（果糖不耐症）
⑫ ピルビン酸カルボキシラーゼ（低血糖症）
⑬⑭ 糖新生系（低血糖症）

痛風，肝脾腫，まれに肝癌，**Fanconi** 症候群や尿酸性腎障害などを合併する．高脂血症のため膵炎も合併することがある．

【診断】
空腹時低血糖や肝機能異常と血中乳酸，トリグリセリド，コレステロール，尿酸の上昇が常にみられる．グルコース負荷試験で血糖は糖尿病型を示し乳酸値は低下する．グルカゴンやガラクトース負荷試験で血糖は上昇せず乳酸が上昇する．酵素診断には肝生検を要する．光顕では肝細胞にグリコゲン顆粒と脂肪滴とが豊富に認められる．

【治療】
炭水化物としてグルコース，デンプンのみを頻回に与え，血糖を常に正常に維持すればほとんどの異常代謝と症状は顕著に改善する．利用できないガラクトースや果糖は制限する．夜間は経鼻チューブで持続的に栄養するか，消化に時間のかかる**生のコーンスターチ**を投与する．後二者の導入により治療成績はきわめて良くなっている．

糖原病 Ib 型，Ic 型，Id 型

G-6-P はミクロソーム内に存在する G-6-Pase により加水分解されてグルコースとリン酸になる．それには G-6-P をミクロソーム内に転送する蛋白（G-6-P トランスロカーゼ）の他に，産生されたリン酸やグルコースをミクロソームの外に汲み出す転送蛋白も必要となる．これらの転送蛋白の欠損症はそれぞれ糖原病 Ib 型，Ic 型，Id 型と呼ばれ，Ia 型同様の症状を示す．Ib 型のみはさらに好中球減少やその機能異常による易感染性が加わる．

糖原病 III 型（脱分岐酵素欠損症，Cori 病）

グリコゲンの分岐部のグルコースを水解できないため，枝長の短い異常構造のグリコゲンが全身に蓄積する（limit dextrinosis）．肝または肝・筋

両方の異常をきたす亜型がある．Ⅰ型類似で軽症の臨床症状を示すが，筋力低下，心肥大，CK上昇もきたす．空腹時ケトーシスをきたしやすい．グルカゴン負荷後の血糖は空腹時には上昇せず食後2時間には上昇するのが特徴的である．

治療はⅠ型と基本は同じであるが，果糖・ガラクトース(乳糖)は制限しなくてよい．

■ 糖原病Ⅳ型(分岐酵素欠損症，Anderson病)

新しい分岐をつくれないため，分岐数の少ない個々の枝の異常に長いグリコゲンが全身に蓄積する(amylopectinosis)．この異常構造のグリコゲンは析出し，異物として認識されて**肝硬変**をきたす．生後数ヵ月以内に肝腫大，発育不全で発症し，脾腫大，門脈圧亢進症状なども出現し，5歳までには肝不全で死亡する．他の生化学異常はきたさない．

肝移植が試みられる．

■ 糖原病Ⅵ型(ホスホリラーゼ欠損症，Hers病)

Ⅲ型類似の臨床像を示すがより軽度である．

本症にきわめて類似する肝ホスホリラーゼキナーゼ欠損症(Ⅷ型)の多くはX連鎖性遺伝をする．治療はⅢ型に準ずる．

b. 筋型糖原病

■ 糖原病Ⅱ型(α-1,4-グルコシダーゼ欠損症，Pompe病)

全身組織(特に心筋，骨格筋，肝)のリソソームにグリコゲンの蓄積をきたすリソソーム病であり，他型とは病態が全く異なる．生後数ヵ月以内に発症し，急速に進行する全身性の筋力低下(フロッピーインファント)，巨舌，肝腫，**肥大型心筋症**による心不全を呈して2歳までに死亡する．X線上心陰影の拡大，心電図異常(PR間隔の短縮，大きなQRS complex)，AST，LDH，CKの上昇がみられる．ほとんどの組織にはグリコゲン蓄積による細胞の空胞化がみられる．

特異的な治療法はない．年長児以後に発症して筋症状のみを呈する例もある．

■ 糖原病Ⅴ型(筋ホスホリラーゼ欠損症，McArdle病)

小児期の症状は運動不耐性(疲れやすくて長続きしない)であるが，成長してからは激しい運動中の筋痛や筋攣縮，血中AST，ALT，LDH，CK，アルドラーゼ上昇をきたす．横紋筋融解によるミオグロブリン尿症もみられる．運動中の筋痛は少しの休息で回復して運動の継続が可能になる(second wind現象)．**McArdleの前腕阻血下運動試験**(マンシェットで血流を遮断し，カフを握る運動をさせる)で筋攣縮が誘発され，運動にともなう血中乳酸の上昇はみられない．

■ 糖原病Ⅶ型(ホスホフルクトキナーゼ欠損症，垂井病)

臨床像はⅤ型に酷似するが，赤血球での酵素異常による溶血性貧血もきたす．筋・赤血球で酵素診断をする．

2. ガラクトース血症 galactosemia

3種のガラクトース代謝異常のうち最も重症なのは**ガラクトース-1-リン酸ウリジリルトランスフェラーゼ欠損症**で，古典的ガラクトース血症とも呼ばれる．ガラクトース-1-リン酸(Gal-1-P)が全身の組織に蓄積して多臓器障害をきたす．生後数日以内に哺乳不良，嘔吐，下痢，肝腫，黄疸，痙攣，嗜眠，低血糖，発育障害などで発症し，急速に肝硬変，腎障害へと進み，2歳までには死亡する．しばしば化膿性髄膜炎や敗血症を合併する．白内障は新生児期からみられる．ガラクトースは尿中にも大量に排泄されて**還元糖反応(Benedict反応)陽性**となるがグルコース反応は陰性である．治療には乳糖除去ミルクなどガラクトース制限食品を用いる．予後は厳格な治療を続ける限りよいが，それでも成長後の中枢神経系機能異常や卵巣機能低下などが最近問題となっている．

ガラクトキナーゼ欠損症では白内障が唯一の症状であり，ガラクトースがガラクチトールとなって水晶体に蓄積することによる．

エピメラーゼ欠損症はほとんどが赤血球のみの酵素異常であり，無症状で治療の必要もない．

新生児先天代謝異常マススクリーニング対象疾

患であり，血中ガラクトース高値で検出される．高ガラクトース血症をきたす疾患には，本症以外に，肝機能障害，肝でのガラクトース代謝を経ないシャント性疾患がある．乳糖除去ミルクで対応しながら，診断を進める．

3. 乳糖不耐症 lactose intolerance

乳糖分解酵素欠損症（**Holzel 型**）では，乳糖は小腸で消化されずに細菌による分解を受けるため，生後間もなくから哺乳後の水様性下痢と栄養失調とをきたし，便は酸性で還元糖反応は強陽性となる．他の原因による下痢でも容易に二次性のこの型による乳糖不耐症をきたす．

乳糖不耐症（**Durand 型**）では哺乳後の激しい嘔吐を主訴とし，やがて肝腎障害へと進む．胃から乳糖がそのまま吸収されるため乳糖が血液・尿中に検出される．

両型とも乳糖を単糖に置換した特殊ミルクを与える．

4. 果糖不耐症 fructose intolerance

果糖摂取のたびごとに嘔吐，低血糖，低リン血症を示す．体内に蓄積するフルクトース-1-リン酸（F-1-P）が解糖系酵素を阻害することによる．慢性の症状は古典的ガラクトース血症に類似する．甘いものを嫌う傾向にある．砂糖などの果糖を含む食品を制限する限り発症しない．

II. アミノ酸代謝異常

1. フェニルアラニン代謝異常

a. フェニルケトン尿症 phenylketonuria（PKU）

【病因】

フェニルアラニン水酸化酵素の異常により，フェニルアラニンおよびその異常代謝産物が体液中に上昇し，尿中にも多量に排泄される（図8-2）．フェニルアラニンの異常高値自体が脳障害を生じると考えられている．症状の一部はメラニン形成の低下による．

【症状】

無治療の場合は 6 ヵ月頃までには痙攣や発達の遅れで発症し，色白・茶髪となる．痙攣は難治性で知的障害は進行する．

【診断】

血中フェニルアラニン高値（20 mg/dl 以上），尿塩化第二鉄反応陽性で診断される．BH_4 欠損

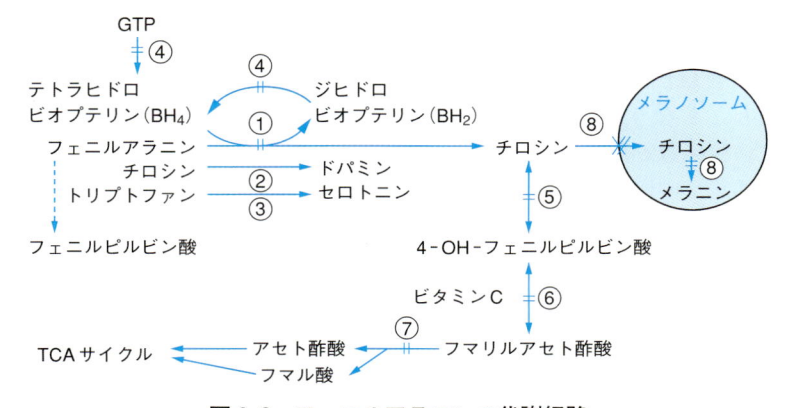

図8-2 フェニルアラニンの代謝経路
① フェニルアラニン水酸化酵素（PKU，高フェニルアラニン血症）
② チロシン水酸化酵素
③ トリプトファン水酸化酵素
④ BH_4 合成系（BH_4 欠損症）
⑤ チロシンアミノ基転移酵素（チロシン血症 2 型）
⑥ 4-ヒドロキシ（4-OH）フェニルピルビン酸水解酵素（チロシン血症 3 型）
⑦ フマリルアセト酢酸水解酵素（チロシン血症 1 型）
⑧ メラニン合成系（白皮症）

症との鑑別が重要である．

【治療】
　フェニルアラニン除去・チロシン添加ミルクでフェニルアラニン摂取を厳重に制限し，その血中濃度を低値に保つ．フェニルアラニンは必須アミノ酸であるため過度の制限は発育不全をきたす．治療は生涯続ける．

● **母性フェニルケトン尿症** maternal PKU
　PKUの女性が妊娠した場合，その子は高頻度に胎内発育不全，先天性心疾患，小頭症などを持って出生し，高度の知的障害をきたす．妊娠の全期間を通じて母親に食事療法を行えば，正常な子の出生が期待できる．

b. 高フェニルアラニン血症 hyperphenylalaninemia
　PKUの軽症型であり，血中フェニルアラニン値は 20 mg/dl 未満で，尿塩化第二鉄反応は陰性である．治療は PKU に準ずる．フェニルアラニン値が 6 mg/dl 未満であれば治療を必要としない．

c. テトラヒドロビオプテリン(BH_4)欠乏症
　BH_4 合成過程の酵素異常による．BH_4 はフェニルアラニンのみならずチロシンやトリプトファンの水酸化酵素の補酵素でもあるため，その欠乏はこの3種の酵素活性の同時低下をきたす．PKUと同一の病態に加え，**神経伝達物質**（ドパミン，セロトニン）**の欠乏**もともなう．PKUに対する治療にもかかわらず，生後数ヵ月頃から難治性痙攣や知的障害などの重篤な中枢神経症状が進行して数年以内に死亡する．BH_4 投与後の血中フェニルアラニンの低下や尿中プテリン分析によりPKUと鑑別する．治療には BH_4 を投与する．

2. チロシン代謝異常

a. チロシン血症 tyrosinemia
　チロシン代謝の酵素異常であり，3型がある（図8-2）．血中フェニルアラニンも同時に上昇する．1型（肝腎型）と3型では 4-OH-フェニルピルビン酸とその代謝産物も尿中に排泄される．

最も重症である**1型**では，生後6ヵ月以内に発育発達遅延，肝脾腫などで発症し，肝不全で2歳までには死亡する．生存例でも肝腎障害が進行し10歳頃までには死亡する．尿中サクシニルアセトンの検出は診断的である．**2型**はチロシンの沈着による角膜潰瘍や難治性の手掌足底の角化症が特徴的である．**3型**は知的障害，失調，痙攣などの神経症状のみを呈する．
　チロシン，フェニルアラニン制限食で治療する．1型には肝移植が試みられる．

b. 白皮症 albinism
　メラノサイトでのチロシンからのメラニン合成経路の障害による．**全身型**（眼皮膚型），**部分型**（皮膚型），**眼型**があり，それぞれ常染色体性劣性，常染色体性優性，X連鎖性の遺伝をする．
　全身型では全身の皮膚・頭髪・虹彩・眼底の色素欠乏，羞明，眼振，弱視がみられる．部分型は皮膚・頭髪の部分的な色素欠乏，眼型は虹彩・網膜の色素欠乏である．

● **ヒスチジン代謝異常（ヒスチジン血症** histidinemia**）**
　新生児マススクリーニングの対象疾患の一つであったが，その後，ほとんどは治療を必要としない良性の代謝異常であることが判明し，現在では対象から外されている．

3. 分岐鎖アミノ酸代謝異常

メープルシロップ尿症（楓糖尿症） maple syrup urine disease (MSUD)
　3種の分岐鎖アミノ酸（バリン，ロイシン，イソロイシン）の α-ケト酸が体内に蓄積する．生後数日以内に重篤な代謝性ケトアシドーシスで発症し，有機酸代謝異常としての典型的な病態・臨床像を示す（図8-3）．ストレス時にのみ発作的にアシドーシスや運動失調などを呈する軽症例もある．発作時の尿臭はメープルシロップ様である．
　尿のジニトロフェニルヒドラジン反応（α-ケト酸を検出）は陽性となり，血中の分岐鎖アミノ酸上昇，代謝性ケトアシドーシス，尿中各 α-ケト酸の検出で診断される．

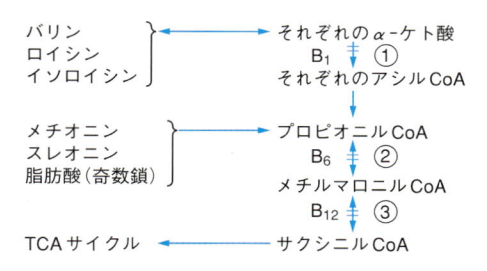

図 8-3　分岐鎖アミノ酸の代謝経路
① 分岐鎖ケト酸脱水素酵素複合体
　（メープルシロップ尿症）
② プロピオニル CoA カルボキシラーゼ
　（プロピオン酸血症）
③ メチルマロニル CoA ムターゼ（メチルマロン酸血症）

分岐鎖アミノ酸制限食で厳しく管理する．ビタミン B_1 反応型もあるため B_1 も試みる．

4. メチオニン代謝異常

ホモシスチン尿症 homocystinuria

【病因】

含硫アミノ酸の代謝異常のうち，ホモシステインの代謝障害（図8-4）により，血中ホモシスチン（ホモシステイン），メチオニンの増加，尿中ホモシスチンの増加をきたす病態である．①代謝経路の酵素欠損による遺伝性疾患と，②ビタミン B_{12}，また葉酸欠乏によるものとがある．血中に上昇したホモシスチンは血小板の機能異常や血管壁の障害をきたす．メチオニンの蓄積による障害はない．ビタミン B_{12} や葉酸の代謝異常ではメチオニンは上昇しない（図8-4）．

【症状】

シスタチオニン合成酵素欠損症では，3歳以後に水晶体の亜脱臼で気づかれる．二次的に緑内障，白内障，網膜剝離，視神経萎縮をきたす．高身長やクモ状指などの Marfan 症候群様の骨格異常も特徴的である．血栓症による肺梗塞，痙攣，知的障害も多い．

【診断】

血中・尿中ホモシスチン，メチオニンの高値で診断される．尿ニトロプルシド反応（含硫アミノ酸を検出）は陽性となる．

【治療】

低メチオニン・高シスチン食療法を行う．ビタミン B_6 反応型もあり，ビタミン B_6 投与も試みる．ベタイン投与はメチオニンを増加させるがホモシスチン低下に役立つ．

5. 非ケトーシス型高グリシン血症
non-ketotic hyperglycinemia（NKH）

グリシン開裂酵素系の異常によりグリシンが血液・尿・髄液中に増加する．グリシンは脳幹や脊髄では抑制的に働き，大脳では興奮性に働く神経伝達物質である．生後数日以内に重症の筋緊張低下，眼球の異常運動などで発症し，昏睡，ミオクローヌス，無呼吸発作へと進行して生後半年以内に死亡する．脳波は初期に特異的な **suppression burst** を示す．CT/MRI では脳萎縮・脳梁形成異常がみられる．グリシンの髄液/血漿比の上昇で診断される．有機酸血症に合併するケトーシス型高グリシン血症を鑑別する．治療法はない．

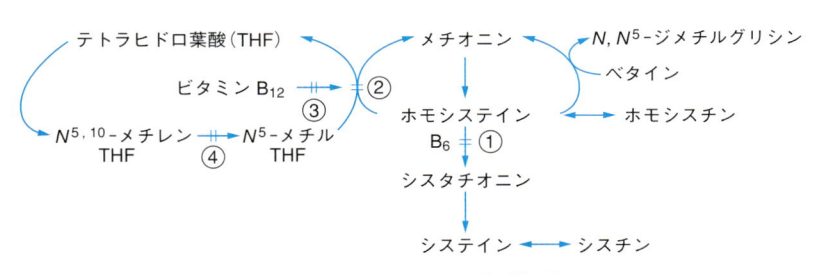

図 8-4　メチオニンの代謝経路
① シスタチオニン合成酵素（ホモシスチン尿症）
② N^5-メチルテトラヒドロ葉酸メチル転移酵素（ホモシスチン尿症）
③ ビタミン B_{12} 活性化経路（ビタミン B_{12} 代謝異常によるホモシスチン尿症）
④ 葉酸代謝経路（葉酸代謝異常によるホモシスチン尿症）

6. 尿素サイクル代謝異常(先天性高アンモニア血症 hyperammonemia)

【病因】

各臓器で産生されたアンモニアはグルタミンとして肝に運ばれ，尿素となって排泄される(図8-5)．この尿素サイクルの酵素異常はいずれも高アンモニア血症をきたす．そのうち最も頻度の高い**オルニチントランスカルバミラーゼ(OTC)欠損症**のみがX連鎖性遺伝をし，女子保因者も半数は発症している．**カルバミルリン酸合成酵素(CPS)欠損症**以外の病型ではカルバミルリン酸が蓄積して尿中のオロット酸排泄が増加する．

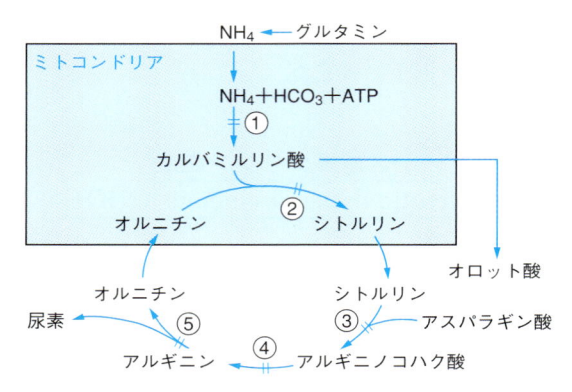

図 8-5　尿素サイクル
① カルバミルリン酸合成酵素(CPS欠損症)
② オルニチントランスカルバミラーゼ(OTC欠損症)
③ アルギニノコハク酸合成酵素(シトルリン血症)
④ アルギニノコハク酸分解酵素(アルギニノコハク酸尿症)
⑤ アルギナーゼ(アルギニン血症)

【症状】

中枢神経系に毒性の強いアンモニアによる脳機能障害が主症状となる．生後数日以内に嘔吐・筋緊張低下・多呼吸で発症し，急速に痙攣，昏睡へと進行して死に至る．生存しえても重篤な知的障害を残すことが多い．感染などのストレスにより高アンモニア血症が誘発されやすい．蛋白の過量摂取でも誘発されやすく，蛋白を嫌う傾向にある．Reye様症候群や行動異常などで発症する非典型例もある．**アルギニン血症**のみは後年発症して痙攣・進行性の痙性四肢麻痺，知的障害を示す．**アルギニノコハク酸尿症**では特異的な結節性裂毛がみられる．

【診断】

血中アンモニアとグルタミンの上昇がみられる．CPS欠損症では特異的アミノ酸上昇を認めず，尿中オロット酸の排泄増加もない．OTC欠損症も特異的アミノ酸上昇はないが，**尿中オロット酸の増加**を見る．他の3疾患ではそれぞれ前駆アミノ酸の特異的上昇で診断される．敗血症，肝障害，有機酸血症に合併する二次性の高アンモニア血症との鑑別が重要である．

【治療】

急性期には有機酸代謝異常症と同様に迅速・強力な治療を行う．蛋白制限食(1.0～1.5 g/kg/日)に加えて，アルギニン血症以外にはアルギニンを投与する．安息香酸ナトリウム，フェニル酢酸は不必要な非必須アミノ酸(窒素)の尿中排泄を促し，治療成績の大幅な改善に役立っている．

7. アミノ酸輸送異常

アミノ酸は個々のアミノ酸に特異的な輸送蛋白や中性・酸性・二塩基性アミノ酸などのグループ特異的な輸送蛋白により近位尿細管で再吸収されている．尿細管での再吸収障害ではほとんどの場合腸管吸収も障害されているがアミノ酸欠乏はきたさない．

a. シスチン尿症 cystinuria
⇒第21章．腎・泌尿器疾患，p 546 参照．

b. Hartnup 病

12種の中性アミノ酸の輸送障害であるが，トリプトファン由来の**ニコチン酸欠乏症状**(ペラグラ様皮疹，光線過敏症，間欠性小脳失調，精神異常，軽度の知的障害)のみを示す．ニコチン酸アミドが有効である．

c. リジン尿性蛋白不耐症 lysinuric protein intolerance

二塩基性アミノ酸(リジン，オルニチン，アルギニン)の腸管・近位尿細管での吸収(再吸収)を司る輸送蛋白の異常により，これらのアミノ酸は尿中に大量排泄され，血中では低下する．尿素サ

イクルの基質であるオルニチン・アルギニン欠乏は高アンモニア血症をきたし，必須アミノ酸であるリジンの欠乏も加わって，発育不全，知的障害，難治性痙攣をきたす．蛋白摂取により高アンモニア血症や下痢などが誘発されるので蛋白質を嫌う(aversion to protein)．

治療はシトルリンとリジンを補充し，尿素サイクル代謝異常症と同様に行う．

III. 有機酸代謝異常

アミノ酸，脂肪酸，炭水化物の中間代謝を触媒する酵素の異常により前駆物質(有機酸)が血液・尿中に上昇する．細胞内アシルCoAの蓄積，遊離CoAの欠乏も加わって二次的に他の多くの代謝が障害される．

生後数日以内に嘔吐，多呼吸などで発症し，筋緊張低下，痙攣，昏睡，無呼吸へと急速に進行して死に至る．生存しえても重篤な知的障害を残すことが多い．異常尿臭によって疑診されることもある．幼時期以後になって発症する軽症例では，感染などのストレスを誘因としてケトアシドーシス発作を繰り返し，それによって知的障害や神経症状が蓄積し，また死亡することも多い．乳幼児突然死症候群 sudden infant death syndrome (SIDS)や Reye 症候群と診断されていることもある．

代謝性アシドーシス，アニオンギャップの拡大がみられる．有機酸血症には血中グリシン高値を示すものがあり，ケトーシス型高グリシン血症とも呼ばれる．汎血球減少，低血糖，高アンモニア血症，高乳酸血症などをともなう場合も多い．GC/MS で尿中の特異的有機酸の検出により診断される．敗血症，尿素サイクル代謝異常症，ケトン性低血糖症などと鑑別する．

急性期には尿素サイクル代謝異常症と同様に迅速で強力な治療を行う．蛋白制限食に加え，有機酸と結合して尿中排泄を促す L-カルニチンも補給する．

1. 高乳酸血症 lactic acidemia

ピルビン酸は，ピルビン酸脱水素酵素(デヒドロゲナーゼ)複合体を介してアセチル CoA となる経路と，ピルビン酸カルボキシラーゼを介する経路とにより TCA サイクルに入って代謝される．後者はグルコースを生成する糖新生経路(四つの主要酵素を介する)の最初の酵素でもある．ピルビン酸の代謝異常は乳酸の蓄積をもきたす(**乳酸性アシドーシス** lactic acidosis)．TCA サイクルやミトコンドリア呼吸鎖の異常による高乳酸血症と異なり，ピルビン酸代謝異常による高乳酸血症では，血中乳酸/ピルビン酸比は上昇しない．肝グリコーゲンによる血糖維持は数時間しかもたないため，糖新生系の異常では容易に高度の低血糖，乳酸性アシドーシスをきたす(図 8-1 参照)．

a. 先天性高乳酸血症

■ **ピルビン酸デヒドロゲナーゼ欠損症** pyruvate dehydrogenase complex (PDHC) deficiency

ピルビン酸デヒドロゲナーゼはピルビン酸からアセチル CoA を生成する酵素群であり，E_1, E_2, E_3 などの異なる酵素からなる複合体である(図 8-6)．最も頻度の高い酵素異常は脱炭酸酵素である E_1 (pyruvate decarboxylase) の $E_{1\alpha}$ サブユニット遺伝子の変異によって生じ，X 連鎖性劣性遺伝をする．

臨床像は幅広いが，新生児期に哺乳不良，呼吸

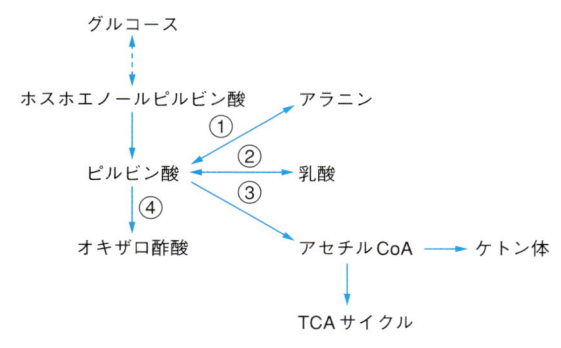

図 8-6 ピルビン酸の代謝経路
① アラニンアミノトランスフェラーゼ
② 乳酸デヒドロゲナーゼ
③ ピルビン酸デヒドロゲナーゼ
④ ピルビン酸カルボキシラーゼ

不全，痙攣などで死亡する重症型，乳児期にLeigh症候群を呈する例，慢性に経過する例などがある．

髄液中の乳酸・ピルビン酸も上昇し，糖新生系異常による高乳酸血症と鑑別される．低炭水化物・高脂肪食とする．補酵素のビタミンB_1反応型もあるため，ビタミンB_1やPDHCを活性化するジクロロ酢酸投与を試みる．

■ **ピルビン酸カルボキシラーゼ欠損症** pyruvate carboxylase deficiency

ピルビン酸からオキザロ酢酸の生成に必要な酵素の欠損である．多くは新生児期に低血糖，乳酸性アシドーシスなどで発症し予後不良である．補酵素のビオチン投与を試みる．

■ **フルクトース-1,6-ジホスファターゼ欠損症** fructose-1,6-diphosphatase deficiency

糖新生経路の3番目の主要酵素の欠損症である．脂肪肝による肝腫大を示す．飢餓や発熱を契機として高度の低血糖，ケトーシス，乳酸性アシドーシスをきたす．ケトン血性低血糖症との鑑別が必要となる．

b．ミトコンドリア異常症
⇒第23章．筋疾患，p592参照．

2．有機酸血症 organic acidemia

a．プロピオン酸血症 propionic acidemia

分岐鎖アミノ酸などはプロピオニルCoA，メチルマロニルCoAを経てTCAサイクルで代謝される．この反応を司るカルボキシラーゼが欠損するとプロピオン酸血症になる．新生児期に意識障害，重症のケトアシドーシスで発症する重症型や感染や蛋白の過剰摂取などでケトアシドーシス発作，発達遅滞を呈する例などがある．

血中にはプロピオン酸，メチルクエン酸が蓄積し，尿中にも増加する．羊水中のメチルクエン酸測定で出生前診断が可能である．

食事療法には四つのアミノ酸除去ミルクを用いる．補酵素のビオチン代謝異常による場合もあるため，ビオチンの大量療法も試みる（図8-3参照）．

b．メチルマロン酸血症 methylmalonic acidemia

メチルマロニルCoAムターゼ欠損によるものや，ビタミンB_{12}代謝異常によるものなど原因は複数であるが，臨床像はプロピオン酸血症と同じく，哺乳不良，嘔吐，脱水，意識障害，呼吸障害，筋緊張低下，発達遅滞，ケトアシドーシスなどを呈する．

血中，尿中にメチルマロン酸，プロピオン酸が増加する．出生前診断は母尿中または羊水中メチルマロン酸測定でも可能である．

ビタミンB_{12}依存症では母に対するビタミンB_{12}大量療法による胎児治療も試みられる（図8-3参照）．

IV．脂質代謝異常

1．中性脂質代謝異常

血中の主な脂質はトリグリセリド triglyceride（TG）とコレステロール cholesterol（Ch）であり，アポ蛋白と結合してリポ蛋白となって血中を循環する．TGはエネルギー源として重要で，Chは細胞膜の構成やホルモン・胆汁生成に重要である．TGの主な運搬体である腸管からのカイロミクロン chylomicron（CM）と肝からの超低比重リポ蛋白 very low density lipoprotein（VLDL）は末梢組織の血管内皮細胞のリポ蛋白リパーゼ lipoprotein lipase（LPL）により水解され，TGを末梢組織に蓄える．Chの運搬体である低比重リポ蛋白 low density lipoprotein（LDL）はLDL受容体を介して組織にChを送る．高比重リポ蛋白 high density lipoprotein（HDL）は主に末梢組織からのChを受け取って肝に運ぶ．

各運搬体の流れはそれぞれに特異的なアポ蛋白によって決定されている．これらアポ蛋白の異常は**家族性高脂血症** familial hyperlipidemiaをきたす（表8-7）．

a．家族性高コレステロール血症 familial hypercholesterolemia

LDL受容体の異常によりLDLが異所性に蓄積して**黄色腫**や**早発性動脈硬化**をきたす．ホモ接

表 8-7　高脂血症の病型分類(WHO)

病型		血漿中			主症状	動脈硬化	病名	頻度
		リポ蛋白	Ch	TG				
I		CM ↑↑	～↑	↑↑↑	肝脾腫，黄色腫 膵炎，網膜脂血症	−	家族性リポ蛋白リパーゼ欠損症	まれ
II	a	LDL ↑	↑↑↑	～	黄色腫，角膜輪 早発性狭心症	+++	家族性高コレステロール血症 家族性複合型高脂血症	多
	b	LDL・VLDL ↑	↑↑	↑				
III		β-VLDL・IDL ↑	↑↑	↑↑	手掌線条黄色腫	++	broad-β 病	まれ
IV		VLDL ↑	～	↑↑	肥満，耐糖能異常 高尿酸血症	+	家族性高トリグリセリド血症 家族性複合型高脂血症	少
V		CM・VLDL ↑	～↑	↑↑↑	肥満，黄色腫 膵炎，網膜脂血症	+	家族性高脂血症 V 型	まれ

CM: chylomicron, Ch: cholesterol, TG: triglyceride, LDL: low density lipoprotein,
IDL: intermediate density lipoprotein, VLDL: very low density lipoprotein.

合体の患者では幼少時から黄色腫を呈し，10 歳代に狭心症をきたす．ヘテロ接合体の保因者(頻度は 1/500 人)でも血中 Ch は上昇し，小児期から皮膚・腱の黄色腫・角膜輪，20 歳代から虚血性心疾患をきたす．

治療は Ch の制限食に加え，Ch と結合して腸管吸収を阻害するコレスチラミンや Ch 合成酵素阻害薬などを使用する．ホモ接合体の患者には肝移植しか有効な治療法はない．

b. Wolman 病(酸性リパーゼ欠損症 acid lipase deficiency)

Ch などが全身組織のリソソームに蓄積するリソソーム病である．生後 2 週以内に発症し，嘔吐，**脂肪便性下痢**，腹部膨満，肝腫腫，貧血，発育不全をきたして生後半年以内に死亡する．白血球の空胞化，骨髄の泡沫細胞，特徴的な副腎の腫大と石灰化・機能低下などをきたす．

有効な治療法はない．

2. 脂肪酸代謝異常

a. 脂肪酸代謝異常症

空腹時に脂肪組織から動員された脂肪酸は主に肝・心筋・骨格筋のミトコンドリア β 酸化系で代謝されエネルギーを供給する．β 酸化系は長鎖・中鎖・短鎖の脂肪酸それぞれに対する 4 段階の酵素反応からなる(図 8-7)．それらの酵素異常では乳幼児突然死症候群(SIDS)や Reye 症候群に類似した症状・経過で死亡することが多い．年長児の発症例では全身性カルニチン欠損症，脂肪蓄積性ミオパチー，肥大型心筋症などと診断されることも多い．

●中鎖アシル CoA デヒドロゲナーゼ欠損症

乳幼児期に発熱・下痢・飢餓などを誘因として突然，嘔吐・痙攣・意識障害などで発症し，昏睡・呼吸停止へと急速に進行する．肝腫大や脳浮腫をきたし，発作を繰り返すうちに死亡することも多い．発作時には低血糖や血中遊離脂肪酸の上昇にもかかわらず，尿ケトン体陰性(**非ケトン性低血糖症**)が特徴的である．肝機能異常，脂肪肝，心筋症を呈し，血中 CK 上昇とカルニチンの血中低下，尿中増加がみられる．

診断は GC/MS で尿中特異的アシルカルニチンの分析による．

治療は低脂肪・高炭水化物食とし，長時間の空腹を避ける．カルニチンを補充する．

b. カルニチンパルミトイルトランスフェラーゼ欠損症 carnitine palmitoyltransferase(CPT) deficiency

脂肪組織から運ばれた遊離脂肪酸は，ミトコンドリア内で β 酸化を受け，アセチル CoA となって TCA サイクルで代謝される．長鎖脂肪酸が β 酸化を受けるには，まずミトコンドリア外膜で CPT I によりカルニチンと結合しアシルカルニチンとなって膜を通過し，内膜では CPT II によりカルニチンを外しアシル CoA となる必要がある．短・中鎖脂肪酸はそのままミトコンドリア膜

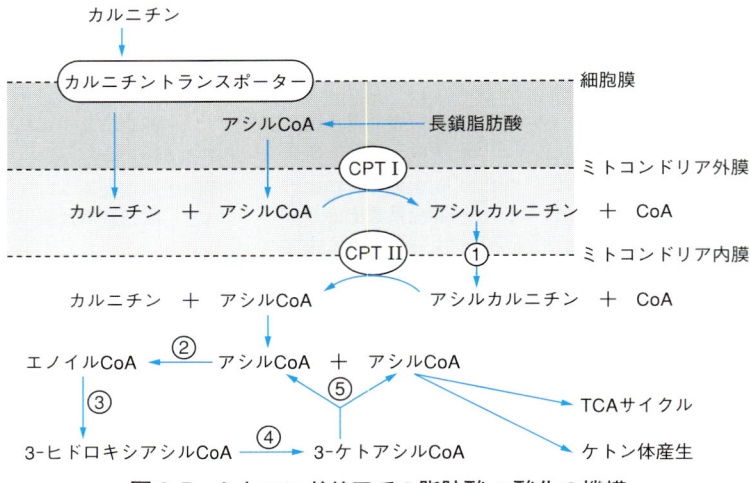

図 8-7 ミトコンドリアでの脂肪酸 β 酸化の機構
CPT I：カルニチンパルミトイルトランスフェラーゼ I
CPT II：カルニチンパルミトイルトランスフェラーゼ II
① カルニチン/アシルカルニチントランスロカーゼ
② アシル CoA 脱水素酵素
③ エノイル CoA ヒドラターゼ
④ 3-ヒドロキシアシル CoA 脱水素酵素
⑤ 3-ケトアシル CoA チオラーゼ

を通過する．CPT I には肝型，筋型のアイソザイムがある．それぞれの欠損症が知られており，重症例では乳児期に発熱性疾患などを誘因として痙攣，昏睡，低ケトン性低血糖症，肝腫大など，軽症例や筋型 CPT I 欠損症では幼児期に筋力低下，心筋症などで発症する．

治療には中鎖（脂肪酸）トリグリセリド medium chain triglyceride (MCT) ミルクなどを試みる．

c. カルニチン転送異常症 carnitine transporter deficiency

カルニチンはカルニチン輸送蛋白によって腸管や近位尿細管から吸収や再吸収され，また，血中から細胞内に能動輸送されている．この輸送蛋白の異常はカルニチンの尿中排泄増加，低カルニチン血症，細胞内カルニチン低下をきたし，長鎖脂肪酸の代謝異常類似の症状に加え，高アンモニア血症も呈する．

V. リソソーム病

リソソームは 40 種以上の酸性水解酵素を有し，細胞内外の主要大分子を取り込んで構成単位にまで分解し，物質の生合成に再利用している（図 8-8）．リソソーム酵素の異常は未分解物質のリソソーム内蓄積をきたし，ついには臓器障害をもたらす．蓄積する物質の種類により，① ムコ多糖症，② リピドーシス，③ 糖蛋白代謝異常症，④ リソソーム膜輸送蛋白異常症の 4 疾患群に大別される．

ほとんどの疾患は乳幼児期発症の重症型から若年や成人期発症の軽症型まであって，その臨床像によって分類されている．正常の発達を示す一定の期間の後，発達の停止・退行をきたすのが特徴である．ほとんどの場合特異的な治療法はない．出生前診断がなされるが，骨髄移植が有効なこともある．

1. ムコ多糖症 mucopolysaccharidosis

分子量〜300 万の巨大分子であるプロテオグリカンは全身結合織の基質構成成分であり，水分保持による組織の弾力性，滑液の粘稠性，基底膜のメッシュ様層形成などの機能を持つ．糖含量がきわめて高い糖蛋白であり，1 本のペプチドの芯に

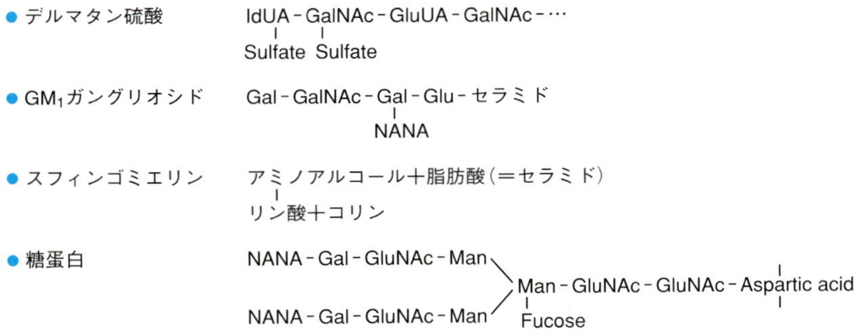

- デルマタン硫酸　　　IdUA - GalNAc - GluUA - GalNAc - …
　　　　　　　　　　　　｜　　　｜
　　　　　　　　　　　Sulfate Sulfate
- GM₁ガングリオシド　Gal - GalNAc - Gal - Glu - セラミド
　　　　　　　　　　　　　　｜
　　　　　　　　　　　　　NANA
- スフィンゴミエリン　アミノアルコール＋脂肪酸(＝セラミド)
　　　　　　　　　　　　｜
　　　　　　　　　リン酸＋コリン
- 糖蛋白　　　　　　NANA - Gal - GluNAc - Man ＼
　　　　　　　　　　　　　　　　　　　　　　　　　Man - GluNAc - GluNAc - Aspartic acid
　　　　　　　　　　NANA - Gal - GluNAc - Man ／　｜
　　　　　　　　　　　　　　　　　　　　　　　　Fucose

図 8-8　リソソームでの代謝物質

IdUA : iduronic acid, GluUA : glucuronic acid, Glu : glucose,
Gal : galactose, Man : mannose, GalNAc : N-acetylgalactosamine,
GluNAc : N-acetylglucosamine, NANA : N-acetylneuraminic acid (= sialic acid)

～200本の糖鎖が結合してボトルブラシのような構造をしている．個々の糖鎖（ムコ多糖）は平均800個の糖からなる大分子である．構造・機能・体内分布などに特徴を示すデルマタン硫酸(DS)，ケラタン硫酸(KS)，ヘパラン硫酸(HS)，コンドロイチン硫酸(CS)などのムコ多糖が知られている．その酵素異常では未分解ムコ多糖が尿中にも多量排泄されてトルイジンブルー反応陽性となり，電気泳動では各型に特異的なムコ多糖の排泄パターンを示す．

全身性の疾患であるが，症状は主に肝脾腫大，特異な顔貌，多発性異骨症，関節障害，角膜混濁，難聴，心障害，脳障害などで，蓄積するムコ多糖の種類により症状の組み合わせが異なる（表8-8）．慢性進行性の経過をたどる．

a. Hurler 症候群（MPS Ⅰ H）
【病因】
α-L-イズロニダーゼ異常による．ムコ多糖症の中では最も重症であり，典型的ムコ多糖症とい

表 8-8　ムコ多糖症の分類

疾患（病型）	異常酵素	発症/死亡	臨床症状	尿中ムコ多糖
Hurler 症候群 （MPS Ⅰ H）	α-L-iduronidase	6ヵ月/10歳	多発性異骨症，関節拘縮 肝脾腫，角膜混濁，知的障害	DS, HS
Hunter 症候群 （MPS Ⅱ）	iduronate sulfatase	2歳/15歳	多発性異骨症，関節拘縮 肝脾腫，知的障害	DS, HS
Sanfilippo 症候群 （MPS Ⅲ A）	heparan N-sulfatase	2歳/成人	重度の知的障害・難聴 （他の臓器症状は軽い）	HS
Morquio 症候群 （MPS Ⅳ A）	galactose-6-sulfatase	3歳/30歳	高度の骨格異常，角膜混濁 （知能は正常）	KS, C-6-S
Maroteaux-Lamy 症候群（MPS Ⅵ）	arylsulfatase B	1歳/30歳	多発性異骨症，肝脾腫 角膜混濁，関節拘縮 心不全（知能は正常）	DS
Sly 病（MPS Ⅶ）	β-glucuronidase	1ヵ月/6歳	肝脾腫，臍ヘルニア 多発性異骨症，角膜混濁	DS, HS C-4-S, C-6-S

遺伝形式は X 連鎖性遺伝の Hunter 症候群以外はすべて常染色体性劣性遺伝．
DS: dermatan sulfate, HS: heparan sulfate, KS: keratan sulfate, C-6-S: chondroitin-6-sulfate, C-4-S: chondroitin-4-sulfate.
表に示した代表的な病型のほかに，Ⅰ型には MPS Ⅰ S, MPS Ⅰ H/S, Ⅲ型には MPS Ⅲ B・C・D, Ⅳ型には MPS Ⅳ B などの亜型がある．

える．頻度は 10 万人に 1 人である．

【症状】

生後 6 ヵ月頃までには粗な皮膚，臍ヘルニア，肝脾腫，発達の退行が明らかとなり，知的障害は進行して重度となる．ガーゴイル様顔貌(前額部突出，鞍鼻，巨舌，厚い口唇，歯肉増生，短頸)，多発性異骨症(頭蓋骨の拡大と肥厚，トルコ鞍の皿状拡大，舌状椎体，亀背，肋骨のオール状変化，太く短い長管骨)，四肢の関節拘縮(鷲手 claw hand) も徐々に典型的なものとなる．角膜混濁，難聴，低身長もきたす．呼吸音は粗く，心雑音，心肥大も出てきて，多くは 10 歳頃までに呼吸器感染症，心不全で死亡する．

【診断】

胸部 X 線で肺野の粟粒陰影，末梢白血球の異染性顆粒が見られる．

b. Hunter 症候群(MPS II)

ムコ多糖症の中では唯一 X 連鎖性劣性遺伝をする．症状は Hurler 症候群に似るがより軽症であり，ほとんどの例で角膜混濁をきたさない．

c. Morquio 症候群(MPS IV)

他の MPS とは異なる扁平椎体，短頸，低身長，関節の過伸展と腫大などの特異的で高度の骨異常をきたす．他に角膜混濁，難聴，肝脾腫なども見られるが，知能は正常である．

2. スフィンゴリピドーシス sphingolipidosis

細胞膜の糖脂質は主に 15 個以下の糖がスフィンゴリピドに付着したグリコスフィンゴリピド glycosphingolipids であり，膜に種々の構造的・機能的性質を与える．すべての組織に広く分布するが神経系には特に豊富に存在する．リソソーム水解酵素により末端の糖から順に分解されるが，その酵素異常は(スフィンゴ)リピドーシスをきたす(表 8-9，図 8-9)．脳 CT/MRI では脱髄像や脳萎縮像を示す．末梢リンパ球の空胞化，骨髄には泡沫細胞が出現し，神経細胞には膜様封入体 membranous cytoplasmic body(MCB)が認められる．

a. Gaucher 病

グルコシルセラミドが主に網内系に蓄積し，骨髄に特徴的な Gaucher 細胞が出現する．乳児型では生後数ヵ月頃から肝脾腫や発達の退行などで発症し，除脳硬直状態となって 2 歳頃までには死亡する．汎血球減少，酸性ホスファターゼやアンギオテンシン転換酵素の高値，胸部 X 線像上粟粒陰影などがみられる．成人型では肝脾腫や汎血球減少などが主症状であり神経症状はきたさない．

リソソーム病の中では唯一酵素補充療法が可能

表 8-9 スフィンゴリピドーシス

疾患	異常酵素(蓄積糖脂質)
Gaucher 病	グルコシルセラミダーゼ (glucosylceramide)
Niemann-Pick 病 A・B	スフィンゴミエリナーゼ (sphingomyelin)
Tay-Sachs 病, Sandhoff 病	N-アセチルヘキソサミニダーゼ A・B (GM_2)
GM_1 ガングリオシドーシス	GM_1-β-ガラクトシダーゼ (GM_1)
Krabbe 病	ガラクトシルセラミダーゼ (galactosylceramide)
異染性白質ジストロフィー	サルファチドサルファターゼ (sulfatide)
Fabry 病	セラミドトリヘキソシダーゼ (ceramide trihexoside)

X 連鎖性遺伝の Fabry 病以外は常染色体性劣性遺伝．

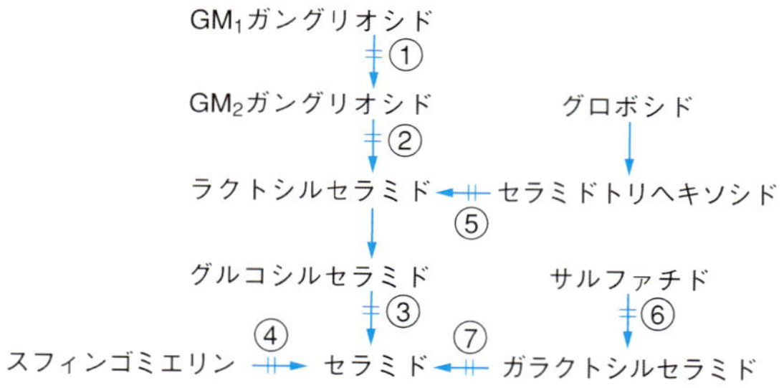

図 8-9 スフィンゴミエリンの代謝

① GM_1-β-ガラクトシダーゼ (GM_1 ガングリオシドーシス)
② ヘキソサミニダーゼ A(Tay-Sachs 病)
③ グルコシルセラミダーゼ(Gaucher 病)
④ スフィンゴミエリナーゼ(Niemann-Pick 病)
⑤ セラミドトリヘキソシダーゼ(Fabry 病)
⑥ サルファチドサルファターゼ (異染性白質ジストロフィー)
⑦ ガラクトシルセラミダーゼ(Krabbe 病)

で，胎盤抽出酵素，組換え DNA 酵素が用いられる．乳児型の脳神経症状には効果はない．

b. Niemann-Pick 病（スフィンゴミエリナーゼ欠損症 sphingomyelinase dificiency）

スフィンゴミエリンが主に網内系に蓄積し，骨髄に特徴的な **Niemann-Pick 細胞** が出現する．A 型（急性神経型）は生後数ヵ月以内に肝脾腫・**退行現象**で発症し，除脳硬直となり 2 歳頃までには死亡する．眼底には cherry-red spot，胸部 X 線像では肺野に粟粒陰影がみられる．B 型（慢性内臓型）はより軽症で中枢神経症状をともなわず，成人まで生存しうる．

c. Tay-Sachs 病（GM$_2$ ガングリオシドーシス）

GM$_2$ ガングリオシドが中枢神経系のみに蓄積する．肝脾腫はない．生後数ヵ月以内に周囲に対する無関心，筋緊張低下，**退行現象**，音に過敏（驚愕反応 startle reaction）で発症し，頭囲拡大，眼底の cherry-red spot（図 8-10），痙攣，除脳硬直となり 3 歳頃までには死亡する．

d. GM$_1$ ガングリオシドーシス

GM$_1$ ガングリオシドの他にムコ多糖や糖蛋白が蓄積するため，リピドーシスの他にムコ多糖症類似の症状を併せ持つ．生後間もなく発症し，肝脾腫，cherry-red spot，骨異常，関節拘縮，リンパ球の空胞化，泡沫細胞などがすべて認められ，1 歳までには死亡する．

e. グロボイド細胞白質ジストロフィー（Krabbe 病）

⇒第 22 章．神経疾患，p 578 参照．

f. 異染性白質ジストロフィー

⇒第 22 章．神経疾患，p 578 参照．

g. Fabry 病

赤血球由来のセラミドトリヘキソシドが全身の血管壁・腎・一部の神経系に蓄積し尿中にも排泄される．X 連鎖性遺伝をする．学童期以後に毛細血管拡張による皮疹（**被角血管腫** angiokeratoma）で発症し，20 歳頃から腎機能が低下して腎不全へと進行する．神経症状としては四肢疼痛発作が特徴的である．

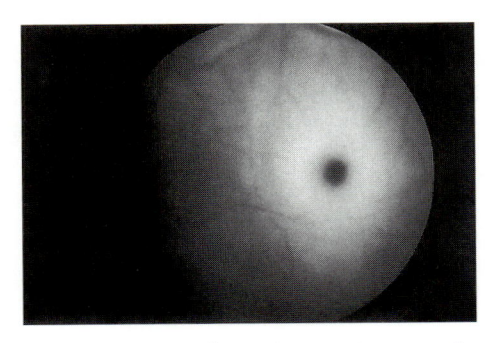

図 8-10 Tay-Sachs 病でみられる cherry-red spot（口絵①参照）

表 8-10 糖蛋白代謝異常症

疾患	発症/死亡	臨床症状			
		顔貌・骨異常	肝脾腫	神経症状	その他
マンノシドーシス I 型	1 歳/5 歳	++	++	重度知的障害 錐体路症状，難聴	角膜混濁 白内障
フコシドーシス I 型	1 歳/5 歳	++	++	知的障害，痙攣	巨舌，発汗過多（汗の Cl ↑）
アスパルチルグルコサミン尿症	5 歳/成人	+	+	知的障害	軽度多発性異骨症 白内障，日光過敏
I-cell 病	3 ヵ月/5 歳	+++	++	重度知的障害	歯肉増殖
シアリドーシス	3 歳/成人	+	+	ミオクローヌス 小脳失調，知的障害	cherry-red spot 白内障
ガラクトシアリドーシス	10 歳/成人	+	−	ミオクローヌス 小脳失調，知的障害	cherry-red spot 被角血管腫

3. 糖蛋白代謝異常症 oligosaccharidosis

糖蛋白 glycoprotein は1〜30個の糖からなる糖鎖のついた蛋白であり，細胞膜蛋白やほとんどすべての血漿蛋白，血液型物質，酵素，抗体など体内に広く分布し，受容体や接着因子，認識因子として機能している．糖蛋白の水解酵素異常は未分解産物（**オリゴ糖** oligosaccharide）の蓄積・尿中排泄をきたす（表8-10）．

症状は知的障害，神経症状，粗な顔貌，臓器肥大などムコ多糖症とリピドーシスとに類似した症状を併せ持つ（**ムコリピドーシス** mucolipidosis）．尿中のオリゴ糖は GC/MS で分析する．

● **I-cell 病**（mucolipidosis II）
　リソソーム酵素の糖鎖末端のリン酸化マンノースはリソソームへ局在するためのシグナルとなる．このリン酸を付加するリン酸転移酵素に異常があるため，多くの水解酵素はリソソーム内に取り込まれず，細胞外に溢出し血中では上昇する．各種のリソソーム酵素欠損症を併せ持った重篤な臨床像を呈する．

4. リソソーム膜輸送異常

シスチノーシス cystinosis ではシスチンに対する輸送蛋白に異常があるため，ほとんどの臓器のリソソーム内にシスチンが蓄積する．生後1年以内に **Fanconi 症候群**で発症し10歳頃には腎不全となる．知能は保たれる．診断は顆粒球中シスチン増加，角膜のシスチン結晶による．

VI. ペルオキシソーム病

ペルオキシソームはほぼすべての細胞に存在し，40種以上の酵素を含み，過酸化水素，極長鎖脂肪酸，ジカルボン酸，フィタン酸の分解とリン脂質の合成に関わっている．ペルオキシソームの数・形状により，①欠損ないし数の減少（複数の酵素異常），②形状正常（単独の酵素異常），③形状異常（複数の酵素異常）の3群に大別される．

1. Zellweger 症候群

最も重症で，出生時に既に特異的な顔貌異常，筋緊張低下，眼異常，腎嚢胞，肝腫大，重度の脳障害などを呈し，生後1年以内に死亡する．点状軟骨異形成や小脳回・厚脳回などの脳形成異常も認められる．多くの生化学異常・酵素活性測定・電顕上ペルオキシソームの欠損ないし数の減少で診断される．

2. X連鎖性副腎白質ジストロフィー

⇒第22章．神経疾患，p 579 参照．

3. Refsum 病（フィタン酸酸化酵素欠損症）

単独の酵素異常症であり，多くは思春期以後に発症して緩徐に進行する．症状は小脳失調，多発性末梢神経炎，網膜色素変性，難聴，魚鱗癬，髄液蛋白増加，心の伝導障害など定型的である．診断は血中フィタン酸測定による．フィタン酸はすべて食物由来であるからフィタン酸含有食物を摂取しない．

VII. プリン，ピリミジン代謝異常

Lesch-Nyhan 症候群（HPRT 欠損症）

核酸合成に使われるプリンの90%がサルベージ回路による再利用である．このサルベージ回路の律速酵素の hypoxanthine-guanine phosphoribosyl transferase（HPRT）活性の完全欠損に

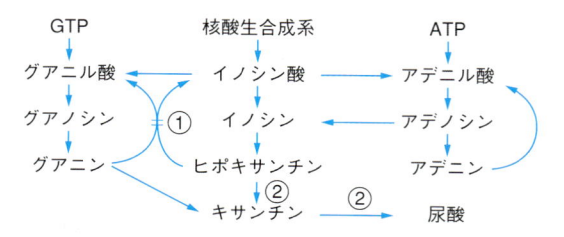

図8-11　プリン代謝経路
① ヒポキサンチン-グアニン-ホスホリボシルトランスフェラーゼ（HPRT）
② キサンチン酸化酵素

よる疾患である．
　サルベージ回路の異常によりフィードバックがかからずにプリンの de novo 合成亢進，尿酸の過剰産生をきたし，X 連鎖性劣性遺伝をする（図8-11）．中枢神経症状が主であり，生後 6 ヵ月までに発達の遅れで発症し，生後 1 年以内に舞踏アテトーゼ様の不随意運動も加わって**脳性麻痺様**となり，知的障害も高度となる．知覚は正常ながらも自分の口唇・指を咬み切るなどの本症に特異的な自傷行為（**自損症** self mutilation）がみられる．痛風，尿酸結石，腎不全もきたす．
　アロプリノールなどによる核酸排泄促進や抜歯などの対症療法以外に特異的な治療法はない．

VIII. 銅代謝異常

1. Wilson 病

【病因】
　銅の転送に関わる *ATPase 7B* 遺伝子の異常である．銅は主に胆汁中へ排泄されるが，細胞内の銅輸送障害があるため，摂取された銅は胆汁中へは排泄されずにまず肝に蓄積し，ついで肝から溢流して全身に蓄積する．頻度は約 4 万人に 1 人である．

【症状】
　学童期に肝障害や溶血発作で発症する．劇症肝炎様で発症する場合（abdominal Wilson）は死亡することが多い．思春期に神経症状で発症する型もあるがこの場合でも肝障害は必発である（第20章．消化器疾患，p 517 参照）．神経症状としては錐体外路症状が主で，不器用，筋緊張亢進，構音障害，歩行障害，羽ばたき振戦，アテトーゼなどを呈する．両型とも特異的な **Kayser-Fleischer 角膜輪**がみられる．

【診断】
　血清セルロプラスミンと銅の低値，尿中銅排泄増加，D-ペニシラミン負荷後の銅排泄のさらなる増加，高尿酸尿症，低尿酸血症があり，脳 CT では大脳基底核に対称性の低吸収域が認められる．必要があれば生検肝の銅含量を測定する．

【治療】
　銅のキレート剤である D-ペニシラミンやトリエンチンを用いて蓄積した銅の排泄を図る．亜鉛は腸管からの銅吸収を抑制し有効である．肝障害，角膜輪は消失するが，神経症状は改善し難い．

2. Menkes 病

　銅の転送に関わる *ATPase 7A* 遺伝子の異常である．銅の細胞内輸送異常による腸管吸収障害が原因であり，全身性の銅欠乏をきたす．X 連鎖性劣性遺伝をする．多くの銅要求酵素の活性低下をきたすが，神経変性と結合織異常に基づく症状が主となる．生後数ヵ月以内に痙攣，ミオクローヌスで発症し，重度の脳障害をきたして多くは 2 歳頃までに死亡する．頭髪は低色素でちぢれていて折れやすい（pili torti, kinky hair）のが特徴的である．体温の不安定性や全身の血管系に蛇行，狭窄，動脈瘤などの異常も認められる．CT では脳萎縮が高度であり，血清銅，セルロプラスミンの低値と銅静注後の血中セルロプラスミン値上昇，尿中銅排泄増加で診断される．
　治療に有効なものはない．

IX. ビタミン代謝異常

　ビタミン摂取量に不足をきたしているわけでもないのにビタミン欠乏症状を示し，大量のビタミン（生理的必要量の 10～100 倍）または活性型ビタミンの投与によってのみ病態が是正される疾患があり，**ビタミン依存症** vitamin dependency と呼ばれている（第 9 章．小児の栄養・代謝とその障害，p 156 参照）．原因として以下の 5 群がある．
① アポ酵素の異常によるビタミンとの親和性の低下（ビタミン B_1 依存性メープルシロップ尿症，ビタミン B_6 依存性ホモシスチン尿症など）．
② ビタミンの吸収・輸送異常（ビタミン B_{12} や葉酸の先天性吸収不全症）．
③ ビタミンの活性化障害（ビタミン B_{12} 依存性メチルマロン酸血症，ビタミン D 依存性くる病

Ⅰ型)．
④ビタミンの再利用障害(ビオチン依存性マルチプルカルボキシラーゼ欠損症)．
⑤ビタミンの受容体異常(ビタミンD依存性くる病Ⅱ型)．

9 小児の栄養・代謝とその障害

● 総　論 ●

I. 栄養所要量

小児が正常発育を遂げ，健康を維持していくためには，毎日食物から適当量の栄養素を摂取しなければならない．栄養素の必要量は個人差が大きく，同一人でも運動量やストレスのために，日差がかなり認められる．したがって，栄養所要量とは，「それ以下では健康が保証されない」といういわば生理的な最低必要量を基礎とし，これに個人の間の生理的な差異，個人についての生理的な変動，環境の変化などの要素を総合的に配慮した安全率を加えた摂取すべき量と定義できる．

1. 水分量

生体に占める水の割合は年齢が若いほど大きい．体重に占める水分量は胎児では 97.5％，出生から 6ヵ月までは 74％，満 1 年では 68％，成人では 60〜65％ である．

体液は細胞内液と細胞外液からなり，後者は血漿と組織間液に分けられる．体水分量が 77％ を占める乳児では**細胞外液量**が 29％（血漿 5.5％，組織間液 24％），**細胞内液量**が 48％ であるが，体水分量が 60％ の成人ではそれらがそれぞれ 15％（4.5％，11％），45％ となる．すなわち，乳児と成人の体水分量にみられる 17％ の差は主として細胞外液中の組織間液による．

1 日水分必要量

ヒトの水分必要量はカロリー消費量，不感蒸泄量，尿量に関係している．1 日に消費される水分量は乳児では体重の 10〜15％ と考えられており，成人（2〜4％）に比較して多い．水分出納は以下の式により示すことができる．

　摂取水分量＋酸化水量
　＝尿量＋不感蒸泄量＋糞便中水分量＋蓄積水分量

1) **酸化水量**

蛋白質，脂質，糖質の代謝により得られる水分量である．その量は約 200 ml/m²/日，あるいはまた 100 kcal あたり約 12 ml である．

2) **糞便中水分量**

糞便中に排泄される水分量は母乳栄養児で約 100 ml/m²/日，人工栄養児，幼児および成人では 50 ml/m²/日である．

3) **蓄積水分量**

蓄積水分量は成長過程にある小児だけが問題になるが，その量は水分摂取量の 0.5％ 以下であるので無視してよい．

4) **不感蒸泄量**

不感蒸泄とは水蒸気となって，呼気や皮膚から失われる水をいう．基礎代謝状態における不感蒸泄量は乳児，幼児，成人を通じてあまり変わらず，約 600 ml/m²/日であるが，活動状態，気温，体温などの影響を受ける．普通の生活では，不感蒸泄量は乳児では 1,200 ml/m²/日，幼児で 1,000 ml/m²/日，成人において 700 ml/m²/日である．

5) **尿量**

尿量は① 絶対必要尿量と② 余分尿量に分けられる．絶対必要尿量とは代謝の終末産物と不要な

表9-1　水分の生理的必要量(ml/kg/日)

	乳児	幼児	学童	成人
不感蒸泄量	50	40	30	20
尿量	90	50	40	30
発育・その他	10	10	10	
生理的必要量	150	100	80	50

表9-2　日本人の栄養所要量(1)　(0〜29歳,第6次改定)

年齢(歳)	身長基準値(cm)		体重基準値(kg)		エネルギー[1](kcal)		蛋白質(g)		脂肪エネルギー比率(%)	カルシウム(g)		リン(mg)	マグネシウム(mg)		鉄(mg)		亜鉛(mg)		ヨウ素(μg)
	男	女	男	女	男	女	男	女		男	女		男	女	男	女	男	女	
0〜(月)	61.7		6.4		110〜120 kcal/kg		2.6/kg		45	0.2		130	25		6		1.2[2]		40
6〜(月)	70.7		8.5		100 kcal/kg		2.7/kg		30〜40	0.5		280	30		6		4		50
1〜2	83.6		11.5		1,050	1,050	35		25〜30	0.5		600	60		7		5		70
3〜5	102.3		16.4		1,350	1,300	45		25〜30	0.5		700	80		8		6		80
6〜8	122	121	24.6	23.9	1,650	1,500	60	55	25〜30	0.6	0.6	900	120	120	9	9	6	6	100
9〜11	139	138	34.6	33.8	1,950	1,750	75	65	25〜30	0.7	0.7	1,200	170	170	10	10	7	7	120
12〜14	158	153	47.9	45.3	2,200	2,000	85	70	25〜30	0.9	0.7	1,200	240	220	12	12	8	8	150
15〜17	169	158	59.8	51.4	2,400	1,950	80	65	25〜30	0.8	0.7	1,200	290	250	12	12	10	9	150
18〜29	171	158	64.7	51.2	2,300	1,800	70	55	20〜25	0.7	0.6	700	310	250	10	12	11	9	150

1) 現在国民の大部分が該当する生活活動強度が「やや低い」に相当するものを記載した．
2) 人工乳の場合は3 mg/日．

溶質を腎臓から排泄するために必要な最小水分量のことで，このとき，尿は最大限に濃縮している．腎臓の最大濃縮力は成人で1,400 mOsm/l，新生児および乳児で700 mOsm/lである．余分尿量は尿量から絶対必要尿量を差し引いたものであり，体液浸透圧の調節，溶質の排泄に安全弁的な役割を演ずる．

したがって，絶対必要尿量と不感蒸泄量の和を最小必要水分量という．1日の水分必要量，不感蒸泄量および尿量を表9-1に示す．

2. エネルギー量

1日の**エネルギー所要量**(表9-2)は，①基礎代謝量，②特異動的作用，③身体活動，成長発達に必要なエネルギー，④利用されずに糞便中に排泄されるエネルギーに分けられる(図9-1)．**基礎代謝率** basal metabolic rate とは空腹時(食後12〜14時間)，中等気温(20〜25℃)で仰臥位にねて絶対安静を保ち，しかも睡眠しない状態におけるエネルギー消費量をいう．また，食物摂取にともないその食物の消化吸収にもエネルギーを必要とし，それを特異動的作用という．

a. 乳児期のエネルギー所要量

乳児のエネルギー所要量は，健康な乳児が最も適当と考えられる濃度の乳(エネルギー70 kcal/dl，蛋白質2 g/dl)を飲み，あるいは離乳食をとり，正常と考えられる成長・発達を遂げる場合のエネルギー摂取量から算出された．その結果，0ヵ月〜：110〜120 kcal/kg，6ヵ月〜：100 kcal/kgの値が採用されている．

b. 1歳以上のエネルギー所要量

エネルギー所要量は，①基礎代謝量，②生活活動による増加エネルギー量ならびに③特異動的作用の和と考えられ，次式により算定される．

$$A = B + BX + 1/10 \cdot A$$
またはA = 10/9・B(1+X)

(A：1日のエネルギー所要量，B：1日の基礎代謝量，X：生活活動指数(1歳：0.3，2歳：0.4，3歳：0.45，4歳以降0.5)，BX：1日の生活活動に使われるエネルギー(発育期のBX中には体

I. 栄養所要量

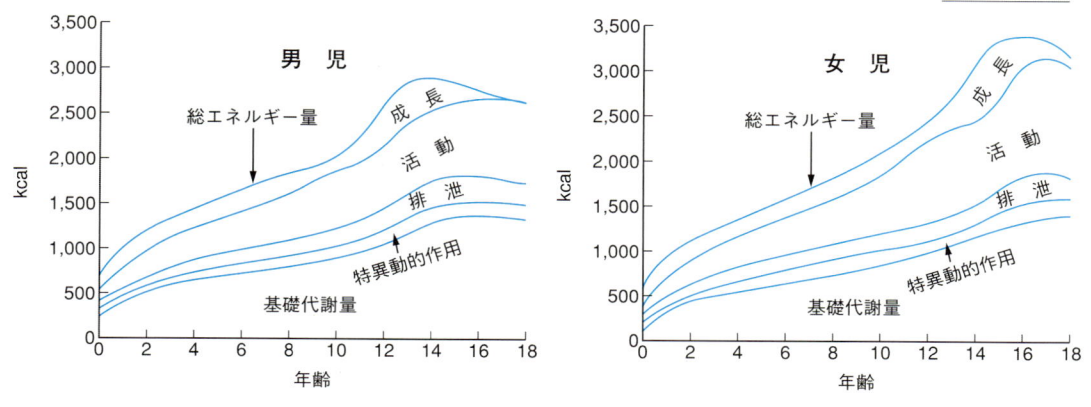

図9-1 発育期の代謝量の年齢別推移（Holtら）

重の1日の増加量に相当するエネルギーも含む), 1/10・A：1日の特異動的作用に使われるエネルギー）

このようにエネルギー必要量は年齢あるいはそのときの状態によって異なるが，6〜12歳の学童では，基礎代謝に50％，成長に12％，生活活動に25％，吸収されずに糞便中に排泄されるものが8％と考えられている．カロリー摂取はバランスのよい食事では9〜15％は蛋白質から，45〜55％は炭水化物からそして35〜45％は脂肪から摂取される．吸収された炭水化物あるいは蛋白質1gあたり4kcalのカロリーが得られ，中鎖あるいは長鎖脂肪酸からは8.3〜9kcalの熱量が得られる．

3. 蛋白質，必須アミノ酸

現在，24種類のアミノ酸が同定されており，そのうちスレオニン，バリン，ロイシン，イソロイシン，リジン，トリプトファン，フェニルアラニン，メチオニン，ヒスチジンの9種は体内で合成できず**必須アミノ酸**と呼ばれている．また，低出生体重児では，アルギニン，シスチン，タウリンも必須のアミノ酸と考えられている．

乳児の蛋白質所要量は，6ヵ月までは2.6g/kg，6ヵ月以降の離乳期（12ヵ月まで）は2.7g/kgと定められている．離乳期において数値が増量されているのは，母乳あるいは人工乳に比較して吸収効率の悪い食物（離乳食）へ移行していくためである．1歳以降の蛋白質必要量は1歳時2.8g/kg，20歳時1.0g/kgをもとに表9-2のように考えられている．

4. 脂 質

脂質は糖質と同様に体内においてエネルギー源となるが，一方において細胞の構成成分，**必須脂肪酸**（リノール酸，リノレン酸）の供給，脂溶性ビタミン（A，D，K，E）の吸収媒介などにも重要な役割を有し，これが不足すると成長は阻害される．必須脂肪酸のリノール酸はアラキドン酸，プロスタグランジン，ロイコトリエン合成に必須であり，リノレン酸はアラキドン酸産生を調節する．総エネルギーに比べて脂質摂取のみが過剰の場合は，脂質の不完全燃焼を起こし，ケトン血症になるが，総エネルギー，脂質ともに過剰の場合は体内に貯蔵脂質として蓄積され，肥満となる．

脂肪の所要量は定められていない．脂肪から得られるエネルギーの比率は乳児では実際に摂取されている食事内容から設定され，乳児期は乳汁のみでは45％前後であるが，1歳では30％になる．1歳以降17歳までは25〜30％，18歳以降は成人同様に20〜25％とされている．

5. 糖 質

食事中の糖質はエネルギー比で50％程度がよいとされている．糖質が不足すると，脂質が不完全燃焼となりケトン血症をきたす．これを予防す

表 9-3 日本人の栄養所要量(2) (0〜29歳，第6次改定)

年齢(歳)	脂溶性ビタミン							水溶性ビタミン										
	ビタミンA (IU)		ビタミンD (IU)	ビタミンE (mgα-TE[1])	ビタミンK (μg)		ビタミンC (mg)	ビタミンB_1 (mg)		ビタミンB_2 (mg)		ナイアシン (mg)		ビタミンB_6 (mg)		葉酸 (μg)	ビタミンB_{12} (μg)
	男	女			男	女		男	女	男	女	男	女	男	女		
0〜(月)	1,000		400	3	5		40	0.2		0.2		2		0.1		40	0.2
6〜(月)	1,000		400	3	10		40	0.3		0.3		4		0.1		50	0.2
1〜2	1,000		400	5	15		45	0.5		0.6		8		0.5		70	0.8
3〜5	1,000		400	6	20		50	0.6		0.8		9		0.6		80	0.9
6〜8	1,200	1,200	100	6	6	25	25	60	0.8	0.7	1.0	0.8	12	10	0.8	0.7	110	1.3
9〜11	1,500	1,500	100	8	8	35	35	70	1.0	0.8	1.1	1.0	14	13	1.1	0.8	140	1.6
12〜14	2,000	1,800	100	10	8	50	50	80	1.1	1.0	1.2	1.1	16	14	1.4	1.1	180	2.1
15〜17	2,000	1,800	100	10	8	60	55	90	1.2	1.0	1.3	1.1	17	13	1.6	1.2	200	2.3
18〜29	2,000	1,800	100	10	8	65	55	100	1.1	0.8	1.2	1.0	17	13	1.6	1.2	200	2.4

1) α-TE：α-トコフェロール当量．

る最小必要量は体重1kgあたり3gといわれている．なお，糖質の所要量は数値としては示されていない．

6. ビタミン(表9-3)

a. ビタミンA

FAO/WHOは乳幼児のビタミンA必要量を670〜1,400 IUと推測している．わが国では肝臓における貯蔵などを考慮し，1歳までの乳児の所要量を1,000 IUとしている．幼児および学童の所要量は乳児の所要量160 IU/kgと成人の所要量33 IU/kgとの中間をとり，体重の変化にあわせて定められた．ビタミンAは乳製品，卵黄，レバー，その前駆体であるカロチンはニンジン，カボチャ，トマトなどに多く含まれる．

b. ビタミンB_1

ビタミンB_1はピルビン酸pyruvateの脱炭酸に関与するのでその必要量は食事中の糖質量の影響を受ける．したがって，必要量はエネルギー摂取量1,000 kcalあたりで求められる．ビタミンB_1の最小必要量は，年齢に関係なく0.33 mg/1,000 kcalとされ，所要量としては，20％の安全率をみて，0.40 mg/1,000 kcalとされた．この量は，乳児の場合でも母乳中の含量が0.33 mg/1,000 kcalである点からしても適当と思われる．ビタミンB_1は米胚芽，豆類，牛乳，豚肉，魚，卵黄，肝臓などに比較的多く含まれている．

c. ビタミンB_2

ビタミンB_2(リボフラビン)は生体内で，フラビンモノヌクレオチド，フラビンアデニンジヌクレオチドとなり，細胞内酸化に関与する．所要量はエネルギー摂取量1,000 kcalあたりの値を基準にして算出されている．ビタミンB_2の所要量は0.55 mg/1,000 kcalとされた．母乳中のビタミンB_2濃度は0.53 mg/1,000 kcalであるのでこの値は乳児でも問題はない．ビタミンB_2は牛乳，卵，肉類，レバー，青菜，酵母などに多く含まれる．ビタミンB_2の欠乏は動物性蛋白質摂取量の少ない地域に出現する傾向がある．

d. ニコチン酸(ナイアシン)

ニコチン酸は生体内でジホスホピリジンヌクレオチド，トリホスホピリジンヌクレオチドの構成成分となり，解糖系ならびに組織呼吸における水素運搬に関与する．トリプトファンはニコチン酸の前駆物質であり，これの60 mgからニコチン酸1 mgがつくられる．所要量は乳児(0〜6ヵ月)では約8.5 mg/1,000 kcal，それ以降は6.6 mg/1,000 kcalとされている．ニコチン酸はレバー，肉，牛乳，小麦，胚芽などに含まれており，わが国では今日ニコチン酸の欠乏症はみられない．

e. ビタミンC

ビタミンC(アスコルビン酸)は膠原線維の形成と維持に関与する。所要量は乳児期40 mg, 11歳までの幼児は45 mgから70 mgと増加し, 成人は100 mgとされている。牛乳にはビタミンCがきわめて少なく, さらに滅菌操作により破壊されるので, 牛乳栄養児にはビタミンCの補給が大切である。育児用調製粉乳中には十分量のビタミンCが添加されているので, これで栄養する場合は不足の心配はない。ビタミンCは新鮮な野菜および果物, 特に柑橘類に豊富に含まれている。

f. ビタミンD

ビタミンDにはカルシフェロール(D_2)とコレカルシフェロール(D_3)の2種類が存在する。ビタミンDは骨, 腸管からのカルシウム, リンの吸収, 腎尿細管からのリンの再吸収を行って骨形成に関与する。所要量は乳幼児期を通じて1日400 IUとされており, 6歳以降は100 IUとされている。母乳中のビタミンD含有量は所要量よりもはるかに少なく, 日光浴が大切である。人工乳には必要量のビタミンDが添加されている。ビタミンDは肝油, 卵黄, レバー, バターに多く含まれている。

7. 無機質

無機質は量的には微量であるが, 組織の構成および生体機能の調節のうえで必要欠くべからざる栄養素である。無機質の含量は出生時には3%であるが小児期を通じて上昇し, 成人では4.32%になる。一般に無機質は食品や飲料水中に所要量を上回る量で含有されているので, 鉄, カルシウム以外は欠乏症状を起こすことは少ない。

a. カルシウム(Ca)

生体内ではカルシウムはその99%が骨格や歯牙の主要成分となっているが, このほかにも, 血液凝固, 体液イオン調節, 神経興奮, 筋肉収縮など重要な機能を営んでいる。

成長期の**カルシウム必要量**は, 平衡維持に要するカルシウム量と骨発育に必要なカルシウムを加えたものとされている。

乳児のカルシウム所要量は6ヵ月未満200 mg, 6ヵ月以降500 mgとされている。表9-2に示したように発育の著しい思春期に高い所要量が設定されている。

b. 鉄(Fe)

乳児期の**鉄所要量**は, 乳児期1年間に200 mgの鉄を蓄積する必要があり, 鉄の吸収率10%を考慮すると1年間に2 gの鉄を摂取する必要がある。生後2〜3ヵ月は貯蔵鉄があるので残り10ヵ月で2 gを摂取する。よって, 1日の所要量は6 mgとなる。

II. 乳児栄養

1. 母乳栄養

出生後, 乳児が健康な発育を遂げるためには乳汁を摂取しなければならない。その乳汁が人乳である場合を**母乳栄養** breast feeding と呼び, 牛乳, 山羊乳あるいは牛乳その他の加工品である場合を**人工栄養** artificial feeding と呼ぶ。人乳の不足を人工栄養で補足する場合を**混合栄養** mixed feeding という。

a. 母乳栄養の利点

① 疾病罹患率, 死亡率が低い。

母乳には表9-4に示すように感染に対する防御作用を持った様々な物質が含まれており, また腸内細菌叢がビフィズス菌が主体となるため, 新生児期はもちろん, 乳児期全般での呼吸器, 消化器感染症の罹患率が低い。

② 清潔である
③ 授乳が簡単である
④ 経済的である
⑤ 母子間における情緒関係が安定する
⑥ 母乳の成分組成は乳児の消化利用に最適である

母乳に多く含まれるラクトアルブミン, ラクトグロブリンなどの蛋白は消化されやすいが, 牛乳に多い蛋白質のカゼインは消化されにくい。母乳

表9-4 母乳中に含まれる感染防御因子

因子	感染症防御作用
免疫グロブリンA	母乳中のIgAは分泌型であり，消化分解されにくい，腸管壁に存在して細菌やウイルスを阻止する．
ラクトフェリン	鉄を含む蛋白質で初乳に多い．ブドウ球菌や大腸菌の鉄を剝脱することにより静菌的に作用する．
リゾチーム	大腸菌やサルモネラ菌に対して溶菌作用を示す．
補体	抗体成分とともに感染防御に関与する．
ラクトペルオキシダーゼ	溶連菌，緑膿菌，大腸菌などに対して殺菌作用を有する．
マクロファージ	ブドウ球菌，大腸菌，カンジダなどに対して食作用がある．壊死性腸炎の予防にも有効．補体，リゾチーム，ラクトフェリンなどを産生する．

には乳糖が多く含まれるので，腸管内のpHは酸性となり細菌叢としてビフィズス菌が優勢となる．これに対して牛乳栄養児の腸管細菌叢は大腸菌が主体である．

b. 母乳不足

一般に，次の事項が認められた場合は母乳不足を疑い，哺乳量を測定する．哺乳量の測定は授乳前後の体重差で示すが，不足の判定は1回の哺乳量測定では意味がなく，数回測定してその平均値を出すか，1日の全量を測定したうえでなされる．
① 他に原因が認められない児が生後7日たっても**生理的体重減少が停止しない場合**
② 生後14日目の体重が出生時体重に復帰していない場合
③ 生後14日目になっても3時間おきの授乳が行えず，1回の授乳時間が20分以上になりやすい場合
④ 眠りが浅く，ささいな物音で目を覚まし，よく泣く場合
⑤ 便の性状が不良で，便秘や下痢に傾く場合

c. 母乳禁忌

① 母親に糖尿病，甲状腺機能亢進症，慢性腎炎，心不全，悪性腫瘍など重篤な疾患があり，授乳により母体を損なう可能性がある場合は禁止する．
② 母親に隔離を必要とする急性伝染病や開放性あるいは活動性結核がある場合は，児へ伝染する危険性があるので禁止する．
③ 向精神薬など，授乳により児への影響がある薬剤を母親が服用中の場合は禁止する．

d. 授乳困難

母乳の分泌はあるが，授乳に困難が感ずるものをいう．

1) 原因が母親側にある場合

① 乳頭の奇形：小乳頭，陥没乳頭，扁平乳頭などが授乳を妨げるので，妊娠中に乳頭の正常化に努める．
② 乳頭の裂傷：最も多く遭遇する授乳障害である．疼痛のため授乳できず，乳汁のうっ滞をきたし，分泌量が低下して，細菌が侵入して乳腺炎の原因となる．
③ 乳腺炎：裂傷に感染して発生する．早期に抗生物質を使用するが，膿瘍を形成した場合は切開排膿する．

2) 原因が乳児側にある場合

① 哺乳力微弱：低出生体重児に見られる．1回の授乳時間を短縮して授乳回数を増加する．
② 哺乳怠惰：低出生体重児，分娩外傷による脳障害児や知的障害児にはしばしば吸啜反射や嚥下反射の不全があり，このため哺乳しようとしないことがある．やむをえない場合は搾乳して留置カテーテルによる強制栄養を行う．
③ 哺乳嫌悪：乳汁分泌が多いにもかかわらず，乳頭を口腔内に入れると啼泣してこれを含まない．
④ 空気の嚥下：胃部膨満のために十分に哺乳ができないが，これは排気した後に再び授乳すればよい．
⑤ 口腔の奇形：高度の兎唇，口蓋裂．

⑥ 口内炎：カタル性口内炎やアフタ性口内炎では疼痛のために哺乳できないことがある．
⑦ 鼻閉：感冒，先天性梅毒，ジフテリアなどの際にみられ，呼吸困難のために哺乳が妨げられる．

e. 母乳栄養の問題点
1) 薬剤移行
ほとんどの薬剤は母乳中に移行する．新生児を持つ母親への投薬は可能な限り避けるべきであるが，感冒などに使用される薬剤の短期使用は児に悪影響を与える可能性はほとんどなく母乳を中止するデメリットのほうが大きい．

2) ビタミンK欠乏
各論，p 161 参照．

3) 母乳黄疸
母乳黄疸は遷延性黄疸の原因として知られている．黄疸の原因として，従来より母乳中に含まれるプレグナンジオールがグルクロニールトランスフェラーゼの作用を阻害することによると考えられている．2～3日間母乳を中止することにより速やかな黄疸の改善が認められ，診断の手がかりになるが，普通は母乳を中止する必要はなく，光線療法の基準にあわせて光線療法を行う（第10章．新生児・低出生体重児，p 196 参照）．

4) 経母乳感染
a) HTLV-1（成人T細胞白血病ウイルス）
母乳からの感染が主な感染経路と考えられた時期もあったが，短期間（3ヵ月程度）の母乳であれば移行抗体（感染防御抗体）により感染率が低下し，冷凍母乳ではリンパ球が死滅することで禁母乳と同じ程度の感染率になることから，必ずしも母乳禁忌ではない．

b) B型肝炎ウイルス（HBV），C型肝炎ウイルス（HCV）
HBVは母乳を介して感染することはなく，主として産道感染であること，またスクリーニングと予防法が確立していることから母乳哺育は禁忌ではない．HCVは血液あるいは血液製剤からの感染である．母子感染は一部で報告されているが，母乳が感染源という報告はなく，現在のところ禁忌ではない．

c) HIV
経母乳感染が証明されており，母乳哺育は禁忌とされている．

2. 人工栄養
最近，わが国の人工栄養は特殊調製粉乳に依存しており牛乳は使用されていない．最近の特殊調製粉乳による人工栄養は，調乳法を月齢ごと段階希釈の形式から単一調乳の形式に，授乳法を規則授乳から自律授乳に改められつつあり，これらはいずれも母乳栄養への接近をめざしたものである．
現在，製品間に栄養効果に差はなく，むしろできるだけ新鮮で変質度の少ないものを選ぶことが大切である．

混合栄養
混合栄養は，毎回母乳を与えた後に不足分を人工乳を補充する方法と，ある時間には母乳だけ，ある時間は人工乳と分けて与える方法がある．どちらを行うかは仕事などの家庭の事情や母乳分泌の程度で決めればよい．

3. 母乳と牛乳

a. 人 乳 breast milk
人乳の成分は分娩後，日とともに変化し，約10日後にほぼ一定する．最初の数日間に分泌される乳汁を初乳といい，10日以後の一定した成分の乳汁を成熟乳，初乳から成熟乳に移行するまでの乳汁を移行乳という．

1) 初乳 colostrum
初乳は成熟乳と比較して帯黄色，粘稠，濃厚であり，蛋白質（特にラクトアルブミン，グロブリ

表9-5 初乳，移行乳，成熟乳の成分比較（dl あたり）

	初乳 (3～7日)	移行乳 (8～12日)	成熟乳
エネルギー(kcal)	58	63	63
固形分(g)	12.41	12.87	12.22
蛋白質	2.05	1.60	1.07
カゼイン	0.76	0.86	0.50
ラクトアルブミン＋ 　ラクトグロブリン	0.87	0.40	0.31
脂質	2.96	3.56	3.49
乳糖	5.80	6.22	6.87
灰分	0.30	0.26	0.20

ン)とミネラルが多く，乳糖と脂質が少ない(表9-5)．初乳中には脂肪球，多核白血球，リンパ球と初乳に特有である初乳球(乳汁中の脂質を貪食した白血球で光をよく屈折する)を含む．また初乳中には各種免疫抗体が含まれている．

2) 成熟乳

白色または帯黄白色，特有の芳香を有し，甘味がある．鏡検すると無数の脂肪球を含む．

b. 牛 乳 cow's milk

採取したままの牛乳を全乳 pure milk といい，静置しておくと黄色の乳脂 cream 層が浮上する．乳脂を除去した残りを脱脂乳 skim milk という．牛乳を一昼夜放置するかペプシン処理するとカゼインが凝固し黄色の透明液が滲出する．カゼインの凝塊を乳餅 curd，透明液を乳清 whey と呼び，乳清中にはラクトアルブミン，ラクトグロブリン，乳糖，灰分が含まれる．

c. 人乳と牛乳の差異(表 9-6, 7)

1) 蛋白質

人乳にはカゼインに比較してラクトアルブミン，ラクトグロブリンの比率が高い．牛乳には人乳の約3倍の蛋白質が含まれ，アルブミン，グロブリンが少なく，カゼイン(人乳の6倍)が多い．

a) ラクトアルブミン lactalbumin

ラクトアルブミンは，牛乳ではβ-ラクトアルブミンが主体をなすが，人乳ではα-ラクトアルブミンが主体をなす．

b) カゼイン casein

カゼインは乳中ではカルシウムと結合してミセルの状態で存在しており，その大きさは牛乳では80～120 nm のものが多いが，人乳では 42 nm 前後である．カゼインは胃内で凝塊(乳餅)をつくる．牛乳カゼインの乳餅は粗大であり，人乳カゼインは凝固しにくく，生成した乳餅も微細である．カゼインの乳餅が粗大であるほど消化に時間がかかり，胃内停滞時間が長くなる(人乳 2～2.5 時間，牛乳 3～4 時間)．カゼインが胃内で乳餅をつくる際に消費する塩酸の量を抱酸度と呼ぶ．人乳の抱酸度は 85 であるのに対し，牛乳のそれは 320～550 である．このように，牛乳は大量の塩酸を消費するため，人工栄養児の胃内容には遊離

表 9-6 人乳と牛乳の成分比較(1)(100 g あたり)

		人乳	牛乳
成分	全固形分(g/dl)	12.9	12.4
	蛋白質(g/dl)	1.1	3.3
	カゼイン(g/dl)	0.37	2.49
	乳清蛋白(g/dl)	0.7	0.7
	ラクトアルブミン(g/dl)	0.36	0.24
	ラクトグロブリン(g/dl)	—	0.17
	乳糖(g/dl)	7.1	4.7
	脂肪(g/dl)	4.54	3.8
	ミネラル(灰分)(g/dl)	0.20	0.72
ミネラル	Na (mg/dl)	17.2	76.8
	K (mg/dl)	51.2	143
	Cl (mg/dl)	37.5	108
	Ca (mg/dl)	34.4	137
	P (mg/dl)	14.1	91
	Mg (mg/dl)	3.5	13
	S (mg/dl)	14	30
	Fe (mg/dl)	0.051	0.045
	Zn (mg/dl)	0.12	0.39
	Cu (mg/dl)	0.05	0.01
	I (mg/dl)	0.006	0.01
アミノ酸	ヒスチジン	24	120
	イソロイシン	61	250
	ロイシン	97	360
	リジン	70	260
	メチオニン	12	80
	フェニルアラニン	40	180
	スレオニン	52	170
	トリプトファン	19	60
	バリン	73	260
カロリー(kcal/dl)		74.7	70.1

(Behrman RE et al (eds) : Nelson Textbook of Pediatrics (15 th ed), Saunders, 1997)

表 9-7 人乳と牛乳の成分比較(2)
(100 g あたり)

ビタミン	人乳	牛乳
A		
レチノール(μg)	45	27
カロチン(μg)	12	11
A 効力(IU)	170	110
B_1(mg)	0.01	0.03
B_2(mg)	0.03	0.15
ナイアシン(mg)	0.2	0.1
C(mg)	5	微量
D(IU)	22	14
E(mg)	1.8	0.4
K(μg)	15	60
葉酸(μg)	52	55
パントテン酸(μg)	184	346
ピリドキシン(μg)	100	640
B_{12}(μg)	0.3	4.0

(小林 登ほか編：新小児医学大系 3 B 小児栄養学 II，中山書店，1986)

塩酸が少なくなり，殺菌作用が低下する．

c）アミノ酸組成
シスチンを除く他のすべてのアミノ酸は人乳より牛乳中に多く含まれている．

2) 糖質
人乳，牛乳ともに乳糖の形で含まれているが，含量は牛乳では人乳の約半量である．

3) 脂質
人乳，牛乳ともに脂質含量は3.5％で差がないが，脂質を構成する脂肪酸組成が異なっている．牛乳脂質には人乳に比較して飽和脂肪酸，特に低級揮発性脂肪酸が多く，不飽和脂肪酸が少ない．不飽和脂肪酸のうちリノール酸，リノレン酸は成長に不可欠で必須脂肪酸と呼び，人乳に多い．

4) 灰分
牛乳の灰分含有量は人乳の約3倍で，特にカルシウムが約4倍，リンが約6倍も多い．鉄，銅は他の灰分と異なり，人乳に多く含有される．しかし乳児期の鉄所要量を人乳のみで補うことはできない．

5) ビタミン
ビタミンA，ニコチン酸アミド，ビタミンC，D，Eは人乳に多いが，ビタミンB_1，B_2，B_6，B_{12}，K，パントテン酸は反対に牛乳に多い．

4. 治 療 乳
古くは乳児下痢症，栄養失調症の治療の目的で，最近では未熟児，新生児，アレルギー性体質児，さらには代謝異常児の哺育治療の目的で，種々の乳製品が考案されている．

a. 牛乳アレルギー治療乳
牛乳蛋白質の抗原性に起因する牛乳アレルギーには次の3種類の治療乳が提供されている．
① 大豆蛋白質製品
大豆蛋白質のすべてを含有したものと可溶性の大豆蛋白質のみを抽出したものがある．ボンラクト®は前者であり，ソーヤミール®は後者である．
② 牛乳以外の動物性蛋白質製品
③ 特殊熱処理牛乳製品

b. フェニルケトン尿症など代謝異常症治療乳
フェニルケトン尿症では低フェニルアラニン乳が必要である．わが国ではロフェミルク®，フェニトール®がある．

c. 乳糖不耐症治療乳
先天的に乳糖分解酵素 lactase の欠損している場合，あるいは何らかの原因で活性が減弱している場合には，乳糖を含む乳汁は与えられない．最近は，ラクトレス®，ラクトースフリー®などの乳糖除去乳が用いられる．

d. MCT乳
中鎖脂肪酸トリグリセリド medium chain triglyceride (MCT)は長鎖脂肪酸トリグリセリドと異なり，腸内加水分解が速く，腸管からの吸収も速く，主として門脈を介して輸送される．したがって，脂質吸収不全(蛋白質漏出性腸症など)，小腸切除後，胆道閉鎖症，乳ビ胸，などの治療に用いられる．また，膵リパーゼ活性の低い未熟児や新生児の脂質利用改善の目的でも使用される．

e. 低ナトリウム乳
腎障害，心臓障害，腎性尿崩症など，ナトリウム負荷を避ける必要がある場合に使用する．

5. 離乳 weaning
乳児を人乳または人工乳のみで長く栄養すると貧血を起こし，皮膚の緊張が減退し，病気に対する抵抗力も減じる．したがって，ある月齢に達したならば，乳汁以外の様々な半固形食を次第にその硬さ，量，種類を増しながら与え，乳汁を減らして成人の食事に移っていかなければならない．

a. 離乳の必要な理由
現在，離乳の必要な理由として，乳汁のみでは①水分が多すぎて必要なエネルギーがとりにくく，②鉄などの無機塩類および，③ビタミンC，Dが不足する，が考えられている．

b. 離乳の開始
離乳の目的で**離乳食**を与え始めることである．

その時期は従来，生後5ヵ月あるいは体重7kgを目安とされてきたが，現在，生後3ヵ月で既に7kgを超える乳児もみられ，そのような場合でも生後4ヵ月までは待つべきである．

c．離乳の完了

主な栄養源が乳汁以外の食物になることである．通常，満1歳頃までには離乳は完了することを目標に離乳を進める．母乳あるいは哺乳瓶によるミルクの授乳をまったく中止することを**断乳**という．

d．離乳食の条件と離乳の進め方（表9-8）

離乳期の食物は，離乳の進行過程に応じて食べやすく調理してあれば，食品の種類にはこだわらない．離乳開始の頃は一般に穀類が使用される．米の粥は口の中で押しつぶすことができるように十分に煮る．離乳が進むにつれて，蛋白源となる食物を増やす．卵は卵黄から全卵へと進めていく．脂肪の多い魚，肉類は遅れて使用するほうがよい．

表9-8 離乳食の進め方のめやす

区分			離乳初期	離乳中期	離乳後期	離乳完了期
月齢（ヵ月）			5～6	7～8	9～11	12～15
回数	離乳食（回）		1→2	2	3	3
	母乳・育児用ミルク（回）		4→3	3	2	※
調理形態			ドロドロ状	舌でつぶせる固さ	歯ぐきでつぶせる固さ	歯ぐきで噛める固さ
1回あたり量	I	穀類（g）	つぶしがゆ 30→40	全がゆ 50→80	全がゆ（90→100）→軟飯80	軟飯 90→ご飯 80
	II	卵（個）	卵黄 2/3以下	卵黄→全卵 1→1/2	全卵 1/2	全卵 1/2→2/3
		または豆腐（g）	25	40→50	50	50→55
		または乳製品（g）	55	85→100	100	100→120
		または魚（g）	5→10	13→15	15	15→18
		または肉（g）		10→15	18	18→20
	III	野菜・果物（g）	15→20	25	30→40	40→50
調理用油脂類・砂糖（g）			各 0→1	各 2～2.5	各 3	各 4

※牛乳やミルクを1日300～400 ml

1) 付表に示す食品の量などは目安である．なお，表中の矢印は当該期間中の初めから終わりへの変化（たとえば，離乳初期の離乳食1→2は5ヵ月では1回，6ヵ月では2回）を示す．
2) 離乳の進行状況に応じた適切なベビーフードを利用することもできる．
3) 離乳食開始時期を除き，離乳食には食品 I，II（1回にいずれか1～2品），III を組み合わせる．なお，量は1回1食品を使用した場合の値であるので，たとえばIIで2食品使用のときは各食品の使用量は示してある量の1/2程度を目安とする．
4) 野菜はなるべく緑黄色野菜を多くする．
5) 乳製品は全脂無糖ヨーグルトを例として示した．
6) 蛋白質性食品は，卵，豆腐，乳製品，魚，肉などを1日に1～2回使用するが，離乳後期以降は，鉄を多く含む食品を加えたり，鉄強化のベビーフードを使用する．調理用乳製品の代わりに育児用ミルクを使用するなどの工夫が望ましい．
7) 離乳初期には固ゆでにした卵の卵黄を用いる．卵アレルギーとして医師の指示のあった場合には，卵以外の蛋白質性食品を代替する．詳しくは医師と相談する．
8) 豆腐の代わりに離乳中期から納豆，煮豆（つぶし）を用いることができる．
9) 海藻類は適宜用いる．
10) 油脂類は調理の副材料として，バター，マーガリン，植物油を適宜使用する．
11) 塩，砂糖は多すぎないように気をつける．
12) ハチミツは乳児ボツリヌス症予防のため満1歳までは使わない．
13) ソバ，サバ，イカ，タコ，エビ，カニ，貝類などは離乳初期・中期には控える．
14) 夏期には水分の補給に配慮する．また，果汁やスープなどを適宜与える．

（厚生省児童家庭局母子保健課：小児保健 55：127, 1996）

●**フォローアップミルク**（離乳期幼児期用粉乳）

当初ヨーロッパにおいて「離乳期食物の液状の部分」として開発され，使用期間を6～36ヵ月とした．

わが国では，離乳食が1日3回となる9ヵ月頃より，育児用粉乳を牛乳に変更してもよいが，牛乳では鉄分やビタミンが不足するため，牛乳代替品としてフォローアップミルクが製品化された．したがって，ヨーロッパにおける離乳期食物の液状部分として栄養（ことに蛋白質）を補うというのとは異なる．現在わが国では離乳ならびに離乳食の基準は栄養学的水準を十分に満たしているので，離乳が支障なく行われているならば，フォローアップミルクを必要とする理由はない．

III. 乳児期以降の栄養

1. 幼児・学童の栄養

幼児期は，運動が活発なので多くのエネルギーを必要とし，発育が盛んなため蛋白質が不足しないように注意する必要がある．発育の盛んな小児の場合9種類の必須アミノ酸にアルギニンを加えた10種類のアミノ酸を摂取することが必要で，このためには動物性蛋白質を全摂取蛋白質の50～75％に保つ必要がある．エネルギー消費量の多い幼児では，エネルギー源として糖質が摂取されることは必要であるが，総エネルギー量の60％前後が適当である．骨や歯の発育のためにはカルシウムやリンが必要であり，貧血の予防には鉄が必要である．カルシウムの1日所要量は500 mgで，牛乳500 mlに相当する．鉄は1日に7～8 mg必要で，卵黄，レバーなどを献立に加える．

知能，情緒などの基本的な発育が進む幼児期は，食事のしつけにとっても重要な年齢である．食事前の手洗い，食事のマナー，偏食の防止などよい食習慣を身につけることは栄養的にバランスのとれた食事内容を確保する前提となる．

2. 思春期の栄養

表9-2に示したように，思春期においては旺盛な発育を考慮して，男女とも成人よりも多くのエネルギーを摂取するようにすすめられている．また，蛋白質やカルシウムも同様の理由から高い値が示されている．現代のわが国では，食料の不足や貧困のために低栄養をきたすことはなく，過食や，偏食が新しい問題となっている．

3. 栄養状態の評価

a. 身体計測値

1）パーセンタイル値による判定

厚生労働省の乳児発育値は現在パーセンタイル値で示されている．これは測定値を少ない順にならべ，全例の何パーセント目にあたるかを示すもので，3～97パーセンタイル内を正常と判定する．

2）指数による判定

発育状態を体重と身長の関係で評価する方法と以下のものが主に使用されている．

a) **Kaup 指数による判定**

$$\text{Kaup 指数} = \frac{\text{体重(g)}}{\text{身長}^2 \text{(cm)}} \times 10$$

乳児，幼児の発育状況の判定にはKaup指数が広く用いられている．発育状態を「普通」とするのは乳児では16～18，1歳児では15.5～17.5，2歳児では15～16.5，3～5歳では14.5～16.5である．

b) **Rohrer 指数による判定**

$$\text{Rohrer 指数} = \frac{\text{体重(g)}}{\text{身長}^3 \text{(cm)}} \times 10^4$$

小中学生の栄養状態の判定に用いられる．正常範囲は110～160で，身長区分別に表9-9に示すような肥満判定基準が示されている．

表9-9 Rohrer 指数による肥満判定基準

身長区分	Rohrer 指数
110～129 cm	180 以上
130～149 cm	170 以上
150 cm 以上	180 以上

3）皮下脂肪厚による判定

皮下脂肪厚の測定は，一般には背部肩甲骨下部と上腕伸展側中間部で行うが，幼児では腹部が有効であるとされている．

b．臨床検査データ

血液，尿についての生化学的検査が栄養状態の評価に使われる．蛋白質については rapid turn-over protein としてプレアルブミンを指標とすることがある．脂肪の欠乏は体重増加不良となるが，血液中の脂質には顕著な変動は認めない．

c．臨床所見

栄養状態の良否を一般に評価するためには，以下の点に注意する．
① 顔色が良いか，貧血の有無
② 皮下脂肪の発達，皮膚の緊張（張り）
③ 筋肉の発達
④ 腹部の緊張（弾力があるか）
⑤ 機嫌が良く，よく眠るか
⑥ 食欲の有無

●各　論●

I. 肥　満

　肥満 obesity とは，体の脂肪（皮下脂肪や内臓脂肪）が過剰に増加した状態をいう．過体重（体重が多すぎる）は，必ずしも脂肪が沈着しているとは限らない．しかし，日常は体重をめやすとして肥満を考えている．一般に**肥満度**は次の式によって算出される．

$$肥満度 = \frac{実測体重 - 標準体重}{標準体重} \times 100$$

　肥満度が 20% 以上 30% 未満を軽度，30% 以上 50% 未満を中等度，50% 以上を高度とする．肥満症には病気の症状としてみられる症候性肥満と，それ以外の単純性肥満がある．

単純性肥満

【概念・病因】
　小児の単純性肥満は，消費エネルギーと成長のためのエネルギーの和よりも摂取カロリーが多いために引き起こされ，遺伝的因子，社会的因子，心理的因子などの関与が考えられている．

【症状】
　単純性肥満の体型は，体幹も四肢も太い，いわゆる均等肥満である．身長年齢，骨年齢ともに暦年齢よりも進んでいることが多く，女児では初潮が早く発来することが多い．

【合併症】
　高血圧や糖尿病を合併する頻度が高く，脂肪肝の合併による肝腫大や血清トランスアミラーゼの上昇を認めることもある．著明な肥満では，傾眠傾向を示すピックウィック症候群 pickwickian syndrome を併発することもある（第 16 章．呼吸器疾患，p 380 参照）．

【検査所見】
　高脂血症，耐糖能の低下，血清トランスアミラーゼの上昇などの所見をきたすことがある．

【治療】
　食事療法を主体として，運動療法を併用する．
【予後】
　学童期の肥満の 60～80% は成人肥満に移行するといわれ，生活習慣病（成人病）の予備群であり，予防が大切である．

II. 栄養失調症

　一般に栄養状態が低下し体重増加の悪いものを栄養失調 malnutrition といい，栄養失調が重症でやせが著明なものを消耗症（マラスムス）marasmus という．栄養失調症の原因は，食事性栄養障害（一次性）すなわち摂取栄養の量的・質的不良に起因するものと，続発性（二次性）すなわち様々な疾患によって食物摂取が困難であったり，吸収障害によって続発的に出現するものがある．現在のわが国ではみられないが，発展途上国においては経済的貧困，食料不足による一次性栄養失調は少なくない．これは主として摂取エネルギーと蛋白質の不足による protein-energy malnutrition (PEM) である．

1. protein-energy-malnutrition (PEM)

　WHO は 1973 年に PEM を「蛋白とカロリーが同時に，しかも様々な割合で不足することによって起こる一定範囲の病的状態であり，この状態は乳幼児に最も高頻度に発現し，しばしば感染症を合併する」と定義している．程度の軽いものは体重増加不良のみを示すが，進行すると消耗症（マラスムス）またはクワシオルコルなどの高度栄養失調となる．

a. 消耗症（マラスムス）marasmus
　一般に摂取エネルギーの不足に基づくもので，胃腸障害を示すことが多く，年齢的には 6～24 ヵ月のものが多い．離乳期以後の食事摂取が不十分

なためであり，乳児期の栄養失調として死亡率が高い．

b. クワシオルコル kwashiorkor

本症は主として蛋白摂取の不足が原因であり，年齢的には 1〜3 歳が多い．皮膚，毛髪の変化，肝腫大，浮腫など多彩な症状をともなう．

2. や　せ

やせの定義

1) 標準体重比によるもの

標準体重比は通常肥満度（やせでは数値が負になる）といわれており，下の式で求める．

$$標準体重比 = \frac{実測体重 - 標準体重}{標準体重} \times 100$$

$-10 \sim -20\%$ 未満をやせ傾向とし，-20% 以下をやせとする．

2) 体格指数によるもの

わが国では前述のように，乳幼児期には Kaup 指数が，学童期以後になると Rohrer 指数がよく用いられている．体格指数のうち，Kaup 指数は，内科領域では body mass index（BMI）と呼ばれ，肥満の指数として優れている．幼児期にかぎれば，14 以下をやせ傾向，さらに 13 以下をやせとしている．

III. 糖 尿 病

糖尿病 diabetes mellitus（DM）は，「インスリン分泌低下あるいはインスリン作用不足に起因して，糖代謝が低下し，慢性的な高血糖が持続するとともに，蛋白，脂質代謝に異常をきたす」と定義することができる．1998 年に WHO が DM の分類を変更し，翌年，日本糖尿病学会もそれに併せて DM の分類を変更した．表 9-10，9-11 に示すように，小児に多くみられる従来インスリン依存性糖尿病を 1 型，すなわち β 細胞の破壊，通常は絶対的インスリン不足に至るものとし，成人の DM の大部分をしめるインスリン非依存性糖尿病を 2 型，インスリン分泌低下を主体とするも

表 9-10　糖尿病と，それに関する耐糖能低下* の成因分類

I．1 型（β 細胞の破壊，通常は絶対的インスリン欠乏に至る）
A．自己免疫性
B．特発性
II．2 型（インスリン分泌低下を主体とするものと，インスリン抵抗性が主体で，それにインスリンの相対的不足をともなうものとがある）
III．その他の特定の機序，疾患によるもの（詳細は表 9-11 を参照）
A．遺伝因子として遺伝子異常が同定されたもの
1）膵 β 細胞機能にかかわる遺伝子異常
2）インスリン作用の伝達機構にかかわる遺伝子異常
B．他の疾患，条件にともなうもの
1）膵外分泌疾患
2）内分泌疾患
3）肝疾患
4）薬剤や化学物質によるもの
5）感染症
6）免疫機序によるまれな病態
7）その他の遺伝的症候群で糖尿病をともなうことの多いもの
IV．妊娠糖尿病

* 一部には，糖尿病特有の合併症をきたすかどうかが確認されていないものも含まれる．

のと，インスリン抵抗性が主体で，それにインスリンの相対的不足をともなうものとした．それ以外の高血糖をきたす病態は III（表 9-10）のその他の特定の機序，疾患によるものとされた．よって遺伝子異常にともなう DM はこの中に含まれる．

1. 1 型糖尿病 type 1 diabetes mellitus

【概念・疫学】

1 型糖尿病は従来インスリン依存性糖尿病あるいは若年型糖尿病とも呼ばれた．本症は膵の Langerhans 島（以下，ラ氏島）β 細胞の破壊のため，インスリンが絶対的に不足しており，インスリン投与が不可欠である．

わが国の 1 型 DM の発症率は，1 年間に人口 10 万人に対して約 1〜2 人で，女児の頻度は男児の 2 倍である．一方，欧米諸国の発症率は人口 10 万人に対して 10〜30 人といわれており，わが国の 3〜20 倍に達する．これには人種差による遺伝的素因が関係していると思われる．1 型 DM の発症年齢は 5〜8 歳と 10〜15 歳にピークを認める．

表 9-11　その他の特定の機序，疾患による糖尿病，耐糖能低下*

A．遺伝因子として遺伝子異常が同定されたもの 　1）膵β細胞機能にかかわる遺伝子異常 　　　インスリン遺伝子（異常インスリン症，異常プロインスリン症） 　　　HNF 4α遺伝子（MODY1） 　　　グルコキナーゼ遺伝子（MODY2） 　　　HNF 1α遺伝子（MODY3） 　　　IPF-1 遺伝子（MODY4） 　　　HNF 1β遺伝子（MODY5） 　　　ミトコンドリア DNA（MIDD） 　　　アミリン 　　　その他 　2）インスリン作用の伝達機構にかかわる遺伝子異常 　　　インスリン受容体遺伝子 　　　（A 型インスリン抵抗性，妖精症，Rabson-Mendenhall 症候群ほか） 　　　その他 B．他の疾患，条件にともなうもの 　1）膵外分泌疾患 　　　膵炎 　　　外傷/膵摘出術 　　　腫瘍 　　　ヘモクロマトーシス 　　　その他 　2）内分泌疾患 　　　クッシング症候群 　　　先端巨大症 　　　褐色細胞種 　　　グルカゴノーマ 　　　アルドステロン症 　　　甲状腺機能亢進症 　　　ソマトスタチノーマ 　　　その他	3）肝疾患 　　　慢性肝炎 　　　肝硬変 　　　その他 　4）薬剤や化学物質によるもの 　　　グルココルチコイド 　　　インターフェロン 　　　その他 　5）感染症 　　　先天性風疹 　　　サイトメガロウイルス 　　　EB ウイルス 　　　コクサッキー B ウイルス 　　　ムンプスウイルス 　　　その他 　6）免疫機序によるまれな病態 　　　インスリン受容体抗体 　　　Stiffman 症候群 　　　インスリン自己免疫症候群 　　　その他 　7）その他の遺伝的症候群で糖尿病をともなうことの多いもの 　　　Down 症候群 　　　Prader-Willi 症候群 　　　Turner 症候群 　　　Klinefelter 症候群 　　　Werner 症候群 　　　Wolfram 症候群 　　　セルロプラスミン低下症 　　　脂肪萎縮性糖尿病 　　　筋強直性ジストロフィー 　　　その他

* 一部には，糖尿病特有の合併症をきたすかどうかが確認されていないものも含まれる．

【病因】

1型 DM の成因はまだ確定されていないが，近年，1型 DM 患者の血中に，膵 Langerhans 島β細胞の細胞質や細胞膜に対する抗体が証明され，1型 DM は自己免疫疾患であるとする概念が確立されつつある．Langerhans 島β細胞の細胞質に対する抗体 **islet cell antibody**（ICA）は，発症時期に抗体価が高く，経過とともに低下する．近年，β細胞に多く含まれている glutamic acid decarboxylase（GAD）に対する抗体（**GAD 抗体**）や**インスリン自己抗体** insulin autoantibody（IAA）なども同様の動態を示すことが明らかとなっている．これらの抗体が発症の原因か，β細胞の破壊の結果生じるのかは未だ十分には解明されていない．1型 DM 患者では，橋本病，Addison 病などの自己免疫疾患を合併し，抗甲状腺抗体，抗胃壁抗体などの自己免疫抗体を検出する頻度が高い．本症患者では特定の **HLA 型**を示すことが多く，わが国では DR 4-DR 53-DQw 4，DR 9-DR 53-DQw 9 との相関があり，白人では DR 3-DQw 2，DR 4-DQw 8 との相関が高い．これらは発症に何らかの自己免疫が関与することを示唆する．

また，ウイルス感染や環境因子の関与も報告され，**コクサッキー B4** ウイルスの流行と患者発生数が一致することや，人工栄養児は母乳栄養児に比較して本症の発症率が高いことが知られている．これにはコクサッキー B 4 と GAD が，人工乳中のウシアルブミンとβ細胞の p 69 蛋白が相同性を持つことが関与しているかも知れない．

【病態】

　糖尿病状態では，インスリン作用の欠如により，糖代謝では，ブドウ糖輸送やブドウ糖酸化が障害されるために高血糖となり，**高張性利尿**による多尿と脱水，それを補うための多飲が出現する．また，ブドウ糖からのエネルギー産生，脂肪合成やアミノ酸からの蛋白合成が障害され，逆に，脂肪分解や蛋白質の分解が促進されるため，体重減少，やせが起こる．さらに，脂肪分解の結果生成されたケトン体（アセト酢酸，βオキシ酪酸，アセトン）が大量に蓄積して**ケトアシドーシス**を引き起こし，**糖尿病性昏睡**の原因となる．

【症状】

　1型DMは，発症が急激で，進行が急速である．本症発症時の主要症状は，**全身倦怠，体重減少，多飲，多尿**である．さらに進行すると，高度のケトアシドーシスによる**糖尿病性昏睡**に陥る．

　糖尿病性昏睡は腹痛，嘔気，嘔吐などの症状から次第に傾眠，次いで昏睡へと至る．またケトーシスのために呼気にアセトン臭を認め，深くて長いKussmaul呼吸を認め，高張性利尿，嘔気，嘔吐などにより高度の脱水をきたす．

【診断】

　1型DMは全身倦怠，体重減少，多飲，多尿，などの症状に高血糖が確認されれば診断は容易である．本症ではしばしば受診時に，糖尿病性昏睡による意識障害傾向をともなうことが多く，他の疾患に起因する代謝性アシドーシス，脳症あるいは低血糖症などとの鑑別のために，血糖，尿中アセトン，血液ガス，電解質，BUN，心電図などがルーチンの検査として必須である．

　学校検尿などで発見された軽症あるいは初期の1型DMは，**経口ブドウ糖負荷試験**によって2型DMと鑑別する．

【治療】

1）急性期の治療

　糖尿病性ケトアシドーシス（糖尿病性昏睡）の状態にある糖尿病患者の治療は，①脱水症の補正，②高血糖の是正，③ケトアシドーシスの是正が基本となる．

a）輸液療法

　糖尿病性昏睡では，尿糖にともなう浸透圧利尿に加え，多呼吸による不感蒸泄の増加，嘔吐，意識障害による水分経口摂取不良により，5～10％の**高張性脱水**をきたしている．当初はカリウムを含まない高張液の補液，すなわち最初1～2時間は生理食塩水20 ml/kg/時間で注入し，利尿がつけばソリタT2®に変更する．最初の6～8時間で喪失水分量の50％を，残る50％を24時間かけて補正する．

b）インスリン療法

　現在は，**速効型インスリンの少量持続投与**が用いられている．すなわち，速効型インスリン0.1単位/kgを静注した後，速効型インスリン0.1単位/kg/時間で持続投与する．血糖が300 mg/dl以下となれば，5％のブドウ糖を加え，速効性インスリンを0.025～0.05単位/kg/時間の持続点滴に減量する．血糖値が150 mg/dlとなり，経口摂取が可能になれば，速効型インスリン0.25～0.5単位/kgを6～8時間ごとの皮下注へと変更する．

c）その他

　糖尿病性昏睡では代謝性アシドーシスをともなうが，補液療法とインスリン療法が奏功してくれば自然に改善するので重炭酸ナトリウムによる補正は行わない．しかし，極端なアシドーシスの場合には，重炭酸ナトリウムによる補正を施行する．

　糖尿病性昏睡時には高カリウム血症を認めるが，補液，アシドーシスの補正およびインスリン投与により，急速にカリウムの細胞内への移動が起こり，血清カリウム値の低下をきたす．このため，ECGのモニターを続けながら，カリウムの補充を行う必要がある．

2）慢性期の治療

a）食事療法

　小児期1型DMの食事療法の原則は，インスリンを投与下に患児の正常な成長発育と日常活動に必要なエネルギーを栄養素のバランスのとれた食事から摂取させることにある．

　1日の**総摂取エネルギー量**は，12歳以下では次式で計算されることが多いが，実質的には同年齢の正常小児の1日所要熱量として問題ない．

$$摂取熱量(kcal/日) = 1000 + (年齢 - 1) \times 100$$

　また，栄養素のバランスのとれた食事をするこ

とが大切で，炭水化物，脂肪，蛋白質のエネルギー比を5：3：2とするのが一般的である．このためには，食品交換表を用いて，食事成分の分析やエネルギー量の計算ができるように，栄養士による栄養指導が大切となる．

b）インスリン療法

1型DMのインスリン療法は作用時間の異なるインスリン製剤を組み合わせることにより，正常な血糖パターンに近づけることである（図9-2）．

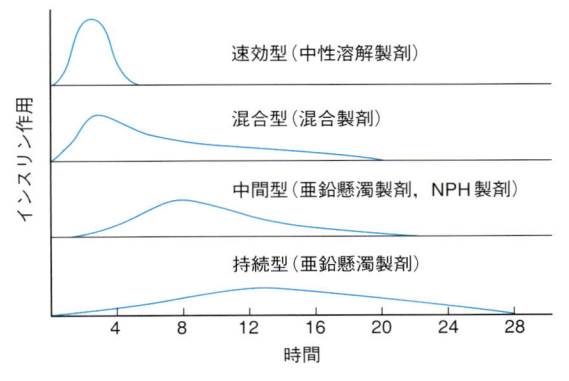

図9-2 インスリンの作用持続時間

初期は，自己のインスリン分泌がある程度可能なため，中間型インスリン製剤の1回投与で血糖の調節が可能のことも多く，場合によってはインスリンの必要量が減る「ハネムーン期」と呼ばれる時期もある．それをすぎると膵β細胞の荒廃とともに自己のインスリン分泌がなくなり，この時期になると中間型および速効型インスリンを併用し1日3～4回の投与を行う**強化インスリン療法**が必要となる．

従来，インスリン製剤はブタ，ウシの膵臓から抽出されたため，使用開始後インスリン抗体が出現するようになり，インスリンの効果が低下する例がみられたが，現在はリコンビナントのヒトインスリンが使用されるようになっている．

現在，インスリン注射は家庭での自己注射が認められている．このため注射法を十分に指導して事故や投与部位の脂肪萎縮の注意が必要である．

c）治療効果の指標

近年，安全に，より厳格な血糖コントロールの目的で，血糖の自己測定（ホームモニタリング）が勧められている．これによりきめ細かい血糖のコントロールが可能となる．**ヘモグロビンA_{1c}**（HbA_{1c}）は，ヘモグロビンのB鎖のN末端にブドウ糖が非酵素的に結合したもので，ブドウ糖濃度に比例して産生され，数週～2ヵ月前の平均的血糖レベルを示す．また**フルクトサミン**は約2週間前の血糖を反映している．また，尿中ブドウ糖排泄量を，摂取総エネルギー量の5％以下に保つように努める．

【合併症】

1型DMの合併症には腎症，網膜症などの微小血管症 microangiopathy，心筋梗塞などの大血管症 macroangiopathy および神経障害などがある．

1）糖尿病性腎症 diabetic nephropathy

糖尿病性腎症は，糸球体毛細血管の基底膜の肥厚および硝子質の沈着による腎病変（Kimmelstiel-Wilson症候群）で，最終的には糸球体が硝子化して，腎機能の荒廃した萎縮腎となる．初期には間欠的な微量蛋白尿が出現し，やがて持続性蛋白尿へと移行する．腎症が進行すると，重篤な腎不全症状が現れ，人工透析や腎移植が必要となる．

2）糖尿病性網膜症 diabetic retinopathy

糖尿病性網膜症は，網膜の最小血管壁の変化による出血性，あるいは増殖性変化である．単純性網膜症では，最小血管瘤，出血斑，白斑などが主な眼底変化であるが，増殖性網膜症では，これらの変化に加えて血管新生や線維組織の増殖がみられ，やがて網膜剥離による失明に至る．増殖性網膜症は放置すれば失明に至るが，光凝固療法や冷凍凝固療法を行えば大部分は視力の保持が可能である．

3）糖尿病性神経障害 diabetic neuropathy

糖尿病性神経障害は神経栄養血管の血管障害や，神経細胞の代謝障害が原因と考えられる．知覚障害として，四肢特に下肢末端の疼痛や知覚鈍麻などが多く，振動覚の低下や腱反射の減弱がみられる．自律神経障害として発汗異常，起立性低血圧などが多い．

4）その他の合併症

筋肉関節では手指伸展障害，大関節の運動制限などが高頻度にみられる．易感染性による歯肉膿瘍，皮膚のカルブンケルや蜂巣織炎なども日常よ

くみられる．

5）低血糖症

インスリン治療中には低血糖症がしばしば経験される．最初は空腹感，倦怠感を訴え，次いで顔面蒼白，動悸，頻脈，冷汗，手足のふるえなどの交感神経症状が出現し，放置すれば意識障害，痙攣などの神経障害が出現する．

2. 2型糖尿病 type 2 diabetes mellitus

【概念・疫学】

2型糖尿病は従来インスリン非依存性糖尿病と呼ばれ，成人後に発症する糖尿病の大部分を占めるが，最近は，小児期にも少なくないことが明らかになっている．2型DMは家族集積性が高く，一卵性双生児での本症の一致率は91％ときわめて高率である．本症は肥満の程度と密接に関連しており，患児の多くは肥満症をともなっている．小児の肥満度と耐糖能との間には直線的な相関関係があり，中等度以上の肥満小児では20〜30％に耐糖能異常がみられる．したがって，小児の2型DMの予防には学童の肥満対策が重要である．

【病因】

本症の発症機序は明らかでないが，患者の多くで高インスリン血症がみられることから，末梢組織のインスリン感受性の低下が本症の原因と考えられている．実際，本症ではインスリン受容体の数が減少し，さらに後受容体機構が障害されている．しかし，これらインスリン受容体，後受容体機構の変化は可逆的で，インスリン受容体の異常によるインスリン抵抗性糖尿病とは異なる．

【症状】

2型DMの発症，進行は1型DMに比較して緩徐で，学校検尿や医療機関での尿検査によって偶然発見されるものが多い．患児が肥満をともなうことが多いが，病状の進行にともなってやせてくることもある．

【診断】

本症の診断は経口ブドウ糖負荷試験による．厚生労働省の基準を表9-12に示す．本症と軽症の1型DMとの鑑別には両者のインスリン分泌反応の相違が重要で，2型DMではインスリン分泌能は亢進傾向にあるが，1型DMでは低下している．抗Langerhans島抗体は本症では検出されず，両者の鑑別に有用である．

【治療】

小児の2型DMは**食事療法**と**運動療法**で大部分治療可能である．食事療法や運動療法だけで十分なコントロールが困難な症例では，スルフォニール尿素薬やビグアナイド薬などの経口糖尿病薬が使用される．

3. インスリン受容体異常症

インスリン受容体の異常により，末梢組織のインスリン感受性の低下を招き，インスリン抵抗性糖尿病をきたす．インスリン受容体異常症として，妖精症 leprechaunism，Rabson-Mendenhall症候群，A型インスリン受容体異常症が知られている．

表9-12 血糖値の点数換算表と判定基準（厚生労働省心身障害研究班）

検体	血糖値	0分値		60分値		120分値		180分値	
		実測値(mg/dl)	点数	実測値(mg/dl)	点数	実測値(mg/dl)	点数	実測値(mg/dl)	点数
毛細管全血または静脈血漿		≧110	1	≧170	1	≧140	2	≧120	1
		101〜109	0.5	161〜169	0.5	121〜139	1	111〜119	0.5
		≦100	0	≦160	0	≦120	0	≦110	0
静脈全血		≧110	1	≧160	1	≧130	2	≧120	1
		101〜109	0.5	151〜159	0.5	121〜129	1	111〜119	0.5
		≦100	0	≦150	0	≦120	0	≦110	0

糖尿病型　合計点数　3.5以上
境界型　　　　　　　1.5〜3.0
正常型　　　　　　　1.0以下

4. ミトコンドリア異常症にともなう糖尿病

膵β細胞では糖濃度に一致してミトコンドリアで産生されるATPがインスリン分泌に不可欠で，ミトコンドリアに異常があれば，ATPの減少，インスリン分泌低下をきたし糖尿病を発症する．大部分の症例でミトコンドリアDNAの3,243番目の点変異($A \rightarrow G$)を認める．**母系遺伝の糖尿病**と**難聴**を示すことが多く，緩徐な進行を示す．

IV. 低血糖症

中枢神経系は，ブドウ糖を唯一のエネルギー源として利用するため，低血糖症 hypoglycemia は中枢神経系に重大な影響を与えることが多い．低血糖が疑われる場合，迅速な診断と適切な処置が肝要である．低血糖症の診断基準は，生後72時間までの新生児では，成熟児の場合，血糖値が30 mg/dl 以下，低出生体重児の場合 20 mg/ml 以下，生後72時間以降の小児については，40 mg/dl 以下のものを低血糖症とする．

低血糖症の症状には，**低血糖による神経症状**と，低血糖に対抗して分泌されたアドレナリンによる**交感神経系症状**とがある．神経症状としては，振戦，脱力感，精神的混乱，知覚異常などがまず出現し，次いで痙攣や，意識障害などがみられる．交感神経系症状には，不安，発汗，頻脈，振戦などがある．新生児，乳児では，不機嫌，哺乳力低下，チアノーゼ，無呼吸などが低血糖の症状であることが多い．

低血糖に対し，適切な処置を施さなければ，死に至ったり，脳性麻痺，てんかん，性格変化などが後遺症として残ることが少なくない．

新生児，乳児で低血糖症が認められた場合，直ちにブドウ糖の静脈内投与を開始する．まず，20%ブドウ糖液(1 g/kg)を静注し，その後，10〜15 g/kg/日の割合でブドウ糖を持続静注し，血糖を50 mg/dl 以上に保つように努める．さらに低血糖が続けば，グルカゴンやコルチゾールを投与する．原因が高インスリン血症にともなう低血糖に対してはジアゾキサイドの投与，それでも低血糖を防止できない場合には膵亜全摘も考慮する．

原因疾患 (表9-13)

小児の低血糖症の原因は多岐にわたるが，低血糖の治療を行いながら鑑別を行う．低血糖をきたす疾患・病態を表9-13に示す．理学所見では巨大児，臍ヘルニア(Beckwith-Wiedemann症候群)，低身長(汎下垂体機能不全)，外性器異常，色素沈着(先天性副腎過形成)，肝腫(糖原病)，検査では尿中ケトン体，血中インスリン，乳酸，ピルビン酸などが有用である．

a. β細胞腫瘍，インスリノーマ insulinoma

インスリノーマは，Langerhans島β細胞由来

表9-13 新生児，小児の低血糖

I. 新生児一過性
  1. 基質不足や酵素活性の未熟によるもの
    低出生体重児，双生児の低体重児，母体の妊娠中毒症など
  2. 高インスリン血症
    母体の糖尿病，胎児赤芽球症など
  3. 母体への薬剤投与
    血糖降下薬など
II. 新生児・小児の持続性低血糖症
  1. 高インスリン血症
    膵島細胞腫，β細胞過形成，β細胞腺腫，Beckwith-Wiedemann症候群，ロイシン過敏症など
  2. ホルモン分泌不全
    汎下垂体機能低下症，GH欠損症，副腎皮質過形成，Addison病など
  3. 基質不足
    ケトン血性低血糖症など
  4. 糖原病
    グルコース-6-ホスファターゼ欠損症，アミロ-1,6-グルコシダーゼ欠損症，肝ホスホリラーゼ欠損症など
  5. 糖新生系の異常
    カルニチン欠損症，フルクトース-1,6-ジホスファターゼ欠損症，急性アルコール中毒，サリチル酸中毒など
  6. その他の酵素欠損症
    ガラクトース血症，果糖不耐症
  7. 脂肪酸代謝異常
    カルニチン欠損症，カルニチンパルミトイルトランスフェラーゼ欠損症など
III. その他

のインスリン産生腫瘍で，膵臓のいずれの部位からも発生する．小児期には比較的少ない疾患である．インスリノーマは，自律的にインスリン分泌を行うため，患児は空腹時もインスリンが高値を示し，早朝や夕刻の空腹時に低血糖発作，ことに痙攣を起こすことが多い．

幼児で，空腹時に頻発する低血糖発作があるときは本症を疑い，高インスリン血症と膵腫瘍の存在を検索する．

インスリノーマの診断がつけば，できるだけ早く，腫瘍の外科的摘除を行う．

b. β細胞過形成 β-cell hyperplasia, Langerhans（ラ氏）島細胞症 nesidioblastosis

糖尿病の母親から産まれた子どもの膵臓は，高血糖刺激によるLangerhans島β細胞のびまん性過形成がみられ，低血糖の原因となることがある．

正常膵組織内に，β細胞を中心とした島形成が，外分泌細胞を押しのけて散在するものを**島細胞症** nesidioblastosis といい，これも新生児，乳児の低血糖の原因となる．

β細胞過形成や，島細胞症による低血糖症は生後数週から数ヵ月の間に症状が出現し，難治性の低血糖症が持続する．治療はインスリノーマの場合と同様に，膵切除術や，diazoxideによる薬物療法である．

c. ロイシン過敏性低血糖症 leucine sensitive hypoglycemia

ロイシン過敏性低血糖症は，食事摂取ごとに蛋白摂取によって，インスリンが過剰に分泌され，低血糖をきたすものである．

本症による低血糖症状が出現するのは，新生児期から生後6ヵ月以内が最も多く，乳児低血糖症の30％を占める．本症はインスリノーマの場合と異なり，年齢とともに低血糖発作が軽減し，幼児期までには自然治癒するものも少なくない．

1歳以下の乳幼児で，哺乳あるいは食後に不機嫌，興奮，発汗，皮膚早剝などに続いて，痙攣，意識障害などの低血糖症状が頻回にみられるときには本症を疑う．ロイシン負荷試験によって，血糖値が負荷前値の50％以下に下がれば，本症と考えられる．

d. Beckwith-Wiedemann症候群

Beckwith-Wiedemann症候群は臍帯ヘルニア（臍部内臓脱出），巨大舌症，内臓肥大症，巨躯症および低血糖症を主徴とする比較的まれな先天性症候群である．

近年，本症の一部においてインスリン様成長因子-II（*IGF-II*）遺伝子が存在する染色体11p15部分の2本ともが父親由来であることが明らかとなった．*IGF-II*遺伝子は刷り込みimprintingにより父親由来の遺伝子のみ発現することが知られており，本症では*IGF-II*遺伝子のoverexpressionとなる．IGF-IIの産生増加により過成長をきたすとともに，そのインスリン様作用によって低血糖をきたすものと考えられている．

低血糖症状は，生後24時間以後に出現することが多い．本症に特徴的な所見が認められたときには，慎重に血糖を観察する必要がある．本症には，低血糖症とともに，低カルシウム血症をともなうことも多い．

V．ビタミンの過剰と不足

ビタミン類は人体内で補酵素・ホルモンなどとして作用する必須の栄養素である．脂溶性ビタミンでは過剰症・欠乏症が問題となり，水溶性ビタミンでは欠乏症が問題となる．

1. ビタミンA過剰症

【病因・病態生理】
ビタミンAの過剰摂取による．誤った中心静脈栄養，肝油の摂りすぎなどが原因となる．中毒量には個人差がある．

【症状】
急性中毒の場合と慢性中毒の場合では症状が異なる．

1) 急性中毒（1回に大量（乳児7.5～30万IU以上）摂取した場合）

悪心，嘔吐，嗜眠，大泉門膨隆，被刺激性の亢進，頭痛，複視，うっ血乳頭などの頭蓋内圧亢進症状，脳腫瘍を疑わせる**仮性脳腫瘍** pseudotumor cerebriの症状も認められる．発症24時

2) 慢性中毒（長期にわたって大量（2万IU/日を数週間〜数ヵ月）摂取した場合）

　食欲不振，易疲労性，体重減少，皮膚の乾燥，瘙痒感，脱毛，さらに脳圧亢進症状も出現する．さらに骨の過形成が認められ，有痛性の骨の腫脹，骨皮質の肥厚，関節の運動制限も出現，黄疸，肝腫大も認められる．母体のビタミンA過剰症は胎児奇形・乳児のビタミンA過剰症の原因となる．

【検査】

　血中ビタミンA高値，カルシウム，リン，GOT，GPT，LDH，ALPの高値，髄液圧の上昇，骨膜性骨増殖（長管骨の骨膜肥厚・急性型でも発症後数年後に骨変化を認めることあり）を認める．骨シンチグラフィーでは長管骨骨幹と頭蓋骨骨縫合への異常な集積を認める．この集積は骨変形が明らかになる以前から認める．頭部CTでは脳室の中程度拡大，くも膜下腔の拡大を認める．

【診断】

　ビタミンAの過剰摂取を確認する．髄液検査による他の中枢神経疾患の鑑別．骨シンチグラフィーが骨病変の早期検出には有用である．血中のビタミンA濃度を測定する．

【治療】

　ビタミンA摂取中止．カロチンなどの摂取も控える．脳圧亢進に対しては髄液排液を行う．臨床症状は比較的短期間で消失する．成長障害・骨変化は残存する可能性もある．

2. ビタミンD過剰症

【病因・病態生理】

　くる病などの治療の際，ビタミンDもしくは活性型ビタミンDの過剰投与による場合と，ビタミンDに対する高感受性のため，少量のビタミンD投与で発症する場合がある．過剰投与されたビタミンDは肝臓で$25\text{-}(OH)D_3$となる．

---

*ビタミンDにはD_2とD_3があり（p 141），血中濃度は通常D_2代謝物とD_3代謝物の総和である．

ビタミンD過剰摂取の場合は血中$25\text{-}(OH)D$*の著明な高値，$1,25\text{-}(OH)_2D$は正常もしくは低値．$1\alpha\text{-}(OH)D$，$1,25\text{-}(OH)_2D$の過剰投与の際は$1,25\text{-}(OH)_2D$は高値を示す．

【症状】

　高カルシウム血症による症状．不機嫌，食思不振，嘔吐，便秘さらに体重減少，筋緊張低下，皮膚乾燥などがみられる．口渇，多飲多尿，脱水，発熱，貧血もしばしば認められる．長期にわたると腎石灰化症，高カルシウム尿症に起因する尿路結石などを認める．

【検査】

　高カルシウム血症を認める．血清リン，アルカリホスファターゼは正常．血清クレアチニン，BUNの上昇，腎糸球体機能の異常を認める．尿は酸性尿，尿中カルシウム排泄の増加を認める．血尿など尿沈渣の異常を認めることもある．骨X線検査では長管骨骨端の石灰沈着，骨膜の肥厚，骨幹部のびまん性骨吸収を認める．長期にわたると異所性石灰化を認める．

【診断】

　ビタミンDの摂取歴を明らかにする．高カルシウム血症，高カルシウム尿症，骨X線像などから推定し，血中$25\text{-}(OH)D$，$1,25\text{-}(OH)_2D$の測定を行う．

【治療・予防】

　ビタミンDの投与を中止し，カルシウム摂取の制限を行う．重症の高カルシウム血症を認めた場合はステロイドやカルシトニンの投与が行われることもある．予防にはビタミンD，活性型ビタミン投与中には定期的に血中および尿中カルシウム濃度をモニターし，過剰投与を早期に発見する努力が必要である．

3. ビタミンK過剰症

　未熟児・新生児にビタミンKの大量投与によりHeinz小体陽性の**溶血性貧血**，高ビリルビン血症が発生することがある．この作用はビタミンK_3，K_4において頻発する．ビタミンK_1，K_2を使用することにより，過剰症を予防することができる（ビタミンK欠乏症，p 161参照）．

4. ビタミンA欠乏症

【病因】

母乳・牛乳にはビタミンAが多量に含有されている。ビタミンAは加熱などの調理によっても失われにくく、現在はビタミンA摂取の不足による欠乏症は発生しにくい。脂溶性ビタミンであるビタミンAは、先天性胆道閉鎖、消化管の切除後などの脂肪の吸収障害のある状態では欠乏状態を発症しやすい。ビタミンAの前駆体であるカロチンからビタミンAの合成が障害される肝疾患、糖尿病、甲状腺機能低下症などでも欠乏症が発生する。

【症状】

骨ならびに全身の成長障害(特に乳幼児)。皮膚粘膜症状として、皮膚粘膜上皮細胞の角化・萎縮による呼吸器の易感染性、皮膚乾燥症を起こす。角膜・眼球乾燥症、ロドプシン形成障害のための**夜盲症**、視力低下を引き起こす。

【診断】

暗順応検査、血清ビタミンA濃度、カロチン濃度の測定を行う。

【治療】

潜在性ビタミンA欠乏症には5,000 IU/日の投与。欠乏症状のあるものには10,000〜50,000 IU/日の投与を行う。数日後に減量し、4〜6週間投与する。夜盲は数日以内に消失、他の症状も6〜8週以内に消失する。

5. ビタミンB群欠乏症

a. ビタミンB_1欠乏症，脚気(かっけ) beriberi

【病因】

ビタミンB_1(サイアミン thiamine)の活性型である thiamine pyrophosphate はα-ケト酸の脱炭酸、酸化酵素、ペントースリン酸経路のトランスケトラーゼの補酵素であり、糖質代謝に重要である。糖質摂取量の多い状態では、ビタミンB_1の必要量は増加する。運動量が多く、エネルギー消費の激しい年長児・思春期に糖質の多い食品に依存するとビタミンB_1欠乏症をきたしやすい。思春期の児で極端なインスタント食品、清涼飲料の偏食時に認められる。

【原因】

食事中のビタミンB_1不足。糖質の過剰摂取が誘因となる。ビタミンB_1の供給源として重要なものは、緑黄野菜、新鮮肉、肝臓、玄米、酵母、豆類である。母乳中、調製粉乳中にも十分な量が含まれている。母体にビタミンB_1欠乏がある母乳栄養児では**乳児脚気**を発症する。

【症状】

ピルビン酸の異常蓄積による消化器症状、神経症状、循環器症状が認められる。

1) 乳児期

不機嫌、吐乳、体重減少、神経症状として反回神経麻痺による嗄声、眼瞼下垂、顔面神経麻痺、嚥下障害、腱反射の消失などがみられる。ときに嗜眠、痙攣を認める。循環器症状は脚気心と呼ばれ、右心拡大、心悸亢進、呼吸促迫、肝腫大、浮腫などが認められる。

2) 年長児

倦怠感、下肢の重い感じ、知覚異常、浮腫、反射異常、麻痺などが認められる。重症例では右心拡大、頻脈、心不全を発症する。心電図ではT波の平低化逆転をともない、心筋障害の所見を示す。

【診断】

血中および尿中のビタミンB_1の低値、血中ピルビン酸高値、**赤血球トランスケトラーゼ活性**により診断できる。

【治療】

乳児ではビタミンB_1の経口的投与。重症例(心不全例)では静脈内投与が必要となる。ビタミンB_1欠乏には他のビタミンB群の欠乏症も合併していることが多いのでBの複合体の投与が効果的である。

b. ビタミンB_2欠乏症

【病因】

ビタミンB_2(リボフラビン riboflavin)は FAD (flavin adenine dinucleotide), FMN (flavin mononucleotide)となり、生体内の酸化還元酵素の補酵素として重要である。生体内では大部分がFADとして存在する。欠乏症は動物性蛋白の摂取不足や抗生物質の長期投与による合成障害などにより発症すると考えられる。

【原因】

食事中のビタミンB_2不足，抗生物質長期投与による腸内細菌からの供給不足により起こる．母乳・調製粉乳ともにビタミンB_2のよい供給源であるので乳児で欠乏症をみることはまれである．

【症状】

皮膚，粘膜，眼が侵される．皮膚粘膜症状としては口角炎・口唇炎，舌炎，脂漏性皮膚炎，肛門周囲炎，間擦疹．眼症状として眼瞼炎，結膜炎，血管新生角膜炎により，強い羞明，流涙，瘙痒感，視力障害が認められる．

【診断】

症状および血中・尿中のビタミンB_2濃度，赤血球グルタチオン還元酵素活性の測定．ビタミンB_2投与に対する反応性により診断する．

【治療・予防】

ビタミンB_2投与により速やかに症状は改善する．蛋白質・脂質・糖質のバランスのとれた食事をとるようにする．

c. ビタミンB_6欠乏症

ビタミンB_6はピリドキシン pyridoxine，ピリドキサル pyridoxal，ピリドキサミン pyridoxamineの3種類があり生体内ではリン酸化された形で存在する．アミノ酸の脱炭酸反応，アミノ基転位反応の補酵素として作用している．腸内細菌により合成される．食事性の欠乏症はまれである．抗結核薬であるイソニアジド(イソニコチン酸ヒドラジド：INH)はビタミンB_6拮抗薬であり，ビタミンB_6の併用が必要となる．ビタミンB_6にはビタミンB_6依存性痙攣，ビタミンB_6反応性貧血をはじめとしたいくつかの依存症が知られており，症状の改善のために大量のビタミンB_6の投与を必要とする．

【症状】

ビタミンB_6の欠乏症状の主な症状は乳児の痙攣，末梢神経炎，貧血，皮膚炎である．ビタミンB_6依存性痙攣は，家族内発症の傾向があり，生後間もなく全身痙攣で発症する．貧血は小球性，低色素性である．血清鉄は上昇する．鉄のヘモグロビン合成への利用が低下する．皮膚症状としては，口角炎，舌炎，眼，鼻，口周囲の脂漏がみられる．

【診断】

ビタミンB_6投与による症状の改善が重要．トリプトファン負荷試験により尿中キサツレン酸の排泄増加が示されれば診断の有益な根拠となる．尿中キサツレン酸の排泄増加が認められなければ依存症と考えられる．

【治療】

痙攣発作はビタミンB_6 10～100 mgの筋注により速やかな軽快をみる．ビタミンB_6依存症では10～100 mgの投与が必要である．

d. その他のビタミンB群欠乏症

■ ニコチン酸(ナイアシン)欠乏症

【病因】

ニコチン酸 nicotinic acidは体内で NAD(nicotinamide adenine dinucleotide)，NADP (nicotinamide adenine dinucleotide phosphate)となり脱水素反応・還元反応において水素転移に関与する．トリプトファンが前駆物質である．欠乏症はわが国ではほとんどない．

【症状】

露出部の皮膚に紅斑，水疱，びらん，痂皮，潰瘍を生じ，慢性化すると皮膚の肥厚・乾燥・亀裂が認められる．口角炎，舌炎もみられる．幻視，妄想，痴呆，精神錯乱などがみられる．

【治療】

ナイアシンの投与を行う．

■ 葉酸欠乏症

【病因】

葉酸 folic acid は核酸合成やアミノ酸代謝に必要な補酵素である．

腸内細菌によって産生されるほか，食物(緑黄色野菜・レバー・肉・小麦・大豆)に多く含まれているので，通常の食事では欠乏症にはなりにくい．肝硬変や吸収不全症候群において，さらに薬物治療時(抗痙攣薬(フェニトイン，プリミドン)，葉酸代謝拮抗薬(メトトレキサート))に発症することがある．

【症状】

巨赤芽球性貧血，好中球過分葉．

【治療】

葉酸の経口投与で血液学的改善をみる．

ビタミン B₁₂ 欠乏症

【病因】

ビタミン B₁₂（シアノコバラミン cyanocobalamin）は胃の内因子 intrinsic factor の存在下で，小腸で吸収される．核酸の合成および上皮細胞の成熟に必要である．

食物（レバー・貝・チーズ・肉・卵黄）に十分含まれているので食事性欠乏症は厳格な菜食主義の場合に限られる．病的状態として胃摘出後，腸管切除後に認められることがある．

【症状】

巨赤芽球性貧血（悪性貧血）に加え四肢の知覚異常を認めることもある．

【治療】

内因子の欠乏による巨赤芽球貧血の場合は非経口的なビタミン B₁₂ の投与が必要となる．

ビオチン欠乏症

ビオチン biotin は炭水化物・脂肪代謝に重要な役割を担う．食品に広く含まれており，また腸内細菌により合成されるので欠乏症はまれである．

欠乏症状として皮膚粘膜の症状（結膜炎，剝離性皮膚炎，皮膚粘膜の退色），筋肉痛，疲労感がある．

6. ビタミン C 欠乏症（壊血病） scurvey

【病因】

母乳栄養児ではビタミン C 欠乏はみられない．牛乳栄養児ではビタミン C の含有量が少ないので添加する必要がある．ビタミン C は強力な還元剤である．加熱に非常に弱く，容易に酸化され破壊される．結合組織の主成分であるコラーゲンの水酸化に重要な役割を担っているため，ビタミン C 欠乏症においてはコラーゲンの脆弱化が主な症状となり，骨，歯，皮膚粘膜に症状が出現する．

【原因】

食事中のビタミン C 欠乏，加熱しすぎによることが多い．

【症状】

出血症状と骨変化が主体である．出血症状は血管周囲出血・歯齦出血が多い．骨変化は歯牙形成不全・軟骨形成不全，骨の萎縮が起こる．初発症状は易刺激性，呼吸促迫，消化器症状，食欲不振などがみられる．下肢では骨幹に沿った浮腫状腫脹，大腿骨端で骨膜下出血を認める場合があり，疼痛のための仮性麻痺，frog position 様の姿勢をとる．皮膚粘膜の出血，腫脹，歯肉の腫脹，血尿・血便が認められる．創傷治癒遅延，鉄利用不全による貧血なども認められる．

【診断】

臨床像，骨 X 線所見による．病歴が重要で，関節炎，骨髄炎との鑑別が重要である．ビタミン C 濃度の低値．出血傾向の検査による他の出血性疾患の鑑別を行う．

【治療・予防】

ビタミン C の投与．骨所見の改善には 1 年近くを要することもある．

7. ビタミン D 欠乏症

【病因・病態生理】

7-デヒドロコレステロールが日光紫外線の照射を受けてできたビタミン D_3 あるいは食物として摂取されたビタミン D_3 は肝臓に運ばれ 25 位の水酸化を受けて 25-hydroxycholecalciferol（25-OH-D_3）となる．さらに腎臓において 1α の水酸化を受け $1\alpha,25$-dehydrocholecalciferol［$1\alpha,25$-(OH)$_2$$D_3$］となる．ビタミン D として生物活性が最も強いのは $1\alpha,25$-(OH)$_2$$D_3$ である．$1\alpha,25$-(OH)$_2$$D_3$ は腸管からのカルシウム吸収，骨からのカルシウム溶出を促進することによりカルシウム代謝を調節するホルモンである．$1\alpha,25$-(OH)$_2$$D_3$ はレチノイン酸（ビタミン A）と同様にステロイドホルモンの仲間に属し，その主な作用経路として，核内の $1\alpha,25$-(OH)$_2$$D_3$ と結合した受容体は DNA と直接結合し遺伝子の翻訳を調節することにより，作用を発現する．

ビタミン D の欠乏は，古典的には日光浴の不足，ビタミン D 摂取の不足で発症するが，小腸切除，慢性下痢など脂肪の吸収障害，腎疾患によるビタミン D の活性化障害などでも発生する．特殊な病態として遺伝性の**ビタミン D 依存症，ビタミン D 抵抗性くる病**が知られている．ビタ

ミンD依存症Ⅰ型は1α水酸化酵素の異常，Ⅱ型はビタミンD受容体の異常とされている．

【症状】
主な症状は腸管からのカルシウム，リンの吸収，腎尿細管におけるリンの再吸収の障害による低カルシウム血症および骨石灰化の障害，つまり**くる病**(軟骨内骨化の障害)や**骨軟化症**(骨のリモデリング過程での類骨の石灰化障害)である．

重症では**低カルシウム血症**に起因する痙攣を認める例もある．しかし，多くは骨病変に起因する変形，成長障害が主症状である．骨病変としては**頭蓋癆** craniotabes（頭部を押すとペコペコ凹む感じがする），肋骨肋軟骨移行部の腫脹（くる病念珠），内反膝，外反膝などが認められる．

【検査所見】
ビタミンD欠乏症の場合は血中25-(OH)D濃度の低値，**アルカリホスファターゼの高値**．低カルシウム血症を認めることがある．1,25-(OH)$_2$Dはむしろ高値をとることが多く，血中のPTH値は低カルシウム血症のため高値である．

骨X線所見では骨端の拡大，杯状変化(cupping)，けばだち(fraying)を認める(図9-3)．

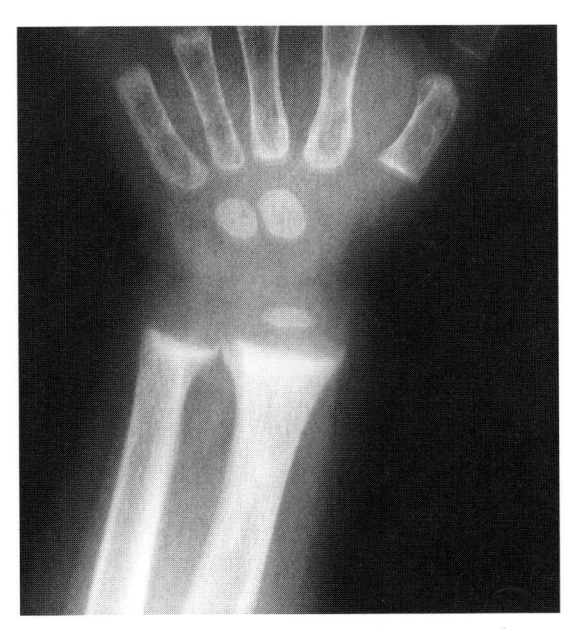

図9-3 ビタミンD欠乏症の橈骨・尺骨遠位端（乳児）
杯状変形，骨端のけばだちを認める．

【治療】
ビタミンDもしくは活性型ビタミンD(1α-(OH)D$_3$，1,25-(OH)$_2$D$_3$)の投与と適切な食事指導，カルシウムの補充を行う．十分な食事指導を行わないと再発する危険は高い．慢性腎疾患などビタミンD活性化障害のある場合には活性型ビタミンDの投与が必須であり，ビタミンD抵抗性くる病の場合は高用量の活性型ビタミンDが必要である．

8. ビタミンK欠乏症

自然界に存在するビタミンKはK$_1$とK$_2$であり，K$_1$は主に緑黄野菜から，K$_2$は主に腸内細菌により産生される．ビタミンKは肝臓における凝固因子(Ⅱ，Ⅶ，Ⅸ，Ⅹ)の合成に関与する．

新生児のビタミンKの貯蔵量は少なく生後数日で欠乏状態になる．ビタミンK欠乏症状の主な症状は出血傾向である．新生児期から乳児期のビタミンK欠乏症には新生児期早期に発症する**新生児メレナ**，生後数週間で発症する**乳児ビタミンK欠乏性出血症**がある．腸内細菌によるビタミンK産生は母乳栄養児では少ないためか，母乳栄養児に多く認められる．乳児肝炎，先天性胆道閉鎖，慢性下痢，長期の抗生物質投与による吸収の障害・腸内細菌による合成の障害も欠乏症の原因となる．

a. 新生児メレナ
【概念・病因】
新生児はビタミンKの貯蔵量が少ないうえに，本来ビタミンKの重要な供給源である腸内の細菌叢によるビタミンK産生は期待できる状態ではない．さらに肝臓の蛋白合成能は未熟で，ビタミンK依存性凝固因子(Ⅱ，Ⅶ，Ⅸ，Ⅹ)活性は低値で，血液凝固不全に起因する出血傾向を認める(第10章．新生児・低出生体重児，p208参照)．

【症状】
皮膚，粘膜，消化管，尿路系からの出血が認められる．臍帯からの出血，吐血，下血，帽状腱膜下出血なども認められる．

【検査所見】
ヘパプラスチンテストの低値，トロンボテス

ト，プロトロンビン時間，部分トロンボプラスチン時間の延長が認められる．PIVKA-IIが陽性となる．

【治療】
出血傾向を認める場合はビタミンK_1もしくはK_2の非経口投与を行い，出血傾向の改善とともに，ヘパプラスチンテストの正常化を確認する．

b. 乳児ビタミンK欠乏性出血

【概念】
生後3週から3ヵ月の間に特に**母乳栄養児**に認められる出血傾向で，頭蓋内出血で発症することが多い．男児に多い傾向がある．母乳中のビタミンKの不足が原因と考えられている．

【症状】
出血部位は硬膜下出血，くも膜下出血が多い．脳実質内，脳室内にも発生する．複数の出血を認めることが多い．

【検査所見】
新生児メレナと同様の凝固異常に加え，出血量を反映して貧血を認めることが多い．

【治療】
ビタミンK_1，K_2の投与であるが，輸血を必要とする例も多い．

【予防】
現在，ビタミンK欠乏性の出血を予防するために生後1〜2日(経口哺乳確立時)，生後1週，4週にビタミンK_2を予防的に1〜2mg投与する方法がとられている．Kの予防内服にも関わらず発症した例も存在し，このような例の早期発見も重要である．

VI. 無機質の欠乏症

1. ヨード欠乏症

甲状腺腫を発症するヨード欠乏はヨーロッパ，アフリカ，東南アジアの一部で認められる．多くの場合，甲状腺腫のみで甲状腺機能は正常である．妊娠中の母親がヨード欠乏の状態である場合は，新生児に甲状腺腫を認め，その5〜15%に先天性甲状腺機能低下症を認める．

重症型のneurologic endemic cretinismは，重症の精神運動発達遅滞，聴力障害をともなうが多くの場合甲状腺機能は正常である．胎児に対する直接のヨードそのものの欠乏もしくはT_4低値，T_3正常・高値という不均衡による症状ではないかと考えられている．

特殊型としてmyxedematous endemic cretinismはアフリカの各地でみられる病型で甲状腺機能低下症を認める．多くの場合，神経学的後遺症は少ない．

ヨード欠乏に対してはヨードの投与(経口投与，depot剤の注射)による予防が効果的である．

2. 亜鉛欠乏症

【原因】
亜鉛は，生体内で炭酸脱水素酵素，アルカリホスファターゼ，乳酸脱水素酵素，RNAポリメラーゼ，DNAポリメラーゼなど60種類以上の酵素に含まれる．

欠乏症は低出生体重児(体内での蓄積不足による)，難治性下痢，長期中心静脈栄養児にみられる．特殊な病態として常染色体性劣性遺伝を示す**腸性肢端皮膚炎** acrodermatitis enteropathicaが亜鉛の選択的吸収不全により発症する．

【症状】
皮膚粘膜移行部・四肢末端の発疹，水疱，びらん，脱毛，慢性下痢，脂肪便がみられる．慢性期には発育障害，免疫不全を認める．

【検査】
血清亜鉛濃度低値．腸性肢端皮膚炎の場合は慢性下痢，脂肪便が認められ，鑑別が必要である．

【治療】
硫酸亜鉛，酢酸亜鉛などの経口投与もしくは静脈内投与で劇的な改善が認められる．

3. 銅欠乏症

【原因】
銅はcytochrome c oxidase, superoxide dismutase, lysyl oxidase, ferroxidaseをはじめとする数種の酸化酵素の重要な補助因子である．銅は血中ではその結合蛋白であるセルロプラスミン

ceruloplasminと結合して輸送される．

欠乏症は経口摂取不足もしくは吸収障害で発生する．

【症状】
骨粗鬆症，続いて肋軟骨の幅の拡大，骨幹端の杯状変化，肋骨の病的骨折などが発生する．児童虐待，くる病，壊血病などとの鑑別が問題となる．好中球減少，鉄不応性の低色素性貧血が認められる．

Menkes(kinky hair)病はX連鎖性劣性遺伝を示す疾患で，細胞内の銅の代謝異常による重篤な銅の利用障害による重篤な中枢神経症状をきたす疾患である（第8章．先天代謝異常，p135参照）．

【診断】
血清の銅の低値，セルロプラスミンの低値が銅欠乏の診断に重要な所見である．骨X線写真上のくる病様変化も認められる．

【治療】
硫酸銅投与を行う．

4. マグネシウム欠乏症

原発性低マグネシウム血症

先天性のマグネシウム吸収異常によるマグネシウム欠乏と，それに起因する副甲状腺ホルモンの合成・放出の障害による副甲状腺ホルモン分泌不全による二次**性低カルシウム血症**が認められる．生後2ヵ月以内に発症するテタニー発作，下痢，浮腫，腹水，低アルブミン血症が認められる．低カルシウム血症はカルシウム投与に抵抗性で低カリウム血症を合併することも多い．

治療はマグネシウムの非経口的投与および経口的な維持量の補充，低カルシウム血症の補正が行われる．

5. リン欠乏症

リンは骨・歯の細胞外基質を構成する成分であるだけでなく，細胞の核，細胞質を構成する重要な要素である．さらに緩衝体（バッファー）として酸塩基平衡における重要な役割を担い，またATPなどの成分として細胞のエネルギー産生の中核となる．牛乳・乳製品・卵黄・小麦に多く含まれている．

欠乏症は非常にまれであるが，低出生体重児が急速に成長する際に哺乳量が不足すると，カルシウム，リンの欠乏が起こり，くる病を発症する．リン結合性の制酸剤の投与によりリンの吸収障害からリン欠乏が発生することもある．リン欠乏は細胞外から細胞内への急速なリンの移動をともない，さらに急激な血清リンの低下が発生する．この細胞内への移動は，ブドウ糖，インスリン，栄養障害児の急速な栄養補給時に認められる．この場合のリン欠乏の症状は筋力低下，**横紋筋融解**，骨痛，くる病，骨軟化症，横隔膜の筋力低下に基づく呼吸障害が認められる．消化器症状，中枢神経症状も認められる．リンのみの欠乏の場合は高カルシウム血症を認める．

治療は経口的なリンの投与が行われる．

VII. リポジストロフィー

非常にまれな病態で，脂肪組織の萎縮が部分的，あるいは全身的に認められる病態である．部分リポジストロフィー partial lipodystrophyは女性に多く認められ，10歳以前に発症，多くは顔面から上半身上肢の皮下組織の萎縮が起こる．補体C3の低値を認めたり，腎炎の合併を認める症例もある．

先天性全身性リポジストロフィー congenital generalized lipodystrophyは常染色体性劣性遺伝形式をとる疾患で，皮下脂肪，内臓脂肪の萎縮から発症する．生下時・乳児期から明らかな場合も多い．多毛症，**黒色表皮肥厚** acanthosis nigricans，骨年齢の促進を認め成長は促進する．関節の腫脹，外性器の発達促進，精神運動発達遅滞，インスリン抵抗性の糖尿病を合併することもある．ドパミンのブロッカーであるピモジドが脂肪の萎縮に対して効果的である．食事による脂肪制限は，リポ蛋白の代謝改善に有効で，インスリン抵抗性を減弱する．

VIII. 脂肪吸収不全

1. セリアック病 celiac sprue

グルテン（小麦・ライ麦の蛋白質）による小腸粘膜の障害に起因する吸収不全症候群（gluten-induced enteropathy）である．グルテンの構成蛋白glutenin, gliadin のうち，gliadin による小腸粘膜の障害である．乳児期後半に始まる大量の脂肪便をともなう下痢便を認める．

小腸粘膜生検（小腸粘膜の絨毛の消失・扁平化），グルテンの challenge test により診断できる．わが国ではまれ．

治療は小麦・ライ麦の除去，脂溶性ビタミン，鉄，葉酸などの補充を行う．

2. 膵嚢胞性線維症 pancreatic cystic fibrosis

【概念】
全身の外分泌腺異常に基づく疾患で常染色体性劣性遺伝．白人に多い．膵と気道に粘稠な分泌物が貯留し，閉塞を起こす．さらに汗への電解質の喪失を特徴とする（第20章．消化器疾患，p 522参照）．わが国ではまれ．

【症状】
膵外分泌不全の症状として脂肪便をともなう吸収不全，慢性肺疾患，汗への電解質喪失のための電解質異常を認める．新生児期に**胎便イレウス**を認めることもある．

【診断】
家族歴，胎便イレウス，慢性閉塞性肺疾患，脂肪便をともなう吸収不全があり，膵外分泌不全，汗中の Na, Cl の高値を証明すれば診断できる．

【治療】
膵外分泌不全に対しては低脂肪・高蛋白・高エネルギー食を与え，膵酵素の補充を行う．中鎖，**長鎖脂肪ミルク**も使用される．慢性呼吸器疾患に対しては対症療法．

【鑑別診断】
似た症状を示すものに Shwachman(-Diamond) 症候群があるが，本症候群は膵外分泌機能不全とともに，**好中球減少，骨髄機能不全，骨幹端軟骨形成不全**などをともない，膵外分泌異常は年齢とともに軽快する傾向がある．本症では汗の電解質は正常である．

3. 無β-リポ蛋白症（Bassen-Kornzweig 症候群）

常染色体性劣性遺伝疾患で，カイロミクロンを構成するβ-リポ蛋白の欠乏により，腸管からのコレステロール，長鎖脂肪酸の輸送を行うカイロミクロンの形成が障害される．脂肪の吸収障害，重度の低脂肪血症（カイロミクロン，VLDL，LDL の欠如，コレステロール，トリグリセリドの低値）を認め，網膜色素変性，小脳失調，有棘赤血球症 acanthocytosis をともなう．他の脂肪便をきたす疾患との鑑別が重要である．

IX. その他の代謝異常

アセトン血性嘔吐症 acetonemic vomiting

【概念】
アセトン血症・ケトーシスはケトン体すなわちアセト酢酸，βオキシ酪酸，アセトンが血中に増加する状態である．アセト酢酸は肝で脂肪酸のβ酸化によって生じるアセチル CoA から産生される．肝臓はアセト酢酸自身をエネルギー源としては利用できず，アセト酢酸はアセト酢酸をアセチル CoA に変換する酵素を有する骨格筋・心筋・副腎・脳などでエネルギー源として再利用される．βオキシ酪酸もアセト酢酸に変換後利用される．脂肪組織の脂肪分解が亢進してアセチル CoA が増加しているときにはバランスが崩れてケトン体の産生が亢進する．絶食・インスリン欠乏時にはカルニチンアシル CoA トランスフェラーゼの活性上昇が認められ，脂質合成の原料となるマロニル CoA の供給が減少するため，ケトン体産生は亢進する．

本症はケトーシスをともなう反復性の嘔吐を特徴とする疾患である．小児特有の疾患で思春期以降には認められない．**周期性嘔吐症** cyclic vomiting とも呼ばれる．2～10歳の小児に好発

し，やせ型の神経質な男児に多い．嘔吐は疲労・身体的精神的ストレスが誘因となって発症することが多い．ストレスによる交感神経系の緊張が脂肪の動員を促し，インスリン作用の低下も相まって血中ケトン体が高値となると推定される．

【症状】

疲労・身体的もしくは精神的ストレスを誘因として，全身倦怠感，食思不振，嘔吐がみられる．脱水が進行すると顔面蒼白，頻脈，四肢の冷感などが認められるようになる．重症例では痙攣，意識障害，呼気のアセトン臭，Kussmaul 呼吸がみられることもある．

【検査所見】

血中および尿中のケトン体の高値を認める．血中のケトン体は β オキシ酪酸とアセト酢酸である．血糖値は多くの例で正常である．

【鑑別診断】

他の有機酸の増加をきたすメチルマロン酸尿症などの有機酸血症，糖尿病性昏睡，他の反復性の嘔吐をきたす疾患があり，ケトン体の同定，血糖値の測定などにより鑑別する．

【治療】

軽症例では糖質・水分の補給を経口的に行うことが可能である．経口摂取が不能な例では経静脈的にブドウ糖の投与を行う．脱水の認められる場合は経静脈的な輸液が必要な場合もある．

【予後】

年齢とともに改善する．予後良好．心理的な補助，ストレス時の対応などが必要な場合もある．

10 新生児・低出生体重児

● 総　論 ●

I. 定義と分類

1. 定　義

子宮内生活から子宮外生活への移行のために必要な生理的適応が行われる期間を**新生児期** neonatal period といい，一般には生後28日未満を指す．この期間にある児を**新生児** newborn と呼ぶ．その中で生後7日未満を早期新生児期と呼ぶことがある．

新生児期は死亡率，罹病率ともに高く，また罹病した疾患で重篤な後障害を残す危険性も高い．

2. 分　類

WHO の ICD-10 に基づき，日本小児科学会新生児委員会では新生児に関する用語について勧告を出している．

a. 在胎期間 gestational age による分類

児の在胎期間は母親の最終月経第1日から数えて満で表すことになっている．在胎37週以上42週未満に出生した児は**正期産児** normal term infant と呼び，37週未満で出生した児を**早産児** preterm infant，42週以上で出生した児を**過期産児** postterm infant と呼ぶ．早産児のうち，特に22週以上28週未満で出生した児を**超早産児** extremely immature infant と呼ぶ．

b. 出生体重 birth weight による分類

児の出生体重が2,500g未満の児を**低出生体重児** low birth weight infant と呼び，出生体重が4,000g以上の児を日本では**巨大児** giant baby と呼んでいるが，ICD-10 では4,500g以上の児を**超巨大児** exceptionally large infant と呼ぶ．

低出生体重児のうち，出生体重が1,500g未満の児を**極低出生体重児** very low birth weight infant，1,000g未満の児を**超低出生体重児** extremely low birth weight infant と呼ぶ．

c. 胎児発育曲線からの分類

新生児を在胎期間と出生体重の組み合わせで，在胎期間に見合った体重か，大きいか，小さいかを出生時体格発育基準曲線(図10-1)に基づき子宮内での発育を評価する．適切な新生児管理をするうえできわめて重要である．

1) **相当体重児** appropriate-for-dates infant
出生体重が在胎期間に比較して10パーセンタイル以上90パーセンタイル未満の児をいう．

2) **不当軽量児** light-for-dates infant
出生時身長のいかんにかかわらず，出生体重が在胎期間に比較して10パーセンタイル未満の児をいう．なお，出生体重，出生時身長ともに在胎期間に比較して10パーセンタイル未満の児を特に small-for-dates infant と呼ぶ．

3) **不当重量児** heavy-for-dates infant
出生体重が在胎期間に比較して90パーセンタイル以上の児をいう．

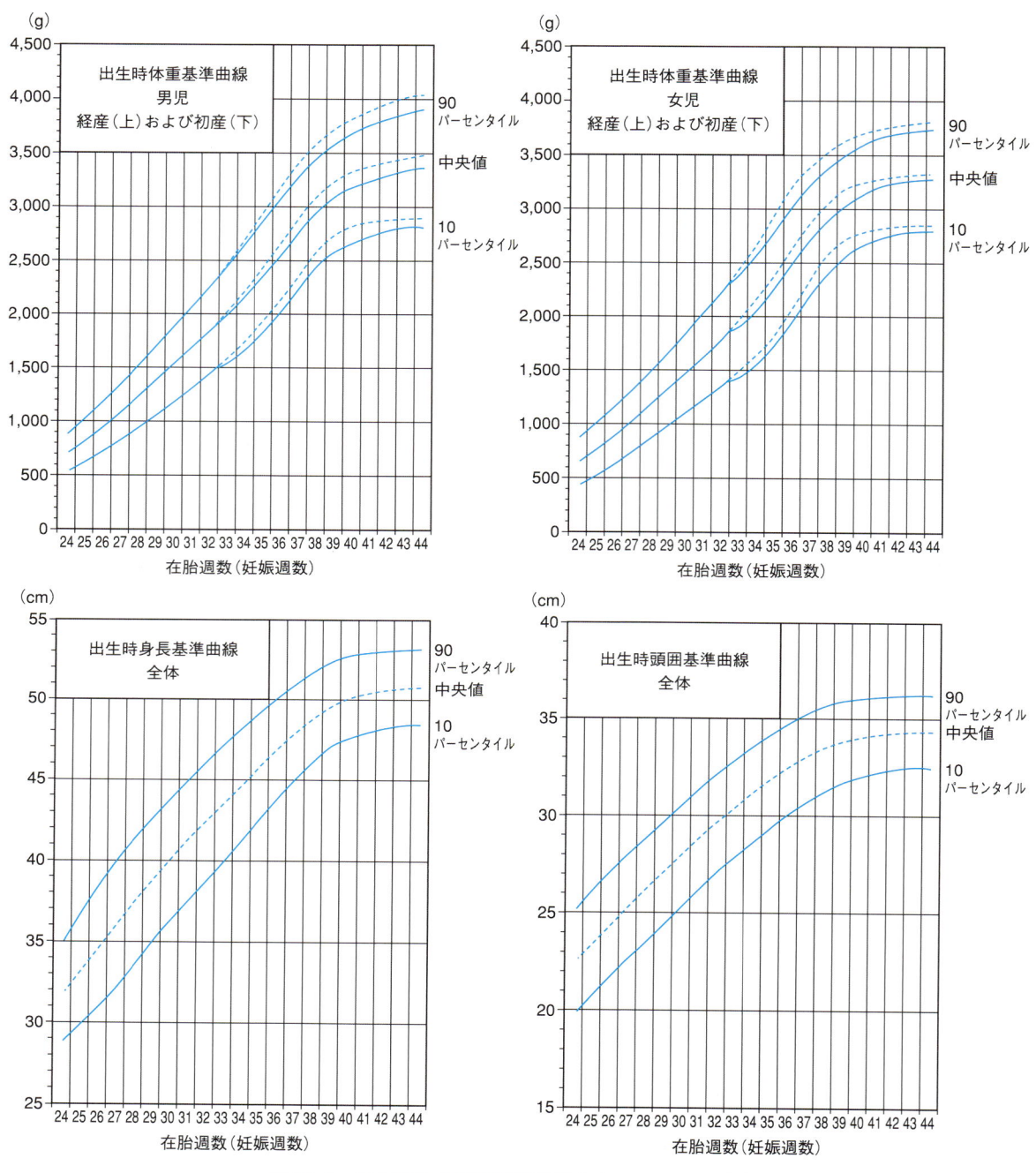

図 10-1　出生時体格発育基準曲線(パーセンタイル版)
(1994 年度厚生省研究班・1994 年改定)

3. 成熟度判定

　成熟度は新生児の看護や新生児疾患の診察に際して常に考慮しなければならない問題である．在胎週数は通常，最終月経第 1 日から起算した満週数で算定するが，必ずしも正確に算定できるとは限らない．産科情報だけに頼らずに胎生とともに成熟していく児の徴候を観察し成熟度を評価す

I. 定義と分類

● 神経学的所見

	−1	0	1	2	3	4	5	判定値
姿勢								
手の前屈	>90°	90°	60°	45°	30°	0°		
腕の反跳		180°	140° to 180°	110° to 140°	90° to 110°	<90°		
膝蓋角	180°	160°	140°	120°	100°	90°	<90°	
スカーフ徴候								
踵-耳								

神経学的成熟度スコア合計

成熟度判定

週数	得点
20	−10
22	−5
24	0
26	5
28	10
30	15
32	20
34	25
36	30
38	35
40	40
42	45
44	50

● 外表所見

項目/点数	−1	0	1	2	3	4	5	判定値
皮膚	粘着性 脆弱 透明	膠様 赤色 透明	平滑 ピンク色 静脈がみえる	表皮剝脱 発疹 数本の静脈	表皮の亀裂 蒼白部分 静脈はほとんどみえない	羊皮紙様 深い亀裂 静脈なし	なめし皮様 亀裂 しわあり	
毳毛	なし	まばら	豊富	薄い	ない部分あり	ほとんどなし		
足底表面	足底長 40−50mm：−1 <40mm：−1	足底長 >50mm しわなし	微かに赤い線	前方に横走するしわのみ	前2/3にしわ	足底全体にしわ		
乳房	触知できない	かすかに触知	平坦な乳輪 乳腺触れず	斑点上の乳輪 乳腺1〜2mm	隆起する乳輪 乳腺3〜4mm	完全な乳輪 乳腺5〜10mm		
眼/耳	眼瞼 ゆるく閉じる：−1 きつく閉じる：−1	眼瞼開く 平坦な耳介 ひだ状	やや彎曲した耳介 軟らかくゆっくり原形に戻る	よく彎曲した耳介 容易に原形に戻る	形成十分で硬い 瞬時に原形に戻る	厚い軟骨 硬い耳		
外性器 (男児)	平坦, 平滑な陰囊	空虚な陰囊 かすかなしわ	精巣は鼠径管上方 陰囊のまばらなしわ	精巣下降途中 陰囊のわずかなしわ	精巣下降 陰囊の発達したしわ	精巣下垂 陰囊の深いしわ		
外性器 (女児)	陰核突出 陰唇平坦	陰核突出 小陰唇小さい	陰核突出 小陰唇発達	大陰唇・小陰唇が同程度突出	大陰唇が大きく、小陰唇が小さい	大陰唇が陰核, 小陰唇を覆う		

身体外表スコア合計

図10-2 新生児成熟度判定法(New Ballard Score)
(Ballard JL et al：J Pediatr **119**：417-423, 1991)

る．胎児は胎齢に応じた順序だった規則正しい発達パターンを示すため，成熟度評価により児の在胎期間を推定できる．

成熟度評価は，身体外表所見と神経学的観察所見の組み合わせで行う．最も代表的な評価法は，**Dubowitz法**であるが，日常臨床ではやや煩雑すぎ，呼吸障害児や極低出生体重児などの病的新生児では診察により児の全身状態を悪化させるおそれがあることから，最近ではより簡便な方法として**Ballard法**が用いられている（図10-2）．

II. 統計学的事項

1996年(平成8年)のわが国の出生総数は120万6,555人，出生率は9.7，**合計特殊出生率**も1.43と少産少子時代に突入し，高齢者の増加と相俟ってわが国人口構成は逆ピラミッド型となっている．

一方，20世紀後半の四半世紀における新生児の医療，保健の進歩は著しく，特に新生児死亡率の低下は目覚ましく，世界一の水準を維持している．2000年にはわが国の**新生児死亡率**は1.8，乳児死亡率は3.2まで低下している（図10-3）．

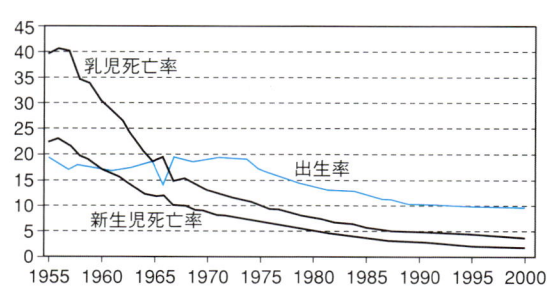

図10-3　わが国の新生児死亡率の推移（1955～2000）

1. 低出生体重児と早産児に関する動態統計

わが国の低出生体重児の出生頻度は国際的にみて決して高いほうではないが，1990年代に入り次第に増加傾向にある．特に，極低出生体重児や超低出生体重児の出生の増加が著しい（表10-1）．

表10-1　わが国における出生数の推移

年次	総数	2,500 g 以下		1,500 g 未満	1,000 g 未満
1951	2,137,689	—	—	4,335	114
1960	1,606,041	137,833	8.6%	5,233	466
1970	1,934,239	127,279	6.6%	7,324	1,446
1975	1,901,440	109,245	5.7%	6,321	1,040
1980	1,576,889	88,585	5.6%	5,972	1,490
1985	1,431,571	82,181	5.7%	6,799	2,154
1990	1,221,585	79,312	6.5%	6,518	2,291
1993	1,188,282	83,299	7.0%	6,753	2,434
1994	1,238,328	90,418	7.3%	7,439	2,731

（母子保健統計，1996）

2. 低出生体重児の新生児期死亡率

日本小児科学会新生児委員会では1980年より5年ごとに新生児医療全国調査を実施し，わが国における低出生体重児の新生児期死亡率の5年ごとの推移をまとめている（図10-4）．

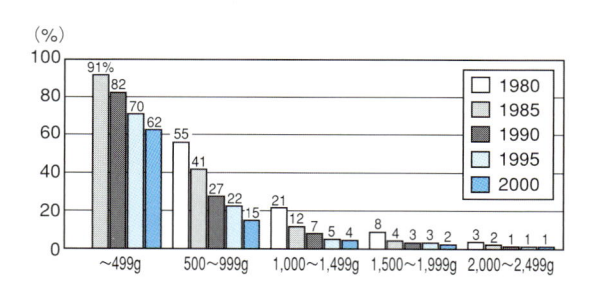

図10-4　わが国における低出生体重児の新生児期死亡率の年次推移

2000年度には出生体重500～999gの超低出生体重児の新生児期死亡率は15%に，1,000～1,499gの児では3.8%に低下している．極低出生体重児や超低出生体重児の救命率のこの上昇は，新生児医療技術の進歩とともに全国各地に新生児集中治療施設が整備され，母体搬送・新生児搬送システムが全国各地でつくられ，ハイリスク新生児受け入れ体制ができたことによるところが大きい．

III. 新生児の生理と適応

1. 呼　吸

肺胞の構造は胎齢17週頃までは腺様構造を呈し，20〜24週頃になるとI型とII型上皮細胞の区別がみられ，II型細胞では肺の表面活性物質である**肺サーファクタント** pulmonary surfactant の産生が始まる．在胎33〜36週以後になると出生後の肺胞表面の安定化に十分なサーファクタントの産生がみられ，胎外での肺呼吸の準備が整う（第16章．呼吸器疾患，p 347参照）．

a. 第一呼吸の開始

胎児肺の肺胞は 30 ml/kg の肺胞液で満たされており，この量は成熟新生児の機能的残気量と等しい．満期近くでは1日に約 150 ml の肺胞液を羊水中に排出している．産道を通過し始めると，成熟児では気道から圧排された肺胞液約 30 ml を口腔内へ排出する．

第一呼吸の開始については，出生とともに胎盤からの血流が遮断されたことによる PaO_2 と pH の低下，$PaCO_2$ の上昇に基づく呼吸中枢への刺激，皮膚への寒冷刺激，胸郭への圧迫の recoil などがいわれてきたが，未だ決定的な説はない．一般に第一吸息とともに肺胞液はリンパ流，血流へと吸収されていく．

b. 呼吸の調節

胎内でも呼吸様運動は認められるが，子宮外に出ると呼吸運動は持続されねばならない．胎児期には無反応であった各種の化学受容体は活性化され，呼吸の調節に当たる．出生後数時間は正常新生児でも呼吸は不規則で，**周期性呼吸**のパターンをとる．

新生児特有の呼吸反射として，口腔咽頭部には**咽頭潜水反射** pharyngeal diving reflex があり，また，肺の末梢気管支部に存在する受容体から迷走神経を介した **Hering-Breuer 反射**は，吸気を止めて呼気を開始させる．Hering-Breuer 反射の働きは，新生児，特に未熟児での生後早期の呼吸調節機構で大きな役割をしている．

2. 循　環

肺での呼吸開始により，胎児期の循環から生後の循環へと大きく変化する．その移行は，肺血管抵抗が急激に低下して**肺血流量**は胎生期の5〜10倍に増加する．

肺での呼吸開始とともに肺血管抵抗は急速に低下するが，肺動脈圧が低下するのはやや遅れる．すなわち，生後3〜4時間まではしばしば肺動脈圧は大動脈圧に等しく，この時期には未だ動脈管は開いており，左-右短絡あるいは両側性短絡がみられる．その後肺動脈圧は次第に低下し，動脈管での短絡は左-右のみとなり，生後約3日で成人と同じレベルに近づき，収縮期圧が 30 mmHg 以下となる．

肺での呼吸により，大動脈血の酸素分圧は胎生期の 20〜26 mmHg から 60〜80 mmHg まで上昇する．この大動脈血が動脈管を流れるので動脈管の平滑筋は酸素により収縮して，生後15〜24時間で収縮・閉鎖する．動脈管の収縮には，**血中プロスタグランジン E** prostaglandin E の減少と動脈管壁でのプロスタグランジン E 生成の低下が関与している．

左房への血流は胎生期には肺血流量が少ないため，主に心房隔の卵円孔を通じて右房から流れるが，出生後は肺血流量が増加して，肺から左房への血流が増加，左房圧の上昇により卵円孔は閉鎖する．

大動脈圧は，出生直後に臍帯血行の停止とともに上昇し，成熟児で 70/40 mmHg 前後となる．その後，動脈管の収縮・閉鎖により，大動脈から肺動脈への短絡がなくなり大動脈圧が上昇し，生後1週前後で収縮期圧が 80 mmHg 程度となる．

出生後，呼吸障害や仮死により低換気や低酸素，アシドーシスの状態が続き肺血管抵抗が減少しなければ，胎児循環系が遺残し，著しい低酸素血症を引き起こす．これを**新生児遷延性肺高血圧症（PPHN）**と呼んでいる．

3. 消化・吸収

子宮内で母親から経胎盤的に全栄養素を供給されていた児は，出生と同時に経口的に自ら摂取し

なければならなくなる．そのため哺乳運動の確立は出生後の最も重要な適応現象のひとつである．吸啜-嚥下反応が協調的に行われるのは胎齢33〜36週である．

栄養素の消化・吸収は，主として小腸で行われ，小腸粘膜にある**ラクターゼ**は，授乳の開始による乳糖負荷により活性化され乳汁中の乳糖の分解に働く．

蛋白の消化・吸収は十二指腸および空腸で行われる．ペプチド，アミノ酸は十二指腸までに50％が，空腸までに80％が吸収される．ペプチド，アミノ酸の吸収はナトリウムイオン依存性の能動輸送によると考えられ，胎齢24週頃からみられ，36週頃には成人レベルに達する．新生児では大きな分子の蛋白の吸収もあるが加齢とともに減少する．

脂肪の消化・吸収では，新生児では膵リパーゼやカルボキシエステル水解酵素の活性が低く，胆汁酸の排泄量も少ないことから，成人に比べて脂肪の消化・吸収能は低い．中鎖脂肪酸については胆汁酸の働きとは関係なく吸収され，そのまま門脈を通って肝で代謝されるので新生児や未熟児でも吸収は容易である．

4. 免　疫

免疫グロブリンのうち，胎盤を通じて胎児へ移行するのはIgGのみである．IgM，IgAは移行しない．出生時より高IgMを認めるなら，サイトメガロウイルスや梅毒などの子宮内感染によって胎児自身が産生したものである．IgAも胎盤を通過せず，IgMよりも遅れて産生されるため出生時には痕跡程度しか存在しない．母乳，特に初乳中には多量の分泌型IgAが含まれるため，初乳は新生児の腸管感染防御作用を持つ．

胎盤を通じて胎児血中への**IgGの移行**は，胎齢7ヵ月以後急激に増加し，出生時の臍帯血中には母体に等しいか，むしろ高濃度となっている．早産児ではIgGの十分な移行のないときに出生してくるため，血中IgGレベルは低い．IgGには抗ウイルス抗体（麻疹，ポリオ），ある種の補体結合抗体（流行性耳下腺炎，インフルエンザ，トキソプラズマ），抗毒素（ジフテリア，破傷風），

その他が含まれており，新生児では母体から移行してきた抗体によりこれらの疾患から防御されている．生後3ヵ月を過ぎると母体から移行してきた抗体は消失していく．母親が自己免疫抗体を持つ場合には，児へ移行した抗体により生後数ヵ月にわたり一過性に母親と同様の症状を呈することがある．

細胞性免疫についてみると，T細胞は胎齢12週頃には脾臓に，胎齢20週頃には末梢血中に出現する．B細胞は胎齢11週頃に脾臓に現れ，胎齢20週までに特異的抗体の産生が可能となる．これらのリンパ球は新生児期には数的に十分備わっているが，機能的には未発達である．

T細胞ではmitogenによる増殖反応やインターフェロン-γ，MIFなどのリンホカインの産生能は低く，B細胞の特異的抗体産生能も低い．また，NK細胞の活性も低くウイルス感染に対する防御機能は未熟である．

好中球機能では，走化能，貪食能，殺菌能ともに成人に比べると低い．補体系については成分によって違いはあるが，新生児では成人のおよそ半分程度である．

5. 腎機能

胎児腎は胎齢9〜12週頃には尿の産生がみられ，妊娠初期より羊水はほとんど胎児尿由来である．胎齢30週を過ぎると，10ml/kg/時間という大量の尿産生がみられる．しかし，胎児期には腎機能の大部分を胎盤に依存しており，血液から選択的濾過する糸球体機能や電解質や水などの再吸収・分泌を行う尿細管機能は未発達のままで出生してくる．

胎児の腎血流量は発育にともなって増加してくるが，出生とともに腎血管抵抗が低下し，腎血流量は急激に増加する．一方，胎児期には尿細管はほとんど機能しておらず，出生後急速に発達する．尿細管機能については，胎児期はナトリウムの再吸収が著しく低く，**ナトリウム排泄率** fractional sodium excretion（FE_{Na}）は胎齢13〜18週で約13％，32〜36週で約5％，40週で3.5％であり，生後3日で0.3％となる．生後数日のうちに塩とそれにともなう水の排泄により細胞外液量

は減少し，**生理的体重減少**の原因となっている．

正常新生児の**尿濃縮能**は 700 mOsm/l 程度であり，年長児や成人に比べ著しく低いため，過剰の塩類投与は避けねばならない．

体液組成の変化

体内の総水分量は，胎齢とともに変化する．胎齢 20 週頃には体重の 90% 以上が水分であるが，胎齢 32 週には約 80% が，成熟新生児では約 75% となる．妊娠後半期における水分の占める割合の変化は，主として身体を構成する脂肪成分の増加による．

胎児期および新生児早期には，細胞外液が細胞内液よりも大きな割合を占め，出生時には細胞外液は 45%，細胞内液は 30% である．発育とともに細胞外液が減少し，細胞内液が増加する（図10-5）．

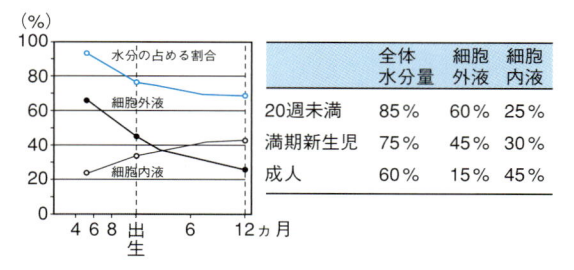

図 10-5　胎児・新生児期における身体構成水分
(Friis-Hansen B, Kagan BM)

	全体水分量	細胞外液	細胞内液
20週未満	85%	60%	25%
満期新生児	75%	45%	30%
成人	60%	15%	45%

6. 内分泌

a. 成長ホルモン

出生時の臍帯血の血清成長ホルモン濃度は高く，成人の安静基礎レベルの数倍に及ぶ．出生後，日齢とともに減少し，生後 5 日には臍帯血の約半分になる．また，臍帯血中の成長ホルモン放出因子 growth hormone releasing factor (GRF) も成人値に比べ有意に高い．

b. プロラクチン

臍帯動脈中の血漿プロラクチン値は高値を示すが，胎盤にはプロラクチン通過性がないことから児が分泌したものである．臍帯血中の血清エストロゲン値と血漿プロラクチン値は正の相関を示すことから，エストロゲンが下垂体を直接的に刺激してプロラクチン分泌を高めたと考えられている．

c. ステロイドホルモン

血清コルチゾール値は，臍帯血ですでに高値をとり，出生後 1〜2 時間でさらに上昇し，その後いったん漸減するが生後 3〜7 日にかけて再上昇する．血清コルチゾール値の推移は血漿副腎皮質刺激ホルモン (ACTH) 値に平行していることから，血清コルチゾール値の推移は ACTH の分泌刺激に反応したものと考えられる．

血清コルチゾール値が新生児期に高いのは，肺成熟や出生時のストレス，出生後の環境への適応に必要な反応と理解できる．

d. 甲状腺ホルモン

血清甲状腺刺激ホルモン (TSH) は，出生後 1 時間以内に臍帯血値よりも有意に上昇し，ついで 24 時間以内に減少し始める．出生後のこの上昇は，子宮外への環境変化（寒冷曝露）に適応するためとされている．血清サイロキシン (T_4)，血清トリヨードサイロニン (T_3) は，この TSH の上昇に遅れて上昇する．

未熟児では血清 free T_4，血清 free T_3 値が成熟児よりも低く，TSH 高値を示す．

e. ゴナドトロピン

血清黄体化ホルモン (LH) 値は出生時に高く，日齢とともに急激に低下する．したがって，この LH の急激な低下は，LH が胎盤由来のヒト絨毛性ゴナドトロピン (hCG) と考えられている．

血清卵胞刺激ホルモン (FSH) 値は，胎盤で大量に産生されるエストロゲンにより男女ともに抑制されており，臍帯血より生後 5 日頃まで低値が続く．生後 1 ヵ月から上昇し始め，女児は男児よりも高値をとる．

7. 血液

胎児のヘモグロビンは，HbF が主で，2,3-diphosphoglycerate (2,3-DPG) との親和性が低いため，酸素との親和性が強く胎盤における母体血からの酸素供給を得るのに適している．胎児の

PaO_2 は小児や成人に比較するときわめて低く 20〜30 mmHg 程度である．胎児血は酵素解離曲線が左にシフトし，低い PaO_2 レベルでの組織への酸素供給に適している．

出生直後には赤血球数，ヘモグロビン濃度，ヘマトクリット値ともに一般に高値を示すが，新生児期以後には次第に低下する．ヘモグロビンも高濃度酸素環境下での子宮外生活に適するように，胎児ヘモグロビン(HbF)から成人型ヘモグロビン(HbA)へと変化する．

ヘマトクリット値が60%以上に濃縮されると血液粘度は上昇し，種々の臨床症状をともなう過粘度症候群を呈する．

8. 体温調節

胎児期には子宮内という恒温環境下で育まれているが，出生と同時に新生児自らが熱産生し体温を保持する必要性が生じる．ヒトにおける熱産生の機構として，① 基礎代謝，② ふるえによる熱産生，③ **非ふるえによる熱産生**，④ 運動による熱産生がある．新生児が寒冷に曝されると，ふるえによる熱産生，運動による熱産生はなく，非ふるえによる熱産生 non-shivering thermogenesis が中心となっている．

非ふるえによる熱産生とは，血管と交感神経に富んだ**褐色脂肪組織** brown adipose tissue (脊柱周囲，肩甲骨下，腎周囲，睾丸周囲にある．図10-6)で，寒冷刺激によりノルエピネフリンが分泌されて起こる熱産生である．しかし，その熱産生量は限られており，新生児，特に未熟児では容易に体温低下に傾く．

新生児における熱喪失の経路としては，① 輻射，② 伝導，③ 対流，④ 蒸散があるが，輻射による熱喪失が最も大きい．

中性温度環境(不感温度域) neutral thermal environment は，エネルギー消費が最小となるよう体温を36〜37℃に保つための温度環境をいい，出生体重，生後日数により異なる(図10-7)．

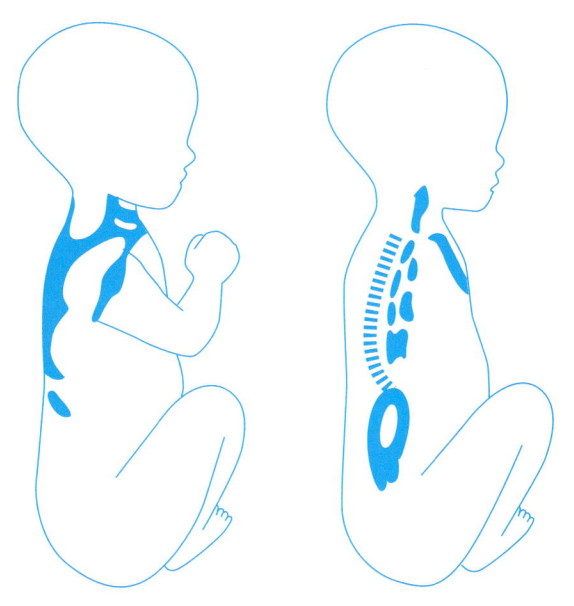

図 10-6 新生児における褐色脂肪組織の分布
(Aherne W, Hull D, 1964)

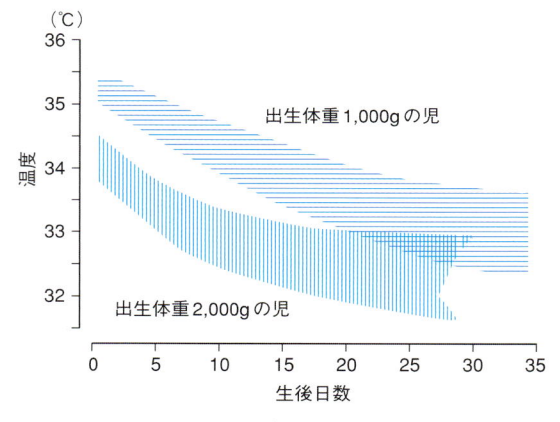

図 10-7 中性温度環境
(Hey EN, Catz G：Arch Dis Child **45**：328, 1970)

9. 代　謝

a. エネルギー代謝

新生児においては，グルコースがエネルギー源として必須であり，特に脳では最も重要である．しかし，新生児，特に未熟児では肝グリコゲン貯蔵量が不十分なうえに，糖新生も不十分であることから，出生後低血糖に陥りやすい．飢餓状態が続くと組織蛋白も熱源として利用され，尿素窒素，血清カリウム値が上昇する．血清遊離脂肪酸も生直後より増加し，新生児脳ではケトン体もエネルギー源として利用できるという特徴を有する．

新生児期におけるエネルギー必要量は，新陳代謝の活発さと急激な成長があるため，他のどの時期よりも高い．

新生児のエネルギー必要量は，120 kcal/kg/24時間と算定されているが（表10-2），エネルギー必要量は，児の成熟度，環境温度，生後日数，呼吸障害の有無により増減する．

表10-2 新生児のエネルギー消費の内容

基礎代謝	50 kcal/kg/24 時間
間欠的な運動	15
時々の寒冷刺激	10
特異動的作用	8
カロリーの糞便中への喪失	12
成長のための必要量	25
計	120 kcal/kg/24 時間

b. カルシウム・リンの代謝

胎児期においては，カルシウムは母体から経胎盤的に能動輸送されており，胎児血清カルシウム濃度は母体よりも有意に高値である．胎児への能動輸送を維持するために母体は生理的に副甲状腺機能亢進状態にある．胎児へのカルシウム輸送は妊娠後半期に急増し，成熟新生児のカルシウム蓄積量は28gとされているが，その80%はこの時期に輸送される．リンもまた能動輸送によって母体から胎児へと輸送され，その大部分は妊娠後半期に蓄積される．

出生後母体からのカルシウム供給が急激に途絶し，血清カルシウム濃度が低下するために新生児の副甲状腺ホルモン分泌が生後亢進しなければならない．この変化に十分対応できないために新生児ではしばしば低カルシウム血症を引き起こす．また，胎児期でみられる高カルシトニン血症が生後も引き続くことも，新生児期の低カルシウム血症の原因となる．

10. 神 経

ヒトの脳重量は，胎齢28週で約150g，32週で約250g，40週で400g，3歳で約1,100g，成人で約1,300gと胎児期から3歳頃にかけて急速に増加する．組織学的にみると，大脳皮質は胎齢40週で成人同様の6層構造を示すが，小脳は大脳や脳幹に比べ発達が遅れ，出生時には外顆粒層が著明であり，生後1年を過ぎ次第に消失する．

軸索の**髄鞘化**は，胎児期の後半よりオリゴデンドログリアの増殖にともない中枢神経系の尾側より頭側へと進んでいく．出生時には脊髄後索と神経根，視神経以外の脳神経とオリーブ小脳路は髄鞘化されているが，皮質脊髄路，皮質小脳路や視神経の髄鞘化は出生直前より開始され，出生後に急速に進展する．2歳頃までに髄鞘化とともにシナプス形成がほぼ完成する．

新生児脳の特徴として，酸素欠乏に対する耐性は強いが，脳内の血管構築の未熟性と脳血流の自動調節機構の未熟性から低酸素血症や体血圧の変動により出血や虚血性病変を起こしやすい．一方，新生児脳は髄鞘化，**シナプス形成**の過程にあることから，脳損傷を受けてもある程度の可塑性，修復能を持っている．

IV. 異常症候

1. 呼吸器症状

多呼吸，陥没呼吸，シーソー呼吸，鼻翼呼吸，呻吟，チアノーゼは重大な呼吸障害の徴候であり，**呼吸窮迫** respiratory distress と呼んでいる．これらの症状をスコア化した **Silverman retraction score** が呼吸障害の評価に広く用いられている（図10-8）．

新生児の呼吸数は通常35～40回/分で，60回/分以上になると多呼吸という．陥没呼吸とは多くは吸気時に鎖骨上窩，肋間腔，横隔膜付着部，胸骨部の陥没をいう．また，呼吸障害があるとシーソー呼吸となる．呻吟呼吸は，呼気時に声門を絞め，うめき声を発する場合をいう．**呼吸窮迫症候群（RDS）**で認められるもので，呼気時に機能的残気量を保ち，肺の虚脱を防ぐという合目的性がある．

新生児の呼吸器症状としては，上記の呼吸窮迫症状以外に呼吸リズムの異常として無呼吸発作がある．無呼吸発作は，20秒以上の呼吸停止，あるいは徐脈発作をともない低酸素血症に陥る場合をいい，未熟児や中枢神経系疾患のある新生児な

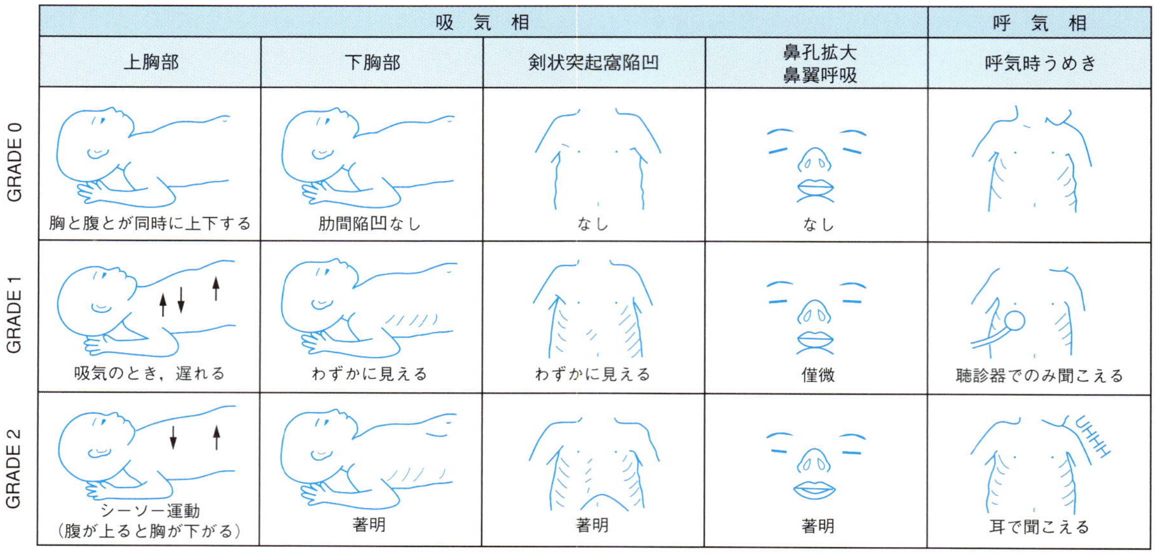

	吸　気　相				呼　気　相
	上胸部	下胸部	剣状突起窩陥凹	鼻孔拡大 鼻翼呼吸	呼気時うめき
GRADE 0	胸と腹とが同時に上下する	肋間陥凹なし	なし	なし	
GRADE 1	吸気のとき，遅れる	わずかに見える	わずかに見える	僅微	聴診器でのみ聞こえる
GRADE 2	シーソー運動（腹が上ると胸が下がる）	著明	著明	著明	耳で聞こえる

図 10-8　retraction score
(Silverman, 1956)

どでみられる．

正常新生児でも生後1ヵ月までしばしば周期性呼吸を示す．これは大きな呼吸の後，10秒未満の呼吸停止をきたすが，低酸素血症をともなうことはない．

新生児の呼吸器症状は，適応不全として出生後一過性に認められることもあるが，呼吸障害の原因は呼吸器系の異常だけでなく，中枢神経系疾患，心疾患，全身感染症，代謝異常など多彩であり，多くは重篤な疾患にともなうものである（表10-3）．

2. 循環器症状

正常新生児の心拍数は120〜140/分で，生後しばらくは動脈管が開存しており，多くの新生児で一過性に心雑音を聴取する．

四肢末端にみられる**末梢性チアノーゼ**は，正常新生児でも出生後しばらく認められ，病的でない．しかし，**中枢性チアノーゼ**は，呼吸器系や循環器系などの重篤な疾患にともなうもので治療を要する（表10-4）．

チアノーゼは還元ヘモグロビンの色を反映し，血液酸素飽和度の低下を示す．

表 10-3　呼吸障害をともなう新生児疾患

呼吸窮迫症候群（RDS）
胎便吸引症候群（MAS）
新生児一過性多呼吸（TTN）
肺炎
仮死に引き続く呼吸窮迫
横隔膜ヘルニア
気胸，肺気腫
気管食道瘻
頭蓋内出血，髄膜炎
先天性心疾患
敗血症
その他

表 10-4　チアノーゼをともなう新生児疾患

1. 呼吸器系疾患 　　呼吸窮迫症候群（RDS），胎便吸引症候群（MAS）， 　　肺炎，気胸　など
2. チアノーゼ型心疾患 　　大血管転位症，極型Fallot四徴症， 　　左心低形成　など
3. 新生児遷延性肺高血圧症（PPHN）
4. メトヘモグロビン血症
5. 多血症，過粘度症候群
6. 低血糖症，低カルシウム血症
7. 敗血症，髄膜炎

3. 消化器症状

a. 嘔吐, 腹部膨満

新生児の胃容量は小さく, 解剖学的にも胃内容が食道・口腔内へ逆流しやすい状態にある. 哺乳後だらだらと乳汁を戻すのは溢乳と呼び, 必ずしも病的でない.

嘔吐があると, 頻度, 吐物の量と性状を正確に観察し, また全身所見, 特に腹部所見で膨満や腹壁緊張の有無, 脱水の有無を観察する.

新生児の嘔吐は緊急性疾患である場合が多く, またその原因も消化器疾患に限らないので, 慎重に鑑別診断を進め, 治療を開始する (表10-5). 吐物に胆汁を混じているときには外科的疾患の可能性が高い.

表10-5 嘔吐をともなう新生児疾患

```
1. 初期嘔吐
2. 中枢神経系疾患
     頭蓋内出血, 水頭症, 核黄疸など
3. 消化器疾患
     消化管閉鎖・狭窄
     胃食道逆流現象, 噴門弛緩症
4. 感染症
     敗血症, 髄膜炎, 胃腸炎, 肺炎など
5. 代謝性疾患
     高アンモニア血症をともなう先天代謝異常症,
     先天性副腎過形成, 21-ヒドロキシラーゼ欠損症
     など
```

b. メレナ

下血や吐血など消化管出血をメレナという. ビタミンK欠乏による消化管出血を**新生児メレナ**と呼んでいる.

4. 神経症状――易刺激性 irritability と痙攣 seizure

易刺激性とは, わずかな刺激で著明なMoro反射がでたり, 手足を震わせる症状をいう. 抑制により異常運動は制止する. 一方, 痙攣には強直性痙攣と間代性痙攣があるが, 新生児では年長児でみられるようなはっきりとした発作型を示すことは少なく, 口をもぐもぐさせたり, 目をパチパチさせたり, 足をペダルこぎ様運動したりといっ

た微細痙攣発作 subtle seizure が特徴である. 痙攣を示す疾患は, 頭蓋内出血や髄膜炎など重篤な疾患, 代謝異常症などその原因は多彩である (表10-6).

表10-6 新生児痙攣をきたす疾患

```
1. 低酸素性虚血性脳症, 脳梗塞
2. 頭蓋内出血
3. 脳形成障害, 先天性水頭症など
4. 髄膜炎
5. 脳腫瘍
6. 核黄疸
7. 代謝異常
     a) 低血糖症
     b) 低カルシウム血症
     c) ビタミン$B_6$依存症
     d) 高アンモニア血症
        アミノ酸代謝異常症, 有機酸代謝異常症
8. 良性家族性新生児痙攣
```

Moro反射の消失は, 児の状態が悪いか, 母体への麻酔薬投与の影響が考えられる. 片側だけ消失している場合には**上腕神経叢麻痺**(Erbの麻痺)が考えられる.

5. 皮膚症状

皮膚の色, 紅斑, 発疹, 膿疱疹, 出血斑などの有無を観察する.

上眼瞼の紅斑 salmon patch, **額部の紅斑**(火炎斑 nevus flammeus), 体の中心線を境に片側が紅色, 片側が蒼白に変化している**道化師様色調変化** harlequin color change などがみられるが, これらは自然に消退する.

出生時には点状出血であったのが, 次第に増大して皮膚面から隆起した血管腫として**イチゴ状血管腫** strawberry mark がある. ほかに血管腫には赤紫色で皮膚面からの隆起のない**ブドウ酒様血管腫** port-wine mark があり, 前者は生後数ヵ月で消退するが後者は自然消退しない.

6. 発熱, 低体温

新生児は感染症があっても発熱しない場合がある. 重症感染症ではむしろ低体温となる. 脱水, 中枢神経系疾患では発熱をともなう. 体温の異常

7. 外表奇形——顔貌の異常と小奇形

異常な顔貌 odd looking や小奇形の詳細な観察は，染色体異常症や種々の奇形症候群の診断を進めるうえで重要である（チェックすべき小奇形の一覧は表7-5，p 109参照）．

V. ハイリスク新生児

1. ハイリスク新生児 high risk infant とは

母体の疾患，妊娠および分娩の合併症，新生児の疾患などにより，生命の危険性が高いと考えられ，またその危険が予測される新生児をハイリスク新生児という．全出生児のおおよそ10％に相当し，後障害なき生存のためには専門的な特別の養護を必要とする．

ハイリスク新生児の要因には，①母体要因，②妊娠・分娩時の要因，③新生児要因がある（表10-7）．

ハイリスク新生児としての出生が予測されるときには，**新生児集中治療室** neonatal intensive care unit（NICU）を有する新生児特殊治療施設に**母体搬送** maternal transport し，分娩に際しては新生児科医が立ち会い，出生後直ちに処置できる体制をとる．

2. ハイリスク新生児の出生から退院まで——新生児特殊治療施設と新生児集中治療室

ハイリスク新生児は，専門的な治療が可能な施設に収容され，なかでも表10-8に示すような症状を持つ児は新生児集中治療室に収容し，特別な治療を必要とする．ハイリスク新生児として出生すると，症状の発現がなくても生後24時間は観察室に収容し，異常の出現に注意する．

回復期に入ると，NICUから新生児強化治療室に移し，十分な観察を続ける．自らの体温保持が可能になれば保育器からコットに移す．

感染予防のために家族の新生児室への入室を禁じている施設がこれまで多かったが，最近では保育器に収容されているときから母親を入室させ，親子が接触する機会をできるだけ多くするよう配慮している．

感染対策として十分な手洗い，面会者の健康チェックが重要である．

表10-7 ハイリスク新生児の要因

1．家族歴，特に同胞に異常がみられるとき
2．母体疾患があるとき
・糖尿病
・甲状腺機能亢進症，副甲状腺機能亢進症などの内分泌疾患
・SLE，特発性血小板減少症，重症筋無力症などの自己免疫疾患
・母体発熱，母体感染症（TORCH症候群）のあるとき
・母体への薬物投与
3．妊娠・分娩経過に異常があるとき
・早産児および低出生体重児，過期産児，巨大児
・母児間に血液型不適合が疑われるとき
・母体の高齢
・多胎
・妊娠中毒症，羊水過多，羊水過少，前期破水，羊水混濁
・前置胎盤，胎盤早期剥離
・帝王切開，鉗子分娩，吸引分娩，骨盤位分娩
・胎児仮死，不整脈，単一臍帯動脈
4．新生児に異常がみられたとき
・呼吸障害
・チアノーゼが持続するとき
・痙攣，筋緊張の異常があるとき
・早期より出現する黄疸，直接Coombs試験陽性
・新生児仮死のあったとき
・蒼白，出血があるとき
・腹部膨満，嘔吐があるとき
・奇形
・「なんとなく元気がない」とき

表10-8 新生児集中治療室への収容を必要とする児

1）出生体重1,500g未満，在胎31週未満の児
2）呼吸不全（機械的人工換気を必要とする）
3）心不全，ショック，持続するチアノーゼ
4）敗血症，髄膜炎などが疑われたとき
5）反復する無呼吸発作
6）痙攣発作
7）交換輸血を必要とする児
8）外科手術前後の児

VI. 低出生体重児

1. 低出生体重児と未熟児

出生体重が 2,500 g 未満の児を慣用的に未熟児と呼んできたが，WHO 国際分類では低出生体重児 low birth weight infant という．その理由として，出生体重は必ずしも児の未熟性を反映するものでなく，児の未熟性はむしろ在胎期間に依存しているからである．

低出生体重児には，早産児 preterm infant と不当軽量児 light-for-dates infant が含まれる．早産児では，表 10-9 に示すような未熟性に起因する疾患をともないやすい．これらの異常が発現しないように観察し，早期に対策をとることが大切である．

2. 不当軽量児，子宮内発育遅延児

低出生体重児の中で，出生体重が在胎週数に相当する標準出生体重の 10 パーセンタイル値以下を不当軽量児 light-for-dates infant という．不当軽量児は必ずしも病的ではないが，多くは胎内において病的な原因で発育が遅延したものであり，これらの児を**子宮内発育遅延児** intrauterine growth retardation (IUGR) という．その原因として，母体・環境要因による**胎児への栄養供給障害**に基づく場合と，胎児自身に起因する**胎児発育障害**に基づく場合がある（表 10-10）．

子宮内発育遅延児のうち，児自身に疾患がなく**胎内栄養不全** fetal malnutrition によるものは，頭囲は在胎週数相応であるが体重のみが小さい asymmetric type をとる場合が多い．一方，染色体異常や子宮内感染など児に重篤な疾患がある場合には頭囲・身長ともに小さい symmetric type をとる．

3. 低出生体重児の管理

① 保温，② 呼吸管理，③ 栄養補給，④ 感染予防が未熟児保育の四大原則である．近年超低出生体重児などでは長期にわたる母子分離を余儀なくされることから，低出生体重児の管理上で母子関係の確立も重要課題である．

a. 保温

低出生体重児では体温調節機能が不十分であることから，特に出生体重 1,500 g 未満の児，極低出生体重児は保育器に収容し，直腸温が 36～37℃ になるよう保育器内温度を調節する．また，皮膚からの不感蒸泄を減少させるために湿度は 50～60% に保つ．

b. 呼吸管理

在胎 34 週未満で出生した児では，しばしば未

表 10-9 未熟性による主な異常と問題点

生後早期の問題点	生後 1 ヵ月以後の問題点
1) 呼吸窮迫（RDS，肺炎）	1) 母子関係の欠如
2) 無呼吸発作	2) 体重増加不良
3) 動脈管開存症	3) 感染症（肺炎，敗血症など）
4) 低血圧	4) 慢性肺疾患（CLD）
5) 低体温	5) 無呼吸発作
6) 浮腫	6) 低ナトリウム血症
7) 感染症（敗血症，髄膜炎）	7) 貧血
8) 高ビリルビン血症	8) 肝機能障害
9) 痙攣	9) くる病
10) 低血糖症	10) 代謝性アシドーシス
11) 低カルシウム血症	11) 未熟網膜症
12) 低ナトリウム血症	12) 脳室周囲白質軟化症（PVL）
13) 貧血	
14) 頭蓋内出血	
15) 壊死性腸炎	

表 10-10　子宮内発育遅延児の成因

胎児への栄養供給障害（胎児栄養失調症）	胎児自身に起因するもの（胎児発育不全）
1. 母体の要因 　1) 低栄養状態 　2) 子宮血流の減少 　　　子癇前症 　　　妊娠中毒症 　　　慢性高血圧 　　　糖尿病 (Class D, E, F, R) 　3) 小柄な体格 　4) 喫煙 　5) 妊娠中の不適当な管理 　6) 低い社会経済的状態 　7) 心臓疾患 　8) 低年齢の母親 　9) 初産 　10) 多胎妊娠 　11) 妊娠中の体重増加不良 　12) 麻薬常用 　13) 異常ヘモグロビン血症 　14) フェニルケトン尿症 2. 環境要因 　1) 高地 　2) 催奇形物質 　3) 放射線照射 3. 胎盤の障害 　1) 梗塞 　2) 胎盤早期剝離 　3) 血管腫 　4) 胎児血管の血栓 　5) 単一臍帯動脈 　6) 終末絨毛部の無血管	1. 遺伝性小人症 2. 無脳児 3. 胎内感染 　　　風疹, サイトメガロウイルス 　　　トキソプラズマ症 4. 染色体異常 　1) Turner 症候群 　2) Down 症候群 　3) 18 トリソミー症候群 　4) 13 トリソミー症候群 5. 先天奇形 　1) 骨形成不全症 　2) 子宮内発育遅延をともなう奇形症候群 　　　Cornelia-de Lange 症候群 　　　Russell 症候群 　　　Silver 症候群 　　　Seckel 症候群 　　　Smith-Lemli-Opitz 症候群 　　　Hallermann-Streiff 症候群 　　　Bloom 症候群 　　　leprechaunism 　　　Ellis van Creveld 症候群 　　　Kenney 症候群 　　　Leroy 症候群

熟性による無呼吸発作を引き起こし，放置すると低酸素血症に陥り低酸素性虚血性脳障害の原因となる．心拍呼吸モニター，経皮的酸素分圧モニター，パルスオキシメーターによる酸素飽和度の経皮的モニターを装着し，その早期発見が必要である．

人工呼吸管理，酸素投与にあたっては，動脈血酸素分圧が 60〜80 mmHg になるように監視し，動脈血酸素分圧の上昇による未熟網膜症発症を予防する．

c. 栄養管理

在胎 36 週未満，出生体重 1,800 g 未満の児では，経管栄養で授乳を開始する．母乳栄養を優先する．

出生体重 1,500 g 未満の児では生後早期から経静脈的にブドウ糖輸液を行い，低血糖を防止する．

d. 感染予防

閉鎖式保育器への収容は，児の保温とともに隔離による感染予防にもなる．児に触れるときには必ず手洗いをする．

e. 母子関係の確立

出生後できるだけ早期から母親に面会させ，母子関係の確立に努める．

VII. 合併症妊娠

1. 糖尿病母体からの出生児

糖尿病母体からの出生児 infant from diabetic mother (IDM) の多くは，不当重量児 heavy-for-dates infant として出生してくる．糖尿病の母親でも妊娠中の血糖管理が良ければ，正常児として出生する．重篤の糖尿病でかつ管理が不十分であると不当軽量児 light-for-dates infant として出生する．

糖尿病母体からの出生児は，巨大児，分娩外傷，低血糖症，低カルシウム血症，多血症，肥厚性心筋症など多彩な臨床症状を示す．これらの臨床症状は，母体の高血糖により胎児が高インスリン血症となっていたことによる．また，奇形の頻度も高い．

2. 感染症

TORCH（トキソプラズマ，風疹，サイトメガロウイルス，ヘルペス）の**胎児感染**は，児の発育障害や知的障害，奇形の原因となる．これら以外にも，HIV，ATL，梅毒，B型肝炎，C型肝炎などは**垂直感染**のリスクが高い．

3. 多 胎

多胎の頻度は，双胎が100分娩に1組，三胎が1万分娩に1組，四胎が100万分娩に1組といわれている．近年は排卵誘発剤や人工受精のために多胎の頻度は上昇している．

多胎児は単胎児に比べ低出生体重児で生まれる率は高く，また生命予後，神経学的予後も単胎児に比べ劣る．特に，一卵性の場合には胎盤間の動静脈血管吻合があると**双胎間輸血症候群**を引き起こし，供血側の児は貧血に，受血側の児は多血となり，受血児では過粘度症候群となり心不全をともないやすい．

●各　論●

I. 呼吸器疾患

1. 新生児仮死 asphyxia neonatorum

【概念】
　出生時に肺呼吸を開始することができず，それにともなって引き起こされる循環障害や種々の代謝障害によって中枢神経系を含めた全身の臓器に障害をもたらす重篤な適応障害である．重症度は様々であるが，中枢神経後遺症が高頻度にみられる．

【病態】
　出生直後の自発呼吸の確立ができない場合，急速に低酸素血症，高二酸化炭素血症および呼吸性アシドーシスに陥る．その状態から回復せずに持続すれば，好気性解糖ができずに嫌気性解糖が進み代謝性アシドーシスが進行する．低酸素，アシドーシスは肺血管の攣縮をきたし，肺血流の減少を助長してますますガス交換を妨げる．このような悪循環に陥ると，脳，心筋などにも影響を及ぼし，不可逆的な状態へと進行する．

【要因】
　① 母体側の要因として妊娠中毒症，糖尿病，心疾患，腎疾患，感染など，② 胎盤の因子として，胎盤早期剝離，前置胎盤，胎盤機能不全など，③ 胎児側要因として，多胎，奇形，胎児赤芽球症，貧血など，④ 臍帯の要因として，臍帯脱出，臍帯過捻転など，⑤ その他，子宮収縮異常，遷延分娩など多くの要因がある．

【評価】
　Apgar score が一般的に用いられる．表10-11の5項目で評価し，7〜10点が正常とされ，4〜6点が軽症仮死，0〜3点を重症仮死とする．原則的に1分と5分で判定，神経学的予後は5分値とよく相関する．

【検査所見】
　血液ガスでは，低酸素・高二酸化炭素血症で，呼吸性アシドーシスから代謝性アシドーシスの要素が加わり混合性のアシドーシスとなる．低血糖がみられ，電解質異常として，低カルシウム血症や高カリウム血症もみられる．重症であればGOT，LDH，CPKなどの酵素が血中で著明に上昇する．

【診断】
　胎児仮死に引き続いて起こることが多く，胎児仮死を正確に診断することが重要である．現在は胎児心拍モニタリングなどにより胎児仮死の診断が行われる．
　重症度によっては痙攣や意識障害が現れるため，神経学的な診断，評価が重要である．合併症として**頭蓋内出血，低酸素性虚血性脳症**がある．

【治療】
　速やかに蘇生させることが一番である．気道確保と呼吸の補助，酸素投与，そして循環の確保，場合によっては心マッサージも必要とする．悪循環を断つために，血管を確保し，アルカリ剤（炭酸水素ナトリウム），強心薬，カルシウム剤，ブドウ糖液投与も必要とする．さらに，痙攣や脳浮腫に対しては，抗痙攣薬やグリセロールを用いて中枢神経障害の発生を予防するとともに，低体温を予防することも重要である．

表10-11　新生児仮死の評価（Apgar score）

点数	0	1	2
心拍数	ない	緩徐（100以下）	正常（100以上）
呼吸	ない	弱々しい泣き声	強く泣く
筋緊張	だらんとしている	いくらか四肢を曲げる	四肢を活発に動かす
反射性	反応しない	顔をしかめる	泣く
皮膚色	全身蒼白または暗紫色	軀幹淡紅色，四肢チアノーゼ	全身淡紅色

2. 新生児一過性多呼吸 transient tachypnea of the newborn(TTN)

【概念】
　胎児の肺胞は肺胞水で満たされているが,出生時第一呼吸とともに速やかに間質に吸収され,ガス交換がスムーズに行われるようになる.肺胞水の吸収が遅延し,肺胞腔内に水分が貯留した状態で呼吸が開始した場合にはガス交換に支障をきたし,呼吸障害を呈する.この状態を新生児一過性多呼吸と呼ぶ.transient RDS, type II RDS, wet lung syndrome などと呼ばれることもある.

【頻度】
　満期産成熟児や満期に近い比較的体重の大きい早産児に多い.また帝王切開や墜落産で出生した児に多くみられる.早期新生児期にみられる呼吸障害の約10%程度を占め,呼吸窮迫症候群(RDS)よりもやや頻度が高いとされている.

【病因】
　肺胞水の吸収には,陣痛や産道通過時の胸腔圧迫のような物理的因子や Na, Cl イオンの輸送を制御するバゾプレッシンやカテコールアミンなどが関与しているが,これらの因子が帝王切開などでは十分に機能しないことが原因と考えられている.

【症状】
　多呼吸を主体とした症状が生直後から出現し,1週間以内(大部分は2〜3日)で軽快する比較的軽症の呼吸障害である.チアノーゼは出ても軽く,低濃度の酸素投与で改善することが多い.

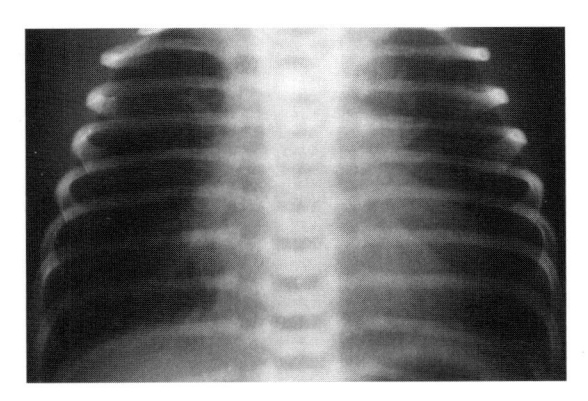

図10-9　新生児一過性多呼吸の X 線像
肺門陰影の増強と末梢の肺気腫がみられる.

【検査所見】
　胸部 X 線上,肺門陰影の増強と肺末梢部の気腫状の過膨張がある特徴的な所見を示し,胸膜液貯留が認められることもある(図10-9).

【診断・鑑別診断】
　臨床症状と X 線所見で診断する.RDS や胎便吸引症候群(MAS),肺炎,肺出血などとの鑑別を要する.

【治療】
　通常,酸素投与のみで軽快するが,nasal CPAP や人工換気療法が必要なこともある.予後はよい.

3. 呼吸窮迫症候群 respiratory distress syndrome(RDS)

【概念】
　肺胞には肺胞表面張力を低下させ,虚脱を防止する重要な働きを持つ界面活性物質である**肺サーファクタント**が存在する.これは dipalmitoyl phosphatidylcholine(DPPC)を主体とし,数種類の特異的なアポ蛋白を含んだリポ蛋白質である.この物質は在胎週数の経過とともに肺胞 II 型細胞において合成が進み,34〜35週でようやく成熟新生児のレベルにまで達する.したがって,早産児で肺サーファクタントの合成が十分でない児では,肺胞の虚脱を引き起こし,重篤な呼吸障害を呈し,呼吸窮迫症候群と呼ぶ.以前,この原因がはっきりしなかったため特発性呼吸窮迫症候群 idiopathic respiratory distress syndrome(IRDS)と呼ばれた.また,剖検肺においてエオジンに染まる硝子様の膜形成を肺胞表面にみることから肺硝子膜症 hyaline membrane disease(HMD)とも呼ばれた.

【頻度】
　在胎32週未満の早産児,出生体重1,500g未満の極低出生体重児においては最も頻度の高い呼吸障害である.

【病因】
　肺サーファクタントの合成に関与する様々な因子が影響する.帝王切開児,母体の糖尿病,双胎第2子などでは発症しやすく,前期破水,胎盤機能不全,子宮内感染などでは発症を抑制することが知られている.また,血漿成分,特にフィブリ

ノゲンが肺サーファクタント活性を著明に抑制するため，毛細血管の透過性が亢進するようなショックなどの状態では，二次的にサーファクタント欠乏をきたすことになる．

【病態生理】

図 10-10 に示すように主として未熟性にともなうサーファクタント合成障害により肺胞の虚脱，無気肺の形成をきたし，ガス交換が障害される．そのため，低酸素，高二酸化炭素血症からアシドーシスに発展し，肺血管の攣縮がもたらされることで肺の還流が障害され，換気血流不均衡を起こす．これによりますます低酸素・高二酸化炭素血症が助長され，悪循環が起こる．

【症状】

4大症状として，① チアノーゼ，② 多呼吸，③ 呻吟，④ 陥没呼吸がみられる．これらの症状は生直後ではなく，生後しばらくおいてから現れることが多い．

【検査所見】

胸部X線所見では，肺野全体の透過性の低下を示すすり硝子様陰影，または網状顆粒状陰影 ground glass, reticulo-granular pattern と気管支透亮像 air bronchogram が特徴である（図 10-11）．血液ガス所見では，初期は高二酸化炭素血症，低酸素血症にともなう呼吸性アシドーシスが主体であるが，次第に代謝性アシドーシスの要素も加味されて混合性アシドーシスを呈するようになる．

【診断】

臨床症状と胸部X線所見で診断する．胸部X線所見はすり硝子様陰影と気管支透亮像の程度により重症度分類がなされ，臨床的に用いられている（Bomsel 分類，表 10-12）．羊水中の肺表面活性物質をマーカーとして出生前診断や出生後の早期診断を行っている．レシチン/スフィンゴミエリン比や，アポ蛋白の生化学的測定に加え，ethanol shaking test（羊水と 95% エタノールを混和して振盪し，泡の残存度で肺表面活性物質の有無を推定する方法），microbubble test（少量の胃内容液や気管吸引液を用いてピペットで泡立て，鏡検にて微小な泡の存在の有無で肺表面活性物質の量を推定する方法）を補助診断に用いている．

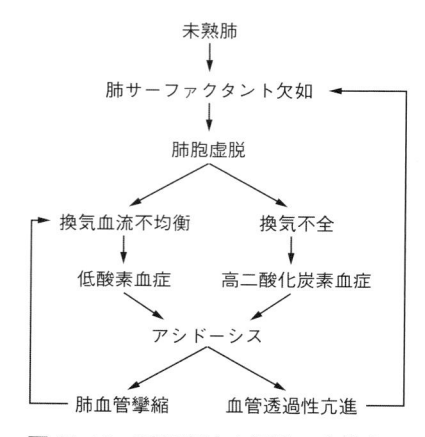

図 10-10 呼吸窮迫症候群の病態生理

表 10-12 呼吸窮迫症候群のX線分類（Bomsel）

Ⅰ度：軽度のすり硝子様陰影のみで気管支透亮像はない
Ⅱ度：すり硝子様陰影と中央陰影を越えない気管支透亮像
Ⅲ度：強いすり硝子様陰影で中央陰影も不鮮明．気管支透亮像は中央陰影を越える
Ⅳ度：全肺野に均等な濃厚陰影で中央陰影も全く不明．気管支透亮像あり

【鑑別診断】

胎便吸引症候群（MAS），新生児一過性多呼吸（TTN），肺出血，肺炎などがある．特に鑑別が困難なものとして B群溶血性連鎖球菌（GBS）による肺炎（大半が敗血症に併発する）が重要である．

【治療】

1）人工換気療法

肺胞の虚脱を防ぐために，呼気終末に陽圧を加える人工換気療法が基本となっている．自発呼吸のみで行う持続陽圧呼吸 continuous positive air-

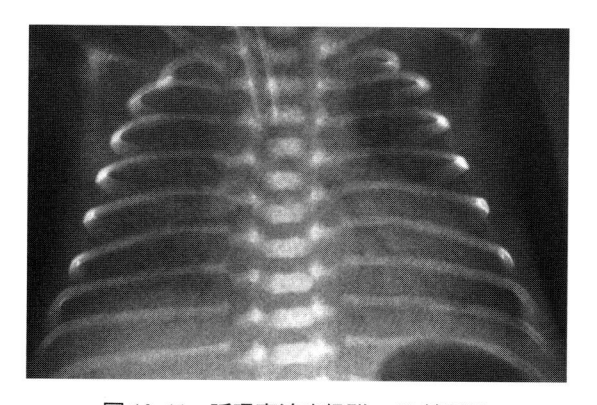

図 10-11 呼吸窮迫症候群のX線所見
肺野全体のすりガラス状陰影と air bronchogram が認められる．

way pressure(CPAP), 間欠的強制換気を組み合わせたもの intermittent mandatory ventilation with positive end expiratory pressure(IMV with PEEP)が多い．

2）人工肺サーファクタント補充療法

人工的に合成した肺サーファクタントが開発されて以来，治療成績は飛躍的に向上した．わが国では牛のサーファクタント成分の抽出液にDPPCなどを加えて調整した半合成のサーファクタントが市販されている．

3）循環管理

循環ショックを合併していることが多く，循環管理を含めた全身管理が必要である．

4. 胎便吸引症候群 meconium aspiration syndrome(MAS)

【概念】

胎児の低酸素状態(**胎児切迫仮死**)により腸管が虚血に陥ると，蠕動運動は亢進し，肛門括約筋は弛緩するため，粘稠な胎便を羊水中に排出することになる．同時に低酸素にともなう**あえぎ呼吸**により口腔内や気道内に胎便の混入した羊水を吸入した状態で出生し，第一呼吸とともに大量の胎便を気道内に吸引する．その結果，末梢気道の閉塞による無気肺や肺気腫を併発し重篤な呼吸障害を呈する．これが胎便吸引症候群である．

【頻度】

呼吸窮迫症候群(RDS)と異なり早産児よりも成熟新生児に多く，中でも過期産児や子宮内発育遅延児に多くみられる．

【病態生理】

図10-12に示す．

【症状】

仮死として出生することが多く，出生時よりショック状態を示す．低酸素血症による様々な程度のチアノーゼがみられ，多呼吸も強い．肺気腫による胸郭の膨隆が顕著で樽状の胸郭になる．胎便によって皮膚や爪が黄緑色に汚染されることが多い．仮死の程度，低酸素血症の程度により痙攣などの中枢神経系の合併症を起こす．その他合併症として気胸，縦隔気腫などの **air leak** や**新生児遷延性肺高血圧症** persistent pulmonary hypertension of the newborn(PPHN)を起こしやすく，予後に大きく影響する．

【検査所見】

胸部X線所見では肺野全体に粗い索状陰影や斑状陰影を認め，無気肺や肺気腫像を混じる(図10-13)．気胸や気縦隔を合併していることがあり，注意深く読影することが大切である．血液ガスでは，低酸素，高二酸化炭素血症，アシドーシスが強い．

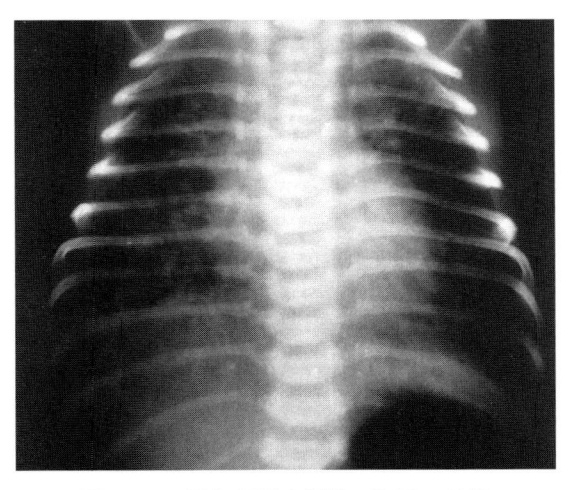

図10-13 胎便吸引症候群の胸部X線像
斑状影，無気肺像と肺気腫像を混在する．

【診断・鑑別診断】

胎便による**羊水混濁**を認め，胎児仮死を呈する場合は要注意である．出生時より呼吸障害，チアノーゼを認め，気道内から胎便を検出すれば診断

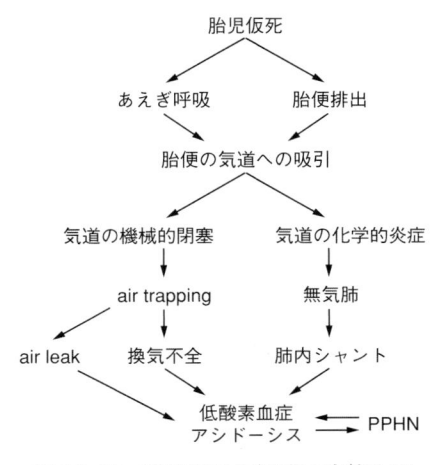

図10-12 胎便吸引症候群の病態生理

可能である．出生直後より重篤な呼吸障害を認めることより，先天性心疾患や先天性横隔膜ヘルニアとの鑑別が重要である．

【治療】

一度発症するときわめて重篤になりやすく，発症予防が最も重要である．胎児仮死があり，羊水混濁のある症例では必ず児頭娩出時に口腔内の吸引を十分に行い，その後体幹を娩出して第一呼吸を促す．これによってかなり発生は予防できる．

既に胎便を吸引している場合には，速やかに気管内挿管のうえ，吸引と生理的食塩水による洗浄を繰り返す．その際に肺サーファクタントを用いた洗浄が有効なこともある．吸引や洗浄の操作中にも air leak，新生児遷延性肺高血圧症(PPHN)を合併しやすいため，十分に注意する．

5. 無呼吸発作 apnea attack

【概念】

未熟児においては20秒以上の呼吸停止，もしくは徐脈をともなう呼吸停止で，低酸素血症に陥る無呼吸発作がみられることが多い．呼吸中枢の二酸化炭素に対する反応性など，いわゆる未熟性にともなう場合を**一次性無呼吸発作** primary apnea, apnea of prematurity，低血糖，敗血症や頭蓋内出血など様々な病態でみられる場合を**二次性無呼吸発作** secondary apnea という．どちらの場合も放置すると低酸素血症による重篤な後障害を発症する．

表10-13 無呼吸発作の分類

1. 一次性無呼吸発作(特発性無呼吸発作) 　　呼吸中枢などの未熟性にともなうもの 2. 二次性無呼吸発作 　　原因疾患が存在するもの 　①中枢神経系疾患 　　頭蓋内出血，髄膜炎，先天奇形など 　②呼吸器疾患 　　呼吸窮迫症候群(RDS)，胎便吸引症候群(MAS)， 　　上気道閉塞など 　③先天性心疾患 　④消化器疾患 　⑤その他の全身性疾患 　　低血糖，低カルシウム血症，低ナトリウム血症などの代謝異常，敗血症などの感染症など

【頻度】

早産の未熟児に多くみられる．

【病因】

表10-13に分類と病因をまとめた．

【診断】

心拍・呼吸モニターによる20秒以上の呼吸停止，徐脈の検出および経皮酸素モニターや酸素飽和度モニターによる低酸素血症の検出により診断する．

【治療】

原因疾患のある場合はその治療を行うが，原因のはっきりしない場合は酸素投与や呼吸中枢を刺激するとされるアミノフィリンやカフェインが用いられる．

6. 肺出血

【概念】

出血する部位によって①**肺胞内出血**，②**間質性出血**，③**混合性出血**に分類され，間質性出血は生後早期にみられ，肺胞内出血は生後2～3日にみられることが多い．

【病因】

肺炎，心疾患，感染，血液凝固障害，寒冷障害などにともなってみられることが多く，不当軽量児やRDS児でよくみられる．未熟児動脈管開存症でもよく合併する．

【症状】

呼吸窮迫症候群(RDS)の呼吸障害と差はない．気道より出血を認める．未熟児動脈管開存症(PDA)がある場合はプロスタグランジン合成阻害薬を投与する．

【検査所見】

胸部X線上特徴的な所見はあまりなく，微細顆粒状ないし不規則な斑状陰影を呈する．

【治療】

気管内挿管し，陽圧人工換気を実施する．

7. air leak(気胸，縦隔気腫)

【概念】

気道に過剰の圧が加わったり，分泌液などで air trapping が起こることにより胸腔や縦隔内に

空気が漏出し，呼吸に影響をきたす状態を air leak（空気漏出症候群）という．漏出する部位によって，縦隔気腫 mediastinal emphysema（気縦隔 pneumomediastinum），気胸 pneumothorax，心囊気腫などがある．肺の間質に漏出した状態（**間質性肺気腫**）からリンパ管や血管の周囲を介して空気の漏出が広がると考えられている．気胸においても進行性に空気が trap され，胸腔内圧が高まることによって循環障害を引き起こした状態を**緊張性気胸** tension pneumothorax と呼ぶ（図10-14）．

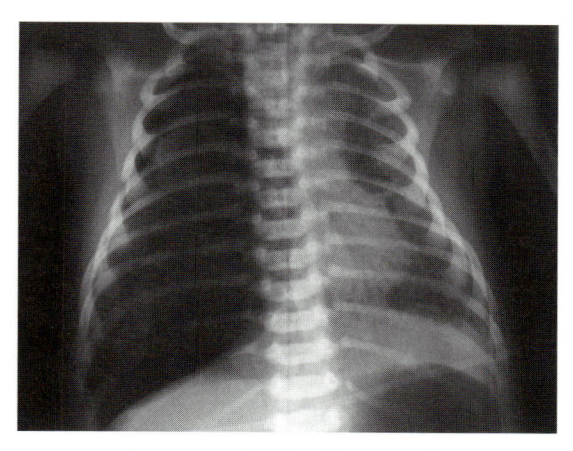

図 10-14　緊張性気胸の X 線像

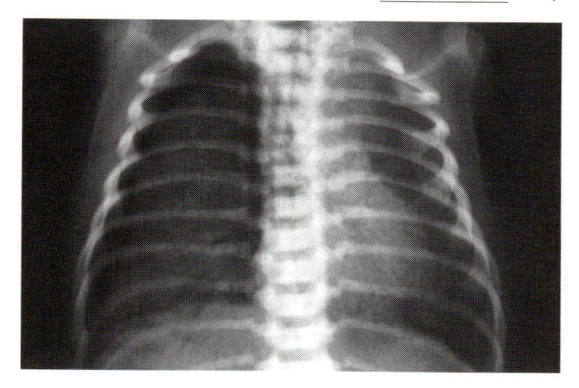

図 10-15　気胸の X 線像
右肺は完全に虚脱せず，胸腔内に遊離ガスを認める．

【頻度】
出生時にすでに発症していることもあるが，人工換気中に発生することが圧倒的に多い．

【症状】
まったく無症状の場合もある．多呼吸，陥没呼吸，チアノーゼがみられるが，呼吸窮迫症候群（RDS）や胎便吸引症候群（MAS）の治療として人工換気中に突然にチアノーゼや徐脈として出現することがある．緊張性気胸の場合は症状は進行性である．急激な胸腔内圧の変化により頭蓋内出血を合併することも多く，注意を要する．

【検査・診断】
胸部 X 線所見で遊離ガス像をみる（図10-15）．腹部の遊離ガスとして現れることもある．胸腔に光をあてると透光試験によって診断できる場合もある．

【治療】
緊張性気胸は胸腔穿刺のうえ，脱気し，持続吸引するが，その他の場合は特に治療を必要としない．

8. 慢性肺疾患 chronic lung disease（CLD）

生後 28 日を超えて酸素投与を必要とする慢性の呼吸障害があり，胸部 X 線像で肺野に様々な変化を認めるものを総称して慢性肺疾患と呼んでいる．① 気管支肺異形成（BPD）と，② Wilson-Mikity 症候群が含まれるが，厳密にいうとこれらの二つの疾患にあてはまらないものが増加しており，CLD の細かな分類も厚生労働省研究班で試みられている．

a. 気管支肺異形成 bronchopulmonary dysplasia（BPD）

【病因】
未熟な肺に対して加わる長期にわたる高濃度酸素の毒性と物理的な圧による圧損傷が主な原因とされるが，それ以外に肺における感染，動脈管開存症，水分過剰投与，低栄養なども要因の一つとされる（図10-16）．Northway によって記載された当初は呼吸窮迫症候群（RDS）に続発するものとされていたが，近年は原疾患にはこだわっていない．

【頻度】
出生体重が小さく，在胎週数が短いほどその頻度は高く，出生体重 1,000 g 未満の症例では約半数に合併する．

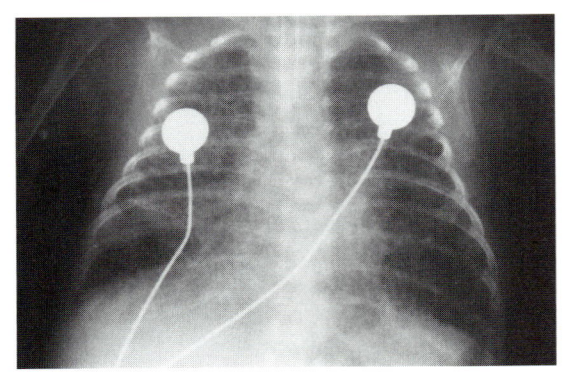

図 10-16 気管支肺異形成の胸部 X 線像
肺門部を中心に粗い陰影と下葉の著明な気腫像を認める．

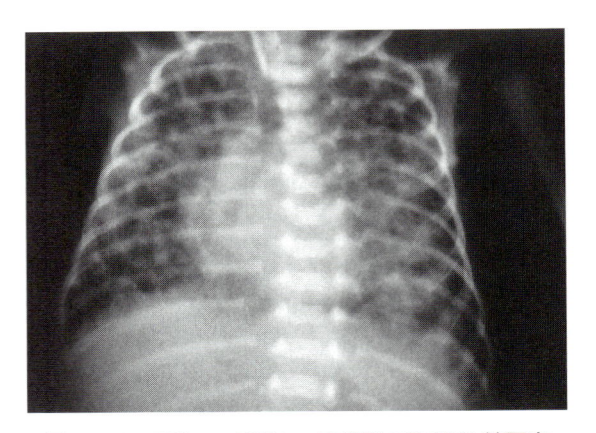

図 10-17 Wilson-Mikity 症候群の胸部 X 線写真
両肺野にびまん性の小円形透亮像を認める．

【症状】
　RDS の急性期の症状が落ち着いた後に，徐々に呼吸障害が増悪し，人工換気療法や酸素療法からの離脱が困難となる．この状態が数ヵ月にわたる場合があり，右心不全を呈することも多い．

【検査所見】
　胸部 X 線所見で 4 期に分類されている．
　Ⅰ期：RDS 急性期の X 線所見
　Ⅱ期：生後数日間みられる全肺野の**びまん性不透亮像**
　Ⅲ期：生後 10 日目頃より不規則な**レース状陰影**と小さな**囊腫状透亮像**
　Ⅳ期：数ヵ月続く肺含気量増加と肺門部を中心とした粗い索状陰影

最近は典型的な BPD は減少し，Ⅱ期まででとどまるものも多い．

【治療】
　通常の呼吸障害に準ずるが，水分制限や強心薬，利尿薬の投与も行う．何よりも予防が重要であり，できるだけ低い酸素濃度と換気条件で管理し，より早期の酸素，人工換気からの離脱を目指す．

b. Wilson-Mikity 症候群

【病因】
　これまで原因不明とされてきたが，近年，子宮内での感染もしくは何らかの炎症が本症の発症に重要な役割をはたしていることが指摘されている．

【検査所見】
　胸部 X 線所見上，両肺野にびまん性の網状陰影と小円形透亮像 bubbly appearance がみられる（図 10-17）．この所見は BPD Ⅲ期の所見と類似している．病状が遷延すると酸素や人工換気による変化すなわち BPD の要素も加わってくるため，胸部 X 線所見では BPD との区別は不可能である．子宮内での感染を示す指標として，臍帯血もしくは生後早期の**血中 IgM 値**が高値をとる．

【症状】
　出生体重 1,500 g 未満の極低出生体重児に多くみられ，生後数日間はほとんど無症状でありながら次第に呼吸障害が出現しはじめ，徐々に重症化し，数ヵ月にわたって呼吸障害が遷延する．

【治療】
　BPD と同じく右心不全対策として水分制限や強心薬，利尿薬の投与を行う．

Ⅱ．循環器疾患

1. 未熟児動脈管開存症 patent ductus arteriosus（PDA），動脈管閉鎖遅延 delayed closure of ductus arteriosus

【概念】
　胎児が子宮内環境から子宮外環境へと移行した段階で閉鎖すべき動脈管が速やかに閉鎖せずに開存した状態が持続し，動脈管を介して左-右短絡が出現することによって肺うっ血をきたすことになる．

【頻度】

未熟性が強いほど頻度は高いとされ，超低出生体重児では 20〜40% に合併するといわれている．

【病因】

未熟児は動脈管の平滑筋の発育が悪いこと，低酸素血症に陥りやすいことなどが原因で動脈管の閉鎖が遅れる．

【病態生理】

呼吸窮迫症候群(RDS)の回復期によく合併する．RDS 極期には肺血管抵抗が高く，動脈管を介して**右-左もしくは両方向性の短絡**が認められ，著しい低酸素血症をきたす．RDS からの回復期には動脈管は開存した状態のままで急速な肺血管抵抗の低下をきたすため，**左-右短絡**が出現することになる(図 10-18)．このために左房への還流量が増加するが未熟児では心筋収縮力が十分に発達していないことによりすぐに左心不全状態になり，左房圧の上昇とともに**肺うっ血・肺浮腫**が前面に出る．

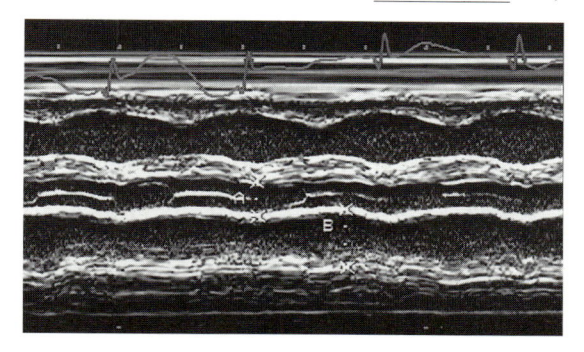

図 10-19 未熟児動脈管開存症の M モード心エコー像
A：大動脈径　0.614 cm
B：左房径　1.04 cm
$A/A_0 = 1.69$ と左房の拡大を示す．

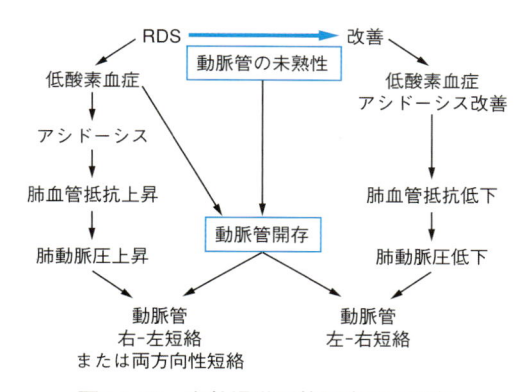

図 10-18 未熟児動脈管開存症の病態

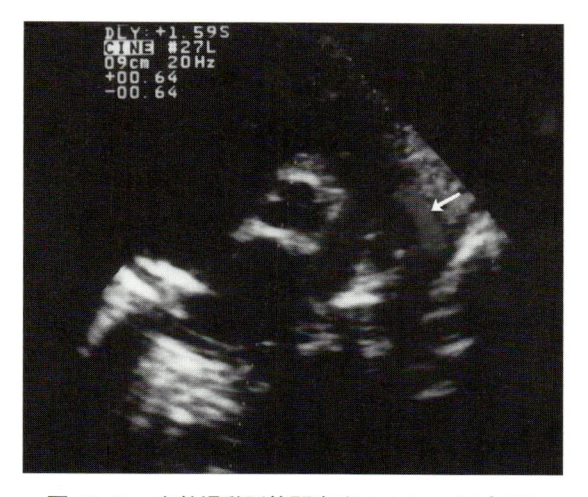

図 10-20 未熟児動脈管開存症のカラードプラ像
(口絵②参照)
主肺動脈(矢印)に動脈管より左-右短絡血流が流入するのが認められる．

【症状】

RDS から回復する時期に再度呼吸状態が悪化することで気づかれることが多い．心雑音(大半が**収縮期雑音**であり，連続性雑音でないことに注意)や心不全による尿量減少，肝腫大がみられる．合併症として**肺出血**をきたしやすい．

【検査所見】

胸部 X 線所見上心拡大と肺うっ血像を認める．心エコー検査はきわめて有力で，左房拡大を示す指標として**左房/大動脈径比(LA/AO)**が 1.2 以上になる(図 10-19)．また**カラードプラ**で比較的簡単に直接動脈管内や肺動脈内の短絡血流を検出できる(図 10-20)．

【治療】

動脈管は PaO_2 が高くなると閉鎖し，低下すると拡張する．したがって未熟網膜症などを増悪させない程度に高く酸素分圧を保つようにすること，できるかぎり低酸素に陥らないようにすることが大切である．心不全の治療として水分制限も必要である．薬物的閉鎖としてプロスタグランジン合成阻害薬としてインドメタシンが用いられる．薬剤が効果なく，心不全が続くようであれば時期を失せず**外科的動脈管結紮術**を行う．

2. 新生児遷延性肺高血圧症 persistent pulmonary hypertension of the newborn (PPHN), 胎児循環遺残症 persistent fetal circulation (PFC)

【概念】
　出生後急速に低下すべき肺血管抵抗が，低酸素のために高い状態を持続し，残存する動脈管と卵円孔のレベルで右-左短絡が現れ，**胎児循環**と同様の血行動態（厳密には胎児循環ではない）が出生後でありながら継続してきわめて強い低酸素血症が持続する状態をいう．

【病因】
　原因疾患が不明の原発性と原因疾患のある続発性がある．原因疾患としては，仮死，胎便吸引症候群，呼吸窮迫症候群，横隔膜ヘルニア，多血症，敗血症，気胸などがある．

【病態生理】
　図10-21に新生児遷延性肺高血圧症における循環動態と，胎児循環および成人循環における循環動態の比較を示す．

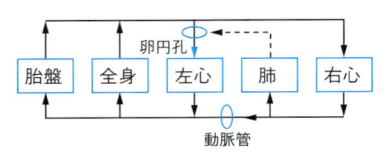

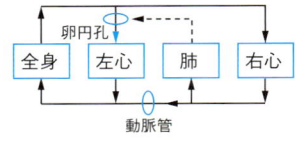

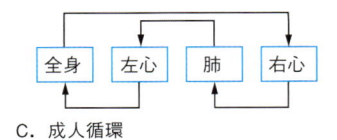

図10-21　新生児遷延性肺高血圧症と胎児循環，成人循環の循環動態との比較
　胎児循環では，動脈管と卵円孔が存在するため左心系と右心系が全身に対して並列的に機能することになり，肺血流はきわめて少ない(A)．成人循環に移行すると動脈管と卵円孔が閉鎖しているため，左心系と右心系が肺，全身と直列的に機能し，肺血流も多い(C)．新生児遷延性肺高血圧症では胎児循環のままで胎盤がなくなった状態と同じ血行動態をとり，肺血流は少ない(B)．

【症状】
　呼吸障害，チアノーゼを呈する．

【検査所見】
　直接肺動脈圧を測定することが困難なため，肺高血圧を間接的に示す指標として心エコーによるRSTI(RPEP/RVET)の延長，さらに動脈管や卵円孔レベルでの右-左短絡の所見を呈する．PaO_2はきわめて低いが$PaCO_2$は多呼吸のためにかえって低いことが多い．

【治療】
　人工換気，高濃度酸素投与により酸素化の改善をはかる．代謝性アシドーシスが悪循環を招いていることも多く，補正する．過換気療法により低二酸化炭素血症，アルカローシスにすることで肺血管抵抗が減少することもある．薬物としては，肺血管拡張作用のあるプロスタグランジンE_1やニトログリセリン製剤が用いられるが，塩酸モルヒネ等で強力な鎮静を図ったり筋弛緩剤を使用することもある．最近では，試験的に平滑筋弛緩因子である**一酸化窒素(NO)**吸入が用いられることもある．他の治療法が無効の場合は，最終的には**体外式人工肺**を用いた**体外循環**を実施する．

III. 消化器疾患

1. 先天性食道閉鎖 congenital esophageal atresia

【概念】
　先天的に食道が中途で途絶し閉鎖がみられるもので，種々の病型のものがある（図20-2, p 495参照）．その中でも上部食道が盲端に終わり，下部食道が気管との間に気管食道瘻をともなっているGross C型が大部分を占める．

【症状】
　食道の途絶により，口腔に唾液など分泌物が貯留し泡沫状に口腔より溢れ出る．口腔内より気道内への分泌物の流入，あるいは気管食道瘻を通じて胃液が気管内に流入することにより咳嗽や喘鳴さらにはチアノーゼがみられる．出生前には羊水過多をともなうことが多い．

【検査所見】
鼻口腔よりネラトンカテーテルを挿入するとカテーテル先端が胃内に到達することなく反転し口腔に逆戻りする．またX線で食道盲端でのカテーテルのcoil-up像を認める．胃腸内にガス像が認められれば，下部食道に気管食道瘻の存在することが証明される．

【治療】
生後早期の外科手術を必要とするが，術前の管理として，上体を挙上し食道盲端部に貯留する分泌物の頻回あるいは持続吸引を行うことによって嚥下性肺炎など肺合併症を予防する．

合併症がなく上下食道盲端の距離が短い場合には，瘻離断と食道吻合を一期的に行うことができるが，合併症の存在や病型によっては，まず胃瘻造設と瘻離断閉鎖あるいは胃瘻造設のみを行い患児の成長を待って根治手術を行うこともある．

2. 先天性腸閉鎖 congenital intestinal atresia

【概念】
先天性腸閉鎖はその閉鎖部位により，①十二指腸閉鎖，②空腸閉鎖，③回腸閉鎖に分けられる．閉鎖の形態によって，①膜様閉鎖，②索状物による閉鎖，③連続型，④離断型，⑤多発型などに分類される．先天性腸閉鎖の大部分は腸管の発生異常あるいは胎生期に起こった血行障害が原因と考えられている．十二指腸閉鎖については，内腔が再開通する過程の障害とする説がある．

【症状】
十二指腸閉鎖では，生後早期より症状が発現する．嘔吐は胆汁性であることが多いが，まれにVater乳頭より口側に閉塞があり非胆汁性の嘔吐となることがある．上腹部に限局した膨隆がみられる．小腸閉鎖では胆汁性の嘔吐がみられるが，その閉鎖部位が上部であるほど発現が早い．腹部膨満も次第に著明となる．胎便排泄がみられないことも多く，胎便排泄遅延にともなうビリルビンの腸肝循環の亢進のために黄疸が増強することがある．十二指腸閉鎖や空腸閉鎖では食道閉鎖と同様に，出生前には羊水過多を合併していることが多い．

【検査所見】
腹部立位単純X線写真が有用である．十二指腸閉鎖では胃，十二指腸のガスによる **double bubble sign** が特徴的である．小腸閉鎖では，閉塞上部の腸管の拡張と液面形成がみられる．注腸透視では細い結腸像microcolonが認められる．

【治療】
術前管理として，胃内チューブによる胃内容の吸引，輸液による脱水，電解質の補正を行う．外科的に，閉鎖部とその口側の著明に拡張した腸管とを切除し，腸管の端々吻合を行う．上位腸管の減圧のため，胃瘻や腸瘻を増設することがある．

3. 鎖肛 anal atresia

【概念】
直腸肛門の発生過程における異常により，先天性に肛門の開口異常がみられる状態である．他の先天奇形との合併も多い．単なる肛門の閉鎖(低位鎖肛)から直腸閉鎖(高位鎖肛)まで，閉鎖部位の高さは様々である．男児では直腸と会陰，膀胱，尿道との間に，女児では会陰，腟前庭との間に瘻管を有することが多い．

【症状】
正常な位置に肛門が開口していず，瘻管の開口部より排便がみられる．尿道や膀胱との間に瘻があるときには尿に混じって便を認める．瘻管がなかったり狭い場合には，便秘や腹部膨満がみられる．

【診断】
倒立単純X線撮影invertgramにより，直腸盲端のガス像の位置から閉鎖部位の高さを知る．恥骨直腸筋との位置関係から，低位，中間位，高位に分類され，その病型により手術法が選択される．

【治療】
低位型では新生児期に肛門形成術を行うことも可能であるが，中間位型や高位型では人工肛門造設のうえ，成長を待って根治術を行う．

4. 先天性横隔膜ヘルニア congenital diaphragmatic hernia

【概念】

横隔膜の形成不全，欠損により腹腔内臓器が胸腔内に脱出した状態をいう．欠損部位により，① Bochdalek 孔ヘルニア（後外側方ヘルニア），② Morgagni 孔ヘルニア（胸骨後ヘルニア），③ 食道裂孔ヘルニアなどの種類があるが，新生児期に発症する頻度と重症度からみて Bochdalek 孔ヘルニアが最も重要である．Morgagni 孔ヘルニアは，新生児期に症状がみられることはまれで理学的所見にも乏しいことが多い．食道裂孔ヘルニアでは，胃が縦隔内に脱出していることが多く，嘔吐が主な症状となる．

Bochdalek 孔ヘルニアでは，胎児期よりヘルニア内容により肺が圧迫を受けていることにより，**患側肺の低形成**をともなっていることが多い．低形成の程度が強い場合には，肺血管床が少なく，さらに低酸素血症が加わることにより遷延性肺高血圧症を併発することが少なくない．約 90% は左側にみられる．

【症状】

脱出臓器の容量と合併する肺低形成の程度により重症度は異なるが，出生直後より進行性の多呼吸，チアノーゼなど呼吸窮迫症状が認められることが多い．**遷延性肺高血圧症**を合併するとさらに高度のチアノーゼを呈するようになる．

【診断】

視診上，胸郭は膨隆し腹部は陥凹している．聴診上，患側の呼吸音の減弱が認められ，ときに胸部の腸雑音が聴取されることもある．胸部 X 線で患側の肺の含気が不良で胸腔内に腸管ガス像を認める（図 10-22）．

【治療】

呼吸障害が顕著な場合には人工換気，鎮静療法を行う．肺高血圧症をともなう場合には，血管拡張薬を投与する．高頻度振動換気（HFO）や体外式人工肺（ECMO）が術前術後の管理に必要となることがある．手術により横隔膜の欠損部を修復して根治をはかるが，術後に肺高血圧が遷延化することがないよう，術前に十分な安定化をはかってから手術するいわゆる待機手術を行うことが多い．予後は合併する肺低形成の程度に依存する．

5. 横隔膜挙上症 diaphragmatic eventration

【概念】

横隔膜の筋層の欠損や高位付着により横隔膜が挙上した状態をいう．分娩外傷などにともなう横隔膜神経麻痺によって横隔膜の挙上がみられる場合にも同様の病態となるが，この場合は**横隔膜弛緩症**と呼ばれる．

【症状】

軽度のものなら無症状の場合もあるが，高度の場合には強い呼吸障害を示す．

【診断】

胸部 X 線で患側横隔膜の挙上がみられる．透視により患側横隔膜の奇異運動がみられることがある．

【治療】

呼吸困難が強い症例には横隔膜縫縮術を行う．

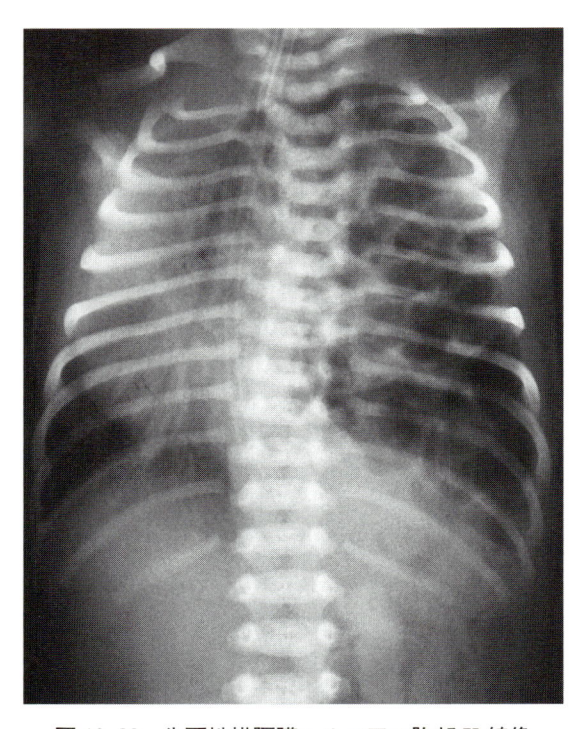

図 10-22 先天性横隔膜ヘルニアの胸部 X 線像
左胸腔内に腸管ガス像を認める．

6. 壊死性腸炎 necrotizing enterocolitis

【概念】
　腸管の未熟性を背景として，感染や低酸素虚血あるいは栄養の負荷などが誘因となって粘膜損傷が起こり，小腸，特に回腸末端部などの腸管壁に壊死性変化が進行する病態である．極低出生体重児，特に超低出生体重児にみられることが多い．腸管穿孔や敗血症，播種性血管内凝固(DIC)を合併することもあり予後不良な経過をとることも少なくない．

【症状】
　腹部膨満，残乳の増加，便潜血の陽性などの初期症状に引き続き，胆汁性嘔吐や末梢循環不全やショックなどの症状に進行する．腹部に筋性防御や硬結を認めることもある．

【診断】
　腹部単純X線で腸管の拡張像に加えて，腸管壁の気腫像や門脈内のガス像が認められれば特徴的な所見となる．腹水の貯留をともなうこともある．腸管穿孔が起こると腹腔内遊離ガス像がみられる．血液検査では，血小板減少，白血球増多，CRP陽性，代謝性アシドーシスを認めることが多い．

【治療】
　絶食にして胃内吸引，輸液，抗生物質投与を行う．腸管穿孔には，腹腔内ドレナージ，腸管の切除と腸瘻の造設を行う．

7. 胎便イレウス meconium ileus

【概念】
　胎便がきわめて粘稠であるために，腸内容物の停滞が起こり，イレウスとなった状態である．膵嚢胞性線維症を基礎疾患として発症することが多いが，この疾患は日本人にはまれである．しかし，基礎疾患なく胎便栓による閉塞症状を呈する**胎便栓症候群** meconium plug syndrome は少なくない．子宮内胎児発育遅延をともなう極低出生体重児に多い．

【症状・診断】
　腹部膨満と胆汁性嘔吐が出現する．腹部単純立位X線像では，腸管ガスが胎便に混じた泡沫状陰影，口側腸管の拡張とガスの貯留が認められる．

【治療】
　生理食塩水などによる腸洗浄を行う．ガストログラフィンなど高浸透圧の造影剤を注腸することにより，粘稠な胎便の排泄が促される．外科手術により腸管の切除と吻合，腸瘻造設が必要な症例もある．

8. 胎便性腹膜炎 meconium peritonitis

【概念】
　主に胎生期に小腸の血行障害などが原因となって腸管が穿孔し，胎便が腹腔外へ漏出して腹膜炎を引き起こした状態をいう．

【症状・診断】
　胎生期に一過性の腹水貯留を認めることが多い．腹膜炎による腸管通過障害あるいは腸閉鎖の合併があれば，出生後に腹部膨満や胆汁性嘔吐などの症状が出現する．漏出した胎便は石灰化するので腹部X線でその陰影を捉えることができれば診断できる．

【治療】
　腸閉塞の症状があれば外科手術を要する．出生時に穿孔部が開存したままであれば，腹腔内に遊離ガス像がみられるが，この場合も外科的に修復が必要である．

9. 臍帯ヘルニア omphalocele，腹壁破裂 gastroschisis

【概念】
　臍帯ヘルニアは，臍帯基部から臍帯内へ腹腔内臓器が脱出した状態であり，ヘルニア嚢は腹膜と羊膜によって被われている．脱出臓器としては，腸管が最も多いが，大きなヘルニアの場合には，肝臓，脾臓なども含まれることがある．ヘルニア嚢は薄いため，分娩時に破れることがある．染色体異常や，他の奇形を合併することもある．
　腹壁破裂は，発生要因が臍帯ヘルニアとは異なり，腹壁の欠損により腸管などの腹腔内臓器が腹腔外に脱出したものであり，ヘルニア嚢に被われていない．合併奇形の頻度は少ない．

【症状・診断】
胎児エコーにて出生前から診断がついていることが多い．臍帯との位置関係やヘルニア嚢の有無によって，両者の鑑別を行う．

【治療】
ヘルニア嚢が破裂している臍帯ヘルニアや腹壁破裂は緊急手術の適応となる．一時的に修復するか，それが不可能であればパッチをあてておき腹腔内に臓器が還納されるのを待って閉鎖する．

IV. 黄　　疸

◆新生児黄疸総論

【新生児のビリルビン代謝】（図10-23）

1）ビリルビンの産生

ビリルビンbilirubinはヘムhemeの最終代謝産物として体内で産生される．主に赤血球の崩壊によって生じたヘモグロビン由来のヘムは，網内系でヘム酸化酵素heme oxygenaseの作用によってビリベルジンbiliverdinに酸化され，さらにビリベルジン還元酵素biliverdin reductaseによってビリルビンとなって血中に移行する．ビリルビンは血中ではきわめて水に溶けにくく，そのほとんどがアルブミンに結合した状態で血中を循環する．

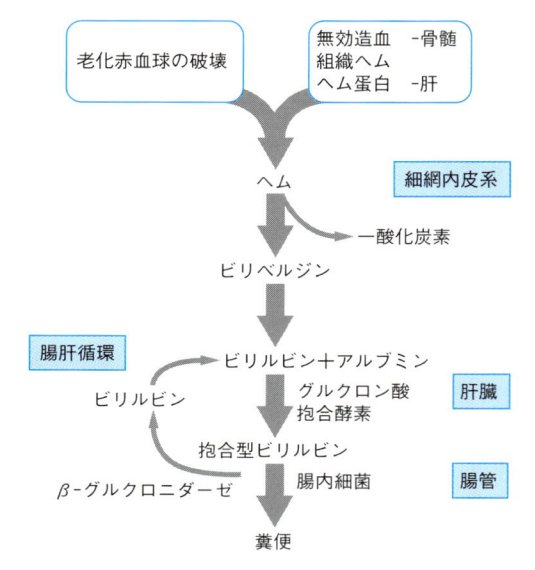

図10-23　ビリルビンの産生と代謝

2）ビリルビンの代謝と排泄

血中のビリルビンは肝細胞内に取り込まれ，ここでUDP-グルクロン酸抱合酵素 UDP-glucuronosyl transferaseの作用によりグルクロン酸と抱合して水溶性の抱合型ビリルビンconjugated bilirubinとなる．抱合型ビリルビンはアゾ色素法で直接反応し直接型ビリルビンdirect bilirubinとして検出される．一方，非抱合型ビリルビンunconjugated bilirubinは間接型ビリルビンindirect bilirubinに相当する．ただし，アルブミンと共有結合しているδ-ビリルビンもジアゾ色素に直接反応して直接型ビリルビンとして測定される．

抱合型ビリルビンは肝より胆汁中へと排泄され，小腸内に移行する．そのままでは腸粘膜より吸収されず，一部は腸内細菌の働きでウロビリノゲンへ還元されたのち，体外に排泄される．しかし，生後間もない新生児では，腸内細菌叢が未熟なためにウロビリノゲンまで還元されず，そのまま便中に排泄されるか，回腸末端や大腸においてβ-グルクロニダーゼ β-glucuronidaseにより脱抱合され腸管壁より血中へ再吸収されて再び肝に移行する．後者の経路をビリルビンの腸肝循環と呼んでいる．

【生理的黄疸 physiological jaundice】

新生児は，成人に比べ循環する赤血球量が多いこと，赤血球の寿命が70〜90日と成人の100〜120日に比べて短いこと，無効造血の割合が高いことより，体内での1日のビリルビンの生成量は6〜8 mg/kgと体重あたり成人の約2.5倍と著しく亢進した状態にある．さらに肝における抱合機能と胆汁への排泄機能が未熟であること，哺乳量が少なく腸管蠕動が弱いことからビリルビンの腸肝循環が亢進していることなど，生理的にも高ビリルビン血症を呈しやすい状態にあり，そのピークは生後4〜6日にみられることが多い．

【病的黄疸 pathologic jaundice】

生理的にも新生児期にみられるビリルビン産生増加や代謝排泄過程に何らかの病的要因が加わると，病的な黄疸としてその原因の追究や治療が必要となる（図10-24）．血液型不適合による溶血性黄疸や敗血症など重症化する黄疸もあり，早急な診断と治療を必要とすることも少なくない．生理

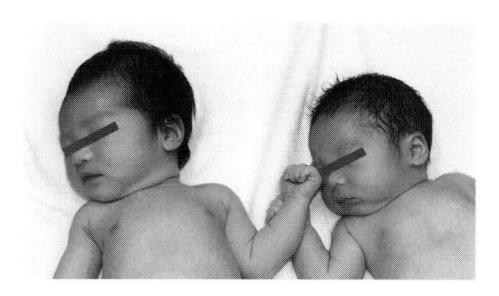

図 10-24　新生児黄疸（口絵③参照）
右は正常新生児．

表 10-14　病的黄疸を示唆する所見
（生理的黄疸との鑑別）

1. 早発黄疸——生後 24 時間以内に出現する黄疸 　　血清総ビリルビン値　出生時 4 mg/dl 以上 　　　　　　　　　　　　24 時間以内 8 mg/dl 以上
2. 急速な血清総ビリルビン値の上昇 　　1 日 5 mg/dl 以上の上昇
3. 血清ビリルビンの異常高値 　　総ビリルビン値　成熟児 15 mg/dl 以上 　　　　　　　　　未熟児 12 mg/dl 以上 　　直接型ビリルビン値　2 mg/dl 以上
4. 遷延性黄疸 　　生後 1 週間以上遷延する黄疸

表 10-15　新生児黄疸の発症要因

1. ビリルビンの産生過剰 　　多血症 　　母体糖尿病 　　閉鎖性出血 　　　帽状腱膜下血腫 　　　頭血腫 　　　頭蓋内出血 　　　副腎出血 　　溶血の亢進 　　　血液型不適合（ABO，Rh その他） 　　　赤血球酵素欠損症 　　　ヘモグロビン異常症 　　　感染（胎内感染，敗血症）
2. 腸肝循環の亢進 　　腸管蠕動の減弱 　　胎便排泄遅延 　　母乳栄養 　　授乳回数，哺乳量の不足
3. ビリルビン抱合障害 　　Crigler-Najjar 症候群など
4. 抱合型ビリルビンの排泄障害 　　感染症 　　先天性感染 　　敗血症 　　新生児肝炎 　　先天性胆道閉鎖症

的黄疸と区別すべき病的黄疸の特徴を表 10-14，病的黄疸の主な発症要因を表 10-15 に示した．原因となる病態の明らかでない場合を特発性高ビリルビン血症と呼んでいる．

1. 新生児溶血性黄疸 hemolytic jaundice of the newborn

a. 血液型不適合による溶血性黄疸

　母児間の血液型不適合による溶血性黄疸は，**早発黄疸**あるいは**重症黄疸**の原因となる代表疾患である．不適合組み合わせのある妊娠では，妊娠母体が児の赤血球に感作されて赤血球抗原に対する抗体を産生することがある．その抗体が母体から児へ経胎盤的に通過することによって児の体内での赤血球の崩壊を促進する．重症例では，子宮内で既に溶血による貧血が進行して**胎児水腫** hydrops fetalis となることがある．また，胎児の造血機能が亢進することにより末梢血の赤芽球が増加するが，これを**胎児赤芽球症** erythroblastosis fetalis と呼んでいる．

　抗体の産生を引き起こしうる赤血球抗原は多数あるが，Rh 因子のうち D 抗原や ABO 因子の不適合が多く，まれに RhC や E 抗原やその他の型不適合が原因となることもある．RhD 不適合の場合，妊娠中（多くは妊娠後期）あるいは流産や分娩の経過中に RhD 抗原陰性の母体に RhD 陽性の児の赤血球が流入すると，母体が感作され抗体産生が可能な状態となる．2 回目以降の妊娠ではわずかな児の血液でも抗体産生が刺激され IgG 分画の抗体の胎盤移行により胎児あるいは新生児に溶血を引き起こす．しかし，最近では抗 D 抗体の母体投与による感作予防策により，RhD 不適合による溶血性疾患の頻度をかなり減少させることが可能となっている．

　ABO 不適合による溶血は，O 型の母親が A 型か B 型の児の赤血球によって感作され，胎盤を通過する IgG 型の抗 A あるいは抗 B 抗体を産生した場合に発症しうる．一般的に RhD 不適合によるものに比べると軽症であることが多いが，治療が必要な場合も少なくない．

b. その他の溶血性黄疸

遺伝的な要因による溶血性疾患によっても黄疸の発症がみられる．グルコース-6-リン酸脱水素酵素 glucose-6-phosphate dehydrogenase（G-6-PD）欠損症などの赤血球酵素異常症，遺伝性球状赤血球症などの赤血球膜異常症やサラセミア症候群などのヘモグロビン異常症などである．

2. 核黄疸 kernicterus

核黄疸は，大脳基底核などの神経核にビリルビンが沈着し黄染した状態を示し，種々の中枢神経障害を呈する．ビリルビンによる神経症状がみられる状態を広く含めて**ビリルビン脳症** bilirubin encephalopathy と呼ぶこともある．

急性期の初期神経症状は，筋緊張の低下，不活発，Moro 反射や吸啜反射の減弱，哺乳力の低下など，非特異的な症状であることが多い．進行すると筋緊張の亢進，後弓反張，かん高い啼泣，痙攣などの症状が出現する．慢性期の神経後障害としては，アテトーゼ型脳性麻痺，感音性難聴，上方凝視麻痺といった古くから知られているもののほか，視覚認知障害などソフトな神経学的後障害などもみられる．

血液脳関門を通過して脳内に移行するビリルビンは分子の小さい非抱合型ビリルビンのみであり，血中ではそのほとんどはアルブミンと結合した状態にある．蛋白に結合していない遊離したビリルビンはわずかではあるが脳に移行しやすいとされている．血中アルブミン濃度が低下したり，薬剤などによりアルブミンのビリルビンとの結合能が低下すると，ビリルビンの脳への取り込みが促される．また，高浸透圧血症，高二酸化炭素血症，低酸素症は脳への血液脳関門の透過性を高める．低酸素，アシドーシスはビリルビンの神経細胞への取り込みに促進的に働く．これらの要因は核黄疸の発症を促す危険因子となる．

3. 母乳栄養にともなう黄疸 jaundice associated with breast-feeding

母乳栄養にともなって発現する黄疸には，生後5日までの早期に生理的黄疸の増強として観察される黄疸と，生後1週間を過ぎた頃から第6～8週にわたって遷延する黄疸とがあり，いずれも血清間接型ビリルビン濃度が高値を示す．

前者の母乳性黄疸は母乳量と授乳回数，あるいは摂取カロリーの不足が原因と考えられている．生後1週間を過ぎて遷延する母乳性黄疸には，母乳中の複数の因子が発症要因として関与しているといわれ，プレグナンジオールや遊離脂肪酸など母乳に含まれる物質がグルクロン酸抱合酵素の活性を阻害することや母乳中の β-グルクロニダーゼが腸からの再吸収を促進することなどが要因と考えられている．

遷延性母乳性黄疸の場合は母乳栄養の中断による診断的治療が有効ではあるが，健康な成熟児の母乳性黄疸では核黄疸のリスクはきわめて少なく，母子関係やその後の母乳栄養の継続に支障をきたす可能性を考えると安易に母乳栄養を中断すべきではない．

4. 新生児肝炎 neonatal hepatitis

新生児期に発症し，肝内胆汁うっ滞による直接型高ビリルビン血症を呈する疾患である．サイトメガロウイルスなど病因が明らかなものもあるが，原因が特定できない場合も多く，複数の原因による症候群と考えられている．早急に外科的治療が要求される胆道閉鎖症との鑑別が問題となる．便の色調や胆汁流出の程度により鑑別が試みられるが，鑑別困難なことも多く，試験開腹が必要なことも少なくない（第20章．消化器疾患，p 518 参照）．

◆新生児黄疸の管理
【診断】
1) 理学的所見

新生児の高ビリルビン血症による皮膚の黄染は，顔面より始まり，血清ビリルビン濃度の上昇にともない胸部，腹部，そして四肢へと広がっていく．眼球結膜や顔面皮膚に黄染を視診で認めることができるいわゆる可視黄疸は血清総ビリルビン濃度が約6～7 mg/dl を超えた場合に認められる．

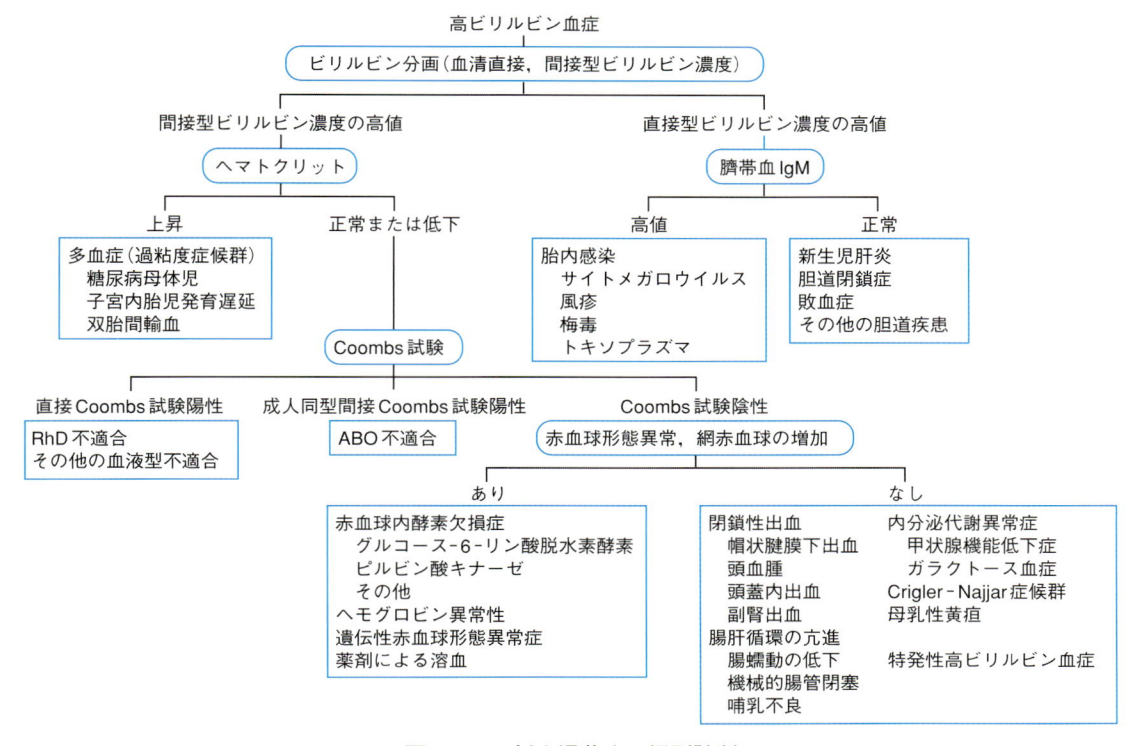

図10-25 新生児黄疸の鑑別診断

2) 鑑別診断

図10-25に高ビリルビン血症の鑑別診断の手順を示した．生後24時間以内に出現する高ビリルビン血症は早発黄疸と呼ばれ，溶血性疾患であることが多い．血液型不適合による溶血疾患の診断には，Coombs試験を行う．母体側では血中に遊離する抗体が**間接Coombs試験**によって検出され，新生児側では児の血球に付着している抗体が**直接Coombs試験**によって検出される．ただし，ABO不適合による溶血性疾患の場合では直接Coombs試験の陽性率は低く，患児と同型の成人赤血球を用いた間接Coombs試験で陽性となることが多い．

新生児期にみられる黄疸は間接型ビリルビンが増加する場合がほとんどであるが，新生児肝炎や胆道閉鎖症など肝細胞外への輸送障害や胆汁流出路の閉塞をきたすような病態では抱合型ビリルビンすなわち直接型ビリルビンが増加する．このような場合には，便の色調(灰白色便)や皮膚の色調(他の黄疸の場合より黒っぽい黄褐色)が鑑別の参考となる．

3) 聴性脳幹反応 auditory brainstem response

新生児黄疸におけるビリルビンの中枢神経障害を評価する手段として，聴性脳幹反応が用いられている．高ビリルビン血症の児では，I波，V波の潜時延長や閾値の上昇，I-V波間の潜時延長などの聴覚伝導路の障害がみられる．

【治療】

1) 光線療法 phototherapy

光線を皮膚に照射することによって，生体内に非水溶性の状態で存在するビリルビン(Z-Zビリルビン)が光エネルギーによって立体異性体(Z-Eビリルビン，E-Zビリルビン，E-Eビリルビン)，さらに構造異性体(E-Zサイクロビリルビン，E-Eサイクロビリルビン)に変化することにより，水溶性となって肝臓や腎臓より排泄されやすくなり，結果的に血中ビリルビンが低下すると考えられている．ビリルビンは波長が420～460nmの領域の青色光を最もよく吸収することから，青色光が光源として主に用いられている．光線療法の治療効果は，有効な波長領域の光のエネルギー量，光源と児との距離，照射される皮膚の

面積そしてビリルビンの代謝排泄量に依存する．

光線療法の導入によって，より侵襲的である交換輸血施行の頻度は減少するものの，溶血性疾患などによる早発黄疸や，すでに神経症状が出現しているときなどは，後述する交換輸血療法の適応となる．

2）交換輸血療法 exchange transfusion

交換輸血はビリルビンの除去のための最も確実かつ速効性のある治療法である．血液型不適合による溶血に対しては，血中の間接型ビリルビンの除去，感作赤血球と移行抗体の除去ならびに貧血の改善が期待できる．

患児の末梢動静脈路を確保し，動脈より患者の血液を瀉血しながら同時に並行して静脈から等量のドナー血を同じ速さで輸血することにより血液の交換を行う．使用する血液はRhD不適合例の場合，RhD陰性で，O型または児と同型の血液を用いる．ABO不適合例では，合成血(O型血球＋AB型血漿)またはO型の血液を用い，特発性高ビリルビン血症例では児と同型血を用いる．

輸血にともなう移植片対宿主病 graft versus host disease(GVHD)の予防のために放射線照射を行った血液を用いる．

V. 分娩外傷

分娩外傷とは分娩の過程において発生した外傷で，自然に発生することもあるが，吸引分娩や鉗子分娩などの人為的な操作にともなうことが多い．分娩外傷は身体のどの部分にも生じる可能性があり，その重症度は観察のみでよいものから，早急な治療を要するものまで様々である．

1. 産瘤 caput succedaneum

【概念】

児頭先進部にみられる柔らかい腫瘤で，皮下組織に血液や血清成分が滲出して生じたものである（図10-26）．

【病因】

児頭先進部に対する子宮，頸管の圧迫による浮腫性腫脹である．

【症状】

頭位経腟分娩の際によくみられるが，骨盤位の場合には臀部に生じる．しばしば頭蓋の応形 molding がみられ，頭血腫との鑑別が困難なことがある．

【治療】

2～3日以内に消失し，何ら治療を要しない．

2. 頭血腫 cephalohematoma

【概念】

児頭が産道通過時に圧迫を受けて，頭蓋骨と骨膜の間に生じた血腫である．

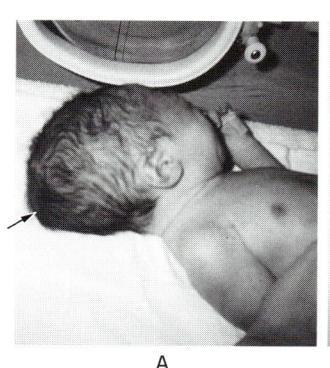

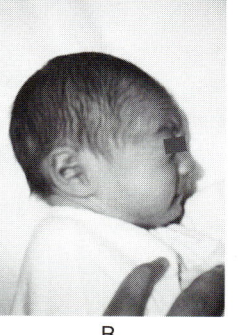

図10-26 産瘤
出生直後には，児頭先進部に柔らかい腫瘤がみられ(矢印)，頭部が変形していた(A)が，2日目には完全に消失した(B)．

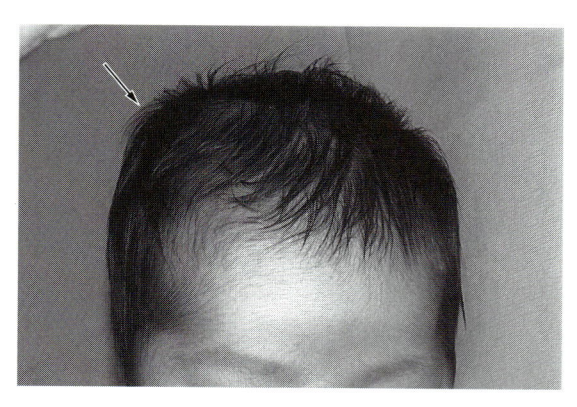

図10-27 頭血腫
右頭頂部(矢印)に周囲との境界が明瞭な波動性のある腫瘤を触れる．境界が骨縫合を超えず頭血腫と診断された．

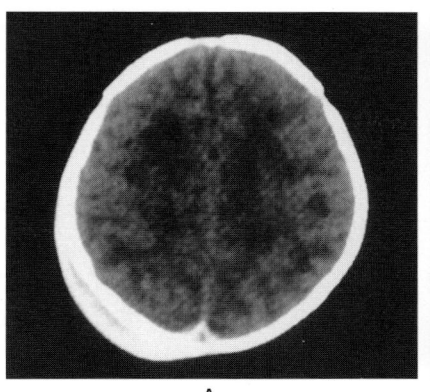

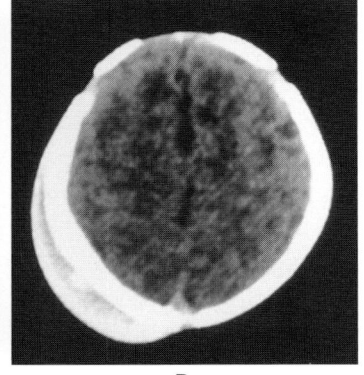

図 10-28　頭血腫の CT 像
A：右後頭部の頭蓋骨外側に血腫を認める.
B：右後頭部に波動性のある腫瘤を触れる. 血腫は骨縫合を超えない.

【病因】
　頭部に加わる外力によって，頭蓋骨と骨膜の間の血管が破綻して骨膜下に血液が貯留する. 遷延分娩や難産時によくみられるが，吸引分娩，鉗子分娩に合併することも多い.

【症状】
　周囲との境界が明瞭な波動性のある腫瘤で，産瘤が**骨縫合**を超えて存在することがあるのに対し，頭血腫は骨縫合を超えて存在することはない（図10-27, 28）. 腫瘤は生後24時間を過ぎてから増大することが多い. 時間の経過とともに，腫瘤の辺縁が器質化してやや隆起し中心は陥没する. 自然消失には数ヵ月を要し，まれに石灰化がみられる. 出血量が多い場合は貧血となることがある. 貯留した血液が崩壊，吸収されて，しばしば高ビリルビン血症を示す.

【診断】
　産瘤と鑑別する必要がある. 産瘤とは腫瘤の位置，経過により区別される.

【治療】
　特別な治療を必要としない. 血腫を穿針することは，敗血症，骨膜炎などの感染症のおそれがあるため禁忌である. 合併する高ビリルビン血症，貧血の治療を行う.

3. 帽状腱膜下出血 subgaleal hemorrhage

【概念】
　分娩時に頭部に加わる圧迫と牽引力によって帽状腱膜と頭蓋骨骨膜の間にできた血腫である.

【病因】
　頭血腫と同じ原因で生じるが，特に無理な吸引分娩に合併することが多い. また，基礎疾患として血液凝固障害が存在することがある.

【症状】
　頭全体にびまん性で硬く波動性のある血腫を触れる. 眼窩上縁耳介後部が，まるで帽子をかぶったように青紫色にみえることもある. 出血量が多いと児は貧血症状を示しショックに陥る. また，しばしば黄疸が遷延する. 通常，血腫は数週間で吸収される.

【治療】
　血腫を穿針することは，感染症のおそれがあるため通常は禁忌である. 血液凝固障害，貧血があればその治療を行う.

4. 分娩麻痺

上腕神経麻痺 brachial palsy

【概念】
　分娩中に上腕神経叢（C_5〜T_1）の神経根が機械的障害を受けることによって生じる. 損傷部位により，① **Duchenne‑Erb 麻痺**（近位型），②

Klumpke 麻痺(遠位型)，③ **全麻痺**の3型に分類される．

【病因】

遷延分娩，難産，仮死児に発生する．特に骨盤位で上肢が挙上した状態で無理に牽引したとき生じやすい．

【症状】

1) **Duchenne-Erb 麻痺(近位型)**

C_5，C_6 の損傷で，最も頻度が高い(図10-29)．手指の運動や把握力は保たれるが，上肢を肩から上に挙上できない．患側の Moro 反射，二頭筋反射は欠如する．**横隔神経麻痺** phrenic nerve palsy(C_3〜C_5 の損傷)をともなうと呼吸障害を示す．

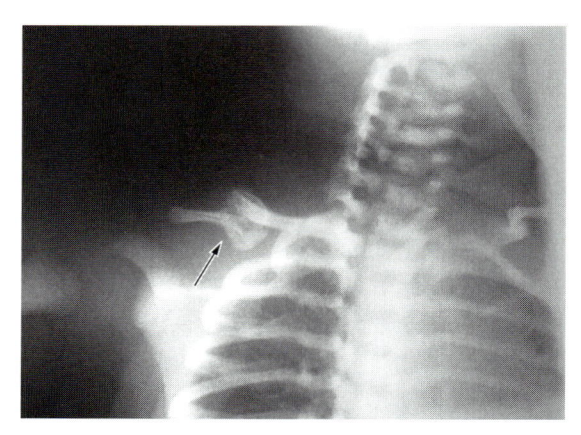

図10-29 分娩麻痺のX線像(生後14日男児)
出生直後より右鎖骨骨折を認め(矢印)，右上肢のDuchenne-Erb 麻痺を合併する．骨折部では，すでに仮骨形成が認められる．

2) **Klumpke 麻痺(遠位型)**

C_7〜T_1 の損傷で Duchenne-Erb 麻痺に比べてまれである．手指の運動麻痺がみられ，把握反射は消失する．一方，深部腱反射は存在する．手と前腕尺側の知覚障害をともなう．T_1 の交感神経線維の障害により **Horner 症候群**がみられる．

3) **全麻痺**

C_5〜T_1 に至るすべての神経根が障害される．把握反射は欠如し，知覚障害が広い範囲にみられる．皮膚，筋肉，骨の栄養障害が起こる．

【診断】

分娩経過，臨床症状から診断される．鎖骨骨折，上腕骨骨折と鑑別が必要である．横隔神経麻痺の合併が疑われる場合には，X線透視によって患側の横隔膜の挙上と奇異性呼吸運動をみる．

【治療】

軽症の場合は1歳までに回復する．回復までの間に関節拘縮を起こすことのないように適切な固定と運動療法が必要である．横隔神経麻痺を合併している場合には，人工呼吸管理やペースメーカーによる横隔神経刺激が適応となる場合もある．

VI. 神 経 疾 患

1. 頭蓋内出血 intracranial hemorrhage

頭蓋内出血は今なお周産期死亡の最も重要な原因疾患の一つである．新生児の頭蓋内出血には，脳室内出血，硬膜下出血，くも膜下出血，小脳出血などがある．原因としては分娩時の物理的な外力と低酸素症が主なものである．成熟新生児には硬膜下出血が多く，早期産児には，脳室内出血や脳室周囲出血が多い．

a. 脳室内出血 intraventricular hemorrhage (IVH)，**脳室周囲出血** periventricular hemorrhage(PVH)

【概念】

脳室内に出血を認める頭蓋内出血で早期産児に多くみられる．

【病因】

早期産児の脳室周辺には上衣下胚層 germinal matrix と呼ばれる血管に富んだ未熟な組織が残っている．また，血流や血圧の**自己調節機構** vascular autoregulation が十分に発達しておら

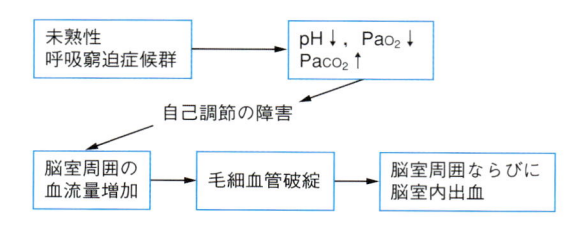

図10-30 早期産児における脳室周囲，脳室内出血の発生機序

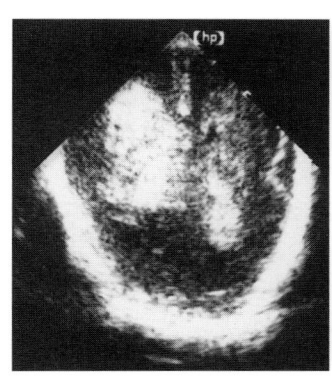

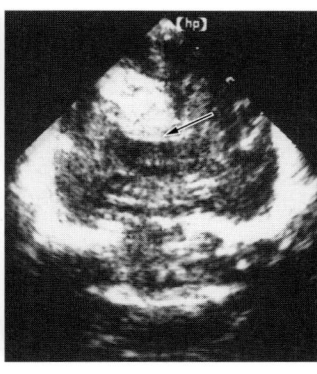

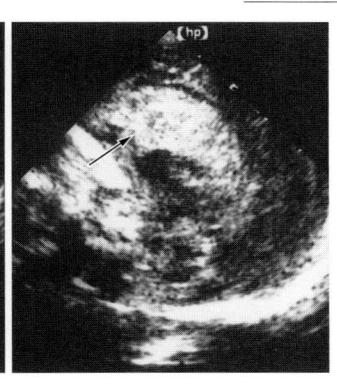

図10-31 脳室内出血（頭部超音波断層）
在胎23週4日，出生体重674g（生後1日目）．
拡大した脳室に血液が充満しており，脳実質部にまで波及している（IV度）．

表10-16 新生児脳室内出血の重症度による分類

I度	上衣下出血
II度	脳室拡大をともなわない脳室内出血
III度	脳室拡大をともなう脳室内出血
IV度	脳実質内に波及している脳室内出血

（Papile, 1979）

ず，低酸素性虚血状態になると血液流入量が増加し薄い血管壁が破れてしまう．最初に**上衣細胞下領域** subependymal region に出血が起こり，周囲に波及して脳室内出血に至る（図10-30）．在胎週数が増加するにつれて血管の分布や構造が成熟しIVHは発生しにくくなる．

【症状】
人工呼吸管理中の低出生体重児の容態が急変した場合には本症を疑う．主な神経症状は，痙攣，易刺激性，無呼吸発作，昏睡などである．出血後に水頭症を合併すると頭蓋内圧亢進症状を示す．

【診断】
頭部超音波断層（図10-31），頭部CTを用いて容易に診断できる．出血の広がりと脳室の変化によって重症度はI度からIV度に分類される（表10-16）．

【治療・予後】
適切な全身管理が重要で，抗痙攣薬の投与，水頭症の管理が中心となる．頭蓋内圧亢進症状がみられればV-Pシャントの適応になる．水頭症の予防に反復腰椎穿針を行うことの有効性については異論も多い．III度以上の症例では神経学的予後の不良な場合が多い．

b. **硬膜下出血** subdural hemorrhage

【概念】
硬膜下腔に発生する出血を硬膜下出血という．出血の部位により**テント上出血** supratentorial hemorrhage と**テント下出血** infratentorial hemorrhage に分けられる．

【病因】
成熟児に多く主として分娩外傷による．出血は静脈洞あるいは中髄膜動脈枝からで，上矢状静脈洞 superior sagital sinus に注ぐ上大脳静脈の断裂によることが多い．

【症状】
テント上出血では，出血量が少ない場合には無症状のこともある．出血量が多い場合には，出生直後から意識障害や痙攣，脳性啼泣がみられる．脳ヘルニアが生じると，眼球偏位や瞳孔不同を示す．テント下出血では，脳幹部が圧迫され，呼吸障害が最初にみられる．髄液の循環障害から水頭症をきたし，大泉門の膨隆や頭囲の拡大を認めることもある．

【診断】
CTが最も有用で，テント上出血とテント下出血の鑑別が可能である．CTでは脳実質内に三日月状に突出する高吸収域が認められる．後頭蓋窩出血では腰椎穿針は禁忌である．

【治療・予後】
大量に出血し，頭蓋内圧亢進症状を認める場合には血腫除去術を行う．痙攣に対する治療や呼吸循環管理が重要である．水頭症を合併した場合にはV-Pシャントの適応となる．小脳テント断裂

による大量出血では大部分が死亡するが，少量の出血例では予後良好な場合も多い．

c. くも膜下出血 subarachnoid hemorrhage
【概念】
くも膜下腔に発生する出血で，硬膜下出血や脳室内出血に合併することが多い．
【病因】
分娩外傷や低酸素症によって引き起こされる．
【症状】
少量の出血では無症状に経過するが，易刺激症状や痙攣症状を示すこともある．きわめてまれであるが，大量の出血をともない致命的な経過をとる場合もある．
【診断】
頭部CT上，大脳鎌の幅が不規則に広がってみえる（**falx image**, 図10-32）．また，髄液検査にて血性髄液が確認される．

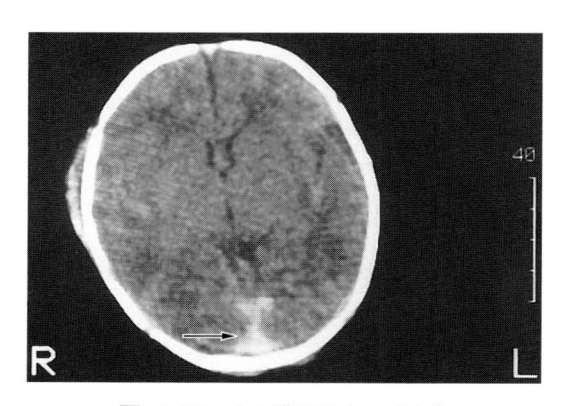

図10-32 くも膜下出血のCT像
頭部のCTでfalx imageがみられ（矢印），右側頭部に頭血腫を認める．

【治療・予後】
痙攣や貧血に対する治療が中心となる．他の部位の出血をともなわない原発性くも膜下出血では，予後は良好である．

d. 小脳出血 intracerebellar hemorrhage
【病因】
分娩外傷と関係することが多く，骨盤位分娩，鉗子分娩，新生児仮死に起こりやすい．
【症状】
大泉門膨隆のほかに無呼吸，不規則な呼吸，徐脈などの脳幹の圧迫症状がみられる．
【診断】
頭部CTにより出血の範囲，程度が診断される．
【治療・予後】
脳外科的治療が試みられているが，有効性は確立されていない．

2. 脳室周囲白質軟化症 periventricular leukomalacia (PVL)
【概念】
脳室周囲にほぼ左右対称性に生じる壊死性の病変であり早期産児に好発する．近年，脳室内出血の発生頻度は新生児期の循環管理の進歩によって急速に減少しており，早期産児の神経学的予後に影響を与える疾患としてはPVLが最も重要である．
【病因】
1）内因
虚血による神経細胞の壊死がその本態であり，その発生部位は血管構築の未熟性と関連している．早期産児では脳軟膜からの髄質動脈と側脳室からの遠脳室性動脈が深部白質で未発達な**境界領域** border zone をつくっている．PVLの好発部位はこの境界領域である．また，髄鞘形成が始まる直前には，この領域で髄鞘形成グリアの増加と糖代謝の増加が認められ，脳室周囲領域における血流低下と糖代謝の不均衡も重要な発生要因となっている．

2）外因
血管構築の未熟な境界領域では，低血圧やそれにともなう血管攣縮が加わると容易に血流の減少を生じる．したがって，低灌流を引き起こす様々な因子がPVLの発生原因となる．仮死，頻回の無呼吸発作，敗血症，動脈管開存（PDA），低二酸化炭素血症，痙攣などがあげられる．
【症状】
急性期には明らかな臨床症状を示さないが，典型例では，痙直型両麻痺，痙直型四肢麻痺を呈することが多い．
【診断】
1）頭部超音波断層
急性期の診断には頭部超音波断層が有用であ

る．PVL は側脳室の上外方にみられることが多く，当初は高輝度を示すが，3～6 週後に囊胞形成と脳室拡大が認められる．注意深くみれば直径 2 mm 以上の囊胞は確実に診断できる．一方，囊胞を認めなくとも**脳室周囲の高エコー域** periventricular echodensity(PVE)が持続する場合には神経学的予後に注意が必要である．De Vries らは，これらの超音波断層所見を総合して重症度を 3 クラスに分類している(表 10-17)．

表 10-17 超音波断層による脳室周囲白質軟化症の重症度分類

grade I	脳室周囲のエコー輝度の上昇が 7 日以上続く
grade II	脳室周囲のエコー輝度が上昇し，前頭部，頭頂部に限局した小囊胞を形成
grade III	脳室周囲のエコー輝度が上昇し，後頭部および前頭部，頭頂部の脳室周囲白質を含む広範な領域に囊胞形成をきたす

(De Vries LS et al：Behav Brain Res **49**：1-6, 1992)

2) MRI

早期には，①脳室周囲白質における囊胞の出現，②脳室拡大と壁の不整，③髄鞘形成の遅延が認められる(図 10-33)．修正月齢 12 ヵ月以上

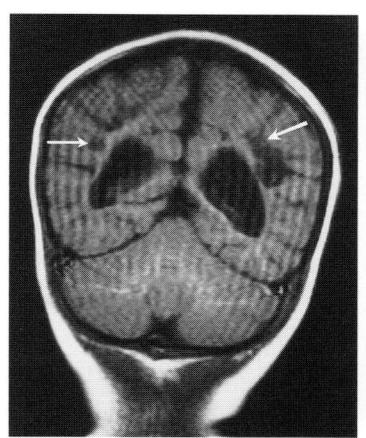

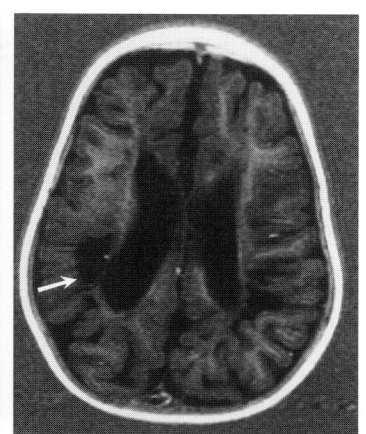

図 10-33　脳室周囲白質軟化症児の早期頭部 MRI
側脳室後角の外側部に多数の小囊胞が認められる(矢印)．

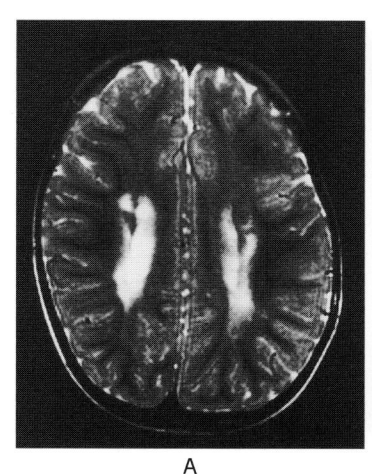

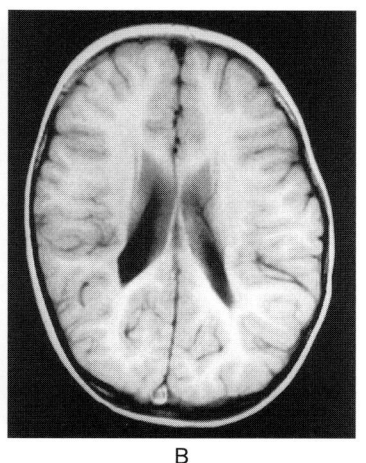

図 10-34　脳室周囲白質軟化症児の早期頭部 MRI
　　　　A：T2 強調像
　　　　B：プロトン像
脳室壁は不整で，脳室周囲に高信号域が認められる．
後頭葉を中心に白質容量の減少が明らかである．

では，①脳室拡大と壁の不整，②脳室周囲白質容量の減少，③T2強調像，プロトン像における脳室周囲領域の高信号，④脳梁の菲薄化があげられる（図10-34）．

【治療】
PVLは神経細胞壊死がその本態であり，治療法はない．発生を予防することが重要である．切迫早産児の妊娠分娩管理にあたっては胎児の状態を注意深くモニタリングし，状態によっては速やかに分娩に移行することが大切である．

出生後の児の管理にあたっては，体血圧を十分に維持し脳血流の低下を防ぐとともに低酸素血症，低二酸化炭素血症の発生を予防することが重要である．

【予後】
広範に囊胞を形成した児では重度の神経学的後障害を示す．典型例では**痙直型両麻痺**，**痙直型四肢麻痺**を呈することが多く，視力障害や聴力障害とともに精神遅滞を合併する例も多い．

VII. 感 染 症

新生児の感染症の特徴として，①免疫能が賦活化されておらず，重篤な全身感染を引き起こしやすい，②母親からの垂直感染が生じる，③新生児室で集団で保育されるため，院内感染のリスクが高い，④重篤な感染でも症状に乏しく，また血液検査においても炎症反応がわずかなため，治療の開始が遅れやすい，ことなどがあげられる．

垂直感染は，感染経路によって①出生前に子宮内で感染が生じた**経胎盤感染**，②破水にともなう羊水感染（**上行感染**），③出生時の**経産道感染**，に分けられる．

1. 細菌感染 bacterial infection

経産道感染の代表的疾患として**B群溶連菌 group B streptococcus（GBS）感染**があげられる．
その他，母体からの垂直感染の原因菌としては，大腸菌，リステリアなどがある．B群溶連菌感染症はその発症時期から，①早発型と②遅発型に分けられている．

a. 新生児肺炎 neonatal pneumonia
【概念】
新生児期に発症する肺炎をいう．

【症状】
経産道感染による新生児肺炎の多くは敗血症の型をとる．B群溶連菌感染症の早発型はその典型例である．多くは生後24時間以内に発症し，多呼吸，陥没呼吸，呻吟，チアノーゼなどがみられる．未熟児においては，呼吸窮迫症候群（RDS）との鑑別が重要である．

【診断】
GBS感染症では，呼吸窮迫症候群と同じく胸部X線にて**網様細顆粒状陰影**を認める．ブドウ球菌によるものでは**気囊腫**（気瘤腫）pneumatoceleがみられることも多い．

血液検査では，白血球の異常増加もしくは異常減少と好中球の核左方移動がみられる．また，CRPなどの急性期反応物質が上昇する．

【治療】
疑いがあれば直ちに強力な抗生物質治療を開始する．治療は新生児敗血症の場合と同じで，全身状態の管理が重要である．人工呼吸管理を必要とする場合が多い．

b. 新生児髄膜炎 neonatal meningitis
【概念】
新生児期の中枢神経系の感染症で予後不良の場合も多い．起因菌としては，GBS，大腸菌などのグラム陰性桿菌，リステリアなどがあげられる．

新生児早期には敗血症に合併することが多いが，生後7～10日頃には髄膜炎単独のものが増加する．GBS感染症の遅発型はその典型例である．

【症状】
哺乳不良，不活発などの非特異的な症状が多いが，大泉門の膨隆や痙攣などを認めることもある．髄膜刺激症状はみられないことが多い．

【診断】
髄液中の白血球増多がみられる．新生児では感染症を疑えば，血液培養とともに髄液検査，髄液培養は必ず行わねばならない．

VII. 感染症

【治療】

新生児敗血症の場合と同じく，早期より強力な抗生物質治療を行う．

2. ウイルスおよびその他の感染（胎児感染）

出生前に子宮内で感染が生じた先天性ウイルス感染の原因としては，風疹ウイルス，サイトメガロウイルス，単純ヘルペス感染症が知られている．これらの感染は，いずれも子宮内発育遅滞，中枢神経系の異常（水頭症，小頭症，知的障害），脈絡網膜炎，骨変化（骨髄炎，骨端軟膜炎），肝脾腫，皮疹などの類似した症状を呈するため，先天性トキソプラズマ感染と合わせて **TORCH 症候群** と呼ばれている（toxoplasma, others, rubella, cytomegalo, herpes symplex）．

最近では，エイズの原因ウイルスであるヒト免疫不全ウイルス（HIV）による経胎盤感染も注目されている．

a. 先天性風疹症候群 congenital rubella syndrome

【症状】

妊娠初期（妊娠4ヵ月以内）の器官形成期に感染が生じると**白内障，心疾患，難聴**などの先天異常がみられる．特に妊娠早期に母親が風疹にかかるほど，胎児の症状発現の頻度が高く，より重症であることが多い（表10-18）．中枢神経系の合併症としては，小頭症，水頭症，二分脊椎などが報告されている．

表10-18 先天性風疹症候群の臨床像

所見	頻度
難聴	67.0 %
心疾患	48.5
白内障	28.8
緑内障	3.2
脈絡網膜炎	39.1
知的障害	45.2
血小板減少	22.5
痙直型麻痺	12.2

(Cooper IZ et al: Am J Dis Child 118: 18, 1969)

【診断】

母親の病歴を詳細にとればほぼ診断できるが，不顕性感染もあるので注意する．生直後よりIgMの上昇がみられる．風疹ウイルスは鼻咽頭，尿，便，髄液などから分離できる．羊水，絨毛，胎児血などを試料として，**PCR法**を用いた胎児診断が実施されている．

【治療】

特別な治療はない．母親の風疹感染を予防することが重要である．

b. 先天性サイトメガロウイルス感染症 congenital cytomegalovirus infection

【症状】

サイトメガロウイルスは脳室周囲の上衣下細胞に親和性が高く，同部位へのカルシウム沈着が特徴的である．日本人妊婦では90%以上が抗体保有者で，母体からの抗体を持っている新生児の多くは，出生直後から感染を受けキャリアとなり臨床症状を示さない．臨床症状を示す例は低出生体重児に多く，遷延性黄疸，肝脾腫，血小板減少，貧血などがみられる．

【診断】

髄液，尿，血液からサイトメガロウイルスが同定されるか，臍帯血中に特異的IgM抗体が検出されれば，確定診断できる．しばしば尿中の細胞に封入体がみられる．1/3の症例に**脳室周囲の石**

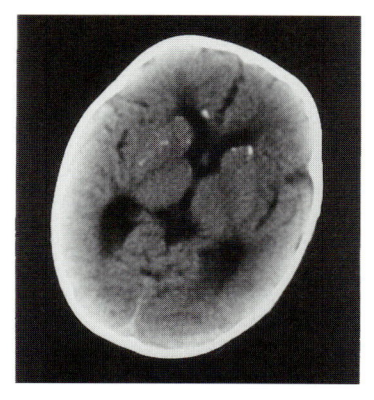

図10-35 先天性サイトメガロウイルス感染児の頭部CT所見（生後11カ月）
サイトメガロウイルスは脳室周囲の上衣下細胞に親和性が高く，同部位へのカルシウム沈着が特徴的である．

化が認められる（図10-35）．

【治療】
臨床的にはガンシクロビル，静注用免疫グロブリン等の投与が行われているが，現在のところ確定した治療法はない．

c. 新生児単純ヘルペス感染症 herpes simplex virus infection

【概念】
多くが経産道感染であるが，まれに上行感染や経胎盤性の胎内感染，出生後の水平感染を認める．新生児単純ヘルペス感染は，サイトメガロウイルス感染と比べるときわめて頻度が少ない．しかし，サイトメガロウイルス感染と異なり感染した児はすべて何らかの臨床症状を示し，しばしば新生児期に重篤な神経症状を引き起こす．低出生体重児では，成熟児より感染頻度が高く，感染例の40〜45％は低出生体重児である．

【症状】
経胎盤的に感染することもあるが，多くは母の性器ヘルペス（2型）からの経産道感染である．生後7〜10日目頃に発症し，水疱性発疹，脳炎，小頭症，先天性心疾患，脈絡膜炎，白内障などを認める．

【診断】
①水疱内容液，咽頭ぬぐい液からのウイルス抗原の証明，②特異的IgM抗体の確認，③ウイルス分離による．中枢神経に限局した初期のものでは髄液からのウイルス分離が難しいこともしばしばある．最近，PCR法によってごく少量のウイルスDNAの検出も可能となってきた．髄液中でウイルスDNAが検出されれば，中枢神経への感染が確定できる．

【治療】
アシクロビルを用いるが，予後不良で神経学的後障害を残すことも多い．

d. 先天性トキソプラズマ症 congenital toxoplasmosis

【概念】
子ネコの便中に排泄されたオオシストoocystが手や食物を汚染したり，汚染された肉類を通じて経口的に感染する．母親が妊娠中に初感染を受けた場合に発症し，妊娠2ヵ月から6ヵ月の間に感染すると最も胎児への影響が強い．

【症状】
全身型の典型例では遷延性黄疸，肝脾腫，血小板減少，貧血などがみられるが，神経系に限局したものでは脈絡網膜炎と脳実質内のカルシウム沈着が特徴的である．

【診断】
髄液中の蛋白量増加と細胞数増加がみられる．頭部CTにて脳室周囲の石灰化がみられる場合には本症の可能性も考慮し，IgM分画中の抗体価測定が必要である．PCR法も迅速診断には有用である．

【治療】
急性期にはピリメタミンとスルファジアジンによる治療が有効とされている．

VIII. 血液疾患

1. 未熟児貧血 anemia of prematurity

【定義】
未熟性に起因する造血機能低下による貧血であり，早期新生児期で静脈血のヘモグロビン量が13 g/dl 以下，生後1週以降は10 g/dl 以下をもって未熟児貧血とみなす．ただし，生後1〜3ヵ月の極低出生体重児では，8 g/dl 以下を病的貧血とみなす．出血性，溶血性，先天性血液疾患や感染性によるものは除外する．

【疫学】
早期新生児期の発症はまれであるが，生後1週以降においては，極低出生体重児のほとんどが未熟児貧血を起こしてくる．これまでは超低出生体重児の多くは頻回の輸血を必要としていたが，エリスロポエチンの使用により，輸血なしに管理できる例もまれではなくなってきた．

【病因・病態生理】
早期貧血は，自律呼吸の開始にともなう動脈血酸素分圧の上昇が，エリスロポエチンの分泌を抑制するために起こる．エリスロポエチン産生臓器は，胎生期に肝臓から腎臓へ徐々に移行していく．したがって，在胎期間が短い低出生体重児ほ

どエリスロポエチン産生は肝臓主体であるが，腎臓に比べて肝臓のエリスロポエチン産生系は低酸素血症に対する反応が鈍いので，成熟児よりさらにヘモグロビン量が2～3 g/dl低下しないとエリスロポエチンの十分な放出が起こらない．よって生後1～2ヵ月頃に貧血が顕著になりやすい．

後期貧血は，造血に利用可能な鉄の不足に起因する．新生児の体内総鉄量の75％はヘモグロビン鉄として存在している．血液量は体重に比例するため，低出生体重児では出生時の鉄の備蓄がきわめて少ない．生後3～5ヵ月以降に赤血球産生が活発化して鉄の需要が増え，体重が2倍に達したころに貯蔵鉄の枯渇をきたし，貧血が改善しなくなる．

その他，赤血球膜の抗酸化機構が不備で溶血を起こしやすいことや，検査のための頻回にわたる採血の影響も無視できない．

【症状】

慢性貧血の症状として，皮膚色蒼白，不活発，哺乳不良，体重増加不良，持続性頻脈，多呼吸，無呼吸発作などを呈する．

【検査所見・診断】

早期貧血においては，正球性正色素性貧血を示す．後期貧血においては，小球性低色素性貧血で，網赤血球数の生理的増加が認められる．

【治療】

早期貧血に対しては，遺伝子組換えエリスロポエチン製剤を用いる．後期貧血に対しては，鉄剤の適正な補充が重要である．

徐脈をともなう無呼吸発作や心不全を認める症例には，適正な輸血療法が必要となる．

2. 新生児赤血球増多症，多血症
polycythemia

【定義】

静脈血ヘマトクリット値が70％以上，あるいは65％以上で臨床症状を呈するものをいう．

【疫学】

多血症は新生児の4～5％，一絨毛膜性一卵性双胎児の約10％にみられる．

【病因】

表10-19に示すものが考えられる．過剰な血液

表10-19 新生児赤血球増多症の原因

1. 過剰な血液の流入/輸血によるもの
    胎児胎児間輸血症候群（例：双胎間輸血症候群）
    母体胎児間輸血症候群
    臍帯結紮の遅れ，臍帯内血液を胎児側へしごいた場合
2. 胎盤機能不全による胎児慢性的低酸素状態
    子宮内胎児発育遅延児
    過期産児
    妊娠中毒症
    前置胎盤
3. 内分泌代謝異常
    先天性副腎過形成
    新生児甲状腺中毒症
    糖尿病母体からの新生児（IDM）
4. その他
    Down症候群
    Beckwith-Wiedemann症候群

の流入/輸血によるものは，ヘマトクリット値の上昇まで流入/輸血後数時間を要することがあり，生直後の検査では異常値を示さないことが多い．造血の亢進によるものは，胎内発育遅延児にみられる場合が最も頻度が高く，その原因は子宮内での低酸素状態が**エリスロポエチン産生を刺激する**ためである．

【病態生理】

血液の粘度には，血清蛋白やフィブリノゲンの量も影響を及ぼすが，多血の程度が最も重要である．新生児赤血球は成人に比べて大きく，変形能が低いため，成人以上にヘマトクリット値の増加の影響を受けやすい．血液粘度は太い血管を流れるよりも細い血管を流れる場合にその影響が大きくなり，ヘマトクリット値が60～65％を超えると，急激に粘度が増加する．結果として小血管内での血液のよどみが生じ，血栓の形成，諸臓器の虚血症状の発現へと進展する（**過粘度症候群**）．

【症状】

赤ら顔の多血様顔貌となり，全身の組織灌流血液量の減少を反映して過粘度症候群の症状を呈する．血栓形成，心不全，呼吸不全，低血糖などを惹起し，皮膚の紅潮，末梢冷感，チアノーゼ，多呼吸，呻吟，無呼吸発作，腹部膨満，哺乳不良，嘔吐，筋緊張の低下，易刺激性，痙攣，黄疸，血小板減少による出血傾向などを認める．

【検査所見・診断】

毛細管血は一般にヘマトクリット値が高めに出

るので、静脈血採血による検査が必要である．母体胎児間輸血の検査として、成人型ヘモグロビン(HbA)が胎児型ヘモグロビン(HbF)よりもアルカリに対する抵抗性が低いことを利用した **Apt試験**がある．

【治療】

中枢神経系や腎臓などの重要臓器に血栓が生じる前に、早期に治療することが大切である．アルブミン溶液(5%)や新鮮凍結血漿を用いて部分交換輸血を行い、ヘマトクリット値を55%程度に低下させる．単純な瀉血は循環血液量を減少させ、過粘度症候を増悪させる．

3. 新生児出血傾向

新生児出血性疾患には、血小板減少症、先天性凝固因子障害症など表10-20に示すように多数の疾患が含まれる．その分類と検査・診断について表10-21に示す．比較的頻度の高いものにビタミンK欠乏性出血症と播種性血管内凝固症候群(DIC)がある．

a. ビタミンK欠乏性出血症

【定義】

新生児早期にみられるビタミンKの絶体的不足による**ビタミンK依存性凝固因子**(プロトロンビン、第VII、IX、X因子)の一時的な欠乏による出血性疾患である．

生後早期のビタミンK予防投与により激減した．

【病因】

ビタミンKは胎盤移行性が悪いため、鉄分と

表 10-20 新生児出血性疾患の原因

1. 血小板減少症
    - 特発性血小板減少性紫斑病母体からの新生児
    - 胎内感染症〜TORCH症候群、先天梅毒
    - 母体薬物投与〜サイアザイド系利尿薬
    - 母児間血小板型不適合
    - 胎児赤芽球症
2. 血小板機能異常症
    - 母体薬物投与〜アスピリンなど
    - 新生児薬物投与〜大量のペニシリン
    - 先天性血小板機能異常症〜血小板無力症
3. 凝固障害症
    - ビタミンK欠乏性出血症(真性メレナ)
    - 肝臓の未熟性あるいは肝障害によるもの
    - 母体薬物投与〜ワルファリン
    - 新生児薬物投与〜ヘパリン
    - 先天性凝固因子障害症〜血友病A、血友病B
    - 先天性無フィブリノゲン血症
    - 先天性第XIII因子欠乏症
4. 混合型
    - 播種性血管内凝固症候群(DIC)

表 10-21 新生児出血性疾患の診断フローチャート

第一段階の検査	第二段階の検査		考えられる疾患	診断確定検査法
1. 血小板数正常群				
・PT 正常				
APTT 正常	出血時間延長		血小板機能異常症	血小板粘着能、血小板凝集能
	出血時間正常		第XIII因子欠乏症	第XIII因子活性
			α_2プラスミンインヒビター欠乏症	α_2プラスミンインヒビター活性
APTT 延長	出血時間延長		von Willebrand病	第VIII因子定量、vWF量
	出血時間正常		先天性第VIII、IX、XI因子欠乏症	各凝固因子活性
・PT 延長				
APTT 正常			先天性第VII因子欠乏症	第VII因子活性
APTT 延長	PIVKA 陽性		ビタミンK欠乏性出血症	母体薬物歴
	PIVKA 陰性		肝の未熟性・肝機能障害	各凝固因子活性、肝機能検査
			先天性無フィブリノゲン血症	フィブリノゲン量
			先天性第II、V、X因子欠乏症	各凝固因子活性
			ヘパリン大量投与	病歴
2. 血小板数減少群				
・PT/APTT 正常	白血球系異常		血液系新生物(白血病など)	骨髄穿刺、白血球像
	白血球系正常		血小板減少症	母体の血小板数、抗血小板抗体
・PT/APTT 延長			播種性血管内凝固症候群(DIC)	フィブリノゲン量、FDP量

PT：プロトロンビン時間、APTT：活性化部分トロンボプラスチン時間．

違って出生時の備蓄がきわめて少ない．また，新生児の腸管は無菌に近い状態にあるので，腸内細菌叢からのビタミンKの供給が期待できない．そのため，乳汁分泌の発来が遅れたり，新生児に哺乳不良がある場合，ビタミンK依存性凝固因子が著しく減少して出血傾向を示す．

ビタミンK依存性凝固因子は，肝臓で活性化されるので，児の肝機能にも影響を受ける．人工粉乳にはビタミンKが添加されており，完全母乳栄養の児に発症が多い．また，大量長期の抗生物質の投与は，腸内細菌叢を破綻せしめ，肝障害も合併し，本症を惹起することがある．

【病態生理】

ビタミンKの体内備蓄および供給が不足し，肝でのビタミンK依存性凝固因子の生産，活性化が不十分となり，凝固系が障害される．第II因子（プロトロンビン），VII，IX，X因子がビタミンK依存性凝固因子であり，本症においては，プロトロンビン時間，活性化部分トロンボプラスチン時間ともに延長する．

【症状】

生後1〜5日間順調であった児に，血便，吐血で発症する（真性メレナ）．臍部からの出血，皮下出血をともなうこともある．出血量が多量の場合，貧血，ショックなどの症状が出るが，多くは出血の症状以外，比較的全身状態は良好である．出生時に飲み込んだ母体血を吐血・下血した場合は，**仮性メレナ**と呼ぶ．両者は**Apt試験**にて鑑別可能である．

生後1〜3ヵ月の母乳栄養児にみられる特発性乳児ビタミンK欠乏症の大半は頭蓋内出血で発症する．

【検査所見】

プロトロンビン時間，活性化部分トロンボプラスチン時間ともに延長する．ヘパプラスチン試験も低値である．簡易な検査キットで測定可能なPIVKA（protein induced by vitamin K absence and/or antagonist）陽性も参考になる．血小板数は通常正常値である．

【診断】

検査所見，発症状況，さらに母体への薬剤投与歴，児へのビタミンK投与の有無が重要である．症状がビタミンKの投与後1〜2時間で改善することも参考となる．

【治療】

ビタミンKの投与で治療可能である．出血が大量の場合は輸血を要する．肝障害がある場合はビタミンK投与に反応が悪い．日本では出生後5日以内に1〜2回ビタミンK_2シロップを経口投与する．乳児ビタミンK欠乏症を予防するために，人工粉乳にはビタミンKが添加されており，母乳栄養が中心の場合には1ヵ月目に再び投与するスケジュールが実施されている．

b. **播種性血管内凝固症候群** disseminated intravascular coagulation（DIC）

【定義】

何らかの原因によって血管内で血液が凝固しやすい状態になり，全身に微小血栓が形成されると，血栓形成時に血小板と凝固因子が消費されるため，流血中の血小板と凝固因子が減少し，血栓症状と出血症状という一見相反する症状が出現する．この状態がDICである（第18章．血液・造血器疾患，p 463参照）．

【疫学】

早産児では，凝固・線溶系の制御システムが未熟であり，成熟児に比して容易にDICに陥ることがある．

【病因】

分娩合併症として胎盤早期剝離，子癇発作，双胎児の一児胎内死亡，胎児仮死，さらにTORCH症候群や出生後のグラム陰性桿菌，グラム陽性球菌による敗血症が重要である．胎外適応不全としての新生児仮死，呼吸窮迫症候群（RDS），新生児寒冷障害などもショックからDICを惹起する．

【病態生理】

末梢循環不全，アシドーシス，低酸素血症，溶血，細菌毒素などが血栓助長因子として働き，未熟な凝固・線溶系のバランス制御機構が破綻し，新生児DICを発症する．

【症状】

出血症状で多いのは皮下出血斑と皮膚穿刺部位の止血困難で，気管内出血，肺出血，頭蓋内出血，消化管出血，血尿も少なくない．

【検査所見】

プロトロンビン時間，活性化部分トロンボプラスチン時間ともに延長する．血小板数の著明な減少がみられ，血栓形成の結果として，フィブリノゲンの減少，**フィブリン体分解産物** fibrin degradation product(FDP)の増加が認められる．

【診断】

検査所見とともに，基礎疾患の発見と全身状態の悪化が補助診断となる．

【治療】

基礎疾患へのアプローチが最も重要である．DIC状態の治療としては，抗凝固療法と凝固因子補充療法を併用する．新生児DICに対しては，まず交換輸血を行い，引き続き抗凝固療法を強力に行う．ヘパリン，アンチトロンビンIII濃縮製剤，メシル酸ガベキサートがよく用いられる．

IX. 代謝障害

1. 新生児低血糖症 neonatal hypoglycemia

【定義】

新生児は出生後生理的に血中ブドウ糖値の一過性低下を起こす．この場合，生後72時間以内の全血による測定で，成熟新生児で30 mg/dl以下，早期産児あるいは低出生体重児で20 mg/dl以下，生後72時間以降では40 mg/dl以下のときを新生児低血糖症という．

【疫学】

血糖値の異常は，新生児期に最も高頻度に起きると考えられている．低血糖症の頻度は，新生児1,000に対し4.4，低出生体重児では15.5という報告があるが，母体および新生児管理の向上，早期授乳などにより，発症頻度は減少している．

【病因】

低血糖症の病因は多岐にわたるが，以下の4群に大別される．

1) 早期一過性低血糖症

母体からの栄養が断たれ，胎外生活への適応がうまくいかなかったために起こるものである．生後24時間以内に低血糖を示すもので，無症候性のものが多い．未熟性，母体糖尿病，周生期ストレス，授乳開始の遅れなどが原因である．グルコース投与によく反応し，予後良好である．

2) 二次性低血糖症

種々の新生児疾患に続発するもので，奇形や頭蓋内出血などの中枢神経系異常，敗血症などの重症感染症，副腎出血などの内分泌異常，心疾患や寒冷障害などの強いストレスなどに続発する．また，高張ブドウ糖液点滴の急激な中止や糖濃度の高い血液による交換輸血などの医原性のものも含まれる．

3) 古典的一過性症候性低血糖症

児のグリコゲンと脂肪の貯蔵不足によるブドウ糖産生不足に加えて，ブドウ糖の過剰利用，高インスリン血症や**グルカゴン**に対するインスリンの過剰反応などにより起こるものである．妊娠中毒症の母親から生まれた児や不当軽量児によくみられ，多胎児の場合も多い．

4) 難治性低血糖症

頻度は低いが，反復性持続性で治療に抵抗し，予後不良のことが多い．先天性下垂体機能低下症などのホルモン欠乏，Beckwith-Wiedemann症候群や巨大児，膵島細胞腺腫や膵島細胞症 nesidioblastosis によるインスリン過剰症，糖原病I型や有機酸代謝異常などの先天代謝異常症にともなう．

【病態生理】

糖質の体内貯蔵が少なく，供給が不十分である場合，あるいは仮死や低体温下における嫌気的解糖系の亢進がある場合，一過性低血糖症をきたすことがあるが，通常ブドウ糖の適正な供給により改善する．母体糖尿病，胎児赤芽球症，膵島細胞症などによる高インスリン血症が認められる場合，難治性低血糖症を起こすことが多く，ステロイドが必要になることもある．

【症状】

症候性低血糖症では，易刺激性，振戦，痙攣，筋緊張低下，異常眼球運動，発汗，嘔吐，哺乳不良，異常啼泣，無呼吸発作，チアノーゼなど，きわめて多彩な症状がみられる．しかし，これらの症状は非特異的であり，軽微な症状でも低血糖症を疑うことが重要である．

【検査所見】

ハイリスク児には，少量採血で検査可能なデキ

ストロスティックスによるスクリーニングを行い，低血糖が疑われればグルコース・オキシダーゼ法により血中グルコース値を定量する．反復検査が必須である．

【診断】
血糖値が前述の基準を満たし，血糖値の上昇により臨床症状の改善がみられることによりなされる．

【治療】
低血糖症を起こすリスクの高い児には，早期に授乳を開始する．血糖値が 40 mg/dl 以下に低下した場合には，グルコース溶液輸液を開始し，原因検索を行う．高濃度グルコース溶液の one-shot 静注は，リバウンドによる高インスリン血症を起こすので慎重を要する．難治性の例ではステロイドやグルカゴンを使用する．

2. 新生児低カルシウム血症 neonatal hypocalcemia

【定義】
原因に関わらず，血清カルシウム値が 7 mg/dl (3.5 mEq/l) 以下，あるいは血清イオン化カルシウムが 3.0 mg/dl 以下になった場合をいう．臨床症状は血清イオン化カルシウム値に比例するので，総カルシウム値が低値であっても症状を示さないことがある．

【疫学】
全出生児の 1.2%，ハイリスク児の約 50% にみられるとの報告があるが，症候性低カルシウム血症(テタニー)は 0.14% にすぎない．

【病因】
発症時期から 2 群に大別される．

1) 早発型低カルシウム血症
生後 36 時間頃までにみられるもので，未熟性によるカルシウム不足，母体の副甲状腺機能亢進症，母体の糖尿病，仮死や呼吸窮迫症候群によるストレスに反応してのコルチコステロイド産生増加や**カルシトニン分泌の亢進**，リンの細胞内から外への流出などが要因である．

2) 古典的低カルシウム血症(新生児テタニー)
授乳開始後 5～10 日頃に主として人工栄養児にみられるもので，リン含量の高いミルクを摂取する結果，高リン，低カルシウム血症となるものである．最近ではミルクのリン含量が低く，Ca/P 比が約 1.7 とほぼ母乳に近くなっているので，このタイプの低カルシウム血症をみることはほとんどない．

3) その他
特殊なものに，DiGeorge症候群(CATCH22；胸腺欠損，免疫不全，小顎症，大動脈弓の異常，第 17 章．循環器疾患，p 413 参照)，アシドーシスに対するアルカリ療法，クエン酸処理血液による交換輸血などがある．

【病態生理】
カルシウムは母体から胎児に胎盤を経て能動輸送されるが，その 75% は在胎 28 週以降とされている．母体の**副甲状腺ホルモン** parathormone (PTH) も胎盤を通過して胎児に移行する．出生とともに母体よりのカルシウムおよび PTH の移行は途絶し，出生後しばらくはカルシトニン優位の一過性副甲状腺機能低下状態となる．また PTH 標的臓器である腎での反応性低下と排泄能が悪いため，低カルシウム，高リン血症となりやすい．未熟性や種々の疾患による胎外適応不全により，生理的範囲を逸脱し発症する．

【症状】
低血糖症の場合と同様，特異的なものはない．最もしばしばみられるものは，痙攣，振戦，易刺激性で，無呼吸，チアノーゼ，嘔吐をみることもある．

【検査所見】
血清カルシウム値，イオン化カルシウム値が異常低値をとる．血清マグネシウムの低下をともなうこともある．
心電図検査にて QT 時間の延長を認める．

【診断】
血清カルシウム，リンおよびイオン化カルシウムの値を測定する．症状発現と関係が深いのはイオン化カルシウムであり，これは血清蛋白量や血液 pH により変化するので，血清カルシウム値で評価する場合は血清総蛋白量，血清アルブミン，血液 pH の測定も必要である．また血清マグネシウムの低下が原因である**マグネシウム欠乏性低カルシウム血症**も考慮して，血清マグネシウム値も参考にする．

【治療】

早発型低カルシウム血症のリスクが高い症例には，維持輸液にカルシウムを補充しておく．症候性低カルシウム血症に対しては，心電図をモニターしながら，グルコン酸カルシウムを静注する．その後維持療法として，経口あるいは持続点滴にてカルシウムを供給する．低マグネシウム血症による二次的な低カルシウム血症では，マグネシウムの投与を要する．

X. その他の新生児疾患

1. 新生児 SLE neonatal lupus erythematosus（NLE）

【定義】

狭義には，SLEに罹患している母体から出生した児に，環状の紅斑を生じる特有の皮膚症状を呈するものをいう．

広義には，SLEに罹患している母体から出生した児に認められるあらゆる症候を包括しており，母体への治療の影響，母体自体の疾患の影響，さらに母体からの抗体移行による影響が考えられる．

【疫学】

SLE罹患母体から出生した新生児の約25%に，広義のNLE症状が認められる．

【病因】

母体治療の影響として，副腎皮質ホルモン剤の胎児への影響がある．外表奇形や内分泌失調が起こりうる．

自己抗体（抗リン脂質抗体）による胎盤血栓性血管炎や母体腎機能障害は，胎盤機能を低下させ胎児発育を阻害する．

母体からの移行抗体は，皮膚症状をはじめとするNLE症状を惹起し，血液異常や房室ブロックの原因となる．

【病態生理】

抗カルジオリピン抗体やループス抗凝固因子などの抗リン脂質抗体は，自己免疫反応により血管炎を惹起し，胎盤や腎臓に障害を起こす．そのため，母体は習慣性流産，不妊症となることも多い．妊娠中毒症を合併することも多く，胎盤機能不全から，胎児は子宮内発育遅延となる．母体からの移行抗体は，光過敏性を有する特有の皮膚症状の原因となり，抗SS-A抗体，抗SS-B抗体陽性母体からの児においては，刺激伝導系細胞が障害され，房室ブロックを発症することがある．

【症状】

子宮内発育遅延による不当軽量児となり，母体適用から早産となることも多い．

皮膚症状はしばしば光過敏性を有し，環状で浮腫状の紅斑〜丘疹 discoid skin が一過性に顔面から胸部にかけて多発する．抗SS-A抗体，抗SS-B抗体陽性母体からの児においては，先天性房室ブロックによる胎児不整脈，胎児水腫を合併することもある．

【検査所見】

一過性の血液異常として，溶血性貧血，白血球減少，血小板減少などが認められる．母体からのIgGクラス移行抗体も検出され，症状と相関することがある．

【診断】

母体の自己抗体をはじめとするSLEの確定診断が重要である．先天性房室ブロックとそれに合併する心機能異常は，胎児超音波にて生前診断評価可能である．

【治療】

皮膚症状や血液異常は一過性であり，無治療経過観察とする．先天性房室ブロックは，程度によってはペースメーカーの適用となることもある．

2. 胎児水腫 hydrops fetalis

【定義】

胎児に発症した全身性の浮腫，もしくは全身性の浮腫に加えて胸水や腹水（腔水症）の認められる状態をいう．

【疫学】

胎児水腫は免疫性と非免疫性の2種に大別され，かつてはRh血液型不適合妊娠にともなう免疫性胎児水腫が多かったが，γ-グロブリン療法の導入以後，頻度は大きく減少し，今日では非免疫性のものが多い．超音波断層検査の進歩にともない，胎生期に診断される例が増加している．

【病因】

　免疫性胎児水腫としては，血液型不適合妊娠による重症胎児溶血性貧血(胎児赤芽球症)があるが，産科管理の進歩により激減した．

　非免疫性胎児水腫の原因を表10-22に示した．この中でも原因の特定できない特発性のものが最も多く，1/3を占めている．ついで心原性のものが多く，胎児不整脈や左心低形成，心内膜線維弾性症などがある．その他，リンパ還流障害性のものや先天奇形に合併するものがある．特異なものとして，ヒトパルボウイルスB-19感染症である伝染性紅斑に妊婦が罹患した場合に，胎児水腫を合併することがある．

【病態生理】

　免疫性胎児水腫は，血液型不適合妊娠による胎児溶血性貧血が重度の胎児心不全を惹起して発症する．

　非免疫性胎児水腫は，様々な原因による強度の胎児貧血，低蛋白血症，循環不全を呈し，全身の強度の浮腫，腔水症により，超音波検査上不当重量児の予想体重となることが多い．

　浮腫を引き起こす機序については，心不全による毛細管静水圧の上昇，低蛋白血症による血漿膠質浸透圧の低下，腫瘍や還流異常にともなうリンパ還流の障害などが考えられる．

【症状】

　胎児は全身浮腫，腔水症を呈し，画像診断にて強度の心不全状態を示す．出生後は循環不全，呼吸不全が重度であり，原疾患も加味して予後不良である．

【検査所見】

　胎児超音波検査にて，皮下浮腫(特に頭皮)，腹囲増大(腹水，肝腫大)，心拡大(心嚢液貯留)などを呈し，心機能の低下を認める．胎児採血にて，強度の貧血，低蛋白血症，低アルブミン血症を認める．

【診断】

　胎児超音波検査にて確定する．しかし，原疾患についてまでは診断困難なことも多い．

【治療】

　出生前に胎児の状態改善を目的として，胎児血管内輸血，胎児腹腔内アルブミン輸注を行ったり，心不全に対して母体経由でジギタリスを投与することもある．

　出生後は，交換輸血あるいは輸血により貧血の改善を試み，低蛋白血症の是正，カテコールアミンによる循環補助，利尿薬による浮腫管理を強力に行うとともに，原疾患の検索・治療を進める．

表10-22　胎児水腫の原因あるいは発症に関与する因子

1. 免疫性胎児水腫
   - 血液型不適合溶血性貧血(胎児赤芽球症)
2. 非免疫性胎児水腫
   - 特発性
   - 心血管系：胎児心不全をきたす疾患
     重症先天性心奇形，左心低形成，卵円孔早期閉鎖
     心内膜線維弾性症，心筋症，心筋炎，動静脈奇形
     頻脈・徐脈性不整脈(特に房室ブロック)
   - 血液系：貧血をきたす疾患
     胎児母体間輸血，双胎間輸血症候群，α-サラセミア
   - 呼吸器系
     肺低形成，肺分画症，肺嚢胞性上皮様奇形
     肺リンパ管拡張症，乳ビ胸
   - 泌尿器系
     先天性ネフローゼ，腎静脈血栓症
   - 胎内感染症
     TORCH症候群，先天梅毒，先天性肝炎
     伝染性紅斑(ヒトパルボウイルス)
   - 先天奇形
     18トリソミー，Turner症候群，軟骨異栄養症
   - リンパ系
     リンパ管拡張症，嚢胞性ヒグローマ
     Noonan症候群
   - その他
     Gaucher病，ムコ多糖症，胎児性神経芽細胞腫
     胎便性腹膜炎，絨毛上皮癌，仙骨奇形腫
   - 胎盤系
     臍帯静脈血栓症，絨毛静脈血栓症
   - 母体要因
     糖尿病，SLE，妊娠中毒症

3. 未熟網膜症 retinopathy of prematurity

【定義】

　未熟性を基盤として起こる眼底の非炎症性血管病変で，網膜血管の増殖性変化を主体とし，早産児の視力障害の原因となる．

【疫学】

　未熟網膜症は，1950年前後に欧米で多発し，酸素投与との関連が注目された．モニターの進歩により，適正な酸素投与が実施され，一時罹患率

表10-23 未熟網膜症活動期の厚生省分類と国際分類の比較

厚生省分類	国際分類
I 型（type I） 　1 期　網膜内血管新生 　2 期　境界線形成 　3 期　硝子体内浸出・増殖期 　　　　初期 　　　　中期 　　　　後期 　4 期　部分的網膜剝離 　5 期　網膜全剝離	 　1 期　境界線形成 　2 期　隆起 　3 期　網膜外血管線維束をともなった隆起 　　　　軽度 　　　　中等度 　　　　重度 　4 期　亜全網膜剝離 　　　　A：中心窩外 　　　　B：中心窩含む 　5 期　網膜全剝離
II 型（type II） 赤道部より後極側の領域で，全周にわたり未発達の血管先端領域に，異常吻合および走行異常，出血などがみられる．網膜血管は，血管帯の全域にわたり著明な蛇行，怒張を示す．急速に網膜剝離へと進行する．	"plus" disease

は減少したが，極低出生体重児の生存率の向上により，再び増加してきた．

未熟（早産）であればあるほど発症頻度は高く，極低出生体重児ではほぼ必発である．超低出生体重児では病勢進行の危険が高い．

【病因】

動脈血酸素分圧の厳密なモニタリングによる適切な酸素投与にもかかわらず，現在でも極低出生体重児では発症がみられ，過剰な酸素投与は主要因ではなく，原因は酸素毒性を含めた多因子性のものである．

未熟網膜症の発症に影響を及ぼす因子として，出生体重，在胎週数，酸素投与，呼吸窮迫症候群，人工換気療法，無呼吸発作，交換輸血などがあげられる．しかし，本症の基本的な原因は網膜の未熟性であり，他の関連因子もすべて児の未熟性に起因する．

【病態生理】

早産児は十分に網膜血管が発達しておらず，周辺網膜に無血管領域を残している．出生後，網膜血管が順調に発育せず，異常な新生血管が発生し，出血さらに瘢痕形成に及ぶと，**網膜剝離**を引き起こし視力障害となる．

【症状・検査所見】

1983年に改正された厚生省分類と国際分類を比較対比して呈示する（表10-23）．

厚生省分類では，病期は活動期（1～5 期）と瘢痕期（1～5 度）に分類される．

活動期は，さらにI型とII型（国際分類プラス型）に細分されている．I型は比較的緩徐に段階的経過をとり，増殖性変化が起こらない限り自然寛解する率が高い．II型は頻度は低いが，主として極低出生体重児の未熟性の高い眼にみられ，急速に網膜剝離に至るものであり，自然治癒の可能性の少ない予後不良のものである．

瘢痕期は 5 度に分類され，2 度の強度以上の変化が起これば，視力障害を残す．

【診断】

酸素療法を受けた在胎週数 36 週未満，あるいは出生体重 2,000 g 未満のすべての児を対象に眼底検査を行う．極低出生体重児，在胎週数 32 週未満の児は，酸素を使用していなくても眼底検査の対象とすべきである．眼底検査は生後 3～4 週から開始する．未熟網膜症が増悪するのは受胎後週数 37～40 週ごろであり，継続的検査フォローが重要である．

【治療】

I型 3 期の初期までの未熟網膜症は，自然寛解する可能性が高く，それはI型網膜症の 80％以上にあたる．それ以上に進行するものについては治療が必要である．

II型は全例治療が必要であり，早期の治療にもかかわらず進行し，失明する例がある．

治療法としては，角膜より眼底へレーザー光を

照射して網膜を熱凝固させる**光凝固術**，あるいは眼球外からブドウ膜経由に冷凍凝固させる**冷凍凝固術**が行われる．欧米では両者ともに正式に治療法として認められていないが，最近冷凍凝固術の有効性が確認された．

眼科的に加療を要した症例だけでなく，自然治癒した症例の中にも，将来斜視や弱視を発症する例がみられ，長期の眼科的フォローが重要である．

4. 乳幼児突然死症候群 sudden infant death syndrome（SIDS）

⇒第4章．小児保健と社会小児医学，p 44 参照．

11 内分泌疾患

● 総　論 ●

I. ホルモンと内分泌疾患の概念

　ヒトが生命を健やかに維持していくためには，体内における各種の複雑な機能が相互に連携をとり，統合的に働いていなければならない．このために生体内では情報の伝達が必要となってくるが，内分泌系はこれに重要な役割を果たしている．ホルモンは体内の一定の部位で産生された後，血流を介して他の部位に運搬され，標的細胞に作用してその代謝過程を調節する．

　ホルモンはこのようにして生体全体としての恒常性 homeostasis の保持に寄与している．小児期におけるホルモン分泌の異常は，小児の本質である成長や発達にしばしば大きな障害を及ぼす．

II. 内分泌系の調節

1. ホルモンの分泌

　ホルモンの生成や分泌は一様ではなく，それぞれ複雑な因子が関与している．ホルモンの生成や分泌の調節機序としては少なくとも次の3種類がある．

　①中枢性の神経内分泌学的な機序として，releasing または inhibiting ファクターによる分泌調節：副腎皮質刺激ホルモン放出因子 corticotropin releasing factor(CRF)，甲状腺刺激ホルモン放出ホルモン thyrotropin releasing hormone(TRH)，ソマトスタチン somatostatin，成長ホルモン放出因子 growth hormone releasing factor (GRF) などがある．

　②下垂体からの向腺ホルモン trophic hormone による内分泌腺からのホルモン分泌：副腎皮質刺激ホルモン adrenocorticotropic hormone (ACTH)，甲状腺刺激ホルモン thyroid stimulating hormone (TSH＝サイロトロピン thyro-

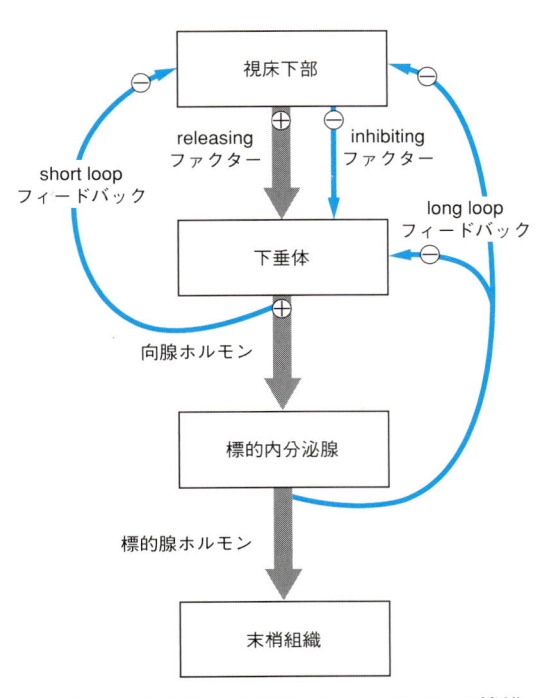

図11-1　ホルモンの分泌とフィードバック機構
(新臨床小児科全書4巻，p 401，金原出版，1982)

tropin)などがある．

　③体液，特に血液の化学的組成によるホルモン分泌の調節：血清カルシウム減少による副甲状腺ホルモンの分泌増加，血糖上昇によるインスリンの分泌増加などがある．

　そしてこれら三つの調節機序のうち中枢性の因子や下垂体向腺ホルモンの分泌は標的内分泌腺から分泌されるそれぞれ固有のホルモンの血中濃度によって支配されている(フィードバック機構，図11-1)．

2. 発育過程にともなうホルモン動態

a. 胎生期

　胎児の視床下部-下垂体系が形態的にほぼ完成するのは胎児期後半であり，胎児自体のホルモン生成や分泌も活発となってくる．しかし胎児期のホルモン動態は胎児自体の他に，胎盤より分泌されるホルモンと経胎盤性に移行してくる母体ホルモンの影響を考慮しなければならない．すなわち，胎生初期の性腺刺激ホルモンとしては胎盤由来のヒト絨毛性ゴナドトロピン human chorionic gonadotropin(hCG)が主体をなす．

b. 新生児期

　新生児期は胎内生活から独立し，一つの個体として機能を営んでいく移行期である．出生直後，血中TSH，ACTHも高値を示すが，これらは出生にともなうストレスと関連するものと考えられる．

c. 乳幼児期から学童期

　この時期のホルモンやその代謝産物の血中レベルは成人とほぼ同程度を示すものが多い．しかし，性(腺)ホルモンは成人値に比べて著しく低値で，成長ホルモン growth hormone(GH)の夜間分泌も思春期に比べて低値である．

d. 思春期

　思春期におけるホルモン動態の特徴は副腎性アンドロゲン androgen(男性ホルモン)と性ホルモンの分泌増加である．思春期における副腎性アン

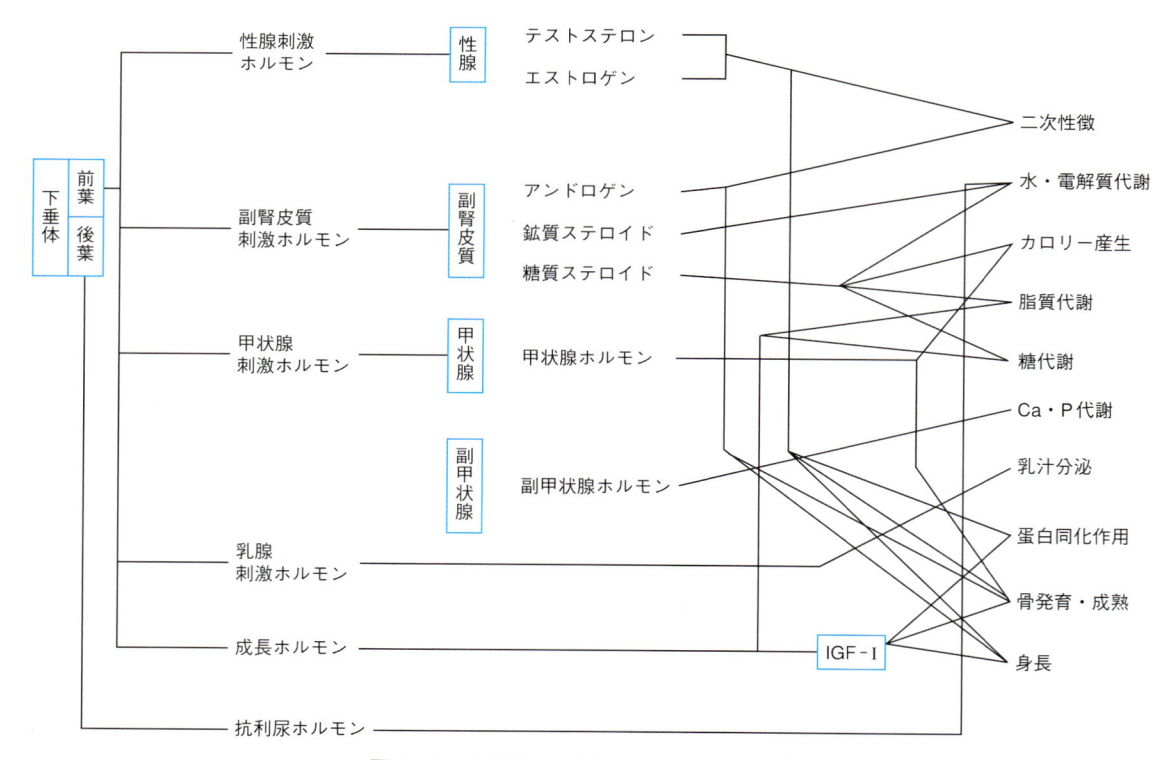

図11-2　下垂体・末梢ホルモンとその作用

ドロゲンの分泌増加とこれにともなう変化は adrenarche と呼ばれ，性ホルモンの分泌増加とそれにともなう変化は gonadarche と呼ばれる．この gonadarche の発来は，思春期に近くなると視床下部の性ホルモンに対する感受性が小児期よりも鈍くなり，それまではごく少量の性ホルモンによる negative フィードバックにより抑制されていた LH-RH 分泌が抑制されなくなる．その結果，性腺刺激ホルモンの分泌が増加して性腺が刺激され，多量の性ホルモンが分泌されるようになると考えられている．性ホルモン分泌増加と成長ホルモン分泌増加により，思春期では著しい身長の増加と骨成熟がみられる．

3. ホルモンの作用

主なホルモンの作用を図 11-2 に示す．各ホルモンは相互に協調しながら，生体内の機能を維持し，身体発育を促進している．

III. 主 要 症 状

小児期の内分泌疾患は，頻度的には甲状腺疾患が最も多く，ついで間脳・下垂体，性腺，糖尿病あるいは副腎疾患となっている．

1. 低身長 short stature

身長の SD スコアが 3％ 未満あるいは −2.0 SD 以下の場合を低身長として原因疾患のスクリーニングを行う．低身長の原因を表 11-1 に示す．内分泌疾患としては，甲状腺機能低下症，下垂体性低身長，偽性副甲状腺機能低下症，Cushing 症候群などがある．また，思春期早発症（性早熟症）は小児期早期には高身長を示すが，骨端線の早期閉鎖のために成人期に達したときに低身長を呈する．骨，消化器，腎，循環器，呼吸器などの重篤な疾患が存在する場合には低身長をきたす可能性がある．また，女児の低身長では，Turner 症候群を考慮し染色体検査を行う．

表 11-1 低身長の原因

1. 原発性
    家族性，低出生体重性（体内発育不全性）
2. 体質性発育遅延（思春期遅発症）
3. 内分泌疾患
    下垂体性低身長
    甲状腺機能低下症
    偽性および偽性偽性副甲状腺機能低下症
    副腎皮質機能不全
    Cushing 症候群
    性早熟症
4. 先天代謝異常
5. 染色体異常
    常染色体異常［Down 症候群，5 p-症候群（猫鳴き症候群）など］
    性染色体異常（Turner 症候群）
6. 骨疾患
    四肢短縮型（軟骨無形成症など）
    体幹短縮型（Morquio 病など）
    くる病
7. 全身性疾患
    消化器，腎臓，心臓，呼吸器など
8. 先天性奇形症候群
9. 環境障害
    愛情遮断症候群
    被虐待児症候群

a. 原発性低身長 primordial short stature

内分泌障害がなく，原因不明の先天的な因子によると思われる成長障害をいう．低出生体重児や奇形をともなう例も少なくない．両親あるいは片親の身長が極端に低い家族性低身長と呼ばれるものもこの中に含まれる．原因がはっきりした場合はその診断により除外される．

b. 体質性低身長 constitutional short stature

低身長と骨年齢の遅延以外に何ら異常のない，原因不明の低身長である．思春期の発来も遅延傾向を示すが，多くの例では最終身長は正常となる．家族にも同様の身体発育を示すことが多い．**体質性発育遅延**とも呼ばれる．

2. 高身長（巨人症）

平均より +2.0 SD 以上身長の高いものを巨人症と呼ぶ（表 11-2）．

表 11-2　高身長の原因

```
1. 出生前発症
    家族性高身長（体質性高身長）
    糖尿病の母体から産まれた子
    Beckwith-Wiedemann 症候群
    脳性巨人症（Sotos 症候群）
2. 出生後発症
    単純性肥満
    下垂体性巨人症
    Marfan 症候群
    性早熟症，男性化症候群
    ホモシスチン尿症
    全身性リポジストロフィー
    Kleinfelter 症候群（47, XXY）
    XYY 核型
```

a. 家族性高身長

血中 GH が正常であり，両親の身長あるいはその平均 midparent height が診断の参考になる．

b. 下垂体性巨人症

本症は下垂体腺腫からの GH 過剰分泌に起因するが小児科領域ではまれである．

c. 脳性巨人症（Sotos 症候群）

ときに末端肥大症をともなうこともあるが，GH の分泌過剰は証明されない（各論，p 227）．

d. 思春期早発症（性早熟症）

性早熟症は小児期には高身長を示す．しかし，性ホルモン過多のために骨成熟が促進されて早期に骨端が閉鎖し，最終身長は低くなる（各論，p 249 参照）．

3. 性早熟

⇒各論，p 249 参照．

4. 性発達遅延・不全

⇒各論，p 250 参照．

5. 肥　満

a. 肥満度

$\dfrac{\text{現在体重}-\text{標準体重}}{\text{標準体重}} \times 100$ が 20％ 以上のものを肥満という．標準体重には年齢別・身長別に定められたものが用いられる．

b. 肥満の分類

基礎疾患があって肥満を呈するものを**症候性肥満**といい，基礎疾患がなくて過食あるいは運動の不足が原因になっているものを**単純性肥満**とい

表 11-3　症候性肥満とその臨床症状

疾　患	肥満の特徴	肥満以外の症状
Cushing 症候群	中心性肥満 バッファローハンプ 満月様顔貌	低身長，顔面紅潮，痤瘡，多毛，皮膚線条，高血圧，糖尿，筋力低下
Laurence-Moon 症候群	均等肥満	低身長，知能低下，多指(趾)症，合指(趾)症，網膜色素変性（視力低下）
Prader-Willi 症候群	均等肥満	低身長，知能低下，性機能不全（停留睾丸，初潮遅延など），新生児期の筋緊張低下
Fröhlich 症候群	女性型体型	性発育欠如，脳の病変による症状
偽性副甲状腺機能低下症	短いずんぐりした体格	低身長，第 III～V 中手骨の短縮症，テタニー発作
偽性偽性副甲状腺機能低下症	短いずんぐりした体格	低身長，第 III～V 中手骨の短縮症
Turner 症候群		低身長，性腺機能不全，外反肘，翼状頚，黒子，盾状胸，毛髪低位，腎奇形など
甲状腺機能低下症		成長障害，低体温，粘液水腫，便秘，ときに知能低下
Stein-Leventhal 症候群		多毛，月経異常，男性化，卵巣囊腫
糖原病 I 型	頰部，臀部に脂肪沈着	低身長，人形様顔貌，腹部膨満，出血傾向，低血糖発作

（目でみる小児内分泌疾患，p 12，南山堂，1984）

う．症候性肥満の主な原因と症状を表11-3に示す．肥満の大部分は単純性肥満である．

6. や せ

身長をもとにした基準体重に比較して，基準体重の90%以下を一般にやせとし，80%以下を高度のやせとしている（第9章．小児の栄養・代謝とその障害，p150参照）．

IV. 検 査

1. 成長ホルモン

a. 成長ホルモン分泌刺激試験

1) インスリン負荷試験

速効性インスリン0.1 U/kgを静注し，これによる血糖低下が，視床下部の糖受容体を刺激し，GRFを介してGH分泌を促進する．

2) アルギニン負荷試験

アルギニン0.5 g/kg点滴静注投与により，ソマトスタチン分泌が抑制され，その結果GH分泌が促進される．

3) L-ドーパ負荷試験

L-ドーパ10 mg/kgを内服する．視床下部のドーパミン受容体を介してGH分泌を促進する．

4) グルカゴン負荷試験

グルカゴン0.03 mg/kg筋注により一過性に血糖が上昇し，60~90分後に血糖が低下する．この血糖降下がGHの分泌を刺激する．

5) グルカゴン・プロプラノロール負荷試験

グルカゴン負荷試験にβ遮断薬であるプロプラノロール内服を併用する．プロプラノロールは視床下部でのGRF分泌促進，ソマトスタチン分泌抑制をきたし，GH分泌が促進する．最も強力なGH分泌刺激試験である．

6) クロニジン負荷試験

75~150 μg/m^{2}の塩酸クロニジンを内服する．クロニジンはGRFの分泌増加を介してGH分泌を促進する．

7) GRF負荷試験

GRFは下垂体のGH分泌細胞に直接作用し，GH分泌を促進する．したがって，GRF投与によってGH分泌促進が認められない場合，下垂体GH分泌細胞の障害もしくはGH遺伝子の異常を示唆する．

8) 睡眠時分泌

GHは入眠時，特に第一深睡眠に最も多く分泌される．入眠後3時間20分ごとに採血して生理的なGH分泌を評価する方法が日本では最も広く行われている．本検査法は，各種薬物刺激に対するGHの反応は認められながら，生理的なGHの不十分なGH神経内分泌機能不全症候群 GH neurosecretory dysfunction syndrome の診断に有用である．さらに生理的分泌をみるためには24時間の分泌評価が行われることもある．

b. 成長ホルモン分泌抑制試験
ブドウ糖負荷試験

ブドウ糖の内服により，血中GHは約2時間分泌が抑制される．GHの過剰分泌による巨人症，末端肥大症では血中GHの分泌抑制が認められない．

2. TSH-甲状腺

TRH負荷試験

TRH 10 μg/kg（最大500 μg）静注で15~30分後にTSHが最高に達する．原発性甲状腺機能低下症では血中TSHの前値が高く，TRHに**過大反応**を示す．下垂体性甲状腺機能低下ではTSHの反応が低下ないし消失する（無反応）．視床下部性では**遅延（遷延）反応**を示す．

3. ACTH-副腎皮質

a. インスリン負荷試験

インスリン(0.1 U/kg)負荷による低血糖刺激により血中ACTHおよびコルチゾールの上昇が認められる．

b. メトピロン試験

メトピロンは11β-ヒドロキシラーゼ 11β-hydroxylaseを阻害し，副腎皮質ステロイドの合成過程が遮断され，その結果コルチゾールの産生

が減少し，フィードバック機構を介して下垂体からのACTH分泌を促進する．この際増加する血中ACTH，11-OHCS，17-OHCS，17-KGSを測定してACTH分泌能を評価するものである．Cushing症候群で副腎皮質腺腫によるものは無反応，過形成によるものは正常ないし過大反応を呈する．

c. デキサメタゾン抑制試験

ACTHおよびコルチゾールの分泌亢進が外因性ステロイド（デキサメタゾン）により抑制されるかどうかを判定する試験である．

① 少量抑制試験では，デキサメタゾン1.4 mg/m²/日（成人2 mg），② 大量抑制試験では5 mg/m²/日（成人8 mg），を4分割して2日間経口投与し，前日と内服中の2日間の尿中17-OHCSを測定する．少量抑制試験では17-OHCSが3 mg/日以下，大量抑制試験では前値の50%以下に抑制される．

Cushing病（下垂体性）では少量では抑制されず，大量抑制試験で抑制される．一方，異所性ACTH産生腫瘍や副腎腫瘍によるCushing症候群では大量抑制試験でも抑制されない．

d. ACTH負荷試験

ACTH投与により副腎皮質からのコルチゾールの分泌予備能をみる試験である．

rapid ACTH試験では合成1-24 ACTHを0.25 mg静注し0，30，60分の血中コルチゾールを測定し，負荷後のコルチゾール値が20 μg/dl以上を正常とする．これ以上の増加が認められない場合，副腎皮質機能低下を疑い，原発性および続発性副腎皮質機能低下症の鑑別のため，ACTH連続試験を行う．

ACTH連続試験では合成1-24 ACTH-Zを2歳未満0.25 mg，2歳以上0.5 mgを朝1回2～3日連続で筋注し投与前および投与中の尿中17-OHCSを測定する．正常ではACTH投与とともに，尿中17-OHCSが2～7倍の上昇を示す．原発性副腎機能低下症では連続ACTH負荷で17-OHCSの上昇がなく，続発性副腎機能低下症では筋注開始2日以降に上昇がみられる遅延反応を呈する．

4. ゴナドトロピン（性腺刺激ホルモン）-性腺

a. LH-RH試験

LH-RH 2, 3 μg/kg（100 μg）を静注し，経時的に卵胞刺激ホルモン follicle stimulating hormone（FSH），黄体形成ホルモン luteinizing hormone（LH）値を調べる．前値より10 mIU/ml以上の増加を正常とする．

原発性性腺機能低下症では前値が高く，過大反応を呈し，視床下部・下垂体性性腺機能低下症では無～低反応を呈する．思春期以前は正常でもLH，FSHの反応が弱く，判定できない．

b. hCG負荷試験

LH作用を有するヒト絨毛性ゴナドトロピン（hCG）4,000 U/m²（最大4,000 U）を3日間連続筋注して，男児では血中テストステロン，女児では血中エストラジオールの上昇をみる．反応があれば，原発性性腺機能低下を否定できる．

5. プロラクチン

TRH負荷試験でプロラクチンを測定し評価する．視床下部障害ではプロラクチン分泌抑制因子の分泌が抑制される結果，プロラクチン前値の高値と過大反応が認められる．

6. 抗利尿ホルモン

a. 水制限試験

4時間水制限を行い，1時間ごとに採血，採尿をして分時尿量（V），尿浸透圧（$U\mathrm{osm}$），血漿浸透圧（$P\mathrm{osm}$）を測定する．正常者と心因性多飲患児では水分制限後尿量の減少，尿浸透圧上昇を認め，$U\mathrm{osm}/P\mathrm{osm}$は1以上となる．中枢性あるいは腎性尿崩症では尿量がやや減少するが，$U\mathrm{osm}/P\mathrm{osm}$は1を超えない．4時間水分制限後の体重減少は尿崩症で3～5%以上，正常では2%未満である．

b. バゾプレッシンテスト

排尿後水20 ml/kgを飲ませ，30分ごと2回採尿して，尿量，尿浸透圧を測定し，同時に血漿

浸透圧を測定する．ついで水溶性ピトレッシン2〜4Uを皮下注し，2時間後まで前述の操作を行う．**腎性尿崩症**では反応がなく，**下垂体性尿崩症**ではピトレッシン注射後著明な尿量減少，尿浸透圧上昇を認める．

7. 副甲状腺ホルモン

PTH負荷試験（Ellsworth-Howard試験）

外因性のPTH負荷に対する標的臓器の感受性を調べる目的で施行され，PTH受容体以降の障害である**偽性副甲状腺機能低下症**の診断に不可欠の検査法である．PTH投与4時間前より投与後3時間まで5ml/kgの水を1時間ごと飲水させ，1時間ごと採尿する．各尿中のリン酸およびcAMPを測定し，PTH投与前後で比較する．

正常人あるいは**特発性副甲状腺機能低下症**患児では尿中リン酸排泄およびcAMP産生が増加する．**偽性副甲状腺機能低下症I型**では尿中リン酸排泄増加やcAMP産生の増加は認められず，**II型**ではcAMP産生の増加にもかかわらず，尿中リン酸排泄の増加はみられない．

●各　論●

I. 視床下部（間脳）下垂体疾患

1. 下垂体前葉疾患

a. 汎下垂体機能低下症 panhypopituitarism

【概念】

下垂体前葉からは成長ホルモン（GH），甲状腺刺激ホルモン（TSH），副腎皮質刺激ホルモン（ACTH），黄体形成ホルモン（LH），卵胞刺激ホルモン（FSH）およびプロラクチン（PRL）が分泌され，これら前葉ホルモンの大部分，ときには後葉ホルモンである抗利尿ホルモン（arginine vasopressin, AVP）の分泌不全を認めるものを汎下垂体機能低下症と呼ぶ．従来これに著明なるいそうあるいは悪液質をともなうものをSimmonds症候群と呼び，分娩にともなう下垂体への出血あるいは梗塞にともなうものをSheehan症候群と呼んだが，現在は分泌が障害されているホルモンの分泌不全で呼ばれている．

【原因】

小児における主な原因には9の"I"，①侵襲的要因 invasive，②梗塞 infarction，③浸潤性要因 infiltrative，④外傷 injury，⑤免疫学的要因 immunologic，⑥医原性要因 iatrogenic，⑦感染性要因 infectious，⑧原因不明 idiopathic，⑨単独欠損 isolated がある（表11-4）．

【症状】

小児ではSimmonds症候群のようなるいそうをきたす症例は少ない．先天性あるいは特発性のものでは新生児期の低血糖が重要な症状である．さらにGH分泌不全あるいは下垂体性甲状腺機能低下症により低身長を認める．またACTH分泌不全をともなう場合，感染などのストレスによりショックあるいは低ナトリウム血症をきたすことがある．脳腫瘍などの後天性器質的疾患では尿崩症，身長増加の鈍化，思春期発来の遅延などが主たる症状となる．

【診断】

上記の諸症状を認めた場合，各種下垂体ホルモン基礎値の測定を施行する．基礎値のみの測定では診断に困難をともなう場合，視床下部・下垂体ホルモンに対する分泌刺激試験を施行する．また，頭部単純X線によるトルコ鞍の変形，平低化の検索あるいは頭部CT，MRIによる視床下部・下垂体近傍腫瘍の検索を必要とする．

【治療】

各症例における不足ホルモンの補充を行う．

b. 成長ホルモン分泌不全（GHD）性低身長（下垂体性低身長）

【概念】

視床下部・下垂体の障害あるいは GH 遺伝子の異常のために，下垂体前葉からのGH分泌不全をきたし，著明な低身長となる疾患である．しばしば他の下垂体前葉ホルモン（TSH，LH，FSH，ACTH）あるいはAVP分泌不全を合併することがある．

【病因】

GHD性低身長では，視床下部・下垂体に病理学的変化が認められる器質性と，明らかな変化のみられない特発性がある．**器質性GHD性低身長**は，頭蓋咽頭腫や異所性松果体腫などの脳腫瘍によるものが多い．先天的な奇形として中心線奇形症候群 midline anomaly syndrome があり，これは身体の正中線沿いの奇形，すなわち，口唇裂，口蓋裂を呈し，視床下部，下垂体にも障害が及んで，GHDとなる（表11-4）．

特発性GHD性低身長は，骨盤位分娩あるいは仮死をともなうことが多く，一部の症例ではMRIにより下垂体茎の断裂とその部位に一致して異所性後葉と呼ばれる強信号が認められるものもあり，周産期の異常による微細な脳損傷あるいは視床下部・下垂体の障害によるものではないかと考えられている．

表11-5に示すように，遺伝性を有するGHDが報告されている．このうち**成長ホルモン単独欠**

表 11-4 成長ホルモン分泌不全性低身長の原因

1. 遺伝性（家族性，表 11-5 参照）
2. 特発性
3. 先天異常にともなうもの
   1) 無脳症，孔脳症など
   2) 下垂体無形成
   3) 中隔視神経形成異常
   4) 中心線奇形症候群
      兎唇，口蓋裂
      上顎中心性単切歯
      脳梁欠損
4. 後天性
   1) 外傷
      周産期障害にともなうもの（外傷，無酸素症，出血など）
      頭蓋底骨折
   2) 浸潤性病変
      ヒスチオサイトーシス X
      頭蓋咽頭腫
      胚芽腫
      視神経膠腫
      下垂体腺腫
      サルコイドーシス
      ヘモクロマトーシス
      結核，トキソプラズマ感染症
   3) 中枢神経系感染症（脳炎，髄膜炎など）
   4) 頭蓋骨放射線照射
   5) 視床下部・下垂体近傍の手術侵襲
   6) 血管性病変
      下垂体梗塞，動脈瘤
   7) 自己免疫性下垂体炎
5. 一過性（思春期前，愛情遮断症候群）

損症 IA 型は GH 産生に直接関係する **GH-1 遺伝子** の欠失が明らかとなっている．本症では GH が産生されないため，GH 治療開始とともに抗 GH 抗体が産生される．下垂体前葉の発生の過程には表 11-6 に示すような多くの転写因子が関与しており，その異常により GH を含む先天性下垂体ホルモン複合欠損症を引き起こす．その代表に PIT1 異常症がある．GH 受容体異常症は **Laron 症候群**（p 252 参照）と呼ばれ，下垂体性低身長と同様の症状を呈すが GH は高値である．

【症状】

成長障害（低身長）は必須の症状であるが，その他の主な症状は性成育不全と低血糖発作である．出生時身長，体重は正常なものが大部分である．特発性では成長障害（低身長）が明らかとなるのは幼児期以後が多い．器質的なものでは成長障害の発症はまちまちである．年間身長増加率の低下（典型例では 3 cm 以下，大部分の症例で 4.5 cm 以下）が認められ，体型は均整のとれたプロポーションを示すが，身体の成熟が遅れ，顔貌は年齢に比較して幼稚である．また骨年齢は暦年齢の 60〜70％ 以下と遅延が認められる．5％ 前後に低血糖発作（症候性低血糖）が認められる．症候性低血糖は汎下垂体機能低下症のほうが GH 単独分泌不全よりも高頻度で起こる．また，本症では

表 11-5 GH-1 遺伝子による遺伝性 GH 単独欠損症

型	遺伝形式	遺伝子異常	GH 測定値	GH 治療
IA	AR	欠失 点変異	感度以下	抗 GH 抗体産生（＋） 抗体により反応不良
IB	AR	splicing 変異 点変異	低値	抗 GH 抗体産生（－） 反応良好
II	AD	splicing 変異 (dominant negative effect)	低値	抗 GH 抗体産生（－） 反応良好
III	XR	？	低値	抗 GH 抗体産生（－） 反応良好 低 γ-グロブリン血症

AD：常染色体優性，AR：常染色体劣性，XR：X 連鎖性劣性

表 11-6 先天性下垂体ホルモン複合欠損症

遺伝子	遺伝形式	欠損ホルモン	その他の所見
PIT1	AR, AD	GH, PRL, TSH	
PROP1	AR	GH, PRL, TSH, LH/FSH, ACTH（約 1/3）	
HESX1	AR	GH, TSH, ACTH, LH/FSH	視神経低形成，脳梁欠損，透明中隔欠損
LHX3	AR	GH, PRL, TSH, LH/FSH	両肩拳上と前傾 頸部の回転制限

AD：常染色体優性，AR：常染色体劣性，XR：X 連鎖性劣性

GH以外にLH, FSH, TSH, ACTHおよびAVP分泌不全を合併することがある．

【診断】

診断基準は①低身長であること，②2種以上の分泌刺激負荷試験でGHの分泌低下が認められることより成り立っている．確定診断はGH分泌不全を証明することが必須となり，false negativeを除外するために2種類以上の負荷試験を行う．負荷試験後の最高GH値が10 ng/ml以下（プロプラノロール併用時は15 ng/ml以下）の場合を成長ホルモン分泌不全としている．

これらの負荷試験に加えて，尿中GH濃度の低下，GHの作用を媒介するインスリン様成長因子（血中IGF-I）およびIGF結合蛋白-3（IGFBP-3）の低値などが診断の助けとなる．

【治療】

本症の治療には遺伝子組換えのヒト成長ホルモン（rhGH）が使用され，0.175 mg/kg/週を1週間に4～7回に分けて皮下注する．また他の下垂体ホルモン分泌不全を合併する場合はそれぞれのホルモンについて補充療法を行う．

c. 下垂体性巨人症 pituitary gigantism，末端肥大 acromegaly

慢性的なGHの過剰分泌に起因し，過剰分泌が骨端線の閉鎖前に起こると高身長（男児185 cm以上，女児175 cm以上）を呈し，末端肥大傾向を示す．骨端線閉鎖後のGH過剰分泌により，顔面や手足の不釣り合いな肥大や，突出した厚い唇を呈するものを**末端肥大症**という．大部分の例でGH産生下垂体腺腫により生ずるが，小児ではまれである．空腹時血中GH値が10 ng/ml以上を呈し，ブドウ糖負荷試験でもGHの抑制が認められない．

治療は経蝶形骨到達法（Hardy法）による外科的手術が第一選択である．薬物治療としてはブロモクリプチンあるいはソマトスタチン誘導体が用いられる．

d. Cushing病
⇒ p 244 参照．

e. 下垂体性性発育不全
⇒ p 250 参照．

2. 下垂体後葉疾患

尿崩症 diabetes insipidus

■**中枢性尿崩症**

【概念】

下垂体後葉から分泌される**抗利尿ホルモン（AVP）**の欠乏によって，尿の濃縮障害をきたしたものを中枢性（下垂体性）尿崩症という．これはAVPに対する腎尿細管の不応性により尿の濃縮が障害される腎性尿崩症と区別される．

本症は視床下部下垂体器質的病変（腫瘍，頭部外傷，脳奇形，髄膜炎などの感染症，手術）による続発性と，原因の明らかでない特発性に加えて，常染色体性優性遺伝を示す家族性のものに分けられる．近年，家族性尿崩症においてAVPをコードするAVP-neurophysin II遺伝子の変異が明らかになっている．本変異ではAVPの輸送担体であるneurophysin IIが障害される．

【疫学】

わが国では，続発性が55％で特発性のもの（43％）よりやや多い．続発性下垂体性尿崩症の病因は脳腫瘍（松果体腫，頭蓋咽頭腫）が多く，そのほかに，Langerhansヒスチオサイトーシス，外傷などが原因となる．近年MRIの導入とともに腫瘍にともなうものの比率が増加する傾向にある．

【症状】

主な症状は**口渇，多飲，多尿**である．小児の場合，1日尿量3 l/m²（体表面積）以上を多尿としている．冷たい水を欲しがることが特徴である．夜尿で気づかれることもある．口渇あるいは排尿のため睡眠障害，易疲労性，興奮性が認められる．摂取エネルギーの不足と脱水からやせが目立つ．飲水を制限すると容易に脱水に陥り，粘膜の乾燥，皮膚ツルゴールturgorの低下，発熱さらには意識障害をきたす．

続発性の場合には，頭痛，嘔吐，眼症状などの脳腫瘍による症状や，下垂体前葉機能低下による症状をともなう．

【検査所見】
　尿は低比重となり（大部分は1.005以下），尿浸透圧は常に血漿浸透圧よりも低い．1日尿量は$3 l/m^2$を超え，本症が長く持続すると水腎症をきたすことがある．血清電解質はほぼ正常に保たれるが，脱水に陥ると高ナトリウム血症になる．
　水制限試験で尿浸透圧の上昇がなく，バゾプレッシン投与にて尿浸透圧が著明に上昇する．
【鑑別診断】
　腎性尿崩症は，バゾプレッシンが無効なことが特徴的である．心因性多飲は水制限試験で尿比重，尿浸透圧が上昇する．また，糖尿病との鑑別が大切である．
【治療】
　本症に対して，AVPの誘導体であるデスモプレシン（desamino-8-d-arginine vasopressin, DDAVP）が使用されている．小児では普通1回量2.5〜10 μgとして1日1〜2回点鼻にて投与する．DDAVPの過剰投与は水分貯留による水中毒になる可能性がある．

■腎性尿崩症 nephrogenic diabetes insipidus
【概念】
　本症は，腎尿細管がAVPに反応しないために多尿をきたすホルモン受容体異常症で，現在，バゾプレッシン受容体の点突然変異が報告されている（p252）．X連鎖性劣性遺伝を示す．まれに常染色体劣性遺伝を示すものがあり，これはアクアポリン2の異常である．
【症状】
　生後間もなく，多尿で発症する．乳児では十分な水分摂取が困難なため，脱水になりやすく，発熱や高ナトリウム血症をきたしやすい．
【診断】
　尿比重が低く，尿浸透圧は血症浸透圧よりも低く，水制限試験でも尿浸透圧の上昇がみられず，バゾプレッシン投与でも尿浸透圧の上昇はみられない．
【治療】
　サイアザイド系利尿薬が用いられる．

3. 脳の病変による疾患

⇒第22章．神経疾患，p587〜581参照．

4. 特殊な症候群

脳性巨人症（Sotos症候群）
　生下時より高身長を示し，以後4〜5歳まで急激な身長増加を認めるが，最終身長は大部分の症例で正常範囲にとどまる．明らかな内分泌異常は証明されていない．手足が大きく，長頭でかつ大きな頭蓋を認める．顔貌は両眼離解，眼瞼裂斜下antimongoloid slant，下顎突出を認めるなど特徴的な顔貌を呈する．知的障害，不器用を認め，CTでは脳室の拡大を認めることもあり，多くの症例で脳波に異常を認める（第7章．先天異常と染色体異常，p115参照）．

II. 甲状腺疾患

◆甲状腺疾患総論
【甲状腺の解剖・発生】
　甲状腺は舌根部に位置する第一，二鰓嚢にある正中甲状腺原基・外側甲状腺原基から胎生4週に発生し，胎生7週にかけて喉頭前面を通って甲状軟骨下部に到達する．第三，四鰓嚢由来の副甲状腺と融合し頸部前面に位置する．甲状腺の発生，移動過程の異常により甲状腺の無形成および位置異常である異所性甲状腺が発生する．
【甲状腺ホルモンの合成・代謝】（図11-3）
　血中のサイロキシン thyroxine（T_4）はすべてが甲状腺由来であるが，トリヨードサイロニン triiodothyronine（T_3）の大部分は末梢組織でT_4の脱ヨード化により生じたものであり，血中濃度はT_4の1/50から1/100である．血中の甲状腺ホルモンは大部分がサイロキシン結合グロブリン thyroxine-binding globulin（TBG），サイロキシン結合プレアルブミン thyroxine-binding prealbumin（TBPA），アルブミン albuminと結合している．うちα_2-グロブリン分画に属するTBGはT_3の50％，T_4の70％と結合する最も重要な結合蛋白である．遊離型（free）で存在する

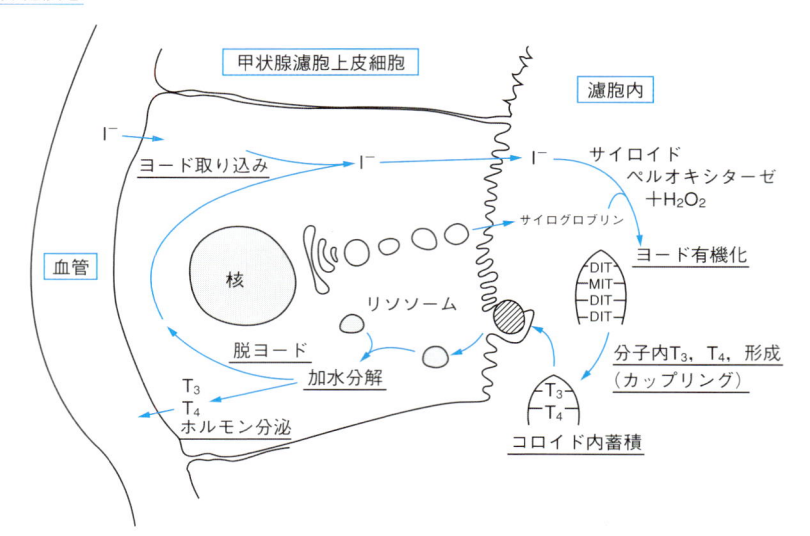

図11-3 甲状腺ホルモンの合成・代謝

T_4, T_3 は総 T_4, T_3 の0.03%, 0.3〜0.5%とされている.

T_4 は末梢組織で5-deiodinaseもしくは5'-deiodinaseの作用を受け, T_3 もしくは**reverse T_3(rT_3)** となる. T_3 が標的細胞の甲状腺ホルモン受容体thyroid hormone receptor(TR)と結合し作用を発現する. 甲状腺ホルモン受容体はステロイドホルモン受容体に分類され, 核内でDNAと直接結合し遺伝情報の発現の調節に関与している. rT_3 にこの作用はなく末梢で甲状腺ホルモン活性は5-deiodinaseと5'-deiodinaseによる脱ヨード反応により調節されている.

T_3, rT_3 はさらに脱ヨード反応, 脱アミノ反応, 脱炭酸反応などにより分解される. 一部はグルクロン酸抱合, 硫酸抱合を受け尿中, 胆汁中に排泄される.

甲状腺ホルモンの合成分泌は下垂体前葉から分泌される**甲状腺刺激ホルモン**thyroid stimulating hormone(TSH)により促進される. TSHは甲状腺濾胞上皮細胞のTSH受容体と結合し, アデニル酸シクラーゼadenylate cyclaseを活性化し, ヨードの取り込み, ホルモン分泌までの段階を促進し, さらに甲状腺組織の増殖を促す.

さらにTSHの分泌は視床下部視索前核から分泌される**甲状腺刺激ホルモン放出促進ホルモン**TSH releasing hormone(TRH)により促進される. 成長ホルモンの分泌を抑制するソマトスタチン, ドパミンはTSHの分泌を抑制する. TRH, TSHの分泌は甲状腺ホルモン自身により抑制される.

胎児・母体間の甲状腺機能に関しては母体の甲状腺機能異常が胎児に影響するか否かという点で重要である. TSHは胎盤を通過しない. 妊娠後期には T_4, T_3 の通過量もごくわずかである. 問題となるのは母体が抗TSH受容体抗体陽性の甲状腺疾患に罹患している場合で, 経胎盤的に移行する抗TSH受容体抗体により新生児に甲状腺機能亢進・機能低下症が出現する. ヨードも胎児の甲状腺の機能に重要で, 母体の重症のヨード欠乏症は胎児・新生児の甲状腺機能低下症をもたらすのみではなくヨード自身の欠乏による中枢神経障害を惹起する.

出生直後はTSHの急激な上昇が認められる. 成熟児でときには $70\,\mu U/ml$ にもなるTSHは約3日間の間に $10\,\mu U/ml$ 以下に低下する. TSHの上昇により臍帯血で低値であった T_4, T_3 も一過性に上昇し, その後1〜2週間で低下する. TBGも甲状腺ホルモンと同様に新生児期から乳児期に高値で加齢とともに減少する.

【甲状腺ホルモンの作用】

甲状腺ホルモンは成長, 発達に重要なホルモンである. 甲状腺ホルモンはほとんどすべての組織

において脂肪・炭水化物の酸化を促進しエネルギー産生を増大させる．乳幼児期−小児期においては中枢神経系の髄鞘化，骨の成長に特に重要なホルモンである．その欠乏は骨の成熟遅延をともなった成長障害をきたし，特に先天性の欠乏は精神運動発達遅滞の原因となる．

【検査】
1) 甲状腺ホルモン濃度

T_4，T_3，TSH，rT_3 の測定が行われる．T_4，T_3 に関しては結合蛋白と結合していない遊離型の **free T_4**，**free T_3** が主体に測定される．これらの測定系は多くの場合抗体を使用した免疫学的な測定法であるため，甲状腺自己抗体，甲状腺ホルモン自己抗体の存在下ではその測定値に影響を及ぼす場合があり注意を要する．

さらに遊離の甲状腺ホルモンの状態を反映するものとして T_3 摂取率(トリオソルブ T_3RU：正常値27〜38％)も測定される．

サイロキシン結合グロブリン(TBG)自身の直接測定も行われる．TBGには遺伝的な減少症，増多症が知られているが free T_4，TSH の値は変化なく，臨床的な甲状腺機能異常をきたすこともないが甲状腺ホルモンの検査値の解釈には留意する必要がある．

TSH は特に一次性甲状腺機能低下症において非常に感度の高い検査法である．TSH の測定感度の改善，free T_4 の測定系の安定化にともない，TRH 負荷テストの必要性は減少している．血中甲状腺ホルモン濃度は年齢別変動を考慮する必要があり，T_4，T_3，TSH ともに乳児期は高値で成人になるに従い，漸減する傾向がある．

血中サイログロブリン濃度は甲状腺の活動性の指標であり，Basedow病，亜急性甲状腺炎，結節性甲状腺腫では増加，乳頭状腺癌，濾胞状腺癌では著明高値，未分化腺癌，髄様癌では低値をとり，これらの鑑別，治療経過の観察に有用である．さらに甲状腺無形成では異常低値をとる．

2) 甲状腺ホルモンの合成に関する検査
a) 甲状腺シンチグラム

放射性ヨード(^{131}I，^{123}I)を使用したシンチグラムで甲状腺におけるヨードの取り込みおよび甲状腺の位置を確認することができる．ヨードと類似の挙動を示す ^{99m}TcO$_4^-$ を使用したシンチグラムでは甲状腺の位置形態の確認が可能である．

b) ^{131}I 甲状腺摂取率

放射性ヨードを投与して3，24時間後の甲状腺の放射性活性を検討する検査で，取り込まれた放射性活性の割合(％)で評価する．正常値10〜14％，甲状腺機能低下症特に無形成，ヨードの取り込み・濃縮障害のあるときは低値をとる．甲状腺ホルモンの合成が促進している状態の甲状腺機能亢進症では高値をとる．

c) ^{131}I 唾液/血清比

唾液腺のヨード濃縮能が甲状腺のヨード濃縮能を反映することからヨード濃縮障害の検査法の一つとして行われる．^{131}I を投与2時間後の唾液/血清の放射活性比を求める．正常児10以上である．

d) 放出試験(ロダンカリもしくはパークロレイト放出試験)

甲状腺におけるヨードの有機化障害の試験である．ロダンカリ(KSCN)もしくはパークロレイト(NaSCN)により甲状腺内の無機ヨードを排泄させ，前後で ^{131}I の活性をみる方法である．20％以上の低下で有機化障害と判断する．

e) 脱ヨード化試験

遊離 MIT，DIT の脱ヨード化の障害も甲状腺ホルモンの合成障害による甲状腺機能低下症の原因となる．^{131}I-MIT，^{131}I-DIT 投与後尿中排泄の放射性活性により脱ヨード化の障害をみる．

3) T_3 抑制試験

T_3 投与により TSH 分泌，^{131}I 甲状腺摂取率が抑制されることを調べる検査である．T_3 による TSH 依存性の甲状腺ホルモン合成分泌の抑制を調べる方法で，Basedow病などの TSH 非依存性の甲状腺ホルモン合成分泌が行われている場合には抑制されない．抗甲状腺治療の中止の判断の際に行われることがある．T_3 不応症により TSH 分泌が T_3 により抑制されない場合にも無反応となる．

4) TRH 刺激試験

TRH 投与による下垂体からの TSH 分泌動態を調べる検査である．下垂体前葉検査の一つであり，甲状腺機能低下症の部位診断(**甲状腺性**(一次性：基礎値高値，過剰反応)，**下垂体性**(二次性：無反応)，**視床下部性**(三次性：遷延反応))に有用

である．TRH投与に対するT₃の反応，TSH投与に対するT₃，T₄の反応も検査されることもある．

5) 甲状腺ホルモンに対する免疫学的検査

甲状腺は自己抗体の標的となりやすい臓器である．サイログロブリンに対する抗体，濾胞細胞のマイクロゾームに対する抗体などはそれぞれ**サイロイドテスト，マイクロゾームテスト**により検出され，慢性甲状腺炎，Basedow病などにおいて出現することが知られている．**抗マイクロゾーム抗体**のほとんどが**抗ペルオキシダーゼ抗体**であることが明らかになっている．**サイロトロピン受容体阻害抗体** thyrotropin receptor blocking antibody (TRBAb) (TBII：**甲状腺結合阻害免疫グロブリン** thyroid-binding inhibitory immunoglobulin と同一) も自己免疫性甲状腺疾患における甲状腺機能低下症の発症原因として重要であり，さらに経胎盤的に新生児の一過性甲状腺機能低下症を惹起する可能性もある．**抗TSH受容体抗体** thyrotropin receptor stimulating antibody (TRAb) はBasedow病の原因として重要なTSH受容体抗体であり，甲状腺ホルモンの合成分泌を持続的に刺激することにより甲状腺機能亢進状態を惹起する．

自己免疫性甲状腺疾患においては抗T₄抗体，抗T₃抗体などホルモンに対する抗体によりホルモンの測定値が修飾されることがあり，臨床症状と検査値の解離に常に留意しなければならない．

他の自己免疫疾患の合併例もあり，全身性エリテマトーデス，重症筋無力症をはじめ自己免疫疾患の合併にも留意する必要がある．

6) 甲状腺の画像検査

甲状腺腫・甲状腺の腫瘤性病変を認めた場合，画像診断が必要となる．

a) シンチグラム

放射性ヨードによる甲状腺シンチグラムでは形態とともに機能も推定することができる．甲状腺内の腫瘤の場合，悪性腫瘍などの場合，放射性ヨードの取り込みはほとんどなく陰影欠損となる場合が多い (cold nodule)．**結節性甲状腺腫，Plummer病**などの機能性腫瘍の場合はhot nodule，さらに結節部にも正常に近い取り込みを認める場合 (warm nodule) がある．一般にhot nodule を示すものには悪性であるものは少ない．$^{99m}TcO_4^-$ は血流状態に依存して取り込まれるが，ほぼ同様の傾向を示す．

腫瘍シンチグラムとしては特異性は低いが ^{201}Tl，^{67}Ga などが使用される．^{201}Tl は腺腫でも取り込まれる．^{67}Ga は未分化癌，悪性リンパ腫などでよく取り込まれる．

b) 頸部X線軟線撮影

気管の偏位，変形の有無をみる．さらに側面像では甲状腺腫に一致した石灰化像の有無が観察される．

c) CT，超音波検査

甲状腺腫内に結節を認める場合，充実性か，囊胞性かの鑑別に役立つ．悪性か良性かの鑑別診断は困難である．

d) その他の検査

基礎代謝率 basal metabolic rate (BMR)

甲状腺機能亢進状態では増加し，機能低下状態では減少するが多因子の影響を受けやすく信頼性に乏しい．正常値は±15%である．

1. 甲状腺機能低下症 hypothyroidsm

a. 先天性甲状腺機能低下症 congenital hypothyroidism，クレチン症 cretinism

【概念】

先天性甲状腺機能低下症の原因を表11-7に示す．日本では先天性甲状腺機能低下症は出生8,000に約1の発生頻度で，その原因の過半数は甲状腺の発生異常 (形成不全・無形成・異所性甲状腺) で残りがホルモン合成障害である．ホルモン合成障害の約1/3はヨード有機化障害である．

特殊な例としてGH, PRL, TSH 分泌細胞の分化に関与する ***Pit-1*** 遺伝子の異常，TSH分子の突然変異，TSH受容体の突然変異，甲状腺ホルモン受容体の突然変異などの遺伝子異常が明らかになっている．

【症状】

活動性低下，便秘，臍ヘルニア，黄疸の遷延，食欲不振，巨舌などに加え皮膚乾燥，泣き声が低い，四肢末端の冷感，浮腫などの症状を認める．

甲状腺ホルモン合成障害による場合は甲状腺腫をともない，巨大な甲状腺腫を有する場合には呼

表11-7 先天性甲状腺機能低下症の原因

1. 一次性（甲状腺性）甲状腺機能低下症
    1) 甲状腺の発生異常
       甲状腺の形成不全・低形成
       異所性甲状腺（甲状腺の下降異常）
    2) 甲状腺ホルモン合成障害（甲状腺腫性）
       ヨード濃縮障害
       ヨード有機化障害・ペルオキシダーゼ欠損症
       サイログロブリン・ヨードサイロニンの合成障害
       ヨードチロシン縮合障害
       ヨードチロシン脱ヨード障害
    3) ヨード欠乏症
       地方病性甲状腺腫にともなう甲状腺機能低下症
    4) 母体に対するヨード・抗甲状腺剤投与
    5) 母体からの甲状腺自己抗体（TSH受容体阻害型抗体）の移行
    6) 自己免疫性甲状腺疾患
       橋本病
       多発性自己免疫性内分泌症
    7) 甲状腺放射線照射・外科的甲状腺摘除
2. 二次性（下垂体性）甲状腺機能低下症
    TSH欠損症
       特殊例　TSHβ鎖の突然変異
3. 三次性（視床下部性）甲状腺機能低下症
    TRH欠損症
       特殊例　Pit-1突然変異によるTRH, GH, PRL欠損症
4. その他
    1) TSH不応症（TSH受容体異常による）
       $G_s\alpha$蛋白の突然変異
       TSH受容体の突然変異
    2) T_3不応症（T_3受容体異常による）

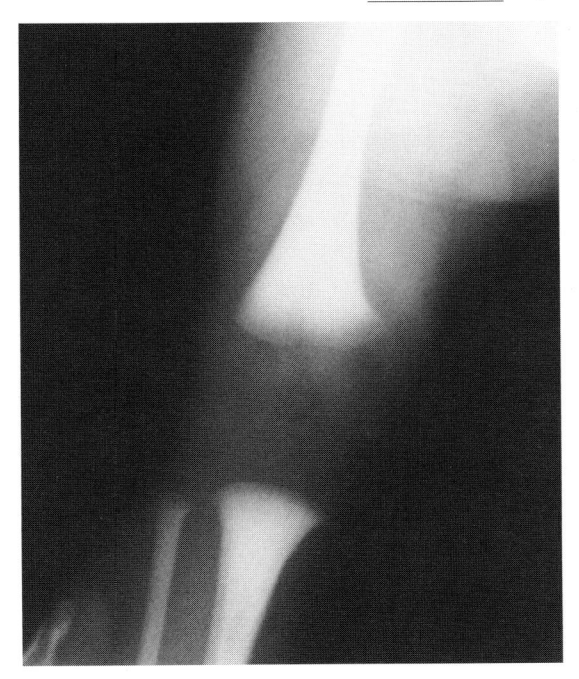

図11-4　甲状腺無形成の新生児の膝関節X線像
大腿骨遠位端の骨端核の骨化が認められない．

吸障害の原因となる．

長期にわたって未治療だった症例については貧血，皮膚の乾燥，毛髪の粗糙化，発達の遅延，鞍鼻，眼裂の解離などが明らかになってくる．筋緊張は多くの場合低下するが，ときに筋肥大を認めることがある．甲状腺ホルモン合成障害では経過が長くなるにつれて甲状腺腫は巨大になる．

先天性甲状腺機能低下症の多くが一次性の甲状腺機能低下症であることから，新生児マススクリーニングにより生後3～5日目のかかと濾紙血液のTSH測定により甲状腺機能低下児の早期発見早期治療の努力がされている．二次性，三次性甲状腺機能低下症の患児を発見するために同時にT_4の測定を行う場合もある．

重要なことは特徴的な症状を認めた場合には可及的速やかに甲状腺機能低下症の診断を下し，治療を開始するべきであり，検査結果以前に典型的症状に留意する必要がある．

【検査】
血中甲状腺ホルモン（T_3，T_4）の低値．一次性甲状腺機能低下症の場合はTSHの著明高値（多くは$100\,\mu U/ml$以上）を認める．甲状腺の無形成症ではサイログロブリンの著しい低値を認める．正球性正色素性貧血，血中CPK，コレステロールの高値を認める．骨化障害を認め，特に新生児期の大腿骨遠位骨端核の骨化遅延は重要な所見である（図11-4）．

【治療】
症状を認め，骨X線上甲状腺機能低下症の所見が得られればただちに治療を開始する．血中TSH異常高値かつ血中T_4低値が確認された場合は甲状腺機能低下症状が認められなくても甲状腺ホルモンの補充を行う．甲状腺ホルモンの補充量は初期量$T_4\,10\,\mu g/kg$が推奨されている．加齢にともない必要量は減少し，成人では2～4$\mu g/kg$である．巨大甲状腺による圧迫症状を呈する場合は速効性のT_3が使用されることもある．

治療経過では血中甲状腺ホルモン，TSH の濃度のチェックとともに，身体発育，精神運動の発達のチェックが重要である．

先天性甲状腺機能低下症のマススクリーニングについてはガイドラインの 1998 年版が示されている．

新生児マススクリーニングは生後 5〜7 日に濾紙血を用いて，TSH の測定で行われている．高 TSH 血症（15〜30 μU/ml 以上）が認められた場合，精密検査が行われる．診察時には，① 遷延性黄疸，② 便秘，③ 臍ヘルニア，④ 体重増加不良，⑤ 皮膚乾燥，⑥ 不活発，⑦ 巨舌，⑧ 嗄声，⑨ 四肢冷感，⑩ 浮腫，⑪ 小泉門開大，⑫ 甲状腺腫を確認し，合併疾患として，**Down 症候群**，先天性心疾患，小奇形などの発生頻度が高いことを念頭に置く．検査として，大腿骨遠位端骨核の X 線撮影，血清 TSH，free T_4（または T_4），free T_3（または T_3）は必須の検査であり，診察時の確認事項の 12 点のうち 2 点以上，大腿骨遠位端骨核出現の遅れ，TSH 高値（初回濾紙血 30 μU/ml 以上，再採血 15 μU/ml 以上），正常位置の甲状腺欠損・甲状腺腫大が認められた場合は検査結果を待たずにただちに治療を開始する．治療は l-サイロキシン 10 μ/kg（重症例は 12〜15 μg/kg）で開始される．

【予後】

甲状腺ホルモンは胎児・新生児の発達，特に中枢神経系の発達に必須のホルモンであり，先天性甲状腺機能低下症では可及的速やかに治療を開始しなければならない．

新生児期早期からの治療開始により，正常な IQ を獲得することはできるが不器用さ，行動異常，言語障害，学習障害を認めることはある．治療開始が遅延し 3 ヵ月から 6 ヵ月無治療で経過すると知能指数の低下が明らかとなる．

■ 他の新生児甲状腺疾患
■-1 新生児 Basedow 病
【概念】

新生児期に発症した甲状腺機能亢進症を新生児 Basedow 病といい，一過性のものと，長期間持続するものとがある．

【病因】

一過性のものの多くは母体からの甲状腺刺激性の自己抗体の移行に起因することが多い．この場合，IgG 分画に属する自己抗体の消長とともに症状も軽快する．長期持続するものは年長児に発症する Basedow 病と同様の機序で発症すると考えられている．発生に男女差はない．

【症状】

低出生体重児であることが多い．軽症のものでは頻脈，多呼吸，多動，易刺激性などを呈するにすぎないが，重症例では心不全を呈す．さらに，呼吸不全，振戦，体重増加不良，眼球突出，甲状腺腫，嘔吐，下痢，浮腫などを認める．

【検査】

血中甲状腺ホルモンの高値を認めるが，新生児期はこれらの血中濃度が生理的に高値であることを考慮して診断しなければならない．血中甲状腺自己抗体の測定も重要である．

【治療】

母体からの移行抗体である甲状腺刺激性抗体は 2〜3 ヵ月で消失するのでそれを念頭にして治療を行う．甲状腺ホルモン合成の阻害薬として速効性が期待される無機ヨードであるルゴール液が使用されることが多い．心不全症状，甲状腺クリーゼに対しては強心薬，ステロイド，β 遮断薬などの使用のもと，厳重全身管理が必要となる．

【予防】

良好にコントロールされている Basedow 病母体からの発生は少ないので甲状腺疾患母体の治療を妊娠前から十分に行うことが重要である．患児の発生を予想し，早期に診断し早期に治療を開始することが重要である．3 ヵ月を過ぎたものは慢性の経過をとるものと考えられる．

■-2 一過性甲状腺機能低下症
【背景・概念】

新生児マススクリーニングが行われるようになって明らかになった病態であり，機能低下症状を呈するものは少なく，多くは検査上機能低下状態と判断されたものである．

【原因】

不明であることが多い．ときに母体に投与された抗甲状腺薬，胎児造影，慢性甲状腺炎の母体か

ら経胎盤的に移行したTRBAbによると思われる発症が認められる．未熟児にもときに認められ，T_4の低下のみでTSHの高値を認めないので注意を要する．

【治療】
甲状腺機能低下症状のあるものは先天性甲状腺機能低下症に準じて甲状腺ホルモンの補充を行う．経過を注意深く観察し，不要と考えられれば甲状腺ホルモンを中止する．

【予後】
母体および胎児期の可逆的原因によるものの多くは2～3ヵ月で甲状腺機能は正常化する．

-3 一過性高TSH血症

【原因】
視床下部・下垂体・甲状腺系のnegative フィードバックのset pointの未熟性を指摘する考え方もある．家族性に発生する場合もある．甲状腺ホルモン濃度は正常である．

【治療】
診断を確実にする．まず，甲状腺機能低下症状がないことを確認，血中甲状腺ホルモン正常で自己抗体特に抗TSH抗体のないことを確認し，経過を観察する．

【予後】
予後はよい．多くは生後3～9ヵ月でTSHは正常化するがときに1年以上も高TSH血症が持続する例が存在する．思春期になって甲状腺機能低下症を発症する例，再びTSHが上昇する可能性もあるので定期的な経過観察が必要である．

b. 後天性甲状腺機能低下症 acquired hypothyroidism

【病因】
多くは自己免疫性の機序に基づく甲状腺の破壊による**一次性甲状腺機能低下症**である．慢性甲状腺炎(橋本病，後述)，萎縮性甲状腺炎が多く認められる．甲状腺切除後，放射性ヨード治療後に甲状腺ホルモンの補充の必要な甲状腺機能低下症を発症することもある．特発性成長ホルモン分泌不全症の成長ホルモン治療中に潜在性の**三次性甲状腺機能低下症**が顕性化し成長の鈍化を認め，甲状腺剤の補充を必要とすることもある．

【症状】
小児では身長増加の急激な鈍化が初発症状であることが多い．年長児に発症したものは知的障害は認めない．無気力，寒がり，便秘，粘液水腫，体重増加，皮膚乾燥，徐脈などの甲状腺機能低下の症状に加え，甲状腺腫は多くは小さめの硬い甲状腺を触れるのが典型例である．萎縮性甲状腺炎では甲状腺は触知しない．三次性甲状腺機能低下症では身長増加の鈍化のみが症状であることが多い．

【検査】
正球性正色素性貧血，血清CPK，GOT，GPT，LDHの上昇，高コレステロール血症，心電図異常(低電位，Tの平低，陰性化)などが認められる．

血清甲状腺ホルモン(T_3, T_4)，特にT_4の低値，多くの一次性甲状腺機能低下症ではTSHの上昇を認める．

一次性甲状腺機能低下症のうちでも潜在性の例，軽症例では血中TSHは軽度高値もしくは正常上限でTRH負荷テストによる過大反応で初めて診断される例がある．

慢性甲状腺炎の場合，甲状腺自己抗体は陽性例が多い．

三次性甲状腺機能低下症の場合は血中甲状腺ホルモン低値，TSHの軽度上昇，TRHに対する遷延反応が特徴である．

【合併症】
他の自己免疫疾患の合併(Addison病，糖尿病，膠原病)に留意する必要がある．**Turner症候群**，**Down症候群**には高率に自己免疫性甲状腺疾患を合併することが知られており，留意する必要がある．

長期にわたる高TSH血症を認めた例ではまれに思春期早発症を合併する場合がある．

【治療】
甲状腺ホルモンの補充．長期の甲状腺機能低下状態は交感神経系の過敏状態を惹起している場合が多いのでT_4補充量の1/10～1/4程度の量で開始し，交感神経刺激症状に注意しながら増量する必要がある．T_3で治療を開始することもある．約4週間で維持量まで増量する．

三次性甲状腺機能低下症の場合は一次性甲状腺

機能低下症の 1/3〜1/2 の投与量で血中 T_4 濃度を正常上限に維持することが可能である．

2. 甲状腺機能亢進症 hyperthyroidism

甲状腺ホルモンの過剰状態により惹起される病態の総称である．甲状腺機能亢進症は種々の原因で起こる（表 11-8）．

小児では慢性的な甲状腺機能亢進症の原因疾患の大部分は Basedow 病である．

表 11-8　甲状腺機能亢進症の原因

Basedow 病（Graves 病）
Plummer 病
亜急性甲状腺炎の初期
慢性甲状腺炎の経過中
単純性甲状腺腫の初期
TSH 過剰症
異所性 TSH 産生腫瘍
甲状腺ホルモンの過剰摂取
新生児期の母体からの移行抗体

Basedow 病（Graves 病）

【原因】

甲状腺自己抗体による甲状腺の持続的刺激状態がその病態である．組織に浸潤した形質細胞により産生された**抗 TSH 受容体抗体**（TRAb）による TSH 類似の cAMP 産生を介した甲状腺機能の亢進が起こる．多くの場合サイロトロピン受容体阻害抗体（TRBAb）も産生され臨床経過はこの 2 種の抗体の割合に依存する．

【症状】

思春期に発症する場合が多い．女児に多い（男女比 1：5）．緩徐な発症が多く，診断までに半年から 1 年を要する場合もある．びまん性の甲状腺腫，眼球突出，食欲亢進をともなった体重減少，振戦，多汗，頻脈，感情不安定，落ちつきがないなどの症状を呈することが多いが，発症初期には精神症状のみの訴えである場合も多い．甲状腺腫はほぼ全例で認められる．

【検査】

血清甲状腺ホルモンの高値を認める．典型的な Basedow 病では T_4 の高値が著明であることが多い．血清 TSH は高感度 TSH 測定法でも測定感度以下であることが普通である．甲状腺自己抗体，特に TRAb は大部分の例で陽性である．

慢性甲状腺炎の初期，単純性甲状腺腫との鑑別には甲状腺の触診所見に加え T_3 抑制試験が行われる場合もある．慢性甲状腺炎と甲状腺機能亢進症の合併（Hashitoxicosis）の診断には生検が必要である．

【治療】

抗甲状腺薬を使用した薬物療法，放射性ヨードを使用した放射線療法，甲状腺摘除による手術療法などがある．

甲状腺クリーゼ（急性の経過で発熱・頻脈・不穏を認め意識障害を呈してまれに死亡する状態），新生児 Basedow 病などは抗甲状腺薬とともにルゴール液が使用される．

交感神経刺激症状・循環器症状が強い場合には β 遮断薬が併用される場合もある．

小児では放射線療法が行われることはなく，抗甲状腺薬による薬物療法が選択される．

抗甲状腺薬として使用されているのはプロピオチオウラシル（PTU），1-メチル-2 メルカプトイミダゾール（チアマゾール）（MMI）である．作用機序は甲状腺におけるヨードの有機化およびヨードチロシンの縮合に関与するペルオキシダーゼの抑制である．

PTU にはさらに末梢での T_4 から T_3 への転換を抑制する作用もある．

治療開始時に比較的大量を必要とし，甲状腺機能が正常化した後は維持量で約 2 年間治療する．副作用として発疹，皮膚瘙痒，白血球減少，重症例では無顆粒球症をきたすことがある．まれにループス様症状を認め，薬剤の変更を必要とすることもある．

3. 甲状腺炎 thyroiditis

a. 急性甲状腺炎 acute thyroiditis

【原因】

急性の甲状腺炎は化膿性甲状腺炎で上気道炎などに続発して発症することが多い．下咽頭梨状窩周囲の炎症が瘻孔を通して甲状腺に広がり発症すると考えられる．甲状舌管の遺残が原因と考えられる症例もある．男女差はない．

原因菌はブドウ球菌，溶連菌，肺炎球菌などで

ある．再発例に注意し，再発例に関しては甲状舌管の遺残などに留意する必要がある．

【症状】
急激な発熱，甲状腺部の発赤・疼痛・腫脹で発症する．左下葉に多い．膿瘍形成も認められる．

【検査】
白血球増多，赤沈亢進，CRP 陽性を認める．甲状腺機能検査は通常異常なし．一過性に甲状腺破壊による甲状腺機能亢進症を示すこともある．シンチグラムでは腫脹部位に一致して欠損像を認めることがある．

【治療】
抗生物質の十分な投与を行う．膿瘍形成に対しては，切開排膿が必要な例もある．
炎症が終焉した後，瘻孔の検査の目的で咽頭食道造影，瘻孔の外科的摘出により再発を予防する．甲状腺機能に関する予後は良好である．

b. 亜急性甲状腺炎 subacute thyroiditis

【病因】
甲状腺の非特異的急性炎症でウイルス感染に続発することがあり，コクサッキー，アデノ，インフルエンザウイルスの関与が考えられ，背景に自己免疫性の発症機序も示唆されている．思春期以後の女児に多い．

【症状】
急激な発症，発熱，全身倦怠，悪寒，咽頭痛，甲状腺部の移動性の強い疼痛を認める．甲状腺の腫脹は多くは両側性，圧痛を認める．膿瘍を形成することはない．
病初期には破壊甲状腺からの甲状腺ホルモン流出により軽度の甲状腺機能亢進症状を呈することもある．

【検査】
白血球増多，赤沈亢進，CRP 陽性．甲状腺機能検査では，病初期は甲状腺ホルモンは異常高値，放射性ヨード甲状腺摂取率は異常低値であるが，ともに 2〜3ヵ月で正常化する．

【治療】
疼痛軽減のため鎮痛薬が使用される．ステロイドが著効を示す．
数ヵ月の経過で完全に治癒する．中には甲状腺機能低下症をきたし，甲状腺ホルモンの投与が必要な場合もある．

c. 慢性甲状腺炎 chronic thyroiditis，橋本病

【成因】
自己免疫機序の関与した慢性進行性の炎症性の組織破壊である．組織像では濾胞形成をともなうリンパ球浸潤を主体とした慢性炎症である．約 90% の例で**抗マイクロゾーム抗体(抗ペルオキシダーゼ抗体(TPOAb))**が陽性である．抗サイログロブリン抗体も検出される．TRBAb も高率に検出され甲状腺機能低下症の発症，甲状腺の萎縮に関与していると推定されている．後天性甲状腺機能低下症の最も多い原因であるが甲状腺機能正常例も多い．

【症状】
女性に多く家族内発症も多い．乳児期から発生しうるが思春期における発症が多い．大部分の症例では，小型の甲状腺腫を認め，甲状腺機能は正常なことが多い．甲状腺腫は初期には比較的大型で経過とともに縮小する．甲状腺腫の消失する例も認められる．長期にわたったものは部分的に硬い甲状腺を認める例もある．発症初期には甲状腺機能亢進症状を一過性に呈する場合もあり，Basedow 病との合併に留意する必要もある．さらに甲状腺機能亢進症を呈さなくても眼球突出などの眼球症状を認める例もある．
Addison 病，1 型糖尿病 type 1 diabetes mellitus(1 型 DM) など他の自己免疫性疾患と合併することもあり留意する必要がある．

【検査】
赤沈の亢進，膠質反応の亢進，高 γ-グロブリン血症を呈することがある．
甲状腺自己抗体は陽性(抗サイログロブリン抗体，抗マイクロゾーム抗体，抗ペルオキシダーゼ抗体)，大部分の例で甲状腺機能は正常．長期経過したものでは甲状腺機能低下状態となっていることもある．長期経過した場合は抗甲状腺抗体は陰性であることも多い．

【治療】
甲状腺機能低下状態に対しては甲状腺ホルモンの投与を行う．甲状腺機能正常例でも定期的な甲状腺機能の検査が必要である．

4. 甲状腺腫 goiter

　甲状腺腫は小学生以下は頭部を後屈させ，甲状軟骨部を前方に突き出した位置で明らかに視診できるもの，中学生以上では頭部正常位においてわずかに視診できるもの以上の大きさは，異常と考え，精査するのが通常である．

　多くの甲状腺疾患は甲状腺腫をともなうのが普通であるが甲状腺機能異常をともなわない場合，もしくは機能異常が軽度である場合，その鑑別が重要となる．

a. 特発性思春期甲状腺腫
【概念】
　甲状腺機能が正常な甲状腺腫の代表的な疾患である．
　女性に多く原因不明である．思春期に発生し，びまん性の左右対称の柔らかい甲状腺腫である．自然に縮小傾向を認める．

【検査・症状】
　甲状腺機能検査は正常，ときにTSHは低値をとる．甲状腺自己抗体は陰性である．
　病初期に一過性に甲状腺機能亢進症を呈することがある．巨大なもの以外は無治療で経過観察される．

【鑑別診断】
　慢性甲状腺炎（10歳以上の女性，一部硬化した小型の甲状腺腫，甲状腺自己抗体陽性），亜急性甲状腺炎（10歳以上の女性，急性発症，甲状腺部の疼痛），急性甲状腺炎（幼児に好発，急性発症，片側腫大），甲状腺ホルモン合成障害（男女差なし，柔らかい両側性甲状腺腫，TSHの高値），甲状腺腺腫（女性に好発，弾性硬に非対称の甲状腺腫），甲状腺癌（女性に好発，一部が硬い甲状腺腫）があげられる．
　慢性甲状腺炎との鑑別のために定期的な評価が必要な場合もあり，片側のもの，硬結を認めるものは画像診断・生検の対象となる場合もある．

b. 甲状腺腫瘍
　まれではあるが小児にも甲状腺腫瘍が発生する．特に甲状腺機能低下症で長期にTSH過剰状態にあった場合は注意を要する．

　良性腫瘍は**腺腫様甲状腺腫**および腺腫であり，シンチグラムによりcold noduleを呈する．外科的摘出が必要で，術後に十分な甲状腺ホルモンの補充が必要である．

　悪性腫瘍には**乳頭腺癌，濾胞腺癌，未分化癌，髄様癌**がみられる．髄様癌は**カルシトニン分泌細胞**から発生した癌で他の副腎の褐色細胞腫，副甲状腺機能亢進症を合併することもある．未分化癌が一番予後が悪い．サイログロブリンが腫瘍の鑑別に有用なこともある．

III. 副甲状腺（上皮小体）疾患

1. 副甲状腺機能低下症（上皮小体機能低下症）hypoparathyroidism

【概念】
　副甲状腺ホルモン parathyroid hormone (PTH)分泌の低下した状態で，このため低カルシウム血症，高リン血症を呈する．原因の明らかでない特発性副甲状腺機能低下症 idiopathic hypoparathyroidism(IHP)と外科手術後の続発性副甲状腺機能低下症に分けられる．新生児期に認められる低カルシウム血症，特に晩期新生児低カルシウム血症の原因として母体の高カルシウム血症にともなう副甲状腺機能の低下が考えられ，これを新生児一過性副甲状腺機能低下症と呼ぶ場合もある．

　低カルシウム血症の原因として特発性副甲状腺機能低下症の頻度はさほど高くはなく，特に小児期ではリンの過剰にともなう低カルシウム血症や低マグネシウム血症に基づく副甲状腺機能低下なども重要である．

【病因】
　特発性副甲状腺機能低下症は先天的な副甲状腺の低形成が最も代表的で中でも第三-四鰓弓の異常に基づく**DiGeorge症候群**は有名である．(CATCH 22；第17章．循環器疾患，p 413参照)．DiGeorge症候群は典型的には副甲状腺の低形成，胸腺の低形成，心奇形，顔貌の異常を示す症候群であるが，症候がすべてそろわないものも多く，先天的な副甲状腺の低形成のみの症例も本症候群

の一部と考えられる．後天的な原因としては自己免疫的要因が最も多く，**カンジダ症**（モニリア症）をともなう副甲状腺機能低下症は有名で，さらにその2/3では副腎不全をともなう（第12章．免疫不全症，p 270参照）．

続発性副甲状腺機能低下症のほとんどは術後性であるが，このほかヘモジデローシスによる鉄の沈着，Wilson病による銅の沈着によるものもある．

【症状】

副甲状腺機能低下症の症状は低カルシウム血症による神経・筋の過刺激状態である．新生児期，乳児期の症状は易刺激性，嘔吐，痙攣，無呼吸，喉頭痙攣である．**テタニー，Chvostek 徴候，Trousseau 徴候**は幼児期以降に認められる．さらに，歯牙エナメル質の低形成，頭蓋内の石灰化，白内障，心筋症なども認められることがある．ごく少数の例外を除き，くる病，成長障害は認めない．

通常，カルシウム 8.0 mg/dl 以下でこれらの症状は現れるが，酸塩基平衡の状態によるイオン化カルシウムの低下が誘因となることが多い．

【検査】

PTHの値が低カルシウム血症にもかかわらず低値であり低マグネシウム血症などのPTH分泌を抑制する要因が否定されれば本疾患であると診断される．

● PTHの測定法は以前はC端N端のRIAがなされていたがこれらには感度 sensitivityや特異性 specificityに問題があった．現在では中間部分を測定する方法やPTHの活性の中心であるアミノ酸1-34を測定する方法が開発され，PTHの分泌状態を他のホルモンと同様に正確に捉えることができるようになった．このため例外を除き特発性副甲状腺機能低下症，偽性副甲状腺機能低下症の診断は血中カルシウム，リン値とPTHの測定で行えるといっても過言ではない．

【治療】

PTHの補充を行うのが最適と考えられるが，実際には半減期が短く高価であるため実用されていない．腸管からのカルシウム吸収を促し低カルシウム血症を是正する目的でビタミンD製剤が実際の治療に用いられる．PTHの作用不足により腎でのビタミンDの活性化が低下しているので，1α-(OH)Dなどの**活性型ビタミンD**を使用する．

2. 偽性副甲状腺機能低下症 pseudohypoparathyroidism（PHP）

【概念】

副甲状腺ホルモンは低下していないのにもかかわらず低カルシウム血症，高リン血症の認められる状態のことで，副甲状腺ホルモンの標的臓器の副甲状腺ホルモンに対する反応性が欠如した状態である．外来性の副甲状腺ホルモンの投与によってもその反応がみられないことから，原因としては，①副甲状腺ホルモン受容体の欠陥，②受容体以降の情報伝達機構の欠陥，が考えられる．

診断は低カルシウム血症，高リン血症にもかかわらず副甲状腺ホルモンは正常または高値であることから容易であるが，確定診断には外来性の副甲状腺ホルモンの投与によってもその反応が見られないことを証明する必要がある（Ellsworth-Howard 試験）．

副甲状腺ホルモンの投与による尿中のリン排泄量，cAMP排泄量の増加反応をともに認めないI型と尿中リン排泄増加反応のみが認められないII型に分類される．

● 理論的にはこのような分類は可能であるが，実際には尿中へのリンの排泄反応を正確に評価することは困難で，特に小児では正常であっても，しばしば一見II型のように尿中リン排泄の増加反応はみられないがcAMPの反応は正常の例に遭遇する．このため現在ではII型の存在自体疑問視されている．

さらに低身長，**円形顔貌**（図11-5），第四，五中手骨の短縮（図11-6）という身体的特徴（**Albright 遺伝性骨ジストロフィー** Albright hereditary osteodystrophy）を有するものをIa型，有さないものをIb型と分類する．

一方，Albright遺伝性骨ジストロフィーを有しながら低カルシウム高リン血症を示さないもの

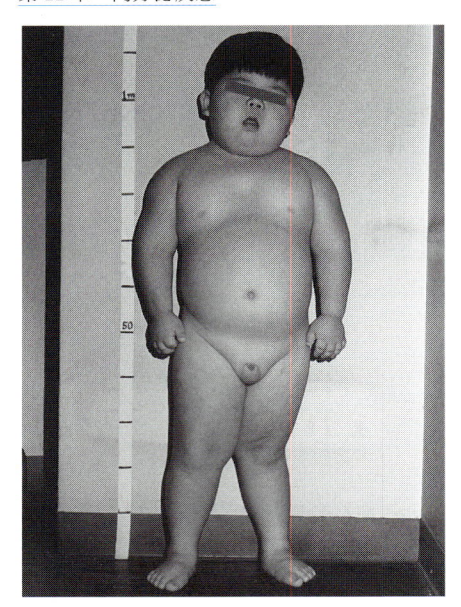

図 11-5 偽性副甲状腺機能低下症

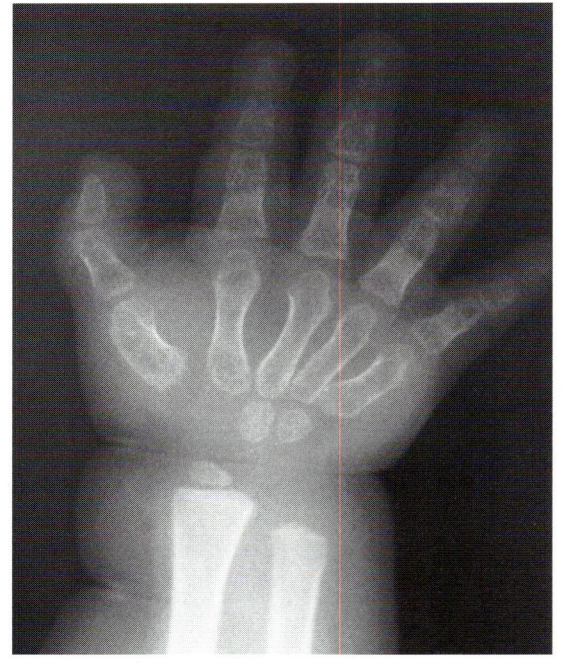

図 11-6 偽性副甲状腺機能低下症 Ia 型に認められる Albright 遺伝性骨ジストロフィー

第四,五中手骨の短縮を認める.本例では特に第五中手骨の短縮が著明である.本徴候の有無をみる最も簡便な方法は第四中手骨遠位端と第五中手骨のそれを直線で結んだとき,その延長が第三中手骨と交わるかみることであるが,小児ではしばしば本例のように第五中手骨の短縮のみが目立つことが多い.

を,**偽性偽性副甲状腺機能低下症** pseudopseudo-hypoparathyroidism(PPHP)と呼ぶ.つまり,偽性偽性副甲状腺機能低下症は身体的な特徴のみに基づく病名である.しかし,同一家系内でこの二つの疾患が発症することや,徐々に副甲状腺機能低下が現れることもあり,偽性偽性副甲状腺機能低下症を偽性副甲状腺機能低下症の不完全型と考えることもできる.

【病因】

先に述べたように,① 副甲状腺ホルモン受容体の欠陥,② 受容体以降の情報伝達機構の欠陥,が病因として考えられる.このうち Ia 型は副甲状腺

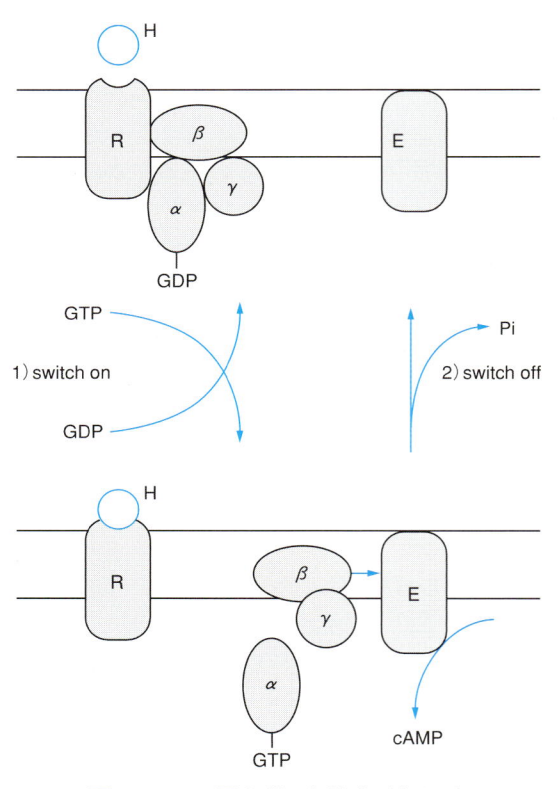

図 11-7 G_s 蛋白質と細胞内情報伝達

受容体(R)にホルモン(H)が結合することによって G 蛋白質の α サブユニットに結合した GDP は GTP と交換され $\beta\gamma$ サブユニットは遊離しアデニル酸シクラーゼ(E)を活性化する(switch on).

cAMP は数多くのホルモン受容体の細胞内情報伝達に関与しており,受容体と cAMP の間に介在する G 蛋白質の機能障害はホルモン受容体異常症と同様の症状を呈する.偽性副甲状腺機能低下症はその代表的疾患である.なお持続的に G_s 蛋白質の活性化された疾患(偽性副甲状腺機能低下症と対をなす疾患)が McCune-Albright 症候群である.

ホルモンの受容体に共役した$G_s\alpha$蛋白質の活性の低下(図11-7)により発症し，その原因となる遺伝子の変異も数多く報告されている．全身の細胞においてこの異常は存在するため，$G_s\alpha$蛋白質を細胞内情報伝達に用いる各種内分泌疾患（甲状腺機能低下症など）を合併する例も少なくない．$G_s\alpha$蛋白質の活性の低下は赤血球膜を用いて証明することができる．さらに偽性偽性副甲状腺機能低下症においても$G_s\alpha$蛋白質の活性の低下を認めることがある．

【症状・治療】

症状は副甲状腺機能低下症と同様の低カルシウム血症による神経筋の刺激症状で，治療も同様である．

3. 副甲状腺機能亢進症 hyperparathyroidism

副甲状腺機能の亢進した状態で低下症とは逆に**高カルシウム血症，低リン血症**を呈する．副甲状腺の過形成や腫瘍による原発性副甲状腺機能亢進症と慢性腎不全などによって惹起された低カルシウム血症，高リン血症の結果副甲状腺ホルモンの分泌が過剰となった二次性副甲状腺機能亢進症に大別される．

a. 原発性副甲状腺機能亢進症

原発性副甲状腺機能亢進症は小児の高カルシウム血症の原因疾患としては非常にまれな疾患である．過剰に分泌された副甲状腺ホルモンの腎作用のため高カルシウム血症，低リン血症以外に，汎アミノ酸尿，代謝性アシドーシス，脱水を呈する．副甲状腺ホルモンは骨吸収促進作用を持ち，この結果，骨膜下骨吸収像を認める病型（骨型）を呈する．また，高カルシウム血症の結果，尿中のカルシウム排泄も増加し腎の石灰化，腎結石となる（腎型）．多くの場合，副甲状腺の良性の腫瘍性増殖によるが，小児においては，腫瘍が確認されれば，必ず外科的摘除術の適用となる．

病巣の診断には超音波断層撮影やタリウムとテクネシウムを用いたサブトラクションシンチグラフィーが有用である．また，最近ではMIBIを用いたシンチグラフィーも行われる．

家族歴を認める場合，原因疾患として**多発性内分泌腺腫** multiple endocrine adenomatosis (MEA)の一部分症状，**家族性良性低カルシウム尿性高カルシウム血症** familial hypocalciuric hypercalcemia (FHH)も考慮する．

●**家族性良性低カルシウム尿性高カルシウム血症**

体液のカルシウム濃度を感知する副甲状腺に存在するカルシウム受容体の異常のため，正常なカルシウム濃度であっても副甲状腺がホルモンを分泌し続けることによって生ずる遺伝的高カルシウム血症のことで，常染色体性優性遺伝する．本疾患遺伝子をホモに持つ場合，乳児原発性副甲状腺機能亢進症となり，生後すぐより高カルシウム血症を呈し外科的副甲状腺摘除以外に救命することは不可能な重篤な症状を呈する．

b. 二次性副甲状腺機能亢進症

二次性副甲状腺機能亢進症は低カルシウム血症，高リン血症により副甲状腺ホルモンの分泌が促進されることにより発症する．その原疾患は主に慢性腎不全である．症状は副甲状腺ホルモンの骨吸収促進作用が中心でいわゆる腎性骨ジストロフィーと呼ばれる．X線写真上，頭蓋の骨硬化と骨吸収の混在像(salt and pepper appearance)，椎骨椎体の吸収像(ragger jargy spine)，手指骨の骨膜下骨吸収像が所見である．

【病因・治療】

慢性腎不全では腎機能の低下による，①活性型ビタミンDの産生の低下，②リンの蓄積による高リン血症のため，副甲状腺ホルモンの分泌が促進される．この反応は糸球体濾過が50%以下となったときより始まる．したがって，本疾患は治療以前に予防を考える．

予防は，①炭酸カルシウムのようなリン吸着剤を投与すること，②適切な食事療法により過剰なリンの摂取を予防することで血中のリン値を正常上限に管理し，活性型ビタミンDを投与することにより低カルシウム血症を予防することである．さらに，二次性副甲状腺機能亢進症となったときには，これらのほかに，血中半減期の短い活性型ビタミンDを大量に投与し高カルシウム血症とならないようにしながら副甲状腺ホルモンの分泌を抑制することを試みることもある（ビタミンDパルス療法）．ただし小児においては，血中のカル

シウム値にかかわらず自動性をもって副甲状腺ホルモンの分泌が持続する状態になることが多く（三次性副甲状腺機能亢進症），管理は困難である．内科的に管理の困難な例では，外科的摘除が必要となる．

IV. 副腎疾患

1. 先天性副腎過形成 congenital adrenal hyperplasia（CAH），副腎性器症候群 adrenogenital syndrome

副腎皮質ホルモン合成に関与する酵素の先天的欠損によりコルチゾール cortisol の産生が低下し，その結果フィードバック機構の破綻，副腎皮質刺激ホルモン adrenocorticotropic hormone（ACTH）の過剰産生をきたす．過剰に分泌されたACTH は副腎皮質を刺激し副腎の過形成を引き起こす．この状態を先天性副腎過形成と呼ぶ．

多くの場合これらの疾患では前駆物質は蓄積したり，他の代謝経路へ流れ，その結果男性ホルモン作用を持つステロイドの過剰が生じる．この状態が外性器の分化に異常をきたし，陰核の肥大などの男性化を引き起こす．この状態を副腎性器症候群と呼ぶ．

先天性副腎過形成の病態

コルチゾールはコレステロールから図11-8に示す経路で合成される．そのほとんどは副腎の索状層と顆粒層でACTH の刺激下で営まれる．慢性的なコルチゾールの低下は副腎皮質の過形成を促す．また一方では慢性的なコルチゾールの低下のため易疲労性や感染外傷によるストレスに対応できないという状態を引き起こす．

一方，副腎皮質では鉱質コルチコイドも産生され，デオキシコルチコステロン 11-deoxycorticosterone（DOC）以降アルドステロン aldosterone まで鉱質コルチコイド作用を持つ．したがって，酵

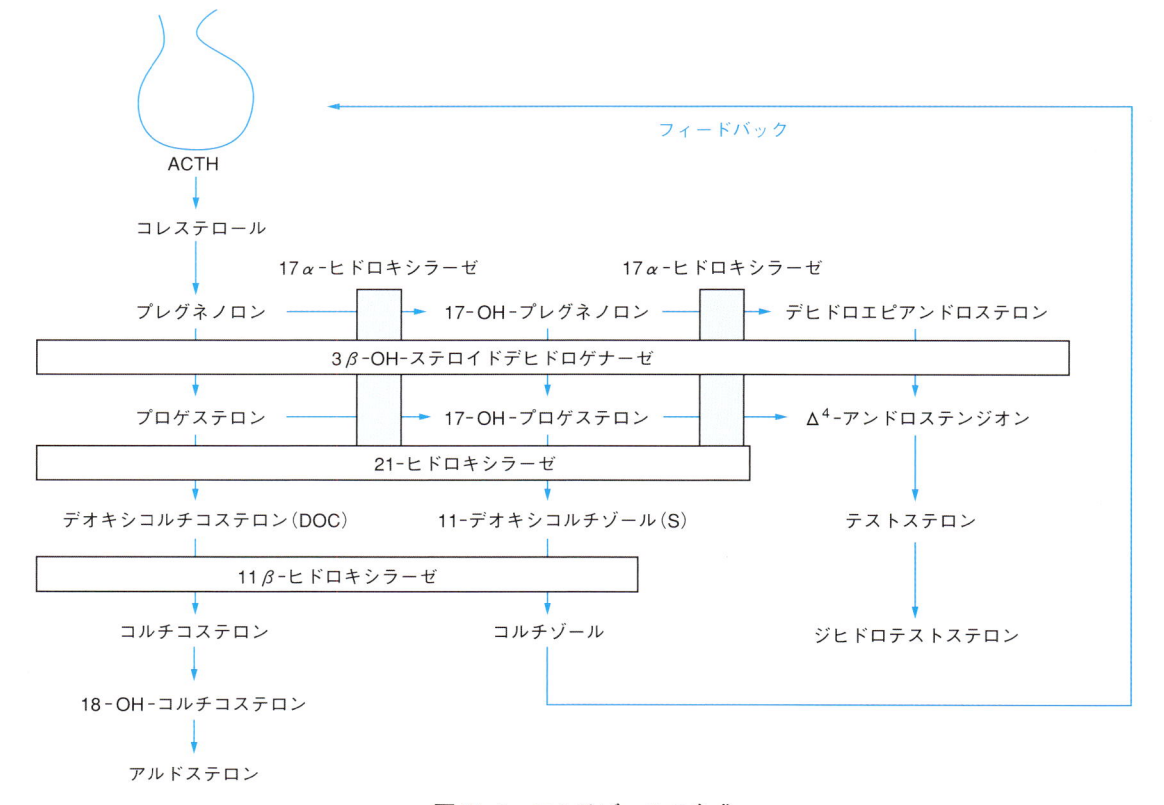

図11-8 コルチゾールの合成

素異常により DOC 以降が産生されない場合，塩喪失(低ナトリウム血症)，低血圧を引き起こされる．11β-ヒドロキシラーゼ欠損症のように DOC 以降で障害される場合は，鉱質コルチコイド作用を有する物質が過剰に蓄積されるため，塩分の蓄積，高血圧を引き起こす．

胎内での副腎性男性ホルモンの過剰は女児では**陰核肥大**をはじめとする外性器の男性化を引き起こす．まれではあるが 17α-ヒドロキシラーゼ 17α-hydroxylase の欠損ではテストステロンの産生が低下するため**仮性半陰陽**が男児に発症する．出生後の副腎性男性ホルモンの過剰は思春期早発症状の原因となり，副腎性男性ホルモンの欠乏は両性において不完全な二次性徴または二次性徴の欠落を引き起こし男児では女性化乳房の原因となる．

なお酵素活性の欠損には完全に活性を持たないものから部分的には活性を持つものまで多様で，軽度のものでは成人ではじめて発症するものもある．

a. 21-ヒドロキシラーゼ(水酸化酵素)欠損症

【概念・疫学】

先天性副腎過形成の約 90% を占める．本疾患は，治療が遅れると**ショック**による死亡をきたし，重篤な電解質異常に基づく脳障害を生ずるが，早期に適切に治療が開始されれば正常な発育が期待できる．このためわが国では 1989 年から新生児マススクリーニングの対象疾患となっている．患者発生頻度は約 2 万の出生に 1 人で諸外国の頻度と大差ない．

【病態生理】

副腎から過剰に産生された Δ^4-アンドロステンジオン Δ^4-androstenedione は末梢でテストステロン testosterone に変換されることにより**男性化**を生ずる．

DOC, アルドステロンの欠乏により腎からのナトリウム排泄が増加し低ナトリウム血症を引き起こす．低ナトリウム血症は腎でのカルシウム，水素イオンの排泄を低下させ，この結果高カリウム血症，代謝性アシドーシスとなる．著しいナトリウム利尿の結果，脱水，心循環器の虚脱という死に至る病態が形成されるのである．

【症状と検査所見】

男性ホルモンの過剰の結果，女児では出生時より外性器の男性化（女性半陰陽）を認め，生直後に本症が疑われることが多い．外性器の男性化は陰核の肥大のみから，男性化が強く大陰唇の陰嚢様の癒合の結果図 11-9 の III, IV のように尿道口と腟口がその中に開口する共通泌尿生殖洞を呈することもある．コルチゾールの欠乏により下垂体から ACTH が過剰に分泌される．ACTH はメラニン細胞刺激ホルモン(MSH)とともにメラノコルチコトロピンとして産生されるため，過剰な ACTH 産生は MSH 増加をともない，口唇，腋窩，陰部などの粘膜，皮膚に色素沈着をきたす．鉱質

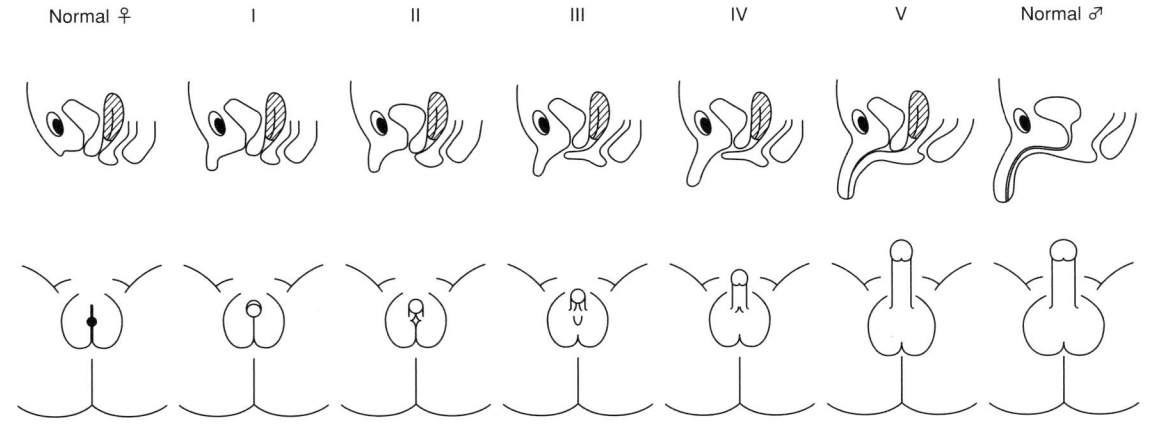

図 11-9 女性外性器の男性化の分類(Prader, 1958)

[Kappy MS et al(eds)：Wilkins The Diagnosis and Treatment of Endocrine Disorders in Childhood and Adolescence (4th ed), Thomas, 1994]

コルチコイドの欠乏は塩喪失症状として生後1〜2週頃より，体重増加不良，嘔吐，脱水をきたし，高カリウム血症による心停止に至ることもある．コルチゾールの欠乏により，発熱などのストレス時に十分なコルチゾールを供給できず急性副腎不全をきたすこともある．

本症では，糖質コルチコイドの欠乏を反映する尿中17-OHCSの低下，血漿ACTHの上昇がみられる．21-ヒドロキシラーゼ 21-hydroxylase 欠損により，コルチゾール産生経路の中間代謝物である血清17-ヒドロキシプロゲステロン 17-hydroxyprogesterone（17-OHP）が著増する．副腎皮質過形成のマススクリーニングにはこの17-OHPが用いられている．塩喪失症状をともなうものでは低ナトリウム血症，高カリウム血症を認め，低ナトリウム血症による循環血液量の低下は血漿レニン活性の上昇をきたす．男性ホルモンの増加は血中ジヒドロエピアンドロステロン dihydroepiandrosterone（DHEA），Δ^4-アンドロステンジオン androstenedione および尿中17-KSの増加で判定される．

【病型】

便宜上，本症は単純男性型と塩類喪失型に分けられるがこの両型の区別はさほど明瞭なものではない．単純男性型は**塩類喪失症**をともなわないものを指し酵素活性が部分的に保たれ，アルドステロン産生は侵されていない．レニン-アンギオテンシン系の代償機構が働くなどの機序により塩類喪失症状が顕在化していないものと考えられる．

【治療】

血中17-OHP，ACTH，尿中プレグナントリオール pregnanetriol，17-ケトステロイド 17-ketosteroid（17-KS），17-ケトジェニックステロイド 17-ketogenicsteroid（17-KGS）分画比を目安に糖質ステロイドの補充をし，血清電解質，血漿レニン活性，血圧を目安としてNaClと鉱質ステロイドの補充を行う．一般に塩類喪失型では両者の補充がなされ，単純男性型では糖質ステロイドの補充のみを行う．糖質ステロイドとしてはヒドロコルチゾンとコルチゾンアセテートが，鉱質ステロイドとしてはフルオロコルチゾンアセテートが用いられる．

なお女児の場合，胎内診断は重要で，母体にデキサメタゾンを投与することによってACTH分泌を抑制し，外性器の男性化を予防することも可能である．

b．11β-ヒドロキシラーゼ（水酸化酵素）欠損症

11-デオキシコルチゾール（compound S）とDOCが過剰になる．DOCは鉱質ステロイド作用を持つため塩分の貯留が起こる．この結果低レニン血症，高血圧を生じる．コルチゾールの欠乏はACTHの過剰を引き起こし，このため副腎性男性ホルモン（デヒドロエピアンドロステロン dehydroepiandrosterone（DHEA），Δ^4-アンドロステンジオン）が過剰となり男性化を生じる．

治療はナトリウムの制限と糖質ステロイドの補充であるが，本疾患でのアルドステロン産生能は一様ではなく，ACTHを抑制しDOC産生などを抑制してもアルドステロンの産生が回復しないものもある．

c．3β-OH-ステロイドデヒドロゲナーゼ（ヒドロキシステロイド脱水素酵素）欠損症

Δ^5-ステロイド（DHEA，プレグネノロン，17-OH-プレグネノロン）のΔ^4-ステロイド（Δ^4-アンドロステンジオン，プロゲステロン，17-OHP）に対する比が上昇することが特徴で，性腺におけるこれらの代謝も阻害されている．このため，典型的には，コルチゾール，アルドステロン，アンドロゲン，エストロゲンの産生が低下し，塩類喪失症状と性の分化の異常を主症状とする．

乳児期には女児は正常または軽度の陰核肥大を示す一方男児は仮性半陰陽となる．二次性徴の発来は不完全で，女児では多毛など軽度の男性化，男児は**尿道下裂，女性化乳房**を示す．このように本疾患の重症度は多様である．ACTH負荷試験による17-OH-プレグネノロン/17-OHP比が診断に有用である．

d．その他の先天性副腎過形成
■17α-ヒドロキシラーゼ/17-20デスモラーゼ欠損症

糖質ステロイド，性腺ステロイドの欠乏，鉱質ステロイドの過剰により，高血圧，低カリウム血症，男児の女性化，女児の二次性徴発来の不全が

惹起される．

e．先天性副腎低形成，先天性リポイド過形成

両者とも，幼少期より副腎不全をきたす疾患で，前者は**低ゴナドトロピン性性腺機能低下症**を合併するが，後者は**高ゴナドトロピン性性腺機能低下症**となる．

先天性副腎低形成は通常 X 連鎖性遺伝形式をとり，**DAX-1** と呼ばれる核内受容体の機能喪失が原因である．DAX-1 は副腎，性腺，視床下部，下垂体に発現しておりこれらの臓器の形成に重要な遺伝子である．

一方，先天性リポイド過形成は副腎においてステロイド生合成の最も最初の段階であるコレステロールのミトコンドリアへの輸送に関わる蛋白で **StAR 蛋白**(steroidogenic acute regulatory protein)の機能喪失が原因である．すべてのステロイドホルモンの原料となるコレステロールが有効に利用できないため，副腎には脂肪滴が蓄積し，リポイド過形成と呼ばれる．通常，外性器は女性型となる．

2．急性副腎不全

【概念】

慢性的に副腎ステロイドの不足状態にあったり，急激に副腎機能が低下したとき，感染や外傷などのストレスに副腎皮質のホルモン分泌予備能が対応できなくなり，副腎皮質ステロイドの欠乏症状が顕在化した状態である．早期に治療を開始しないと死の転帰をたどる．

Addison 病(後述)の約 70% は急性副腎不全で発症する．また，21-ヒドロキシラーゼ欠損症のように糖質ステロイドと鉱質ステロイドの両者を欠く先天性副腎過形成も適切な補充療法がなされていないとその発症の危険は大きい．さらに，慢性的に他の疾患に対して大量のステロイドを投与しているときや，その減量速度が不適切に速すぎる場合も本症の発症には注意をはらう．新生児においては極度の難産や感染症，出血性疾患にともなって発症し 1〜2 週間の潜在期のあと顕在化する．遷延性の黄疸を認めることが多い．

【症状】

糖質ステロイドの欠乏症状である低血糖症状(痙攣，意識障害を含む)，食思不振，嘔吐下痢などの消化器症状と，鉱質ステロイドの欠乏症状である脱水，低血圧，ショック，意識障害が中心である．

【検査】

低ナトリウム血症，高カリウム血症，代謝性アシドーシスの他，脱水のためヘマトクリットの上昇，高蛋白血症を示す．高カリウム血症より心電図上テント状 T を表すこともある．血中低ナトリウム血症を示しながらも尿中には持続してナトリウムは排泄され続け，30 mEq/l 以上を示す．これら鉱質ステロイドの欠乏によって引き起こされた検査値の異常に糖質ステロイドの欠乏所見である低血糖が通常加わる．内分泌検査においてもACTH の高値，コルチゾールの低値のほか，血漿レニン活性の上昇，アルドステロンの低下を認めるが，実際には症状，一般検査で急性副腎不全が疑われたときには，治療の開始を優先すべきで，これらの検査項目は採血するにとどめ，後に確認することになる．

【治療】

遅滞なく開始されなければ致命的である．

1）輸液

循環系の虚脱からの離脱を目的に 5% ブドウ糖を含む生理食塩水の急速輸液を行う．150 ml/kg/日を目標とするがその 1/4 は最初の 2 時間で輸液する．虚脱の著しい場合には，アルブミンや代用血漿の投与を輸液に先立って行う．

2）ステロイドの補充

同時にコルチゾールの補充も経静脈的に行う．通常 3〜6 mg/kg のコハク酸ヒドロコルチゾンナトリウム hydrocortison sodium succinate(cortisol hemisuccinate)を 4 時間ごとに静脈内に投与する．高カリウム血症はコルチゾール補充により速やかに改善する．

これらの治療が適切になされれば効果は劇的で 24 時間以内には経口摂取，経口投薬が可能となる．

3. Addison 病, Cushing 症候群

Addison 病は慢性の副腎不全状態であり, Cushing 症候群は慢性の糖質ステロイドの過剰状態である. なお, 下垂体の腺腫からの ACTH の過剰分泌に基づく Cushing 症候群を **Cushing 病** と呼ぶ.

a. Addison 病

【概念】

小児科領域においてはまれな疾患である. 副腎機能の約 3/4 以上が失われたときに顕在化するといわれる. 原発性のものは非常に進行は緩徐であり, 平均 4 年程度要する. すべての副腎機能が廃絶してもよいが, 通常は各ステロイドの分泌能の失われ方は一様ではなく, 糖質ステロイドが先行することが多い.

【症状】

食欲不振, 体重減少, 脱力感が主な症状であるがこれらの非特異的症状は小児ではしばしば見逃されやすい. 同様に, 悪心嘔吐, 腹痛もよくみられる. これらの消化器症状は鉱質ステロイド欠乏による細胞内水分量の増加と細胞外の脱水による. 皮膚の色素沈着は Addison 病に特徴的な徴候である. これは ACTH やリポトロピン lipotrophic pituitary hormone (LPH) の過剰による. 伸筋上の皮膚皺に認められることが多いが, 診断上役に立つのは手掌足底の皺部分の色素沈着である. また, 口腔粘膜の色素沈着も診断上有用である. 感染などのストレス時には前節で述べたような急性副腎不全, ことに低血糖は重要である.

【検査】

低ナトリウム血症, 低血糖, 血漿レニン活性の上昇, ACTH の高値 ACTH 負荷にコルチゾールは反応しない.

【病因】

成人において最も多いのは自己免疫的機序によって発症するものである. 血中に副腎に対する自己抗体が証明されるが, 同様の機序によって発症する他の自己免疫疾患, たとえば橋本病, Basedow 病, 糖尿病 I 型, 副甲状腺機能低下症などを合併することもある.

成人では自己免疫についで重要であるのは結核であるが, 小児では非常にまれである. 小児期の Addison 病の病因としては, 先天的な副腎の低形成と先天代謝異常にともなうものが重要である. 先天的な副腎の低形成は生後数週から数年のうちに発症するものが多く, これは残存する副腎機能の差による. X 連鎖性劣性遺伝形式をとるものと常染色体性劣性遺伝形式をとるものがあることが知られている. 先天代謝異常症にともなうものとしては, **副腎白質ジストロフィー** adrenoleukodystrophy が最も重要である (X 連鎖性劣性遺伝形式をとり **Schilder 病** とも呼ばれる, 第 22 章. 神経疾患, p 579 参照). 他のペルオキシソーム病 (Zellweger 病, 新生児副腎白質ジストロフィー neonatal adrenoleukodystrophy, 小児 Refsum 病, punctuated rhizomelic polydysplasia) でも慢性副腎不全は発症する (第 8 章. 先天代謝異常, p 134 参照). このほか Wolman 病や Gaucher 病でも認められる.

ACTH 不応症と副腎出血は新生児の副腎不全の原因として重要である. ACTH 不応症では糖質ステロイドのみの欠落症状が現れ, その結果低血糖が主たる症状となる. 副腎出血は分娩時の外傷として発症するものや出血性疾患の一症状として現れるものがある. これらの原因による新生児の副腎不全は通常一過性で, 数週から数ヵ月間の補充療法ですむことが多い.

b. Cushing 症候群

【概念】

慢性の糖質ステロイドの過剰状態を Cushing 症候群という.

【症状】

中心性肥満, バッファローハンプ (躯幹を中心に脂肪の沈着を認め, 後頸部が皮下脂肪により盛り上がって見える状態) は本症候群によって引き起こされる肥満の特徴である. 急速に進行する肥満の結果皮下組織の断裂が生じ **皮膚線条** striae cutis と呼ばれる赤色の線条が腹部を中心に発生する. 過剰に存在する糖質ステロイドのため筋肉はむしろ萎縮し中心性肥満をよりきわだたせる. 多血症, 高血圧, 多毛もよくみる症状である. これらは同時に上昇する男性ホルモンなどの影響による. また小児においては骨年齢は遅延し, 成長

速度も低下することが多い．

二次性の骨粗鬆症の原因としても二次性の糖尿病の原因としても Cushing 症候群は重要である．

【検査】

Cushing 症候群の診断はコルチゾール，アンドロゲン，ACTH のレベルを測定することによりなされる．早朝のコルチゾールは高く日内変動を認めないことが多い．尿中のコルチゾールも上昇する．また尿中 17-OHCS, 17-KS の上昇も重要な所見であるが，病因の診断のためには負荷試験が必要である．

【病因】

病因は，①過剰の ACTH によるもの（下垂体腺腫：Cushing 病，異所性 ACTH 産生腫瘍，異所性 CRF 産生腫瘍），②過剰のコルチゾール産生によるもの（副腎腫瘍，原発性結節性過形成），③医原性（ステロイドの長期投与）の 3 種類である．

これらのなかで日常最もよくみるのは医原性の Cushing 症候群である．症状は量と期間によるがコルチゾールに換算して $20～25\ mg/m^2/$日の投与量以上で必発である．医原性以外の Cushing 症候群の 2/3 は Cushing 病であり 1/3 は副腎腫瘍である．

4. 原発性アルドステロン症（Conn 症候群）

【概念】

副腎からのアルドステロンの過剰分泌により生じる病態であり，通常副腎腺腫による．小児では非常にまれである．

【症状】

高血圧が主症状であるが，そのほか低カリウム血症による筋の脱力，麻痺，腎の濃縮力低下による多飲多尿，成長障害を認める．

【診断】

高血圧で低レニン血症をともなう低カリウム血症が証明されれば本症と診断できる．低カリウム血症がさほど強くなく疑わしい場合には，高ナトリウム食を 4 日間負荷すれば，低カリウム血症を惹起することができる．小児では危険であり実用的でない．

低レニン高アルドステロンの場合，本症と鑑別すべき疾患には糖質ステロイド感受性アルドステロン症がある．この疾患は，少量のデキサメタゾン投与により ACTH 分泌を抑制することによりアルドステロンの過剰分泌を抑制でき臨床症状も改善するという，非常にまれな先天的疾患でその本体はアルドステロン合成酵素遺伝子と 11β-ヒドロキシラーゼ遺伝子の融合遺伝子（キメラ遺伝子）による．低レニン血症，低カリウム血症，高血圧をきたす疾患にはこのほか Liddle 症候群（Cl 輸送担体の異常），apparent mineralocorticoid excess（ステロイド生合成系酵素の先天異常に基づく鉱質ステロイドの過剰状態，後述）があるがこれらはいずれもアルドステロンは低値を示す．

内分泌的に原発性アルドステロン症が診断されれば，画像診断により部位の診断を行う．原発巣は非常に小さいことが多く，超音波，CT では診断できないことが多い．放射性ヨードで標識されたコレステロールを用いたシンチグラフィーは有用であるが，これでも診断できないときはカテーテルにより選択的に副腎静脈からサンプリングしアルドステロンを測定する．

5. 続発性アルドステロン症

様々な病態でレニン産生が増加しアルドステロンが過剰となった状態．浮腫により血管内の容量が減少している場合高血圧をともなわないことがある．また，傍糸球体装置を流れるナトリウムイオンが減少した状態がレニン産生増加の原因であるので，このような場合，近位尿細管でのナトリウム再吸収が増加し，遠位尿細管での Na-K の交換反応が進まず，低カリウム血症は生じないことが多い．

apparent mineralocorticoid excess（AME）

コルチゾールを非活性型ステロイドであるコルチゾンへ代謝する 11β-ヒドロキシステロイド脱水素酵素 11β-OH-steroid dehydrogenase（11β-OHSD）の異常により発症する．コルチゾールとアルドステロンはアルドステロン受容体に対して同様の親和性を持つが，正常腎では 11β-OHSD 活性のため，不活性化され高血圧発症には至らない．本酵素の先天異常のため原発性アルドステロン症と同じ病態を生じるのである．

6. Bartter症候群

【概念】

正常血圧で，低カリウム血症，高レニン高アルドステロン血症，代謝性アルカローシスをきたす疾患である．その本体はいまだに確定的ではないが，Clの再吸収障害が病態の主因をなすとされる．

本疾患と最も鑑別を要する疾患にGitelman症候群がある．これは以前はBartter症候群に含まれていた症候群で，Bartter症候群のすべての所見を有し，かつ低マグネシウム血症，低カルシウム血症を呈するもので，その本体はNa-Cl共役輸送蛋白遺伝子の変異によるマグネシウムの再吸収障害にあるとされる．

【症状】

乳児期には突出した前額部，側頭部の禿頭という特徴的な顔貌を呈する．嘔吐，多飲多尿，発育不全など，著しい低カリウム血症に基づく症状を示すことが多い．検査では先に述べたように，著しい低カリウム血症（<2.0 mEq/l），高レニン血症（正常値の10倍以上），高アルドステロン血症（レニンの上昇の程度に比較するとその上昇はさほどでもなく，これは低カリウム血症がアルドステロンの分泌を抑制するためである）が特徴的である．さらに尿中のプロスタグランジンの排泄増加を認めることも特徴である．血清ナトリウムは脱水のため軽度低下する．腎の傍糸球体装置の過形成を認めることもあるが，これがない場合でも本症は否定できない．

【治療】

カリウムの補充を行う．カリウム保持性利尿薬（スピロノラクトン）の投与を行うが効果は不十分であり，プロスタグランジン合成酵素阻害薬であるインドメタシンの投与で劇的に改善する．この治療により血清カリウム濃度を2.5～3.0 mEq/lに保つことにより発育不全を含むほとんどすべての症状は消失する．

7. 男性化副腎腫瘍

⇒Cushing症候群，p 244参照．

8. 褐色細胞腫 pheochromocytoma

【概念】

神経堤に由来する**クロマフィン細胞**の腫瘍化したもので，神経堤に由来する細胞の存在する場所（軀幹中心部後腹膜，前頸部，胸腔周囲）のどこに発症してもよい．小児では2/3は副腎髄質に発症する．

6％の例は家族内発症でその半分は両側性に腫瘍を持つ．多発性内分泌腫瘍 multiple endocrine neoplasia (MEN) II型にも含まれるが症例の大半は成人例である．また，von Recklinghausen病，von Hippel-Lindau病に合併することもある．腫瘍は良性のことが多く，小児で悪性のものをみることはまれである．

【症状・病態】

カテコールアミンの過剰で症状の大半を説明することが可能である．主症状は高血圧である．88％の例で持続性の高血圧を認めるが残り12％でも間欠的に高血圧を認める．頭痛，心悸亢進，発汗過多，食思不振，嘔気嘔吐，体重減少などは大半の症例で認める．

カテコールアミンは血糖を上昇させる働きを持つので（血糖を降下させる作用のあるホルモンはインスリン，IGFのみである）糖尿病と類似の代謝異常を認める．すなわち，高血糖，多飲多尿，耐糖能の低下である．また，心悸亢進，発汗過多は甲状腺機能亢進症と似ている．

【検査・診断】

尿中のカテコールアミンの測定が広く行われている．エピネフリンの過剰を証明する．血中のカテコールアミンの測定も可能であるが，変動が激しく診断的価値に乏しい．

分泌刺激試験として以前はチラミン，ヒスタミン，グルカゴンなどを投与し血圧の変化をみていたが，現在では危険性が高いので行われていない．

大きな腫瘍では腹部単純X線で石灰化を認めたり，腎盂造影で腎の下方への圧排を認めることにより部位診断が可能であり，腹部超音波，CT，MRIでおよそ90％の症例で部位診断は可能である．このほか，クロマフィン細胞に特異的にとりこまれる^{131}I-metaiodobenzylguanidine (MIBG)を用いたシンチグラフィーは小さな腫瘍や多発性

のものの検出に有用である．

【治療】

血圧の管理が必要で，通常 phenoxybenzamine（α, β 遮断薬）を用いる．この薬剤は血管抵抗を下げるとともに心拍出量も増加させるため，循環血漿量を増加させ術後のショックを予防する．フェントラミンやニトロプルシッドは高血圧急症の管理に用いられる．しかし，手術により腫瘍を摘除しない限り高血圧の管理は困難である．

V. 性腺疾患

性分化の機序は図 11-10 に示すように複雑であるが，ヒトが本来有する性分化のプログラムは女性への分化であり，これに男性ホルモンなどの因子が作用することにより男性へと分化していく．Y 染色体上にある**精巣決定因子**（***SRY* 遺伝子**, sex-determining region Y）により，卵巣あるいは精巣ともに分化しうる未分化性腺原基が精巣へと分化する．精巣が誘導されると精巣の Sertoli 細胞から **Müller 管退縮因子**が分泌され，女性内性器の原基である Müller 管を退縮させる．また精巣の Leydig 細胞からテストステロンが分泌され，男性内性器の原基である Wolff 管を精巣上体，輸精管，精囊に分化させ，さらに 5α-還元酵素によりジヒドロテストステロンに変換された後，外性器，陰囊，陰茎を発達させる．

1. 半陰陽 hermaphroditism（間性 intersex）

胎生期，性の形態的分化の過程において，男性あるいは女性のどちらか一方に分化できず，男女両性の要素が混在しているか，または中間型になっているものである．

a. 真性半陰陽 true hermaphroditism
【定義】

同一個体に男女両性腺（睾丸と卵巣）が同時に発生分化した性分化異常である．

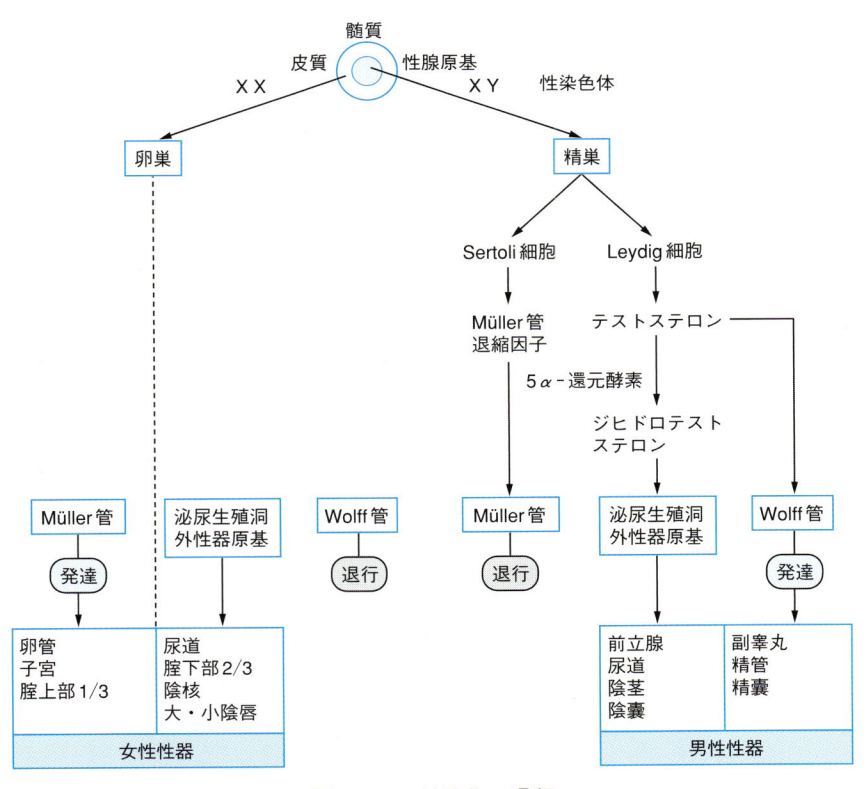

図 11-10 性分化の過程

【病因】
　病因は明らかでない．性腺の混在形式としては一側卵巣，他側睾丸のものが多い．内性器は，一般に睾丸の存在する側には副睾丸および性管が，卵巣の存在する側には卵管が認められる．染色体構成では 46, XX/46, XY や 46, XX/47, XXY などのモザイクのことがある．

【症状】
　男女中間型の外性器異常を主訴として，見出される．男性的な要素が強いことが多く，尿道下裂，二分陰嚢，小陰茎，小陰嚢，停留睾丸などを認め，女性的な要素が強い場合は，陰唇肥大，陰唇不完全癒合，陰唇内性腺（主に睾丸）などを認める．思春期年齢に達すると，男児として養育されていたものに，乳房腫大や周期的血尿（月経）などの女性化症状が，女児として養育されていたものに変声，ひげ，痤瘡などの男性化症状が現れてくる．

b. 男性半陰陽 male hermaphroditism
【定義】
　性腺は睾丸に分化しているが，外性器や二次性徴に種々の程度の女性化をきたす性分化異常である．

【病因・症状】
　染色体は 46, XY であり，胎生期睾丸のアンドロゲン合成障害，内・外性器原基のアンドロゲン作用障害，Müller 管退行障害などが原因となる．

1) アンドロゲン合成障害
　テストステロン生合成酵素欠損症は外陰部は男女中間型で，男性内性器の分化が不完全で，思春期年齢になっても女性化乳房を見ない．

2) アンドロゲン作用障害
　本障害の例としては，5α-還元酵素欠損症あるいは睾丸性女性化症候群がある．**5α-還元酵素欠損症**ではテストステロンからジヒドロテストステロンへの変換が障害されるため，ジヒドロテストステロンに依存している外性器原基の分化が障害されるため，外性器は男女中間型を示す．しかし内性器原基の分化はテストステロン依存性のため完全である．女性化乳房の発現は認められない．**睾丸性女性化症候群**はアンドロゲン受容体の量的あるいは機能的な異常と考えられており，分化した睾丸が腹腔内，鼠径管内あるいは大陰唇内に両側存在する．外陰部は女性型で，男性内性器の分化は認めず，思春期年齢になると乳房腫大が認められる．

3) Müller 管退行障害
　Müller 管遺残症候群は Müller 管退縮因子の産生あるいは作用の障害によると考えられている．

c. 女性半陰陽 female hermaphroditism
【定義】
　性腺は卵巣に分化しているが，外性器や二次性徴に種々の程度の男性化をきたす性分化異常である．

【病因】
　染色体構成は通常 46, XX であり，内性器は女性型である．**先天性副腎過形成**，母体に投与された男性ホルモン剤あるいは母体の男性化卵巣腫瘍など，胎生期のアンドロゲン過剰が外性器を男性化させたものと考えられている．

【症状】
　アンドロゲンに曝露された時期により，陰核の肥大から陰唇癒合，陰茎を有するものまである．

◆ 半陰陽の治療
1) 養育上の性の決定
　病型を確定するとともに，外性器の状態と心理的，社会的な要因を十分に考慮したうえで適切な養育上の性を決定する．一般に，女性半陰陽では女性として育てる．真性半陰陽や男性半陰陽では，外陰部特に陰茎の発育状態により，十分男性に近づくことができる場合以外は女性として育てるべきと思われる．

2) 外科的療法
　養育上の性が決定されたならば，それに合わせて外陰部の形成を行い，その性と反対の性腺の摘除を行う．

3) 性ホルモン療法
　決定された性に合わせて，二次性徴の発来を目標とした性ホルモン療法を施行する．

2. 思春期早発症 precocious puberty, 性早熟症 sexual precocity

【定義】

思春期にみられる二次性徴が，何らかの原因で異常に早く出現したものを性早熟症あるいは思春期早発症という．男児に男児としての二次性徴が，女児に女児としての二次性徴が，思春期年齢以前の異常早期に現れた場合を**同性化** homosexual **思春期早発症**といい，男性に女性としての二次性徴が，女性に男性としての二次性徴が異常に早期に現れた場合を**異性化** heterosexual **思春期早発症**という．

【原因・分類】

下垂体からのゴナドトロピン分泌の亢進が原因と考えられるものを，①真性 true 思春期早発症あるいは高ゴナドトロピン性 hypergonadotropic 思春期早発症と呼ぶ．真性思春期早発症の亜型として，異所性ゴナドトロピン分泌腫瘍がある．

性腺，副腎あるいは外因性の性ホルモン過剰による思春期早発症は，フィードバックメカニズムによりゴナドトロピン分泌が抑制され，思春期と異なるホルモン動態を示すため，②仮性 pseudo 思春期早発症あるいは低ゴナドトロピン性 hypogonadotropic 思春期早発症と呼ばれる．

また，乳房のみ（**早発乳房**）あるいは陰毛のみ（**早発恥毛**）の早期発育は，③部分的性早熟症と呼ばれる．

【病態生理】

1）真性性早熟症

多くは明らかな器質的病変の認められない特発性のものが多く，女児に多くみられる．器質性のものは，視床下部のゴナドトロピン分泌を支配している領域に器質的病変が存在しており，その刺激でゴナドトロピン放出ホルモンの分泌が亢進した結果，ゴナドトロピンの分泌亢進が起こるものと考えられる．原発性甲状腺機能低下症では，TRH分泌亢進により，TSH，プロラクチン分泌亢進に加え，ゴナドトロピンの分泌も亢進すると考えられている．

2）異所性ゴナドトロピン分泌腫瘍

主に腫瘍からのhCG（FSH様作用は少なく，主にLH様作用のみを有する）分泌によるもので，性早熟は主に男児に認められることが多い．

3）仮性性早熟症

性ホルモンの過剰に起因するため，下垂体からのゴナドトロピン分泌は一般に抑制されている．

4）部分的性早熟症

早発乳房の原因はまだ明らかではないが，下垂体からのゴナドトロピンあるいはエストロゲンの一過性の分泌亢進，ないしは乳腺のエストロゲンに対する感受性の一過性の亢進によるものと考えられている．

早発恥毛は，副腎性アンドロゲンの早期の軽度分泌亢進，ないしは外陰部組織の副腎アンドロゲンに対する感受性異常によるものと考えられている．

【症状】

1）真性性早熟症

男児では初発症状として陰茎，睾丸の発育肥大，陰毛の発生などを認めることが多く，変声，ひげの発生，痤瘡の出現などをみるようになる．

女児では，初発症状として乳腺，乳房，乳輪の発育肥大が多く，次に陰毛の発生をみる．白色帯下をみることもしばしばあり，ついで初潮をみる．

男女とも身長は急速に増加し，それ以上に骨年齢も促進する．この結果，骨端線が早期に癒合するため，やがて成長障害を示すことになり，低身長に終わることが多い．

異所性ゴナドトロピン分泌腫瘍では真性性早熟症と同様の症状をとる．

睾丸，卵巣，肝の腫瘍を触診できることがある．

2）仮性性早熟症

真性性早熟症と同様の二次性徴が出現するが，男児では睾丸が発育肥大せず，むしろ萎縮する．睾丸腫瘍では片側性の睾丸腫瘤を，卵巣腫瘍では，腹部腫瘤を認めることがある．男女とも，身長の増加，骨年齢の促進が認められる．

$G_s\alpha$ 蛋白質の変異により低ゴナドトロピン性性腺機能亢進症 hypogonadotropic hypergonadism を呈する **McCune-Albright 症候群**（Albright 遺伝性骨ジストロフィー）では，思春期早発症状に加えて皮膚斑状色素沈着（カフェオレ斑 café-au-lait spot），線維性骨異形成をみる（p 237）．

表 11-9 中枢性性早熟症（思春期早発症）診断の手引き（厚生省，1990）

主症候（性早熟徴候）
1. 男児の場合
   1) 9歳未満で睾丸，陰茎，陰嚢などの明らかな発育が起こる．
   2) 10歳未満で陰毛発生をみる．
   3) 11歳未満で腋毛，ひげの発生や声変わりをみる．
2. 女児の場合
   1) 7歳未満で乳房発育が起こる．
   2) 8歳未満で陰毛発生，または小陰唇色素沈着などの外陰部早熟，あるいは腋毛発生が起こる．
   3) 9歳未満で初経をみる．

3) 部分的性早熟症

早発乳房では乳腺，乳房の肥大を認めるが，身長増加の促進あるいは骨年齢の促進は認めない．

早発恥毛では陰毛（ときに腋毛）のみの発生を認めるが，身長増加の促進あるいは骨年齢の促進は認めない．

【診断】

二次性徴の出現が異常に早期であることの判定が必要で，この判定は厚生省より示されている性早熟症の判定基準（表11-9）による．内分泌学的検査としては，ゴナドトロピン基礎値あるいはLH-RH刺激試験にともなうゴナドトロピンの反応性の検討が必須である．睾丸，卵巣，肝の腫瘍を触診できることがある．

【治療】

原因の除去が可能なものには，原因療法を行う．原因の除去が困難な症例に対しては，対症療法として，二次性徴の抑制と骨成熟・身長増加の抑制をはかる．

特発性真性性早熟症では下垂体ゴナドトロピン分泌を抑制するLH-RH誘導体やゴナドトロピン抑制作用と抗性ステロイド作用を有する酢酸ヒドロキシプロゲステロンや酢酸シプロテロンを用いる．

仮性性早熟症では，原因となる腫瘍の除去あるいは先天性男性化副腎過形成では糖質コルチコイドの投与により治療する．

部分的性早熟症では一般に治療の必要はない．

3. 性腺機能低下症 hypogonadism

小児期の性腺機能低下症には，永続的な性腺機能低下によるもの（性腺機能不全症）と，一過性の性腺機能低下によるもの（狭義の思春期遅発症）とがある．

a. 性腺機能不全症

性腺機能不全症は①視床下部下垂体系の異常によるものと，②性腺自体の異常によるものがある．前者は下垂体からのゴナドトロピン分泌の低下が原因であって，中枢性あるいは低ゴナドトロピン性性腺機能低下症 hypogonadotropic hypogonadism，後者を原発性あるいは高ゴナドトロピン性性腺機能低下症 hypergonadotropic hypogonadism と称する．

■ **Klinefelter 症候群**

高身長，睾丸発育不全（萎縮）と無精子症を臨床的特徴とする男性性染色体異常である．染色体構成は，大部分が 47, XXY である．

体型は細長型を示す．外性器は男性型で，陰茎，陰嚢の発育はほぼ正常であるが，睾丸は思春期になっても肥大せず，発育不全が明らかとなる．ときに尿道下裂や停留睾丸などを合併することがある．女性化乳房や知的障害，行動異常をみることもある．思春期以後，血中テストステロンの低値と（その結果）血中ゴナドトロピンの上昇を認める．睾丸組織像では精細管萎縮・硝子化，精子無形成，間質細胞の増殖などを認める．

■ **Turner 症候群**

成長障害（低身長），性発育不全をきたす女性の性染色体異常である（第7章．先天異常と染色体異常，p 106参照）．糖尿病や慢性甲状腺炎（橋本病）を合併することがある．

内分泌学的には，（思春期年齢に達すると）性腺機能不全により，LH，FSHの上昇を認めることが多い．

■ **Fröhlich 症候群**

女性型の肥満と性発育不全を示す症候群で，視床下部の器質的ないし機能的障害による食欲の感

表11-10　思春期遅発症の判定基準

1. 男児の場合
   1) 14歳を過ぎても陰茎，陰嚢，睾丸の発育が全く起こっていない．
   2) 15歳を過ぎても陰毛の発生をみない．
   3) 16歳を過ぎても腋毛，ひげの発生，声変わりをみない．
   4) 陰茎，陰嚢，睾丸の発育開始から完成までに5年以上を要する．
2. 女児の場合
   1) 13歳を過ぎても乳房・乳輪の発育を全くみない．
   2) 14歳を過ぎても陰毛の発生をみない．
   3) 15歳を過ぎても初潮をみない．
   4) 乳房・乳輪の発育開始から5年以上経っても初潮をみない．

表11-11　思春期遅発の主な原因

1. 全身性疾患
   1) 内分泌疾患
      成長ホルモン分泌不全症
      甲状腺機能低下症
      Cushing症候群，糖質ステロイドの長期使用
      Addison病
      糖尿病
   2) 慢性疾患
      神経性食思(欲)不振症
      栄養障害，消化器疾患
      先天代謝異常
      先天性心疾患，慢性肺疾患，慢性肝不全，慢性腎不全など
2. 体質性思春期遅発症

覚の障害と，ゴナドトロピン放出ホルモン分泌の障害が主因である．内分泌学的には血中LH，FSHは低値を示し，LH-RHテストでも無～低反応である．

■ **Prader-Willi症候群**

筋緊張低下，肥満，知的障害および性発育不全などを主徴とする症候群である．内分泌学的には，必ずしも一定の成績は得られていない(第7章．先天異常と染色体異常，p 105参照)．

■ **Laurence-Moon症候群**

肥満，網膜色素変性，知的障害，性発育不全，多指症を主徴とする症候群である．性発育不全の原因としては，視床下部の先天性の障害によるものが考えられている．内分泌学的には，血中LH，FSHは正常ないし低値を示し，血中テストステロンも低値を示す．

■ **Kallman症候群**

嗅覚異常をともなう低ゴナドトロピン性性腺機能低下症で，家族内発症例もあり，男児に多くみられる．嗅球および視床下部の形成不全によるLH-RH分泌不全を介して，性腺機能低下をきたす．責任遺伝子 *KAL1* が同定された．

b. 思春期遅発症 delayed puberty

二次性徴の発現すべき年齢に達しても，その出現が認められないものを思春期遅発症という．男児においては一般に15歳に達しても，陰茎，睾丸の発育が認められない場合，あるいは陰茎，睾丸の発育から5年以上経過しても性成熟が完成しない場合である．女児で13歳を過ぎても乳腺の発達が認められない場合，あるいは乳腺の発育開始から5年以上経過しても初潮が来潮しないものをいう(表11-10)．性成熟遅延をきたす原因を表11-11に示す．

■ **体質性思春期遅発症(体質性発育遅延)**

【定義】

原因疾患がなく，思春期が遅れて出現するものを体質性思春期遅発症と呼ぶ．臨床的に最も多く遭遇する思春期遅発症で，視床下部の性中枢の成熟時期の遺伝的な遅発によると推定されている．男児に多い．

【症状】

大部分は小児期から身長発育遅延を示し(体質性発育遅延)，身長発育の遅延の程度と性成熟の遅延の程度がほぼ並行する．骨年齢は身長年齢にほぼ等しい．両親あるいは同胞に同様の身長発育歴・性成熟歴を有するものが多い．

【治療】

治療は一般に必要ないが，男児において低身長に対する劣等感を除く目的で，蛋白同化ホルモンあるいは男性ホルモン剤を使用することがある．

VI. ホルモン受容体異常症

　ホルモンの血中濃度が欠乏状態を示さないにもかかわらず，ホルモンの欠乏症状を示す病態で，ほとんどすべてのホルモンにおいて受容体異常症が証明されている．多くの場合，これらの疾患ではホルモンの単なる欠乏症以外に，代償性に過剰産生されたホルモンの他の作用による症状をみることが多い．

1. 細胞膜受容体の異常

a. インスリン抵抗性糖尿病 insulin-resistant diabetes

　細胞膜に存在するインスリン受容体の異常である（第9章，小児の栄養・代謝とその障害，p154参照）．A型インスリン抵抗症，妖精症，脂肪萎縮性糖尿病，Rabson-Mendenhall症候群などが含まれる．高インスリン血症，耐糖能異常，黒色表皮腫，多嚢胞性卵巣などを示す．

b. 腎性尿崩症 nephrogenic diabetes insipidus

　腎集合管血管細胞膜に存在するバゾプレッシンV2受容体の異常による（p227）．V2受容体遺伝子はX染色体長腕に存在するので，X連鎖性劣性遺伝形式をとる．なお，常染色体性劣性遺伝形式をとるものも知られているがこれは水チャンネル（アクアポリン-2）の異常による．

c. 偽性副甲状腺機能低下症 pseudohypoparathyroidism

　Ia型とIb型がある（p237参照）．Ia型は受容体よりも下流にあるG蛋白質の異常に基づくのに対し，Ib型は当初PTH/PTHrP受容体に異常の原因が求められていたが，現在は同様にG蛋白質の異常と考えられている．

d. 成長ホルモン不応症

　Laron症候群とも呼ばれる（p225参照）．円形顔貌，額部の突出，先端矯小症，肥満など重症の成長ホルモン欠落症状を呈する．通常，乳児期の低血糖のため軽度の知的障害を示す．成長ホルモンは高値であるのに対しIGF-Iは異常低値である．同様にIGF-II，IGFBP-3も低値である．成長ホルモン受容体の細胞外部分を表す血中の成長ホルモン結合蛋白も低値である．現在，IGF-Iを用いた治療の試みがなされている．

2. 核内受容体の異常

a. トリヨードサイロニン不応症

　下垂体のT_3受容体に異常があり，甲状腺ホルモンによるnegativeフィードバックが正しく働かないため，血中T_3，T_4レベルに不均衡なTSH分泌がある状態である．

　臨床的には下垂体を含む全身臓器の異常を認める全身型と，下垂体のみに障害がある下垂体型に分けられる．全身型では末梢組織のT_3受容体にも異常があるため，代謝状態は正常または機能低下状態になる．甲状腺は腫大する．下垂体型では動悸，発汗，体重減少などの機能亢進を思わせる症状を呈する．

b. アンドロゲン不応症

　遺伝的性は男性で睾丸を有するにもかかわらず男性ホルモンの作用が障害され，種々の程度の男性化障害をきたす疾患である．わが国では男子13万人に1人の発症頻度である．X染色体長腕にアンドロゲン受容体遺伝子が存在するので本疾患はX連鎖性劣性遺伝する．男性化障害の程度により，睾丸性女性化症完全型，睾丸性女性化症不完全型，Reifenstein症候群，男性不妊症に分けられる．

c. ビタミンD依存症II型

　ビタミンD受容体の異常に基づく．幼児期早期より発症し，ビタミンDの作用不足による低カルシウム血症，くる病，二次性副甲状腺機能亢進症を呈する．約2/3の例では禿頭をともなう．通常，血清の活性型ビタミンDである$1,25$-$(OH)_2 D$濃度は上昇する．

12

免疫不全症

● 総　論 ●

I. 免疫系の種類

　生体を構成する正常な組織・細胞と異なる物質や細胞を排除し，生体を防御する機構を免疫系という．免疫系には，①B細胞による**液性(抗体)免疫**系，②T細胞やNK細胞が関わる**細胞性免疫**系，③好中球やマクロファージなどによる**食細胞免疫**系の三つに大別できる．これらの系に関わる細胞を免疫担当細胞といい，それぞれは独自の機能を発揮するとともに相互に作用し合い生体防御に関わるが，この他に抗体の作用を増強したり，それ自体の作用で微生物の排除に働く**補体系**も加えられる．

　免疫不全症とはこの生体防御機構が破綻した状態をいい，種々の微生物による反復感染と感染の長期化を招く一方，自己免疫疾患やリンパ網内系の悪性腫瘍の危険性が増大する．

1. 抗　体

　抗体(免疫グロブリン)は，B細胞から分化した形質細胞で産生・分泌され，血液などの体液中に広く存在する．1個の抗体は特定の相手(抗原)とのみ反応(結合)し，別の抗原には別の抗体が反応する．これを免疫学的特異性という．免疫グロブリンはIgG，IgA，IgM，IgE，IgDの五つのクラスに分けられ，さらにIgGはIgG$_1$〜IgG$_4$の四つのサブクラスに，IgAはIgA$_1$とIgA$_2$の二つのサブクラスに分けられる．抗体は抗原と結合することで以下の作用を発揮する．

① 毒物の毒性を失わせたり，ウイルスの感染性を失わせる作用(中和)
② 抗原(細菌など)を食細胞に取り込ませる作用(オプソニン化)
③ 補体を活性化し溶菌や細胞破壊をもたらす作用(補体活性化，免疫溶菌)
④ キラーT細胞を介して細胞を破壊する作用(ADCC：抗体依存性細胞傷害)

a. IgG

　血清の主要な免疫グロブリンで(600〜1,500 mg/dl)，抗体としての作用のほとんどを有する．胎盤通過性を有する唯一の抗体で，半減期は約25日と長く，治療用の免疫グロブリン製剤の主成分である．IgGはサブクラス間で抗体活性に差があり，IgG$_1$とIgG$_3$はウイルスや蛋白抗原に，IgG$_2$は細菌多糖体抗原に主に反応する抗体である．

b. IgA

　血清中の濃度は50〜300 mg/dl．生下時はほとんど欠損の状態で12〜14歳頃に成人値に達する．IgAは粘膜表面の分泌液に多量に存在している．分泌成分(secretory component)と結合した2量体構造を有し，粘膜表面からの微生物や異物の侵入のバリアーとして作用すると考えられている．これを分泌型IgAと呼ぶ．経口的なワクチン(ポリオ)が有効なのは，この分泌型IgA抗体の誘導による．

c. IgM

血清中の濃度は 50〜200 mg/dl である．個体発生上最も早くから産生される抗体で，胎内感染などの抗原刺激があれば胎児期から既に産生される．細菌凝集価や補体活性化が高く，感染の初期に産生され，この時期における防御抗体としての作用が強い．

d. IgE

最も微量な免疫グロブリンである．肥満細胞や好塩基球に結合する性質があり，これらの細胞からヒスタミンやロイコトリエンなどを放出させることで，喘息やアレルギー性鼻炎などのアレルギー症状の発現に関わる．寄生虫の排除には好酸球とともに作用する．

e. IgD

IgD の抗体作用は不明である．B 細胞の初期分化時に細胞表面免疫グロブリンとして IgM とともに発現され，形質細胞への分化誘導に関わるとされる．

2. 補 体

補体系は C1q, C1r, C1s, C2, C3, C4, C5,……C9 の 11 成分と補体の側副系路に関わる factor D, factor B また補体活性化の制御を司る C1 inhibitor, C4 binding protein, factor H, properdin, membrane cofactor protein (CD46), membrane inhibitor of reactive lysis (CD59), decay accelerating factor (DAF, CD55), さらに補体受容体の CR1, CR2, CR3, CR4 など多数の分子から構成される．

補体の活性化は C1qrs, C4, C2, C3, C5……C9 の順に起こる**古典的経路**と，C3 から始まる**側副経路**があるが，古典的経路は抗体を介して発現される経路である．最近，これらのほかに，糖鎖結合蛋白であるマンノース結合レクチン mannose binding lectin (MBL) を介して補体が活性化される新しい **MBL 経路**が発見された．いずれの経路に関わらず補体の活性化で生ずる C3 の分解産物の C3b は細菌などに結合しオプソニンとして働き，補体受容体である CR3 を持つ食細胞による貪食を誘導する．また，C5 の分解産物である C5a は走化因子として，食細胞を局所に引き寄せる作用を持つ．さらに補体の C5b は C6, C7, C8, C9 と結合すると細胞膜に穴を開け細菌を破壊する**膜侵襲複合体** membrane attack complex (MAC) となる．

3. リンパ球

リンパ球は B 細胞と T 細胞に大きく分けられるが，NK (natural killer) 細胞もこれに含まれる．B 細胞は抗原と反応して抗体産生細胞である形質細胞へ分化し免疫グロブリンを分泌する．T 細胞は未熟リンパ球が胸腺で分化したもので，自己に対して異物である他人の細胞やウイルス感染細胞，腫瘍細胞を破壊したり（キラー T 細胞），B 細胞の働きを補助したり（ヘルパー T 細胞），B 細胞や T 細胞の機能を抑制したり（サプレッサー T 細胞），種々のリンホカインを放出してマクロファージを活性化して炎症反応を起こす．NK 細胞は大型顆粒リンパ球 large granular lymphocyte (LGL) に属する細胞で，癌細胞やウイルス感染細胞を非特異的に認識し傷害する作用を持つ．

4. 食 細 胞

好中球と単球・マクロファージがこれに属する．主な機能は細菌や異物を取り込み排除することにある．食細胞は走化，貪食，殺菌（消化）の一連の機能を有するが，その機能を完結するにはそれをとりまく液性因子である抗体や補体および食細胞の表面にある Fc 受容体，補体受容体などが完全でなければならない．したがって，抗体や補体の異常や食細胞上の表面分子に異常があるときは，**食細胞機能不全**の状態となる．マクロファージはこのほか，T 細胞への抗原提示細胞としての働きもする．この際に，インターロイキン-1 (IL-1) を放出し T 細胞を活性化するが，この細胞は一方では T 細胞からのリンホカインによって組織への集積や活性化を受け組織に炎症反応をもたらす．これを遅延型アレルギー反応という．

II. 分 類

　生体の防御機構の破綻が先天的な欠陥からくるものを原発性免疫不全症，ウイルス感染や薬剤，他の疾患に続発するものを続発性免疫不全症という．原発性免疫不全症の分類については1992年のWHOの報告によると，①**複合型免疫不全症** combined immunodeficiencies，②**抗体系不全症** predominantly antibody deficiencies，③**他に大きな欠陥を付随した免疫不全症**，④**食細胞系異常**，⑤**補体欠損症** complement deficiencies の五つに分けることが提唱されている．この分類は欠陥細胞や分子による区別とそのいずれにも属さないものという分け方で比較的理解しやすい．

III. 頻 度

　原発性免疫不全症の全体的な頻度は人口10万あたり約2人とみられる．B細胞不全に基づく抗体欠乏が約半数を占め，細胞性免疫不全は約30％，食細胞機能不全は約15％，補体欠損症は2～3％である．厚生労働省免疫不全症候群調査研究班2001年1月の報告によるわが国における頻度を表12-1に示す．

IV. 検査・診断

　免疫不全症は生体の免疫系を構成するB細胞系，T細胞系，食細胞系および補体系のいずれかに欠陥があるか，または複数の欠陥により発症する．したがって，その診断にはそれぞれの細胞

表12-1　原発性免疫不全症の頻度
(厚生労働省免疫不全症候群調査研究班登録，2001年1月現在)

疾　　患	累計総数	％
重症複合免疫不全症	108	9.1
ADA欠損症	9	0.8
PNP欠損症	1	0.1
MHC Class II欠損症	0	0
細網異形成症	1	0.1
ZAP70欠損症（CD8欠損症）	2	0.2
X連鎖性無γ-グロブリン血症	123	10.3
高IgM症候群	43	3.6
κ鎖欠損症	0	0
選択的IgA欠損症	109	9.1
選択的IgGサブクラス欠損症	25	2.1
選択的IgM欠損症	13	1.1
CVID	166	13.9
乳児一過性低γ-グロブリン血症	43	3.6
その他の抗体不全症	6	0.5
Wiskott-Aldrich症候群	76	6.5
毛細血管拡張性運動失調（AT）	78	6.5
第三-四鰓嚢症候群（DiGeorge症候群）	44	3.7
その他の胸腺低形成	9	0.8
短肢侏儒をともなう免疫不全症	5	0.4
高IgE症候群	47	3.9
慢性皮膚カンジダ症	16	1.3
胸腺腫をともなう免疫不全症	9	0.8
慢性肉芽腫症	174	14.6
Chediak-Higashi症候群	18	1.5
その他の食細胞機能異常症	20	1.7
補体因子欠損症	29	2.4
その他	17	1.4

表12-2　原発性免疫不全症にみられる一般症状

A．高頻度に認められる症状
　1）反復性呼吸器感染
　2）重症細菌感染（肺炎，敗血症，髄膜炎など）
　3）反復性下痢症
　4）発育不全
B．しばしば認められる症状
　1）化膿性耳漏，または鼻漏
　2）貧血，易刺激性
　3）慢性肺炎，気管支拡張症
　4）膿皮症
　5）リンパ節および扁桃の発達不全
　6）口腔カンジダ症（鵞口瘡）
　7）弱毒菌による感染（緑膿菌，カンジダなど）
　8）*Pneumocystis carinii*による肺炎
　9）重症ウイルス感染症（特にサイトメガロ，ヘルペスなど）
　10）湿疹
C．ときに認めることのある症状
　1）慢性結膜炎
　2）皮膚紅斑の出没または脱毛症
　3）進行性種痘疹
　4）難治性リンパ節炎
　5）関節炎
　6）吸収不全症候群
　7）肝，脾腫大

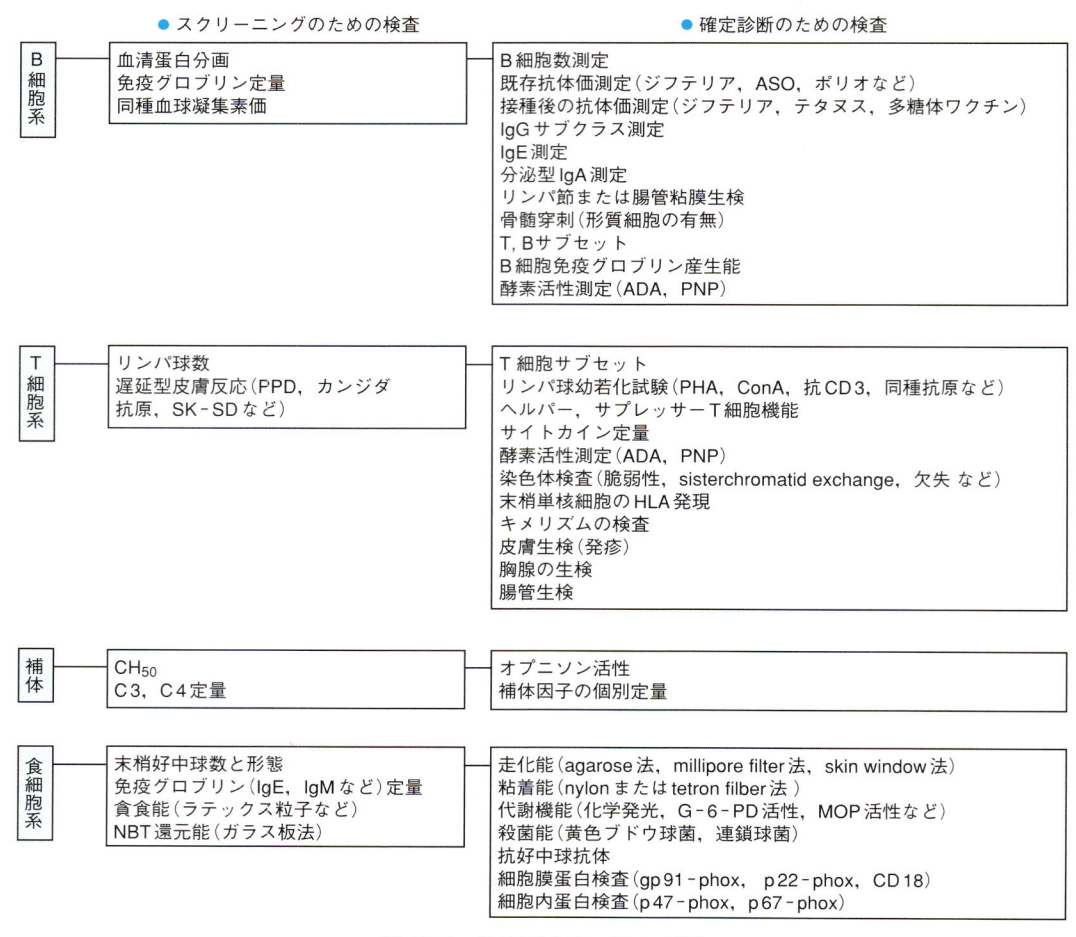

	● スクリーニングのための検査	● 確定診断のための検査
B細胞系	血清蛋白分画 免疫グロブリン定量 同種血球凝集素価	B細胞数測定 既存抗体価測定（ジフテリア，ASO，ポリオなど） 接種後の抗体価測定（ジフテリア，テタヌス，多糖体ワクチン） IgGサブクラス測定 IgE測定 分泌型IgA測定 リンパ節または腸管粘膜生検 骨髄穿刺（形質細胞の有無） T，Bサブセット B細胞免疫グロブリン産生能 酵素活性測定（ADA，PNP）
T細胞系	リンパ球数 遅延型皮膚反応（PPD，カンジダ抗原，SK-SDなど）	T細胞サブセット リンパ球幼若化試験（PHA，ConA，抗CD3，同種抗原など） ヘルパー，サプレッサーT細胞機能 サイトカイン定量 酵素活性測定（ADA，PNP） 染色体検査（脆弱性，sisterchromatid exchange，欠失 など） 末梢単核細胞のHLA発現 キメリズムの検査 皮膚生検（発疹） 胸腺の生検 腸管生検
補体	CH_{50} C3，C4定量	オプソニン活性 補体因子の個別定量
食細胞系	末梢好中球数と形態 免疫グロブリン（IgE，IgMなど）定量 貪食能（ラテックス粒子など） NBT還元能（ガラス板法）	走化能（agarose法，millipore filter法，skin window法） 粘着能（nylonまたはtetron filber法） 代謝機能（化学発光，G-6-PD活性，MOP活性など） 殺菌能（黄色ブドウ球菌，連鎖球菌） 抗好中球抗体 細胞膜蛋白検査（gp91-phox，p22-phox，CD18） 細胞内蛋白検査（p47-phox，p67-phox）

図12-1　免疫不全症の検査手順

表12-3　感染因子

第1群：侵襲力の高い細菌群（肺炎双球菌，インフルエンザ桿菌，連鎖球菌，黄色ブドウ球菌など）．主として抗体欠乏状態に認める感染症．
第2群：健常者にはきわめて侵襲力が弱くopportunisticな感染を起こす菌群（緑膿菌，大腸菌，セラチアなど）．T細胞系不全を示す重症複合型免疫不全症やWiskott-Aldrich症候群でしばしば認める．殺菌能不全を示す慢性肉芽腫症も高い感染感受性がある．
第3群：真菌類（*Candida albicans*など）．T細胞不全を示す重症複合免疫不全症，Wiskott-Aldrich症候群，慢性皮膚粘膜カンジダ症で頻繁に認められる．
第4群：ウイルス群．健常者には侵襲力のないサイトメガロウイルス感染や単純ヘルペス，水痘・帯状疱疹ウイルスの重症感染がある．T細胞系の免疫不全症で多発する．
第5群：*Pneumocystis carinii*の肺胞感染．主にT細胞に欠陥のある例に頻度が高い．
第6群：ナイセリア属で，髄膜炎菌による髄膜炎や敗血症，淋菌の関節炎や敗血症は補体のC5～C9のいずれかの欠損で多く発症する．

の機能不全や分子不全などを推定するスクリーニング的な検査を施行し，ついで専門的な検査に移行する．図12-1に免疫不全症の検査手順を示す．

V. 臨床的特徴

1. 症　状

免疫不全症に共通する症候は易感染性で，その特徴は，①難治性（重症化と遷延），②不測の合併症または異常な表現型，③病原性の低い菌種による感染侵襲である．表12-2に主な症状をまとめた．

2. 感染因子

免疫不全症全体を通して感染頻度の高い感染因子は大きく6群に分けられ，その感染感受性などから欠陥細胞や分子を類推することが可能である（表12-3）．

VI. 治療・感染対策

1. 免疫グロブリン置換療法

免疫グロブリンの欠損（減少）症や免疫グロブリンがあっても抗体活性の欠損する疾患には健康人のプールした血清から分画した免疫グロブリン製剤を定期的に注射して抗体を補充する治療法が用いられる．免疫グロブリンを健康人のものに置き換えるという意味で置換療法という．

免疫グロブリン製剤はほとんどIgGから構成されており，IgGの半減期が約1ヵ月なので，約1ヵ月ごとの投与で血中のIgG濃度を維持することができる．静注用 γ-グロブリン 200〜300 mg/kg を約1ヵ月ごとに静注し，投与前のIgG値（trough level）を 300 mg/dl 前後に維持する．この量で感染がコントロールできない場合は，適時増量する．

免疫グロブリンの投与は血圧低下，ショック，呼吸困難などの副作用を起こすことがある．製剤の変更や，ロットの変更，投与速度を考慮する．

2. 骨髄移植，幹細胞移植

補体欠損症を除く免疫不全症は血液細胞の異常であるから，正常の骨髄細胞の移植による骨髄造血の再建は治療につながる（第18章．血液・造血器疾患，p 447参照）．T細胞機能が完全に廃絶して移植拒絶反応を起こす能力のない重症複合免疫不全症のような場合は移植前処置は不要であるが，ある程度T細胞機能の存在する疾患では前処置が必要である．

移植された骨髄細胞中のリンパ球が免疫学的に宿主の組織を攻撃する**移植片対宿主反応** graft versus host reaction（GVH）を防ぐためHLA一致の骨髄移植が原則である．最近は骨髄，末梢血または臍帯血の幹細胞を選択的に分別し，これを移植することでGVHを回避する骨髄再建がなされている．これを骨髄幹細胞，末梢血幹細胞または臍帯血幹細胞移植という．

3. 胸腺移植

骨髄造血には問題がないが，胸腺の欠損のためT細胞が正常に発現しない疾患（DiGeorge症候群）では，胸腺の移植が適応となる．移植胸腺に成熟T細胞があるとGVHが惹起されるので，胎生14週未満の胎児の胸腺を用いるか，培養してT細胞をのぞいた胸腺細胞を筋肉内または腹腔へ注射する．

4. サイトカイン療法

リンパ球や単球が産生するサイトカインにはリンパ球や顆粒球を増殖させたり，機能を誘導するものがある．種々のサイトカインが遺伝子組換え技術で量産されるようになり，これによる治療法が試みられている．根本的な治療法になりえないが，定期的投与で効果が得られるものがある．

a. インターロイキン-2（IL-2）

IL-2産生不全を示す一部の重症免疫不全症やT細胞機能不全症，またはDiGeorge症候群への

定期的投与の効果が知られている．

b. インターフェロン-γ（IFN-γ）

慢性肉芽腫症に投与され，感染症の減少効果が認められている．

c. 顆粒球コロニー刺激因子（G-CSF）

続発生の顆粒球減少症（薬物などによる）の早期回復に有効な製剤である．遺伝性好中球減少症への定期的投与で効果が得られている．

5. 遺伝子治療

患者から得られた血液細胞に何らかの方法で正常遺伝子を導入し，それを患者に戻すことで正常遺伝子発現する血球を生体にもたらす治療法である．自己血球を用いるため，GVHなどを考慮する必要はないが，現時点での遺伝子導入は主にレトロウイルスをベクターとしているため種々の問題点が指摘されている．重症複合免疫不全症の一つであるADA（アデノシンデアミナーゼ adenosine deaminase）欠損症の末梢リンパ球に上記の方法でADA遺伝子を導入し，それを患者に戻す遺伝子治療法がわが国でも試みられている．

●各論●

I. 原発性免疫不全症

1. 複合型免疫不全症

主な複合型免疫不全症の病態，遺伝形式などを表12-4にまとめて示す．

a. X連鎖性重症複合免疫不全症（X連鎖性SCID）X-linked severe combined immuno-deficiency

【概念】
T細胞の欠損とB細胞の機能不全（免疫グロブリン産生不全）をともなう最も重症な免疫不全症で，いかなる微生物に対しても易感染性を示す．骨髄移植などにより免疫能が回復しない限り，感染症で1～2年内に死亡する．

【病態生理】
IL-2, 4, 7, 9, 15受容体の共通コンポーネントであるγc鎖遺伝子異常である．遺伝子座はXq 13である．T細胞欠損とともにNK細胞の欠損がある．B細胞はあるが，表面IgM陽性の未熟B細胞である．

【臨床像】
一般に生後1～2週以内に頑固な下痢，呼吸器感染，発疹，口腔カンジダ症などを起こし，下痢と吸収不全のため体重増加の停止がみられる．慢性の呼吸器感染はしばしば百日咳様咳嗽をともない，麻疹様の発疹をみることが多い．表在リンパ節や扁桃は認められない．肝脾腫は認めないが，妊娠・出産時に母親血液細胞が児に移行した例ではGVH反応による肝脾腫や発疹をともなう．

【診断・鑑別診断】
男子でT細胞数減少，遅延型皮膚反応欠如とB細胞機能不全の両免疫機能不全をみれば本症を疑う．疾患の確定はγc鎖の遺伝子解析による．GVHをともなうSCIDは肝脾腫や皮膚の細胞浸潤（発疹）をみるためLetterer-Siwe病やウイルス感染との鑑別を要することがある．

【治療】
骨髄移植．生ワクチンの接種は禁忌であり，輸血はX線照射血液以外は不可．

表12-4 複合型免疫不全症

疾患	血清Ig	循環 B細胞	循環 T細胞	欠陥の病態機構	遺伝形式	合併症
1. 重症複合免疫不全症（SCID）						
a) X連鎖性	↓	→or↑	↓↓	IL-2受容体γc鎖遺伝子の欠陥	XL	
b) 常染色体性劣性	↓	↓↓or→	↓↓	Jak-3 protein kinase遺伝子異常	AR	
2. アデノシンデアミナーゼ（ADA）欠損症	↓	↓	↓↓	酵素欠損による代謝毒性T，B細胞欠陥	AR	一部に軟骨異常
3. プリンヌクレオチドホスホリラーゼ（PNP）欠損症	→or↓	→	↓↓	酵素欠損による代謝毒性T細胞欠陥	AR	一部に低形成性貧血，知的障害
4. HLAクラスI欠損症	↓	→	↓	TAP-2 (transporter associated with antigen processing-2)遺伝子異常	AR	
5. HLAクラスII欠損症	→or↓	→	→	DNA結合蛋白（RFX5, RFXAP, RFXANKまたはCIITA）異常	AR	
6. CD3γまたはCD3ε欠損症	→	→	→	CD3γまたはCD3ε鎖遺伝子異常	AR	
7. CD8欠損症	→	→	↓	ZAP-70 (T cell specific kinase)遺伝子異常	AR	
8. RAG1/RAG2欠損症（Omenn症候群）	G, A, M↓ E↑	↓↓	→or↑	V(D)J遺伝子再構成欠如	AR	

AR：常染色体性劣性，XL：X連鎖性．

b. 常染色体性劣性重症複合免疫不全症
autosomal recessive severe combined immunodeficiency

【概念】
T細胞欠損とB細胞機能不全（または欠損）の点ではX連鎖性と類似する原因の異なる複数の疾患を含む疾患群である．

【病態生理】
Jak-3 protein kinase 遺伝子異常が証明されている例がある．この例ではX連鎖性SCIDと同様にNK細胞の欠損もある．

【診断・鑑別診断・治療】
X連鎖性とほぼ同じ．

c. アデノシンデアミナーゼ（ADA）欠損症
adenosine deaminase deficiency

【概念】
T細胞，B細胞がともに減少する複合型免疫不全症の一つである．*ADA 遺伝子*変異に由来する酵素異常の程度により，免疫不全状態の軽重が異なる．

【病態生理】
プリン代謝酵素であるアデノシンデアミナーゼ（ADA）はアデノシンをイノシンに変換する酵素で，この欠損は細胞内のアデノシンの蓄積を招く．これがリンパ球に細胞毒として働くのが原因と考えられている．

【臨床症状】
生後間もなくからSCIDの症状を示すものから，比較的軽症で2〜3歳で易感染性で発見される例もある．自己免疫性の甲状腺炎や血小板減少症，溶血性貧血を併発する例や軟骨異常を示すものがある．

【診断・鑑別診断】
赤血球のADA活性の測定．胎児診断も赤血球の酵素活性で行える．

【治療】
骨髄移植．ウシ由来ADAにポリエチレングリコールを結合したPEG-ADAの定期的な筋注は効果がある．正常 *ADA 遺伝子*を導入した患者末梢リンパ球による遺伝子治療がなされている．

d. プリンヌクレオチドホスホリラーゼ（PNP）欠損症 purine nucleotide phosphorylase deficiency

【概念】
まれな疾患で報告は少ない．T細胞の減少が特徴的で，B細胞は存在するのみならず，多クローン性のB細胞活性化がみられ，自己免疫性疾患をともなうことが多い．神経症状をともなうものが約50％にみられる．

【病態生理】
プリン代謝系酵素であるプリンヌクレオチドホスホリラーゼ（PNP）の欠損により細胞内にdGTP蓄積が起こり，これがT細胞系の細胞分裂に抑制的に作用するのが発症機序とされる．B細胞活性化は抑制性T細胞欠損に起因すると考えられる．

【臨床症状】
易感染性と感染微生物の種類は他の複合免疫不全症と同様である．痙性麻痺，運動発達遅延，筋緊張異常や知的障害などの神経症状をともなうことが多い．

【診断・鑑別診断】
赤血球のPNP測定．輸血既往の患者は血液単核細胞のPNP測定を行う．

e. HLA 欠損症

【概念】
組織適合抗原であるHLAは抗原をT細胞に提示する細胞表面分子である．クラスI（HLA-A，B，C）とクラスII（HLA-DR，DQ，DP）があり，このいずれかのクラスが血液細胞や組織細胞で欠損する疾患である．抗原提示が起こらないため免疫不全状態となる．

【病態生理】
クラスI 欠損症は細胞内でプロセッシングされた抗原を細胞表面へ転送するTAP-2（transporter associated with antigen processing-2）分子の遺伝子変異が同定され，**クラスII 欠損症**はクラスII遺伝子のプロモーター領域に結合するDNA結合蛋白，RFX5，RFXAP，RFXANKやCIITAの異常によることが示されている．

【臨床症状】
いずれのタイプも典型例は重症複合免疫不全症

の臨床像を呈する．

【診断・鑑別診断】
フローサイトメトリーによるリンパ球の HLA 検索を行う．わが国での HLA 欠損例の報告はない．

【治療】
骨髄移植．患者の HLA タイピングは通常の血清学的方法は用いられないため，DNA 多型による HLA 遺伝子のタイピングを行う．

2. 抗体不全型免疫不全症

主な抗体不全型免疫不全症の病態，遺伝形式，合併症を表 12-5 にまとめて示す．

a. X 連鎖性無γ-グロブリン血症 X - linked agammaglobulinemia (XLA)

【概念】
本症は純粋な B 細胞系の欠陥で他のいずれの免疫担当細胞にも異常はない．B 細胞および形質細胞は欠損するが，骨髄中の Pro-B 細胞は存在する．男児にのみ発症する．

【病態生理】
B 細胞細胞質内チロシンキナーゼ，*btk*（Bruton's tyrosine kinase）**遺伝子**の異常である．遺伝子座は Xq21.3-22 である．B 細胞の前駆体である Pro-B 細胞レベルでその分化が停止した状態で，循環 B 細胞および骨髄の形質細胞が欠如し，免疫グロブリンはすべてのクラスで欠如または著減する．

【臨床症状】
主にグラム陽性球菌による反復性の細菌感染（中耳炎，肺炎，皮膚感染など）が生後 5〜6 ヵ月からみられるが，2 年ぐらいまで気づかれないことがある．感染の反復にも関わらず扁桃の発達が悪く，リンパ腺の腫大もみられない．ウイルス感染は一般に正常に経過するが，エンテロウイルス群，特にエコーウイルスは脳炎など致死的な感染症となることがある．ときに吸収不全症候群や関節リウマチ様症状を示すものがある．

【検査所見】
① 全クラスの免疫グロブリンの著減（IgG は 200 mg/dl 以下，IgM，IgA，IgD，IgE の著減または欠如），② 循環 B 細胞および骨髄形質細胞の欠如，③ 正常な循環 T 細胞数，サブセット，④ 正

表 12-5 抗体不全型免疫不全症

疾患	血清 Ig	循環 B 細胞	欠陥の病態機構	遺伝形式	合併症
1. X 連鎖性無γ-グロブリン血症	すべてのアイソタイプの著明な減少	↓↓↓	btk 遺伝子異常	XL	
2. 高 IgM 症候群 I 型	IgM↑↑，IgD↑→その他の Ig↓↓↓	IgM, IgD 保有細胞→他の Ig 保有細胞↓	CD40 リガンド（gp39）異常	XL	好中球減少血小板減少
2'. 高 IgM 症候群 II 型	同上	同上	AID (activation-induced cytidine deaminase) 異常	AR	リンパ節腫大
3. 選択的 IgG サブクラス欠損症	IgG サブクラス↓↓	不定	アイソタイプ分化の欠陥	不明	
4. common variable immunodeficiency (CVID)	Ig アイソタイプの減少は不定	→↓	B 細胞分化障害，内因的欠陥，ヘルパーT 細胞機能異常，抑制性 T 細胞機能亢進，B 細胞に対する自己抗体	AR, AD 不明	リンパ節の濾胞性増殖，自己免疫性疾患
5. 選択的 IgA 欠損症	IgA$_1$, IgA$_2$↓↓	→	IgA$^+$ B 細胞の分化障害	AR 不明	自己免疫疾患アレルギー疾患
6. 乳児一過性低γ-グロブリン血症	IgG↓↓	→	ヘルパーT 細胞の成熟遅延	不明	家系に他の免疫不全症をみる

AR：常染色体性劣性，XL：X 連鎖性．

常の遅延型皮膚反応およびT細胞幼弱化反応を示す．

【診断・鑑別診断】

B細胞が著減するCVIDとの鑑別には*btk*遺伝子検索が必要である．乳児一過性低γ-グロブリン血症との鑑別ではB細胞の存否と，IgMやIgAの変化から鑑別する．吸収不全症候群や蛋白漏出性腸炎によるγ-グロブリン低下との鑑別は血清アルブミンの低下とB細胞の存否で鑑別する．

【保因者診断】

遺伝子検索で行う．

【治療】

免疫グロブリン置換療法で早期からの感染の遷延化や慢性化を防ぐことが肝要である．細菌感染には広範囲な抗生物質の早期投与を行う．

【合併症・予後】

γ-グロブリン製剤による置換療法で成人まで達する症例が蓄積されているが，慢性の呼吸器疾患，特に**気管支拡張症**をともなうことが多い．早期に発見し，早くからγ-グロブリンの投与と有効な抗生物質による感染のコントロールで呼吸器系の合併症や予後の改善が期待される．γ-グロブリン投与にもかかわらずエコーウイルスなどによる脳炎の合併がありうる．

b. 高IgMをともなう免疫グロブリン欠損症

immunoglobulin deficiency with elevated IgM, **高IgM症候群** hyper IgM syndrome

【概念】

血清のIgMは産生されるが，他の免疫グロブリンが欠損または著減する疾患である．B細胞数はほぼ正常であるが，表面IgGやIgA保有B細胞は欠損する．多くの症例のT細胞は正常の機能を示すが，*Pneumocystis carinii*感染をともなうT細胞機能不全を示すものや好中球減少症をともなう例もある．X連鎖性劣性遺伝の疾患で男子に発症するが，女子例の報告もあり，常染色体性劣性遺伝の存在が推定されていた．最近，常染色体性劣性遺伝の高IgM症候群の原因遺伝子が同定され，両者を区別するため，前者を**高IgM症候群Ⅰ型**，後者を**Ⅱ型**と別称するようになった．多くの臨床所見は両者に共通であるが，Ⅱ型ではoppor-tunisitic infectionは少なく，リンパ節腫大が特徴的である．

【病態生理】

抗原と反応した表面IgM保有B細胞が増殖・分化し，クラススイッチを経て各クラスの抗体産生細胞に至るには，T細胞が産生するサイトカインの存在下でB細胞表面分子のCD40がT細胞表面分子のCD40リガンド(gp39)と結合することがまず必要で，これを契機としてB細胞内で免疫グロブリン重鎖遺伝子の再構成が起こる．高IgM症候群Ⅰ型は**CD40リガンド(gp39)**の異常のため，CD40との結合ができずIgM以後のクラススイッチが起きない状態である．CD40リガンドの遺伝子座はXq26に同定されている．Ⅱ型は重鎖遺伝子再構成にかかわる酵素**AID(activa-tion-induced cytidine deaminase)**の異常で，遺伝子座は12p13である．

【臨床症状】

Ⅰ型，Ⅱ型ともにX連鎖性無γ-グロブリン血症に類似した易感染性を示すが，やや軽い傾向がある．Ⅰ型では*Pneumocystis carinii*感染を起こすものがある．Ⅱ型は多数の**リンパ節腫大**が特徴的である．溶血性貧血や再生不良性貧血，リンパ性悪性腫瘍を合併することがある．

【診断・鑑別診断】

特徴的な血清免疫グロブリンのプロフィル，IgM/IgD保有B細胞以外のB細胞の欠如で比較的診断が容易であるが，小児ではIgMは必ずしも高くない．確定診断はCD40リガンド(gp39)および*AID*遺伝子の遺伝子診断．先天性風疹症候群に本症と酷似した所見を示す例がある．

【保因者診断】

保因者診断，胎児診断には遺伝子診断が確実であるが，Ⅰ型保因者では活性化T細胞のgp39発現が正常の約半分になるといわれ，試みる価値がある．

【治療】

X連鎖性無γ-グロブリン血症に準ずる．

c. common variable immunodeficiency (CVID)

【概念】

低γ-グロブリン血症を主体とする疾患を集合したもので，別名分類不能型低γ-グロブリン血

症とも呼ばれる．男女いずれにも起こり，年齢も問わない．遺伝性も明らかではないが，家族内に本症と選択的 IgA 欠損症をみることや両疾患の発症に HLA の共通性があることから，両疾患の関連性が考えられている．

【病態生理】

本症は B 細胞から形質細胞への分化・成熟が何らかの原因で障害されるため，免疫グロブリンが低値となる疾患である．障害の程度や原因の異なる疾患の寄せ集めである．

【臨床症状】

X 連鎖性無 γ-グロブリン血症に類似した反復感染で気づかれるが，発症年齢は症例により異なる．反復性呼吸器感染や気管支拡張症，慢性の下痢や吸収不全症候群などでみつかる場合がある．ときに消化管のリンパ組織過形成 nodular lymphoid hyperplasia をともなう．自己免疫性の疾患や悪性腫瘍の併発もある．

【診断・鑑別診断】

B 細胞の存在する低 γ-グロブリン血症は本症である確立が高い．低 γ-グロブリン血症を持つすべての疾患が鑑別の対象になる．B 細胞が減少している例では XLA との鑑別が特に重要である．

【治療】

免疫グロブリン置換療法を行う．細胞性免疫不全の合併もあるためか，コントロールが十分できないことがある．

【合併症・予後】

気管支拡張症をともなうことが多い．悪性貧血，自己免疫性溶血性貧血，特発性血小板減少症，自己免疫性肝炎，内分泌障害，SLE などの合併もある．

d. 選択的 IgG サブクラス欠損症 selective IgG subclass deficiency

【概念】

IgG の四つのサブクラス($IgG_1 \sim IgG_4$)のうち，特定のサブクラスが欠損する状態をいう．CVID や Whiskott-Aldrich 症候群，毛細血管拡張性運動失調などにも認められるが，このような疾患を除いたものをいう．

【病態生理】

IgG 産生 B 細胞の分化段階における何らかの異常によると考えられているが，詳細は不明である．サブクラス遺伝子の欠損例の報告がある．

【臨床症状】

IgG_2 欠損症は肺炎球菌やインフルエンザ菌による反復性の中耳炎，副鼻腔炎，上・下気道炎が特徴的である．

【診断・鑑別診断】

血清 IgG の低下を認めない場合が多いので，疑わしい例にはサブクラス定量を行う．

【治療】

免疫グロブリン置換療法．

e. 選択的 IgA 欠損症 selective IgA deficiency

【概念】

血清や分泌液の IgA が著減し他の免疫グロブリンに異常のないものをいう．西欧での発症率は 1：700 で最も多い免疫不全であるが，わが国では 1：18,500 と少ない．IgA のサブクラス欠損症もある．

【病態生理】

表面 IgA 保有 B 細胞から IgA 産生の形質細胞に分化しえない状態であるが，機序は不明．CVID と本症に HLA の共通性が見出されることから，両疾患の関連性が考えられている．

【臨床症状】

多くは易感染性などを示さないが，呼吸器感染，消化器感染を繰り返す例もある．自己免疫疾患を合併するのは CVID と同様．輸血の異常反応(抗 IgA 抗体によるアナフィラキシー)でみつかることがある．

【診断・鑑別診断】

血清 IgA の著減(5 mg/dl 以下)と分泌液 IgA の欠損(著減)があり，他の免疫グロブリンが正常の場合に本症と診断する．表面 IgA 保有細胞は存在するが，同時に IgM を発現していることが多い．IgA は生下時は 0 で，1 歳ごろまでは緩やかに増加するため，この時期での診断は不可能である．IgA の著減をともなう CVID や毛細血管拡張性運動失調は鑑別を要する．

【治療】

特別な治療法はない．完全欠損への γ-グロブリン投与や輸血は抗 IgA 抗体を惹起し，アナフィラキシーの原因となりうる．

f. 乳児一過性低γ-グロブリン血症 transient hypogammaglobulinemia of infancy

【概念】
自己の抗体産生系の発達がおくれるため，生後3～6ヵ月ごろ極端に血清IgGが低下する状態をいう．一般に2歳すぎには正常化する．

【病態生理】
B細胞は正常にあることからヘルパーT細胞の発達不全との説がある．

【臨床症状】
生後3～6ヵ月の生理的低γ-グロブリン血症に引き続き，化膿菌に対する易感染性をみる．

【診断・鑑別診断】
XLAやCVIDと鑑別する．

【治療】
感染には抗生物質療法．感染を反復するときはγ-グロブリン投与を考慮する．

3. 他に大きな欠陥を付随した免疫不全症

この範疇に入る疾患の病態，遺伝形式，合併症などを表12-6にまとめて示す．

a. Wiskott-Aldrich症候群（WAS）

【概念】
血小板減少，脂漏性様湿疹，易感染性を3主徴とするX連鎖性の免疫不全症で，男児にのみ発症する．液性免疫と細胞性免疫がともに侵され，液性ではIgMの減少，IgEとIgAの増加，多糖体抗原に対する免疫応答不全があり，細胞性免疫ではT細胞減少，芽球化反応不全，遅延型皮膚反応の欠如がある．**血小板のサイズの減少**や機能低下もある．

【病態生理】
Xp11.23～11.3に存在する**WASP遺伝子**の変異による．

【臨床像】
血便，吐血，出血斑などの出血素因が生後間もなくからみられる．脂漏性様の湿疹は乳児期は目立たないが年齢とともに重症化する．反復性の感染は多糖体莢膜を持つ肺炎双球菌，インフルエンザ桿菌，髄膜炎菌などによる肺炎，中耳炎，敗血症などの他，サイトメガロウイルスをはじめとするDNAウイルスや真菌，*Pneumocystis carinii*の感染をみる．

【検査所見】
① 生後間もなくからの血小板減少，② 小さな血小板，ADPやコラーゲン凝集の低下，③ IgA，IgEの増加，IgMの減少と同種凝集素価の低値，④ 正常な循環B細胞数，⑤ 多糖体抗原に対する免疫応答の欠如，⑥ 遅延型皮膚反応，リンパ球幼若化反応の低下はあるが，リンパ球混合（MLC）反応はみられる．

【診断・鑑別診断】
典型的なものは臨床像と検査所見で診断可能であるが，軽症型や不全型は男子の**特発性血小板減少症**や，IgAとIgEの高値を示す湿疹罹患児との鑑別を要する．

【保因者診断】
WASP遺伝子診断で行う．

【治療】
骨髄移植．摘脾は血小板減少のコントロールとして有効であるが再発することがある．生ワクチンは禁忌．輸血はX線照射血液以外は不可．

表12-6 他に大きな欠陥を付随した免疫不全症

疾患	血清Igと抗体活性	循環B細胞	循環T細胞	欠陥の病態機構	遺伝形式	合併症
1. Wiskott-Aldrich症候群（WAS）	IgM↓ IgE・IgA↑ 抗多糖体抗体↓↓	→	↓	WASP遺伝子異常	XL	血小板減少，小さな血小板，湿疹，リンパ網内系腫瘍，自己免疫性疾患
2. 毛細血管拡張性運動失調（AT）	IgA・IgE・IgG₂↓	→	↓	ATM遺伝子異常	AR	小脳性失調，毛細血管拡張，リンパ網内系腫瘍，AFP増加
3. 第三-四鰓嚢症候群（DiGeorge, CATCH22）	不定	→	→↓	染色体22q11モノソミー	AD	副甲状腺機能低下，心血管系異常，特異な顔貌

AD：常染色体性優性，AR：常染色体性劣性，XL：X連鎖性．

【合併症・予後】

比較的重篤な免疫不全で，多くは年少時に感染（60%），出血（30%）で死亡する．長期生存例ではリンパ網内系の悪性腫瘍を合併し（5%），予後は不良．

b. 毛細血管拡張性運動失調 ataxia-telangiec-tasia (AT)，**Louis-Bar 症候群**

【概念】

進行性の**小脳性運動失調**，**眼球結膜などの毛細血管拡張**，**反復性の副鼻腔炎**，**気道感染**，**内分泌異常**など多彩な臨床症状を有する常染色体性劣性の疾患である．

【病態生理】

11q22-23に存在する**ATM**（**ataxia-telangiec-tasia gene mutated**）遺伝子異常である．ATMは構造上 phosphatidylinositol-3 kinase（PI-3）に類似し，シグナル伝達や細胞回転，DNA修復など多彩な機能にも関係するとされ，これが本症の多彩な病態を反映すると考えられる．

【臨床像】

運動失調は歩行とともにみられるものから，4～6歳頃に出るものもある．毛細血管拡張は2歳頃から出るが，8～9歳まで目立たないことが多い．反復性の副鼻腔炎や気道感染は比較的早くから認める．感染はウイルス，細菌，真菌と多彩である．二次性徴が遅れ，知的障害もみられる．高率に悪性腫瘍を合併する．

【診断・鑑別診断】

①T・B細胞系の部分的欠陥：i）T細胞の減少，PHA幼若化反応低下，皮膚遅延型皮膚反応欠如，ii）IgAの欠損（約40%），IgG$_2$やIgEの欠損もある，iii）正常B細胞数であるが，抗体反応は低下，②α-フェトプロテインの増加，③内分泌異常：i）17-KSの低下，FSHの上昇，ii）インスリン抵抗性**糖尿病**，④脳波や筋電図異常，⑤胸腺の低形成（Hassall小体の欠如，胎生期型胸腺構造），⑥**染色体の断裂，ギャップ**などを認める．

典型例の診断は困難ではないが，運動失調，毛細血管拡張の発症は一定しないため，幼児期で反復性感染のみの時期での診断は困難である．IgA欠損症やCVIDを鑑別する．

【治療】

特異的な治療法はない．感染に対する早期からの積極的な治療とγ-グロブリンの投与は，感染の慢性化，不可逆的な臓器不全（肺など）を防ぐため重要である．生ワクチンの接種は禁忌．輸血はX線照射血液以外は不可．

【合併症・予後】

年齢とともに神経系および免疫系の異常が増悪し，運動障害や知能障害のほか重篤な感染やリンパ網内系の**悪性腫瘍**，上皮系の癌で死亡する．異常*ATM*遺伝子を持つキャリアは乳癌の発症率が高い．

c. 胸腺低形成（第三-四鰓嚢症候群，**DiGeorge 症候群**）

【概念】

胸腺と副甲状腺は胎生6～8週に第三-四鰓嚢上皮から発生し，胎生12週頃足方側に移動し組織として形成される．この過程が障害された状態が本症である．障害の程度は無形成から低形成まで様々で，低形成を partial DiGeorge と呼ぶことがある．種々の奇形をともなうことが多い．

【病態生理】

典型例は末梢T細胞の欠如がみられる．末梢リンパ球数は正常かやや低下するが，B細胞が大半を占める．胸腺の低形成の程度が様々なこと，またT-B細胞間の相互反応などから抗体産生が低下し，複合型免疫不全症に似た所見を示すものもある．副甲状腺の発生異常をともない**低カルシウム，高リン血症**がある．本症の原因は染色体22q11領域の欠失で，**CATCH 22**と同一である（第17章. 循環器疾患，p413参照）．

【臨床像】

生後間もなくからの**テタニー**，種々の**先天性心血管奇形**に起因する循環器障害症状，特異な顔貌（低耳介，両眼隔離，小顎症）がある．感染はカンジダ，ウイルス，原虫，グラム陰性桿菌など，**T細胞不全**の感染型を示す．

【診断・鑑別診断】

典型例は①大動脈離断症，肺動脈閉鎖症，心室中隔欠損症などの心疾患，②胸部X線で胸腺陰影欠如，③T細胞数の著減，末梢単核球細胞のPHA幼弱化反応欠如，④血清カルシウム低

下，リン増加，PTH欠損，などを示す．多くの先天性心疾患はうっ血性心不全を起こすと一時的に**低カルシウム血症**を起こすが，このような場合でも一応本症を念頭に入れて検査し，1年ぐらいはフォローする．確定診断は染色体検査（高精度分染法）や**FISH**（fluorescence in situ hybridization）法で22q11.2の欠失を証明する．

【治療】
　胎児胸腺細胞の移植．低カルシウム血症にはビタミンDまたはPTH併用のカルシウム投与．輸血はX線照射血液を用いる．生ワクチン接種は禁忌．

【合併症・予後】
　胸腺移植成功例と自然寛解例が報告されている．本症と気づかずに心血管手術の際に受けた輸血のためGVH反応で死に至った例がある．

4. 食細胞系異常

　食細胞系の異常の病態，欠陥細胞，機能異常などを表12-7にまとめて示す．

a. 慢性肉芽腫症 chronic granulomatous disease（CGD）

【概念】
　食細胞（好中球，単球，マクロファージ）に**活性酸素産生障害**があるため貪食した微生物を殺菌できない疾患である．わが国の原発性免疫不全症のうち，CVIDとともに最も多いものである．
　活性酸素産生障害はスーパーオキサイド（O_2^-）産生に関わる**NADPHオキシダーゼ異常**による．この酵素は細胞膜蛋白であるチトクロームb558と複数の細胞内因子との複合体を形成して活性化される酵素で，本症はこの複合体を構成するいずれかの因子の異常で起こる．それぞれの因子の遺伝子は異なる染色体に位置するため，遺伝形式はX連鎖性劣性と常染色体性劣性の両方がある．わが国ではX連鎖性の頻度が圧倒的に多く，慢性肉芽腫症全体における男女比は6：1と男子に多い．

【病態生理】
　NADPHオキシダーゼを構成する因子のうち膜蛋白であるチトクロームb558はgp91-phox（phagocyte oxidase）とp22-phoxからなる．このうちgp91-phoxの異常がわが国で最も多い（76％）．遺伝子座はXq21.1にある．p22-phox異常は約6％とされ，遺伝子座は16q24である．細胞内因子にはp47-phox，p67-phox，p40-phoxとrac1/2があり，rac1/2は低分子G蛋白成分である．p47-phoxとp67-phoxの異常はわが国ではいずれも8％と少ないが，欧米では，gp91についで多い．遺伝子座は，それぞれ

表12-7　食細胞系異常

疾患	欠陥細胞	欠陥機能	欠陥の病態機構	遺伝形式	合併症
1．慢性肉芽腫症（CGD）					
a）X連鎖性（Cyt b558重鎖）	N, M	殺菌能	gp91-phox異常	XL	一部にMcLeod phenotype, OTC欠損症
b）常染色体性劣性					
①Cyt b558軽鎖	N	殺菌能	p22-phox異常	AR	
②細胞内因子（NCF-47）	N	殺菌能	p47-phox異常	AR	
③細胞内因子（NCF-67）	N	殺菌能	p67-phox異常	AR	
c）常染色体性優性（rac2）	N	殺菌能，遊走能	rac2異常	AD	
2．白血球粘着不全症（LAD）	N, M, L, NK	走化能，粘着能，貪食能	CD18異常	AR	
3．Chediak-Higashi症候群（CHS）	N, NK	走化能，殺菌能	LYST（CHS1）遺伝子異常	AR	部分白子，リンパ網内系腫瘍　中枢神経異常
4．ミエロペルオキシダーゼ欠損症	N	殺菌能	MPO異常	AR	

N：好中球，M：マクロファージ，L：リンパ球，NK：natural killer細胞，AR：常染色体性劣性，XL：X連鎖性．

7q11.23と1q25である．p40異常のCGDの報告はない．rac1/2異常として，最近rac2欠損症が報告された．O_2^-産生の低下のほかに遊走能の低下など多岐にわたる好中球機能異常をともなう．

【臨床像】

全身臓器の反復性細菌感染症があり，約80%の症例は生後1年以内にリンパ節炎，肛門周囲膿瘍，肺炎，皮膚炎などを発症する．肝膿瘍や骨髄炎もあるが，一般に病巣は限局する傾向がある．起因菌はH_2O_2非産生菌であるカタラーゼ陽性菌(黄色ブドウ球菌，緑膿菌，セラチア，大腸菌，クレブシエラ，真菌類および結核菌など)が多い．起因菌不明の場合はアスペルギルス感染を疑う．

【診断・鑑別診断】

①好中球のNBT(nitroblue tetrazolium)色素還元試験陰性，化学発光の欠如，②好中球の細胞内殺菌能低下をみれば本症を考える．

病型診断はgp-91，p22，p47，p67の各蛋白の欠損をモノクローナル抗体による検索で証明する．ただし，蛋白の欠損をみない例もあり，この場合は遺伝子解析が必要である．鑑別を要する疾患は好中球殺菌能の低下するミエロペルオキシダーゼmyeloperoxidase(MPO)欠損症，好中球二次顆粒欠損症，Chédiak-Higashi症候群などである．rac2欠損症では白血球粘着不全症との鑑別を要する．

【保因者診断】

遺伝子解析による保因者診断が確実であるが，X連鎖性CGDの保因者は末梢好中球のNBT還元試験や化学発光が正常の約50%を示すことで診断可能である．常染色体性劣性の保因者診断には通常のNBT還元試験や化学発光法では正常との差が少なく困難である．

【治療】

細菌感染予防としてST合剤(40 mg/kg/日)の内服は効果がある．インターフェロン-γの投与は，一部の慢性肉芽腫症感染症の減少に効果がある．

【合併症・予後】

診断法の普及による早期発見やST合剤の予防投与で予後の改善がみられている．本症は加齢とともに感染の頻度の減少傾向がみられることがあるので，抗菌薬やインターフェロン投与による感染予防は意味がある．感染がよくコントロールされている症例では骨髄移植が有効な治療法である．

b. 白血球接着不全症 leukocyte adhesion deficiency(LAD)

【概念】

白血球の細胞膜にあるβ_2インテグリン接着分子の欠損症で，好中球や単球などの走化能や貪食能の低下と，NK細胞活性の欠損をともなう常染色体性劣性遺伝の疾患である．

【病態生理】

β_2インテグリンを構成するCD18分子の遺伝子異常である．遺伝子座は21q22.3にある．

【臨床症状】

生下時からの反復性の非膿瘍形成性の重症皮膚感染，治癒傾向が弱い瘢痕化する創傷，持続性の歯肉炎を特徴とする．臍帯脱落遅延がある．本症には典型例の他，比較的感染歴が少ない中等症がある．ウイルス感染は通常の経過を示す．白血球は非感染時でも30,000/μl以上を示す．

【診断・鑑別診断】

好中球のCD18の発現をフローサイトメトリー法で検索し，発現細胞が0.3%以下は重症例，2〜6%は中等症である．キャリアは約50%を示す．鑑別を要する疾患に白血球接着不全症タイプ2がある．

●白血球接着不全症タイプ2

白血球接着不全症と酷似した感染歴，臨床像，特徴的な末梢白血球の増加，白血球の粘着能と走化能の低下を示すが，β_2インテグリンが正常な疾患である．セレクチン型接着分子のリガンドである糖鎖の異常が原因で，セレクチン型接着分子を介した細胞接着ができない．本症は痙攣，小人症，特異顔貌などの随伴症状を示す．

【治療】

骨髄移植．ST合剤投与はある程度の感染軽減が期待できる．

c. Chédiak-Higashi 症候群（CHS）

【概念】

反復性感染，部分的白子症（目，毛髪，皮膚），白血球や血小板，メラノサイト細胞内の**巨大顆粒**などを主徴とする常染色体性劣性疾患である．好中球の機能不全（走化能と殺菌能）や減少症のほかNK細胞活性やADCC活性の低下がみられ，易感染性のみならず高率にリンパ網内系腫瘍を併発する．

【病態生理】

LYST（lysosomal trafficking regulator）遺伝子異常である．遺伝子座は1q 42である．本症の好中球ではリソソームの膜異常があり，これが殺菌の遅延や巨大顆粒成因の理由とされる．巨大顆粒は神経細胞をはじめ各所の組織細胞に認められる．部分白子は巨大化したメラニン色素の偏在による．

【臨床像】

反復性の細菌感染症，貧血，肝脾腫，白血球減少，血小板減少，皮膚や毛髪，眼底や虹彩の色素異常，日光過敏症，発汗過多，中枢神経異常，知能低下など多彩な症状を呈する．急性増悪期があり，発熱，黄疸，全身性リンパ節腫大，肝脾腫，汎血球減少，凝固異常，末梢神経炎などを呈し，しばしば血球貪食を認め**ウイルス関連性血球貪食症候群** virus-associated hemophagocytic syndrome（VAHS）との異同が問題になっている．

【診断・鑑別診断】

末梢血標本のGiemsa染色で好中球，好酸球，リンパ球の細胞内に特徴的な巨大顆粒を認めれば，診断は容易である．部分白子を示す疾患は鑑別診断を要する．

【治療】

骨髄移植．抗生物質による感染治療のほか，アスコルビン酸投与による好中球機能改善が報告されている．

【合併症・予後】

ウイルス感染によると考えられる急性増悪期をみると予後不良である．

d. ミエロペルオキシダーゼ欠損症 myeloperoxidase deficiency

【概念】

ミエロペルオキシダーゼ（MPO）が好中球や単球の**アズール顆粒**に欠損（好酸球には存在）する常染色体性劣性の疾患である．正常健康人にもこの欠損症が存在する．米国では1：2,000の比率であるというが，わが国のデータはない．MPOの遺伝子座は17q 22-23に位置する．

【病態生理】

この酵素は $H_2O_2 + Cl^- \rightarrow OCl^- + H_2O$ の反応にあずかり，これにより形成された**活性化塩素**（OCl^-）が殺菌効果を示す．したがってこの酵素欠損は好中球の殺菌能低下を招くはずであるが，本酵素欠損好中球ではO_2^-産生能が正常好中球より亢進するという特徴があるため強い殺菌能低下は示さない．

【臨床症状】

本症の多くは健康人として過ごすが，糖尿病があると重篤なカンジダ症や化膿菌の易感染性を示す例がある．

【診断・鑑別診断】

血液塗沫標本の酵素染色を行う．

e. 遺伝性好中球減少症 hereditary neutropenia, Kostmann 病

【概念】

好中球の高度の減少（500/μl 以下），単球数は不定であるが，好酸球や血小板の増加がみられることがある常染色体性劣性遺伝の疾患である．生下時から発症する．

【病態生理】

顆粒球系細胞の増殖や分化に関わる**顆粒球コロニー刺激因子 G-CSF**（granulocyte colony stimulating factor）の産生や，G-CSF受容体またはその刺激伝達系の異常が想定されている．

【臨床症状】

好中球の高度の減少のため，細菌による重症感染（皮膚感染，臍帯炎，肺炎，中耳炎，歯肉炎など）が頻発する．

【診断・鑑別診断】

末梢好中球数の絶対的減少（500/μl 以下）がある．骨髄に成熟好中球の欠如があり，空胞を有し

た骨髄球や前骨髄球をみる．単球や好酸球系細胞，組織球や形質細胞の増加がある．

【治療】

骨髄移植．G-CSF による治療が試みられている．

f. 慢性良性好中球減少症 chronic benign neutropenia

【概念】

家族性で，主に常染色体性優性遺伝を示す**家族性良性慢性好中球減少症** familial benign chronic neutropenia と散発性の**小児期慢性良性好中球減少症** chronic benign neutropenia of childhood がある．いずれも好中球減少は比較的軽症であるが，経過中に皮膚感染や口内炎，肛門周囲炎などを起こす．

【病態生理】

家族性良性慢性は，骨髄の好中球前駆細胞の減少と考えられている．

小児期慢性良性は，ほとんどが**抗好中球抗体**による好中球破壊である．

【臨床症状】

家族性良性は皮膚感染や口内炎を繰り返しやすい程度で，重篤な感染症にいたることは少ないが，小児期慢性ではときとして極端な好中球減少をみることがある．小児期慢性良性はある時期に誘因なく治癒する．

【治療】

小児期慢性良性で極端な好中球減少を示す場合には G-CSF 投与が効果的である．

g. 周期性好中球減少症 cyclic neutropenia

【概念】

一定のサイクル (19〜21 日) で好中球減少が起こる疾患であるが，同時に単球，好酸球，リンパ球，血小板，網状赤血球なども変動することがある．多くは家族性にみられる．ときに血液悪性腫瘍が基礎にあることがある．

【病態生理】

骨髄における好中球系細胞のサイクル性の産生減少であるが，しばしば他の血球系も減少するため幹細胞レベルでの変動と考えられる．本症に ***ELA2* (neutrophil elastase 2) 遺伝子**変異が同定

されている．血中 GCSF が持続的に高値で好中球減少時にさらに高値を示す例があり，この例では G-CSF の阻害因子の存在が推定されている．

【臨床症状】

発熱，口腔内潰瘍，歯肉・歯周炎，皮膚感染などの症状が好中球減少時にみられるが，この症状が顕著になるのは幼児期以降であることが多い．

【治療】

対症療法のほか，好中球減少早期からの G-CSF 投与が試みられている．

5. 補体因子欠損症 complement deficiency

補体の個々の成分のいずれかが先天的に欠損する疾患である．臨床症状は欠損成分により差がある (表 12-8)．C3 の欠損や C3 を活性化する経路に関係する成分の欠損は化膿菌に対する易感染性を示すことが多い．C5 以下の成分欠損は**免疫溶菌**に必要な**膜侵襲複合体**の形成不全を招き，ナイセリアに対する易感染性が起こる．**SLE 様**の症状が補体の初期成分 (C1〜C3) の欠損にみられるのは，これらの成分が免疫複合体の除去作用をもつためである．

6. その他の免疫不全症

a. 高 IgE 症候群 hyper IgE syndrome

【概念】

高 IgE 血症に加え反復性の**ブドウ球菌感染，好酸球増加，慢性のアトピー様皮膚炎**などを示す免疫不全症である．家族性の発症もあり，常染色体性優性が示唆されている．アレルギー性の呼吸器症状を持つことはまれである．

【病態生理】

高 IgE 血症の原因にインターフェロン-γ (IFN-γ) の産生減少が想定され，ブドウ球菌の易感染性は好中球の異常が考えられている．

【臨床症状】

幼小時からの反復するブドウ球菌性皮膚感染や呼吸器感染が見られる．瘙痒をともなう慢性の皮膚炎をともない (顔面や頭部が多い)，苔癬化する．そのため粗な顔貌を呈する．

表 12-8 補体因子欠損症

欠損蛋白	遺伝形式	症状，疾病
C1q	AR	SLE様症状，化膿菌感染
C1r/C1s	AR	SLE様症状
C4	AR	SLE様症状，化膿菌感染
C2	AR	SLE様症状，化膿菌感染
C3	AR	SLE様症状，化膿菌感染
C5	AR	ナイセリア感染，SLE
C6	AR	ナイセリア感染，SLE
C7	AR	ナイセリア感染，SLE，血管炎
C8 α/β/γ	AR	ナイセリア感染，SLE
C9	AR	ナイセリア感染
C1インヒビター	AD	遺伝性血管神経性浮腫(HANE)
factor I	AR	反復性化膿菌感染
factor H	AR	反復性化膿菌感染，溶血性尿毒症症候群(HUS)
factor D	AR/XL？	ナイセリア感染
properdin	XL	ナイセリア感染
C4bp	？	Behçet病，血管神経性浮腫
DAF(CD55)	？	cromer complex血液型物質欠損(Inab phenotype)
CD59	？	夜間発作性血色素尿症
MBL	AR	反復性化膿菌感染

AD：常染色体性優性，AR：常染色体性劣性，XL：X連鎖性．

【診断・鑑別診断】

高IgE血症，好酸球増加，ブドウ球菌に対する易感染性を証明する．重篤なアトピー性皮膚炎との鑑別に困難をともなうことがある．

【治療】

ブドウ球菌感染の予防と早期治療がよい．

b. 慢性皮膚粘膜カンジダ症 chronic mucocutaneous candidiasis

【概念】

持続性の**皮膚・粘膜カンジダ感染**や慢性下痢を主徴とし，ときに**内分泌異常**をともなう疾患である(第11章．内分泌疾患，p 237参照)．

【病態生理】

カンジダを含む種々の真菌に対する**遅延型皮膚反応**の欠如がありT細胞系の異常が推定されている．カンジダに対する高血清抗体価が存在する．内分泌異常は**自己免疫性**と考えられる．

【臨床症状】

幼児期から持続する頭や臀部のカンジダ皮膚感染をみる．内分泌異常(糖尿病，副甲状腺機能低下症，副腎機能低下症など)が先行し，その後カンジダ感染が顕著になる例もある．

【治療】

抗真菌薬投与は一時的にせよ効果がある．

II. 続発性免疫不全症

1. HIV

⇒第15章．感染症，p 323 参照．

2. ウイルス感染と続発性免疫不全

リンパ球をはじめとする種々の免疫担当細胞はウイルス感染を受けると，その増殖が阻害されたり，機能が阻害または活性化されたりする．この

表 12-9 ウイルス感染と免疫異常

感染ウイルス	免疫異常
インフルエンザ，麻疹，ムンプス，風疹，水痘，EB，ポリオ，サイトメガロ	細胞性免疫(遅延型反応,移植免疫)の低下
風疹，ECHO，ヘルペス，ムンプス，ポリオ	T細胞数の減少
麻疹，風疹，サイトメガロ	抗体産生低下
EB	免疫グロブリン増加

現象が持続したり極端であると一種の免疫不全状態となり化膿菌による感染はもとより，真菌などの日和見感染も起こる．

典型的なのは麻疹に見られるツベルクリン反応の陰性化や結核の増悪，ときにみられる口腔カンジダ感染である．表12-9にウイルス感染と免疫異常についてまとめて示す．

3. 薬　物

抗腫瘍薬，免疫抑制薬やステロイドなどの薬剤の長期投与は感染症の合併を惹起しやすいことは常識的な事実である．表12-10に各薬剤の免疫系に及ぼす影響をまとめて示す．

表12-10　薬物の免疫系に対する影響

薬　物	免疫系の異常
ステロイド	細胞性免疫，抗体系，顆粒球系の抑制
シクロスポリン	細胞性免疫の抑制
抗腫瘍薬	
アルキル化薬	細胞性免疫，抗体系の抑制
その他の抗腫瘍薬	T，Bおよび顆粒球系の抑制
抗痙攣薬	顆粒球減少，骨髄抑制，IgA減少
抗甲状腺薬	顆粒球減少，骨髄抑制
消炎鎮痛薬	顆粒球減少

13 リウマチ性疾患と類縁疾患

● 総　論 ●

I. 自己免疫とリウマチ性疾患

　ヒトの免疫系は外来抗原を異物として認識，それらを排除する機能を有するが，本来，自己抗原には免疫応答することはない．このような自己抗原に対する不応答は自己免疫寛容 self-tolerance と呼ばれる．なんらかの原因で自己免疫寛容が傷害されると，自己抗原に対してリンパ球が反応して抗体を産生したり，自身の細胞に傷害的に働いたりして，組織が破壊され，炎症反応が起きることになる．このような病態を**自己免疫** autoimmunity という．

　若年性関節リウマチ（JRA）や**全身性エリテマトーデス（SLE）**などのリウマチ性疾患は，全身性の結合組織の慢性炎症疾患であるが，種々の自己抗体が検出されること，組織ではTリンパ球の浸潤が顕著であることなどから，自己免疫的機序が疾患発症の重要なメカニズムと考えられる．

II. 症状，検査，診断

1. 症　状

　関節炎はリウマチ性疾患の重要な症状である．また，各疾患に特徴的な発疹をともなう．リウマチ性疾患を示唆する発疹として日光過敏性がある．血管病変に由来する発疹は紫斑や点状出血様を呈し，Raynaud現象をともなう．発熱はリウマチ性疾患の多くでみられるが，全身型若年性関節リウマチ（JRA）では弛張熱となる．その他，肺，心，肝，腎，中枢神経などの多彩な症状をみるときはリウマチ性疾患を強く疑う．

2. 検査所見

　リウマチ性疾患の診断には，急性期蛋白の上昇の有無，リウマトイド因子や抗核抗体などの自己抗体の評価が重要である（表13-1）．

a. リウマトイド因子 rheumatoid factor（RF）

　RFはIgGのFc部分と反応する抗体である．熱変性ヒトIgGを吸着させたラテックス粒子や熱変性ウサギIgGを吸着させたヒツジ赤血球と血清を混合し，凝集反応で判定する．

b. 抗核抗体 anti-nuclear antibody（ANA）

　ANAは細胞核内成分に対する抗体の総称である．実際にはヒト由来HEP-2細胞と患者血清を反応させ，核抗原と反応した血清中の抗体を蛍光標識した抗ヒト免疫グロブリン抗体で検出する．核上蛍光染色パターンから対応する特異的ANAが推定できる．均質型（diffuse）や辺縁型（peripheral）は抗DNA抗体，抗RNA抗体，抗ヒストン抗体の存在を示し，斑紋型（speckled）は抗Sm抗体や抗RNP抗体と関係が深い．核小体型（nucleolar）と動原体型（centromere）は強皮症でみられる．

　抗DNA抗体および抗Sm抗体はSLEの診断

表 13-1 リウマチ性疾患の検査

検査項目	目的
リウマトイド因子	JRA の分類
抗核抗体(ANA)	SLE の診断および経過(抗 DNA 抗体,抗 Sm 抗体)
	新生児 SLE の診断(抗 Ro/SSA 抗体,抗 La/SSB 抗体)
	薬剤性 SLE の診断(抗ヒストン抗体)
	MCTD の診断(抗 U1RNP 抗体)
	全身性強皮症(抗 SCL-70 抗体)
抗好中球細胞質抗体	Wegener 肉芽腫症,SLE
抗リン脂質抗体	抗リン脂質抗体症候群,SLE
HLA 検査	HLA-B 27：強直性脊椎炎,少関節型 JRA タイプ II
補体活性 CH_{50}, C3, C4	SLE の診断および経過,免疫複合体性疾患の診断
急性期反応 赤沈,CRP 血清 γ-グロブリン	疾患活動性判定
血球算定,骨髄像	慢性炎症による貧血,自己免疫性溶血性貧血
	自己免疫性血小板減少
	白血病などの悪性疾患の除外
画像診断 X 線,骨スキャンなど	骨,関節病変の検索,悪性疾患,感染症の除外
生検	病型の組織診断
臓器特異的病変の検索	神経(脊髄液,EEG,画像診断)
	心臓(ECG,エコー検査)
	肺(X 線,肺機能)
	肝臓(肝機能,画像診断)
	消化管(バリウム検査,内視鏡)
	腎臓(検尿,腎機能)

に有用である．抗 DNA 抗体のうち，2 本鎖 DNA に対する抗体は SLE の活動性を反映する．薬剤性 SLE では抗ヒストン抗体をみる．抗 Ro/SSA 抗体および抗 La/SSB 抗体は新生児 SLE および母体から検出される．抗 U1RNP 抗体は混合性結合組織病(MCTD)で陽性となる．強皮症で抗 SCL-70 抗体が検出される．

c. 抗好中球細胞質抗体 anti-neutrophil cytoplasmic antibodies(ANCA)

ANCA は好中球の細胞質内の顆粒と反応する抗体で，蛍光抗体法で検出される．染色パターンより c-ANCA(cytoplasmic ANCA)と p-ANCA(perinuclear ANCA)に分けられる．Wegener 肉芽腫症の大部分が c-ANCA 陽性である．p-ANCA は血管性紫斑病で陽性を示す．

d. 抗リン脂質抗体 anti-phospholipid antibodies

抗リン脂質抗体として，ループスアンチコアグラント lupus anticoagulant(LA)と抗カルジオリピン cardiolipin 抗体がある．抗リン脂質抗体は血栓形成と関係が深い．

e. HLA 検査

ヒトの組織適合抗原である HLA 抗原は免疫応答に関与し，自己免疫発症と関係すると考えられる．HLA-B 27 は強直性脊椎炎の特異マーカーであり，JRA の亜分類にも用いられる．

f. 補体活性

血清低補体値は SLE などの免疫複合体を介する疾患活動性の鋭敏な指標である．血清補体価(CH_{50})測定は簡便な検査法であるが，C 3 や C 4 の血清レベル測定も有用である．

g. 急性期蛋白 acute phase reactants

急性期蛋白として，CRP，アミロイド A 蛋白，フィブリノゲン，γ-グロブリン，$α_1$-グロブリン，ハプトグロブリン，セルロプラスミン，C3 などがある．急性期蛋白の変動を鋭敏に反映する廉価な検査法は赤沈である．しかし，赤沈の反応は CRP などの急性期蛋白に比べ遅れて現れ，回復も遅い．

h. 血球算定

リウマチ性疾患では慢性炎症を反映して貧血をともなうことが多い．白血球減少は SLE でしばしばみられ，また血小板減少が SLE の初期症状であることがある．

●各　論●

1. リウマチ熱 rheumatic fever

【概念】

リウマチ熱はA群β溶連菌(以下，溶連菌)の感染を契機として発症，多くの臓器が障害される全身性疾患である．現在でも，川崎病についで後天性心疾患の重要な位置を占める．溶連菌による上気道炎を受けた5～15歳の小児にみられ，3歳以下の乳幼児，成人では少ない．溶連菌性咽頭炎の抗生物質未治療例の約3％が発症するといわれる．しかし，近年発生が激減している．

【病因・病態生理】

溶連菌感染が発症の原因であることは確実であるが，そのメカニズムについては明らかでない．溶連菌の構成成分(M蛋白，多糖体)に対する抗体が，ヒトの心弁膜，心筋細胞，血管内皮細胞，脳細胞と交差反応を示し，感作リンパ球がこれら組織に障害を引き起こすという免疫学機序が考えられている．

【症状】

溶連菌感染後1～3週の潜伏期をもって，発熱，食欲不振，関節痛などの症状で発症する．リウマチ熱の診断につながる主たる五つの臨床症状は，①心炎，②多関節炎，③輪状紅斑，④小舞踏病，⑤皮下小結節である(表13-2)．

1) 心炎 carditis

心外膜，心筋，心内膜すべてを侵す汎心炎で，40～80％にみられる．問題となるのは心内膜炎による後遺症としての弁膜症があり，急性期には僧帽弁閉鎖不全，慢性期には僧帽弁狭窄をきたす．大動脈弁不全は僧帽弁閉鎖不全に合併する．心嚢液貯留や房室伝導障害もみられる．

2) 多関節炎 polyarthritis

本症の20～40％にみられ，侵される関節は肘，膝，足，手などの比較的大きな関節である．関節の発赤，熱感，腫脹，圧痛，自発痛は著明である．関節炎はしばしば移動性で，同時に数個の関節にみられることもある．JRAと異なり後に関節の変形や拘縮を残すことはない．

3) 小舞踏病 chorea minor

小舞踏病は他の症状に比べ遅れて出現する．リウマチに特有な舞踏アテトーゼ様の異常のはじまりは軽微で見逃されやすい．発語や書字が拙劣となるという症状が重要な所見である．本症の10％でみられ，通常，数週から数ヵ月で消失する．

4) 輪状紅斑 erythema marginatum

本症に特異的な発疹で，初めは実質性の紅斑で，次第に中心部が退色，健康皮膚がみられるようになり輪状となる．軀幹に多く出現，瘙痒感や疼痛はない．

5) 皮下小結節 subcutaneous nodules

出現頻度は比較的少ないが，膝関節，肘関節や脊椎の伸側部に出現する硬い大豆大の非炎症性の皮下結節である．発病後数週経てから出現，多くは重症心炎をともなっている．

【検査所見】

赤沈促進，白血球増多，CRP増加，ときに高γ-グロブリン血症をみる．咽頭培養により直接溶連菌を検出するか，血清の抗ストレプトリジンO antistreptolysin O(ASO，ASLO)またはanti-DNase Bなどの抗溶連菌抗体により溶連菌感染を証明する．心電図変化として，PR間隔の延長，ST-Tの変化，低電位などがみられる．

【診断・鑑別診断】

出現頻度の高い項目を選んでそれを組み合わせて行う，Jonesの診断基準(表13-2)が用いられ

表13-2　リウマチ熱の診断基準(Jones)

主症状	副症状
1. 心炎	a. 発熱
2. 多関節炎	b. 関節痛
3. 輪状紅斑	c. 急性期蛋白上昇(赤沈，CRP)
4. 小舞踏病	d. 心電図PR間隔延長
5. 皮下結節	

加えて，先行する溶連菌感染の証拠が必須(ASLOなどの抗溶連菌抗体陽性，咽頭培養による溶連菌検出，猩紅熱罹患)

[判定] 主症状の二つ以上があるか，主症状一つと二つ以上の副症状があり，先行する溶連菌感染の証拠があればリウマチ熱の可能性が高い．　　　(JAMA 268：2069，1992)

る．感染性心内膜炎，他のリウマチ性疾患との鑑別を行う．

【治療】
1) 抗生物質

溶連菌感染の根絶のために急性期には経口ペニシリン80〜100万単位を10日間投与する．その後，再発予防のために1日20〜50万単位を少なくとも5年間投与する．

2) 抗炎症薬

ステロイドは副作用の点から投与量，投与期間は最小に留めなければいけないが，心炎には絶対的適応となる．プレドニゾロンを2.5mg/kg/日経口的に2週間投与する．心炎のない場合にはアスピリンを使用する．有効血中濃度20〜30mg/dlを維持するために，80〜100mg/kg/日，4分服とする．

3) 保存的治療

心不全には強心薬，利尿薬，小舞踏病にはジアゼパムや抗精神薬を用いる．

2. 若年性関節リウマチ juvenile rheumatoid arthritis (JRA)

【概念】

本症は慢性の関節炎を主体とし，多彩な全身症状を呈する代表的な小児のリウマチ性疾患である．臨床症状の違いにより，全身型，多関節型，少関節型の三つの亜型に分類される（表13-3）．男女比は3：7と，一般に女性に多い．

【病因・病態生理】

病因は不明である．ウイルスなどによる感染や不明の刺激による過敏反応ないし自己免疫反応，または免疫複合体などによる組織破壊などが想定されている．病理組織学的に，JRAは関節滑膜の非化膿性慢性炎症を特徴とする．

【症状】

亜型により臨床像が異なる（表13-3）．

1) 全身型（Still病）

弛張熱，発疹，肝脾腫，リンパ節腫大などの全身症状が著明で，初めは関節症状に乏しく，診断に苦慮する．心膜炎，肺浸潤，腹痛がみられる．

2) 多関節型

RF陽性群とRF陰性群に分けられる．五つ以上の関節が対称的に侵される．RF陽性群は年長小児に発症，関節変形や拘縮へと進行しやすく，成人の関節リウマチに似る．RF陰性群は各年齢でみられるが，関節症状は比較的軽い．

3) 少関節型

最初四つ以下の関節が非対称的に侵される．一般にRF陰性である．さらに二つの病型に分けられる．タイプIは幼少女子に多く，膝，肘，足などの関節が侵され，抗核抗体（ANA）陽性で，虹彩毛様体炎の合併がよくみられる．タイプIIは8歳以上の年長男児に多く，股関節や骨盤が侵されやすく，ANA陰性，家族歴があり，大部分がHLA-B27を有する．

【検査所見】

赤沈促進，CRP増加，白血球増多，血小板増多，貧血をみる．JRAの5％はRF陽性．ANA陽性率は病型による．関節のX線所見は，初期では関節軟部組織の腫脹，後に関節腔の狭小化，骨破壊・融合がみられる．

【診断・鑑別診断】

臨床症状を基にして行う（表13-3）．SLEなどの他のリウマチ性疾患との鑑別が問題となるが，化膿性関節炎や白血病などの悪性腫瘍の除外が重要である．

【治療】

治療の基本は炎症症状の改善と関節機能の保持にある．非ステロイド抗炎症薬 nonsteroidal anti-inflammatory agents (NSAID)が第一選択である．以前はアスピリンがよく使用されたが，

表13-3 若年性関節リウマチの亜型の特徴

1. 全身型 JRA患者の約10％ 弛張熱，発疹，漿膜炎，肝脾腫 男女差はない 関節炎 　全身症状発現の後にみる 　1/3に関節障害残す 2. 多関節型 JRA患者の約40％ RF陰性と陽性群がある 女児に多い RF陰性群は予後はよい	3. 少関節型 JRA患者の約50％ タイプI： 　若年女児に多い 　1/2がANA陽性 　虹彩毛様体炎（慢性化傾向） タイプII： 　年長男児に多い 　脊椎炎をみることがある

副作用の点から他のNSAID(ナプロキセン，トルメチン，イブプロフェン)が試みられる．NSAID無効例や心膜炎や心筋炎合併例にはステロイドの適応となる．関節機能の保持には理学療法が必要である．

3. 血管炎症候群 vasculitis syndrome

血管炎が疾患の本態で，症状が全身に及ぶ疾患群である．侵される血管の太さにより，臨床症状も異なると考えられる．

a. 血管性紫斑病 vascular purpura

【概念】

Henoch-Schönlein 紫斑病または**アレルギー性紫斑病** allergic purpura とも呼ばれ，血管炎に基づく皮膚・関節症状(Schönlein)，消化管症状・腎病変(Henoch)を呈する疾患である．一般に小児期に好発し，2〜8歳をピークに認め，男児にやや多い．

【病因・病態生理】

原因は不明である．溶連菌感染やアレルギーとの関係が疑われている．組織学的には，小血管周囲に炎症性細胞が浸潤する．このような血管炎は皮膚，関節滑膜，消化管，中枢神経系にみられる(第18章．血液・造血器疾患，p 464参照)．腎では，巣状糸球体炎の像を呈し，メサンギウムにおけるIgAの沈着をみる(第21章．腎・泌尿器疾患，p 541参照)．

【症状】

1) 皮膚症状

発疹は大部分でみられる．小膨疹または斑丘疹で始まり，やがて点状出血様，紫斑様に変化する(図13-1)．発疹はしばしば集簇をなし，主に下腿や臀部に出現，上肢，軀幹，顔面にもみられる．顔面，四肢末端部，会陰部に血管性浮腫がみられることがある．

2) 関節症状

膝や足などの大きな関節が侵され，腫脹，疼痛，運動痛が強い．一般に，熱感をともなわず，また変形を残さず治癒する．

3) 消化器症状

50%以上にみられる．疝痛性の腹痛が特徴で，便は潜血陽性で，ときに肉眼的血便をみる．急性

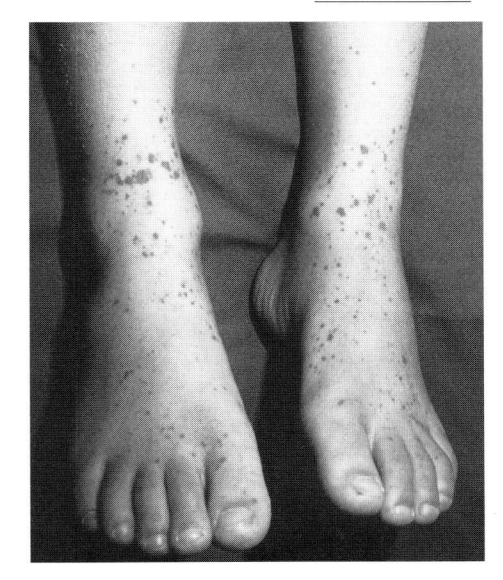

図 13-1　血管性紫斑病にみられる点状出血様発疹
(口絵④参照)
両側下肢足関節部に出現する．

虫垂炎と誤診されることがある．まれに，麻痺性イレウスや腸重積を合併する．

4) 腎症状

20〜50%に腎合併症がみられる．軽症では顕微鏡的血尿で終わる．血尿，蛋白尿などの腎症状が，発症後1〜3ヵ月経てから出現することもある．腎病変の強い場合はネフローゼ症候群や急性進行性腎炎の型をとり，ついには腎不全に陥る．

5) その他

まれに，痙攣，麻痺，意識障害などの中枢神経系症状をみる．

【検査所見】

凝固検査は正常，ANAやRFは陰性である．赤沈軽度促進，血清補体価高値，血清IgA高値，第XIII因子の低値などをみるが特異的ではない．腎合併例では血尿，蛋白尿，尿円柱をみる．便は潜血陽性となる．

【診断・鑑別診断】

典型的な皮膚，関節，消化器，腎症状を有する場合は診断は容易である．腹部症状の強いときは急性腹症との鑑別が問題となる．

【治療】

対症療法が中心となる．腹部症状の強い場合や中枢神経系合併例にはステロイドが適応となる．

腎障害には，ステロイドやアザチオプリンなどの免疫抑制薬や抗凝固療法が試みられる．また，急性期の症状に第 XIII 因子補充が著効する．

b. 川崎病 Kawasaki disease

【概念】

川崎病は，冠動脈を中心とした中・小動脈の血管炎を随伴する急性熱性疾患である．冠動脈炎や冠動脈瘤に基づく虚血性心病変が，突然死の原因となる．現在では，後天性心疾患の原因としてリウマチ熱を凌ぎ，世界的にも注目されている（第17章．循環器疾患，p 429 参照）．**急性熱性皮膚粘膜リンパ節症候群** mucocutaneous lymph node syndrome（MCLS）とも呼ばれる．

0 歳代をピークに 5 歳以下の小児に発症することが多い．一般に散発的発生であるが，全国的流行が過去何回かみられ，感染が原因とも考えられている．

【病因・病態生理】

原因は未だ明らかにされていない．最近，ブドウ球菌由来毒素によるトキシックショック症候群 toxic shock syndrome に臨床像が似ることより，細菌の産生する毒素がスーパー抗原として作用し，本症を引き起こす可能性が論じられている．

【症状】

39℃ 以上の高熱で突然発症し，未治療例では発熱は 5 日以上持続する．特徴的な症状として，両側眼球結膜の充血，口唇の紅潮，亀裂，イチゴ舌，口腔咽頭粘膜のびまん性発赤がみられる（図13-2）．頸部リンパ節腫大をしばしばともなうが，非化膿性で，通常圧痛はない．不定形の紅斑が躯幹，顔面や四肢，会陰部にも出現する．急性期には手足が浮腫状に腫脹，発赤し，2～3 週間後の回復期には，指趾先端が膜様に落屑する（図13-3）．

他に，BCG 接種部位の発赤，一過性の関節炎，咳嗽，鼻汁，下痢，嘔吐，腹痛，胆嚢腫大，筋炎，外耳炎，無菌性髄膜炎，痙攣，神経麻痺，肝脾腫など，多彩な随伴症状が出現する．虹彩毛様体炎もみられる．診断につながる重要な所見として，患児はきわめて機嫌が悪いことである．

冠動脈炎による心虚血性症状は，一般に初期にはみられない．しかし，急性期に心膜炎，心筋炎，不整脈，心不全をみることもある．

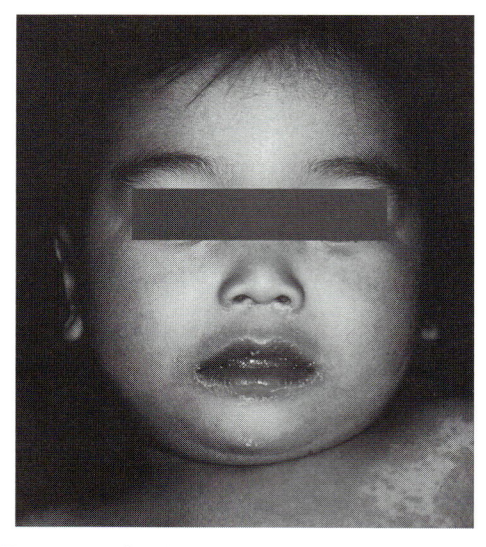

図 13-2 川崎病急性期（1 歳児女児）（口絵⑤参照）
　口唇が乾燥，充血亀裂している．胸部には癒合傾向の不定形発疹がみられる．図ではおおわれているが，眼球結膜の充血がある．

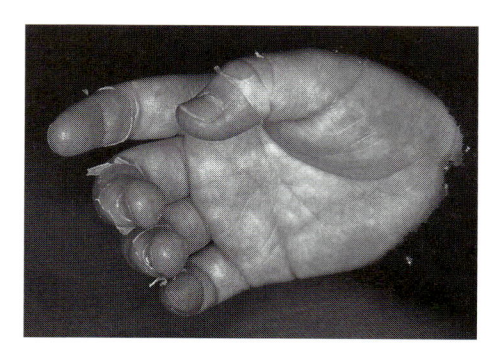

図 13-3 川崎病回復期にみられる手指の膜様落屑（口絵⑥参照）

【検査所見】

赤沈の高度促進，CRP の高値をみる．好中球および血小板の増多が著しい．ANA や RF などの自己抗体は陰性である．血清補体価は正常か上昇する．ときに，尿や脊髄液に単核球優位の細胞増多をみる．血清のトランスアミナーゼ，ビリルビン値が上昇することがある．心エコー検査にて，一部の症例に冠動脈の拡張や瘤を検出する．

【診断・鑑別診断】

主な臨床症状と検査所見から診断する．現在一般的に使われている「川崎病診断の手引き」を表13-4 に示す．

【治療】

急性期には大量γ-グロブリン療法が行われる．γ-グロブリン投与開始後24時間以内に，多くの例で解熱，臨床症状の改善をみる．一般的用法として，200～400 mg/kg/日を5日間点滴静注する．また，2 g/kgの1回投与または1 g/kg/日の2日間投与が行われていて，同様の効果が得られている．不応例には，γ-グロブリンの再投与，ステロイド，急性膵炎治療薬としてのウリナスタチン（ミラクリッド®），血漿交換療法が試みられる．

抗凝固療法としてアスピリン投与を行う．急性期には30～50 mg/kg/日，回復期には少量（5 mg/kg/日）1回投与を少なくとも6～8週間維持する．冠動脈炎を有する場合は，改善するまでアスピリン投与を持続する．ジピリダモールやワルファリンを併用することもある．

c. 結節性動脈周囲炎 periarteritis nodosa
【概念】

本症は中・小動脈の炎症性，壊死性血管炎を特徴とする全身性疾患である．小児ではまれである．男子に多い．

表13-4 川崎病（MCLS，小児急性熱性皮膚粘膜リンパ節症候群）診断の手引き
（厚生労働省川崎病研究班作成　改訂5版）

（1970年9月初版，1972年9月改訂1版，1974年4月改訂2版，1978年8月改訂3版，1984年9月改訂4版，2002年2月改訂5版）

本症は，主として4歳以下の乳幼児に好発する原因不明の疾患で，その症候は以下の主要症状と参考条項とに分けられる．

A　主要症状
1. 5日以上続く発熱（ただし，治療により5日未満で解熱した場合も含む）
2. 両側眼球結膜の充血
3. 口唇・口腔所見，口唇の紅潮，イチゴ舌，口腔咽頭粘膜のびまん性発赤
4. 不定型発疹
5. 四肢末端の変化：（急性期）手足の硬性浮腫，掌蹠ないしは指趾先端の紅斑
　　　　　　　　　（回復期）指先からの膜様落屑
6. 急性期における非化膿性頸部リンパ節腫脹

6つの主要症状のうち5つ以上の症状をともなうものを本症とする．

ただし，上記6主要症状のうち，4つの症状しか認められなくても，経過中に断層心エコー法もしくは，心血管造影法で，冠動脈瘤（いわゆる拡大を含む）が確認され，他の疾患が除外されれば本症とする．

B　参考条項
以下の症候および所見は，本症の臨床上，留意すべきものである．
1. 心血管：聴診所見（心雑音・奔馬調律・微弱心音），心電図の変化（PR，QTの延長・異常Q波・低電位差・ST-Tの変化・不整脈），胸部X線所見（心陰影拡大），断層心エコー図所見（心膜液貯留・冠動脈瘤），狭心症状，末梢動脈瘤（腋窩など）
2. 消化器：下痢，嘔吐，腹痛，胆嚢腫大，麻痺性イレウス，軽度の黄疸，血清トランスアミナーゼ値上昇
3. 血液：核左方移動をともなう白血球増多，血小板増多，赤沈値の促進，CRP陽性，低アルブミン血症，α_2-グロブリンの増加，軽度の貧血
4. 尿：蛋白尿，沈渣の白血球増多
5. 皮膚：BCG接種部位の発赤・痂皮形成，小膿疱，爪の横溝
6. 呼吸器：咳嗽，鼻汁，肺野の異常陰影
7. 関節：疼痛，腫脹
8. 神経：髄液の単核球増多，けいれん，意識障害，顔面神経麻痺，四肢麻痺

備考 1. 主要症状Aの5は，回復期所見が重要視される．
2. 急性期における非化膿性頸部リンパ節腫脹は他の主要症状に比べて発現頻度が低い（約65%）．
3. 本症の性比は，1.3～1.5：1で男児に多く，年齢分布は4歳以下が80～85%を占め，致命率は0.1%前後である．
4. 再発例は2～3%に，同胞例は1～2%にみられる．
5. 主要症状を満たさなくても，他の疾患が否定され，本症が疑われる容疑例が約10%存在する．この中には冠動脈瘤（いわゆる拡大を含む）が確認される例がある．

【原因・病態生理】

原因は不明であるが，薬剤，溶連菌感染，漿液性中耳炎，HBV感染と関連が報告されている．病理組織学的には，多核球，好酸球，リンパ球などの細胞浸潤をともなう炎症性変化が血管の全層にわたりみられる．壊死，血栓，動脈瘤，梗塞形成が起きる．

【症状】

侵される血管炎の部位により，様々な症状が現れる．全身症状としては，発熱，食欲不振，全身倦怠感，体重減少などが認められる．紅斑，結節，紫斑，潰瘍，浮腫など種々の皮膚症状がみられる．関節痛や筋肉痛を訴えることも多い．神経症状として，末梢神経炎，知覚異常，筋力低下を示す．その他，心，肺，腎の重篤な障害に基づき，それらの不全症状が現れる．高血圧はよくみられる．

【検査所見】

赤沈促進，CRPなどの急性期蛋白の上昇，貧血，白血球増多，好酸球増多がみられる．血尿は腎障害を示唆する．ANAやRFは陰性である．

【診断・鑑別診断】

本症の診断は，生検材料における組織学的病変の確認による．他のリウマチ性疾患との鑑別が必要である．

【治療】

ステロイド投与が最も有効である．

d. 大動脈炎症候群 aortitis syndrome

【概念】

発見者にちなんで**高安病**とも呼ばれる．若年女性に多く，大動脈やその分岐動脈を主に侵す血管炎である．アジア，アフリカに多く，年長児にまれにみられる．

【原因・病態生理】

原因は不明である．基本病変は大動脈や分岐動脈などの大型動脈の全層にわたる血管炎である．

【症状】

関節痛，筋肉痛，心膜炎，発熱，発疹などのリウマチ様症状が先行することがある．上肢の脈拍は微弱あるいは欠失し，**脈なし病** pulseless disease とも呼ばれる．下肢の血圧は上肢より高い．ときに高血圧がみられる．脳への血流低下は中枢神経症状や視力障害をきたす．

【検査所見・診断】

赤沈亢進，高γ-グロブリン血症をみる．診断上，大動脈血管造影が欠かせない．

【治療】

治療として，ステロイドなど免疫抑制療法が試みられる．外科的に動脈内膜切除が必要となることもある．

e. Wegener肉芽腫症 Wegener granulomatosis

【概念】

本症は，上・下気道の壊死性肉芽性炎症を主病変とし，肺および腎の中・小血管を主に侵す全身性血管炎である．

男性が罹りやすい．原因は不明であるが，薬剤アレルギーやパルボウイルス感染と関係が考えられている．

【症状】

初発症状として，持続性の鼻閉塞，鼻汁，外鼻孔部の痂皮をともなった膿疱，続いて鼻中隔欠損，副鼻腔炎，口腔内潰瘍が現れる．発熱，体重減少，夜間発汗，全身倦怠感などの全身症状，咳嗽や咳血をみる．その他，関節痛，末梢神経障害，脾腫，発疹が出現し，腎は急速進行性糸球体腎炎の像を呈する．

【検査所見・診断】

赤沈亢進，貧血，白血球増多，血小板増多が主な血液所見である．ANCA陽性であり，診断的有用性がある．鼻粘膜生検で巨細胞をともなう壊死性肉芽腫性炎をみる．鑑別診断として，他の血管炎症候群，悪性リンパ腫，結核，真菌感染やGoodpasture症候群などがある．

【治療】

ステロイドやシクロホスファミドなどの免疫抑制薬が用いられる．

4. 全身性エリテマトーデス systemic lupus erythematosus（SLE）

【概念】

本症は全身の臓器を侵す代表的な自己免疫疾患である．正確な発症率は不明であるが，若い女性に好発し，小児期発症例はSLEの約20％を占

め，決してまれではない．男女比は1：3である．

【病因】
病因は不明である．遺伝的素因に基づき，何らかの原因（ウイルス感染や薬剤）で免疫制御機構の破綻をきたし発症すると考えられている．

【病態生理】
本症の自己免疫病態を反映して，血清免疫グロブリンは高値を示し，ANAや各種の細胞成分に対する自己抗体が検出される．とりわけ抗DNA抗体は重要である．DNAと抗DNA抗体からなる免疫複合体が組織に沈着，さらに補体の関与により炎症反応が惹起され，その結果組織障害をきたすものと考えられている．SLE腎炎ではこの免疫複合体の糸球体への沈着が免疫蛍光法により証明される．

【症状】
SLEは全身性の血管炎で，各種の臓器に障害をきたす．初期症状は，発熱，全身倦怠感，関節痛，皮膚症状である．特徴的な皮膚症状は，鼻根部を頂点として両側頬部に広がる蝶形紅斑である（図13-4）．血管障害としての**Raynaud現象**，肝脾腫やリンパ節腫大もみる．その他，心血管系，呼吸器系，消化器系，中枢神経系，腎尿路系の障害に付随した多彩な症状をみる．SLE腎炎は小児で多く，初発症状のことがある．

【検査所見】
ANAは全例陽性である．抗DNA抗体や抗Sm抗体は特異性が高い．特に，2本鎖DNAに対する抗体は疾患活動性を反映する．抗リン脂質抗体が検出されることがある．梅毒反応は生物学的偽陽性になる．活動性腎炎では血清補体価は低値をとる．全身の炎症を反応して，γ-グロブリンやα_2-グロブリンは上昇する．各血球成分に対する抗体出現により，貧血，白血球減少，血小板減少をみる．血尿，蛋白尿，円柱があれば腎炎の合併が示唆される．

【診断・鑑別診断】
小児SLEの診断には，成人用のアメリカリウマチ学会の診断基準11項目に血清補体価を加えた12項目が用いられる．そのうち4項目を満たすものがSLEと診断されている（表13-5）．加えて，腎や皮膚の生検所見が診断の手助けとなる．

【治療】
本症の治療の主体は，ステロイドを中心とする免疫抑制療法である．プレドニゾロンを1～2 mg/kg/日投与し，臨床的，血液学的改善を待って減量に移る．ステロイド以外の免疫抑制薬としてシクロスポリン，アザチオプリン，シクロホスファミドが有効なことがある．腎炎をともなわない軽症例にはアスピリンなどのNSAIDを使用する．

● **薬剤性SLE** drug induced SLE
　ある種の薬剤の服薬によりSLE様症状を呈することがある．このような薬剤として，抗痙攣薬，降圧薬のヒドララジン，抗結核薬のイソニアジドなどがある．発熱，関節炎，発疹や漿膜炎をみるが，典型的SLEに比べて症状は軽微で，原

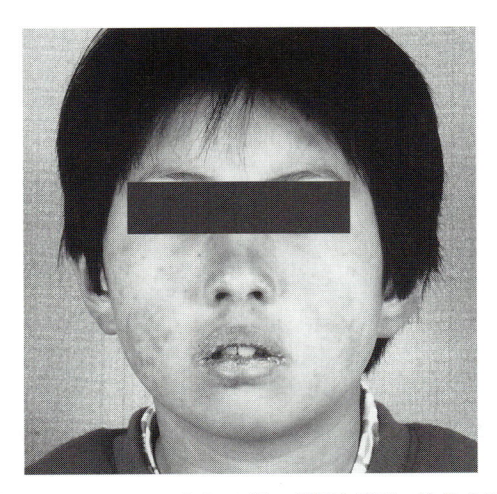

図13-4　SLEにみられる顔の蝶形紅斑（口絵⑦参照）

表13-5　小児SLEの診断基準
（厚生省小児膠原病研究班，1985）

1. 顔面蝶形紅斑
2. 円板状紅斑
3. 光線過敏症
4. 口腔潰瘍
5. 関節炎
6. 肋膜炎または心膜炎
7. 痙攣または精神病
8. 蛋白尿（>0.5 g/dl）または細胞円柱
9. 溶血性貧血，白血球減少，リンパ球減少または血小板減少
10. LE細胞，抗DNA抗体，抗Sm抗体または梅毒反応生物学的偽陽性
11. 蛍光抗体法による抗核抗体
12. 血清補体価の低下

以上のうち4項目を満たすもの．

因薬中止により速やかに軽快する．血清学的には抗ヒストン抗体が検出される．血清補体値の低下はみられない．

- 抗リン脂質抗体症候群 anti-phospholipid antibody syndrome（詳細は p 288 参照）

血清に抗リン脂質抗体を有し，動静脈血栓，習慣性流産，血小板減少などを示す患者群の総称である．舞踏病，偏頭痛，横断性脊髄炎，肺高血圧，網状皮斑，下腿潰瘍などをともなう．

5. 皮膚筋炎 dermatomyositis，多発筋炎 polymyositis

【概念】

横紋筋と皮膚の非化膿性炎症を主体とした全身性疾患で筋力低下を呈する．筋症状のみで，皮膚症状を欠くものを多発筋炎と呼ぶ．小児では，JRA，SLE，血管性紫斑病に比べ，まれである．平均8～9歳ごろに発症し，男女比は2：3である．

【病因・病態生理】

原因は不明である．細胞性免疫の関与が想定されている．病理組織学的には，横紋筋，皮膚，皮下脂肪組織，消化管の小血管にみられる閉塞性血管炎が主要所見である．横紋筋は変性，萎縮，結合組織増生をみる．腎病変は軽微である．

【症状】

筋症状として，四肢近位筋や軀幹筋に徐々に始まる筋力低下が特徴で，歩行障害がみられる．筋肉は硬結，疼痛をともなう．口蓋，咽頭，呼吸の諸筋が侵されると，嚥下・呼吸障害をみる．伝導障害や心筋炎などの心合併症も認めることがある．

皮膚症状は鼻根部を中心として蝶形の分布をとり，上眼瞼に浮腫をともなった紅斑性発疹（ヘリオトロープ疹）が特徴で（図13-5），四肢，手指関節伸側部に対称性に出現する落屑をともなった紫紅性紅斑（Gottron 徴候）が診断上重要である．また，病変部にはカルシウム沈着がみられ，筋肉の硬縮や部分的萎縮をもたらす．

発熱は初期症状として認める．全身性病変の一環として，爪床の血管性拡張性変化，網膜症，心血管系，胃腸管出血などの消化器系，痙攣などの中枢神経系症状などまれにみる．

【検査所見】

血清中の GOT，CPK，アルドラーゼや LDH

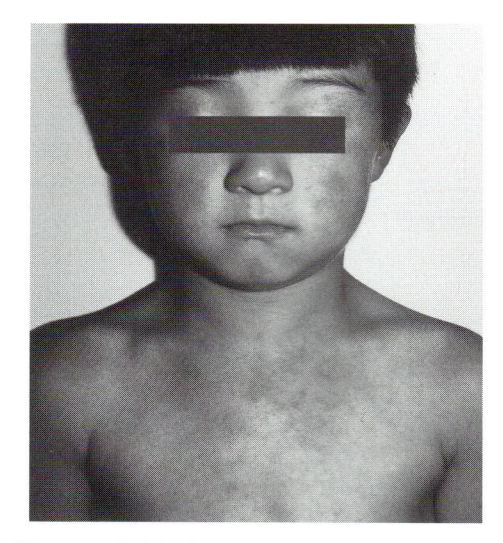

図13-5 皮膚筋炎にみられる皮疹（口絵⑧参照）

などが高値を示す．筋電図では筋原性変性パターンを示す．RF は陰性，一部の例で ANA 陽性となるが，値は低い．赤沈は正常か軽度促進，尿は一般に正常である．X 線像で皮下組織にカルシウム沈着を認めることがある．

【診断・鑑別診断】

皮膚筋炎に特徴的な，近位筋の筋力低下，特徴的紅斑，血清酵素活性値の上昇がそろえば診断は困難ではない．鑑別疾患として，インフルエンザ筋炎，Guillain-Barré 症候群，進行性筋ジストロフィー，重症筋無力症，先天性ミオパチーなどの神経筋疾患がある．混合性結合組織病（MCTD）や他のリウマチ性疾患との鑑別も重要である．

【治療】

ステロイド治療が行われる．ステロイド無効例には，メトトレキサート，アザチオプリン，シクロスポリンが試みられる．理学療法は欠かせない．

6. 強皮症 scleroderma

【概念】

"hard skin" を意味する強皮症は，結合組織の慢性線維性病変を特徴として，皮膚にとどまらず，消化管，心，肺，腎，滑膜など諸臓器を広範囲に侵す全身性疾患である．女子に多い．皮膚所見を主体とする限局性強皮症は，小児でよくみら

れる病型である．内臓病変をともなう全身性強皮症は小児ではまれである．

【病因・病態生理】

原因は不明である．病理組織学的には，結合組織の顕著な線維化に加えて，毛細血管や小血管の閉塞性血管炎がみられるが，炎症性細胞性浸潤が少ない．

【症状】

皮膚病変は斑状，もしくは線状に分布，浮腫期，硬化期を経て，ついには萎縮する．慢性期に入ると，色素沈着，色素脱失，毛細血管拡張をみる．全身性強皮症の多くはRaynaud現象で始まる．全身症状は，消化管，心，肺，腎，滑膜など広範囲にわたる．食道機能低下は誤嚥性肺炎をきたし，腎機能障害による高血圧をみることもある．

【検査所見】

赤沈は正常である．一部で，RFやANAが陽性となる．腎障害は尿検査，腎機能検査で明らかとなる．

【診断・鑑別診断】

診断は臨床症状，ことに本症に特異的な皮膚所見と，病理所見により総合的にされるが，限局性と全身性強皮症の分別は困難であることが多い．鑑別疾患として，皮膚筋炎，皮下脂肪壊死，Weber-Christian病，骨髄移植後GVHがある．

【治療】

急性期にはステロイドが効果的であるが，一般に有効な治療法はない．Raynaud現象に対しては温かい環境を保持することが必要である．

7. 混合性結合組織病 mixed connective tissue disease（MCTD）

【概念】

本症はSLE，強皮症，多発性筋炎/皮膚筋炎の3疾患の症状が混在してみられ，しかもそれぞれの比較的軽度の症状の混在を特徴とする．血清学的にU1RNPに対する高力価の抗核抗体が検出される．

【症状】

臨床症状として，弛張熱，関節痛，強皮症様皮膚変化，SLEや皮膚筋類似の発疹，Raynaud現象，心膜炎，筋力低下，嚥下障害，リンパ節腫大，肝脾腫，血小板減少など多彩である．その他，肺，腎，中枢神経系障害にともなう症状がみられる．

【診断・鑑別診断】

上記3疾患の特徴が経過を通じてそろい，抗U1RNP抗体が検出されることで診断する．他方，SLEなどのリウマチ性疾患の間に2種類の重複があり，それぞれの特徴的臓器障害が同時にみられ，重篤化しやすく治療上難渋するものを，重複症候群 overlap syndromeとして区別される．

【治療】

ステロイド投与が基本である．

8. 結節性紅斑 erythema nodosum

【概念】

主として下腿伸側に対称的に有痛性の皮下結節を生じる急性疾患である．6歳以下の小児にはまれである．30歳代までの女性に多い．

【病因・病態生理】

本症の皮膚病変は，下記の種々の原因によって誘発される一種のアレルギー性反応と考えられている．

① 感染：溶連菌，EBウイルス，猫ひっかき病，エルシニア，結核，梅毒など
② 薬剤：サルファ剤，ヨード剤，経口避妊薬など
③ その他：サイコイドーシス，Behçet病，潰瘍性大腸炎，Crohn病，白血病，悪性リンパ腫など

【症状】

皮下結節は，皮膚表面から隆起した卵円形の光沢のある紅色の直径1〜3cmの結節で，軽度の圧痛がある．主に下腿伸側部に対称的に出現するが，下腿屈側部，大腿部，臀部や上肢にもみられる．潰瘍やびらんをみない．数日後には，次第に紅色から紫紅色となり，10日〜2週間後には硬結も減じ溢血斑様に変化，軽度の色素沈着を残し治癒する．全身症として，発熱，全身倦怠感，関節痛などがともなうことがある．

【検査所見・診断】

赤沈亢進やCRP増多などの急性炎症反応の検査所見をみる．特徴的な皮下結節は診断特異性があるが，刺激因子の検索が必要である．特に，リ

ウマチ性疾患，炎症性腸炎，悪性腫瘍などに随伴した場合の原疾患の診断が重要である．

【治療】

自然治癒傾向にあるので，サリチル酸製剤，消炎薬などの対症療法が主となる．

9. Weber-Christian 病

【概念】

全身の系統的脂肪融解を主徴とし，発熱などの全身症状をともなって反復するまれな疾患である．成人にみられるが，小児期にも発症する．女性に多い．

【病因・病態生理】

感染アレルギー，脂肪代謝異常，免疫異常，薬剤過敏反応などが考えられているが，詳細は明らかでない．組織学的には，皮下脂肪組織の限局性壊死・変性が特徴で，同様の病変は腸間膜，内臓周囲，関節周囲の脂肪組織化もみられる．

【症状】

大腿，下腿，腹部，胸，上腕などに数 mm から数 cm 大の皮下結節を生じ，発赤，熱感，疼痛をともなうこともある．数日から数週のうちに浅い陥没，色素沈着を残し消退する．発熱，関節痛，筋肉痛，肝脾腫，腹痛などの全身症状をともなうこともある．皮下結節とともに長期にわたり繰り返す．

【検査所見】

白血球減少や赤沈亢進に加えて，RF，ANA，クリオグロブリンが検出されることがある．

【診断・鑑別診断】

診断は臨床症状と特徴的組織病変による．鑑別診断として，結節性紅斑，サルコイドーシス，注射部位皮下脂肪壊死がある．

【治療】

特異的治療法はない．ステロイド，クロロキン，コルヒチンで症状の改善をみる．

10. Sjögren 症候群

【概念】

口腔内乾燥，眼乾燥を臨床的特徴とし，唾液腺，涙腺などの外分泌の慢性炎症性疾患である．

原因は不明であるが，唾液腺，涙腺にリンパ球や形質細胞の浸潤がみられ，自己免疫機序が考えられている．

【症状】

口腔内乾燥，眼乾燥に加えて，唾液腺腫大，味覚変化，口角炎，舌亀裂などの口腔症状や，羞明，眼瘙痒感，眼痛などの眼症状をみる．本症は関節リウマチや SLE などのリウマチ性疾患の部分症状として発現，その場合腺外症状が目立つ．ときに Raynaud 現象をみる．悪性リンパ腫の合併が多い．

【検査所見】

唾液腺生検でリンパ球浸潤をみる．高 γ-グロブリン血症，ときにクリオグロブリン血症を示し，ANA，RF，抗 La/SSB 抗体，抗 Ro/SSA 抗体がしばしば陽性となる．赤沈は促進，CRP は上昇するが，血清補体価は正常である．

【診断】

涙液分泌を評価するために Schirmer 濾紙試験，唾液腺については唾液腺造影あるいは唾液腺シンチグラフィーが行われるが，本症の診断には口唇小唾液腺生検により細胞浸潤を証明することが重要である．

【治療】

乾燥症状に対して人工唾液，人工涙液を用いた対症療法が主体となる．ステロイドは腺外症状の強いとき用いられる．

11. Behçet 病

【概念】

口腔内，外陰部の反復性潰瘍形成と眼症状を主徴とする全身性疾患である．小児期には比較的少ない．

【病因・病態生理】

原因は不明である．細胞浸潤をともなった中・小動脈炎が本態で，フィブリノイド変性，血管内腔の狭小化，閉塞をみる．

【症状】

臨床経過は様々で，寛解，再燃が著しい．多くで口腔内潰瘍がみられ，数日から数週間続き，瘢痕を残さず治癒する．外陰部潰瘍も口腔内潰瘍に似た経過で現れる．主たる眼病変はブドウ膜炎お

よび網膜炎で，進行すると失明に至る．関節炎はよくみられる．経過とともに，髄膜脳炎，中枢神経麻痺，精神障害などの中枢神経系異常が起きることがある．皮膚症状は，結節性紅斑，毛囊炎などがみられる．

【検査所見・診断】
特異的検査所見はない．診断は臨床的観察によるが，針試験が参考になる．

【治療】
ステロイドやシクロスポリンなどの免疫抑制薬の投与が行われる．

12. サルコイドーシス sarcoidosis

【概念】
慢性の非乾酪性肉芽腫性病変を特徴とする全身性疾患である．頻度は明らかでないが，小児期にも発症する．男女差はない．

【症状】
最も侵されやすい臓器は肺である．肺浸潤，粟粒結節，肺門部リンパ節腫大をきたすが，臨床症状をともなわないことが多い．末梢リンパ節腫大，ブドウ膜炎，発疹，肝機能障害がしばしばみられる．若年小児では，斑丘疹性発疹，ブドウ膜炎，関節炎が臨床的に前面に現れるが，肺病変は少ない．

【検査所見】
赤沈亢進，血漿蛋白高値，好酸球増多，高カルシウム血症，カルシウム尿症がみられる．アンジオテンシン変換酵素活性が高値を示す．

【診断・鑑別診断】
呼吸器症状，発疹，ブドウ膜炎，関節炎をみるとき，本症を疑う．生検材料での類上皮細胞を主体とした非乾酪性肉芽性病変が診断に繋がる．鑑別診断すべき疾患として，結核，肺真菌症，リンパ腫，Crohn病，炎症性眼疾患などがあげられる．

【治療】
対症療法が主体となる．急性症状の強いときは，ステロイド投与の適応となる．

13. 強直性脊椎炎 ankylosing spondylitis

【概念】
本症は，仙腸部から頸椎までの脊柱全体の関節を主に侵し，背部のこわばりと疼痛を臨床的特徴とする疾患である．

一般に，中年期までの成人に多いが，8歳以上の男児に発症することもある．

【症状】
関節滑膜の病理組織学所見はJRAと酷似する．約半分に末梢の関節炎をともない，これが初期症状のこともある．踵部の疼痛が顕著である．JRAでは，頸椎の症状をみることがあるが，仙腸部の障害をきたすことはまれで，本症との鑑別で重要な点である．

【検査所見】
特異的検査所見はない．95％以上の患者がHLA-B27を有する．血液学的所見はJRAと似るが，RF，ANAいずれも陰性である．仙腸や脊柱の関節部のX線の異常像は，数年を経過してからみる．

【治療】
疼痛にはアスピリンなどのNSAIDが用いられる．脊椎機能の保持には，運動療法が必要である．

14. Reiter症候群

【概念】
無菌性尿道炎，関節炎，結膜炎の3徴候をみる疾患である．強直性脊椎炎と似て，HLA-B27との関連が強い．

男子に多い．エルシニア，キャンピロバクター，クラミジア感染症との関係が深い．

【症状】
関節炎は一般に少関節型で，大きな関節が侵される．足や他の関節の腱付着部の疼痛がよくみられる．

【診断】
臨床症状による．淋菌などによる尿道炎を除外する．

【治療】
関節痛にはアスピリンなどのNSAIDを用いる．理学療法も行われる．

15. その他のリウマチ性疾患

a. 多形滲出性紅斑 erythema multiforme exsudativum

【概念】
皮膚・粘膜に多彩な症状をきたす急性疾患である。10〜30歳に多くみられる。

【病因・病態生理】
病因は不明であるが、抗生物質などの薬剤、単純ヘルペスやマイコプラズマなどの感染、中毒物質により誘発されたアレルギー反応が考えられている。

【症状】
前駆症状として、上気道炎症状、発熱、全身倦怠感などがみられる。皮膚症状は多彩で、最初は紅斑で始まり、やがて紅斑は融合傾向をとり、丘疹、小水疱、水疱、蕁麻疹様皮疹などが加わる。皮膚病変は、一般に4〜6週間後には治癒する。色素沈着、色素脱失をみるが、瘢痕は残さない。
眼粘膜、口腔粘膜、口唇、外陰部に発赤、びらんなどの粘膜病変がみられる。皮膚症状と粘膜症状を同時にみるもので、重症型を**Stevens-Johnson症候群**と呼ぶ。

【検査所見】
赤沈亢進、CRP陽性、白血球増多がみられる。

【診断・鑑別診断】
特徴的な皮膚病変の推移で診断する。鑑別診断として、他の水疱性皮膚疾患、川崎病、Behçet病、Reiter症候群、結節性動脈周囲炎がある。

【治療】
対症療法、皮膚科的管理が主体となる。重症例にはステロイドが有効である。

b. Goodpasture症候群

【概念】
肺出血と糸球体腎炎の2大症状を示す臨床状態をいう(第16章. 呼吸器疾患, p374参照)。SLE, 血管性紫斑病、結節性動脈周囲炎、Wegener肉芽腫症でも同様の肺出血と糸球体腎炎を併発することがあるが、最近では、糸球体基底膜抗原に対する抗体を有するものをGoodpasture症候群(病)とする気運にある。

【症状】
本症は小児ではきわめてまれである。喀血が最初の症状で、肺出血は死因となる。数日から数週にかけて、血尿、蛋白尿などの腎症状が出現し、進行性腎不全に至ることがある。血清補体価は正常である。

【診断】
腎生検による。急速進行性糸球体腎炎の組織像に加えて、免疫蛍光法にて糸球体基底膜に線状、連続性のIgG沈着をみる。

【治療】
メチルプレドニゾロンのパルス療法、シクロホスファミド経口投与や血漿交換療法が腎障害に有効である。

c. 抗リン脂質抗体症候群 anti-phospholipid antibody syndrome

【概念】
抗リン脂質抗体を有し、動静脈血栓症、習慣性流産、血小板減少など様々な臨床症状をきたす症候群である。基礎疾患の明らかでない原発性のものと、SLEなどの膠原病を合併する二次性のものがある。

【病因・病態生理】
流血中の抗リン脂質抗体が存在することにより血管内皮細胞・血小板などの局所での凝固線溶系異常が起き、血栓傾向が生じる。

【症状】
心筋梗塞、肺梗塞、脳血管障害など、多臓器にわたる動静脈血栓症に加え、周産期異常、血小板減少、自己免疫性溶血性貧血、さらに弁膜症、肺高血圧症、無腐性骨壊死、副腎出血、鼻中隔穿孔などがある。

【診断】
臨床症状と抗カルジオリピン抗体やループスコアグラントなどの抗リン脂質抗体の検出によるが、微妙な診断も多い。

【治療】
血栓症の治療や予防として、アスピリンなどの抗血小板薬、ヘパリンやワルファリンなどの抗凝固薬が投与される。

14 アレルギー性疾患

●総　論●

I. アレルギーの概念

アレルギー allergy という用語はギリシャ語の allos（変じた）と ergo（作用）に由来するが，この用語を初めて用いたのは von Pirquet（1906）であり，"生体がある物質に2回目に，あるいは連続して遭遇するときに示す特異的な反応性の変化"と定義している．一方，免疫反応そのものは自己と非自己を認識し，非自己を排除する生体防御反応である．現在，アレルギーは，別名**過敏症** hypersensitivity ともいわれ，抗原（アレルゲン）に対して，生体が過敏に反応する免疫反応ととらえられている．

Coombs と Gell は免疫学的に組織障害を起こす機序の分類に基づいて，アレルギー反応を四つの基本型に分類した（表14-1）．実際の病態としては，一つの型が単独で発現することもあるが，複数の型が同時ないしは経時的に混合して発現することも少なくない．

アレルギー疾患は，基本的にはアレルギー反応に基づいて発症する疾患であるが，遺伝的素因を背景にして，環境との相互作用の中で発症に至るものである．遺伝的素因（アトピー素因，アレルギーの素因）については，染色体11番にある高親和性 IgE 受容体（FcεRI）のβ鎖をコードする遺伝子のほか，interleukin 4（IL-4）レセプターα鎖遺伝子，interleukin 13（IL-13）遺伝子，interleukin 12（IL-12）レセプターβ$_2$鎖遺伝子などの多型や変異が報告されている．いずれにしても多因

表14-1　アレルギー反応の分類（日本アレルギー学会）

型	名　称	機　序	主な機序と考えられる疾患
I型	アナフィラキシー型 （即時型，IgE依存型）	IgE，肥満細胞 化学伝達物質 （好酸球）	気管支喘息，蕁麻疹，アレルギー性鼻炎，花粉症，アナフィラキシーショック（運動誘発性も含めて），アトピー性皮膚炎[1]，消化管アレルギー
II型	細胞障害型 （細胞融解型）	IgG，IgM 補体活性化	不適合輸血，天疱瘡，類天疱瘡，Goodpasture 症候群，白血球減少症，自己免疫性溶血性貧血，母子間血液型不適合黄疸，Basedow 病，重症筋無力症
III型	免疫複合体型 （アルサス型）	IgG 補体活性化 好中球遊走	血清病，アレルギー性気管支肺アスペルギルス症，過敏性肺炎，全身性エリテマトーデス（SLE）
IV型	遅延型 （細胞免疫型）	T細胞 マクロファージ Langerhans 細胞	アレルギー性接触皮膚炎，アトピー性皮膚炎[1]，細菌，真菌，ウイルス免疫，結核菌，過敏性肺炎

1) 統一した見解はなく，I型，IV型，I＋IV型などに分かれる．

子遺伝と考えられる．

II. 診断・検査

アレルギー疾患の診断は，①アレルゲン(抗原)診断，②アレルギー反応の型の診断，③病像すなわち疾患名の診断，の三つが必要である．アレルゲンの診断では，ハウスダスト，家ダニ，スギ花粉，真菌などのような**吸入性アレルゲン**や，卵，牛乳，大豆，小麦，日本ソバ，サバ，キウイなどのような**食物性アレルゲン**のほか，薬物(多くの場合ハプテンとして働く)なども考慮する．アレルギー反応の型は基本的にはCoombsとGellの分類に従うが，一つの型で疾患が成立することもあるが，複数の型で成立することも多い．疾患名の診断では，気管支喘息，アレルギー性鼻炎，アトピー性皮膚炎など種々ある．

診断のうち疾患名の診断がまず必要であるが，後述するように，ほとんどのアレルギー疾患の診断は病歴と理学所見が中心になっている．またアレルゲンの診断も，基本的には病歴から疑いを持ち検査を進めることになる．したがって，詳細な病歴聴取と理学所見が診断に最も重要であるといっても過言ではない．種々の検査は，アレルゲンの確定，疾患とその程度の把握，また現存する症状が免疫アレルギー反応によることを裏づけたり，アレルギー反応の型を診断するために行うものである．

1. 病歴と理学所見

病歴と理学所見はアレルギー疾患そのものの診断と，その程度やアレルゲンの推定，アレルギー反応の型の推定に最も重要である．症状の出現時期，症状の型と経過，アレルゲン推定のための環境，食物，薬物服用などの状況の聴取を行う．アレルギーマーチで表現されるように年齢とともに病像や症状が変化していくことも多いので，その様子の把握も必要である．さらに家族歴からアレルギー(アトピー)の素因の有無が推測できる．

理学所見では呼吸器，皮膚のみならず神経系，消化器，循環器などを含め全身のチェックが必要

である．

2. 抗原負荷・除去試験

吸入性アレルゲンや食物性アレルゲンを確定するために，吸入誘発試験，食物除去試験，食物負荷試験がある．薬物負荷試験の適用と実施は特に慎重でなければならない．いずれの誘発あるいは負荷試験も，その適用と実施は慎重であることとともに，十分なインフォームドコンセントが必要で，特に不測のアナフィラキシーを含め即時型反応に直ちに対応できる準備をして行う．またアナフィラキシー反応が予測される場合には，誘発・負荷試験は禁忌である．

a. 吸入誘発試験

気管支喘息の吸入アレルゲンの確定と症状発現の時間的経過の把握のために行う．ネブライザーを用いエアロゾルを発生させ，安静換気で2分間吸入させる．アレルゲンは凍結乾燥あるいはスクラッチ用か，治療用エキスを溶解希釈して用いる．検査は呼吸困難や喘鳴がなく，基準1秒率($FEV_{1.0}\%$)が70%以上のときに行う．生食または溶媒を2分間吸入し，非特異的気道収縮の有無を検討後，最低濃度アレルゲン液の吸入を2分間行い，吸入終了10分後に$FEV_{1.0}\%$を測定する．さらに濃度を上げ，$FEV_{1.0}\%$の20%以上の低下を確認し，その濃度を閾値と判定する．即時型反応に加えて，遅発型反応を検出するため1時間ごと10時間までと，24時間後に$FEV_{1.0}\%$を測定する．

b. 食物除去試験・負荷試験

食物アレルギーにおける食物アレルゲンの確定と症状の種類および症状発現の時間的経過を把握するための検査である．

問診により，疑わしい食物1～2品目について1～2週間完全除去し，症状の改善を観察する．患児が母乳を授乳している場合には母乳はそのまま授乳させるが，母親に同様の除去を行う．

続いてアレルゲンとして推測された食物1品目ずつの食物負荷試験を行う．食物負荷試験にはdouble-blind placebo-controlled food challenge (DBPCFC)と，single blind food challenge， open food challenge がある．厳密には DBPCFC が良いが，スクリーニングとしては，食物の凍結乾燥末または当該食物そのものを使用した open food challenge が行われる．方法は少量から始め，15分または1時間ごとに倍増し，4回の投与の総量が鶏卵の場合1～2個相当，牛乳の場合50～100 mℓ相当の量を目標として投与し，全身症状，皮膚，呼吸器，消化器，神経系の症状発現をチェックし，症状が発現した時点または目標量で中止し，少なくとも48時間観察する．

3. 肺機能検査と気道過敏性測定

肺機能検査としては従来はスパイロメトリーを用いていたが，現在は主にフローボリューム曲線を用いる．項目としては努力性肺活量，肺活量，％肺活量（％VC），1秒量，1秒率，ピークフロー値（$\dot{V}_{50}$, $\dot{V}_{25}$）などがある．ピークフローメーターは自宅で使用できる．

気道過敏性の測定にはアセチルコリンやメサコリンを用いる．

4. 皮膚試験

a. スクラッチテスト，プリックテスト，皮内反応

いずれも特定のアレルゲンに対する即時型アレルギー反応（主として IgE が関与する I 型アレルギー反応）の有無を検索する方法である．多くの場合特異 IgE 抗体と相関する．

高親和性 IgE 受容体（FcεRI）には IgE が結合しており，特定アレルゲンが真皮に投与されると，FcεRI が架橋され，ヒスタミンなどの遊離による血管透過性亢進，血管拡張作用で投与部位に膨疹と発赤が起こる．

スクラッチテストは，26 G の細い注射針の先で 2～3 mm の傷をつけ，その部位にアレルゲン液を1滴，滴下する方法で，プリックテストは，先にアレルゲン液を滴下した部位に注射針などで軽く刺す方法である．いずれも出血させないように行う．皮内反応は 26 G の針付のツベルクリン注射器で皮内に 0.02 mℓ 注入し，約 3 mm の膨疹をつくる．前二者は安全性が高い．いずれも 15 分後に膨疹と発赤を対照と比較して判定する．

b. パッチテスト（貼布試験）

アレルギー性接触皮膚炎をはじめ特定のアレルゲンに対する遅延型アレルギーの有無を検索する方法である．薬疹の場合にも有用である．

アルミ製の受け皿を持った Finn chamber や Scanpor tape，リント布製の受け皿のトリイ絆などにワセリンまたは蒸留水で希釈したアレルゲンをしみ込ませ，それを皮膚に貼布し，48 時間後に絆創膏を除去し，30 分後に対照と比較して判定する．72 時間後にも判定することが望ましい．

c. Prausnitz-Küstner 反応（P-K 反応）

レアギン（IgE 抗体と同義）を検出する方法として以前行われたが，現在では感染性の問題などから行われておらず，歴史的な検査となった．

5. in vitro 試験

末梢血中の好酸球数，血清 IgE 値，特異 IgE 抗体，特異 IgG 抗体，ヒスタミン遊離試験，抗原特異的リンパ球幼若化反応とサイトカイン産生の測定などがある．

a. 特異 IgE 抗体測定

当該アレルゲンに対する特異的な IgE 抗体を検出，定量する方法である．一般に，radioallergosorbent test（RAST）といわれている．最近ではその改良法である CAPRAST（アレルゲンがプラスチックカプセルに吸着されている）や，multiple antigen simultaneous test（MAST），fluorescence allergosorbent test（FAST），などが広く用いられている．

b. ヒスタミン遊離試験

通常は末梢血からの全血または白血球分画を用いて，主として好塩基球からのアレルゲン刺激によるヒスタミン遊離を検出する．ヒスタミンの測定はバイオアッセイ，蛍光法，radioimmunoassay（RIA），enzyme linked immunoassay などによる．現在キットも市販されている．

c. 抗原特異的リンパ球幼若化反応とサイトカイン産生の測定

Ⅳ型アレルギーである遅延型アレルギー反応などをはじめとして細胞性免疫が働くアレルギー疾患では，アレルゲンに対する抗原特異的リンパ球幼若化反応が検出される．薬物アレルギーの場合に，疑わしい薬物を用いてリンパ球刺激試験 lymphocyte stimulation test(LST)が行われる．最近は食物アレルギーのアレルゲン診断への応用も検討されている(著者ら)．

末梢血からリンパ球単球分画を得て，薬物またはアレルゲンで刺激し，リンパ球の^{3}H-サイミジン摂取率を対照と比較して刺激指数 stimulation index(SI)を求め評価する．

さらに近年，抗原刺激末梢リンパ球からの各種サイトカインの産生の測定も一部で行われている(著者ら)．

Ⅲ. 治療

治療の最も基本的なことは，正確なアレルゲン診断に基づく的確なアレルゲンの回避であるが，完全なアレルゲンの回避が困難な場合には薬物療法が必要になる．またアレルギー疾患といわれるものの中には自律神経系や精神的な因子がその発症，病態に大きく関わっているものがあり，この点の管理・治療も必要になる．

1. アレルゲン回避・除去

アレルゲン診断に基づきアレルゲンの回避・除去を行う．

吸入アレルゲンは，気管支喘息，アレルギー性鼻炎，年長児ではアトピー性皮膚炎などの原因アレルゲンとなる．ハウスダスト，家ダニ，カビなどに対しては部屋の掃除，寝具類の管理など環境整備を指導し，それらが十分に行われると，症状の相当な改善が得られる．吸入アレルゲンの多くは完全回避が困難であるが，その対応を実施しなければ，薬物療法など他の方法を駆使しても十分な成果が得られない．スギ花粉のように季節的な吸入アレルゲンでは季節にあわせて，外出時のマスクや帰宅時の洗面などを行う．ペットがアレルゲンとして明らかな場合には，屋外で飼うなどして遠ざける．

食物アレルゲンも種々のアレルギー疾患の発症に関わる．正確なアレルゲン診断に基づいて除去食療法を行うが，生食品のみの除去でよいか，加熱，加工品ではどうか，また母乳の場合，母親も当該食物の除去が必要かを，除去・負荷試験で明らかにする．また3～6ヵ月ごとに治療方針を再検討する．過度な除去により栄養障害にならないような配慮，指導が必要であるが，1～2品目以内の除去であれば，通常日常生活では用いないような特殊な食物の摂取指導は不要である．多品目にわたる場合は生食品のみを除去し，抗アレルギー薬の使用を考慮する．

薬物の場合は，当該の薬物の完全な回避を行うと同時に，使用可能な薬物を把握し，指導することが必要である．

2. 薬物療法

a. 抗アレルギー薬

種々のアレルギー反応の抑制を薬理効果として持つ抗アレルギー薬が開発されている．一般には投与開始後数週から効果が発揮される．3～6ヵ月あるいはそれ以上の長期投与になるので副作用のチェックが必要である．患児の病態を十分に把握し，個々の抗アレルギー薬の作用点を考慮して使い分けることが重要である．クロモグリク酸ナトリウム(DSCG)，トラニラスト，ケトチフェン，アゼラスチンなど従来からの抗アレルギー薬のほかに，近年ロイコトリエン受容体拮抗薬としてプランルカスト，モンテルカストなどが小児にも使用可能となった．

b. 気管支拡張薬

気管支喘息に対し気管支拡張作用を発揮する．β_2刺激薬(経口，ネブライザーによる吸入)，キサンチン誘導体(経口，点滴静注など)が主体である．気管支喘息の非発作時と発作時に使い分ける．重症な喘息発作ではイソプロテレノールの持続吸入が行われる．

c. ステロイド

　小児のアレルギー疾患には経口ステロイドは極力避ける．吸入剤としてベクロメタゾンプロピオネート，フルチカゾンプロピオネートが用いられるが，その適応と用量の決定と使用法の指導が必要である．気管支喘息の大発作時には静注が行われる．

3. 減感作療法

　皮下または皮内に1週間に1〜2回アレルゲンエキスを注射することにより，感作状態を減少させる方法(特異的減感作療法といわれる)で，免疫学的にもその機序が検討されている．吸入アレルゲンのように完全に回避できない場合に適応となるが，近年，前述の薬物療法の進歩によってその実施は著しく減少した．現在は，通常の薬物療法で十分な効果が得られない場合に考慮されている．

　最近，経口免疫療法(寛容)も一部で検討が進められている．

4. 自律鍛錬療法，運動療法，精神療法

　自律鍛錬には乾布摩擦，冷水摩擦などがある．

　運動療法では，水泳などの運動を行いながら呼吸器系の強化をはかる．ただし運動誘発喘息(各論，参照)に注意を払う．

　精神療法では，ストレスなど種々の精神的要因に対して心理療法を行う．

●各 論●

1. 気管支喘息 bronchial asthma

【定義・概念】

小児の気管支喘息の定義については日本小児アレルギー学会より出された治療・管理ガイドライン(2002)の記載をもとにすると表14-2に示すようになる．

【疫学】

1994年の厚生省アレルギー総合調査事業によると，わが国の気管支喘息の有症率は3歳未満で3％，3歳以上6歳未満で4％，6歳以上で8％，成人3％となっている．近年，増加傾向を示しており，同じ条件で調査した別の成績では過去10年間に1.5～2倍に増加したという報告がある．

【病因・病態生理】

小児の気管支喘息の病因・病態は多彩である．しかしその基本は他のアレルギー疾患と同様に，アレルギー（アトピー）の素因がもとにあり，そのうえで吸入性あるいは食物性のアレルゲンなどで感作されアレルギー反応が引き起こされることである．このうえにさらに，種々の内因・外因が関

表14-2 小児気管支喘息の定義

> 小児気管支喘息は，発作性に笛性喘鳴をともなう呼吸困難を繰り返す（反復性）疾病であり，その呼吸困難（呼気性が主体）は自然ないし治療により軽快，治癒（可逆性）するものであるが，ごくまれに致死的である．
>
> その病理像は気道の粘膜，筋層にわたる可逆性の狭窄性病変と，持続性の炎症および気道リモデリングと称する組織変化からなるものと考えられている．臨床的には類似症状を示す肺，心臓，血管系の疾患の除外が必要である．
>
> （注）呼吸困難とは，通常，自覚症状で定義される．しかし乳児，幼児では自覚症状を表現することができない．したがって，ここで取りあげる呼吸困難とは，不快感あるいは苦痛をともなった努力性呼吸のことを指すが，自覚症状を訴え得ない患児については，不快感あるいは苦痛を推測させる他覚症状を認めるものを含めるものとする．

（日本小児アレルギー学会：小児気管支喘息治療・管理ガイドライン2005，一部改変）

与して，気管支喘息をはじめとするアレルギー疾患が発症する（図14-1）．内因にはアレルギー素因のほかに，気道過敏性の亢進，自律神経系の不安定性，精神的因子などがあり，外因としては種々のアレルゲンのほかに，感染，気象，ストレス，運動，大気汚染などがある．

病型分類としてはアトピー型，感染型，混合型や季節型，通年型などに分けられる．

個々の気管支喘息患児の病因・病態は画一的ではなく，純粋なⅠ型アレルギー反応が主体のもの，気道過敏性の亢進が主体のもの，自律神経系の不安定性が主体のものなど様々で，また外因についても運動負荷が主体のもの（運動誘発喘息），感染が主体のものなど複雑である．したがって，気管支喘息はアレルギー機序が主体である群と，非アレルギー機序が主体である群に分けることができる．さらに，アレルゲンの吸入・侵入や運動誘発の後に即時（多くの場合15～30分）に症状が発現してくるもの（即時型 immediate asthmatic response（IAR））と，数時間～8時間後ぐらいたってから症状が発現してくるもの（遅発型 late asthmatic response（LAR））とに大別される．こ

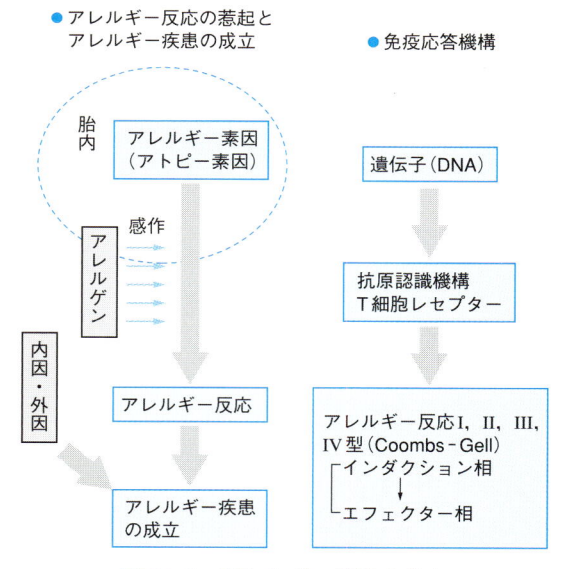

図14-1 アレルギー疾患の成立

の二つはそれぞれ単独でみられることもあるし，引き続いて起こることもある．

アレルギーの発現機序については，生体にアレルゲンが侵入するとマクロファージなどの抗原提示細胞はそれを取り込み，抗原プロセッシングをした後，HLAクラスII抗原とともに抗原ペプチドを膜表面に提示する．これをヘルパーT細胞がT細胞受容体α/β分子などを介して認識し，活性化され，種々のサイトカインを産生分泌する．ヘルパーT細胞はサイトカインの産生パターンから機能的にTh1とTh2の二つに分けられる（図14-2）．このうちTh2はインターロイキン-4（IL-4）やIL-5を産生し，IL-4はB細胞からIgEの産生を誘導する．産生されたIgEは好塩基球や肥満細胞などのIgEの高親和性受容体（FcεRI）に結合し，そのIgEに改めて当該アレルゲンが結合すると，これらの細胞が活性化され，ヒスタミンをはじめとする種々の化学伝達物質が産生分泌され，これらが気管支平滑筋の攣縮，気管支粘膜の浮腫と分泌の亢進をきたし，気管支内腔の狭窄から気管支喘息発作が引き起こされる（即時型，IAR）．さらに好酸球，肥満細胞，好中球などのいわゆる炎症性細胞が関与し（アレルギー性炎症），たとえば好酸球からのeosinophil cationic protein（ECP）などの組織障害性蛋白，ロイコトリエンなどアラキドン酸カスケード代謝産物，スーパーオキサイドなどにより，気道粘膜上皮が損傷を受け，持続性の気道収縮反応や閉塞が惹起される（遅発型，LAR）．

気道過敏性の亢進は非アレルギー機序としての自律神経の異常，すなわち副交感神経（迷走神経）の異常亢進や交感神経の低下によるほか，先のアレルギー性炎症の結果，気道上皮の損傷からも起こる．迷走神経に含まれるC線維の末端はブラジキニンによって刺激されるとサブスタンスPやノイロキニンAなどを遊離する．これらの物質は気管支平滑筋を収縮させ，さらに血管透過性の亢進，好酸球や好中球の浸潤を促して炎症（いわゆる神経原性炎症）を引き起こし，気道過敏性亢進に関わる．

運動誘発喘息（運動誘発気管支攣縮）は，運動による過換気のため気道の水分が喪失し，気道上皮の浸透圧が上昇するために肥満細胞から化学的伝達物質が遊離されることが主な病態であるが，その他の病態も検討されている．運動誘発喘息にも即時型と遅発型がある．

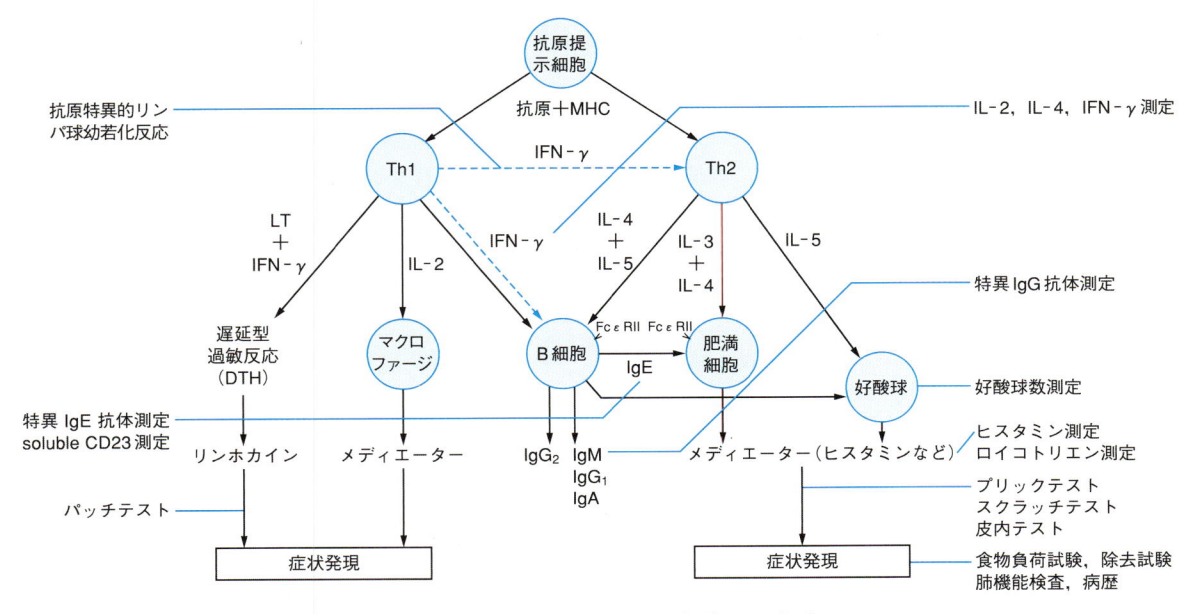

図14-2 2種類のヘルパーT細胞の反応系
Th1系とTh2系の反応と症状発現と検査（破線は抑制的に働く）．

表14-3 発作程度の判定基準

		小発作	中発作	大発作	呼吸不全
呼吸の状態	喘鳴	軽度	明らか	著明	減少または消失
	陥没呼吸	なし～軽度	明らか	著明	著明
	呼気延長	なし	あり	明らか†	著明
	起坐呼吸	横になれる	座位を好む	前かがみになる	著明
	チアノーゼ	なし	なし	可能性あり	あり
	呼吸数	軽度増加	増加	増加	不定
覚醒時における小児の正常呼吸数の目安		<2か月 <60/分 2～12か月 <50/分 1～5歳 <40/分 6～8歳 <30/分			
呼吸困難感	安静時	なし	あり	著明	著明
	歩行時	急ぐと苦しい	歩行時著明	歩行困難	歩行不能
生活の状態	話し方	一文区切り	句で区切る	一話区切り	不能
	食事の仕方	ほぼ普通	やや困難	困難	不能
	睡眠	眠れる	時々目を覚ます	障害される	
意識障害	興奮状況	正	やや興奮	興奮	錯乱
	意識低下	なし	なし	ややあり	あり
PEF	(吸入前)	>60%	30～60%	<30%	測定不能
	(吸入後)	>80%	50～80%	<50%	測定不能
SpO₂	(大気中)	≧96%	92～95%	≦91%	<91%
PaCO₂		<41 mmHg	<41 mmHg	41～60 mmHg	>60 mmHg

判定のためにいくつかのパラメーターがあるが,全部を満足する必要はない.
† 多呼吸のときには判定しにくいが,大発作時には呼気相は吸気相の2倍以上延長している.
注)発作程度が強くなると乳児では肩呼吸ではなくシーソー呼吸を呈するようになる.呼気,吸気時に胸部と腹部の膨らみと陥没がシーソーのように逆の動きになるが,意識的に腹式呼吸を行っている場合はこれに該当しない.
(日本小児アレルギー学会:小児気管支喘息治療・管理ガイドライン2005)

【症状・診断】
　喘鳴,咳嗽,呼吸困難が主要症状である.臨床症状が診断の根拠になるので問診が重要である.特に気管支喘息そのものの診断には初発年齢,季節性の有無,環境の変化,感染,運動,気象,ストレスなどの誘因,発作の程度,発作の持続時間,発作の頻度,治療内容,他のアレルギー歴,アレルギー家族歴などの聴取が重要である.
　発作の診断については,上記の症状に加えて理学所見として,呼吸数増加,陥没呼吸,鼻翼呼吸,起坐呼吸など呼吸困難や呼気延長の所見,肺気腫による鼓音,聴診では呼気性主体の乾性ラ音などが診断に有用である.これらをもとにして先の定義にあてはまるかどうか,発作の程度(表14-3),喘息の発作型分類(表14-4)を決定して治療・管理の指標にする.

【検査】
　アレルゲンの検索と肺局所の状態を把握する検査がある.
　アレルゲンの検索のためには,総論で述べたように,①問診,②特異IgE抗体,③皮膚試験,④吸入誘発試験などを行う.
　肺局所の状態の把握には,①胸部X線による肺気腫の程度,皮下気腫や縦隔気腫の有無のチェック,②呼吸機能検査による1秒量や1秒率($FEV_{1.0\%}$)の低下,ピークフロー値,$\dot{V}_{50}$, $\dot{V}_{25}$から気道狭窄の程度の把握,③気道過敏性試験,④運動誘発喘息では運動誘発による症状の発現と1秒率やピークフロー値の低下の確認を行う.
　さらに患児の全身状態の把握のために心電図,末梢血一般検査(好酸球も含む),電解質検査,血液ガス分析などを行い,また治療薬の副作用チェックとして検尿,肝機能検査などを行う.

【治療】
　気管支喘息発作時には,良好な環境で,楽な姿勢,水分補給を心掛け,発作の程度により気管支

表 14-4　治療前の臨床症状に基づく発作型分類

発作型	症状程度ならびに頻度
間欠型	・年に数回，季節性に咳嗽，軽度喘鳴が出現する ・ときに呼吸困難を伴うこともあるが，β_2刺激薬の頓用で短期間で症状は改善し，持続しない
軽症持続型	・咳嗽，軽度喘鳴が1回/月以上，1回/週未満 ・ときに呼吸困難を伴うが，持続は短く，日常生活が障害されることは少ない
中等症持続型	・咳嗽，軽度喘鳴が1回/週以上．毎日は持続しない ・ときに中・大発作となり日常生活が障害されることがある
重症持続型1	・咳嗽，軽度喘鳴が毎日持続する ・週に1～2回，中・大発作となり日常生活や睡眠が障害される
重症持続型2	・重症持続型1に相当する治療を行っていても症状が持続する ・しばしば夜間の中・大発作で時間外受診し，入退院を繰り返し，日常生活が制限される

(日本小児アレルギー学会：小児気管支喘息治療・管理ガイドライン 2005)

拡張薬（β_2刺激薬，アミノフィリンなど）を使い分ける．大発作ではアシドーシスの補正，酸素吸入，イソプロテレノール持続吸入，静注用ステロイド，さらに必要なら人工換気などを行う．

気管支喘息の治療と発作の予防のためには，アレルゲン回避，抗アレルギー薬，吸入ステロイドの使用，鍛錬療法，運動療法，精神療法などがある．

発作の治療や長期管理における薬剤の使用の一般的な方法を表 14-5，6 に示すが，患者個々の病態を把握して，それに合った薬剤を選択し組み合わせることが重要である．すなわち個々の患者の病態・病因に応じてオーダーメイド治療にこころがける．抗アレルギー薬の選択も近い将来には遺伝子スクリーニングにより使い分けることが可能になるであろう．

2. アレルギー性鼻炎 allergic rhinitis

【定義・概念】

アレルギー性鼻炎は，IgE を介する気道アレルギーの一つで，臨床的にはアレルゲン曝露による発作性のくしゃみ，水性鼻汁，それに続く鼻閉，鼻瘙痒感を特徴とする．

【病因・病態】

吸入性アレルゲンである花粉，ハウスダスト，ダニなどが原因アレルゲンである．通年性と季節性に分けられるが，鼻粘膜における病態には基本的な差はない．アレルゲン侵入初期には鼻粘膜は発赤，慢性期には腫脹，蒼白を呈する．鼻汁中には好酸球，好塩基球，好中球がみられる．局所にはそのほか肥満細胞，リンパ球もみられる．くしゃみや水性鼻汁は，肥満細胞から遊離されたヒスタミンが鼻粘膜の三叉神経を刺激し，一連の神経反射により起こる．粘膜の腫脹は肥満細胞からのロイコトリエンなどによるとされるが，近年，サイトカインなどの関与も重視されるようになってきている．

【症状・検査・診断】

くしゃみ，水性鼻汁，鼻閉の3主徴に鼻瘙痒感がある．そのほか頭痛，眼症状，皮膚瘙痒感，下痢などもみられる．通年性ではアレルゲンは主としてダニ，ハウスダストで，季節性では大部分はスギなどの花粉で花粉症といわれる．

診断には，アレルギー性鼻炎そのものの診断と原因アレルゲンの検索を行う．鼻鏡による視診，鼻汁中の好酸球，アレルゲンによる皮膚試験，特異 IgE 抗体，鼻粘膜誘発試験などがある．

他のアレルギー症状を合併することも少なくない．

【治療】

アレルゲンの回避，抗アレルギー薬（点鼻または経口）などによる．スギ花粉症のような季節性のものでは，その季節に合わせて投与する．

表 14-5　医療機関での喘息発作に対する薬物療法プラン(2〜15歳)

2〜5歳				
発作型	小発作	中発作	大発作	呼吸不全
初期治療	β₂ 刺激薬吸入	β₂ 刺激薬吸入反復*¹ 酸素吸入(Spo₂＜95%で考慮)	入院 β₂ 刺激薬吸入反復*¹ 酸素吸入，輸液 ステロイド薬静注*² アミノフィリン持続点滴*³	入院 イソプロテレノール持続吸入*⁴ 酸素吸入，輸液 ステロイド薬静注反復*² アミノフィリン持続点滴*³
追加治療	β₂ 刺激薬吸入反復*¹	ステロイド薬投与(静注・経口)*² and/or アミノフィリン点滴静注・持続点滴*³(小児喘息の治療に精通した医師のもとで行われることが望ましい) 外来で上記治療に対する反応を観察し，反応不十分な場合は入院治療考慮	イソプロテレノール持続吸入*⁴ ステロイド薬静注反復*²	イソプロテレノール持続吸入(イソプロテレノール増量考慮)*⁴ アシドーシス補正 気管内挿管 人工呼吸管理 麻酔薬(考慮)
6〜15歳				
発作型	小発作	中発作	大発作	呼吸不全
初期治療	β₂ 刺激薬吸入	β₂ 刺激薬吸入反復*¹ 酸素吸入(Spo₂＜95%で考慮)	入院 β₂ 刺激薬吸入反復*¹ 酸素吸入，輸液 ステロイド薬静注*² アミノフィリン持続点滴*³	入院 イソプロテレノール持続吸入*⁴ 酸素吸入，輸液 ステロイド薬静注反復*² アミノフィリン持続点滴*³
追加治療	β₂ 刺激薬吸入反復*¹	ステロイド薬投与(静注・経口)*² and/or アミノフィリン点滴静注・持続点滴*³ 反応不十分な場合は入院治療考慮	イソプロテレノール持続吸入*⁴ ステロイド薬静注反復*²	イソプロテレノール持続吸入(イソプロテレノール増量考慮)*⁴ アシドーシス補正 気管内挿管 人工呼吸管理 麻酔薬(考慮)

- 発作を反復している症例では，発作の原因を検討し適切な生活指導を行い，長期管理薬の再検討を行う．
- ステロイド薬の頻回あるいは持続的な全身投与は副作用の恐れがある．短期間で中止すべきであり，漫然とは使用しないことが大切である．必要ならば，小児アレルギーの専門医に紹介する．

*¹ β₂ 刺激薬吸入は 15〜30 分後に効果判定し，20〜30 分間隔で 3 回まで反復可能である．
*² 全身性ステロイド薬投与；
　　静注；ヒドロコルチゾン 5〜7 mg/kg，6 時間ごと．またはプレドニゾロン初回 1〜1.5 mg/kg，以後，0.5 mg/kg，6 時間ごと．またはメチルプレドニゾロン 1〜1.5 mg/kg を 4〜6 時間ごと．
　　　　 10 分程度かけて静注または 30 分程度かけて点滴静注する．
　　内服；プレドニゾロン 0.5〜1 mg/kg/日(分 3)．プレドニゾロンの内服が困難な場合はベタメタゾンシロップあるいはデキサメタゾンエリキシル 0.05 mg(0.5 mL)/kg/日(分 2)
*³ アミノフィリン点滴静注：30 分以上かける
　　アミノフィリン持続点滴：テオフィリン血中濃度；8〜15 μg/mL
*⁴ イソプロテレノール持続吸入療法：アスプール® 0.5% 2〜5 mL，またはプロタノール-L® 10〜25 mL＋生理食塩水 500 mL．無効の場合や呼吸不全では増量も可(例えばアスプール® 0.5% 10 mL＋生理食塩水 500 mL から開始)
(日本小児アレルギー学会：小児気管支喘息治療・管理ガイドライン 2005 より，一部改変)

表 14-6　小児気管支喘息の長期管理に関する薬物療法プラン(2〜15 歳)

2〜5 歳

		ステップ 1 間欠型	ステップ 2 軽症持続型	ステップ 3 中等症持続型	ステップ 4 重症持続型
基本治療		発作に応じた薬物療法	抗アレルギー薬[*1*5] あるいは 吸入ステロイド薬(考慮)[*2] (50〜100 μg/日)	吸入ステロイド薬[*2] (100〜150 μg/日)	吸入ステロイド薬[*2*4] (150〜300 μg/日) 以下の1つまたは複数の併用 ・ロイコトリエン受容体拮抗薬 ・DSCG[*5*6] ・テオフィリン徐放製剤[*3] ・貼付 β_2 刺激薬 ・長時間作用性吸入 β_2 刺激薬[*7]
追加治療		抗アレルギー薬[*1]	テオフィリン徐放製剤[*3]	以下の1つまたは複数の併用 ・ロイコトリエン受容体拮抗薬 ・DSCG[*5*6] ・テオフィリン徐放製剤[*3] ・β_2 刺激薬(就寝前貼付あるいは経口2回/日)[*6] ・長時間作用性吸入 β_2 刺激薬[*7]	

6〜15 歳

		ステップ 1 間欠型	ステップ 2 軽症持続型	ステップ 3 中等症持続型	ステップ 4 重症持続型
基本治療		発作に応じた薬物療法	吸入ステロイド薬[*2] (100 μg/日) あるいは 抗アレルギー薬[*1]	吸入ステロイド薬[*2] (100〜200 μg/日)	吸入ステロイド薬[*2*4] (200〜400 μg/日) 以下の1つまたは複数の併用 ・ロイコトリエン受容体拮抗薬 ・テオフィリン徐放製剤 ・長時間作用性吸入 β_2 刺激薬 ・DSCG ・貼付 β_2 刺激薬
追加治療		抗アレルギー薬[*1]	テオフィリン徐放製剤	以下の1つまたは複数の併用 ・ロイコトリエン受容体拮抗薬 ・テオフィリン徐放製剤 ・長時間作用性吸入 β_2 刺激薬 ・DSCG ・貼付 β_2 刺激薬	経口ステロイド薬[*4] (短期間・間欠考慮) 長期入院療法(考慮)

[*1] 抗アレルギー薬：化学伝達物質遊離抑制薬, ヒスタミン H_1 拮抗薬, ロイコトリエン受容体拮抗薬, Th 2 サイトカイン阻害薬に分けられる．DSCG と経口抗アレルギー薬を含む．
[*2] 吸入ステロイド薬：力価は FP(プロピオン酸フルチカゾン)あるいは BDP(プロピオン酸ベクロメタゾン)換算とする．
[*3] テオフィリン徐放製剤の使用にあたっては，特に発熱時には血中濃度上昇に伴う副作用に注意する．
[*4] ステップ 4 の治療で症状のコントロールができないものについては，専門医の管理のもとで経口ステロイド薬の投与を含む治療を行う．
[*5] DSCG 吸入液をネブライザーで吸入する場合，必要に応じて少量(0.05〜0.1 mL)の β_2 刺激薬と一緒に吸入する．
[*6] β_2 刺激薬は発作がコントロールされたら中止するのを基本とする．
[*7] DPI が吸入できる児

(日本小児アレルギー学会：小児気管支喘息治療・管理ガイドライン 2005 より，一部改変)

3. 薬物アレルギー drug allergy

【定義・概念】

薬物アレルギーとは，薬物の投与に起因する不利益な反応(adverse reactions)のうち免疫学的機序が関与するものをいう．しかし一般には機序不明なものが少なくない．実際には非アレルギー性の機序によるものや，機序不明なものも含めた adverse reactions to drugs とほぼ同義語として使用される．

【病因・病態】

種々の薬物が原因となりうる．狭義の薬物アレルギーは Coombs と Gell の分類のⅠ型，Ⅱ型，Ⅲ型，Ⅳ型に分類されるが，adverse reactions としては，それ以外に possibly allergic-immune, pseudoallergic, non allergic に分けて病態が整理されている(表14-7)．

【症状・検査・診断】

薬物による adverse reactions の症状は多彩であり，全身，各臓器にわたる．

① **アナフィラキシー** anaphylaxis：Ⅰ型アレルギー反応(IgE 抗体)が関与するもので，一定期間をおいた再投与により数分から数時間以内(多くは30分以内)にヒスタミン，ロイコトリエンなどの化学伝達物質により血管透過性亢進，平滑筋の攣縮，粘液分泌亢進が起こり，蕁麻疹の出現，循環不全，呼吸不全に陥る．非アレルギー性の場合はアナフィラキシー様反応といわれる．この場合は何らかの理由で直接ヒスタミンなどの遊離が起こる．

② 発熱 drug fever：典型例では薬剤投与7〜10日後に突然敗血症様発熱をきたす．

③ 血清病 serum sickness または血清病様症候群 serum sickness like syndrome

④ 呼吸器障害

⑤ 造血器および血液系障害：溶血性貧血，顆粒球減少症，血小板減少症などがある．

⑥ 肝障害：肝細胞障害型と肝内胆汁うっ滞型がある．

⑦ 腎障害

⑧ 薬疹 drug eruption：皮膚粘膜病変をきたすもので，頻度が高い．蕁麻疹型，紅斑丘疹型のほか，多形滲出性紅斑型(ときに Stevens-Johnson 症候群へ移行)，紅皮症型など多彩である．特殊型として中毒性表皮壊死融解症 toxic epidermal necrolysis(TEN)(Nikolsky 現象陽性)，Stevens-Johnson 症候群，固定薬疹，自己免疫誘発型(薬剤性 SLE など)がある．

診断は，まず問診により薬物使用歴と使用状況および症状の経過を十分に把握する．

疑わしい薬剤について皮膚試験(スクラッチテスト，プリックテスト，皮内テスト，パッチテスト)を行うが，アナフィラキシーが予測される場合は禁忌である．Ⅳ型アレルギー反応を含む非即時型反応の場合には，推定薬剤によるリンパ球刺激試験(LST)が有用である．薬物負荷試験の適用は慎重でなければならないしアナフィラキシーなど全身症状が出現する可能性のある場合は禁忌である．

【治療】

原因薬物ないし原因と推定される薬物の中止．アナフィラキシー(様)ショックに対してはエピネフリン投与，気道確保，血管確保，ステロイドの静注などを行う．喘息(様)症状に対しては喘息に準じた治療を行う．薬疹に対しては程度に応じて

表14-7 薬物による adverse reactions の種類

1. drug allergy
    - Ⅰ型　IgE を介したアナフィラキシー
    - Ⅱ型　細胞障害
    - Ⅲ型　免疫複合体
    - Ⅳ型　細胞性免疫
2. possibly allergic-immune
    - 薬剤性 SLE
    - 薬剤性発熱
    - 皮膚粘膜反応
    - 肺障害
    - 肝障害
    - 腎障害
    - その他
3. pseudoallergic
    - アナフィラキシー様
    - 発疹
    - その他
4. non allergic
    - 過剰投与
    - 副作用
    - その他

(Behrman RE et al eds：Nelson Textbook of Pediatrics (15th ed), Saunders, 1997)

抗ヒスタミン薬の内服，外用，ステロイドの外用，経口，静注投与などを行う．

4. 食物アレルギー food allergy

【定義・概念】

食物を摂取することにより起こる不利益な反応（adverse reactions）は，その機序が種々である．食物アレルギー food allergy（食物過敏症 food hypersensitivity）は免疫学的機序が関与するものをいう．このほかに食物の毒性，先天代謝異常症などによる非免疫学的機序によるものなどがある．

食物アレルギーという名はアレルゲン側からみた病名で，惹起される病像は多彩であり，気管支喘息，蕁麻疹，アトピー性皮膚炎，アレルギー性緊張弛緩症候群，アレルギー性胃腸炎（消化管アレルギー）など多くの疾患が含まれる．これに対し，気管支喘息とかアトピー性皮膚炎などという名称は病像からみた病名で，原因となるアレルゲンは吸入性もあり，また食物性もある．

食物性アレルゲンは鶏卵，牛乳，大豆，小麦，日本ソバ，エビ，サバ，キウイ，トマト，バナナなど多彩である．

【病因・病態】

摂取された食物アレルゲンは消化管を通じて血流，リンパ流に入るため，全身各所で症状を発現する．食物アレルゲンに対する生体の免疫・アレルギー反応そのものは気管支喘息の病因・病態の項で述べたものと基本的には同様である（図14-2参照）．抗原提示細胞によるアレルゲン（ペプチド）の提示およびヘルパーT細胞によるその認識，ヘルパーT細胞（Th1，Th2）の活性化である．ヘルパーT細胞のうち，Th2がより優位に活性化されると，B細胞からのIgEの産生を誘導し，IgEの関与したI型アレルギー反応（臨床的には即時型）が引き起こされ，アナフィラキシー，気管支喘息，蕁麻疹，喉頭浮腫，一部のアトピー性皮膚炎などが起こる．一方，Th1がより優位に活性化されると，IL-2やインターフェロン-γ（IFN-γ）などが産生され，また遅延型過敏反応も引き起こされる．症状としては，食物摂取後しばらく時間を経てから症状が出現する非即時型（著者らによる臨床上の表現で，細胞性免疫が関与したいくつかの反応が含まれる）のアレルギーである一部のアトピー性皮膚炎，アレルギー性緊張弛緩症候群などが起こる．このTh1とTh2のアンバランスがアレルギー反応の型と症状の発現に大きく関わっているが，一つの疾患（病像）が成立するには，両者がともに何らかの形で関わっている場合が多いと考えられる．

食物アレルギーのうち消化管を中心とした症状が出現するものを消化管アレルギーといい，嘔吐，下痢，慢性下痢（食物過敏性腸症），食物アレルギー性大腸炎などがある．

口腔アレルギー症候群 oral allergy syndrome（OAS）は消化吸収の前段階，すなわち口腔を中心とした部位で即時型アレルギー症状が出現するものである．各種花粉と共通抗原性をもつ各種くだものなど（リンゴ，モモ，サクランボ，ナシ，ビワ，メロン，バナナ，トマトなど）により口腔，口唇，咽喉頭部の刺激感，かゆみ，腫脹，閉塞感などが認められる．

【症状・検査・診断】

食物アレルギーの症状は多彩である．

① 全身系：アナフィラキシー（日本ソバ，ゼラチン，エビ，カニ，サバ，牛乳など種々の食物で起こりうる），食事依存性運動誘発アナフィラキシー（主としてアレルゲンとして作用する食物を摂取した後に運動により誘発される），夜泣き，不機嫌などがある．

② 消化器系：消化管アレルギー，下痢，腹痛，口腔アレルギー

③ 呼吸器系：気管支喘息，wheezy bronchitis，咳嗽など

④ 皮膚粘膜系：蕁麻疹，喉頭浮腫，血管浮腫，アトピー性皮膚炎，紅斑，瘙痒など

⑤ 神経系：頭痛，アレルギー性緊張弛緩症候群などがある．これらの症状，疾患の多くは，もちろん食物アレルギー以外でも起こりうるものである．

食物アレルギーの診断には，アレルゲンの検索と病像の診断（前記の症状による）が必要である．特定の食物により実際に症状が出現するかどうかは，詳細な問診をもとにした厳格な食物除去・負

荷試験により決定される．その症状が免疫アレルギー反応によっているか否かの診断は特異IgE抗体，抗原特異的リンパ球幼若化反応，スクラッチテスト，パッチテストなどにより行う．

【治療】

厳格なアレルゲン診断をもとにした食物除去療法を行う．特にアナフィラキシーの場合には十分な指導が必要である．たとえば卵がアレルゲンの場合，生の卵も加工品や熱処理の卵もアレルゲンとして働くかどうかを診断して指導する．乳児期では母乳栄養児の場合には母親も当該食物の除去が必要か否かを除去・負荷試験で判定し，指導する．人工栄養児では牛乳アレルギーの場合には加水分解ミルクなどが有効なことがある．中途半端にアレルゲンを決めて，無用な食事制限をしてはいけない．3～6ヵ月の単位で再検討する．

多食物を除去しなければならない場合には栄養指導を行うが，通常用いられない食品まで必要になることはまれである．食物除去療法のみで十分な効果が得られない場合はアレルゲン診断を見直すこと，ストレス，環境など他の要因を改善すること，また抗アレルギー薬の使用を考慮する．

5. アレルギー性皮膚疾患

a. アトピー性皮膚炎 atopic dermatitis

【定義・概念】

アトピー性皮膚炎は慢性に経過する湿疹性疾患で，遺伝的傾向が強く，しばしば気管支喘息やアレルギー性鼻炎を併発する．

1923年，CocaとCookeは，遺伝的傾向が明確で，花粉，ハウスダスト，食物などのありふれた環境抗原により，特徴的な即時型過敏反応を示す先天性過敏症を**アトピー**atopyと称した．1933年，WiseとSulzbergerが"Year Book of Dermatology and Syphilology"の編集者注釈の中で，Cocaらのいうアトピー家系内には湿疹様皮膚病変が多くみられることを指摘し，このアトピー家系内にみられる湿疹様皮膚病変に対してアトピー性皮膚炎という病名を提唱した．つまり，アトピー性皮膚炎とは，アトピー（I型アレルギー）で発症する皮膚病変という意味ではなく，アトピー素因を持つ者に発症する湿疹様皮膚病変ということである．

次項の病因・病態で述べるように，主にアレルギー分類のIV型アレルギー反応の病理組織型を呈する"皮膚炎"に，I型アレルギー反応を表現する"アトピー"という形容詞がつけられたのである．また湿疹様皮膚病変という形態学的所見をもとにした症候名に，アトピーという発症機序を表現する形容詞がつけられてしまったために，皮膚炎の中でアトピー（I型アレルギー）でのみ発症する皮膚炎であるとの一部の誤解も生じている．

【病因・病態】

病理組織的に，表皮は肥厚しており，ときに海綿状態や小水疱がみられる．真皮は単核球を主体とした細胞浸潤がみられる．急性期や増悪期には好中球や好酸球も認められるとされているが，著者らを含め，少なくとも小児では否定的な報告も多い．細胞浸潤の主体である単核球はほとんどがTリンパ球で，CD4陽性細胞（ヘルパーT細胞）が主体である．Langerhans細胞が表皮にも真皮にもみられる．この像はいわゆる慢性湿疹の組織像に類似しており，またIV型アレルギー反応の代表であるアレルギー性接触皮膚炎にも類似している．

Langerhans細胞にはIgE受容体（FcεRI）があること，局所でIgE産生を誘導するIL-4や，逆にそのIgE産生を抑制するIFN-γの発現が報告されていることなどから，アトピー性皮膚炎の発症には種々の免疫アレルギー反応が関与していると考えられるが，詳細については種々の議論がある．

基本的には他のアレルギー疾患と同様に，アトピーの素因を持っている生体がアレルゲンにより感作されて免疫アレルギー反応が引き起こされ，さらに種々の要因が加わって，初めてアレルギー疾患としてのアトピー性皮膚炎が発症し，さらに種々の増悪因子により影響されるものと考えられる．

アレルゲンが明らかでない場合も少なくないが，乳幼児では鶏卵，牛乳，大豆などの食物性アレルゲンが，また年長者ではダニがしばしば関与する．

【症状・検査・診断】

アトピー性皮膚炎はしばしば乳児期，特に生後

5. アレルギー性皮膚疾患　301

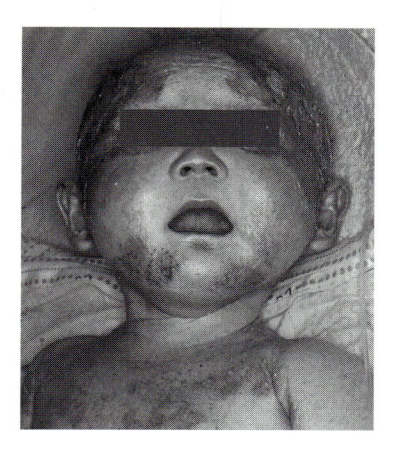

図 14-3　アトピー性皮膚炎(乳児)(口絵⑨参照)

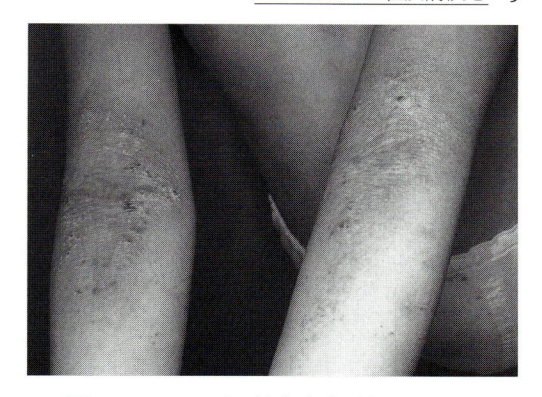

図 14-4　アトピー性皮膚炎(幼児期後半)
(口絵⑩参照)

表 14-8　アトピー性皮膚炎の診断基準(厚生省)

I. アトピー性皮膚炎の定義
　　アトピー性皮膚炎とは，アトピー素因のあるものに生ずる，主として慢性に経過する皮膚の湿疹病変である．このため，本症の診断にあたっては，いまだ慢性経過の完成をみていない乳児の場合を考慮し，年齢に対する考慮が必要である．
II. アトピー性皮膚炎の主要病変
　1. 乳児について
　　a) 顔面皮膚または頭部皮膚を中心とした紅斑または丘疹がある．耳切れがみられることが多い．
　　b) 患部皮膚に搔破痕がある．
　2. 幼児，学童について
　　a) 頸部皮膚または腋窩，肘窩もしくは膝窩の皮膚を中心とした紅斑，丘疹または苔癬化病変がある．耳切れがみられることが多い．
　　b) 乾燥性皮膚や粃糠様落屑をともなう毛孔一致性角化性丘疹がある．
　　c) 患部皮膚に搔破痕がある．
III. アトピー性皮膚炎の診断基準
　1. 乳児について
　　II-1 に示す病変のうち a)，b)の双方を満たし，「鑑別」に示す皮膚疾患を単独に罹患した場合を除外したものをアトピー性皮膚炎とする．
　2. 幼児，学童について
　　II-2 に示す病変のうち a)あるいは b)，および c)の双方，ならびに下記のイ)，ロ)の条件を満たし，「鑑別」に示す皮膚疾患に単独に罹患した場合を除外したものをアトピー性皮膚炎とする．
　　イ) 皮膚にかゆみがある．
　　ロ) 慢性(発症後 6 ヵ月以上)の経過をとっている．
「鑑　別」
　　1) おむつかぶれ，2) あせも，3) 伝染性膿痂疹，4) 接触皮膚炎，5) 皮膚カンジダ症，6) 乳児脂漏性湿疹，7) 尋常性魚鱗癬，8) 疥癬，9) 虫刺され，10) 毛孔性苔癬

2～3 ヵ月から 6 ヵ月に発症する．また 1～2 歳(幼児期早期)で発症することも少なくない．
　乳児期や幼児期早期では，顔面，頸部，頭部，体幹，四肢(伸側)に紅斑，丘疹が出現し瘙痒感が強い(図 14-3)．皮疹が湿潤し，痂皮が付着したり，耳切れがみられることが多い．体幹，四肢には貨幣状湿疹の所見がみられることが多い．
　幼児期後半以降では皮疹の湿潤傾向は減少し，乾燥した苔癬化局面，丘疹，瘙痒が主体となる．苔癬化局面の好発部位は肘窩や膝窩などの屈側である(図 14-4)．皮疹が存在しない皮膚はしばしば乾燥性で，鳥肌様の毛孔性丘疹であることが多く，乾燥皮膚 dry skin あるいはアトピー皮膚 atopic skin と呼ばれる．
　以上の症状は季節的な変動を受けやすい．
　合併症として細菌感染(ブドウ球菌，MRSA な

ど)のほかに，本症の患児に Herpes simplex 感染が起こった場合，**Kaposi 水痘様発疹**といわれる重症型をとることがある．

アトピー性皮膚炎そのものの診断のための決定的な検査法は現在のところないが，1980年の Hanifin と Rajka の診断基準が基本となっている．わが国ではこれをもとにして1992年に作成された厚生省による小児用の診断基準がある(表14-8)．

アレルゲンの診断では，乳幼児期には食物アレルゲンが関与していることが少なくないので，その検索を行う．年長になるにつれダニやハウスダストなどの環境因子が関与していることが多くなる．原因のアレルゲンが不明なものも少なくない．

【治療】

スキンケア(石けんでよく洗い，お湯でよく流す，爪を切るなど)，環境整備(ダニ対策など)などの日常生活指導が重要である．外用剤(非ステロイド，ステロイド)，ストレス解除，食物アレルギーの関与が明らかな場合には食物除去療法を行う．細菌感染などの増悪因子に対する処置(抗生物質，イソジン消毒など)も必要に応じて行う．必要に応じて抗アレルギー薬の使用も検討する．外用剤ではステロイドの的確な使用は効果的であるが，使い過ぎないよう配慮する．

b. ストロフルス strophulus

6ヵ月から6歳頃の小児にみられる．蕁麻疹様皮疹についで硬い丘疹がみられるようになる．下腿では水疱，ときに膿疱となる．2〜10日間で色素沈着を残す．時期の異なる発疹が同時に存在する．瘙痒も強い．露出部に多く，夏期に多い．

原因は虫刺による過敏症によって生じると考えられている．病理的には表皮有棘層の浮腫，真皮上層の血管周囲性慢性炎症性細胞浸潤がみられる．

鑑別診断としては水痘の初期があげられる．

治療はフェノール亜鉛華リニメントの外用が主であるが，抗ヒスタミン薬の内服を行うこともある．

c. 蕁麻疹 urticaria

【定義・概念】

蕁麻疹は真皮の血管の透過性亢進に基づく一過性の浮腫で，臨床的には発赤をともなう膨疹が出現し，短時間で消退する．

【病因・病態】

蕁麻疹の原因，発症機序は多彩である．真皮の血管の透過性を亢進させる物質として肥満細胞などから遊離されるケミカルメディエーターであるヒスタミン，ロイコトリエン，プロスタグランジンなどがある．これらの遊離が免疫アレルギー機序によるかどうかでアレルギー性と非アレルギー性とに大別される．アレルギー性機序によるものは IgE 抗体を介した I 型アレルギーによるものが大半であるが，II 型アレルギーによるものもある．非アレルギー性機序としては，物理的刺激などで肥満細胞から直接ケミカルメディエーターが遊離されるものがある．

【症状・検査・診断】

皮膚の発赤が先行し，同時に瘙痒を訴え，やがてその部に粟粒大の白色膨疹が出現する．この丘疹状膨疹は急速に拡大し，また融合して完全な蕁麻疹となる．発赤から完成まで1〜5分くらいである．拡大と同時に一部では消退を示す．全身の皮膚のどこにでも発生し，口唇，上気道，消化管などの粘膜に出現するとショック様症状を呈することもある．

蕁麻疹そのものの診断は，問診と上記の症状・所見を確認することで比較的容易である．出現・消失が1ヵ月以上継続するかどうかで急性と慢性とに分ける．慢性の場合は原因不明のことが多い．問診からアレルギー性機序が想定される場合，アレルゲン検索としてプリックテスト，スクラッチテスト，特異 IgE 抗体検索などを行う．食物負荷試験はきわめて慎重に行う．非アレルギー性機序が想定される場合，皮膚描記(機械的や食物性蕁麻疹の一部で陽性)，温熱負荷(コリン作動性蕁麻疹などの温熱蕁麻疹で陽性)，寒冷負荷(寒冷蕁麻疹で陽性)，運動負荷(発汗とともに蕁麻疹が出現すればコリン作動性蕁麻疹)などを行う．

蕁麻疹は種々の全身性疾患の前駆症状，あるいは部分症状として出現することもあるのでその診

断が必要である．また多形滲出性紅斑との鑑別が必要である．

【治療】

原因や誘因が明らかな場合には，その除去，回避が第一である．原因・誘因が明らかでない場合などは，対症療法として抗ヒスタミン薬，抗アレルギー薬の投与を行う．全身症状をともなう場合や重症例では，ステロイドの点滴または内服が必要となる．

d. 血管神経性浮腫 angioneurotic edema

Quincke 浮腫ともいう．急に起こる限局性の深い皮下組織の浮腫で，数時間から数日間持続する．健常皮膚色，淡紅色，蒼白色で弾性硬で，大きさは鶏卵大など種々である．眼瞼，口唇，頬などの顔面，頭部に好発する．粘膜にみられることもある．

遺伝性血管神経性浮腫 hereditary angioneurotic edema (HANE) は補体の C_1 inactivator の先天性の欠損または機能不全をともなう疾患で，常染色体性優性遺伝形式をとる．

顔面(口唇，眼瞼など)，四肢，咽頭，喉頭(声門浮腫では窒息することもある)の限局性浮腫で，疼痛や瘙痒感をともなわない．消化管に生ずると腹痛，嘔吐，下痢となる．打撲，圧迫，ストレスなどにより発作的に発生し，1～3日で通常は消退するが，長びくこともある．浮腫発生の機序は明らかでないが，補体系のほか，凝固系，プラスミン系，キニン系の複雑な反応によると考えられている．

6. 血清病 serum sickness

【定義・概念】

血清病は，異種(抗)血清の投与で起こるⅢ型アレルギー(免疫複合体)反応である．古典的な血清病は，破傷風，ジフテリア，ボツリヌス，ガス壊疽，蛇咬症などの治療にウマ抗血清を投与したために発症した．ウマ抗ヒトリンパ球抗体や生物製剤(ワクチン，ホルモン)，血液製剤(ヒト免疫グロブリン)などによる報告がみられる．またペニシリン，サルファ剤，ヒダントインなどの薬剤でも同様の症状が出現することがあり，広義の血清病(血清病様)と考えられている．

【病因・病態】

異種抗原を注射すると，1～2週後には，産生された特異抗体(IgG)と抗原による免疫複合体が形成され，これが血管壁に沈着し，組織障害が引き起こされる．薬剤の場合はハプテンとして働く．すでに抗原に感作されている場合には，ときにIgE抗体によるⅠ型アレルギー反応により注射後数分以内にアナフィラキシーショックを起こす．

【症状・検査・診断】

異種抗原投与1～2週間後に全身倦怠感，発熱，蕁麻疹(全身性)，浮腫，消化器症状，多関節炎，関節痛，筋肉痛，リンパ節腫脹などが出現する．血管炎，腎炎，神経障害(末梢神経炎など)，心膜炎，胸膜炎など重篤な症状を呈することもある．再投与の場合にはアナフィラキシー様の即時反応または1～3日以内に症状が出現する．

診断には問診が重要である．血清補体価は正常～低下を示す．

【治療】

原因となっている抗血清や薬剤の投与を直ちに中止する．軽症例では数日から2週間ぐらいで自然軽快する．解熱鎮痛薬，抗ヒスタミン薬を投与する．重症例ではステロイドを投与する．アナフィラキシーショックにはショックに対する対症療法を行う．

15 感染症

● 総　論 ●

I. 小児感染症の変貌

1. 小児感染症の年次的変化

　感染症の種類と重症度，流行の様相は，①公衆衛生思想の普及，環境の整備，②抗生物質・抗菌薬・抗ウイルス薬の開発，③予防接種の普及の3要素によって変遷する．

　公衆衛生思想の普及はコレラ，腸チフス，赤痢などの重症腸管系感染症の発生を著しく減少させた．

　抗生物質の開発は終戦後から1960年代まで日常診療でよくみられた膿胸，化膿性髄膜炎などの細菌性疾患，結核性髄膜炎，粟粒結核など重症結核症を近年極端に減少させた．

　ワクチンの開発普及は世界的には天然痘を撲滅し，国内的にはポリオの発症数低下，麻疹発症数の減少，ジフテリア，破傷風，百日咳の発症数低下をもたらした．

　1981年6月に登場した後天性免疫不全症候群(AIDS)は，免疫の中枢であるリンパ球機能を低下させるウイルス性疾患として，発症予防に対しては3種薬剤の組み合わせなどで一定の成果が得られているものの現在なお，現代の最大難関の感染症とみなされている．

　抗ウイルス薬として開発されたビダラビン(Ara-A)，アシクロビルは抗ヘルペスウイルス薬として認められた．

　さらにインフルエンザ治療薬としてA型インフルエンザに対して塩酸アマンタジン(シンメトレル®)が認められた．またA，B型インフルエンザ治療としてニューラミニデース阻害剤ザナミビル(リレンザ®)，オセルタミビル(タミフル®)が開発，発売された．

　一方，抗生物質の乱用に対し，細菌に薬剤耐性の問題が発生し，日常診療レベルにも耐性菌問題が登場している．ペニシリン耐性肺炎球菌や，メチシリン耐性黄色ブドウ球菌 methicillin-resistant *Staphylococcus aureus* (MRSA)の登場は社会問題にまで発展した．さらにバンコマイシン耐性腸球菌(VRE)の存在も報告されている．

　感染症の早期診断技術の進歩は著しく，病原体同定や免疫学的診断に加えて，遺伝子レベルの診断技術が定着しつつある．*in situ* hybridization法やPCR法による病原体の核酸証明法は種々の感染症の診断に応用され，コマーシャルベースに乗ったものも少なくない．

2. 感染症サーベイランス

　1999年4月に施行された感染症予防医療法によって四類に分類された一部の感染症が，定点に指定された医療機関から報告されることになった．

　このうち小児科定点対応疾患は麻疹，風疹をはじめとする12疾患であり，内科定点を加えたインフルエンザ定点と合わせて13疾患である．

　さらに基幹定点から9疾患が集計報告されることになった(表15-1)．

　この集計は都道府県ごとにまとめられ(これと

表 15-1　感染症予防医療法で四類に分類された疾患中発生動向調査される感染症(小児科, 内科)

小児科定点 　麻疹, 風疹, 水痘, ムンプス, 百日咳, A 群溶連菌咽頭炎, 感染性胃腸炎, 手足口病, 突発性発疹, 咽頭結膜熱, ヘルパンギーナ インフルエンザ定点 　インフルエンザ 基幹定点 　急性脳炎, クラミジア肺炎, 細菌性髄膜炎, 成人麻疹, PRSP*感染症, マイコプラズマ肺炎, 無菌性髄膜炎, MRSA 感染症, 薬剤耐性緑膿菌感染症

＊ペニシリン耐性肺炎球菌(Penicillin-resistant *S. pneumoniae*)

は別に政令指定都市の集計もある)各週ごとの各疾患の流行状況が把握できる。この集計の基となるデータは一定地域内に定点医師を配置し, その医師が診断した患者を年齢区分ごとに報告させたものである。したがってこれらの疾患の季節ごとの発生状況, 地域的流行状況, 年齢区分ごとの発生状況が把握できる。

3. 日和見感染

通常の免疫力を保有していれば発症しないか, あるいは軽症に経過するはずの病原体感染が, 宿主が免疫不全状態にあるために重症化する場合がある。この感染を日和見感染という。原発性免疫不全症候群や AIDS, 抗癌薬, ステロイドなどを使用中の患者に発症する。日和見感染する病原体を表 15-2 に示す。

4. 新しい病原体, 高度耐性菌(MRSA など)

AIDS の原因ウイルスの HIV, 成人型 T 細胞白血病の原因ウイルスの HTLV-1, C 型肝炎ウイルス(HCV), E 型肝炎ウイルス(HEV)が同定された。HHV-6, 7 が小児期の突発性発疹の起因ウイルスとされた。さらに HHV-8 が Kaposi 肉腫の起因ウイルスとして提唱されている。

アフリカでは致死率の高いエボラ出血熱の発生が報道され, 米国では新しいハンタウイルスによる**ハンタウイルス呼吸器症候群**(HPS)の発生が報告された。

一方細菌性疾患では劇症溶連菌感染症が英国から報告され, わが国からも相次いだ。第 3 世代セフェム系抗生物質の広範な使用に起因して, **メチシリン耐性黄色ブドウ球菌**(**MRSA**)が分離・同定されることが多くなった。MRSA が免疫不全状態にある患者, 手術患者や人工産物(カテーテル, ドレーンなど)を留置している患者に感染増殖した場合, 致死的となることも多い。また**ペニシリン耐性肺炎球菌**(**PRSP**)も最近の病院検査室での分離株中半数以上を占めるようになった。

5. 外来性病原体

近年わが国においても海外旅行が活発となり, 国際交流が進み, また外国人就労者の増加が顕著となった。これにともない外来性病原体がわが国に侵入する機会が増加して, これら病原体による疾患(**輸入感染症**)が増加しつつある。最近話題となっている病原体を表 15-3 に示す。

表 15-2　日和見感染症と病原体

ウイルス	サイトメガロウイルス 単純ヘルペスウイルス 1, 2 型 EB ウイルス 水痘・帯状疱疹ウイルス
真　菌	カンジダ クリプトコッカス アスペルギルス
原　虫	トキソプラズマ クリプトスポリジウム ニューモシスチスカリニ
細　菌	結核菌 非定型好酸菌

表 15-3　わが国で問題となっている輸入感染症

感染源	疾　患
水, 食品	コレラ, 腸チフス, パラチフス, アメーバ赤痢, ランブル鞭毛虫症, 肝炎(A 型, E 型), ポリオ, 旅行者下痢症
動物, 節足動物	マラリア, デング熱, ペスト, 黄熱, オンコセルカ症, アフリカ睡眠病, カラ・アザール
ヒト	梅毒, HIV 感染症, 疥癬, 肝炎(A 型, B 型, C 型), ラッサ熱

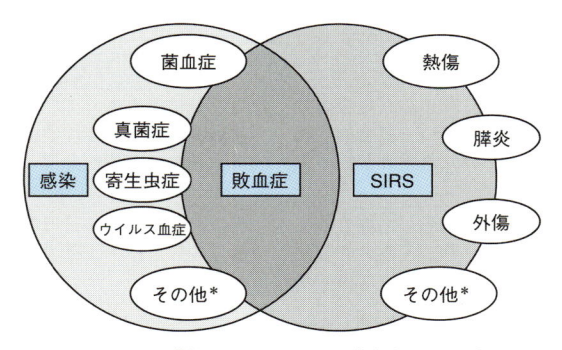

図 15-1　感染, SIRS および敗血症の関係

SIRS : systemic inflammatory response syndrome
*SIRS を起こしうる小児疾患として, 川崎病, 血球貪食症候群, Stevens-Johnson 症候群, トキシックショック症候群などがある.

6. 敗血症

　敗血症は疾患というよりは一種の症候群であり, 原発感染巣→菌血症→敗血症→敗血症性ショックと, 段階を経るにしたがって重篤となる一連の経過の中の病態をさす. 従来の考え方では血液培養で細菌陽性ならば菌血症, 炎症反応が陽性かつ臨床症状をともなえば敗血症であった.

　最近では**全身性炎症反応症候群** systemic inflammatory response syndrome (SIRS) の一つと考えられている. **SIRS** は感染, 外傷, 熱傷, 膵炎などの侵襲により免疫担当細胞あるいは炎症細胞で産生されたサイトカインが血中へ放出され, この血中サイトカインによる全身性炎症反応である. 感染巣から病原体 (狭義では細菌) が血中に入り全身に播種され, SIRS に進展した場合敗血症と診断する. 菌血症とは血中に細菌が存在するという事象のみをさす.

　鑑別すべき疾患として, 川崎病, 血球貪食症候群, Stevens-Johnson 症候群, トキシックショック症候群などの SIRS を起こしうる疾患との鑑別が重要である (図 15-1).

7. 感染症の予防及び感染症の患者に対する医療に関する法律 (感染症予防医療法)

　1897 年以降, 長きにわたって施行されてきた伝染病予防法が, 最近の医学的知見に基づき 1999 年に廃止された. かわって, 「性病予防法」および「後天性免疫不全症候群の予防に関する法律 (エイズ予防法)」の内容を包含した「感染症の予防及び感染症の患者に対する医療に関する法律 (感染症法)」が, 1999 年 4 月 1 日に施行された. 重症急性呼吸器症候群 (SARS) の発生などもあり, 対象とする感染症の種類および分類が改定され, 2003 年 11 月 5 日から「改正感染症法」となった. さらに, 2006 年 12 月の改正を経て現在に至っている. 表 15-4 に改正された感染症の類型, 感染症名, 性格, 主な対応・措置を示す. 定点把握とは, 県によって選定された指定医療機関からの届出を指す.

II. 小児感染症の特異性

1. 感染症と好発年齢

a. ウイルス感染症

　ウイルス感染症は感染即発症とは限らず, **不顕性感染**も一定の割合で存在する. 顕性発症率や, 感染力もウイルスごとにそれぞれ異なっている. 大半のウイルス感染症は終生免疫であることから, これらの要素が組み合わさってウイルスごとの好発年齢が異なってくる. 保育園や幼稚園など集団生活を開始すると次から次へとかぜ症候群や麻疹, 水痘, 風疹などのウイルス感染症に罹患する. この時期が好発年齢の一つのピークとなる. 一方インフルエンザウイルスのように毎年冬期に流行するようなウイルス感染症は, 幼児期よりも集団生活期間の長い小学生, 中学生集団に患者が集中している.

b. 細菌感染症とマイコプラズマ感染症

　細菌感染症は発症しても終生免疫とはならない. したがって同一感染因子によって複数回発症することがある. つまり好発年齢は感染因子の感染力と接触頻度に左右される. 学童期が接触頻度が高いことから溶連菌感染症などの細菌感染症, マイコプラズマ肺炎もこの時期に多い.

表15-4 感染症法の対象となる感染症の定義と類型（2006年12月改正）

類型	対象疾患	性格	主な対応・措置
1類	エボラ出血熱，クリミア・コンゴ出血熱，ペスト，マールブルグ病，ラッサ熱，天然痘，南米出血熱	感染力，罹患した場合の重篤性等に基づく総合的な観点からみた危険性が極めて高い感染症	患者，疑似症患者および無症状病原体保有者について入院等の措置が必要
2類	急性灰白髄炎，ジフテリア，重症急性呼吸器症候群（病原体がSARSコロナウイルスであるものに限る），結核	感染力，罹患した場合の重篤性等に基づく総合的な観点からみた危険性が高い感染症	患者，および一部の疑似症患者については入院等の措置が必要
3類	腸管出血性大腸菌感染症，コレラ，細菌性赤痢，腸チフス，パラチフス	感染力および罹患した場合の重篤性に基づく総合的な観点からみた危険性は高くないが，特定の職業への就業によって感染症の集団発生を起こしうる感染症	患者および無症状病原体保有者について就業制限等の措置を講ずることが必要
4類	ウエストナイル熱，エキノコックス症，黄熱，オウム病，回帰熱，Q熱，狂犬病，コクシジオイデス症，腎症候性出血熱，炭疽，ツツガムシ病，デング熱，日本紅斑熱，日本脳炎，ハンタウイルス肺症候群，Bウイルス病，ブルセラ症，発疹チフス，マラリア，ライム熱，レジオネラ症，A型肝炎，E型肝炎，高病原性鳥インフルエンザ，サル痘，ニパウイルス感染症，野兎病，リッサウイルス感染症，レプトスピラ症，ボツリヌス症，オムスク出血熱，キャサヌル森林熱，西部馬脳炎，ダニ媒介性脳炎，東部馬脳炎，鼻疽，ベネズエラ馬脳炎，ヘンドラウイルス感染症，リフトバレー熱，類鼻疽，ロッキー山紅斑熱	動物，飲食物等を介して人に感染し，国民の健康に影響を与えるおそれがある感染症（ヒトからヒトへの伝染はない）	媒介動物の輸入規制消毒，物件の廃棄等の物的措置が必要
5類	（全数）アメーバ赤痢，ウイルス性肝炎（A型，E型肝炎を除く），クリプトスポリジウム症，クロイツフェルト・ヤコブ病，劇症型溶血性レンサ球菌感染症，後天性免疫不全症候群，ジアルジア症，髄膜炎菌性髄膜炎，先天性風疹症候群，梅毒，破傷風，バンコマイシン耐性腸球菌感染症，バンコマイシン耐性黄色ブドウ球菌感染症（定点）咽頭結膜熱，インフルエンザ，A群溶連菌咽頭炎，感染症胃腸炎，急性出血結膜炎，クラミジア肺炎（オウム病を除く），細菌性髄膜炎，水痘，性器クラミジア感染症，性器ヘルペスウイルス感染症，手足口病，伝染性紅斑，突発性発疹，百日咳，風疹，ペニシリン耐性肺炎球菌感染症，ヘルパンギーナ，マイコプラズマ肺炎，麻疹（成人麻疹を含む），無菌性髄膜炎，メチシリン耐性黄色ブドウ球菌感染症，薬剤耐性緑膿菌感染症，流行性角結膜炎，流行性耳下腺炎，淋菌感染症，RSウイルス感染症，尖圭コンジローマ	国が感染症の発生動向の調査を行い，その結果等に基づいて必要な情報を国民一般や医療関係者に情報提供・公開していくことによって，発生・まん延を防止すべき感染症	感染症発生状況の収集，分析とその結果の公開，提供（感染症発生動向調査）①全数把握14疾患②定点把握27疾患（小児科，内科，性病科，眼科，を標榜する指定届出機関）
指定感染症	インフルエンザ（H5N1）	既知の感染症のうち上記1～3類に分類されない感染症であって，1～3類に準じた対応の必要性が生じた感染症	
新感染症		ヒトからヒトに伝染すると認められる疾患であって，既知の感染症と病状等が明らかに異なり当該疾病に罹患した場合の病状の程度が重篤であり，かつ，当該疾病のまん延により国民の生命および健康に重大な影響を与えるおそれのあると認められるもの	

（「感染症の予防及び感染症の患者に対する医療に関する法律及び検疫法の一部を改正する法律」より，一部改変）

2. 垂直感染と水平感染

母から児への感染が，子宮内で起こったり，経産道的に起こる場合を特に垂直感染という．風疹ウイルス，サイトメガロウイルス，B，C型肝炎ウイルス，HTLV-1，HIVなどが問題となる．

一方経気道感染，消化器系感染などヒトからヒトへ感染する様式を水平感染という．一般のかぜ症候群，ロタウイルス，アデノウイルス，カリシウイルスなどの下痢症ウイルス感染，大多数の細菌感染はこの感染様式による．

3. 感染症の季節性

感染症の多くが流行の形をとり，多発季節が一定しているものが多い．夏期に流行するエンテロウイルス感染症，冬期に流行するインフルエンザ，ロタウイルス胃腸炎，RSウイルス感染症，さらに多くのかぜ症候群が代表的である．このほか水痘，ムンプスのように通年性に流行を繰り返す疾患も多く知られている．学校の夏期，冬期の休暇は，流行病を終息させたり，一時的な発症低下の誘因となる．

III. 検査・診断

1. 検　査

a. 病原体の検出

感染症診断の最重要事項は病巣からの病原体の検出にある．検体は適切な部位から適切な方法で採取して提出する．特に細菌性感染症を疑った場合には，抗生物質を使用する前に検体採取を行う．

菌血症，敗血症を疑った場合は血液，中枢神経系感染症を疑った場合には髄液，呼吸器系感染症を疑った場合は咽頭ぬぐい液や喀痰，消化器系感染症は糞便，泌尿器系感染症は尿が検体となる．

培養細胞に即座に接種できない場合や，他機関に依頼する場合には適切な保存法(凍結など)が必要となる．

b. 一般検査

一般検査として末梢血検査(白血球分画は必須)，赤沈，尿検査，血清CRP値をルーチンに行う．必要ならば胸部，腹部単純X線検査を行う．血液生化学検査も感染症の補助検査として必要となる．初期検査で余剰となった検体(血清など)の凍結保存も心がけたい．

c. 特殊検査

感染症の種類によって特殊検査が必要となる．中枢神経系感染症は髄液検査，CT，MRI，脳波，呼吸器系感染症は血液ガス，呼吸機能，気管内分泌物検査，消化器・泌尿器系感染症は腹部エコー，CT，腸管シンチグラフィー，循環器系感染症は心エコー，心電図などが有用である．

2. 診　断

a. 病原体の分離同定

細菌はまず検体をガラス板に塗沫してグラム染色して形態的特徴を観察する．同時に血液寒天，チョコレート寒天培地，カルチャーボトルなどに接種する．この際好気性，嫌気性培養を並行して行う．コロニーを形成した場合には，同定試験，薬剤感受性試験に移行する．結核菌の存在は常に念頭におく．

ウイルスの分離培養は一般の検査室では行われない．無菌的に培養された感受性細胞や孵化鶏卵，感受性動物が必要である．ウイルスの種類によって分離同定方法が異なることから，検体の適切な採取，保存，運搬が分離同定の可否を左右する．ウイルスが分離されると，それぞれのウイルスに対する標準免疫血清によって同定される．

b. 血清学的診断

病原体の増殖にともなってその病原体に対する特異抗体が検出される．寒冷凝集素，異好性抗体などの非特異物質が血液中に検出されることがある．細菌感染症は一部毒素，菌体成分に対する抗体が測定される．

ウイルス感染症は急性期(発症数日まで)と回復期(通常2〜3週後)の抗体価を比較する．**抗体価の有意の上昇**(2倍階段希釈方法で測定した抗体

価は4倍以上)をもって急性感染成立と診断する．

種々のウイルス特異抗体が検出可能となってきており，**IgM抗体**の検出をもって急性感染であると診断可能な場合がある．ただし，IgM抗体の存在だけで急性感染と即断できない場合もあるので注意を要する．

c. 感染症の迅速診断法

特異抗体を固相化した病原体検出用キットが市販されている．

酵素抗体法を用いて発色の有無で判定する方法（溶連菌など），ゼラチン粒子や固定化血球上の抗体と病原体抗原との架橋形成による**凝集をみる方法**（b型インフルエンザ菌，肺炎球菌，髄膜炎菌，大腸菌，クリプトコッカス，ロタウイルス，RSウイルス，B型肝炎ウイルスなど），蛍光抗体法による方法（ヘルペスウイルスなど）が広く用いられている．近年A型インフルエンザウイルス，A，B両型インフルエンザウイルス，RSウイルス，アデノウイルスなどを検出するキットも発売された．

これらは外来などで病原体抗原を迅速に検出することを目的にしており，血清診断のように回復後に結果が判明する欠点を補う．

d. DNA診断

（第3章．遺伝子と遺伝性疾患，p31参照）

polymerase chain reaction (PCR) 法，***in situ* hybridization法**がDNA診断法として実用化されている．前者は特異塩基配列をDNAポリメラーゼを利用して増幅することにより，微量に存在する病原体の核酸を証明する方法である．中枢神経系感染症など，検体採取が限定される感染症の診断に用いられることが多い．後者は生検，剖検で得られた検体中の病原体特異核酸配列を検出する方法である．

IV. 治　　療

1. 化学療法

a. 抗菌薬

1) β-ラクタム薬

細菌の細胞膜に存在する**ペニシリン結合蛋白 (PBP)** に結合することにより，その働きを阻害して細胞壁の合成を障害する．この結果殺菌的に作用する．

a) ペニシリン系薬

グラム陽性菌用ペニシリン，耐性ブドウ球菌用ペニシリン，広域ペニシリン，抗緑膿菌用ペニシリン，経口広域ペニシリン，β-ラクタマーゼ阻害薬配合薬に大きく分類される．

b) セフェム系薬

7-アミノセファロスポリン酸 (7-ACA) を母核に持つ抗菌薬をいい，セファロスポリン系，セファマイシン系，オキサセフェム系に大別される．注射剤，経口剤ともに開発順に第1世代，第2世代，第3世代に分類される．最近第3世代セフェムの弱点であった黄色ブドウ球菌を含むグラム陽性菌や緑膿菌に対する抗菌力を増強した第4世代と呼ばれる注射用セフェム系薬が開発された．

c) モノバクタム系薬

三環構造を有するペニシリン系やセファロスポリン系薬剤と異なり，β-ラクタム単環構造を基本骨格とする．

緑膿菌を含む好気性グラム陰性桿菌に強い抗菌力を示す．

d) カルバペネム系薬

セファロスポリン環のSをCに変換してある．

グラム陽性菌，グラム陰性桿菌，嫌気性菌まで幅広い抗菌力を有する．

2) アミノ配糖体系薬

アミノ配糖体は分子内に2個以上のアミノ糖とアミノシクリトールを併せ持つ抗菌薬である．細菌の70Sリボゾームに作用し，蛋白合成を阻害し殺菌的に作用する．

ストレプトマイシン群，カナマイシン群，フラジオマイシン群，ゲンタマイシン群，スペクチノマイシン群に分類する．

腎毒性と聴神経毒性に注意を要する．

3) マクロライド系薬

多員環ラクトンを有し，糖とグリコシド結合を持つ．

14員環ラクトン群のエリスロマイシン(EM)，オレアンドマイシン(OL)，ロキシスロマイシン(RXM)，クラリスロマイシン(CAM)，15員環ラクトン群のアジスロマイシン(AZM)と16員環ラクトン群のジョサマイシン(JM)，スピラマイシン(SPM)，キタサマイシン(LM)，ミデカマイシン(MDM)，リカマイシン(RKM)に大別される．

細菌の70Sリボソームの50Sサブユニットに結合して蛋白合成を阻害して静菌的に，高濃度では殺菌的に作用する．

マイコプラズマ，クラミジア，キャンピロバクターなどにも抗菌力がある．

4) テトラサイクリン系薬

ミノサイクリン(MINO)とドキシサイクリン(DOXY)が主に使用される．

細菌の70Sリボソームの30Sサブユニットと結合し，ペプチド鎖延長を妨げ蛋白合成を阻害する．静菌的である．

グラム陽性球菌，グラム陰性桿菌，嫌気性菌にも抗菌力を有する．MRSAにも抗菌力を示す．

5) リンコマイシン系薬

リンコマイシン(LCM)とクリンダマイシン(CLDM)があり，抗菌力はマクロライド系薬に類似する．細胞内のリボソーム50Sサブユニットに結合して蛋白合成を阻害する．

6) クロラムフェニコール系薬

細菌のリボソームと結合して蛋白合成を阻害することにより，一部の菌には殺菌的，多くの細菌に静菌的に作用する．サルモネラ，リケッチアの他にグラム陽性菌，グラム陰性菌に抗菌力を有する．長期投与による再生不良性貧血，妊婦への投与によるgray babyに注意を要する．

7) ポリペプチド系薬

ポリミキシンB(PLB)とコリスチン(CL)とがある．

グラム陰性桿菌の細胞質膜のリン脂質と結合し，膜の透過性を変化させて殺菌作用を示す．

プロテウス属，セラチア以外のグラム陰性桿菌に抗菌力を示す．

8) グリコペプチド系薬

バンコマイシン(VCM)とテイコプラニンがある．細菌の細胞壁合成阻害作用，細胞膜の透過性に対する作用，RNA合成阻害作用を有する．

好気性，嫌気性のグラム陽性菌に抗菌力を有する．MRSAに対する抗菌力は優れている．

9) キノロン系薬

旧キノロン系薬と1984年以降に登場したニューキノロン系薬がある．

細菌のDNAジャイレースに作用し，その活性を阻害しDNA合成を阻害する．

ノルフロキサシン(NFLX)，エノキサシン(ENX)，オフロキサシン(OFLX)，トスフロキサシン(TFLX)，スパルフロキサシン(SPFX)などは成人の経口薬として，グラム陽性，陰性菌などに広く使用されているが，小児に対する使用は，副作用の点から制限されている．

10) ホスホマイシン

細胞壁合成過程の初期段階を阻害する．

ブドウ球菌，大腸菌，セラチア，プロテウス属，緑膿菌，サルモネラに抗菌力を有する．

11) 抗結核薬

イソニアジド(INH)，リファンピシン(RFP)，硫酸ストレプトマイシン(SM)，エタンブトール(EB)，ピラジナミド(PZA)，カナマイシン(KM)，カプレオマイシン(CPM)などの薬剤をいくつか併用する．

12) サルファ剤

ST合剤が白血病など治療中の細菌感染症やニューモシスチスカリニ感染の予防に用いられる．

b. 抗真菌薬

アムホテリシンB，フルシトシン，ミコナゾール，フルコナゾール，イトラコナゾールの5剤が製造発売されている．

トリアゾール系抗真菌薬であるフルコナゾールは経口剤，静注剤双方の剤形を有し，カンジダ，クリプトコッカスの全身感染症に有効で，同じトリアゾール系抗真菌薬のイトラコナゾールは経口剤のみでアスペルギルス症に有効とされている．

c. 抗ウイルス薬

1) アシクロビル（ACV）

ウイルス DNA ポリメラーゼを抑制する．この薬剤の活性化にはウイルスの**サイミジンキナーゼ**（TK）を必要とするため，（TK を有する）単純ヘルペスウイルス 1, 2 型（HSV-1, 2）および水痘・帯状疱疹ウイルス（VZV）に対して抗ウイルス作用を持つ．

5 mg/kg 1 日 3 回，1 時間かけて点滴静注する．ヘルペス脳炎など重症ヘルペス感染症では倍量を用いる．内服では 10 mg/kg 1 日 4 回投与する．水痘・帯状疱疹では倍量投与する．

注射剤，錠剤，顆粒，眼軟膏の剤型がある．

2) ビダラビン（Ara-A）

ウイルス DNA ポリメラーゼを抑制する．ACV と同様に，HSV-1, 2，VZV に効果を有するが ACV よりも効果が劣る．

3) ガンシクロビル

サイトメガロウイルスに対して優れた抗ウイルス活性を持っているが，宿主細胞に対する毒性がある．臓器移植を受けた患者のサイトメガロ肺炎などに用いられる．5 mg/kg 1 日 2 回 1 時間かけて点滴静注，14 日間投与する．

4) アマンタジン

A 型インフルエンザの治療に有効であり，錠剤と散剤がある．

5 mg/kg/日，分 2 で用いる．

5) 抗 A, B 型インフルエンザ薬
（ニューラミニデース阻害薬）

吸入薬であるザナミビルは 10 mg 1 日 2 回 5 日間，内服薬であるオセルタミビル 75 mg 1 日 2 回 5 日間使用する．いずれも成人量であり発熱 36 時間以内に投与する．オセルタミビルは小児用ドライシロップが発売された．

6) リバビリン

DNA ウイルス，RNA ウイルス双方に抗ウイルス作用を有するが，わが国では実用化されていない．

乳幼児の RS ウイルス感染症（細気管支炎）に対して吸入薬として用いられる．

7) 抗 HIV 薬

逆転写酵素阻害薬のアジドチミジン（AZT，ジドブジン），ジデオキシイノシン（ddI，ジダノシン），ddC（ザルシタビン），ラミブジン（3 TC），プロテアーゼ阻害薬のネルフィナビル，リトナビル，インディナビル，サキナビルなどが使用されている．最近はこれらのうち **3 剤併用**の有効性が報告されている．

2. 免疫学的療法

a. 免疫グロブリン

免疫グロブリン中の抗体が病原体や毒素を中和することで，病原体の増殖を途絶したり，毒性を失わせる．

感染が予想される場合に感染以前に投与する方法（**pre-exposure prophylaxis**）と感染後一定期間内に投与して発症を予防する方法（**post-exposure prophylaxis**）とがある．一般的に感染後 3 日間（72 時間）以内が発症予防可能期間であり，これ以降に投与されても潜伏期を延長したり，病勢を修飾するだけである．

通常のヒト免疫グロブリン製剤による麻疹予防には 50 mg/kg/dose を筋肉内投与する．

A 型肝炎流行地を旅行する以前あるいは施設内 A 型肝炎流行の際に未発症者に対して 0.02〜0.05 ml/kg/dose を筋肉内投与する．

B 型肝炎ウイルス感染事故時には B 型肝炎特異免疫グロブリン（HBIG）を 1,000 IU/5 ml/dose 筋注あるいは静注する．B 型肝炎ウイルスキャリア妊婦から出生する児には 0, 2 ヵ月時に 2 回 200 IU/1 ml/dose ずつ筋注する．

免疫不全状態にある児が水痘・帯状疱疹ウイルスの感染時に，ウイルス抗体価の高い静注用 γ-グロブリンを 100 mg/kg/dose 投与する（外国では水痘・帯状疱疹免疫グロブリン（VZIG）を用いる）．

b. インターフェロン

インターフェロン-α, β は B 型慢性肝炎および C 型慢性肝炎に用いられる．

インターフェロン-γ は慢性肉芽腫症に定期的に投与し，細菌感染症の頻度を低下させる．

●各　論●

I. 発疹性ウイルス感染症

1. 麻疹 measles

【定義】
RNA ウイルスである**麻疹ウイルス**の飛沫感染によって発症する，急性発熱性発疹性疾患である．

【頻度】
感受性者はほとんど顕性発症する．母体からの IgG 抗体の減衰した 5〜6 ヵ月以降の乳幼児と麻疹ワクチン非接種者が感受性を有する．

感受性者の蓄積にともなって，毎年各地で小流行を繰り返す．

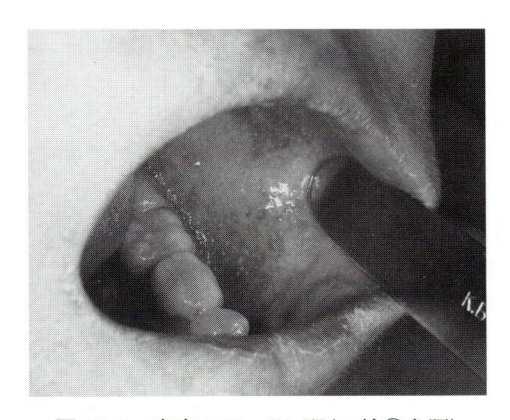

図 15-2　麻疹の Koplik 斑（口絵⑪参照）

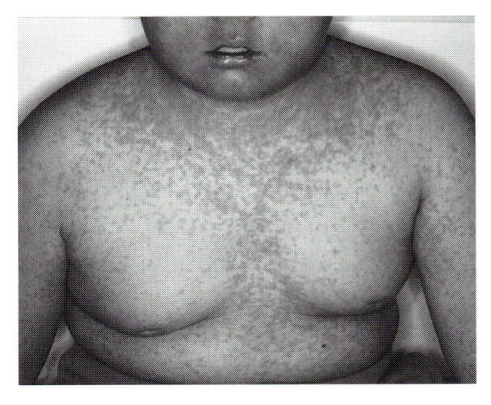

図 15-3　麻疹の紅斑性発疹（口絵⑫参照）

【病因・病態生理】
咽頭粘膜に感染した麻疹ウイルスは局所で増殖して所属リンパ節に到達し，ここで増殖する．ウイルスは単独あるいは感染白血球とともに全身諸臓器に至って増殖する．増殖したウイルスに対抗する免疫細胞，およびこれらから放出されたサイトカインの相互作用によって惹起される炎症反応が臨床症状を修飾する．感染から発症までの潜伏期は 10〜12 日，感染可能期間は発熱初日から発疹出現後 5 日間である．

● 学校保健法に第 2 類として麻疹をはじめとする小児期の感染症があげられ，登校基準が規定されているが，それぞれの感染症の感染可能期間と休校，休園期間との間には多少のずれがある．いずれも校医あるいは担当医の意見によるとの記載で，柔軟性を持たせている．

【症状】
感染から 8〜12 日（平均 10 日）後に高熱，咳嗽が出現する．発熱から 3 日後に頬粘膜に **Koplik 斑**が出現する（カタル期，図 15-2）．この時期にいったん解熱するが再度高熱を発し，翌日から顔面に始まり軀幹，四肢に及ぶ**紅斑性発疹**を呈する（発疹期，図 15-3）．やがて発疹は赤みを減じ**色素沈着**を残す（回復期）．色素沈着もやがて消失し健常皮膚に戻る．

しばしば合併症としてウイルスによる肺炎，脳炎や，肺炎，中耳炎などの二次性細菌感染症が引き起こされる．不活化ワクチン被接種者の**異型麻疹**，生ウイルスワクチン接種者の**修飾麻疹**が知られている．

自然麻疹治癒後 5〜10 年後に，このウイルスの脳内持続感染症である**亜急性硬化性全脳炎** subacute sclerosing panencephalitis（SSPE）の発症が知られている（第 22 章．神経疾患，p 574 参照）．

【検査所見】
末梢白血球数の減少，特にリンパ球数の減少．CRP は陰性あるいは弱陽性．T リンパ球機能の減

弱，ツベルクリン反応の陰転化，LDH 高値，好酸球消失．

【診断】
流行や家族内発生など，感染機会が明らかで，典型的臨床症状を呈した場合の診断は容易である．咽頭からの麻疹ウイルスの分離同定，急性期と回復期の血清抗体価の 4 倍以上の上昇で診断する(CF, HI, NT, PA)．

【治療・予防】
特異的治療法はない．麻疹ワクチン接種によって 95% 以上の発症予防効果が得られる．麻疹患者との接触 72 時間以内の免疫グロブリン製剤 50 mg/kg 筋注あるいは静注で発症を予防できる．

2. 風疹 rubella，先天性風疹症候群 congenital rubella syndrome

【定義】
風疹ウイルス(RNA ウイルス)の飛沫感染による主として小児期に発症する発熱性発疹性疾患である．妊娠初期(主に first trimester)にある母体が風疹に罹患すると，ウイルスが経胎盤的に胎児に移行し，出生する児の脳，眼，耳，心臓などに奇形を生ずる．これを先天性風疹症候群と呼ぶ(第 7 章．先天異常と染色体異常，p 113，第 10 章．新生児・低出生体重児，p 205 参照)．

【疫学・頻度】
顕性発症率は約 70% で，春から夏期に 3〜10 年周期で流行する．

【病因・病態生理】
咽頭粘膜から感染した風疹ウイルスは，局所の細胞内で増殖した後，所属リンパ節に至り，単独あるいは感染白血球として血流に乗り全身諸臓器に至る．ウイルスに対する免疫細胞およびこれらから放出されるサイトカインの相互作用による炎症反応が臨床症状となる．潜伏期は 14〜21 日，感染可能期間は発症前 7 日から発疹消失後 7 日間である．

【症状】
"三日はしか"の通称どおり，約 3 日間の軽度の発熱と同時に出現する全身の紅斑性丘疹が特徴である(図 15-4)．発疹前日から耳介後部や後頭部，後頸部のリンパ節腫脹がみられ，1 週間以上続く．

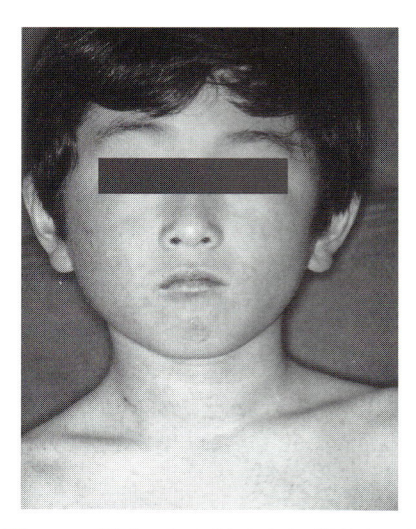

図 15-4 風疹の紅斑性丘疹(口絵⑬参照)

発疹消失後色素沈着を残さない．ときに**血小板減少性紫斑病**を発症する．
先天性風疹症候群は低体重出生，精神運動発達遅滞，白内障，内耳性聾，先天性心疾患などを起こす．

【検査所見】
白血球数は正常またはやや減少．血小板数は減少することがある．

【診断】
咽頭スワブから風疹ウイルスを分離したり，急性期，回復期の血清抗体価(HI)が 4 倍以上上昇した場合に診断を確定する．**IgM 抗体**が高値をとった場合に急性期感染と診断しうる．ただし，IgM 抗体の存在は必ずしも一次反応を意味しないので，妊婦の血清診断には慎重な評価を要する．

【治療・予防】
特異的治療法はない．生ワクチン接種は生後 12 カ月から 90 カ月までとされるが，1〜2 歳代に行うのが標準的とされる．ワクチンの発症予防効果は良好である．

3. 突発性発疹 exanthema subitum

【定義】
乳児期に突然の高熱(38〜40℃)が 2〜4 日間続き，解熱後に顔面，躯幹，四肢に紅斑性丘疹が出現する．**ヒトヘルペスウイルス 6, 7 型**(HHV-6,

7)の感染による．

【疫学】
　ほとんどの新生児はHHV-6に対する抗体を経胎盤的に保有している．生後徐々に低下し，90％以上の児が乳幼児期に再度上昇する．この時期の突発性発疹の顕性発症率は約60％である．感染経路は未だ不明である．

【病因・病態生理】
　水平感染が一部に報告されているのみで，発症の季節的変動もない．移行抗体の減衰にともなって，すでに経胎盤的に移行していたウイルスが増殖を始めて発症するとの考えもある．

【症状】
　解熱後に全身の紅斑性丘疹が出現し，1〜2日で消退する(図15-5)．全身の発疹出現前から咽頭峡部にやや膨隆した粟粒大の紅斑の集簇を認める．また発疹出現後に軟便から水様便を呈することがある．大泉門の膨隆，痙攣をときに認める．

【検査所見】
　発熱時の末梢白血球数は正常値をとるが，発疹出現時には白血球，特に好中球が減少し，相対的リンパ球優位となる．

【診断】
　臨床所見から診断は容易である．主要所見をともなわない不全型，HHV-6以外のウイルスによる発疹性疾患が鑑別の要点となる．特に**中枢神経系合併症**の発症に注意を要する．HHV-6抗体の有意の上昇，通常ウイルスが存在しない検体(髄液など)中のウイルス核酸の証明で診断できる．

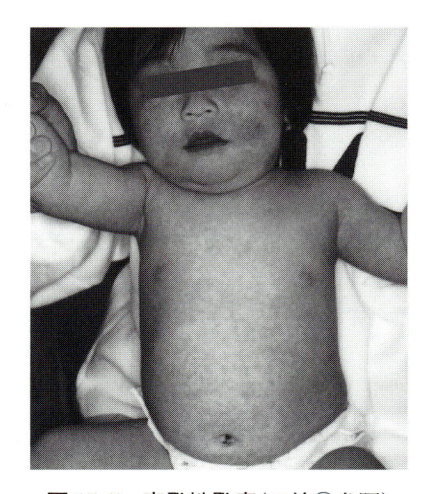

図15-5　突発性発疹(口絵⑭参照)

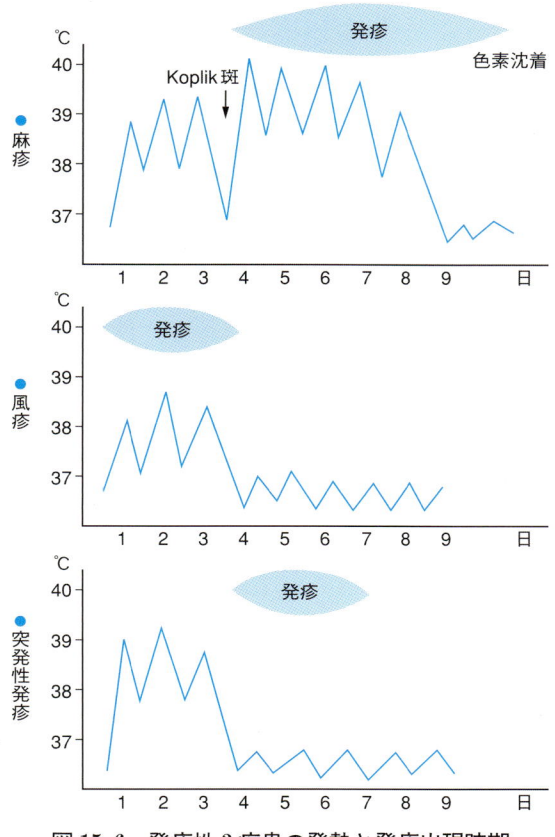

図15-6　発疹性3疾患の発熱と発疹出現時期

【治療・予防】
　特異的な治療法はない．高熱や下痢などに対する対症療法を行う．予防方法もない．

● 麻疹，風疹，突発性発疹の発熱と発疹出現時期の特徴(図15-6)
　これら3疾患の発疹はいずれも紅斑性丘疹の形をとるが，発熱との時間的関係に特徴があり，鑑別点となる．

4. 水痘 varicella, 帯状疱疹 herpes zoster

【定義】
　水痘・帯状疱疹ウイルス(VZV)はDNAウイルスで，その初感染を水痘といい，神経節に潜伏したウイルスが再活性化して，末梢神経支配領域の皮膚に水疱性発疹を生じた場合を帯状疱疹という．

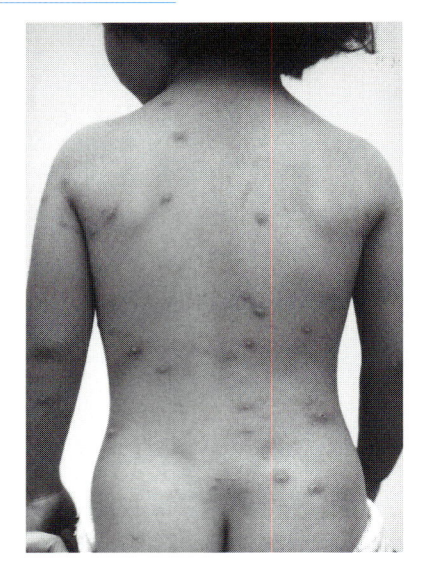

図15-7　水痘（口絵⑮参照）

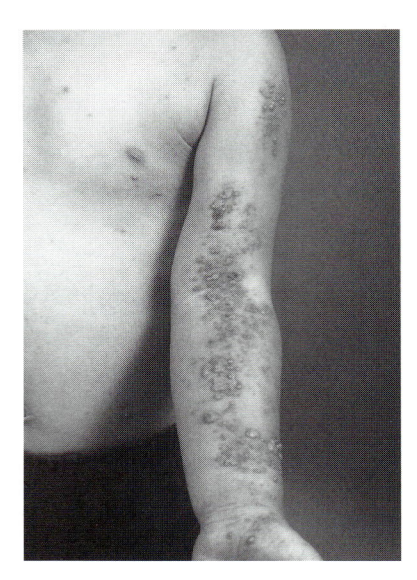

図15-8　帯状疱疹（口絵⑯参照）

【病因・病態生理】

　水痘患者と接触すると経気道感染し，感受性者のほとんどが顕性発症する．潜伏期は約14日，感染可能期間は発症前日から水疱がすべて結痂するまでである．発症は冬期に多く，8～10月に発症の谷がある．

【症状】

　水痘では発熱は発疹出現日から認められるが必発ではない．発疹は紅斑性丘疹，水疱形成，痂皮形成，色素脱出周囲の色素沈着の順に進行する．同一部位にステージの異なる発疹が混在するのが特徴である．口蓋，咽頭，口唇，外陰部などの粘膜に出現した水疱は間もなく破れ浅い潰瘍を形成する（図15-7）．

　帯状疱疹は**末梢神経枝**の支配領域の皮膚に瘙痒感をともなう水疱を生ずる（図15-8）．細胞性免疫の低下した個体に出やすい．

　帯状疱疹患者と接触した感受性者は，水痘を発症するが，帯状疱疹の感染力は通常の水痘よりも弱い．成人にみられる**帯状疱疹後神経痛**は小児ではほとんどみられない．

　免疫不全状態にある患者が水痘に罹患すると重症化しやすい．

【検査診断】

　発症7日以降の血清で，VZVに対する抗体の上昇を血清学的に測定する．補体結合反応（CF），中和抗体試験（NT），免疫粘着血球凝集反応（IAHA），酵素抗体法（ELISA）などがある．急性期と回復期の血清抗体価に4倍以上の上昇がみられれば感染と考える．

　ウイルス分離は水疱内容液を直接ヒト由来株化細胞やベロvero細胞に接種して行う．

【治療・予防】

　アシクロビル（ACV）が重症水痘に使用される．静注用製剤，内服用錠剤，内服用顆粒，眼軟膏が発売されている．

　注射剤は脳炎，髄膜炎で10 mg/kg/dose 1時間かけて8時間ごと，7日間，内服薬は20 mg/kg/doseを4回/日，5日間投与する．

　アシクロビルのプロドラッグであるバラシクロビルが帯状疱疹の治療に使用される．成人には1回1,000 mgを1日3回経口投与する．

　わが国で開発された水痘生ワクチンは0.5 ml/doseで皮下接種される．

　水痘・帯状疱疹グロブリン（VZIG）はわが国では入手できず，抗体価の高い静注用ヒト免疫グロブリン製剤で代用している．免疫不全状態にある児が，病棟内などで水痘患者と接触した際は，接触後72時間以内に100 mg/kg/dose投与する．

　感受性者が免疫不全状態にない場合は接触後72時間以内に水痘ワクチンを接種したほうが効率がよい．

5. 単純ヘルペス感染症 herpes simplex infection

【定義】

単純ヘルペスウイルス 1, 2 型(HSV-1, 2, DNA ウイルス)の感染によって引き起こされる局所あるいは全身性疾患をいう．

【病因・病態生理】

初感染は乳幼児期に起こり，大部分は不顕性感染である．きわめて少数に皮膚，粘膜症状を呈する．この初感染後**持続感染**状態に入り，種々の異なった刺激を契機にして再発性病変を生ずる．

初感染時が新生児期であったり，免疫不全状態にあったりすると，ウイルスは皮膚粘膜病変のみならず全身諸臓器に到達して種々の病変を引き起こす．接触感染が主体で潜伏期は 2～12 日(平均 6 日)である．

【症状】

初感染が口腔内に限局されて水疱を生ずる病変を**ヘルペス性歯肉口内炎** herpetic gingivostomatitis という(図 15-9)(第 20 章. 消化器疾患, p 494 参照)．38℃を超える発熱をともなって頬粘膜，舌，口蓋，歯肉に小水疱，潰瘍を多発し，歯肉は出血しやすい．強い痛みのため食事摂取が妨げられ，脱水状態に陥ることがある．起因ウイルスの大部分は HSV-1 である．

湿潤傾向にある皮膚に初感染が起こり，汎発性水疱疹が生ずる場合を **Kaposi 水痘様発疹** という(アトピー性皮膚炎児に多い，第 14 章. アレルギー性疾患, p 301 参照)．ほとんど全例 HSV-1 が起因ウイルスである．

初感染あるいは再発生全身ヘルペス感染症のうちで**ヘルペス脳炎**が最も重篤である．CT 像で側頭葉の low density や出血巣を呈する．

口唇や顔面皮膚に発赤をともなった小水疱が集簇巣を形成する病変を**口唇ヘルペス**といい，再発疹の典型的病型である．三叉神経での潜伏感染状態から再活性化されたウイルスが，神経を経て皮膚に到達して発症するものと考えられている．

母体陰部に活動性病変がある場合には，新生児に**全身性ヘルペス感染症**を起こすことがある(ほとんど HSV-2 が原因)ので，帝切による出産を行う．

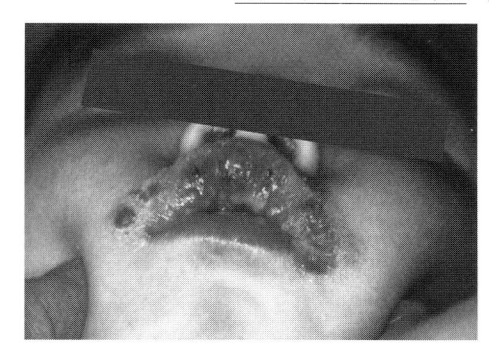

図 15-9　ヘルペス性歯肉口内炎の口唇病変
(口絵⑰参照)

【検査・診断】

病巣を形成する部位からウイルスを分離同定することが診断の根拠となる．モノクローナル抗体を利用した抗原の証明も診断の補助となる．PCR 法による髄液中のウイルス核酸の証明が，ヘルペス脳炎の根拠となる．

血清診断は急性期，回復期の抗体価の比較によって行うが，緊急性を要する急性期における診断には無力である．

【治療】

アシクロビルが有効である．

脳炎を含めた重症ヘルペスに対して注射用アシクロビル 10 mg/kg/dose を 1 時間かけて静注し，8 時間ごと 14～21 日間行う．内服が可能な場合には錠剤あるいは顆粒を用いる．

6. 伝染性紅斑 erythema infectiosum

【定義】

ヒトパルボウイルス B19(DNA ウイルス)の呼吸器系感染によって発症する紅斑性発疹症である．

【病因・病態生理】

このウイルスはヒトの骨髄や胎児肝の赤芽球に感染して増殖する．晩冬から春に多い．

大部分の感染者は不顕性感染に終わる．感染 7～11 日に咽頭，流血中にウイルスを証明する．この時期に発熱，全身倦怠感，上気道症状を呈することがある．

【症状】

頬部が紅潮し(**リンゴ病**)，軀幹，四肢に風疹様

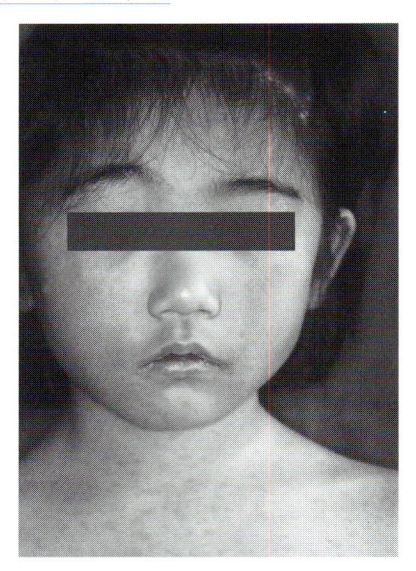

図 15-10 伝染性紅斑の紅斑性丘疹（口絵⑱参照）

の紅斑性丘疹を生じ，一部地図状またはレース状を呈する（図 15-10）．感染から発疹出現までに約16日を要する．発疹出現時は感染能力はない．

球状赤血球症や鎌状赤血球症などの赤血球寿命の短い疾患に罹患している児が，このウイルスに感染すると高度の貧血を呈する（**骨髄無形成性発症** aplastic crisis）．

【検査・診断】
IgM 抗体の存在は最近の感染を意味する．IgM抗体は，発疹出現後6〜8週間持続する．IgG抗体のみの存在は既感染を意味する．

【治療】
特異的治療法はない．
妊婦に感染するとウイルスは経胎盤的に児に移行し，胎児水腫の原因となる．

II. 腸管ウイルス感染症

1. ポリオ polio

ポリオ生ワクチンの一斉投与以降，野生ポリオウイルスによる麻痺性ポリオは激減した．しかし，インド，アフガニスタンやアフリカの発展途上国ではまだ発生している．WHO では痘瘡につづく撲滅可能疾病として疾病発生監視ワクチン接種普及につとめている．

ポリオウイルスは血清型1，2，3型に分かれ交差免疫性はない．90〜95%のウイルス感染者は不顕性感染に終わる．一部が腸管で増殖して血流に入り，脊髄前角に至り末梢神経に**弛緩性麻痺**を起こす．脳幹への感染は呼吸麻痺を起こす．

ワクチン被接種者や，接触者にワクチンウイルスによる弛緩性麻痺がみられることがあるが，永久麻痺を残すことは少ない．麻痺性ポリオゼロの日までの不活化ポリオワクチン接種が話題にあがっている．

2. コクサッキーウイルス感染症 coxsackie virus infection

a. ヘルパンギーナ herpangina

夏期に硬口蓋から軟口蓋に水疱性の口内疹を形成する熱性疾患をいう．無菌性髄膜炎の合併もある．主要病原ウイルスはコクサッキーA群（CA）ウイルスであり，CA 2〜6，CA 10 による症例が多い．

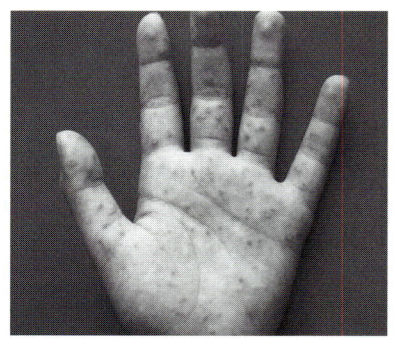

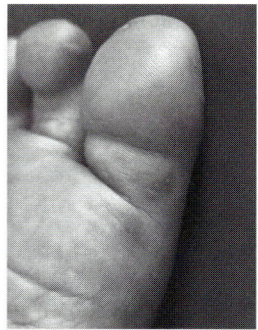

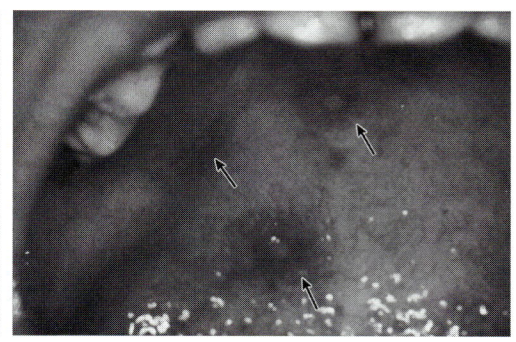

図 15-11 手足口病（口絵⑲参照）

b. 手足口病 hand-foot-mouth disease

口蓋粘膜，手掌，足底に水疱を形成する症候群で夏期に流行する（図15-11）．乳幼児期に発症すると，さらに臀部，膝関節部にやや盛り上がった紅斑性丘疹をともなう．起因ウイルスは CA 16 とエンテロウイルス（EV）71 がほとんどを占める．1週間以内に自然治癒する．フィリピン，台湾における脳炎発症が報告された．

c. 流行性筋痛症（Bornholm 病）

4日の潜伏期の後に胸痛，上腹部痛をともなう発熱性疾患である．激痛が30分間くらい発作的に起こる．2日以内に治癒する．コクサッキー B（CB）3, 5 型が主な起因ウイルスである．

d. 急性心筋炎

コクサッキー B 群（CB）ウイルスによる心筋炎，心外膜炎が知られている．

3. エコーウイルス感染症 echovirus infection

エンテロウイルスのうち**エコーウイルス（E）**は 1〜33 型に分類されるが，E 10, E 28 は他のウイルスに分類される．夏期に経口感染し，しばしば流行の形をとる．顕性発症率が低く症状を出してもいわゆるかぜ症候群と診断される．不顕性感染でも終生免疫を獲得する．

無菌性髄膜炎は，エコーウイルスの大部分が起因ウイルスとなる．

しばしば非定型発疹をともなうことが多い．紅斑性丘疹が主で，顔面，四肢，躯幹いずれの部位にも出現する．E 16 による発疹を **Boston exanthema** という．

4. ロタウイルス感染症 rotavirus infection

ロタウイルスは RNA ウイルスであり，主に乳幼児の腸管内で増殖し，冬期に高熱，嘔吐，下痢を主徴とした胃腸炎を引き起こす（**白色便性下痢症**，嘔吐下痢症，小児仮性コレラとも呼ばれる）．

乳幼児の嘔吐，下痢はしばしば脱水症状を起こす．糖電解質液による経口補液療法や，点滴静注療法を行う．症状は 5〜7 日で軽快する．

ラテックス凝集法や酵素免疫法を応用した糞便中の抗原検索用キットが市販されている．ウイルス排出は発病後 5〜7 日間である．

5. SRSV による急性胃腸炎

SRSV（small round-structured virus）は RNA ウイルスでカリシウイルス科ノーウォーク様ウイルスと同義である．ヒトに感染して嘔吐，下痢をともなう急性胃腸炎を引き起こす．1997 年に食品衛生法施行規則の一部改正によりウイルス性食中毒の原因物質に加えられた．

生カキなどの非加熱貝類の摂食によって発症する．

糞便を検体として電子顕微鏡検査，PCR 法，抗原 ELISA 法で検出が可能である．

III. 神経系ウイルス感染症

1. 無菌性髄膜炎 aseptic meningitis

発熱と頭痛，嘔吐，**Kernig 徴候**などの髄膜刺激症状と特徴的な髄液所見（水様透明，単核球を中心とした細胞数増多）を呈する症候群である．しばしば起因ウイルスが髄液から分離される．エコーウイルス，コクサッキーウイルスなどのエンテロウイルスやムンプスウイルスが起因ウイルスとなる（第22章．神経疾患，p 572 参照）．

いずれも症状は軽く，数日の経過で後遺症なく治癒する．

診断確定のためあるいは頭痛軽減のため病初期に腰椎穿刺により髄液を採取する．髄液の蛋白量は正常あるいはやや上昇，糖は正常である．

2. ウイルス性脳炎 viral encephalitis, ウイルス性脳症 viral encephalopathy

【定義・概念】

ウイルスの中枢神経系へ侵入増殖にともなう細胞壊死，炎症反応で惹起される中枢神経系病変である．髄液に炎症所見のみられるものを（髄膜）脳炎，みられないものを脳症という．

表 15-5　ウイルス性脳炎の原因ウイルス

一次性脳炎	エンテロウイルス ヘルペスウイルス1，2型 水痘・帯状疱疹ウイルス サイトメガロウイルス EBウイルス ムンプスウイルス 麻疹ウイルス 風疹ウイルス HHV-6 インフルエンザウイルス 日本脳炎ウイルス
二次性脳炎	麻疹 風疹 水痘 インフルエンザ

【病因・病態生理】

脳実質に感染病巣を形成する**一次性脳炎**と，血管周囲の細胞浸潤と脱髄を主病変とする**二次性脳炎**とに分類される．前者は発熱，発疹など感染症の症状の極期に神経症状を呈するが，後者は急性症状が治まった後に神経症状を呈する．これは神経アレルギーを病因に求められている．

表15-5に病原ウイルスを一次性，二次性脳炎に分けて示す．

【症状】

発熱，痙攣，意識障害を主徴とするが，同一ウイルスに起因しても症例ごとに重症度が異なる．

通常発熱やかぜ症状で始まり，頭痛，悪心，嘔吐，興奮状態などが続発する．やがて意識障害や全身痙攣が発来する．重症者は昏睡，死に至る．

【検査所見】

髄液所見は必ずしも特徴的ではない．初期に多核球優位，後に単核球優位の細胞増多がみられることがあり，このときの蛋白量は正常あるいはやや増加，糖量正常である．エンテロウイルスやムンプスウイルスは髄液から分離同定されやすいが，他のウイルスは必ずしも分離されない．PCR法によって起因ウイルスを決定することが可能となった．

髄液中の**ミエリン塩基性蛋白** myelin basic protein(MBP)や**オリゴクローナルバンド** oligoclonal bandの存在は二次性脳炎の診断の一助となる．

血清中の抗体測定は急性期と回復期のペア血清で行われ，抗体価で4倍以上の上昇をもって有意上昇と考える．

脳波検査では高振幅波が出現する．

頭部CT，MRI検査で脳浮腫の存在，病変の局在程度，出血の有無が判定できる．

【治療】

ヘルペス脳炎，水痘・帯状疱疹ウイルス脳炎にはアシクロビルの静注治療を行う．他の脳炎には特異療法はない．

脳圧上昇除去を目的にデキサメタゾン，マンニトール，グリセオールなどの静注を行う．

神経学的後遺症を防止するために支持療法や訓練療法を早期から行う．

3. 日本脳炎 Japanese encephalitis

日本脳炎ウイルスによる中枢神経感染症で，夏期に発症する．フラビウイルス科に分類されるRNAウイルスで，これを保有するコガタアカイエカの刺傷によって感染発症する．わが国では患者数が減少し，毎年20〜40人あるいはそれ以下の発生にとどまっている．

発熱，倦怠感の前駆期が2〜3日あり，高熱，嘔吐，痙攣，意識障害を呈する．

臨床的な診断は困難であり，抗体検査で診断する．急性期と発症2週後以降の血清で，HI，CF抗体価を測定し，4倍以上の上昇があるか，IgM抗体の存在をもって診断する．特異療法はない．対症療法を行う．

不活化ワクチンによる予防接種によって感染を予防できる．標準的な接種法は，3歳時に1週間隔で2回皮下接種し，4歳時に1回追加接種，小学校4年生と中学校2年生時にさらに追加接種する．

4. 狂犬病 rabies

RNAウイルスのラブドウイルス群に属する**狂犬病ウイルス**の中枢神経系感染症である．

ウイルス保有動物の咬傷によって発病する．発病すると100％死に至る．このウイルスは温血動物に広く保有されるが，わが国では徹底した飼犬への予防接種により保有動物がいない．しかし，インド，東南アジア，アフリカでは日常的に発病

が報告されている．

潜伏期は一般的に30〜60日である．

脳幹の広範な神経細胞破壊にともなう神経症状が特徴的である．神経細胞の細胞質内封入体（Negri体）が病理学的所見である．

IV．呼吸器ウイルス感染症

1．アデノウイルス感染症 adenovirus infection

呼吸器系に感染する**アデノウイルス**は1，2，3，5，6，7型がそのほとんどを占め，病型は咽頭炎，扁桃炎，急性喉頭蓋炎，急性細気管支炎，肺炎である．

発熱，倦怠感，鼻閉，咽頭痛，頭痛，咳嗽，呼吸困難などの症状は，気道の炎症の程度，範囲に応じて発生する．

近年アデノウイルス7型による重症感染症（肺炎，脳炎，VAHS）が注目されている．

特異的治療法はない．対症療法のみである．

2．インフルエンザ influenza

【概念】

インフルエンザは**インフルエンザウイルス**による疾患を総称するが，しばしば集団，地域内で流行する．

長期にわたる発熱，関節症状，筋肉痛，消化器症状などが特徴的で，普通感冒よりも重症に経過する．

【病因】

このウイルスは血清学的にA，B，Cの3亜型に分類され，ヒトの間ではA，B型が流行する．オルソミクソウイルス群に属するRNAウイルスで，表面に**赤血球凝集素** hemagglutinin（HA）と**ニューラミニデース** neuraminidase（NA）と呼ばれる二つの抗原蛋白がスパイクの形で飛び出している．

インフルエンザの大流行は約10年周期で繰り返され，表15-6に示すような全世界的な大流行が起きた．この大流行の原因はHA，NAの**不連続**

表15-6 インフルエンザの世界的大流行

西暦	インフルエンザウイルス抗原		通称
1918年	A（H1N1）	（A1）	スペインかぜ
1946年	A（H1N1）	（A1）	イタリアかぜ
1957年	A（H2N2）	（A2）	アジアかぜ
1968年	A（H3N2）	（A3）	香港かぜ
1977年	A（H1N1）	（A1）	ソ連かぜ

変異 antigenic shift によるウイルス側の要因による．通常は antigenic shift が起こるとそれまで流行したウイルスは消滅するのが通例であったが，最近は1968年以降のA（H3N2）香港型と，1977年以降のA（H1N1）ソ連型の両者にさらにB型が加わり，交互に流行している．

【症状】

急速に始まる悪寒戦慄をともなう発熱，頭痛，腰痛，筋肉痛，全身倦怠感が特徴である．咽頭痛，咳嗽などの気道症状が前面に出る場合と，嘔吐，下痢，腹痛などの消化器症状を呈する場合がある．両症状が合併する場合もある．

中枢神経系合併症が知られており，特に脳炎・脳症の合併は急速に始まり，重篤なことが多い．CT像で視床，脳幹病変を呈したり，**出血性ショック脳症**（HSES）を呈する劇症脳炎・脳症などの発生が知られている．インフルエンザ後の**Reye症候群**もよく知られており，予後が悪いが，アスピリン使用の激減で発症例は少なくなった．

インフルエンザ筋炎（腓腹筋炎）は解熱後の下肢痛や歩行障害で気づかれる．血清CPKが上昇する．予後は良好である．

【診断】

インフルエンザの診断は咽頭ぬぐい液からのウイルス分離によって確定される．地方衛生研究所や一部の検査センターで行っている．インフルエンザウイルス抗原の迅速診断キットが開発発売され，日常外来診療で活用されるようになった．

ペア血清による抗体価の有意上昇をもって診断する．

【治療・予防】

治療薬としてアマンタジンとリマンタジンがあり，インフルエンザAの発症早期に投与すると治療効果がある．またザナミビル（吸入薬），オセルタミビル（内服薬）がインフルエンザA，B両型の治療薬として薬価収載され，発症早期に使用する

と有効である．

インフルエンザの解熱薬としてアスピリンを使用してはいけない．また脳炎・脳症の予後を悪くしているとの疫学的調査結果から，インフルエンザの発熱に対してジクロフェナクNaとメフェナム酸の使用が禁止された．

HAスパイクを多く含む分画を精製し，AB両型を混合した不活化コンポーネントワクチンが市販されている．流行期を前に2～4週間隔で2回皮下接種する．

3. パラインフルエンザ parainfluenza

パラインフルエンザウイルスはRNAコアを持つ呼吸器系感染症の起因ウイルスで，1～4型に分けられる．

3歳までにほとんどの小児が感染する．3型は特に6ヵ月以下の乳児に流行する．

ほとんどは上気道感染で終わり，高熱の頻度も高くない．一部に口蓋垂炎，喉頭炎，肺炎の合併も知られている．

特異療法はない．中耳炎などの細菌性合併症には抗生物質を用いる．喉頭浮腫にはエピネフリンの吸入が効果がある．

4. RSウイルス感染症 respiratory syncytial virus infection

RNAウイルスでパラミクソウイルス群に分類される**RSウイルス**は，1歳以下の乳児の**細気管支炎**，肺炎の起因ウイルスである．流行期は冬期であるが，他の季節にも散発する．再感染もしばしば経験される．

通常の乳幼児期の感染はカタル症状，咽頭炎などの上気道感染症状が主であるが，一部は気管支炎，気管支肺炎，細気管支炎などの下気道症状を呈する（第16章．呼吸器疾患，p 357～358参照）．罹患児が低年齢ほど症状が重い．経気道感染で潜伏期は約4日である．

先天性心疾患児や，慢性肺疾患の基礎疾患のある乳児の本感染症は重症になりやすい．

RSウイルス抗原検出用キットが市販されている．

有効薬剤のリバビリンの吸入薬はわが国では未承認である．未熟児や慢性肺疾患のある乳児に対して，冬期間1 dose/日5ヵ月間ウイルス特異モノクローナル抗体の予防投与の有効性が知られており，薬価収載された．

5. その他のウイルス性呼吸器感染

エンテロウイルス，ライノウイルス，レオウイルス，サイトメガロウイルスが呼吸器系感染症の原因ウイルスであり，上気道炎から肺炎まで種々の程度の感染を引き起こす．

V. その他のウイルス感染症

1. 流行性耳下腺炎（ムンプス）mumps

パラミクソウイルス群の**ムンプスウイルス**感染症を流行性耳下腺炎あるいはムンプスという．通常両側あるいは一側の耳下腺あるいは顎下腺の腫脹，疼痛をもって診断される．

約30%が不顕性感染に終わるが，顕性発症者も含めて終生免疫を獲得する．

感染可能期間は耳下腺，顎下腺腫脹24時間前から腫脹消失後までである．経気道感染である．潜伏期は14～21日で，発熱，筋肉痛，頭痛，倦怠感が現れ，片側あるいは両側の耳下腺，顎下腺，舌下腺の腫脹および疼痛を生ずる．

髄膜炎が最も頻度の高い合併症であり，髄液の細胞増多のみで髄膜炎症状を呈しないものまで含めるとムンプスの65%との報告まである．男女比は3～5：1である．

思春期以降に発症のムンプスでは，ときに睾丸炎，副睾丸炎，卵巣炎，膵炎を合併する．

片側性内耳性聾も合併症の一つである．

血清抗体価の上昇によって診断できる．生ウイルスワクチンは生後1年以降に接種する．

2. EBウイルス感染症 Epstein-Barr virus infection

EBウイルスはヘルペス群ウイルスに属する

DNAウイルスで，唾液を介してヒトからヒトに感染する．

典型的な初感染像は**伝染性単核(球)症** infectious mononucleosis(IM)である．発熱，咽頭痛，倦怠感などの症状と，全身，特に頸部リンパ節腫脹を特徴とする．末梢血リンパ球増多と**異型リンパ球**の出現がある．

ウイルスは初感染後6ヵ月以上にわたって唾液中に分泌され，さらに潜伏感染し，ときどき排出する．発展途上国やわが国では初感染時期が乳幼児期にピークをつくる．年少児ほど不顕性感染が多く，初感染が年長児ほど顕性発症率が高い．

EBウイルスはBリンパ球に感染し，これを不死化する．この感染Bリンパ球に対して反応するCD8$^+$Tリンパ球が異型リンパ球である．

咽頭扁桃に白苔を生ずることがある．紅斑性丘疹や眼瞼浮腫をときに認める．特にペニシリン系抗生物質が投与された初感染時に発疹を生じやすい．

血清中のトランスアミナーゼの上昇，**Paul-Bunnel抗体**などの異好性抗体がみられる．

EBウイルス関連抗体の血清中の出現状況は臨床的病期によって異なるので，その関係を表15-7に示す．特異的治療法はない．

発熱の持続，肝脾腫，リンパ節腫脹，汎血球減少，高γ-グロブリン血症などを特徴とする**慢性活動性EBウイルス感染症**(CAEBV)が知られている．EBウイルスの遷延型感染症であるCAEBVの合併症として，臓器障害(心筋炎，心内外膜炎，冠動脈瘤，肝不全，腎炎など)，腫瘍性疾患(非ホジキン病，バーキットリンパ腫，ホジキン病，末梢T細胞性リンパ腫など)が知られている．さらにサイトカイン産生亢進を病態とするウイルス関連性血球貪食症候群(VAHS)を高頻度に合併することが知られている．

3. サイトメガロウイルス感染症 cytomegalovirus infection

サイトメガロウイルスはヒトヘルペス群ウイルスに属するDNAウイルスであり，通常の免疫状態にあるヒトの感染は無症状である．

胎児感染をすると**先天性巨細胞性封入体症**となる．免疫不全状態でこのウイルスに感染すると，間質性肺炎，網膜炎，胃腸炎を併発し，しばしば致命的となる．

このウイルスは唾液，母乳をはじめとする分泌液中に排泄され，密接な接触によって感染する．先天性感染は妊婦の初感染あるいは潜伏ウイルスの再活性化によって起こるが，後遺症を持つような先天感染は初感染に圧倒的に多い(第10章．新生児・低出生体重児，p 205参照)．

周産期の産道感染や母乳感染，輸血を介する感染がある．

超低出生体重児の輸血感染は重症化しやすく，肝脾腫大，間質性肺炎，血小板減少性紫斑病，溶血性貧血を発症する．

骨髄移植，臓器移植を受けた児や，AIDS患者の感染は重症でしばしば致死的となる．

病巣からのウイルス分離や，PCR法によるウイルスDNAの証明，血清抗体価の上昇，血清IgM抗体の存在などが診断の根拠となる．

ガンシクロビルの静注が致死的な間質性肺炎などの患者の治療に用いられる．

4. HIV感染症 human immunodeficiency virus infection

ヒト免疫不全ウイルス(HIV)はヒトレトロウイルス群レンチウイルス亜科に属するRNAウイルスである．このウイルスの感染症をHIV感染症といい，感染によって惹起されるCD4$^+$Tリンパ球の減少にともなう免疫不全状態を**後天性免疫不全症候群** acquired immunodeficiency syndrome(**AIDS**)という．

表15-7 EBウイルス感染症の臨床病期と血清抗体保有状況

臨床病期	異好性抗体	EBウイルス特異抗体			
		VCAIgG	VCAIgM	EA	EBNA
未感染	−	−	−	−	−
伝染性単核症急性期	+	+	+	+	−
既感染	−	+	−	−	+
再活性化	−	+	−	±	+

VCA：virus capsid antigen
EA：early antigen
EBNA：EB nuclear antigen

小児期のHIV感染は，HIV感染妊婦から出生する児と，HIV感染血液製剤輸注を受けた児にみられる．HIV感染妊婦から出生する児の約30％が感染するが，その時期の大半が周産期にある．

わが国では1986年から輸血血液のHIV抗体スクリーニングが開始されており，陽性血は輸血用として用いられていない．

HIVに感染した小児は一定の無症状の時期を経て成人にみられると同様のAIDSに移行する．症状は日和見感染症による各臓器感染によって現れる．AIDSに特徴的な感染症，悪性腫瘍を表15-8に示す．

1歳未満にこれらの日和見感染症状を呈した児の生命予後はきわめて不良である．

診断は末梢血からのHIVの分離あるいはRT-PCR法によるHIV核酸の証明による．

母体血からのIgG抗体の移行があるため，幼児期の抗体測定は感染の有無の判定材料とならない．

生後15ヵ月未満児がHIV抗原検査，ウイルス分離，PCR法などの病原検査陽性で，表15-8に示した特徴的症状があり，かつ血清免疫グロブリン高値，CD4$^+$Tリンパ球減少が認められた場合は，AIDSと診断する．

表15-8　AIDSに特徴的な感染症，悪性腫瘍

1．原虫，寄生虫感染 　カリニ肺炎，クリプトスポリジウム症，トキソプラズマ脳症，イソスポラ症，コクシジオイデス，ヒストプラズマ症
2．真菌感染 　カンジダ症(食道，気管，肺)，クリプトコッカス症(肺以外)
3．細菌感染 　活動性結核，非定型抗酸菌症，化膿性細菌感染症，サルモネラ菌血症，反復性肺炎
4．ウイルス感染 　サイトメガロウイルス感染症，単純ヘルペス感染症，進行性多発性白質脳症
5．悪性腫瘍 　Kaposi肉腫，非Hodgkinリンパ腫，原発性脳リンパ腫，浸潤性子宮頸癌
6．その他 　リンパ性間質性肺炎，HIV脳症，HIV消耗性症候群

5. HTLV-1感染症 human T-cell leukemia virus infection

ヒトレトロウイルス群のオンコウイルス亜科に属する**HTLV-1**は，ヒトT細胞に感染し，自ら産生する逆転写酵素によって，宿主細胞核内にプロウイルスとして存在し続ける．

感染ルートは輸血，性行為，母乳感染である．わが国では1986年HIVとともに献血される血液の抗体スクリーニング検査が導入され，陽性血は使用されていない．

HTLV-1の感染者をキャリアというが，これらキャリアのうち40歳以上になって**成人型T細胞白血病・リンパ腫(ATLL)** を発症する．その発症率は年間1,000人に1人とされている．

ATLLの他，キャリアから発症する**痙性脊髄麻痺** HTLV-1 associated myelopathy(**HAM**)，気管支肺炎(HAB)，関節症(HAAP)，**脈絡膜炎**(HAU)などが関連疾患である．

VI. マイコプラズマ感染症

肺炎マイコプラズマ *Mycoplasma pneumoniae* はマイコプラズマ中唯一ヒトに病原性を有する自己増殖能を持つ病原体である．この感染症はしばしば呼吸器系感染症の形で通年性に流行し，周期は4～7年とされる．低年齢児の発症は少なく，ピークは学童期にある(第16章. 呼吸器疾患, p 365参照)．

呼吸器以外の部位のマイコプラズマ感染は関節，中枢神経系，消化器系，循環器系など多彩であるが，マイコプラズマの分離同定が必ずしも容易ではないことから診断が困難である．PCR法の導入で中枢神経系合併症(髄膜脳炎，横断性脊髄炎，無菌性髄膜炎，小脳失調症，Guillain-Barré症候群)におけるこの病原体の関与が明らかとなった．

しばしば皮膚に発疹を生じ，紅斑性丘疹，多形滲出性紅斑，Stevens-Johnson症候群の形をとる．

肝炎，膵炎，蛋白漏出性胃腸症などの消化器系感染症にも関与する．

分離同定，PCR診断の他，血清CF抗体価の上

昇により診断する．血清寒冷凝集素価の上昇は診断の参考になる．

エリスロマイシン，クラリスロマイシン，アジスロマイシンなどのマクロライド系抗生物質に感受性がある．テトラサイクリンにも感受性があるが，小児特に幼児には使用しない．

VII．クラミジア感染症

1．オウム病（*Chlamydia psittaci* 感染症）

Chlamydia psittaci は鳥類，哺乳類に広く分布するが，ヒトには飼育されたペット類からの呼吸器系感染症が多い（第16章．呼吸器疾患，p 367参照）．

2．*Chlamydia trachomatis* 感染症

a．トラコーマ trachoma

血清型 A，B，Ba，C による眼感染症は，感染初期の濾胞性結膜炎，治癒後数年して起こる角膜潰瘍から失明に至る典型的トラコーマとなるが，わが国では最近みられない．

b．非淋菌性尿道炎 non-gonococcal urethritis

Chlamydia trachomatis の血清型 D-K による性感染症 sex transmitted disease（STD）である．分泌物の量は少なく漿液性のことが多い．また不顕性感染も多い．

尿道，頸管分泌物を HEP-2 細胞，HeLa 細胞に接種培養することによって，封入体を鏡検したり，蛍光染色して診断する．また直接蛍光抗体法，酵素抗体法，DNA プローブ法，PCR 法で菌体または核酸を証明するキットが市販されている．

テトラサイクリン，マクロライド系抗生物質で治療する．

c．新生児クラミジア感染症 chlamydial infection in newborn

産道に *Chlamydia trachomatis* の感染があると産道感染により新生児に結膜炎や肺炎を起こす（第16章．呼吸器疾患，p 366参照）．結膜炎の潜伏期間は 5〜14 日，肺炎の発症は生後 1〜3 ヵ月である．CRP が陰性であることが特徴的である．

診断は結膜，鼻咽頭ぬぐい液からの病原体の分離や前述の市販キットによる検出で行う．

妊婦の周産期スクリーニングで，陽性の場合に妊婦を治療すると新生児感染を予防できる．

新生児クラミジア感染症の治療には 1〜2 週間のエリスロマイシン 50 mg/kg/日投与を行う．

d．鼠径リンパ肉芽腫症 lymphogranuloma venereum

Chlamydia trachomatis の血清型 L_1，L_2，L_3 による性感染症である．

陰部の無痛性丘疹と鼠径リンパ節の有痛性肉芽腫性腫大を特徴とする．わが国ではほとんどみられない．

3．*Chlamydia pneumoniae* 感染症

ヒトからヒトへ感染する *Chlamydia pneumoniae* 感染症が知られている．発熱，咽頭痛など感冒様症状を呈する．気管支炎，肺炎に進展することもある（第16章．呼吸器疾患，p 367参照）．

VIII．リケッチア感染症

1．恙虫病 tsutsugamushi disease

ツツガムシ病リケッチアを保有するフトゲツツガムシとタテツツガムシの幼虫の吸着によって感染する．

悪寒をともなう高熱，頭痛，関節痛，全身倦怠感で発病し，増悪する．潜伏期は約10日である．発熱の数日後から紅斑性丘疹が躯幹や顔面に出現する．GOT，GPT，LDH の上昇，CRP 強陽性，白血球数，血小板数の減少が検査上の特徴である．

ペニシリン系，セフェム系，アミノ配糖体系，マクロライド系の抗生物質は無効である．

幼虫の刺し口を探すことが診断の第一であり，山林田畑への立ち入り歴を聴取する．血清中の特異 IgG，IgM 抗体を検出して診断する．

テトラサイクリン，ミノサイクリン，ドキシサ

イクリン，クロラムフェニコールが有効である．

2. 発疹チフス typhoid fever, ロッキー山紅斑熱 Rocky mountain spotted fever

コロモシラミの糞便に存在する ***Rickettsia prowazekii*** の感染が発疹チフス，ダニの刺傷による ***Rickettsia rickettsii*** の感染がロッキー山紅斑熱である．いずれもわが国には存在しない．

IX．グラム陽性球菌感染症

1. 連鎖球菌感染症 streptococcal infection

連鎖球菌は連鎖状に配列したグラム陽性の球菌で，菌の表層抗原の違いによってA〜Oの13群に分類される（Lancefieldによる血清学的分類）．また血液寒天培地での溶血環の性状によって3種類（不完全溶血：α，完全溶血：β，非溶血：γ）に分類される．小児に多い化膿性疾患の代表的起因菌である．

a. A群β溶血性連鎖球菌感染症
group A β-hemolytic streptococcal infection

【概念】

A群β溶血性連鎖球菌（A群溶連菌，化膿性連鎖球菌 ***Streptococcus pyogenes*** とも呼ぶ）感染症は菌の増殖による化膿性病変，菌の産生する発赤毒（Dick毒素）による毒素性病変，ショックと多臓器障害を呈する劇症型，および続発症としての急性腎炎，リウマチ熱などの免疫疾患を引き起こす．

【病型・症状】

1）菌の増殖による症状

① 急性咽頭炎・扁桃炎は2歳以上で，特に学童に多い．
② 皮膚感染症として膿瘍，膿痂疹や蜂巣炎（丹毒）などがある．
③ 中耳炎，副鼻腔炎，乳様突起炎，敗血症，髄膜炎，骨髄炎，肺炎などの起因菌となる．

2）菌体外毒素による全身性疾患

猩紅熱 scarlet fever は幼児，学童に好発する．潜伏期は1〜7日（平均3日）．発熱，咽頭炎で発症する．イチゴ舌が早期に出現し，その後，首，上胸部，軀幹，四肢へと鮮紅色の小丘疹が出現し，全身に広がる．口の周囲に発疹は認められない（口周蒼白）．発疹は指圧で消退，かゆみをともない，解熱後に消失する．1〜2週後に特徴的な落屑（糠様，手足では膜様）がみられる．色素沈着は残さない．A群溶連菌感染症は反復罹患するが，猩紅熱を繰り返し発症することはない．

猩紅熱は法定伝染病に指定されていたが，抗生物質の普及した今日では患者の隔離などの法的規制を実施する意味が薄い．1999年4月1日施行の感染症予防医療法では4類感染症に指定されている（p 307参照）．一般にはA群溶連菌感染症の病名で取り扱われている．

3）劇症型A群溶血性連鎖球菌感染症

ショックと多臓器障害を特徴とする疾患で，軟部組織の壊死をともなう場合が多い．通常，血液や深部組織などから菌が検出される場合が多い．症状の進行がきわめて速いため，早期に適切な治療が開始されないと急速に死の転帰となる．小児例での報告は少ない．

【診断】

診断は臨床症状から比較的容易である．病巣からA群溶連菌の分離・同定，白血球増加，核左方移動，CRP上昇，回復期での菌体外毒素に対する抗体である antistreptolysin O (ASO) や antistreptokinase (ASK) の上昇などが参考となる．抗原検出キットによる迅速診断法がある．

猩紅熱の鑑別診断として風疹，麻疹，伝染性単核症，川崎病，中毒性（トキシック）ショック症候群 toxic shock syndrome (TSS)，薬疹などがある．

【続発症】

続発症としてA群溶連菌感染数週間後に急性糸球体腎炎，リウマチ熱，アナフィラクトイド紫斑病の発症をみることがある．

【治療】

ペニシリン系薬剤が第一選択である．セフェム系，マクロライド系抗生物質も有効である．続発症予防のため，抗生物質の一定期間の使用が推奨される．

b. B群連鎖球菌感染症 group B streptococcal infection (GBS)

【概念】

Streptococcus agalactiae による感染症である．女性性器に常在し，**新生児感染症**の重要な起因菌である．

【病型・症状】

1) 早発型

経産道感染した新生児は，出生直後から発症し呼吸困難をきたす．生後約10日までに敗血症を起こし，ときに髄膜炎を合併する．予後は不良である．

2) 遅発型

生後2〜3週間後に発症する．髄膜炎を起こすことが多い．診断は血液・髄液からの菌の検出による．

【治療】

ペニシリン系薬剤が有効である．ゲンタマイシンなどのアミノ配糖体系との併用もしばしば行われる．

c. 肺炎球菌感染症 pneumococcal infection

【概念】

肺炎球菌 *Streptococcus pneumoniae* はグラム陽性の双球菌で菌の周囲に莢膜を持つ．莢膜は多糖体からなり，その抗原性の違いによって84種類の型に分類されている．

【病型・症状】

① 肺炎は乳幼児に多い．近年では大葉性肺炎よりむしろ，気管支肺炎の型をとる．発熱で発症し，急速に症状は進行し，咳嗽，胸痛，呼吸困難などがみられる．

② 上気道炎，中耳炎，副鼻腔炎などの起因菌となる．IgG$_2$サブクラス欠乏症ではインフルエンザ菌と本菌による中耳炎が多い．

③ 敗血症や**髄膜炎（乳幼児）**の重要な起因菌の一つである．

【診断】

病巣からの菌の分離・同定による．抗原検出キットによる迅速診断法もある．

【治療】

ペニシリン系薬剤が第一選択である．最近ペニシリンGに耐性の**ペニシリン耐性肺炎球菌** penicillin resistant *S. pneumoniae* (**PRSP**) が増加している．PRSPには第3世代セフェム系薬剤（セフジトレンピボキシル，セフカペンピボキシル）やカルバペネム系薬剤を用いる．

【予防】

肺炎球菌ワクチン（莢膜多糖体による多価ワクチン）が脾摘患者や高齢者などに行われているが，2歳以下ではワクチン接種による抗体価の上昇が期待できない．

d. その他の連鎖球菌

腸球菌や緑連菌は，通常病原性は低いが感染性心内膜炎の起因菌となる．

2. ブドウ球菌感染症 staphylococcal infection

【概念】

ブドウ球菌はグラム陽性の球菌である．病原性の強い菌にはしばしば生化学的特性として，コアグラーゼ産生性とマンニトール分解性が認められる．この特性を持つものに黄色ブドウ球菌 *Staphylococcus aureus* があり，この特性を欠く菌としては表皮ブドウ球菌，腐性ブドウ球菌がある．

各種の菌体外毒素および酵素が発病に関与する．代表的なものとして**表皮剝奪毒** exfoliative toxin, **腸管毒** enterotoxin, **TSS毒** toxic shock syndrome toxin が知られている．また酵素としてコアグラーゼ，カタラーゼ，β-ラクタマーゼなどがある．表皮ブドウ球菌 *S. epidermidis* は日和見感染症の病因として増加している．*S. aureus* は主として鼻腔内に，*S. epidermidis* は皮膚に常在する．

最近，セフェム系抗生物質使用の増加などによりメチシリン耐性黄色ブドウ球菌 methicillin-resistant *S. aureus* (MRSA) の感染症が増加している（後述）．

【病型・症状】

1) 化膿性炎症

① 皮膚・軟部組織感染症：膿痂疹，蜂巣炎や筋炎などの起因菌となる．

② 肺炎：経過中に多発性膿瘍や膿胸を生じやすく，胸部X線上特徴的な気瘤腫 pneumatocele

③敗血症：敗血症から髄膜炎，心内膜炎，骨髄炎などを続発することがある．
　④心内膜炎：亜急性細菌性心内膜炎や，急性細菌性心内膜炎などの起因菌となる．
　⑤骨髄炎・関節炎：血行性に播種し，長骨骨幹端部を破壊する．細菌性骨髄炎のなかで最も頻度が高い．
　2）毒素性疾患（菌体外毒素により発症）
　①食中毒：*S. aureus* から産生される腸管毒エンテロトキシンによって起こる．
　②**ブドウ球菌性熱傷様皮膚症候群** staphylococcal scalded skin syndrome（SSSS）：表皮剝脱毒により生じる乳幼児期の疾患で，発熱で始まり紅斑が次第に全身に広がる．表皮は剝離しやすくなり（Nikolsky現象），破れて広範なびらん面を呈する（図15-12）．MRSAによる本症候群がときにみられる．

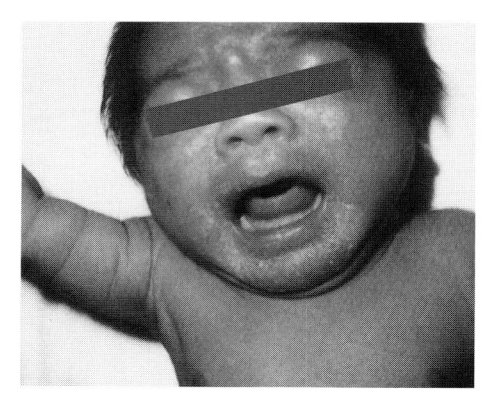

図15-12　ブドウ菌性熱傷様皮膚症候群（SSSS）
　　　　（口絵⑳参照）

　③**中毒性（トキシック）ショック症候群** toxic shock syndrome（TSS）：TSS毒による．発熱，発疹（落屑をともなう），嘔吐，下痢，低血圧，筋肉痛，意識障害，ショック，肝・腎不全，播種性血管内凝固（DIC）へと進み多臓器不全のため死亡することがある．川崎病，エルシニア感染症との鑑別が重要である．
　【診断】
　病巣からのブドウ球菌の分離・同定による．また，薬剤感受性テストはMRSAの検出などのため重要である．

　【治療】
　病原ブドウ球菌の多く（90％以上）はβ-ラクタマーゼ産生菌であり，ペニシリン系薬剤には耐性である．治療には，β-ラクタマーゼ安定性のメチシリン，オキサシリンなどを使用する．

MRSA感染症
　【概念】
　従来存在した耐性ブドウ球菌と異なり，メチシリン，オキサシリン，ジクロキサシリン，フルクロオキサシリンなど耐性ブドウ球菌用合成ペニシリンに耐性である *S. aureus* を，**メチシリン耐性黄色ブドウ球菌（MRSA）** と呼ぶ．このMRSAは，同時にセフェム，アミノ配糖体，マクロライド系抗生物質など多剤に対しても耐性化が著しい．
　MRSAは重要な院内感染症起因菌であり，1980年以降臨床例での分離菌の中で上位を占めている．しかしMRSAは起因菌としてでなく，単に菌の定着の結果として検出されることも多い．実際には，MRSAが分離された場合でも抗菌薬の投与を必要とする感染症は2～3割程度である．免疫力の低下した患児（immunocompromised host）に感染した場合は積極的治療が必要である．
　【疫学】
　MRSAは手術，外傷，熱傷などの創傷に感染することが多く，またカテーテル留置からの感染例が多い．これらの患者から他の患者へ伝播する．新生児病棟でも感染が広がりやすい．
　また，医師，看護師など医療従事者が感染源となりうる．
　【診断】
　検出された細菌をMRSAと判定する厳密な方法は，PBP（penicillin binding protein）2'あるいはPBP 2'産生遺伝子を検出することであるが，一般的にはβ-ラクタム系抗生物質に対する感受性試験の成績から推定している．
　【治療】
　バンコマイシン，ハベカシンを用いる．

X. グラム陽性桿菌感染症

1. ジフテリア diphteria

【概念】
ジフテリア菌 *Corynebacterium diphteriae* による法定伝染病である（2類感染症, 感染症予防医療法）. 予防接種により, わが国での患者発生は激減している. 主に2〜5歳の小児が罹患しやすい. 飛沫感染によって侵入した菌が局所で増殖し, 特徴的な偽膜を形成する. また産生された外毒素により, 末梢神経の麻痺や尿細管, 心筋障害を起こす.

【病型・症状】
潜伏期は2〜7日で, 菌の侵入部位, 毒素の広がり方などで症状は異なる.
① 咽頭ジフテリア：発熱, 咽頭痛で始まり, 扁桃の腫脹, 偽膜形成をみる. 偽膜は白色ないし灰白色で剝奪しにくく出血しやすい. 重症例では外毒素による呼吸不全, 心不全を合併する. 末梢神経炎によるジフテリア後麻痺（軟口蓋, 眼筋, 横隔膜, 四肢）もみられる.
② 鼻腔ジフテリア：漿液血性の鼻汁がある. 感染源となりやすい.
③ 喉頭ジフテリア：発熱, 犬吠様咳嗽, 嗄声で始まり, 偽膜により気道が閉鎖されると吸気性の呼吸困難を起こす（真性クループ, 第16章. 呼吸器疾患, p 355参照）.
④ 合併症：心筋炎, 末梢神経炎がある.

【診断】
菌の検出による. 検出には偽膜を剝がしてその底部を擦過するが, 出血しやすいので注意が必要. 菌体外毒素の抗体価測定が可能となりつつある.

【治療】
エリスロマイシン, ペニシリン, テトラサイクリン系薬剤が有効である. 菌体外毒素に対しては抗毒素血清を投与する. 偽膜形成で呼吸障害が高度のときは, 気管切開を行う.

【予防】
三種混合ワクチン（DPT）, またはジフテリアトキソイドの接種による.

2. 破傷風 tetanus

【概念】
グラム陽性の嫌気性桿菌である**破傷風菌** *Clostridium tetani* が産生する神経毒である tetanospasmin による中枢神経障害である.
本菌は土壌中に広く分布する. 創傷部, 臍帯切断端, 分娩などの際に侵入し, 傷口がふさがって嫌気状態になったときに増殖し, 産生された菌体外毒素が血行性に中枢神経に至り障害を起こす. わが国では予防接種により激減した.

【症状】
潜伏期は4〜20日の場合が多いが, 幅が広い. 早期に発症するものほど重篤となる. 臨床経過は4期に分けられる.
① 前駆期（1〜7日）：開口障害が現れるまでをいう. 全身倦怠感, 咀嚼時の疲労感, 頸部・肩の疼痛などがある. 新生児では哺乳量低下などの非特異的症状がみられる.
② 痙攣発作前期（1〜7日）：咬筋の強直性痙攣による開口障害（口瘡, 牙関緊急 trismus）, 顔面筋の痙攣（痙笑 risus sardonicus）, 嚥下障害, 発語障害, 呼吸困難などを訴える. 意識障害はないのが特徴である.
③ 痙攣発作期（2〜5週）：最も重篤となる時期である. 光, 音などのわずかな刺激で強直性痙攣を繰り返す. 痙攣時には意識が明瞭で激痛をともなう. 後弓反張 opisthotonus があり, 高熱が持続し, この時期に死亡することが多い.
④ 回復期：平熱になり, 痙攣, 牙関緊急, 痙笑は次第に消退する.

【診断】
臨床症状が重要である. 創傷の有無を検査し, 直接病巣部からの菌の検出を行う. 菌体外毒素の抗体価の測定が可能となりつつある.

【治療】
創傷部の外科的処置. ペニシリン, テトラサイクリン, セフェム系が有効である. 毒素に対して抗破傷風ヒト免疫グロブリンを静注する. 対症療法として痙攣の抑制, 気道確保, 日光などの刺激の軽減を図る.

【予防】

三種混合ワクチン（DPT）接種を行う．受傷時は，破傷風トキソイドによる能動免疫または抗破傷風ヒト免疫グロブリンによる受動免疫を行い，発症予防につとめる．

3. ボツリヌス菌による食中毒 botulism food poisoning

【概念】

ボツリヌス菌 *Clostridium botulinum* はグラム陽性の桿菌で，食中毒の原因菌である．菌が産生するボツリヌス毒素は，自然界に存在する毒物のうち最も強力なものの一つで，A〜Gに分類される．A，B，EおよびF型毒素がヒトに感受性がある．わが国では特にE毒素による食中毒が多い．いずし，ふなずしなどの魚類の発酵食品，キャビアなどの瓶詰め，果実などの缶詰め，肉や魚の缶詰め，カラシレンコンなどの塩蔵食品などが原因食品となる．

【症状】

菌や毒素で汚染された食品の摂取後24時間，ときに数時間〜数日の潜伏期を経て，全身倦怠，口腔，咽頭の乾燥感，悪心，嘔吐，腹痛，下痢などがみられる．続いて，複視などの視力障害，瞳孔散大，眼瞼下垂，発語障害，嚥下障害，呼吸困難などの特徴的な神経麻痺症状が現れ，ついには死亡する．意識障害，知覚障害，発熱は通常みられない．

【診断】

血中の毒素の検出，創部や便中の毒素または菌の検出による．

【治療】

直接の死因は呼吸筋麻痺による呼吸不全である．気管切開，レスピレーターの装着，特異療法として多価抗毒素血清（A，BおよびE型）を投与する．

● 乳児ボツリヌス症 infant botulism

生後6ヵ月以前の乳児にみられる．ボツリヌス菌芽胞を含んだホコリ，土，食物（特にハチミツ）が乳児に経口的に摂取されて起こる．正常分娩で出生した乳児が，生後5〜13週目に乳の飲み方や泣き声が弱々しくなり，顎や手足の筋肉が弛緩し動きが緩慢になる．嘔吐，下痢はみられない．嚥下障害があり，唾液が口腔内にたまる．重症例では呼吸困難，呼吸停止がみられる．

4. ウエルシュ菌による食中毒 *Clostridium perfringens* food poisoning

【概念】

ウエルシュ菌 *Clostridium perfringens* は芽胞を形成するグラム陽性桿菌で組織損傷性毒素，主としてα毒素（レシチナーゼ）を産生する．創傷感染症に続発することが多いが，食中毒も起こす．食物とともに摂取された菌が腸管内で芽胞を形成するときに産生されるエンテロトキシンが病原性を発揮する．

【病因・症状】

肉の料理，特にシチュー，スープなどが原因食である場合が多い．調理してから食べるまでの間に本菌の芽胞が発芽し増殖するためである．

症状は一過性の下痢であり，特に治療を要しない．食中毒の多くは学校給食など大量に調理した食品により起こる．

5. ディフィシル菌による偽膜性腸炎 *Clostridium difficile* pseudomembranous colitis

【概念】

ディフィシル菌 *Clostridium difficile* は抗生物質随伴性偽膜性大腸炎の原因菌で，グラム陽性桿菌である．AおよびBの2種類の毒素を産生し，いずれも偽膜性腸炎の症状と関連する．菌交代現象によって発症すると考えられている．

【症状】

水様性または血性下痢，腹痛，吐き気，発熱，脱水症，白血球増多，低アルブミン血症などを示し，多くの症例が抗生物質の投与と関連している．リンコマイシン，クリンダマイシン，テトラサイクリン，ペニシリン，セファロスポリン系など，日常よく使われる抗生物質が誘因となる．

【診断】
　内視鏡検査と便中の菌（嫌気性菌）の証明が重要である．ディフィシル毒素の検出による迅速診断法もある．健常小児でもディフィシル菌が検出されることがある．

【治療】
　治療には，誘因となった抗生物質の投与を中止し，メトロニダゾール，バンコマイシンなどの抗生物質を投与する．

XI. グラム陰性桿菌感染症

1. インフルエンザ菌感染症 Haemophilus influenzae infection

【概念】
　インフルエンザ菌 Haemophilus influenzae はグラム陰性多形性短桿菌で，咽頭常在菌である．莢膜多糖体の有無とその抗原性の違いから a～f の血清型に分類される．a～d 型は莢膜株である．生化学的性状によって I～VI の 6 種類の生物型に分けられる．**髄膜炎**などの重症感染症は莢膜を有する b 型の I 型によることが多い．

【病型・症状】
　小児の気道感染症の主たる起因菌である．乳児から幼児期にかけての細菌性髄膜炎の病原菌として頻度が高い．咽頭喉頭炎，肺炎，膿胸，中耳炎（IgG_2サブクラス欠乏症では本菌による中耳炎が多い），副鼻腔炎，敗血症，骨髄炎などもみられる．

【診断】
　病巣部からの菌の分離による．直接病巣（血液，髄液など）から抗原をラテックス法で検出することも可能である．

【治療】
　アンピシリン（ABPC）が第一選択薬であるが，近年耐性菌の出現が増加しており，β-ラクタマーゼ産生菌には新しいセフェム系薬剤を用いる．**β-ラクタマーゼ非産性の ABPC 耐性菌** β-lactamase negative ABCP resistant H. influenzae（**BLNAR**）も増加している．

2. 百日咳 pertussis

【概念】
　百日咳菌 Bordetella pertussis（グラム陰性小桿菌）の感染により，長期間にわたる特徴的な咳嗽を主症状とする疾患である．
　百日咳菌は気管支粘膜上皮細胞に定着し，**百日咳毒素**を産生する．毒素は 5 種類のサブユニットからなる蛋白毒素である．伝染力が強く，予防接種を受けていない乳幼児を中心に発症する．一度罹患すると，終生免疫を獲得する．新生児・乳幼児期に罹患すれば悪化し，死亡することもまれではない．

【症状】
　1～3 週間の潜伏期の後，以下の経過をとる．
① カタル期（1～2 週間）：はじめはくしゃみ，鼻汁，咳嗽，軽度の発熱があり，感冒との区別がつかない．しかし痙咳期に入ると特徴的咳嗽がみられる．
② 痙咳期（4～6 週間）：咳は夜間にひどくなり，短く連続した咳嗽を数回発作的に続け，その間患児は呼吸をすることができない．その後，"ヒュー"というかん高い笛声様の深い**痙攣性吸気** whoop がおこる．このような発作性咳嗽の繰り返しを**レプリーゼ** reprise という．咳嗽発作中はチアノーゼ状態となり，舌を突き出し，眼球はふくれあがってみえる．発作後嘔吐，発汗がはなはだしい．数回のレプリーゼののち多量の粘稠な痰を喀出して発作はおさまる．頻回のレプリーゼで顔面は浮腫状になり，眼球結膜は充血する．この咳嗽発作は最初の 2 週間は頻度，程度ともに激しく，その後次第に減少，軽くなる．新生児・乳児早期では咳嗽がなく，突然無呼吸発作で発症することが多い．
③ 回復期（2～3 週間）：咳嗽の程度も回数も次第に軽くなり，軽快していく．しかし回復後 1 年間は気道の感染のたびに発作性咳嗽をみることが多い．

【診断】
　特徴的な咳嗽発作で診断は容易である．カタル期から痙咳期にかけてリンパ球増加（70～90％）をともなう白血球増加（2～10 万/μl）がみられる．菌の証明は鼻咽頭スワブを Bordet-Gengou 培地

で培養する．ペア血清による血中凝集素価の上昇でも確定できる．

百日咳毒素はホスホリパーゼ A_2 活性化によるアラキドン酸の放出を抑制するため，二次感染がないかぎり CRP などの炎症反応は陰性を示すことが多い．

アデノウイルス感染で同様の症候を呈することがある（百日咳様疾患）．またクラミジア肺炎など嘔吐をともなう咳嗽発作をみる感染症との鑑別が必要である．

【合併症】

無気肺，肺気腫，肺炎（百日咳肺炎，二次性細菌性肺炎），中耳炎がしばしば合併する．新生児・乳児早期の感染でときに痙攣や脳症がみられる．

【治療・予後】

カタル期ではエリスロマイシンが有効であるが，痙咳期はしばしば抗生物質に抵抗性である．ヒト免疫グロブリン製剤も有効である．予後は一般によいが，新生児・乳児では重症となる．

【予防】

三種混合ワクチン（DPT）による予防効果は大きい．乳児ほど重症になりやすく，DPT ワクチンを早期に接種すべきである．家族内感染が多く，ワクチン未接種者にはエリスロマイシンで一時的に予防できる．

3. 大腸菌感染症 Escherichia coli infection

【概念】

大腸菌 Escherichia coli はヒトの腸内常在菌である．腸管外感染症として新生児髄膜炎，尿路感染症，胆嚢炎の起因菌となる．

ヒトの下痢症の原因として少なくとも 5 種類の大腸菌が明らかになっている．腸管病原性大腸菌 enteropathogenic E. coli，腸管組織侵入性大腸菌 enteroinvasive E. coli，腸管毒素原性大腸菌 enterotoxigenic E. coli，腸管出血性大腸菌 enterohemorrhagic E. coli および腸管付着性大腸菌 enteroadherent E. coli である．腸管毒素原性大腸菌は易熱性エンテロトキシンと耐熱性エンテロトキシンの 2 種類の毒素を産生する．また腸管出血性大腸菌は 2 種類のベロ毒素 vero toxin を産生する．これら 5 種類の下痢を起こす大腸菌をまとめて**病原性大腸菌**と呼ぶ．

【症状】

腸管出血性大腸菌による症状はサルモネラ性腸炎に，腸管組織侵入性大腸菌による症状は赤痢に，腸管毒素原性大腸菌による症状はコレラに似る．腸管出血性大腸菌の症状はきわめて特異的で激しい腹痛をともない，重症の場合は大量の鮮血を排出する（O 157 感染症参照）．

【診断】

便または病巣からの菌の分離・同定による．

【治療】

一般にアンピシリン（ABPC）が有効であるが，耐性菌にはセフェム系やアミノ配糖体系抗生物質を用いる．脱水，電解質のアンバランス，重症例ではショック，腎不全などに対する治療が必要である．

O 157 感染症

【概念】

病原性大腸菌 O157：H7（血清型による分類）は，腸管出血性大腸菌（ベロ毒素産生性大腸菌）に属する．O 157 は熱に弱く，75℃ で 1 分間加熱すれば死滅するが，低温や酸性条件には強い．水中でも長時間生存するといわれている．O 157 の感染は飲食物を介する経口感染による．ベロ毒素による内皮細胞障害により**溶血性尿毒症症候群** hemolytic uremic syndrome（HUS），脳症などの重篤な合併症を併発する（第 21 章．腎・泌尿器疾患，p 543 参照）．

【症状】

平均 4～8 日の潜伏期間をおいて激しい腹痛をともなう頻回の水様便から始まり，間もなく著しい血便となる．無症状や軽度の下痢のこともある．O 157 感染者の約 6～7％ に，下痢・腹痛などの初発症状出現数日から 2 週間後に HUS，脳症などを併発する．

【診断】

便培養で O 157 の検出，便中からベロ毒素の検出，免疫濾紙法による便中からの O 157 抗原の検出による．

【治療】

ベロ毒素吸着剤の有効性は明らかでない．抗菌

薬を使用する場合は発症後できるだけ速やかにホスホマイシン，ノルフロキサシン，カナマイシンを投与する．止痢薬やスコポラミン系薬剤は腸管内容物の停滞時間を延長し，毒素吸収を助長する可能性があるので使用しない．

4. 細菌性赤痢 shigellosis

【概念】

赤痢菌による腸管感染症である．わが国では近年減少してきたが，海外からの輸入感染症として再び増加しつつある．*Shigella dysenteriae, S. flexneri, S. boydii* と *S. sonnei* に型別される．汚染食品，水により経口感染する．

【症状】

下部大腸粘膜上皮細胞で増殖し，浮腫，出血，潰瘍を形成する．潜伏期は1～7日で，発熱，腹痛，膿の混入した下痢様粘血便，しぶり腹(便意促迫tenesmus)がみられる．乳幼児では高度な脱水とショックを起こす．意識混濁，嘔吐，痙攣など神経症状をともなう赤痢を疫痢と別称されていたが，これは *S. dysenterae* 1 が産生する志賀毒素による．

【診断】

SS寒天培養による菌の検出・同定による．

【治療】

耐性菌に注意しながら，カナマイシンやアンピシリン(ABPC)を用いる．補液や電解質の補正が必要である．

5. 緑膿菌，クレブシエラ，プロテウス感染症

a. 緑膿菌感染症 *Pseudomonas aeruginosa* infection

【概念】

緑膿菌 *Pseudomonas aeruginosa* は湿度の高い所に広く分布する弱毒菌で健常者に感染しても発症することはまれである．未熟児や免疫能の低下状態にある患者で病原性を発揮する．

外毒素A，エラスターゼ，プロテアーゼ，レシチナーゼなどの蛋白毒素を産生する．

一般の化学療法剤に対してはほとんど感受性がない．菌交代症として，日和見感染症，院内感染症の原因菌となる．通常使用される消毒剤にも抵抗性を示す．

【病型】

きわめて多彩で，肺炎，気道感染症，膿胸などの呼吸器感染症，慢性尿路感染症，慢性化膿性中耳炎，新生児や乳児の結膜炎や全眼球炎，敗血症などのほかに腸管感染症も起こす．手術創，褥瘡，熱傷局所などの皮膚感染症も本菌単独ないしは他の菌との混合で起こす．

【治療】

ピペラシリン，イミペネム，セフタジジム，トブラマイシン，ゲンタマイシンなどを使用する．

b. クレブシエラ感染症 *Klebsiella* infection

【概念】

大腸菌属に近縁のグラム陰性の桿菌である．代表的な病原菌は ***Klebsiella pneumoniae*** である．本菌は肺炎桿菌，Friedländer桿菌とも呼ばれ，肺炎などの呼吸器感染症，尿路感染症，腸管感染症，髄膜炎，胆嚢炎，敗血症などの起因菌となる．ペニシリン系抗生物質に抵抗性が強く，菌交代現象による日和見感染症の原因菌として重要である．

【病型・症状】

肺炎は免疫不全のある患者に多発し，通常大葉性肺炎の像を示し，急激に発症する(第16章．呼吸器疾患，p364参照)．慢性気管支炎，気管支拡張症，肺気腫のある患者では気管支肺炎の像を呈する．弛張熱を示すことが多く，胸痛，粘稠な血痰ないし"干しブドウゼリー様"喀痰が特徴である．

【治療】

アミノ配糖体，セファロスポリン，テトラサイクリン系の抗生物質を用いる．第3世代，第4世代のセフェム系抗生物質に対しては感受性が高い．

c. プロテウス感染症 *Proteus* infection

【概念・症状】

グラム陰性の桿菌．自然界に腐敗菌として広く分布し，腸管内にも常在菌として存在する．O抗原とH抗原の組み合わせによって，多くの血清型に分けられているが，そのうち *Proteus vul-*

garis の O 抗原のあるものは，リケッチアと共通抗原性がある．これを利用して，リケッチア症を診断する反応を Weil-Felix 反応という．

尿路感染症，創傷感染症などを起こすが，いずれの場合も多剤耐性菌であることが多く，院内感染症の原因菌として重要である．*Proteus morganii* による食中毒の報告もある．

【治療】
アミノ配糖体系抗生物質，カルベニシリンなどが有効である．

6. サルモネラ感染症 *Salmonella* infections

a. サルモネラ症 nontyphoidal salmonellosis
【概念】
腸チフス，パラチフスの原因となる *Salmonella typhi*, *S. paratyphi* A 以外のサルモネラ属菌が原因の急性胃腸炎をサルモネラ症(サルモネラ食中毒)と呼ぶ．サルモネラ食中毒を起こす菌として分離頻度が高い菌(血清型)は，ネズミチフス菌，腸炎菌などである．

【症状】
潜伏期が8〜24時間で，悪心，嘔吐，発熱，上腹部痛，下痢などを主症状として発症する．ときにはショックをともなうコレラ様の症状や赤痢様の症状を呈することもある．

【治療】
ホスホマイシン，ノルフロキサン，ST合剤などを使用する．

b. 腸チフス typhoid fever，パラチフス paratyphoid fever
【概念】
***Salmonella typhi*, *S. paratyphi* A** による感染症で，患者や保菌者(腸チフス治癒後，チフス菌が胆囊で増殖し排菌する病後保菌者)の排泄物や汚染された食品・飲料水からの経口感染である．法定伝染病(2類感染症，感染症新法)で，近年患者発生は減少してきたが，海外旅行者での感染が増加している．

【症状】
両感染とも類似の臨床症状をとるが，パラチフスのほうが軽症である．口から入った細菌は小腸粘膜を通り，リンパ濾胞からリンパ行性に血中に入り，肝，脾，骨髄で増殖する．潜伏期間は1〜2週間で，悪寒，発熱，下痢，頭痛，意識障害，全身倦怠感がみられる．熱は段階的に上昇し稽留する．高熱のわりに比較的徐脈となる．第2病週にバラ疹(淡紅色の小丘疹が胸，背部，四肢に出現)が出現し，3〜4病週に腸管に潰瘍をつくるため，出血や穿孔の危険がある．バラ疹，比較的徐脈，脾腫を腸チフスの3症候という．

【診断】
菌の検出による．急性期は血液から，それ以降は糞便，尿から菌を分離・同定する．極期には，白血球減少，Widal 反応陽性を示す．

【治療・予後】
クロラムフェニコールが第一選択薬である．ST合剤も使われる．

腸出血，腸穿孔が死因となることがある．早期治療例は予後がよい．胆道系で長期保菌者となることがある．

7. キャンピロバクター感染症 *Campylobacter* infection

【概念】
キャンピロバクター *Campylobacter* はグラム陰性のらせん状菌で，主に家畜の病原菌であるが，*C. jejuni*, *C. coli*, *C. fetus* がヒトに感染する．集団発生する食中毒菌としても注目されている．

【症状】
家畜などの糞便からの汚染食品や水，鶏肉の摂取，動物との接触により経口的に感染する．腸炎型はほとんど *C. jejuni* による．潜伏期は3〜10日で，下痢，血便，軽度発熱がみられる．小児細菌性下痢症のうち，本菌によるものが増加している．また，Guillain-Barré 症候群を発症することがある．*C. fetus* はまれに敗血症や髄膜炎の起因菌となる．

【診断】
糞便，血液からの菌の分離・同定による．

【治療】
自然治癒もみられるが，エリスロマイシン，ホスホマイシン，ゲンタマイシンが有効である．

8. エルシニア感染症 *Yersinia* infections

【概念】

ヒトに起因菌となるのは ***Yersinia pestis***, ***Y. pseudotuberculosis***, ***Y. enterocolitica*** である．自然界に広く分布し，動物の保菌率も高い．ヒトへの感染源としてはブタなどの食肉とイヌが重要である．胃腸炎，終末回腸炎，腸間膜リンパ節炎，虫垂炎などを起こす．小児の下痢症の病因としては *Y. enterocolitica* が重要である．

【病型・症状】

エルシニア胃腸炎では，発熱，腹痛，下痢などがみられる．下痢便は緑色で悪臭が強い．粘血便もともなう．集団発生する食中毒菌として増加している．消化器症状のほか，腎不全，溶血性貧血，播種性血管内凝固(DIC)，敗血症，発疹，肝炎，膵炎，結節性紅斑，心筋炎など多彩な症状を呈する．

Y. pseudotuberculosis の感染は晩秋から初夏にかけて発症し，胃腸症状をともなう**発疹性発熱疾患**で，眼球結膜充血，イチゴ舌，口唇発赤などの粘膜症状や頸部リンパ節腫脹などを呈し，川崎病との鑑別が必要となる．多彩な合併症が認められ，多臓器に障害を起こすが，腎不全が10〜20%に合併する．

【検査】

便からの本菌の培養は28℃前後で約1週間行う．抗体価の上昇による血清学的診断が可能である．

【治療】

Y. enterocolitica にはラタモキセフナトリウム，セフチゾキシムナトリウム，アミノ配糖体などが有効である．*Y. pseudotuberculosis* は大部分の抗生物質に感受性を示す．

【予防】

Y. enterocolitica の場合はブタ肉を主とする食肉に対し食品衛生上の処置が必要である．*Y. pseudotuberculosis* に対しては，未処理の山水や井戸水の飲用を中止する．低温でも増殖する菌なので冷蔵庫中の保存食品を過信してはならない．

9. レジオネラ症 legionellosis

【概念】

グラム陰性桿菌で，水や土壌中に生息する環境常在菌である．空調設備の冷却水を汚染して病院や特定の建物内に伝播し，高齢者や免疫抑制療法を受けている患者に発症する．レジオネラには20を超える菌種が存在しているが，***Legionella pneumophila*** が最も多く分離される．1976年にアメリカで発見された肺炎を主症状とするレジオネラ症(**在郷軍人病**)の原因菌である．

【病型・症状】

肺炎型と非肺炎型(発熱型)の二つの病態があり，前者はさらに散発型と集団発生型に分けられる．最近，**新生児への感染例**が報告された．肺炎のほかに中枢神経障害，精神障害を併発し，腎不全に陥ることがある．

【診断】

菌の培養，血清中の抗レジオネラ抗体価測定，直接蛍光抗体法による病巣中の菌の証明，可溶性抗原の検出，PCR法による遺伝子診断などによる．

【治療】

エリスロマイシンとリファンピシンが有効である．β-ラクタマーゼを産生するので，ペニシリン，セファロスポリン系抗生物質の投与は適当でない．

XII. ビブリオ感染症

1. コレラ cholera

【概念】

Vibrio cholerae 感染による急性下痢症である．鞭毛を持つ運動性のグラム陰性桿菌で，東南アジア，インド，中東地域に流行がみられる．汚染された魚介類，野菜などや汚染水からの経口感染による．わが国では輸入感染症としてときにみられる．抗原構造の違いから，稲葉型，小川型，彦島型に，また生物学的性状の違いによって古典型(アジア型)とエルトール型に分けられる．

【症状】
　潜伏期は1～2日で，突然水様下痢を発症し，重症例で脱水症状を起こし死亡することもまれではない．下痢は経口感染した菌が小腸下部に定着，増殖し，蛋白毒素であるコレラエンテロトキシンを産生することによって起こる．下痢は米のとぎ汁様となる．血液や膿汁は含まれない．小腸の吸収能は正常に保たれている．

【診断】
　糞便からの菌の分離・同定による．

【治療】
　脱水に対する処置と，細菌に対してはテトラサイクリンが有効である．

2. 腸炎ビブリオ感染症 *Vibrio parahaemolyticus* infection

【概念】
　Vibrio parahaemolyticus による急性胃腸炎である．細菌性食中毒の原因菌として比較的頻度が高い．生の魚介類を好むわが国では，夏期に発生する食中毒の過半数が本菌によるものであるが，これらを食する機会が少ない小児での発生は少ない．

【症状】
　通常12～15時間の潜伏期の後，激しい腹痛と水様下痢で発症し，ときに嘔吐，発熱，血便を認める．まれにショック症状を呈し，死亡することがある．通常12～24時間以内に軽快に向かい，2～3日で治癒する．

【診断】
　確定診断は糞便培養による．

【治療】
　輸液と抗生物質としてニューキノロン，テトラサイクリン，エリスロマイシン投与が有効である．

XIII. マイコバクテリア感染症

1. 結核症 tuberculosis

【概念】
　結核菌はヒト型，ウシ型，ネズミ型，トリ型および冷血動物の結核菌に分けられる．ヒトに結核症を起こすのは，ヒト型菌とウシ型菌で，これ以外の菌は非結核性抗酸菌と分類される．
　結核症は，主としてヒト型結核菌 *Mycobacterium tuberculosis* 感染による慢性感染性疾患である．小児の結核症は減少しつつある．初感染結核が多いが，ときに粟粒結核，結核性髄膜炎に急速に進展する．排菌者である同居家族からの飛沫感染が最も多い．

【症状】
1) 初感染結核
　初感染時，肺内に初感染原発病巣を形成し，領域リンパ節にもほぼ同じ病変が生じる．自然に治癒する傾向を持っているが，胸部X線像で病変が確認されるようになると初期変化群 primary complex と呼ばれる．肺門リンパ節腫脹が特徴である．
　無症状のことが多く，症状があっても不定で，咳嗽，発熱，喘鳴，食欲不振，顔色が悪い，不機嫌，体重増加不良などである．この段階では予後は良好である．

2) 乾酪性肺炎
　初感染巣から退局せず拡大し，軟化，崩壊し肺内に散布すると乾酪性肺炎の型をとる．高熱，呼吸困難，咳嗽，喀痰などの症状とともに一般状態も重篤化する．

3) 胸膜炎
　結核性胸膜炎の発病は，多くは急激である．発熱，胸痛，咳嗽などの症状が認められる．滲出液の貯留が高度になると，呼吸困難，多呼吸，肋間腔膨隆などがみられる．

4) 粟粒結核 milliary tuberculosis
　血行散布によって発病し，胸部X線像で全肺野に粟粒状の陰影を認める．全身症状は強く高熱，多呼吸，呼吸困難，チアノーゼ，易疲労感，食欲不振，倦怠感などの症状をみる．乳幼児に多く，初感染後1年以内に起こることが多い．予後は不良である．胸膜炎の合併，再発，他の臓器の結核性病変の発症に注意する．

5) 結核性髄膜脳炎
　初感染結核，粟粒結核に引き続き起こることが多い．不機嫌になり，食欲不振，嘔吐，嗜眠傾向を認め，年長児では頭痛を訴える．放置されると

痙攣をともない，意識障害が進行する．痙性麻痺，脳神経麻痺などを認めるようになり，呼吸や脈拍が不規則になる．死亡率が高い．

【診断】
1) 感染機会の有無

結核患者との接触および期間，濃厚感染の可能性の有無を知る．喀痰塗抹陽性の場合は感染力が強い．BCG 接種歴があっても感染発病の症例もある．

2) 菌の証明

結核菌の証明は最も確実な診断となる．喀痰あるいは胃液を培養する．最近では PCR 法などのDNA 診断が早期診断に応用されている．必ず耐性検査を行い，治療薬剤の選択の参考とする．

3) ツベルクリン反応

ツベルクリン反応は信頼度の高い検査である（表 15-9）．麻疹罹患後やステロイドなどの免疫抑制薬の使用中では一時的にツベルクリン反応陰性を示すことがある．結核予防法の改正によりツベルクリン反応の判定基準が変わり，疑陽性の判定項目が削除された．小・中学校の健康診断で行われるツベルクリン反応検査の結果としてとるべき措置を図 15-13 に示す．

4) 胸部 X 線検査

肺門リンパ節腫脹，無気肺，乾酪性肺炎などがみられるが，小児では成人と異なり非特異的所見が多い．

【治療】

化学療法が原則である．小児結核に対して使用される抗結核薬は，イソニアジド(INH)，リファンピシン(RFP)，エタンブトール(EB)の適宜併用が主である．重症例ではストレプトマイシン(SM)も併用する．また最近ではピラジナミド(PZA)の併用も行われている．

【予防】
①感染源を隔離し，接触を避ける．
②早期に BCG を接種する(ただし，BCG で完全に発病を予防できるわけではない)．
③ツベルクリン反応自然陽転者にはイソニアジドを 6 ヵ月予防内服させる．

【BCG の副作用】

局所リンパ節腫脹，BCG 全身感染，骨炎などの報告がある．頻度の比較的高いものは，BCG 接種後の同側腋窩リンパ節腫大である．

2. 非結核性抗酸菌感染症 nontuberculous mycobacteria

ヒト型結核菌，ウシ型結核菌およびらい菌以外の抗酸菌をまとめて非結核性抗酸菌(かつて非定型抗酸菌と呼ばれていた)と呼ぶ．非結核性抗酸菌感染症の病像は結核症に類似し，臨床所見から両者を区別することは難しい．基礎疾患のある場合に発症しやすく，ある種の日和見感染症である．

表 15-9 ツベルクリン反応の判定(結核予防法，1994 年改正)

反　　　応	判　定	符　号
発赤の長径 9 mm 以下	陰　性	(−)
発赤の長径 10 mm 以上	弱陽性	(＋)
発赤の長径 10 mm 以上で硬結をともなうもの	中等度陽性	(＋＋)
発赤の長径 10 mm 以上で硬結に二重発赤，水疱，壊死などをともなうもの	強陽性	(＋＋＋)

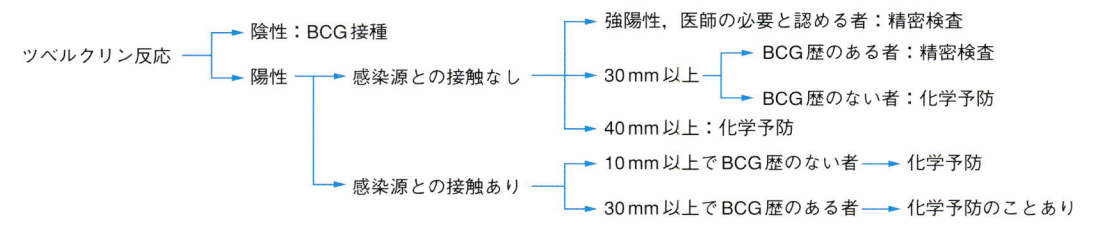

図 15-13　小・中学校の健康診断で行われるツベルクリン反応

XIV. その他の細菌感染症

1. 猫ひっかき病 cat scratch disease

【概念】
自然治癒傾向のある亜急性感染症で，最近病原菌が *Bartonella henselae* と同定された．

【症状】
通常，子猫よりの搔爬部位に10日前後で丘疹を形成し，さらに2〜3週間後にはその所属リンパ節が圧痛をともなって腫脹する．4〜6週続し，1/3は化膿する．全身状態は良好であるが，発熱が持続し，倦怠，頭痛，食欲不振がみられる．

【診断・治療】
診断は難しい．化膿性リンパ節炎や皮下膿瘍を考え抗生物質を投与しながら，悪性腫瘍やまれな感染症との鑑別を進める．重要な鑑別点は猫との接触歴である．リンパ節の生検や特異抗原による皮内反応が診断に有用である．治療は対症療法．

2. 野兎病 tularemia

グラム陰性の短桿菌で野兎，野ネズミ，リスなどとヒトの間に流行する人畜共通感染症の一つである．

通常2〜4日の潜伏期(ときに1ヵ月に及ぶこともある)の後，悪寒，頭痛，吐き気，倦怠感で始まり，ついで発熱，関節痛などが出現する．発熱と同時またはやや遅れて，病原菌侵入局所の領域リンパ節が腫脹する．リンパ節は孤立し，癒合しない．圧痛はあるが自発痛はない．紅斑性の皮疹(野兎病疹)がみられる場合がある．感染経路と臨床所見により，リンパ節型，潰瘍リンパ節型，その他の病型に分類されている．

ストレプトマイシンとテトラサイクリンの併用が有効である．化膿したリンパ節，あるいは膿瘍を形成した初感染病巣などは外科的に切除する．

3. ブルセラ病 burucellosis

グラム陰性の短桿菌で人畜共通感染症の一つである．自然宿主はヤギ，ヒツジ，ブタ，ウシである．3菌種あるが，いずれの菌種による感染も潜伏期は数日からときに数ヵ月，普通35日から6週間くらいである．

主症状は発熱と種々の疼痛で，発熱は段階状に上昇し，不規則な弛張熱を示す．このような発熱期が2〜3週間続いた後，しばらく無熱期間があり，再び発熱するという状態を長期にわたって繰り返す(周期熱)．発熱にともなって頭痛，腰痛，関節痛，筋肉痛，神経痛様疼痛などをともなうが，場所や強さは同じ患者でも一定せず不規則である．頸部リンパ節などのリンパ節腫脹，脾腫，肝腫などを認める．また，体温に比較して徐脈である．

ストレプトマイシンとテトラサイクリンの併用療法が有効である．

4. 放線菌症 actinomycosis

グラム陽性菌で，主として嫌気性の *Actinomyces israelli* による，亜急性から慢性の化膿性ないし肉芽腫性感染症である．顔面や頸部に多発し，ときには胸部や腹部にもみられる．紫色の硬く平たい腫脹が現れ，やがて膿瘍を形成すると瘻孔をつくり，膿汁が排出される．胸部の場合には肺が，腹部の場合には回盲部が好発部位である．病巣組織内や膿汁内に硫黄顆粒(ドルーゼ)が認められることがある．

ペニシリン系薬剤が有効である．

XV. スピロヘータ感染症

1. 梅毒 syphilis

梅毒トレポネーマ *Treponema pallidum* による感染症で，性感染症 sex transmitted disease (STD)として知られるが，病型は先天梅毒と後天梅毒に分けられる．小児では胎内感染による先天梅毒が重要である．

a. 先天梅毒 congenital syphilis

【概念】

妊娠中期(18週以降)の胎盤完成以降に母親が梅毒に罹患すると,児に感染が成立する.児の症状は母親の症状が新鮮で無治療なほど重篤となり,また感染時期も早期ほど重くなる.

【病型・症状】

1) 胎児梅毒

出生時から梅毒性天疱瘡,肺炎,肝脾腫,骨軟骨炎,鼻閉,シワの多い老人様顔貌がみられる.

2) 乳児梅毒(早発性梅毒)

生直後ないし生後数ヵ月に症状がみられる.梅毒性鼻炎,出血性鼻漏,皮疹,骨変化,肝脾腫などで,進行すると鞍鼻 saddle nose を残す.また,脱毛,口囲に放射性に浸潤した瘢痕(Parrotの凹溝),骨軟骨炎のため疼痛による運動障害(Parrot の仮性麻痺)がみられる.中枢神経症状として髄膜炎をともなう症例は予後が悪く,水頭症,知能障害,運動障害を残す.

3) 遅発性梅毒

学童期以降に骨,歯,中枢神経障害などが遅発性にみられる.Hutchinson の3主徴(実質性角膜炎,内耳性難聴,永久門歯の M 型欠損である Hutchinson 歯)が知られる.そのほか,骨膜の肥厚,骨ゴム腫,梅毒性関節炎,知能障害などをみる.

【診断】

母親(および父親)の梅毒の既往,臨床症状,骨 X 線所見,血清反応で診断する.血清学的診断法にはカルジオリピンを抗原とする補体結合反応(Wassermann 反応)と,沈降反応(梅毒凝集法,ガラス板法,RPR カードテスト)がある.

これらの検査法は,非特異抗原を用いているので,らい,マラリア,肝炎,Weil 病,伝染性単核症,妊娠,SLE などで陽性になることがある.これを生物学的疑陽性反応という.

T. pallidum またはその菌体成分を抗原とする特異的反応として,梅毒トレポネーマ血球凝集テスト(TPHA),梅毒トレポネーマ蛍光抗体吸収テスト(FTA-ABS)およびその IgM 抗体などがある.これらのテストは特異性と感度は高いが,梅毒が治癒しても反応が陰性化しないことがあるため,治療効果の判定には,非特異的反応を用いた検査法がよい.

【治療】

ペニシリン系薬剤が第一選択薬である.

b. 後天梅毒

潜伏期は3週間(1～10週)で,病期によって4期に分けられる.第1期は潜伏期後,第2期は感染3ヵ月後,第3期は3年後,第4期はおよそ10年後からの病変をさす.

2. ライム病 Lyme disease

【概念】

マダニ類によって媒介されるスピロヘータの一種,***Borrelia burgdorferi*** による全身感染症である.欧米での報告が多いが,近年わが国でも報告されている.

【臨床症状】

刺咬部の丘疹が遠心性に拡大する慢性遊走性紅斑が病初期にみられる.数週ないし数ヵ月(遅い例では1年以上経過後)して,肘,膝,股関節に疼痛と腫脹を繰り返す慢性関節炎の発症をみる.また感染後数週ないし数ヵ月で,髄膜炎,脳炎,神経根炎,Bell 麻痺などを発症する.眼症状,心筋障害などを発症する例もある.

【診断】

マダニの特徴的な咬傷部位を病初期に確認し,病変部からの菌の検出および血清学的診断(特異抗体検査)による.

【治療・予後】

テトラサイクリンやペニシリン系薬剤,エリスロマイシンが有効である.小児ではアモキシシリンがよく用いられている.神経症状を示すものの予後は悪い.

3. レプトスピラ症 leptospirosis(黄疸出血性レプトスピラ症 icteric leptospirosis)

【概念】

Leptospira interrogans* serovar *icterohaemorrhagiae による感染症で,**Weil 病**として知られている.

【症状】

レプトスピラに感染したネズミ，イヌ，ウシ，ウマなどの尿に汚染された水から経皮・経粘膜的に感染する．約10日間の潜伏期ののちに突然の高熱(4〜9日)，2〜3日の平熱期間をおいて再度の発熱(2〜3日)がみられる．頸痛，筋肉痛，全身倦怠感，関節痛，続いて黄疸，出血傾向が出現し，腎不全，循環不全に陥る．

【診断】

菌の検出(血液，尿)および血清学的診断による．

【治療】

テトラサイクリン，ペニシリン，アミノ配糖体系が有効である．

XVI. 真菌症

1. カンジダ症 candidiasis

【概念】

皮膚粘膜の常在菌である **Candida albicans** による感染症が主である．抗生物質の広範な使用による菌交代現象として，また先天性・後天性免疫不全症，悪性腫瘍や臓器移植での免疫抑制薬使用などの際に日和見感染症として発症する．あらゆる器官・臓器に急性・慢性の感染を起こす．

【病型・症状】

1) 表在性感染症

口腔カンジダ症は**鵞口瘡** oral thrush と呼ばれる．産道感染するため新生児に多い．また，乳児にもみられる(図15-14)．

皮膚カンジダ症は皮膚に境界明瞭な発赤，剥離，落屑を起こす．浸潤しやすい間擦部位に多く，乳児では陰股部，臀部などおむつのあたる部位に好発する．指趾間カンジダ症，カンジダ性爪囲炎では爪またはその周囲に著しい腫脹，発赤，疼痛を起こす．

2) 深在性感染症

日和見感染として発症する．カンジダ血症を起こして全身に播種することもある．消化器カンジダ症，呼吸器カンジダ症，全身感染症などを起こす．

【診断】

C. albicans は常在菌なので，年齢，ステロイドなどの免疫抑制薬投与の有無，基礎疾患などを考慮する．組織内や，血液，髄液，尿から *C. albicans* が証明できれば診断が確定する．

【治療】

口腔カンジダ症，皮膚カンジダ症にはゲンチアナ紫，ナイスタチン液を外用する．深在性カンジダ症には，フルコナゾール，イトラコナゾール，アムホテリシンBを使用する．これらの薬剤は血液・悪性腫瘍などの強力な化学療法時や骨髄移植時に，予防的に用いることも多い．

2. クリプトコッカス症 cryptococcosis

【概念】

鳥類(主としてハト)の糞に含まれている **Cryptococcus neoformans** による感染症である．健常者では感染しても通常発症しない．免疫能低下時に発症し重篤となる．気道から肺に達し，血流を介して中枢神経系に播種する．病型として肺クリプトコッカス症と中枢神経のクリプトコッカス症がある．

【症状】

1) 肺クリプトコッカス症

多くは無症状，痰，胸痛，喀痰，発熱がみられる．肺膿瘍，肺結核症とまぎらわしいことがある．

2) クリプトコッカス髄膜炎

肺感染の合併症として起こる．症状は細菌性髄膜炎と同じであるが，慢性に経過する．

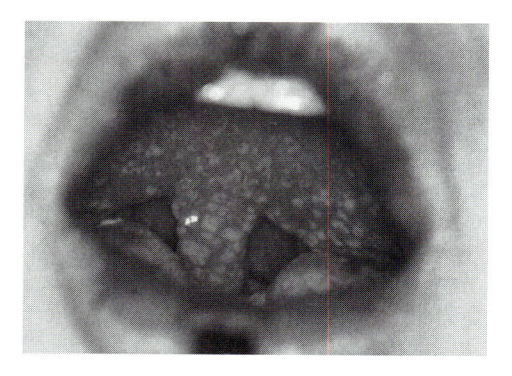

図15-14 鵞口瘡(口絵㉑参照)
(北里大学医学部耳鼻咽喉科学 岡本牧人教授 提供)

【診断】

病巣からのクリプトコッカスの証明による．

【治療】

アムホテリシン B，フルコナゾールが有効である．

3. アスペルギルス症 aspergillosis

【概念】

アスペルギルス種による感染症で，呼吸器，皮膚，粘膜，全身臓器に病変をもたらす．***Aspergillus fumigatus*** が主である．免疫抑制状態での日和見感染が重要であり，特に慢性肉芽腫症ではしばしば致死的となる．病型には肺アスペルギローマと肺アスペルギルス症，アレルギー性気管支肺アスペルギルス症がある．

【症状】

1) 肺アスペルギローマ

血痰，喀血のほかに咳，痰がみられる．微熱をともなうこともある．肺野に直径 1～5 cm の菌球（アスペルギローマ aspergilloma）を形成するのが特徴である．X 線像で円形ないし楕円形陰影と，その周辺に薄い空気層がみられる．菌球は肺尖部に好発するが，ときには下葉上部にもみられ，また片肺に 2 個以上のこともある．

2) 肺アスペルギルス症

病巣が主として肺実質にある場合を肺アスペルギルス症という．*A. fumigatus* による場合が多く，経気道的に感染する．肺の病巣は壊死に陥り，膿瘍となって空洞を形成することもある．主な症状は発熱，咳，痰，血痰，喀血，胸痛などである．

3) アレルギー性気管支肺アスペルギルス症

気管支内に腐生したアスペルギルスに対する過敏反応による疾患で，好酸球増加をともなう肺疾患（PIE 症候群：pulmonary infiltration with eosinophilia）として位置づけられる．病態は I 型および III 型のアレルギー反応である（第 14 章．アレルギー性疾患，p 289 参照）．症状は喘息様呼吸困難，発熱，咳，褐色痰が特徴である．

【診断】

病巣，喀痰からのアスペルギルスの証明による．アレルギー性気管支肺アスペルギルス症では胸部 X 線検査で移動する浸潤影，血中好酸球増加，IgE 増加およびアスペルギルスの沈降反応陽性が参考となる．

【治療】

アムホテリシン B，イトラコナゾールが使われる．肺アスペルギローマでは外科的切除の適応となることもある．

XVII. 原虫疾患

1. トキソプラズマ症 toxoplasmosis

Toxoplasma gondii の感染によって起きる疾患で，原虫疾患の中では最も重要なものの一つである．人畜共通感染症で，原虫には栄養型，シスト，オーシストがある．ヒトでは先天性および後天性感染症があり，特に妊婦が初感染を受けて起こる先天性トキソプラズマ症は TORCH 症候群（第 10 章．新生児・低出生体重児，p 206 参照）の一つとして重要である．

終宿主であるネコの糞便中に排泄された嚢胞（オーシスト）が直接経口感染するか，嚢子（シスト）を含む生肉，調理不十分の食肉摂取によって感染する．子宮内感染を除き，ヒトからヒトへの感染はない．母体が妊娠中に感染したとき，経胎盤的に胎児に感染が成立する．特に妊娠初期の母体感染では，感染胎児の発症・死亡率が高い．妊娠後半の母体感染では胎児への感染率は高いが，症状の程度は軽くなる．

a. 先天性トキソプラズマ症 congenital toxoplasmosis

【概念】

母が妊娠中にトキソプラズマ原虫に初感染し，栄養型が血行性に胎盤を経由して胎児移行して起こす先天感染である．

【病型・症状】

妊娠早期の感染では胎児死亡や児の奇形が多い．妊娠中期では低出生体重児のほか，脳炎，黄疸，発疹，肝脾腫などの急性期症状が主となる．妊娠後期の感染では慢性の経過をたどる．網脈絡膜炎，水頭症，脳内石灰沈着，精神運動障害の 4

主徴のほか，発熱，リンパ節腫脹，発疹，黄疸，貧血，肝脾腫，髄液異常などがみられる．これらの症状が遅発性に出現することもある．

【診断】
臨床症状のほか，患児の髄液，リンパ節あるいは羊水からトキソプラズマ原虫を直接証明するほか，免疫学的検査（色素試験，酵素抗体法，間接赤血球凝集反応，ラテックス凝集反応など）で確定する．

【治療】
症状の有無にかかわらず治療を行う．ピリメタミンとサルファ剤を使用する．妊婦には不顕性感染でも胎児への感染阻止のため，催奇形性の少ない薬剤を投与する．

b. 後天性トキソプラズマ症 acquired toxoplasmosis

頻度は高いが，ほとんどが不顕性感染で重篤なものは少ない．1度感染すると終生の慢性感染へ移行する．

2. アメーバ赤痢 amebiasis

【概念】
赤痢アメーバ *Entamoeba histolytica* の嚢子の経口感染による．体内で栄養型に変化して大腸壁で増殖し，粘膜を侵襲する．血行性に散布し，肝などに膿瘍を形成することもある．その後，腸管壁を侵し，特徴的な潰瘍を形成する．

【症状】
多くは無熱で緩徐に発症する．主症状は消化器症状で，腹部不快感，腹痛，下痢，軽いしぶり腹，膿粘血便で，全身症状は比較的軽微である．症状の出現・消退を繰り返す．肝に膿瘍を形成すれば，発熱，腹痛，腹部膨隆，肝腫大・圧痛を呈する．

【診断】
粘血便中のアメーバ虫体の鏡検が基本となる．

【治療】
メトロニダゾールやチニダゾールが有効である．

3. マラリア malaria

【概念】
ハマダラカが媒介する**マラリア原虫** *Plasmosium* の感染によって起こる届出伝染病（第4類感染症，感染症新法）である．三日熱マラリア，熱帯熱マラリア，四日熱マラリア，卵型マラリアの4型がある．三日熱マラリアが最も多く，ついで重症化しやすい熱帯熱マラリアがみられる．近年，輸入感染症として重要となっている．

蚊が吸血するときに，マラリアの原虫が胞子小体としてヒトの体内に侵入し，肝細胞で発育する．その後赤血球内で増え，原虫が流血中に放出されるとき，発作的な体温の上昇が起こる．潜伏期は約2週間である．

【症状】
頭痛，全身倦怠，筋肉痛などの前駆症状の後，悪寒，戦慄，ときに痙攣をともなう高熱（39〜41℃）で発症する．発熱発作は2〜4時間持続した後，発汗とともに解熱する．各原虫の白血球内生活環周期によって規則的な発熱を繰り返す．乳幼児では非特異的症状のことが多い．熱帯熱マラリアは特に重症で，発症後1〜2週間で脳障害，腎障害を起こし死亡することがある．慢性に経過すると，貧血，肝脾腫，発育遅滞，栄養障害がみられる．

【診断】
マラリア侵淫地での滞在歴を参考とする．発熱発作時に末梢血の塗抹標本をつくり，赤血球中の原虫を検索する．血清学的診断として間接蛍光抗体法がある．

【治療】
クロロキン，スルファドキシン・ピリメタミン配合薬（ファンシダール®），キニーネなどを用いるが，耐性株が増加している．

4. ランブル鞭毛虫症 giardiasis

Giardia lamblia による感染症で，飲食物とともに嚢子が経口的に摂取されたのち，栄養体となって十二指腸，小腸や胆道に寄生し，激しい下痢を起こす．近年，輸入感染症およびIgA欠損症やAIDS関連疾患の一つとして重視されてい

る．主症状は下痢であり，しばしば慢性化し，体重減少，吸収障害，発育不全に陥る．

診断は糞便中に栄養型または嚢子型の検出による．

メトロニダゾールやチニダゾールが有効である．

5. クリプトスポリジウム症 cryptosporidosis

***Cryptosporidium* spp.** によって起こる日和見感染症の一つである．人畜共通感染症で，感染した家畜やヒトの便中の嚢胞体が経口感染する．健常者は，無症状のことが多い．水様下痢，悪心，腹痛などが主な症状で，経過は1～2週で治癒する．免疫不全状態では，大量の水様下痢が遷延し，全身衰弱，体重減少をもたらす．

診断は糞便中の嚢胞体を証明する．

治療は対症療法が中心である．

XVIII. 寄生虫感染症

1. 線虫症 nematodiasis

a. 蛔虫症 ascariasis

【概念】

代表的な腸管寄生虫である．生野菜や塵埃などを介して幼虫包蔵卵が経口的に摂取され感染する．体内に入ると，まず幼虫が血行性に肺移行し，肺胞から気管支，気管，喉頭を経て嚥下され，その後小腸上部で雌雄の成虫（20～30 cm）に発育し虫卵が糞便中に排出される．蛔虫症は屎尿処理の不完全な国，屎尿を肥料として用いる農山村でみられる．

【症状】

幼虫の肺移行にともない，好酸球増多をともなう一過性肺浸潤（Löffler 症候群，第16章．呼吸器疾患，p 369 参照）を生じる場合がある．小腸内の成虫は，少数感染では無症状のことが多いが，多数感染では腹痛，下痢，食欲不振などの症状を発現し，多数の虫体が塊状となり腸閉塞をきたすことがある．

【診断】

便検査で虫卵を検出する．ただし幼虫の肺移行や雄成虫のみの感染では虫卵は検出されず，好酸球増多や血清の IgE 上昇が参考となる．

【治療】

ピランテル，メベンダゾールが有効である．

b. 蟯虫症 enterobiasis

【概念】

最も多い寄生虫疾患である．幼稚園児，小学校低学年の児童では 5% 以上の感染率があるといわれる．主に盲腸に寄生しており，雌が夜間，患児の就寝中に肛門よりはい出し肛門周囲に産卵する．この虫卵から他に感染する．

【症状】

大部分の感染者は無症状である．幼少児では肛門周囲の瘙痒感による夜間不眠，夜泣きなどがみられる．本虫が虫垂炎の原因となることもある．感染者の手指，あるいは使用している下着，夜具などには虫卵が付着している可能性が高く，感染者の周囲の人に感染する．幼稚園，小学校など子どもが密に接触する環境下では感染率が高く，また家族内感染が起こりやすい．

【診断】

セロファンテープ法により，肛門周囲に産卵された虫卵をテープに付着させて検出する．1回のみでは見落とすことがあり，複数回の検査が必要である．

【治療・予防】

ピランテルが有効である．再感染が起こりやすいので学校，幼稚園での集団駆虫や家族そろっての駆虫が望ましい．

c. 鉤虫症（十二指腸虫症）hookworms

農村や離島ではなお散発的にみられる．人体に寄生するものとしてズビニ鉤虫とアメリカ鉤虫が知られている．ズビニ鉤虫は主に経口的に，アメリカ鉤虫は経皮的に侵入する．幼虫は体内循環をした後，小腸に到達し成虫になる．

幼虫による症状として，アメリカ鉤虫の場合は侵入部に瘙痒をともなう皮膚炎を，ズビニ鉤虫の場合は一過性のアレルギー性呼吸器症状（若菜病）を起こす．

成虫は小腸粘膜に咬着して吸血し，出血をきたす．長期間多数寄生があると，貧血および消化器症状（腹痛，悪心，嘔吐，下痢）を起こす．

診断は便のセロファン厚層塗沫法，あるいは飽和食塩水浮遊法により虫卵の検出を行う．

治療はピランテルが有効である．

d. 鞭虫症 trichuriasis

土壌を介して伝播する．外界で発育した幼虫包蔵卵が手指，生野菜に付着して経口摂取され，小腸で孵化，腸管内で発育して成虫となり，結腸，特に回盲部の粘膜内に頭部を穿入させて寄生する．少数感染では無症状である．多数感染では食欲不振，腹痛，下痢または便秘を呈する．診断は糞便中の虫卵を検出する．

治療はメベンタゾールが有効である．

2. 吸虫症 trematodiasis

a. 横川吸虫症 metagonimiasis

頻度の高い腸管寄生虫の一つである．天然産アユとシラウオに寄生するメタセルカリア（幼虫）から感染する．川魚を生食することにより感染する．

腹痛，下痢を起こすが，通常，軽微である．多数寄生では，腸粘膜に出血，びらん，小潰瘍を生じ，下痢（ときに血性），上腹部痛や発熱をみる．まれに成虫が膵管や胆管に迷入する．

感染後10日ごろより虫卵が産出される．虫卵は肝吸虫卵との鑑別が必要である．

治療はプラジカンテルが有効である．

b. 肝吸虫症 clonorchiasis

コイ科の淡水魚の生食によって感染する胆道系の寄生虫である．症状は一般に軽いが，タイやベトナムにはタイ肝吸虫が分布し，多数寄生ではときに致死的である．

診断は検便で虫卵の確認．産卵数が少ないため集卵法を行う．血中抗体の検出も補助診断として有用である．

治療はプラジカンテルが有効である．

c. 日本住血吸虫症 schistosomiasis

ヒトに感染する住血吸虫には3種あり，日本，中国，東南アジアに分布する日本住血吸虫，アフリカ，中南米のマンソン住血吸虫，アフリカ，中近東のビルハルツ住血吸虫である．

住血吸虫症は虫卵から孵化した幼虫が中間宿主のミヤイリ（宮入）貝に入り，セルカリア（幼虫）に成長し，水中を遊走し，哺乳動物に経皮感染する．宿主内で4～5週後には成虫となり，日本住血吸虫では門脈系に棲息し排卵する．

日本住血吸虫は肝障害，門脈圧亢進症，脳症，部分てんかんを起こす．

診断は検便，直腸粘膜生検で虫卵を検出する．補助診断には有病地での生活歴の聴取，免疫血清反応が参考となる．

治療はプラジカンテルが有効である．

d. 肺吸虫症 paragonimiasis

わが国でヒトの肺吸虫症の原因となるのは，ウェステルマン肺吸虫および宮崎肺吸虫の2種である．ウェステルマン肺吸虫は淡水産のモズクガニ，サワガニについたメタセルカリア，あるいはイノシシ筋肉中の幼若虫を生食して感染する．幼虫は小腸から肺に至って成虫となり，母指頭大の虫嚢を形成する．症状は咳，血痰，胸痛であるが，通常無熱で全身症状も比較的良好である．虫卵は喀痰中に出るが，一部は飲み込まれて糞便に出る．成虫の脳内迷入（脳肺吸虫症）のほか，皮下，腹腔，眼などへの異所寄生を起こすこともある．喀痰あるいは糞便内虫卵検査，および免疫学的診断法を用いる．

宮崎肺吸虫症はサワガニの生食によりヒトに感染する．数週から数ヵ月後，突然胸痛，呼吸困難，胸水貯留，自然気胸で発症し，好酸球増加をともなう．診断はサワガニ生食の既往および免疫学的診断法による．

いずれの肺吸虫症でもプラジカンテルが有効である．

3. 条虫症 tapeworm disease

広節裂頭条虫症，無鉤条虫症，有鉤条虫症などがある．わが国の広節裂頭条虫は，北欧や北米な

どに分布するものとは別種であり，日本海裂頭条虫，米子裂頭条虫，太平洋裂頭条虫などとされている．

本症は，成虫が腸管内に寄生し消化器症状を起こすものと，幼虫が組織に寄生し，ときに重篤な臓器障害を起こすものがある．

サクラマス，サケ(日本海裂頭条虫)，海産魚，牛肉(無鉤条虫)，豚肉(有鉤条虫)などの生食により感染する．下痢，腹痛などの消化器症状が主で，検便による虫卵の検出，片節の自然排出で気づくことが多い．

プラジカンテルが有効である．有鉤条虫の場合には，駆虫薬により虫体が融解し，遊離虫卵による囊尾虫症を引き起こす危険がある．

4. 幼虫移行症 larva migrans

ヒト以外の動物を固有宿主とする寄生虫がヒトに感染したとき，侵入した虫卵が成虫にならず幼虫のまま体内諸臓器に移行して種々の症状を引き起こす病態である．皮内・皮下に移行したものを幼虫皮膚移行症，深部臓器に移行して症状を起こすものを幼虫内臓移行症という．

a. イヌ蛔虫症 toxocariasis

イヌ蛔虫は仔イヌ小腸内で成虫として寄生し，虫卵は糞便とともに外界に排泄されて砂場などを汚染する．感染はこのような虫卵を口から摂取しやすい幼少児に多い．

小腸で孵化した幼虫は肝，心，肺，脳などを移行し，眼底部に網膜腫瘍状病変を形成してみつけられることが多い．異食症，視力障害，発熱，発疹，肝腫大などがみられ，好酸球増加が著明である．

診断は好酸球増多症や淡水魚の生食歴が参考になる．

治療はメベンダゾールを使用する．

b. アニサキス症 anisakiasis

アニサキス症は，海産哺乳類を終宿主とするアニサキス亜科線虫の幼虫が胃壁または腸壁に刺入することによって起こる疾患で，生鮮魚介類の生食を好むわが国では日常的にみられる．

原因となる魚種は，北海道ではタラ，ホッケ，ニシン，オヒョウなどで，その他の地域ではサバが最も多く，ついでイワシ，アジ，イカなどである．刺入部位は口腔から大腸に至る全消化管壁であるが，90%以上が胃である．胃アニサキス症は生鮮魚介類を摂取後6時間から12時間以内に発症する．心窩部の間欠的に襲ってくる絞扼されるような痛みが特徴的で，悪心嘔吐をともなう．

腸アニサキス症は少ないが，無症状の例や診断の困難な例があり，また，イレウスや腹膜炎，虫垂炎などの急性腹症として開腹され，初めて診断される例もある．

胃・大腸のアニサキス症では，直ちに内視鏡検査を行い，虫体を内視鏡下で除去する．

16

呼吸器疾患

● 総　論 ●

I. 呼吸器の形態的・機能的発育

1. 形態的発育

　胎生第4週頃に原始咽頭前壁より呼吸器の分化が始まる．中枢側より末梢へと向かって，将来気道となる管腔の成長が起き，約胎生16週までに線毛上皮，軟骨，平滑筋をそなえた伝達気道 conducting airway の原型が形成される．この時期に肺動静脈，粘液腺も気道の成長とともに形成されていく．横隔膜もこの時期に形成される．16週を過ぎると，ガス交換に関与した細葉 acinus，すなわち，終末細気管支，呼吸細気管支，肺胞管，肺胞嚢，肺胞の形成が始まり，I 型と II 型の上皮細胞 pneumocyte が分化し，同時に，肺胞との間でガス交換を行うことになる毛細血管も形成される．胎生22週には原始的ではあるがガス交換が可能な状態になる．胎生32週には形態上は成熟した肺と同様の状態まで分化し，肺胞は，出生後も数，大きさともに成長が続く．出生後約18ヵ月までは肺胞の数の増加と成長は著しいがその速度は低下し，他の部分の成長とバランスのとれた発育になると考えられている．

　この肺胞の増殖には物理的な刺激が必要と考えられており，運動量，居住地の大気圧などに大きく影響を受ける．肺胞数は出生時2,500万，4歳で2億5,000万，成人で3～5億個といわれる．

2. 機能的発育

　ガス交換としての機能を保つためには，解剖学的な発育，成長とともに，肺胞を拡張した状態で保つための**サーファクタント** surfactant の分泌が不可欠である．このサーファクタントは II 型上皮細胞によりつくられるリン脂質（主に phosphatidylcholine）とアポ蛋白 surfactant protein (SP)-A, B, C の混合物であるが，胎生24週頃よりつくられはじめ，胎生35週までには十分量合成されるようになる．ただし，サーファクタントが羊水中に検出されるようになるのは30週を過ぎてからである．糖質ステロイドはサーファクタントの合成を促進することが知られ，呼吸窮迫症候群 respiratory distress syndrome (RDS) の発症予防のため未熟児に対して出生前に使用される．高血糖，ケトーシス，インスリンは逆にサーファクタント合成を阻害するといわれ，糖尿病の母体から出生した児は週数に比してサーファクタント生成が不良である．

　肺が正常に機能するためには，咳嗽反射，線毛機能，免疫機能などの確立が同時に必要であるが，これらの機能も出生時までには完成する．

3. 肺循環の確立

　出生と同時に，肺循環は**ガス交換器**としての機能を果たすために大きく変化する．肺胞が開き，肺動脈平滑筋が弛緩し，肺血管床の容量が急激に増加し，肺血管抵抗が低下する．心房間の卵円孔

および動脈管が閉鎖して，右左シャントが消失し，体循環と隔離された低圧系の肺循環が確立する．

II. 症状と病態生理

⇒第6章．小児のプライマリケア，p 81 参照．

III. 検査・診断

1. 問　診

すべての診断の第一歩となるものである．家族歴，既往歴，現病歴を詳しく聴取する．家族的，遺伝的要因が考えられる疾患では詳しい家族歴を，感染や環境因子が考えられる疾患では，住環境（家族内喫煙者の有無，ペットの有無など），生活状況（大気汚染，農薬，刺激性ガス使用の有無），通学・通園の状況（感染症の流行がないかどうか）についても尋ねる必要がある．既往歴では，副鼻腔炎，中耳炎，細気管支炎，喘息様気管支炎，百日咳，肺炎，麻疹などの感染症の既往，予防接種，ツベルクリン反応が陽性か陰性か，陽性ならば陽転の時期，BCG接種の有無を聞く．

2. 理学的検査

視診，打診，触診，聴診を基本とする．画像診断，血液を用いた生化学，免疫学，分子生物学的検査の進歩が診断に大きく貢献してはいるが，簡便で非侵襲的な理学的所見を軽視してはならない．

顔色，チアノーゼの有無，胸郭の形状を観察し，呼吸数，周期性，呼吸の深さ，左右差をみる．また，鼻翼呼吸，肋間の陥凹の有無を検討する．打診では，濁音界の場所，鼓音の有無，左右差に注意する．触診ではリンパ節の腫大，肝脾腫の有無を調べ，**声音振盪**の有無をみる．呼吸音の性状，減弱がないかどうか，呼気の延長の有無，左右差に注意する．小児の呼吸音は胸壁が薄いため成人に比べて高調で大きく聴こえる．呼吸副雑音は断続性の音と連続性の音に分類され，連続音は気道の狭窄により，断続音は気道内の分泌物により生ずる．特徴を表16-1に示した．ここではATSの分類にしたがって記述する．**胸膜摩擦音** pleural friction rub の有無にも注意する．

3. 検　査

a. 肺機能検査

患児の協力が必要であるため，4〜5歳以上の小児に限られることと，年齢により正常値が異なるという，成人に比べてのハンディキャップはあるが，小児に多い気管支喘息の病態の把握，治療効果などの経過観察にきわめて有用である．肺気量-時間曲線，**flow-volume 曲線**をともに測定でき，年齢別標準値を内蔵した電子式スパイロメーターが汎用される．肺気量曲線および flow-volume 曲線を示す（図16-1）．

肺機能障害には**拘束性** restrictive **障害**と**閉塞性** obstructive **障害**があり，肺胞蛋白症などの拘束性障害では，全肺気量 total lung capacity（TLC），**肺活量** vital capacity（VC）の低下を認める．TLCは残気量 residual volume（RV）を含むため，**スパイロメーター**では測定できず，Heガスを用いたガス拡散法，もしくは body plethysmography を使って測定する．一方，気管支喘息，細気管支炎などの閉塞性障害では，RVが上昇する．最大呼気流量 peak expiratory flow（PEF），1秒量 forced expiratory volume in one second（$FEV_{1.0}$），**1秒率** percent of forced expiratory volume in one second（$FEV_{1.0}$%）は低下し，$\dot{V}_{50}$（expiratory flow at 50% VC），$\dot{V}_{25}$（expiratory flow at 25% VC）の低下も認める．$\dot{V}_{50}$，$\dot{V}_{25}$の低下は，より末梢気道の閉塞を示す指標である．

flow-volume 曲線のパターンも気道閉塞のよ

表16-1　呼吸副雑音

	米国胸部疾患学会（ATS）の分類	日　本
断続性の音		
小さく，高調で短い	fine crackles	捻髪音
大きく，低調で長い	coarse crackles	水泡音
連続性の音		
高調	wheeze	笛声音
低調	rhonchi	類鼾音

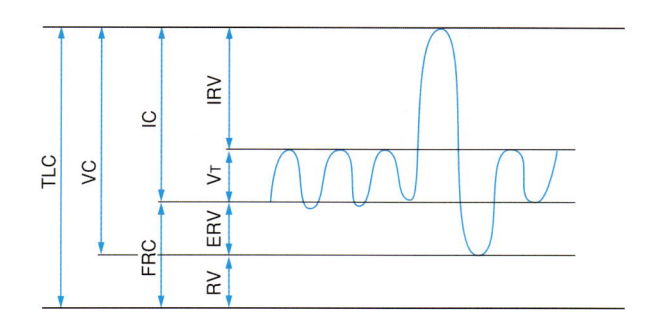

[肺気量曲線]
TLC：total lung capacity　全肺気量
VC：vital capacity　肺活量
IC：inspiratory capacity　吸気量
FRC：functional residual capacity　機能的残気量
IRV：inspiratory reserve volume　予備吸気量
V_T：tidal volume　1回換気量
ERV：expiratory reserve volume　予備呼気量
RV：residual volume　残気量

[flow-volume 曲線]
a：正常
b：拘束性障害
c：閉塞性障害

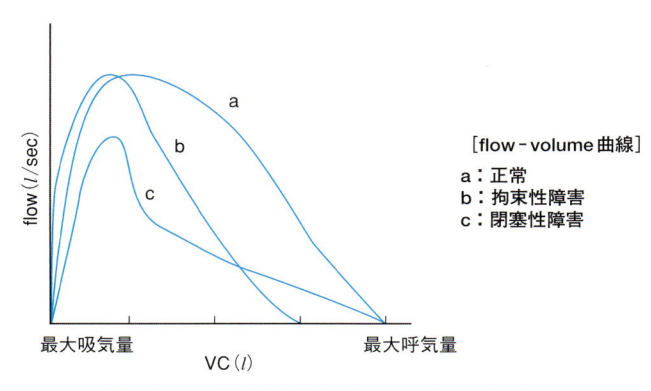

図 16-1　肺気量曲線と flow-volume 曲線

い指標となる．また，閉塞性の呼吸障害，特に気管支喘息の経過治療効果を判定するために，より簡便な簡易型**ピークフローメーター** peak flow meter を使用して毎日の PEF をモニターするという考え方が成人では一般化しつつある．小児においても今後普及するものと思われる．

b．血液ガス検査

呼吸不全を示す患児に対して必要不可欠の検査である．動脈血 PaO_2, $PaCO_2$, pH を直接測定することにより正確にガス交換の状態を診断できる．通常，ヘパリン化した注射器で末梢動脈を穿刺し検体を採取する．新生児の場合は，注射針で穿刺し，ヘパリン化した毛細管にとる．呼吸に関与した因子として，空気を肺胞に送り込む伝達気道 conducting airway，ガス（O_2/CO_2）交換器としての細葉，肺循環を司る心臓および肺血管，呼吸運動を行っている横隔膜および胸郭，その呼吸運動を制御する呼吸中枢があるが，血液ガス検査は，これらの呼吸に関与しているすべての異常を反映する．障害を受けた部位により異なった異常パターンを示し，呼吸不全の機序，障害の部位の診断に有用である．

近年，非侵襲的，経皮的に PaO_2, $PaCO_2$ を測定することが可能となり，新生児，未熟児では動脈血穿刺による実測値と比較しながら使用している．また，**パルスオキシメーター**による経皮的動脈血酸素飽和度（SaO_2）測定は，大人でも使用することが可能である．しかし，これらの経皮的測定は末梢への循環が正常に保たれていない限り，正しい値を反映しないという欠点がある．

c．画像診断（単純 X 線，CT，MRI，超音波，RI）
1）　単純 X 線写真

胸部 X 線写真は，立位深呼吸位で正面および側面を撮影するのが基本である．ただし，異物誤嚥時には，呼気，吸気を撮影する．乳児では臥位でとることも多い．状況により斜位を追加する．側面像は，胸水貯留，縦隔腫瘍，肺気腫様病変 hyper-aeration の診断に有用である．顔面および頸部 X 線写真，特に側面像は上気道（鼻咽腔，喉頭）の閉塞性疾患の診断に有用である．食道消化管造影は

消化管ヘルニアの胸腔内嵌頓時に有用である．誤嚥性肺炎を繰り返す患児，血管輪や，H型気管食道瘻の疑われる患児には造影剤を嚥下させながら透視下で動態観察および撮影をする．

2) CT

high resolution CT は画像診断の能力を飛躍的に高めた．肺内，縦隔腔内，頸部の腫瘍性病変に対して，その性状を胸部単純X線写真より詳しく知ることができる．石灰化，脂肪組織の描出力に優れている．また，造影剤を同時に使用することにより (contrast enhancement) 血管系の描出を改善することが可能である．従来，気管支造影が必要であった気管支拡張症の診断にも有効である．

3) MRI

肺，縦隔の疾患に対して，CTより格段にすぐれているとはいいがたい．ただし，血流情報を多く得られること，放射線の被曝がないという利点がある．

4) 超音波検査（エコー）

簡便性と非侵襲性より，頸部の腫瘍，リンパ節腫大の補助的診断法として最初に試みてよい検査法である．また，胸水の検出にすぐれ，少量の胸水でも肥厚との鑑別が可能である．

5) RI検査

^{99m}Tc-MAA (macro-aggregated albumin) を用いた**肺血流スキャン**は肺血流分布を，^{133}Xe または ^{81m}Kr を吸入させることにより行う**肺換気スキャン**は肺胞での換気の状態を知ることができる．^{133}Xeの静注を行うと，肺血流と換気を別の相で一度に調べることも可能である．^{67}Gaスキャニングで悪性リンパ腫などの悪性腫瘍の病巣診断，転移の有無を知ることができる．

6) 内視鏡（喉頭鏡，気管支鏡，BAL，胸腔鏡）

喉頭鏡には間接鏡と直接鏡とがあり，直接鏡には硬性鏡とファイバースコープがある．直接鏡は局麻もしくは全麻下で行う．気管支鏡も硬性鏡とファイバースコープとがあり，局麻，もしくは全麻下に行う．異物の除去などの操作を行う場合は換気型硬性鏡を使用するが，診断には通常ファイバースコープが使用される．異物誤嚥，無気肺，腫瘍が疑われる場合に適応となる．小児でも肺内の細胞の採取，病原微生物の採取の目的で気管支肺胞洗浄 bronchoalveolar lavage (BAL) を行うことがある．

胸腔鏡は全麻下に肋間腔より挿入する．直接肺の表面，胸壁胸膜，横隔膜の性状を観察することができる．交感神経除去術や，肺生検（肺表面に近い部分に病変がある場合適応となる）などの操作が可能である．

7) 胸腔穿刺

胸腔内に液体の貯留が認められるとき，診断および治療の目的で施行する．坐位（年少児では仰臥位）で肋骨の上縁から穿刺し，穿刺液は細胞診，培養および生化学検査（総蛋白，糖，コレステロール，LDH）を行う．

8) 肺生検

気管支鏡下に行う経気管支肺生検，経皮的肺生検，開胸肺生検とがある．経気管支肺生検は年少児では技術的に困難であること，侵襲度が高いことより適応が限られる．経皮的肺生検はニューモシスチスカリニ肺炎などびまん性肺疾患の診断に有用であるが，気胸を合併することがしばしばあるため状態が不良な患者の場合難しい．他の検査法で必要な情報が得られない場合は全麻下での開胸肺生検を必要とすることがある．

9) 微生物学検査（培養，血清学）

鼻腔，咽頭培養より得られた細菌培養の結果は上気道感染の起因菌をある程度反映していると考えられるが，下気道の起因菌を同定することはできない．誘発喀痰から，多量の菌が検出された場合は起因菌である可能性が高い．細菌性肺炎の場合，同時に血液培養も行うべきである．また，胸水の貯留が超音波検査や，胸部X線写真上認められるときには胸腔穿刺を行う．グラム染色を行い鏡検すると同時に培養を行い，糖，蛋白量を測定する（同時に血糖値も測定する）．ウイルス感染に対しては，感染初期と回復期のペア血清抗体価の4倍以上の上昇が診断的意義を有する．

臨床症状，流行を考えて検査項目を選択する必要がある．欠点としては，治療に役立つように迅速に診断結果が得られないことである．感染初期に上昇し，すぐに低下するIgM抗体の検査は診断的意義がある．A群溶連菌などでは菌体抗原を検出する迅速試験も有用である．

IV. 治療と呼吸管理

1. 薬物療法

呼吸器疾患に用いられる薬物で一般的なものは，**鎮咳薬，去痰薬**，抗ヒスタミン薬，抗生物質および解熱鎮痛薬である．特殊なものとして気管支喘息に対する気管支拡張薬，抗アレルギー薬，吸入用ステロイドがある．未熟児の呼吸窮迫症候群（RDS）に対する**肺サーファクタント**などのきわめて特殊な治療に使用するものもある．

鎮咳薬は中枢性鎮咳薬と末梢性鎮咳薬に分類される．咳嗽の機序は，上気道，下気道や胸膜に存在する咳受容体の刺激が迷走神経経由で咳中枢に伝播し，脊髄神経を介して横隔膜，肋間筋に伝えられ生ずると考えられている．咳中枢を抑制するものが中枢性鎮咳薬であり，麻薬性と非麻薬性に細分される．一方末梢での受容体の刺激を減少させることにより鎮咳作用を示すものが，末梢性鎮咳薬である．

咳嗽は，喀痰などの排出を促進する生体防御的な意味もあるのですべて止めればよいというものではない．しかし，安静が保てなかったり，睡眠が阻害されたり，疼痛をともなうような場合には積極的に鎮咳をはかる必要がある．喀痰の排出困難は気道の閉塞をきたし，咳嗽の原因，二次的細菌感染の原因ともなるので，去痰薬を用いて積極的に治療を行う．細菌性感染には感受性を示す抗生物質を使用する（喘息治療薬については第14章. アレルギー性疾患, p 297〜298 参照）．

2. 吸入療法

気道粘膜保護のための加湿と去痰を促進するためにマスクやテントを使用し超音波ネブライザーやジェットネブライザーを用いて加湿を行う．低酸素血症を認める場合，酸素投与を併用する．クループ症候群にはエピネフリンを気管支喘息に対しては，β_2交感神経刺激薬を超音波ネブライザー，コンプレッサー，人工呼吸器を用いて吸入させる．

3. 酸素療法

低酸素血症を示す患児に対して，マスク使用もしくはテントに収容して酸素投与を行う．正確に状態を把握するために動脈血ガス分析が必要であるが，簡便性，非侵襲性を考えてパルスオキシメーターによる酸素飽和度のモニタリングで代用することが可能である．しかし，未熟児では網膜症の合併を考慮して，経皮PaO_2モニターを使用すべきである．

4. 理学的療法（体位性ドレナージ）

気管支拡張症，無気肺などで排痰を促進するために体位をかえてタッピングを行う．乳幼児では体位の変換が容易であるため有用である．病変部位に応じた最適の体位がある．

5. 呼吸管理

気道の閉塞に対しては気道の確保が基本である．舌根の沈下を防ぐために，肩枕，下顎を引き上げる．エアウエイの挿入，気管内挿管，気管の開窓などを状況，程度に応じて行う．単なる気道確保では換気量が維持できず，PaO_2が低下し，$PaCO_2$が上昇する場合は人工呼吸器を用いた呼吸管理を行う．人工呼吸下の呼吸管理は集中治療部での治療が原則である．

●各　論●

I. 上気道疾患

1. 急性鼻咽頭炎 acute nasopharyngitis, かぜ症候群 common cold

【概念】
　小児の疾患のなかで最も頻度の高い感染症で感冒 common cold と同義．合併症がなければ，通常2～5日の経過で治癒する．

【疫学】
　一年中みられる疾患であるが，日本では，秋から早春の10～2月の寒い時期に多い．全年齢で罹患するが，3歳以下の小児に最も多く，小児は，成人に比べて重症である．栄養状態，生活環境の不良，疲労などの体調不良で発病しやすくなる．学校，保育園，幼稚園などの集団で流行することが多い．

【病因】
　ほとんどがウイルス性の感染症である．現在200以上の原因ウイルスが存在するといわれるが，**ライノウイルス** rhino virus, **コロナウイルス** corona virus, インフルエンザウイルス influenza virus, アデノウイルス adenovirus, パラインフルエンザウイルス parainfluenza virus, **RS ウイルス** respiratory syncytial virus, コクサッキーウイルス coxsackievirus, エコーウイルス Echovirus, レオウイルス Reovirus が重要なものである．ウイルス以外に肺炎マイコプラズマ *Mycoplasma pneumoniae* や A 群 β 溶連菌も原因となることがある．

【病態生理】
　感染病原体により，鼻咽頭粘膜に細胞浸潤をともなう炎症が起こり，分泌が亢進する．そのため，鼻閉，鼻汁が生ずる．

【症状】
　年少児では，発熱，くしゃみで発症し，引き続き，鼻汁，鼻閉が出現する．乳児は鼻呼吸が中心であるため，鼻閉が強いと呼吸困難を示すことがある．また，嘔吐，下痢などの消化器症状を呈することがある．年長児では，初期に倦怠感，鼻腔の乾燥感，頭痛を訴えることが多い．合併症がなければ3～5日で鼻汁が水性から粘性の高いものへ変化し消失し治癒する．年少児では滲出性中耳炎を合併することがある．

【診断】
　経過を観察すれば，臨床症状より診断は容易である．初期に急性鼻咽頭炎の症状を呈する疾患は数多いので，経過の注意深い観察は必要である．

【治療】
　保温，栄養，安静が基本であるが，経過を短縮させることができるかどうかは不明である．ほとんどがウイルスによるので抗生物質は無効である．細菌性の二次感染の合併が考えられる場合は抗生物質を使用する．

2. 急性咽頭(扁桃)炎 acute pharyngitis (tonsillitis)

【概念】
　咽頭部に生ずる急性の炎症．通常，扁桃炎を合併していることが多い．全身疾患の局所症状として咽頭(扁桃)炎を示す場合(伝染性単核球症など)と，咽頭の病変が中心である場合とがある．咽頭(扁桃)炎を起こす疾患のなかで特徴的な臨床像を示したり，起因菌がはっきりしているためにそれが診断名として使われるものに，A 群 β 溶連菌性咽頭扁桃炎，伝染性単核球症，ジフテリア，ヘルパンギーナなどがある．炎症が特に扁桃に限局して強い場合は，扁桃炎と診断するが，局所の所見より，カタル性，濾胞性，腺窩性，潰瘍偽膜性扁桃炎と分類することもある．

【病因】
　通常の咽頭(扁桃)炎はほとんどがウイルス性である．A 群 β 溶連菌，ジフテリア菌および肺炎マイコプラズマにより起きることもある．

【症状】
　発熱，全身倦怠，咽頭痛で発症し，嚥下痛をと

もなう．ウイルス性の場合，病変が咽頭のみに限局することはむしろ少なく，咳嗽，嗄声，鼻汁をともなうことが多い．咽頭所見は軽度の発赤のみ示す場合から，アフタの形成，偽膜の形成をきたす場合まである．溶連菌による場合でも，臨床的にウイルス性と鑑別することは困難である．口蓋粘膜の出血斑は溶連菌感染時によく出現するが，ウイルス(EBなど)でも同様の所見を示すことがある．溶連菌によるものは，炎症部位が咽頭に限局しており，症状として咽頭痛が強く，嗄声，鼻炎，結膜炎，咳嗽を示すものは少ない．また，リンパ節炎，副鼻腔炎，中耳炎を合併し，咽頭炎治癒後に急性糸球体腎炎，リウマチ熱を合併することがある．

【検査所見】
白血球は正常もしくは増多を示す．溶連菌感染の診断には，咽頭ぬぐい液の迅速試験が有用である．正確には咽頭培養を用いる．血清学的検査としては，ASO (antistreptolysin O)，ASK (antistreptokinase)，ADN-B (antideoxyribonuclease-B)の上昇が参考となる．

【診断】
上記臨床所見および，検査の結果による．

【治療】
安静，保温，水分および栄養の補給．咽頭痛に対してうがいを行う．ウイルス性のものに対しては抗生物質は無効である．迅速試験で溶連菌の感染が確認されたもの，臨床的にA群溶連菌の感染の可能性が高い場合には経口でペニシリン製剤を投与する．溶連菌感染の場合急速に症状が改善するが，急性腎炎発症予防のため10日間は続ける．

3. 慢性扁桃炎 chronic tonsillitis

通常無症状であるが，扁桃内に膿瘍形成があり，頻回に急性(咽頭)増悪を繰り返す状態をいう．扁桃は埋没している場合があり，外にみえている大きさとは必ずしも関連はない．治療は感受性のある抗生物質を長期にわたって投与する(扁桃摘除術の適応は次項参照)．

4. 扁桃肥大 tonsillar hypertrophy

【概念】
咽頭部に存在するリンパ組織は，左右の口蓋扁桃とアデノイドからなり，いわゆるWaldeyer ringを形成する．**口蓋扁桃は，大きさにより1～3度に分類する．**ただし年齢により大きさが変動することや，舌をおさえたときの反射により，中央に飛び出してくるため，肥大の判定は難しい．

【疫学】
口蓋扁桃は2～3歳から大きくなりはじめ，7～8歳で最大となる．10歳をすぎると縮小しはじめ，成人では瘢痕化する．したがって3～9歳で問題となる．

【症状】
Mackenzieの分類では両口蓋弓を超えている場合を1度，両扁桃が接する場合を3度，その中間を2度とする．3度の肥大では呼吸障害を起こすことがある．睡眠時のいびき，夜間の無呼吸発作の原因となることがある．また，構音障害を起こすこともある．合併症として急性鼻咽頭炎，急性咽頭(扁桃)炎，急性中耳炎，鼻炎，副鼻腔炎を起こしやすい．

【診断】
扁桃の所見と上記症状による．

【治療】
扁桃摘除は，合併症の急性鼻咽頭炎，急性咽頭(扁桃)炎，中耳炎，副鼻腔炎の罹患率を減少させることはないという報告もあり，出血や麻酔による合併症もありうるので，手術適応は慎重に判断する．絶対的な適応となるのは，悪性化の可能性があるとき，明らかな気道の閉塞症状の原因となっているときである．

5. アデノイド肥大 adenoid hypertrophy

【概念】
Waldeyer ringを形成する咽頭のリンパ組織をアデノイドという．その大きさはほぼ口蓋扁桃と同様に推移するが，最大となるのはやや早い(6～7歳がピーク)．

【病態生理】
鼻呼吸が障害され口呼吸となる．

【症状】

口呼吸．肥大が高度になると，常に口を開けているために特徴的な顔貌を示す（アデノイド顔貌）．また，口唇が乾燥し亀裂を起こしやすい．睡眠時のいびき，咳嗽，慢性の鼻閉，鼻汁，鼻声を呈する．気道閉塞が高度になると低換気となり，肺高血圧症，**肺性心**の原因ともなる．肥大したリンパ組織により，耳管開口部が閉鎖され，中耳炎を合併しやすい．低換気症候群（ピックウィック症候群，p 380 参照）に合併し，高度の低換気の原因となることがある．

【診断】

鼻咽腔ファイバーで肥大を確認する．側面からの顔面の X 線高圧撮影も診断に有用である．

【治療】

気道の閉塞症状が高度の場合アデノイド摘除術を施行する．

6. 咽後膿瘍 retropharyngeal abscess

【概念】

咽頭後壁と頸椎前壁にかこまれて存在するリンパ節の細菌性感染から進展した膿瘍．

【疫学】

3歳以下の乳幼児に多く，上気道炎に続発することが多い．

【病因】

通常，細菌性の急性咽頭（扁桃）炎に引き続き起きてくるため，A 群 β 溶連菌が多いが，ブドウ球菌，インフルエンザ桿菌，嫌気性菌もある．

【症状】

発熱，咽頭痛，流涎，嚥下困難を呈する．特徴的な頸部の反張位を示す．膿瘍が高度になると気道を圧迫し，吸気性喘鳴をともなうことがある．

【検査所見】

赤沈亢進，CRP 陽性，白血球増加および核の左方移動などの急性炎症所見が陽性となる．

【診断】

咽頭後壁の発赤，突出を認め，触診で波動を触れる．頸部側面からの高圧 X 線撮影で頸椎と気道の間の腫脹を認め，頸椎の正常な彎曲が消失する．気道後壁の前方への圧排を認める．CT，MRI で咽頭後壁に膿瘍による腫瘤を認める（図 16-2）．痛みのため頸部硬直と間違われることがあるので，鑑別診断として化膿性髄膜炎は重要である．

【治療】

切開排膿し，感受性のある抗生物質を点滴静注する．まず懸垂頭位で穿刺し，膿を吸引排膿したのち咽頭後壁に縦切開を加え，膿汁による下部気道の閉塞が起こらないように注意する．抗生物質は通常ペニシリナーゼ耐性ペニシリン（PC），第3世代セファロスポリン系製剤を使用する．

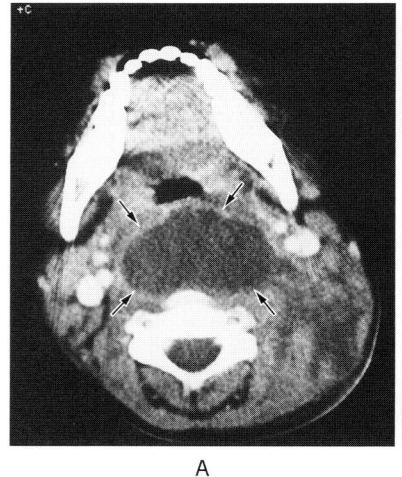

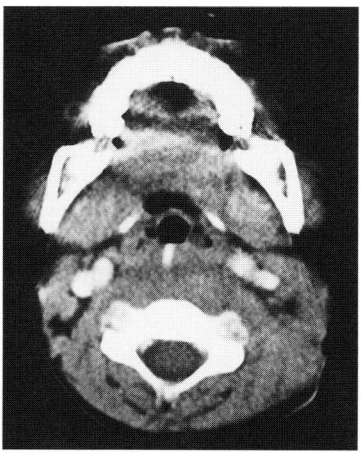

図 16-2　咽後膿瘍の CT 像（4 歳 2 ヵ月女児）
A：後咽頭部に 5×3×7 cm の巨大な膿瘍を認める．
B：排膿後

表 16-2 クループの分類

	喉頭蓋炎	喉頭気管気管支炎	痙攣性喉頭炎
疫学	2〜7歳に多く，3歳にピークがある		1〜3歳に多い
病因	b型インフルエンザ菌	ウイルス(パラインフルエンザ，アデノ，RS，インフルエンザ，麻疹)	ウイルス，アレルギー，心理的因子
病態生理	細菌性炎症による喉頭，咽頭部の狭窄		
症状	発熱(高熱)，咽頭痛，嗄声，喘鳴，急速に進行する上気道の閉塞症状，鎖骨上窩および肋間の陥没，チアノーゼ，意識障害	発熱，犬吠様咳嗽，喘鳴，呼吸困難(進行は緩徐)，乾性〜湿性ラ音	突然生ずる嗄声，犬吠様咳嗽，喘鳴，呼吸困難(経過は急速で24時間以内に回復する)
検査	白血球数増加，核左方移動		
診断	喉頭鏡で喉頭蓋の著明な発赤，腫脹	喉頭鏡で喉頭上皮の剝離，浮腫，分泌物亢進，喉頭部のX線撮影で声門下狭窄 steeple sign を認める	喉頭鏡で攣縮を認める．発赤はなく，蒼白である．上皮の剝離はない
治療	抗生物質，加湿，酸素，挿管	加湿，酸素	エピネフリンの吸入，加湿，酸素，ステロイド静注

7. クループ croup

【概念】

クループとはジフテリア菌による喉頭炎を意味していた(真性クループ)が，現在ではウイルス感染，ジフテリア菌以外の細菌感染，アレルギー，心理的原因による喉頭の狭窄により，吸気性の呼吸困難をきたす病態をいう(仮性クループ，クループ症候群)．**喉頭蓋炎，喉頭気管気管支炎，痙攣性喉頭炎**に分類される(表 16-2)．

【症状】

痙攣性喉頭炎，喉頭気管気管支炎については予後良好．喉頭蓋炎では気道閉塞による死亡の可能性があるので注意が必要である．合併症として，中耳炎，細菌性気管支炎を起こすことがある．

【診断】

気道閉塞を起こす疾患が鑑別の対象になる．細菌性気管炎，異物誤嚥，ジフテリア，咽後膿瘍，咽頭部腫瘍および血腫，**声門下浮腫**(アナフィラキシー)，気管支喘息，急性細気管支炎などがあげられる(図 16-3)．

【治療】

気道の確保を最大の目的とする．喉頭蓋炎は細菌性(*Haemophilus influenzae*)であることが多いので，抗生物質を静注で用いる．通常はペニシリン製剤(ABPC)を用いるが，ペニシリン耐性インフルエンザ菌には第3世代セフェム製剤(CTXなど)を使用する．喉頭蓋炎は必ず入院治療とする．痙攣性喉頭炎，喉頭気管気管支炎については，呼吸困難が強い場合は入院治療とする．ネブライザーを用いて，加湿酸素を投与し，エピネフリンの吸入を行う．

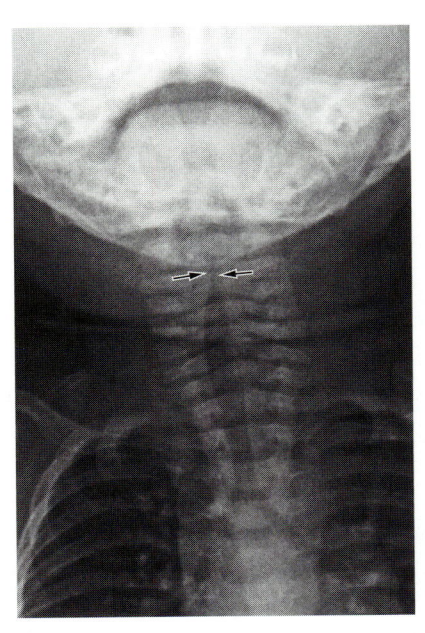

図 16-3 クループのX線像(4ヵ月男児)
喉頭下部の狭窄(wire bottle appearance)を認める．

8. 先天性喘鳴 congenital stridor

【概念】
先天性の気管，喉頭の形成不全により，出生後数日より吸気性の喘鳴を呈する．その部位により，**喉頭軟化症** laryngomalacia，**気管軟化症** tracheomalacia に大別される．

【疫学】
男児が女児よりも多く，喉頭軟化症が気管軟化症よりも頻度が高い．

【病因・病態生理】
先天的に喉頭の構造が脆弱なため，吸気時に狭小化が生じ呼吸障害を起こす．

【症状】
生後より引き続いて，または断続的に起こる吸気性呼吸困難，吸気性の鎖骨上窩および肋間陥没，嗄声を示す．呼吸困難の強いものでは，栄養障害，発達障害を起こすことがあり，胸郭変形もみられる．

【診断】
喉頭鏡所見および上記臨床症状より診断する．

【治療】
仰臥位で，症状が増強するので，伏臥位にさせる．通常，数ヵ月から1年半の経過で成長とともに症状が消失する．上気道感染時に症状が増悪することがある．

9. 副鼻腔炎 sinusitis

【概念】
副鼻腔の細菌感染症．

【疫学】
上気道炎の約5%に合併する．**アレルギー性鼻炎**，アデノイド肥大に合併することもある．頻度は上顎洞炎，篩骨洞炎が多い．篩骨洞炎は生後6ヵ月以降，上顎洞炎は1歳以降に，蝶形骨洞炎は3歳以降，前頭洞炎は6〜10歳に発症する．

【病因】
肺炎球菌 Streptococcus pneumoniae，インフルエンザ桿菌 Haemophilus influenzae，モラクセラ・カタラーリス Moraxella catarrhalis，A群β溶連菌 S. pyogenes，嫌気性菌などが起因菌となる．

【症状】
上気道炎に罹患したのち，鼻汁および発熱，咳嗽(夜間より昼間に強い)が治癒せず遷延する．顔面の腫脹および疼痛を訴えることがある．篩骨洞炎では，眼球後部の痛みを，上顎洞炎では頬骨部の痛み，前頭洞炎では上眼瞼の痛みが生ずる．合併症として蜂巣炎，海綿洞血栓症，硬膜下膿瘍，脳膿瘍，髄膜炎などがある．

【診断】
鼻X線撮影(ウォーター法，コールドウェル法)で副鼻腔の混濁 opacification，5mm以上の粘膜肥厚，**液体貯留像** air-fluid level を証明する(図16-4)．副鼻腔CTではより明確に炎症所見を確

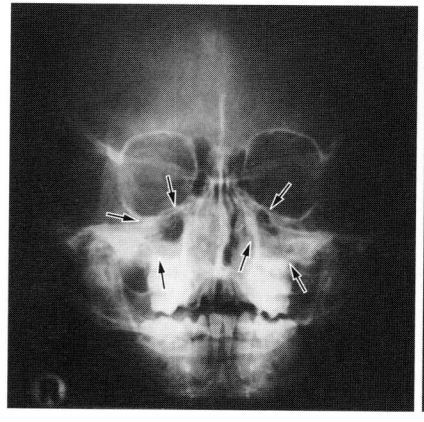

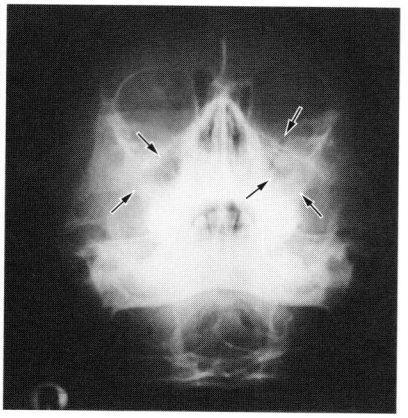

図16-4　副鼻腔炎のX線像(11歳男児)
両側の上顎洞が混濁し，粘膜の著明な肥厚を認める．

認できる．起因菌の同定には副鼻腔からの吸引物を染色し培養する．

【治療】
感受性のある抗生物質の内服，通常ペニシリン，セフェム系製剤を使用する．β-ラクタマーゼ産生菌が増加していることに注意．

II. 気管・気管支疾患

1. 急性気管支炎 acute bronchitis

【概念】
急性の気道感染症状（発熱，咳嗽，喀痰排出）があり，胸部聴診でcracklesを認めるが，胸部X線上はっきりとした浸潤影を認めない場合，臨床上気管支炎と診断する．

【病因】
ほとんどがウイルス（パラインフルエンザウイルス，アデノウイルス，インフルエンザウイルス，RSウイルス）感染である．マイコプラズマ感染，まれに細菌感染（*H. influenzae, S. pneumoniae* など）がある．

【病態生理】
鼻咽頭炎などの上気道炎に引き続き生ずる．急性炎症の中心が，肺内の気管支に存在する場合に急性気管支炎と診断するが，通常，炎症がその部位に限局することは少なく，咽頭，喉頭，気管に同時に存在することが多い．

【症状】
乾性の咳嗽から始まり，次第に湿性の咳嗽となる．同時に前胸部の不快感，咳嗽時に疼痛を訴える．水様の痰から次第に粘稠な痰に変化する．軽度から中等度の発熱（二次性の細菌感染が合併しなければ通常高い熱は出ない）．病期により異なるが，聴診上，びまん性にwheeze, rhonchiおよびcracklesを聴取する．7日から10日の経過で治癒する．

【検査所見】
白血球数は正常範囲，またはやや増加．胸部X線写真は正常，または軽度の肺紋理の増強をみる．

【診断】
上気道炎が遷延し，上記の臨床症状を呈し，胸部X線写真上肺炎の所見を認めなければ気管支炎と診断する．鑑別診断として，軽症の喘息があげられる．頻回に急性気管支炎を繰り返す場合は，気道異物，副鼻腔炎の有無を調べる．

【治療】
治療の基本は，安静，栄養，水分補給である．細菌性の二次感染がなければ，抗生物質の投与は必要がない．症状にあわせて，解熱鎮痛薬，去痰薬，鎮咳薬を投与する．

2. 喘息性気管支炎 wheezing(asthmatic) bronchitis

【概念】
呼気性の喘鳴をともなう気道感染症状を有する乳幼児で，喘息の診断をつけがたい患児に対して便宜的に使用されている病名で，独立した疾患として考えてよいものか議論がある．ほぼ同様の病態を表す言葉に**アレルギー性気管支炎**がある．

【病因】
アレルギー素因を有する乳幼児がウイルス感染を起こし，軽症の喘息様発作が誘発されることによると考えられる．

【症状】
喘鳴と咳嗽．発熱は必ずしも認めない．

【診断】
気道感染症状を示す乳幼児に喘鳴をともない，気管支喘息の診断が確定できない場合診断する．

【治療】
鎮咳薬，去痰薬，気管支拡張薬（テオフィリン，交感神経刺激薬）の内服．ネブライザーでβ_2交感神経刺激薬の吸入を3〜8時間おきに行う．十分に水分を補給し，脱水状態にならないことが重要である．

3. 慢性気管支炎 chronic bronchitis

【概念】
小児の慢性気管支炎の概念は，成人での慢性気管支炎の定義とは異なっている．一致した定義はないが，咳嗽が6ヵ月以上続き，気管支喘息の診断が除外できる場合をいう．

【病因】

有毒ガスなどの環境因子，喘息などのアレルギー性素因，免疫不全による易感染性（primary ciliary dyskinesia など），気道の先天異常，慢性副鼻腔炎，気管支拡張症などが病因となる．

【症状】

咳嗽が長時間にわたって持続し，特に夜間に著明である．連続した咳のために，胸部の痛みを訴えることがあり，しばしば，咳とともに嘔吐する．痰は認めることもあるし，認めないこともある．

【検査所見】

胸部X線写真で，軽度の肺紋理増強を認める．

【診断】

臨床症状および，X線写真の所見より診断する．アレルギー性の素因が慢性咳嗽の原因となっている場合がかなりの頻度で認められるので，鑑別診断として気管支喘息は重要である．

【治療】

病因となるような基礎疾患がある場合は，それらに対する治療を行う．基礎疾患がはっきりしない場合，気管支拡張薬の内服が有効なことがある．

4. 急性細気管支炎 acute bronchiolitis

【概念】

細気管支の炎症により気道閉塞が生じ，**呼気性の呼吸困難**を起こす．

【疫学】

2歳以下の小児に多く，なかでも生後3〜6ヵ月にピークを認める．男児にやや多く，季節は冬から春にかけて上気道炎の流行に一致してみられる．乳児に高率に発症するのは，病態生理の項で述べるように解剖学的な理由による．

【病因】

RSウイルスによるものが50％を占める．その他の病原体として，パラインフルエンザ，アデノウイルス，インフルエンザ，クラミジア，マイコプラズマなどがある．

【病態生理】

細気管支に浸潤したウイルスにより，上皮が破壊され，分泌物が貯留し，浮腫を生ずる．その結果，乳児では，本来細い気道の内径がさらに細くなり空気の出入りが障害される．気道の内径は，呼出時のほうが吸入時よりも細くなるため**エアトラッピング**が起き過膨張の状態となる．その結果酸素交換が障害され，低酸素血症，呼吸困難が生ずる．

【症状】

最初，鼻汁咳嗽などの上気道炎症状を示していた乳幼児が，数日後，次第に咳嗽が増強し，喘鳴をともなうようになり，多呼吸となる．呼吸困難が強くなると，鼻翼呼吸，肋間陥凹，チアノーゼを示す．呼吸困難は呼気時に強い．また，肺の過膨張のために，触診で肝脾を触れるようになる．聴診で吸気終末と，呼気の始めに fine crackles を聴取する．発症後24〜72時間で最も強い呼吸困難を示し，この時期を過ぎると急速に回復する．死亡率は高くはないが，先天性心疾患があり，心不全を呈する乳児は注意が必要である．

【検査所見】

胸部X線写真で，肺の過膨張，側面像で前後径の増大を認める．閉塞が強くなると無気肺を認める（図16-5）．白血球数は正常範囲．

【診断】

臨床症状と検査所見より診断するが，気管支喘息，特に初発の喘息との鑑別が問題となる．アレルギーの家族歴，発熱などの感染症状，好酸球増多の有無，気管支拡張薬吸入の効果が鑑別のポイントとなる．

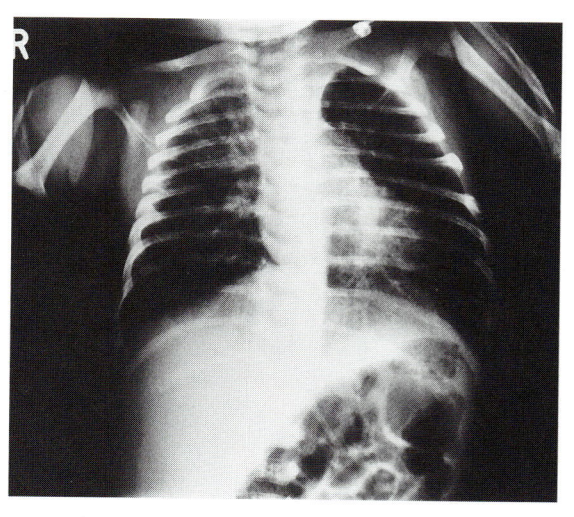

図16-5 細気管支炎のX線像（1ヵ月男児）
閉塞性呼吸困難にともなう著明な含気量の増加を認める．

【治療】

入院治療が原則である．酸素テントに入れ，ネブライザーで加湿し，パルスオキシメーターで酸素飽和度をモニターしながら酸素を投与する．輸液で水分を補給する必要があるが，過剰な輸液は避けるべきである．鎮静薬はできるかぎり使用しない．交感神経刺激薬吸入，ステロイドの効果は意見が分かれる．抗生物質は通常無効である．

5. 気管支拡張症 bronchiectasis

【概念】

気管支壁が先天性もしくは，後天性の原因で拡張した病態である．その部位に慢性感染をともなうことが多い．形態学的には半柱状気管支拡張症 cylindric bronchiectasis，瘤状気管支拡張症 varicose bronchiectasis，囊胞状気管支拡張症 saccular bronchiectasis に分類される．

【病因】

肺の成長の過程で異常をきたした先天性のものもあるが，大部分は慢性感染に引き続き生じたものである．気管や軟骨の低形成がその原因として認められるものもある（**Williams-Campbell 症候群，Mounier-Kuhn 症候群**）．

【病態生理】

気管支拡張症が生ずるには，気道の閉塞と感染が重要な二つの因子である．内側からの閉塞の原因としては，異物吸引，肺炎などの感染，外部からの閉塞の原因としては，腫瘍や囊腫による圧迫，結核，反復する感染症によるリンパ節腫大による圧迫などがある．また，反復する感染症の原因として，**無γ-グロブリン血症，primary ciliary dyskinesia**（後述），その他の免疫不全などがある．副鼻腔炎の合併をみることがある．

【症状】

反復する肺炎，運動時の呼吸困難，粘稠な喀痰をともなう咳嗽．喀痰に血液が混じることもある．聴診上 fine crackles, coarse crackles を認める．合併症として，肺膿瘍，膿胸，気管支胸膜瘻 bronchopleural fistula などがある．

【検査所見】

胸部 X 線写真では，気管支血管影の増強を認め，含気量の低下，無気肺をしばしば認める．線状影の増強（railroad tracks）は特徴的所見である．気管支造影は最も診断的意義が高いが，小児では CT を優先すべきである（図 16-6）．肺機能検査では，閉塞性パターンを示すことがある．

【診断】

粘稠な喀痰をともなう慢性の咳嗽があり，胸部 X 線，CT で所見を認める．

【治療】

喀痰培養を行い感受性のある抗生物質を十分量かつ長期間投与する．タッピングや体位を変換しての排痰（体位性ドレナージ）を頻回に行う．排痰

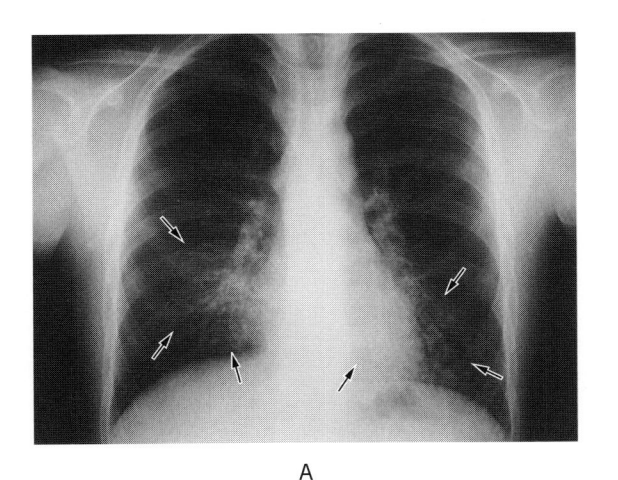

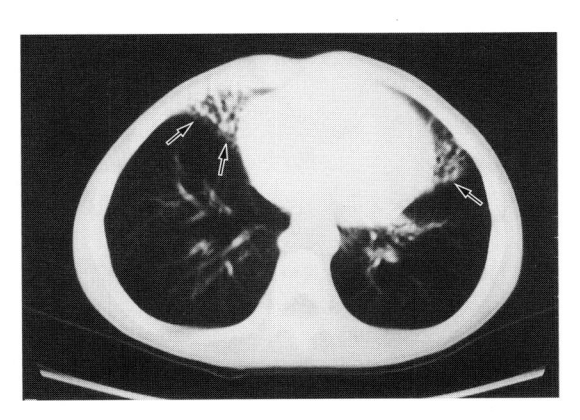

図 16-6 気管支拡張症（14 歳男児）
A：X 線像で両中下肺野に多発性の小さい顆粒状陰影を認める．
B：同症例の CT 像で右肺中葉，左肺舌区の気管支壁の肥厚と拡張を認める．

前に，気管支拡張薬と，喀痰融解薬の吸入を行うこともよい．外科的な切除は，病変が右肺中葉などに限局している場合(異物吸引などにより起きることが多い)には考慮の対象となる．免疫不全症などの全身的疾患が基礎にある場合や，広い範囲に病変が存在する場合は切除の適応ではない．

● primary ciliary dyskinesia

気道上皮の線毛は200以上の蛋白成分から構成されるが，疾患の本態は，構成蛋白のいずれかの欠損による気道上皮の線毛機能の異常である．線毛運動に関与した microtubules の構造の異常を含めて，いくつかの異常が明らかとなっている．線毛運動は複雑な機能の集合であり，今後その機序が遺伝子レベルで解析されるであろう．

臨床症状は，線毛機能異常による気道のクリアランスの低下により引き起こされる，反復性の遷延する下気道炎症である．診断は上記病歴(内臓逆位があればきわめて疑わしいが，約25%)と，生検材料(鼻腔粘膜，精子)で線毛の動きを光顕下に観察することによる．構造異常が原因の場合は，電顕下に構造の異常を確認する．

本疾患の約半数が Kartagener 症候群である．

● Kartagener 症候群

繰り返す気道炎症を起こし，最終的に気管支拡張症をきたす疾患で，最初に Kartagener が内臓逆位，副鼻腔炎，気管支拡張症を3徴とする一群として報告した．

6. 異　物

⇒第6章．小児のプライマリケア，p 94 参照．

【概念・病因】

異物が気道内へ誤って進入したとき，正常な児では防御的に反射性咳嗽が生じ通常は排除される．その機構がうまく作動しなかったとき，異物が気道内に固定し，種々の症状を引き起こす．異物のとどまった部位により，上気道異物(鼻腔，咽頭，喉頭)と下気道異物(声門下，気管，気管支)に分類される．

a. 喉頭異物，声門下異物

誤嚥時に発作性の咳嗽と種々の程度の呼吸困難が生ずる．誤嚥時の突発的症状はしばらくすると軽減するが，クループ様症状(嗄声，喘鳴，犬吠様咳嗽)は持続する．診断は頸部のX線撮影と喉頭鏡による確認．診断と同時に摘出する．

b. 気管，気管支異物

【疫学】

3歳以下の乳幼児，特に男児に多い．誤嚥した異物の形，性状(食物，プラスチック，金属類，木)や大きさ，気道内での異物の陥入した部位，生じる閉塞の程度により症状が異なる．右の主気管支が最も頻度が高いといわれるが，左右差はないとの報告もある．

【症状】

異物を気管，気管支に吸入した瞬間，突然の発作性咳嗽が起き，呼吸困難，喘鳴やチアノーゼをきたし，聴診上 wheeze, rhonchi を聴取する．呼吸音に左右差を認めることがある．大気道の閉塞でなければ，誤嚥時の突発的症状はしばらくすると軽減する．異物がピーナツなどの刺激性のものではなく，閉塞が軽度の場合，誤嚥時の突発的症状がおさまったのち長期間症状に気づかないことがある．その場合，気管支拡張剤に反応不良の喘鳴，反復性の肺炎で発見されることがある．吸気時には閉塞部位を通って空気が流入し，呼気時に閉塞が起きるいわゆる check valve 現象が起きると閉塞部位より末梢の肺の過膨張が生じ，吸気・呼気とも完全に閉塞した場合は末梢の空気が吸収されて無気肺となる．いずれの場合も聴診上閉塞側の末梢呼吸音が減弱する．

【検査所見】

疑われる場合は胸部2方向のX線写真をとる．前後像は呼気と吸気時にそれぞれ撮影することが有用である．check valve 現象が起きた場合，異物誤嚥側の過膨張をきたし，画像上透過性が亢進する．その結果，縦隔が圧排されて心臓や気道が反対側に偏位する(図16-7)．透視下で観察すると横隔膜が下方に圧排され平坦になり，呼吸性移動が少ない．

【診断・治療】

気道異物を疑い，病歴を正確に聴取する．大人のいないところで兄弟が食べ物を与えていることもある．異物を口に入れていたり，その可能性が考えられる状況で突然の咳嗽，呼吸困難，チアノーゼ，喘鳴の病歴があれば，異物の気道内誤嚥を

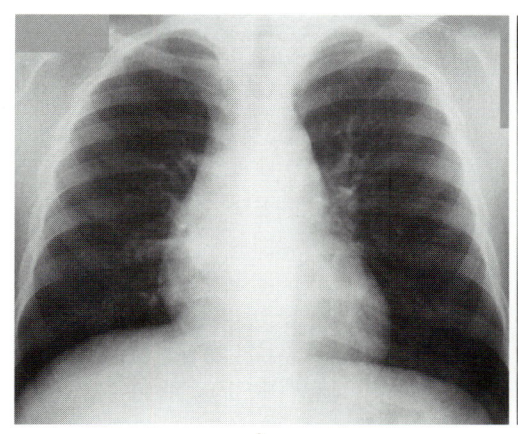

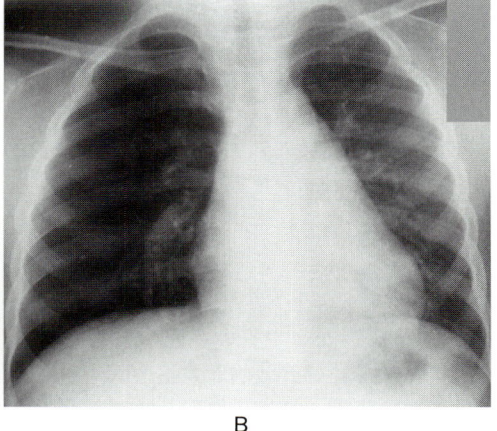

図16-7 右気管支異物(ピーナツ)
A：吸気時．B：呼気時
呼気時に空気の排出が阻害され，心陰影が左側に偏位．
(佐賀医大放射線科 工藤 祥教授 提供)

疑ってX線写真を撮る．しかし，気管異物の50％以上，気管支異物の25％が単純X線では診断できないといわれているので，X線に異常がなくても否定はできない．可能性が高ければ，全麻下に換気型気管支鏡(直達鏡)で確認し，確定診断をつけると同時に異物を摘出する．2次性の肺炎を予防するため抗生物質を投与する．摘出できない場合は手術の適応となる．

基本的に予防が最も大事である．乳幼児が口の中に入れる可能性のあるものを乳幼児の手の届く範囲におかないようにする．たとえ食べ物であってもナッツ類は与えないことが肝要である．

III. 肺　　炎

肺炎の原因を表16-3に示した．

1. 細菌性肺炎 bacterial pneumonia

肺炎の中に占める細菌性肺炎の割合は高くはないが，重大なものが多い．先行するウイルス性の上気道感染に引き続き発症することが多い．細菌性肺炎を繰り返す症例は，無γ-グロブリン血症，primary ciliary dyskinesia，**慢性肉芽腫症**などの免疫不全症，気管支拡張症，気管食道瘻，異物吸引など基礎疾患を考慮する必要がある．細菌性肺炎の起因菌は年齢により異なっている．表16-4に年齢別の主要起因菌を示した．

表16-3 肺炎の原因

感染性
1．ウイルス：RS，パラインフルエンザ，インフルエンザ，アデノ，エンテロ，麻疹，風疹，サイトメガロ，EB，単純ヘルペス
2．マイコプラズマ
3．クラミジア
4．一般細菌
グラム陽性球菌：肺炎球菌，連鎖球菌，黄色ブドウ球菌
グラム陰性桿菌：インフルエンザ，クレブシエラ，百日咳，緑膿菌，大腸菌，セラテア，レジオネラ
5．好酸菌：結核菌，非定型好酸菌
6．真菌：アスペルギルス，カンジダ，クリプトコッカス，ムコール，ノカルジア
7．原虫：ニューモシスチス・カリニ
非感染性
8．化学性肺炎
9．過敏性肺炎
10．好酸球性肺炎
11．ルポイド肺炎
12．特発性間質性肺炎
非感染性因子＋感染
13．嚥下性肺炎

表 16-4　年齢による非ウイルス性肺炎の起因菌

年齢	主要起因菌
新生児	B群連鎖球菌(GBS)，ブドウ球菌，大腸菌
乳児	ブドウ球菌，インフルエンザ菌，肺炎球菌
幼児	肺炎球菌，インフルエンザ菌，マイコプラズマ
学童	マイコプラズマ，肺炎球菌，クラミジア

a. 肺炎球菌性肺炎　pneumococcal pneumonia

【概念】

肺炎球菌 Streptococcus pneumoniae 感染により生ずる肺炎．年長児は典型的な**大葉性肺炎**を起こし，乳幼児には**気管支肺炎**の像をとることが知られている．莢膜を有する双球菌で α 溶血を起こす．

【疫学】

過去には大葉性肺炎のほとんどを占めるものであったが，外来で頻用される抗生物質に対する感受性が高いため，頻度が低下した．4歳以下に多い．

【病態生理】

上気道に感染した肺炎球菌が，末梢の肺胞内に吸入されて繁殖し，炎症を起こす．

【症状】

咳嗽，鼻汁などの上気道炎症状に引き続き，または突然に，悪寒をともなう高熱を呈する．呼吸は荒く，促迫し，咳嗽は激しくなり，罹患側の胸痛を訴える．高熱のため意識レベルの低下をみることがある．呼吸困難のために，肋間の陥凹，鼻翼呼吸を呈し，チアノーゼを認めることがある．罹患側の呼吸音が低下し，fine crackles を聴取する．胸水，膿胸を合併することがあり，打診で濁音を認める．髄膜炎様の項部強直を認めることがある．

【検査所見】

多核白血球数の増多を認め，核の左方移動がある．白血球数の低下は重症化の徴候である．CRPは強陽性となる．喀痰培養，血液培養で肺炎球菌を証明できる．胸部 X 線は年長児では肺葉に一致して浸潤像(consolidation)を認める．乳幼児では，より細かい斑点状の陰影の散布をみることが多い．

【診断】

臨床的所見，胸部 X 線所見からのみでは他の細菌性肺炎と鑑別することは困難であり，確定診断は，起因菌の検出による．鑑別診断としては，他の細菌性肺炎，ウイルス性肺炎，マイコプラズマ肺炎，吸引性肺炎，肺分画症などがある．

【治療】

入院治療を原則とする．安静を保ち，十分な補液をする．低酸素血症を認める場合には，酸素テント内で，加湿酸素を投与する．感受性のある抗生物質を静注で使用する．通常，ペニシリン系もしくはセフェム系抗生物質を選択する．ペニシリン耐性肺炎球菌(PRSP)が増加しているとの報告があり注意が必要である．

表 16-5　肺炎球菌ペニシリン感受性（米国 NCCLS の基準）

	感受性 (PSSP)	低感受性 (PISP)	耐　性 (PRSP)
MIC	0.1 μg/dl 未満	0.1〜2.0 μg/dl	2.0 μg/dl 以上

b. インフルエンザ菌性肺炎　haemophilus pneumonia

【概念】

グラム陰性桿菌の Haemophilus influenzae (type b)による肺炎である．多彩な病像をとる．

【疫学】

秋から冬にかけて頻度が高く，3歳以下の乳幼児に多い．

【病因】

本菌は莢膜の抗原性により a〜f の 6 種類，biotype として 7 種類に分類され，病原性があるのは主に type b である．

【病態生理】

2ヵ月から3歳までの乳幼児では本菌に対する抗体保有率が低いため，重症感染を起こしやすい．経気道的に上気道からインフルエンザ菌が肺内に吸引されて発症する．区域性，大葉性，気管支肺炎など種々のかたちで発症する．胸水の貯留を示すこともあり，ブドウ球菌のような**気瘤腫(気嚢腫)** pneumatocele を形成することもある．間質の炎症と同時に，気道上皮の炎症による破壊像を認める．

【症状】

咳嗽，鼻汁，発熱などの上気道炎症状で発症し，多呼吸となり，鼻翼呼吸，肋間の陥凹などの呼吸

困難症状を認めるようになる．肺炎球菌性肺炎に比べて，ゆっくりと進行し，経過も数週間にわたって遷延する．聴診上 crackles を聴取する．乳幼児では，心外膜炎，膿胸，髄膜炎，蜂窩織炎をしばしば合併するが，特に髄膜炎は注意が必要で，乳幼児では必ず髄液検査を行う．

【検査所見】
白血球増多，および核の左方移動をみる．胸部X線写真では，肺葉に一致した浸潤影，斑状陰影など種々の像を示す．胸水の貯留もしばしば認める．

【診断】
臨床症状や，胸部X線写真では他の肺炎との鑑別は困難である．喀痰培養，血液培養，胸水からの培養で菌が同定されれば確定する．その他の細菌性肺炎，ウイルス性肺炎，マイコプラズマ肺炎が鑑別診断となる（図16-8）．

【治療】
入院させて，安静にし，補液を行い，感受性のある抗生物質を静注することが必要である．耐性菌が増加しているので，感受性が判明するまで，第3世代セフェム（セフォタキシム（CTX），セフトリアキソン（CTRX）など）で治療を開始することが勧められている．ペニシリン感受性があればABPCを投与．呼吸困難が強い場合は加湿酸素の吸入を行う．

c. ブドウ球菌性肺炎 staphylococcal pneumonia
【概念】
ブドウ球菌 *Staphylococcus aureus* により生ずる肺炎．きわめて急激に進行し，早期に適切な治療が行われないと予後不良である．

【疫学】
細菌性肺炎のなかでは頻度は低く，年齢的には2歳以下，特に6ヵ月未満に多い．

【病態生理】
片側性の気管支肺炎として発現することが多

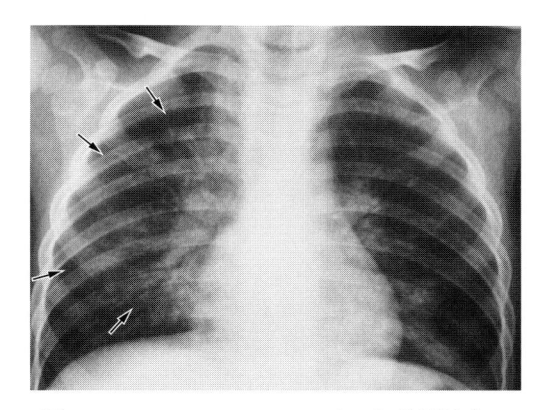

図16-8 *H. influenzae* による細菌性肺炎：右肺の浸潤像

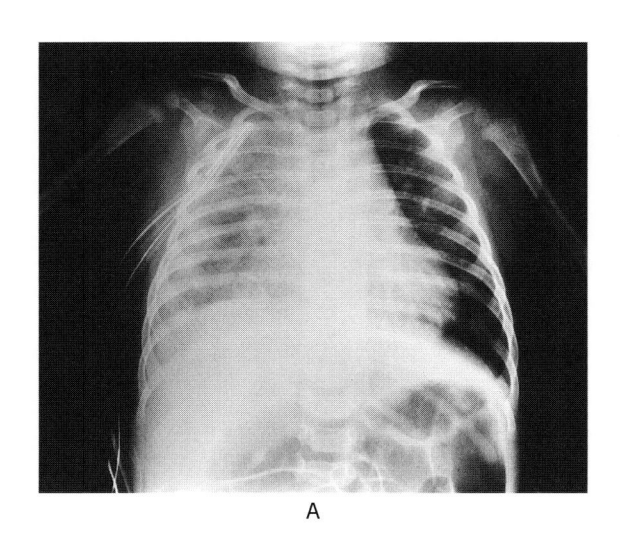

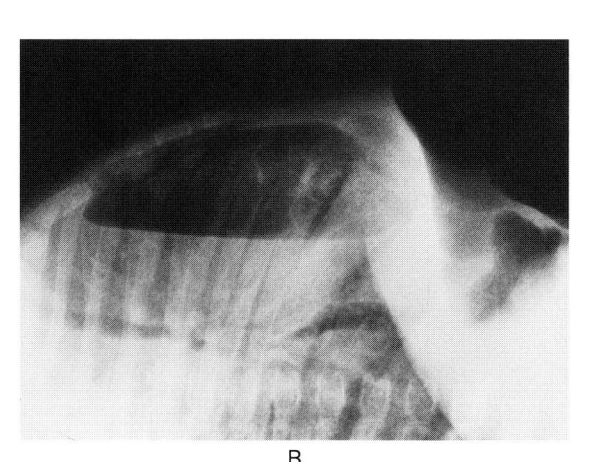

図16-9 ブドウ球菌性肺炎のX線像（3ヵ月女児）
A：気瘤腫 pneumatocele の形成を認める．
B：同症例の仰臥位側面像．胸水（膿胸）の貯留あり．

く，急速に出血性壊死を生じ，膿瘍および**気瘤腫**形成が起こる．膿瘍はしばしば胸膜下にやぶれ**膿気胸** pyopneumothorax となり，さらに気管支と交通が生じ，気管支胸膜瘻を形成する．

【症状】

鼻汁，咳嗽などの上気道炎症状を示していた乳児が，急に高熱を出し，咳嗽が著明となり呼吸困難を呈する．多呼吸，肋間陥凹，鼻翼呼吸，チアノーゼを呈し，不穏状態となる．嘔吐，下痢，腹部膨満などの消化器症状をともなうことがある．聴診上 crackles を聴取し，膿胸を起こしてくると，呼吸音が減弱し，打診で濁音を示す．症状がきわめて急激に進行することが特徴である．

【検査所見】

好中球増多，核の左方移動を示す．白血球数の低下は重症化の徴候である．胸腔穿刺で混濁した多核球を含む胸水を得る．胸部X線写真では，病初期には気管支肺炎を示唆する斑状陰影を認める．病変部は急速に広がり，胸水の貯留を認め，高い頻度で気瘤腫や膿気胸の所見を認める（図16-9）．

【診断】

気瘤腫や気胸 pneumothorax の所見は必ずしもブドウ球菌性肺炎に限られた所見ではないが，乳児における急激な発症と症状の進行はブドウ球菌を疑う．胸腔穿刺による細菌の検出で確定する．その他の細菌性肺炎が鑑別となる．

【治療】

治療の開始が予後を決定する因子となるので，疑った時点で，**ペニシリナーゼ耐性ペニシリン**（メチシリンなど）の静脈投与を開始する．アミノ配糖体の併用も考慮する．感受性が明らかになった時点で必要に応じて変更する．**MRSA**（メチシリン耐性黄色ブドウ球菌）に対しては，セフメタゾール（CMZ）単独，または，ホスホマイシン（FOM）の併用，FOM＋イミペラム/シラスタチン（IPM/CS），またはバンコマイシン（VCM）を使用する．酸素投与，十分な補液を行う．膿胸に対しては胸腔内ドレーンを留置し持続吸引する．

d．その他の細菌性肺炎

■ **連鎖球菌性肺炎**（新生児期のB群連鎖球菌；GBS感染をのぞく）streptococcal pneumonia

【概念】

A群β溶連菌である Streptococcus pyogenes により生ずる肺炎．幼児には少なく，3〜5歳に多い．

【病態生理】

間質性肺炎の像をとる．気管，気管支粘膜の壊死を起こし，局所の出血，浮腫，分泌物の亢進をともなう．進行すると肺胞に炎症が及ぶ．リンパ管に沿って炎症が進展することが特徴で，しばしば胸膜炎（膿胸）を起こし，胸水が貯留する．

【症状】

突然の悪寒をともなう発熱，咳嗽，呼吸困難．

【検査所見】

白血球増多，血清中 ASO，ASK の上昇を認める．胸部 X 線でびまん性の斑状陰影を認める．胸水の貯留をともなうことが多い．

【診断】

喀痰培養，胸水，血液培養で S. pyogenes を検出する．胸水，気瘤腫をともなったときはブドウ球菌性肺炎との鑑別が困難なことがある．

【治療】

入院治療を行う．安静とし，感受性のある抗生物質を静注で投与する（通常はペニシリン製剤を用いる）．十分な補液を行う．

● **GBS肺炎** group B streptococcal pneumonia

Streptococcus agalactiae（B群連鎖球菌）による新生児期の敗血症の1症状として肺炎を起こすもの．S. agalactiae は産道に存在し，出生時の産道からの垂直感染，もしくは出生後に母親から水平感染を起こす．垂直感染では出生直後から仮死，呼吸障害を呈する．急激に進行し死亡率が高い．（p 327 参照）．

■ **クレブシエラ桿菌性肺炎** klebsiella pneumonia

グラム陰性桿菌の Klebsiella pneumoniae による肺炎．新生児，未熟児，免疫不全状態，抗菌薬使用時の菌交代時に生ずる．急激な経過を取り，死亡率も高い．肺膿瘍，膿胸の合併がしばしばみられる．喀痰，血液培養，胸腔穿刺液から K. pneumoniae を検出することで診断される．

治療には第3世代セフェムまたはゲンタマイシン，カナマイシンなどのアミノ配糖体を使用する．

2. ウイルス性肺炎 viral pneumonia

【概念】

小児期の肺炎の大多数はウイルス性肺炎である．症状や理学的所見などから，細菌性肺炎との鑑別は難しいが大量の胸水貯留，肺膿瘍，気瘤腫形成をみることは少ない．

【病因・疫学】

RS ウイルス，パラインフルエンザウイルス 1, 2, 3 型，インフルエンザウイルス A, B，アデノウイルスが最も多い起因ウイルスで，肺間質に炎症を起こす．麻疹による巨細胞性肺炎もある．2〜3 歳の幼児に多く，冬期，ウイルス性上気道感染症の流行に一致して発生をみる．

【症状】

鼻汁，咳嗽などの，上気道の感染症状が遷延し，次第に強くなる．主に乾性の咳嗽，軽度の呼吸困難（多呼吸，肋間陥凹，鼻翼呼吸）をみる．胸部の聴診で wheeze, rhonchi を聴取することがあるが軽い．

【検査所見】

白血球数は正常か軽度の上昇にとどまる．胸部 X 線写真では両肺野の肺門部からの線状陰影の増加，または，斑状の陰影を示すことが多い．肺葉に一致した浸潤影，気瘤腫の形成を認めることもある．

【診断】

臨床症状や，胸部 X 線写真の所見に比べて，理学的所見に乏しいこと，白血球数増多が著明でないこと，喀痰培養，血液培養で起因細菌が同定できないことを参考にする．喀痰からのウイルスの同定，または病初期，回復期ペア血清中のウイルス抗体価の 4 倍以上の上昇でウイルスを同定する．鑑別診断は，マイコプラズマ肺炎，細菌性肺炎，嚥下性肺炎などである．

【治療】

一般的な治療は細菌性肺炎と変わらない．抗生物質は無効である．

● アデノウイルス 7 型

アデノウイルス 7 型による重症肺炎の報告が増加している（1, 3, 4, 11, 21 型も重症肺炎を起こすことがある）．汎血球減少，LDH の高値，フェリチンの高値を示し，CRP も高値を示すことがある．診断は鼻咽頭ぬぐい液から迅速法による抗原の検出，もしくはウイルス分離，ペア血清での抗体価 4 倍以上の上昇．

3. マイコプラズマ肺炎 mycoplasmal pneumonia

【概念】

胸部 X 線写真で明確な浸潤影を示すにもかかわらず，臨床症状が軽く，白血球増多を認めず，ペニシリンに反応がみられず，予後が良好な肺炎に対して，非定型肺炎 primary atypical pneumonia (PAP) という病名がつけられていた．その病原として考えられていた Eaton agent (PPLO: pleuropneumonia-like organism ともいわれていた) が，1962 年に，Hayflick により同定され，*Mycoplasma pneumoniae* と命名された．大きさは細菌よりもはるかに小さいが，DNA，RNA を持ち，培地で増殖が可能で，ウイルスとも，細菌とも異なる病原体である．非定型肺炎の大部分はマイコプラズマ肺炎である．

【疫学】

1 歳以下の乳児にはほとんどみられず，学童，年長児に多い．秋から冬にかけて多く，4 年おきに流行するといわれているが，1 年を通じて患者の発症をみる．飛沫感染で流行し，学校，兄弟間での流行がある．潜伏期は 2〜3 週間である．

【病態生理】

間質性肺炎の病像を呈し，細気管支壁，血管周囲，肺胞間質に，リンパ球の浸潤，肺胞内に上皮の剝脱をみる．

【症状】

乾性の咳嗽，発熱および全身倦怠感で発症する．咳嗽は夜間に強く，病状の進行とともに喀痰をともなった湿性咳嗽へと変化する．聴診上 wheeze, rhonchi を認め，胸水の貯留とともに，患側の呼吸音の減弱，打診での濁音を認める．多彩な皮膚の発疹を示すことがある．

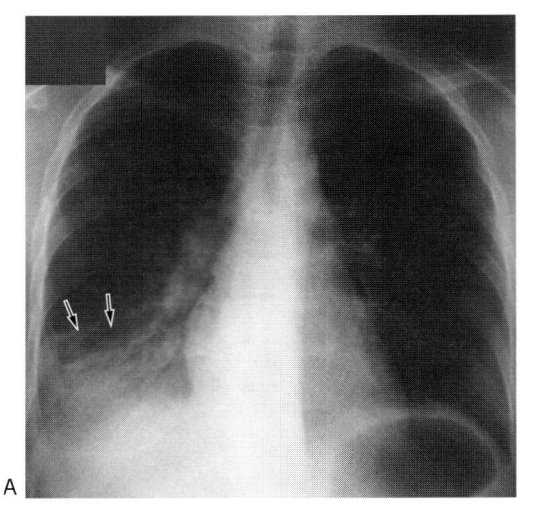

図 16-10　マイコプラズマ肺炎
A：マイコプラズマ肺炎(10 歳女児)
　　右下肺野の浸潤影と胸水の貯留を認める．
B：マイコプラズマ肺炎(9 歳女児)
　　右中葉の無気肺
C：症例 B の側面像

【検査所見】
　白血球数は正常範囲，寒冷凝集反応が陽性となることが多いが，特異的ではない．胸部 X 線写真は多彩で肺葉，肺区域に一致した肺葉性肺炎の像をとることも，斑状の気管支肺炎像をとることもある．中葉および舌区の感染が比較的多い．胸水の貯留を認めることがある(図 16-10)．

【診断】
　年長児で，夜間に強い咳嗽を示し，胸部 X 線写真上明らかな肺炎を認めるにもかかわらず，全身状態が良好な場合本疾患を念頭におく．喀痰もしくは咽頭ぬぐい液から Mycoplasma pneumoniae の分離培養，もしくはペア血清抗体価の 4 倍以上の上昇を認めた場合は診断できる．鼻咽頭液より DNA プローグを用いた遺伝子診断，もしくは酵素抗体法で抗原を同定可能である．造血器，中枢神経，皮膚，心循環系，関節などに多彩な合併症を示し，溶血性貧血，血小板減少性紫斑病，脳梗塞，髄膜脳炎，末梢性神経炎(Guillain-Barré 症候群)，Stevens-Johnson 症候群，多形滲出性紅斑，心筋炎，心外膜炎，リウマチ熱様の関節炎などの報告がある．

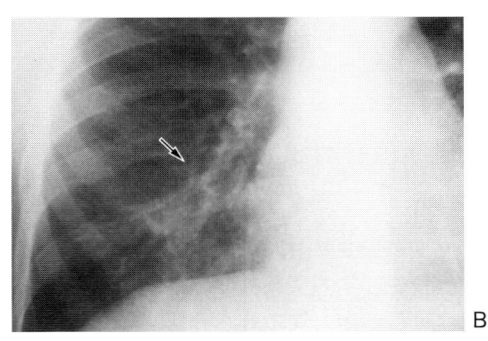

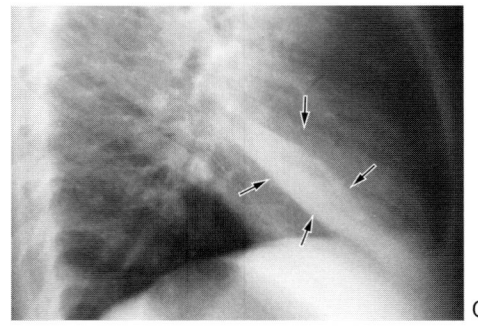

【治療】
　マクロライド系(エリスロマイシン，クラリスロマイシン，ロキタマイシン，アジスロマイシン)および，テトラサイクリン系(テトラサイクリン，ドキシサイクリン，ミノサイクリン)抗生物質が有効である．通常，エリスロマイシンを 7～10 日使用する．

4. クラミジア肺炎 chlamydial pneumonia

　現在 *Chlamydia trachomatis*, *C. pneumoniae*, *C. psittaci*, *C. pecorum* の 4 種が知られ，このうち，*C. psittaci*, *C. trachomatis*, *C. pneumoniae* がヒトに肺炎を起こす．

a. *Chlamydia trachomatis* 肺炎
【概念】
　本質的には性感染症 sexually transmitted disease(STD)であるが，母親の産道を経由して新生児，乳児に結膜炎および肺炎を起こす．
【疫学】
　母親が *C. trachomatis* に感染していると(わが国での罹患率は 4～13% といわれる)，出生後

5～14日で，30～50％の確率で新生児期に結膜炎を起こしてくる．その約50％が鼻咽頭の感染を同時に起こし，鼻咽頭の感染を起こしたうちの約25％が肺炎を起こすといわれる．

【症状】
生後1～3ヵ月の新生児期に，発熱なく，遷延する咳嗽，多呼吸を認める．

【検査所見】
好酸球増多症，胸部X線写真で肺門より線状影の増強（図16-11），斑状影を認める．また，hyperinflationの所見も認める．

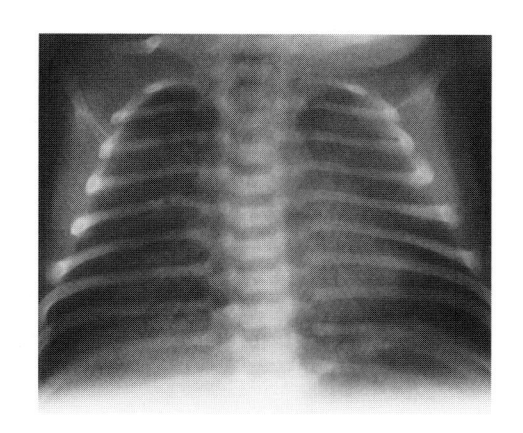

図16-11 クラミジア肺炎（生後22日男児）
両側の線状影の増加，心陰影の境界が不明瞭になっている．

【診断】
母親に感染が証明され，患児の喀痰もしくは，咽頭より C. trachomatis を分離培養できれば確定する．

【治療】
エリスロマイシン（50 mg/kg）を経口で10～14日投与することが推奨されている．

b. *Chlamydia pneumoniae* 肺炎

【概念】
C. pneumoniae により引き起こされる間質性肺炎である．経気道性の飛沫感染で感染するが，多くの上気道および下気道感染の病原となっている可能性が指摘されている．非定型肺炎の病原体としても重要で，*Mycoplasma pneumoniae* との同時感染もある．すべての年齢に感染を起こすと考えられている．一般の学童での抗体保持率の高さから，不顕性感染もあると考えられている．

【症状】
咳嗽，咽頭痛，発熱，および全身倦怠感．聴診で rhonchi を聴取し，軽度の喘鳴を聴くこともある．*Mycoplasma pneumoniae* による非定型肺炎との臨床上の鑑別は難しい．

【検査所見】
白血球増多は認めない．胸部X線写真では，肺葉に一致した浸潤像を認めることもあり，区域性にまたは，気管支に沿った斑状陰影を示すこともある．胸水の貯留をしばしば認める．

【診断】
咽頭，喀痰，胸腔穿刺液より病原体を分離培養できれば診断が確定する．直接，病原体を抗体で染色することも，鼻咽頭液よりDNAプローブを用いた遺伝子診断も可能である．ペア血清での抗体価の上昇が4倍以上であれば感染と考えられる．

【治療】
エリスロマイシンを経口で10～14日投与することが推奨されている．

c. オウム病（*Chlamydia psittaci* 感染症）

【概念】
C. psittaci に感染した鳥や家畜の排泄物，分泌物を吸入することで感染する．潜伏期は7～21日．

【症状】
発熱，乾性咳嗽，頭痛，全身倦怠感．

【検査所見】
白血球数は正常範囲のことが多い．胸部X線写真では *C. pneumoniae* と同様の所見を示す．

【診断】
ペット飼育の確認とペア血清でCF抗体価が4倍以上の上昇を示せば診断できる．

【治療】
エリスロマイシンを7～10日投与する．

5. 嚥下性肺炎 aspiration pneumonia

【概念】
乳汁，食物の誤嚥により組織の化学性炎症が生じ，それをきっかけに急性の細菌性肺炎が生ずる．

誤嚥を起こしやすい状況，たとえば，乳児，知的障害，意識レベルの低下，痙攣，**胃食道逆流**，神経筋疾患による咀嚼嚥下困難，気管開窓術後，気管内挿管時，チューブ栄養施行時，兎唇口蓋裂，**気管食道瘻**，消化管狭窄および閉鎖にともなう反復性嘔吐などにともなうことが多い．

【病因】
嫌気性菌を含めた口腔内の常在菌が多く，混合感染を起こすこともある．

【症状】
急激に起こる発熱，咳嗽，呼吸困難，およびチアノーゼ．聴診上 rhonchi および wheeze を聴取する．肺炎の部位に一致して呼吸音の減弱をみる．仰臥位で寝たきりの患者では，解剖学的な理由により右上葉が罹患することが多い．

【検査所見】
胸部 X 線写真で肺葉に一致した浸潤影，斑状の陰影をみる．無気肺を示すこともある．

【診断】
誤嚥を起こしやすい状況におかれた患児で，発熱，咳嗽を認めたときには，嚥下性肺炎を考慮する．通常の細菌性肺炎，マイコプラズマ肺炎，ウイルス性肺炎を鑑別する．

【治療】
基礎疾患がある場合には，外科的な処置が必要である．気管開窓や，気道内挿管などの呼吸管理を行っている患児には，吸引などの適切な管理を行う．神経筋疾患で嚥下機能に問題がある場合には，1 回の食事量や鼻腔からの注入の速度などの日常の注意が，予防のために重要である．混合感染が多いこと，口腔内常在菌の可能性があることより，抗生物質はスペクトルの広い製剤，もしくは多剤の併用がよい．

特殊なものとして，灯油，ガソリンなどの揮発性石油製品の吸引による二次性の間質性肺炎 hydrocarbon pneumonia（図 16-13），魚油をはじめとする油の誤嚥後にルポイド肺炎 lupoid pneumonia がある（第 6 章．小児のプライマリケア，p 94 参照）．

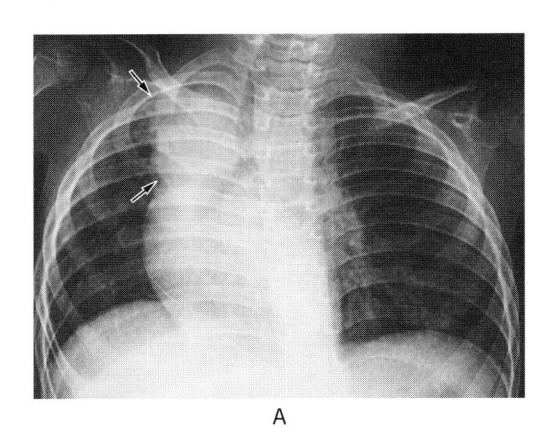

図 16-12 脳性麻痺の患児に合併した嚥下性肺炎
　A：右上葉の浸潤影と無気肺
　B：同症例の CT 像

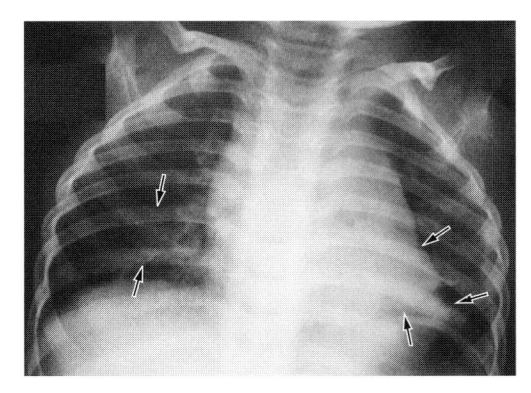

図 16-13 灯油誤飲による両側下肺野の化学性肺炎

6. ニューモシスチスカリニ肺炎 pneumocystis carinii pneumonia

【概念】
Pneumocystis carinii に起因する間質性肺炎で，種々の原因で免疫力が低下した患児に起こる日和見感染である．

【疫学】

1940〜1950年代にヨーロッパで栄養状態不良で，免疫力の低い乳幼児に対して流行し，その後は，先天性免疫不全症の患児や悪性腫瘍，膠原病，ネフローゼなどの疾患で，免疫抑制薬の使用中に散発的に生じていた．1980年以降HIVウイルス感染症の患児での感染が問題となっている．感染はホストの免疫力と相関があり，免疫抑制薬の投与量が増すほど感染率が高くなることが，悪性腫瘍の患児における成績で明らかとなっている．

【病態生理】

二つの異なった病態を示す．一つは，乳幼児に多い緩徐に進行するタイプで，病変の主座は肺の間質に存在する．形質細胞とリンパ球の浸潤が認められ間質は著明に肥厚する．また，肺実質にも炎症が及び，肺胞上皮の脱落を認める．他の一つは免疫不全状態で生ずるタイプで，病変はむしろ肺実質に強く，病原体が感染した肺胞上皮が肺胞内に脱落し充満するために，換気障害が著明となる．病変が進行すると間質の肥厚も認められるようになる．

【症状】

乳幼児の感染時にみられるタイプでは，最初は，何となく不機嫌，哺乳力低下といった症状で発症し，次第に多呼吸，口周囲のチアノーゼがみられるようになる．発熱，咳嗽などの上気道炎症状がないにもかかわらず，聴診でcracklesを聴取する．病変が進行すると咳嗽が出現し，次第に呼吸不全が進行する．適切な治療が行われなければ4〜6週の経過で約半数が死亡する．免疫不全の患児に多い経過は，突然発熱し，多呼吸，チアノーゼ，咳嗽，呼吸困難が急激に進行し呼吸不全に陥る．治療しなければほぼ全員が死亡する．

【検査所見】

胸部X線写真では，両側肺野の肺門から末梢に広がるびまん性粒状影を示す（図16-14）．血液ガス所見で，PaO_2の低下を認めるが，$PaCO_2$の上昇は著明ではなく，呼吸性アルカローシスとなる．

【診断】

気道分泌物，喀痰，胃内吸引物よりcystおよび虫体をGomori methenamine-silver染色，toluidine blue O染色，もしくはpolychrome methylene blue染色で確認する．PCR法による検出法も有用である．確実な診断には経皮肺生検，経気管支肺生検もしくは開胸肺生検で得られた肺組織を染色し虫体を検出するが，小児では困難をともなう．血清学的検査は信頼性に欠ける．

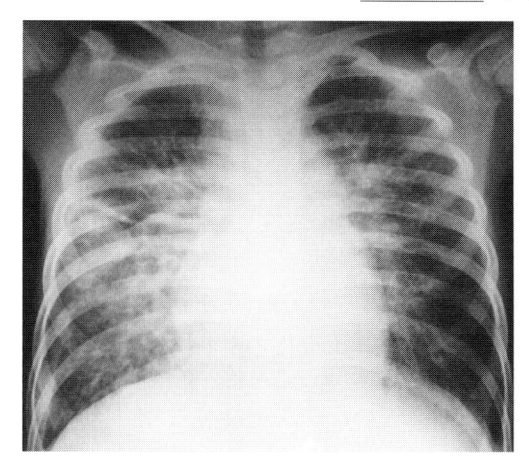

図16-14 白血病の治療中に合併した両側のカリニ肺炎（8歳男児）

【治療】

ST合剤（スルファメトキサゾールとトリメトプリムの合剤）またはペンタミジンイセチオネートが有効である．

7. Löffler症候群

【概念】

末梢血の好酸球増多症に加えて胸部X線写真で一過性の肺浸潤像を呈する一群の疾患．

【病因】

寄生虫，薬剤（ペニシリンなどの抗生物質，アスピリンなどの解熱薬）をはじめとする種々の物質が抗原となりアレルギー反応を示したものと考えられている．

【症状】

咳嗽，喀痰，呼吸困難，全身倦怠感，発熱．

【検査所見】

末梢血好酸球数の増加を示し，50％以上にもなることがある．胸部X線写真で種々の浸潤像をみる．

【診断】

好酸球増多に加えて，肺浸潤像をみる．鑑別診断として，気管支喘息，肺アスペルギルス症，膠

原病がある.

【治療】

通常,自然寛解する良性のものであるが,原因薬物が判明した場合は薬物を中止する.寄生虫の感染がある場合は駆除する.重症の経過をとった場合は,ステロイドを使用する.

8. 特発性間質性肺線維症 idiopathic diffuse interstitial fibrosis of the lung, Hamman-Rich 症候群

【概念】

びまん性に肺の線維化が進行し,ガス交換が阻害されるために,チアノーゼを起こし右心不全,呼吸不全をきたして死にいたる予後不良の疾患である.成人に多く,小児期には少ない.

【病因】

家族性の発症が報告されているので,遺伝的な素因が関係していると思われるが,原因は不明である.

【病態生理】

初期には,肺胞壁,気管支周囲にリンパ球,形質細胞,好酸球などの細胞浸潤をともなう炎症が生じ,進行とともに結合組織の増殖が起きてくる.ガス交換が阻害されるために,低酸素血症を生ずる.

【症状】

乾性咳嗽(しばしば血痰をともなう),全身倦怠感,チアノーゼ.チアノーゼは最初は運動負荷時に出現するが,次第に常在性となり,右心不全を起こす.聴診では初期には異常を認めないことが多いが,進行すると crackles を聴取する.

【検査所見】

胸部 X 線写真で進行する,広範な網目状,顆粒状,線状,小結節状の陰影をみる.肺機能検査では肺拡散能,肺活量,肺コンプライアンスの低下をみる.

【診断】

上記臨床症状に加えて,進行する胸部 X 線写真像より診断する.

【治療】

低酸素血症に対して酸素投与などの対症療法を行うが,予後は不良である.ステロイドは本質的には無効であると考えられている.

9. 過敏性肺臓炎 hypersensitivity pneumonitis

【概念】

カビ,鳥の排泄物,農作物からでるほこりなどを吸入することによる III 型アレルギーによる外因性アレルギー性肺臓炎.

【疫学】

梅雨の時期から夏にかけて多い.日本では *Cryptococcus neoformans* の抗体を認めるものが多い.

【病因】

鳥の血清蛋白,真菌類の蛋白成分などが抗原となる.

【病態生理】

Langerhans 様細胞,リンパ球,形質細胞浸潤による間質の結節性変化,および線維化によるびまん性間質炎.

【症状】

抗原となる物質を吸入した後,数時間後に突然,発熱をともなう咳嗽,呼吸困難,胸痛で発症する.入院して抗原から隔離すると,次第に改善するが,抗原曝露が持続すると呼吸困難はさらに重症となる.低酸素血症が持続すると,間質の線維化が起こり,肺性心を起こす.

【検査所見】

胸部 X 線写真ではびまん性の細かい粟粒状,結節状陰影をみる.赤沈の亢進,血清 IgG, IgM, IgA の上昇,白血球数増多をみる.呼吸機能検査で PaO_2 の低下を認めるとともに,通常 $PaCO_2$ はむしろ低下する(呼吸性アルカローシス).

【診断】

入院などで抗原となるものから隔離すると改善するが,同じ環境に戻ると再発することが参考になる.抗原に対する IgG 沈降抗体を検出する.初回のエピソードでは喘息との鑑別が問題となる.

【治療】

抗原の除去が最も大事である.急性期の症状に対してはステロイドが効果的である.原因をつきとめ,肺の器質的な変化を起こす前に治療を開始すれば予後は良好である.

10. 肺化膿症 pulmonary suppuration，肺膿瘍 pulmonary abscess

【概念】
肺内の細菌性壊死性の炎症で，肉芽組織の被膜につつまれた腫瘤を形成し，内部に一部溶解した膿を含む．

【疫学】
小児では誤嚥による大量の壊死性細菌の肺内への吸入が最も原因として多い．また，敗血症の血流を介した散布，扁摘，アデノイド摘除術後の発症もある．

【病因】
口腔内常在嫌気性菌，細菌性肺炎の起因菌であるブドウ球菌，インフルエンザ菌，肺炎球菌，クレブシエラ桿菌，その他ノカルジア，アクチノマイセス，マイコバクテリアなどの感染もある．免疫抑制状態の患児では，カンジダ，アスペルギルスなどの真菌が原因となることがある．

【病態生理】
病原体を含んだ異物などにより末梢気道が閉塞すると，組織の壊死や炎症，血栓の形成が起こり組織が壊死融解する．炎症をとりかこむように肉芽が形成され腫瘤を形成する．腫瘤はしばしば気管内，胸腔内にやぶれて膿が排出され，炎症が拡大する．胸腔内に破れた場合，膿胸を合併する．

【症状】
起因菌により症状は異なるが病原性の弱い菌の場合は，亜急性に倦怠感，食欲不振，発熱がみられ，多呼吸，咳嗽（しばしば腐敗臭を有する喀痰をともなう）がみられる．

【検査所見】
白血球数の増多，赤沈亢進などの強い炎症反応陽性を示す．胸部X線写真で孤立性，散在性の円形像を認め中に**液体貯留像** air-fluid level を認める．CTでは，より解剖学的に明確な像を得ることができる（図 16-15）．喀痰培養で起因菌を同定可能であるが，嫌気性菌を考慮した培養が必要である．

【診断】
上記臨床症状，炎症所見に加えて，胸部X線写真上 air-fluid level を示す腫瘤陰影を認めれば強く疑われる．鑑別診断として，腫瘍は重要である．肺分画症や先天性肺嚢腫に感染を合併したときも鑑別の対象になる．

【治療】
起因菌に感受性のある抗生物質治療を行う．明らかに異物の誤嚥が考えられる場合には，気管支鏡の適応となる．外科的な適応は，悪性腫瘍の鑑別，同様の症状を繰り返す場合，気管支胸膜瘻が形成された場合，喀血を繰り返す場合にかぎられる．

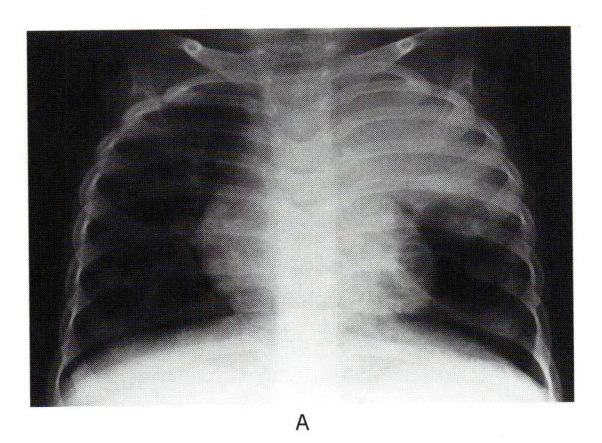

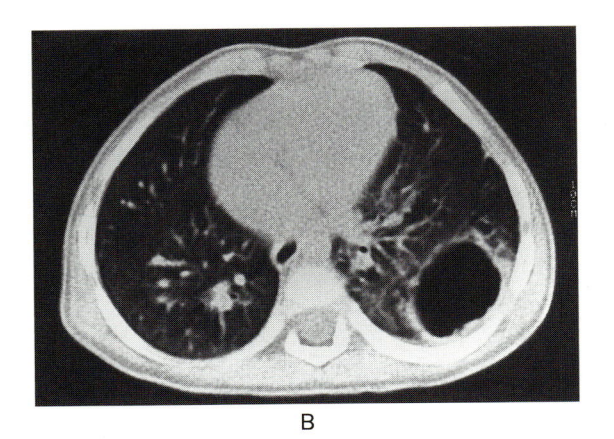

図 16-15 肺嚢胞に合併した巨大な肺膿瘍（1 歳女児）
A：X 線像
B：同症例の CT 像で巨大な空洞を認める．炎症のための壁の肥厚が認められる．

IV. 肺結核

⇒第15章．感染症，p336参照．

V. 気管支・肺の先天異常

1. 気管の奇形，形成異常 malformation of the trachea

a. 気管食道瘻 tracheoesophageal fistula
⇒第20章．消化器疾患，p495参照．

b. その他の先天性気管・気管支疾患
気管無形成，気管狭窄，tracheomalaciaがある．また，気道そのものの疾患ではないが，喘鳴をきたす疾患として**血管輪** vascular ring などがある．

2. 肺形成不全 pulmonary hypoplasia

【概念】
発生分化の過程の初期に問題があり，完全に肺が形成されない無形成と，妊娠後期に発育が停止した低形成，さらに種々の原因により，正常な発育が妨げられた二次的な低形成とがある．両側の肺の無形成はまれで，他の奇形と合併することが多い．片側性の無形成は気管支分岐部を認める aplasia と認めない agenesis に分けられる．

【疫学】
片側の無形成は右肺よりも左肺に多いといわれる．また，右肺の無形成のほうが，生命予後が不良(2倍)である．

【病因】
発生の途中で肺の分化が障害された無形成，および低形成は，他の先天性奇形と合併することが多い．二次的な低形成は，種々の原因により起こりうるが，肺の発育するスペースが妨げられること，肺への栄養障害などにより生ずる．**thanatopholic dysplasia** などの骨軟骨疾患にともなう胸郭の低形成，先天性横隔膜ヘルニアの胸腔内陥入，縦隔胸腔内の腫瘍による肺の圧排，肺血管の低形成による肺血流量の低下などが原因である．

【症状】
症状は低形成の程度に依存する．多呼吸，頻脈，呼吸困難，チアノーゼ，しばしば，気胸を合併する．片側性肺無形成の生存率は約50%とされる．死因は必ずしも低肺機能によるものではなく合併奇形によることが多い．

【検査所見】
胸部X線写真で均一な陰影，気管および縦隔の患側への偏位，対側の肺の代償的肥大および患側への陥入を認める．

【診断】
胸部X線写真所見，気管支鏡，気管支造影，胸部CT所見による．

【治療】
無症状であれば経過観察．細菌感染に対しては抗生物質の投与を行う．感染予防のために体位性ドレナージによる排痰も試みる．

3. 肺分画症 pulmonary sequestration

【概念】
先天的に肺組織の一部が正常肺組織と分離して，肺組織内(**肺葉内肺分画症**)もしくは肺組織外に存在する(**肺葉外肺分画症**)もの．

【病態生理】
肺葉外肺分画症はまれに肺循環系から血液の供給を受けていることがあるが，ほとんどの場合体循環系から血液の供給を受けている．気道との交通はなく，まれに食道や胃との交通を持つものがある．ほとんど，左肺の横隔膜の上部に存在し，組織学的には肺胞，細気管支からなる．他の先天性奇形と合併する率が高い．ほとんどの患児は無症状で胸部X線写真をとったときに偶然発見されることが多い．

肺葉内肺分画症は正常な胸膜腔内に存在するが，やはり気道系との交通は認めない．血流も体循環系から供給されている．多くは下葉に存在する．肺葉外肺分画症とは異なり，新生児期にみられることは少ない，他の先天異常との合併も少なく，感染を契機にして後天的に起きてくるものとの説がある．感染にともなって発見されることが多い．

【検査所見】
胸部X線写真で腫瘤状の陰影を認める．液体貯留像を認めることもある．

【診断】
血管造影で体循環からの動脈血流を造影できれば診断できる．近年，MRIが診断に有用であることが報告されている．

【治療】
外科的に除去する．

4. 肺囊胞 pulmonary cysts

【概念】
孤立性もしくは多発性の肺内の病的囊状構造物で内部に気体，もしくは液体を含む．正常の気道との交通があるものとないものがある．新生児期には先天性の肺囊胞がみられるが，年代を通してみると頻度的には，感染後にできる後天性の肺囊胞が多い．先天性の肺囊胞は気道上皮細胞でおおわれているものと肺胞上皮細胞でおおわれているものがある．後天性の肺囊胞は内部が扁平上皮でおおわれているものが多く，組織学的な鑑別に役立つ．

【病因】
新生児期のものは先天性．後天的なものは細菌性肺炎，肺膿瘍などの感染後に生ずる．

【病態生理】
臨床的に問題になるのは，肺囊胞が気道と交通があり，**check valve** 機構により拡大し正常の肺組織を圧迫する場合（緊張性）と感染の合併である．

【症状】
緊張性の場合，もしくはきわめて大きい囊腫の場合は，多呼吸，頻脈，呼吸困難，喘鳴，チアノーゼを認める．聴診上，呼吸音が減弱し，打診で鼓音を示す．感染を起こした場合は発熱，咳嗽，喀痰排出などの炎症症状を示す．

【検査所見】
胸部X線写真で，円形もしくは卵形の壁の薄い透亮像を示す．内部が液体であれば均一な明確な陰影となる．気体と混在している場合は液体貯留像を認める．

【診断】
鑑別診断として，肺葉性肺気腫，横隔膜ヘルニアによる腸管の陥入，肺炎後の気囊腫がある．

【治療】
緊張性の場合，もしくはきわめて大きい囊腫の場合は外科的に切除する．無症状の場合は経過をみておけばよい．

- **先天性腺腫様肺奇形** congenital cystic adenomatoid malformation
  先天性の肺の囊腫．片側性で多発性．立方上皮，もしくは線毛上皮におおわれる構造を持ち，三つのタイプに分類される．type 1 は右肺に多く，1〜5 cm の単胞，多胞性の囊胞からなる．type 2 は，0.5〜1.5 cm 多胞性の囊胞で，心，腎，腸管の奇形を合併することがある．左肺に多い．type 3 は0.5 cm 以下の小囊胞からなり，頻度は低い．呼吸開始直後より，囊胞が拡大するために進行性に呼吸困難が出現する．胸部X線写真で type 1 と 2 は腫瘤の中に radiolucent な部分が散在する像を示し，type 3 は均一な腫瘤状陰影としてみられる．縦隔は圧排され，反対側に偏位する．治療は肺葉切除．

- **肺胞性囊胞** bleb, bulla
  bleb は胸膜下層の結合組織の断裂により肺胞が破れ，空気が胸膜下に貯留したもので，**bulla** は肺胞間の隔壁がやぶれて肺胞が融合して生じたもの．X線写真では，胸膜直下の1 cm 以下の比較的小さなものを bleb，肺実質内の1 cm 以上の大きなものを bulla と称している．

VI. その他の肺疾患

1. 特発性肺ヘモジデリン症 idiopathic pulmonary hemosiderosis

【概念】
肺胞内に繰り返し出血するため肺胞内にヘモジデリンの沈着を起こしてくる疾患を肺ヘモジデリン症 pulmonary hemosiderosis という．原発性 primary と二次性 secondary とがあり，原発性の中でも原因が不明なものを**原発性特発性肺ヘモジデリン症**という．原発性の中に，牛乳摂取が誘因となり，肺出血を繰り返す一群があり，Heiner 症候群という．また，肺出血が主な症状であるが，

急速に糸球体腎炎が進行する Goodpasture 症候群がある．

二次性肺ヘモジデリン症の原因として，Wegener 肉芽腫，多発性血管炎，SLE，関節リウマチ，Henoch-Shönlein 症候群，Behçet 病などの膠原病がある．また心疾患により肺高血圧症を起こしてくると，肺出血を繰り返し，肺ヘモジデリン症の原因となる．

【疫学】
乳幼児から若年成人に多い．

【病因】
家族的因子，薬物の影響も考えられているが，原因は不明である．

【病態生理】
機序は不明であるが，突然，肺の毛細血管より肺胞内に出血し，修復の過程で，ヘモジデリンが，肺胞マクロファージにより貪食されて病態が形成される．繰り返す出血のため，貧血をきたす．

【症状】
咳嗽，多呼吸，血痰，喀血．大量の出血が起きたときには，突然の呼吸困難，喀血，胸痛，喘鳴，発熱を示す．慢性の経過をとる場合，発育遅延，体重増加不良を示す．貧血のため，顔色不良となり，黄疸，肝脾腫をきたす．聴診で呼吸音減弱を認め，rhonchi，wheeze および crackles を聴取する．

【検査所見】
小球性低色素性貧血，血清鉄の低値を示し，鉄欠乏性貧血であるが，血清ビリルビン，ウロビリノゲンは上昇する．喀痰，胃吸引液中にヘモジデリンを含むマクロファージを認める．リンパ球優位の白血球増多，赤沈亢進を示し，しばしば好酸球増加を認める．胸部 X 線写真では一過性の肺門部浸潤影を示すこともあり，斑状，結節状陰影を示すこともある．

【診断】
ヘモジデリンを含む肺胞マクロファージの存在を証明できれば，肺出血を確定できるが，基礎疾患の存在を否定しなければならない．

【治療】
対症的に行う．呼吸困難が強い場合酸素投与．強い貧血に対しては輸血する．ステロイドが効果を示す症例が報告されているが，確立されたわけではない．

a. Heiner 症候群

原発性肺ヘモジデリン症の患者の中で，種々の牛乳の蛋白成分に対する沈降抗体を有し，皮内反応でも陽性反応を示す乳幼児が存在する．これらの患者はしばしば中耳炎などの感染を繰り返すが，牛乳を除去することにより，症状が改善する．予後も特発性に比べて良好である．

b. Goodpasture 症候群

年齢層のやや高いグループ（15〜35 歳）の肺ヘモジデリン症で抗糸球体基底膜抗体を有し，進行性の糸球体腎炎をともなう一群．腎不全が進行し，予後不良である（第 13 章．リウマチ性疾患と類縁疾患，p 287 参照）．

2. 肺胞蛋白症 pulmonary alveolar proteinosis

【概念】
肺胞内に PAS 陽性の物質が蓄積し，進行性に呼吸困難をきたす疾患．新生児期に発症し，急激に呼吸不全が進行する予後不良の先天性肺胞蛋白症 congenital alveolar proteinosis（CAP）と小児から成人までみられる肺胞蛋白症とに分けられる．CAP の一部はサーファクタントアポ蛋白欠損症である．

【疫学】
小児では比較的まれな疾患である．男児の罹患率が女児よりも高い．

【病因】
成人型の肺胞蛋白症は，原因となる因子が不明の特発性のものと，化学物質の吸引や感染に引き続き起きてくるものがあるといわれている．特発性のものは，病変が肺内にびまん性に進行し，続発性のものは病変が部分的であるといわれる．

【症状】
進行性の呼吸困難，咳嗽，胸痛，黄色の喀痰排出，喀血．進行すると，チアノーゼ，ばち状指を示す．

【検査所見】

肺活量の低下，低酸素血症，呼吸性アルカローシス．IgA 低値，胸腺低形成，リンパ球減少症 lymphopenia などの免疫異常を示すことがある．また，血清 LDH 値の上昇をみることがある．胸部 X 線写真では典型的には肺門部より放射状に淡い線状陰影の増加をみる．均一な細かい結節状陰影を認めることもある．

【診断】

サルコイドーシス，真菌の感染，Pneumocystis carinii 肺炎などが類似した臨床症状を示すことがある．X 線上，肺水腫 pulmonary edema との鑑別が必要であるが，通常心拡大をともなわない．確定診断は肺生検による．

【治療】

蛋白分解酵素の吸入，生理食塩水もしくはヘパリン加生食を用いた気管支肺洗浄を行う．

●サーファクタントアポ蛋白-B 欠損症

出生直後より呼吸困難が出現し，進行性に経過し 30 日以内に死亡する．**サーファクタントアポ蛋白-B** surfactant apoprotein-B（SP-B）の欠損が証明される．このような患児ではサーファクタントアポ蛋白-A，サーファクタントアポ蛋白-C の異常な蓄積がみられ，正常なサーファクタント機能を発揮しない．いくつかのタイプの SP-B 遺伝子の異常が報告されている．最も多いタイプは遺伝子中に 2 塩基の挿入 insertion が生じたものである（121 ins 2）．SP-B 蛋白の翻訳が阻害され，正常な SP-B 蛋白形成が妨げられる．鑑別診断として特発性呼吸窮迫症候群 idiopathic respiratory distress syndrome（IRDS）があるが，満期産に近い新生児に進行性の IRDS 様の呼吸障害を認めた場合注意する．その他，総肺静脈還流異常症などの，肺血流量が増えるチアノーゼ型先天性心臓病，**胎便吸引症候群** meconium aspiration syndrome（MAS），**胎児循環遺残** persistent fetal circulation（PFC）が鑑別となる．胸部 X 線写真では肺門部より放射状に淡い線状陰影の増加をみる．均一な細かい結節状陰影を認めることもある．確定診断は肺生検で SP-B の欠損を証明することであるが，まず末梢血 DNA 解析で SP-B 遺伝子変異（121 ins 2）を証明することを試みる．予後はきわめて不良で，人工呼吸器，さらには人工肺を用いて管理し，ドナーをみつけて肺移植を行うことが唯一の治療法である．

3. 閉塞性肺気腫 obstructive emphysema

種々の原因により気道が半閉塞の状態に陥ったために，吸入された空気が，呼気時に十分排出できず，徐々に末梢に貯留し，肺胞が過膨張となり肺胞隔壁の構造が破壊された状態．腫大したリンパ節による圧迫，肺内および縦隔の腫瘍による圧迫，気道内異物による閉塞などがその原因となる．聴診上呼吸音の減弱を認め，打診で鼓音を聴取する．胸部 X 線写真で患側の透過性の亢進，および過膨張を認める．治療は基礎疾患による．

4. 肺葉性肺気腫 pulmonary alveolar emphysema

【概念】

新生児期に進行性に生ずる閉塞性肺気腫．多くの場合新生児期に進行性の呼吸困難症状で発症する．遅くとも生後 1 年以内に発病するが，まれにその時期を過ぎて発見されることがある．場所は左肺上葉が最も多い．家族性が指摘されている．

【病因・病態生理】

先天性の気管軟骨の形成不全のために，気道の弾性が保てないため閉塞しやすく，また，大血管などによる外側からの圧迫によっても容易に閉塞を起こす．吸入時に吸い込んだ空気を呼出できないため肺胞が過膨張となり，肺胞隔壁が破壊され肺気腫となる．

【症状】

新生児期の進行性の呼吸困難およびチアノーゼ，多呼吸，喘鳴，咳嗽，聴診で患側の呼吸音の減弱と打診での鼓音を認める．胸郭形状の左右差を認めることがある（患側の拡大）．

【検査所見】

胸部 X 線写真で患側の透過性の亢進，および過膨張を認め，縦隔は対側に偏位する．また，横隔膜は下方に圧排される．

【診断】

上記症状と胸部 X 線写真所見で診断する．鑑別診断として，無気肺にともなう代償性の過膨張，肺嚢胞，気胸，気瘤腫，先天性腺腫様肺奇形，横隔膜ヘルニアで消化管の胸腔内嵌入などがある．

【治療】

症状にあわせて，外科的に区域肺葉切除もしくは肺葉切除を行う．ごく軽症の場合のみ内科的に（high frequency ventilation，健側の選択的挿管および呼吸管理）治療する．

VII. 胸膜疾患

胸膜は肺をおおっている内側の臓側胸膜 visceral pleura と胸壁側の胸膜 parietal pleura の2層構造からなる．その間に液体（胸水，膿）が貯留する．胸水は**漏出液** transdates と**滲出液** exudate に分けられる（表 16-6）．漏出液の貯留は静水圧とコロイド圧との inbalance がその原因で，再吸収が間に合わないために起こる．滲出液は胸膜表面の炎症による透過性亢進が原因で，再吸収が間に合わないため貯留する．胸水貯留の原因としては，漏出液は心不全，ネフローゼ，急性糸球体腎炎，滲出液は細菌性肺炎，肺結核，悪性腫瘍，膠原病，嚥下性肺炎，横隔膜下膿瘍などがある．

表 16-6 胸水の鑑別

	漏出液	滲出液
病因	うっ血性心不全，ネフローゼ，急性糸球体腎炎	肺炎，結核，膠原病，悪性腫瘍，横隔膜下膿瘍
比重	1.015 以下	1.015 以上
蛋白	3 g/dl 以下	3 g/dl 以上
細胞	少	好中球，リンパ球多数
フィブリン	微量	多量

1. 乾性胸膜炎 dry pleurisy

【概念】

胸膜の炎症で胸水の貯留がほとんど認められないか，少ないもの．

【病因】

結核を含めた，肺の細菌性の感染にともなって生ずることが多いが，膠原病にともなうこともある．

【病態生理】

臓側胸膜側より炎症が波及し，ごく少量の粘稠な滲出液が胸膜間に貯留する．吸収されていく過程で，胸膜間の癒着が起こり，呼吸運動にともなう肺の動きが制限されることがある．

【症状】

発熱，咳嗽，胸痛．胸痛は特に深呼吸，咳嗽により増幅される．疼痛のために，ゆっくり呼吸をする傾向がみられる．呼吸器感染にともなって生じるものなので，その他の症状は基礎疾患による．

聴診で**胸膜摩擦音** pleural friction rub を聴取する．呼吸音の減弱，打診での濁音を認める．

【検査所見】

胸部 X 線写真で，均一な薄い陰影をみる．

【診断】

呼吸器感染症状にともなう胸痛，pleural friction rub，胸部 X 線写真の所見で診断する．胸腔穿刺で少量の胸水を認めることがある．

【治療】

基礎疾患の治療を行う．

2. 湿性胸膜炎 serofibrinous pleurisy

【概念】

胸膜間に漿液性，血性の滲出液が貯留した状態をいう．

【病因】

主に肺の感染症にともなうことが多いが，縦隔や，腹腔内の感染にもともなう．膠原病（SLE），リウマチ熱，悪性腫瘍にともなうこともある．

【病態生理】

乾性胸膜炎が進展し，胸膜間に漿液性，血性の滲出液が貯留する．

【症状】

乾性胸膜炎に引き続き生ずることが多く，初期の症状は乾性胸膜炎の症状である．滲出液の貯留とともに胸痛，pleural friction rub は消失する．咳嗽，呼吸困難，多呼吸，肋間陥凹が出現する．聴診で，患側の呼吸音減弱を認め，打診で濁音をみる．体位により，その位置が変わることが特徴である．

【診断】

胸部 X 線写真で胸水の貯留が疑われる場合は，ためらわず胸腔穿刺を行う必要がある．胸水は清明もしくはやや混濁しており，少量の白血球を含

む滲出液である．細菌培養と，細胞診および漏出液との鑑別は表16-6参照．血性の胸水の場合は悪性疾患を検索する．治療を行っても治癒が遷延する場合は，結核，膠原病，悪性腫瘍を考慮する．

【治療】
基礎疾患の治療が基本である．診断と治療をかねて胸腔穿刺を行う．呼吸状態の改善のためにも，できるかぎり排液する．再び胸水の貯留を認めた場合は穿刺を繰り返すか，カテーテルを留置し持続吸引を行うこともある．

3. 化膿性胸膜炎 purulent pleurisy, 膿胸 empyema

【概念】
胸膜腔内に貯留した胸水が膿である場合をいう．通常，細菌性肺炎にともなって生ずる．乳児から幼児にかけて多い．

【病因】
ブドウ球菌，インフルエンザ菌，A群溶連菌(Streptococcus pyogenes)，グラム陰性菌，嫌気性菌が起因菌となる．

【症状】
細菌性肺炎の症状である全身倦怠感，発熱，多呼吸，咳嗽，呼吸困難を示す．胸痛を訴えることもある．聴診で，患側の呼吸音の減弱，打診で濁音を呈する．

【検査所見】
多核白血球数の増加，核の左方移動を認める．

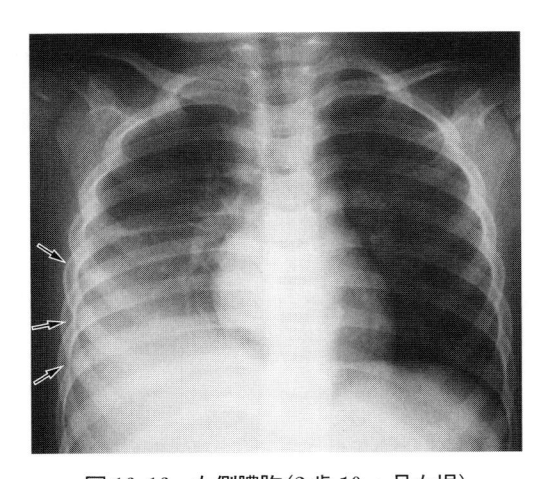

図16-16 右側膿胸(2歳10ヵ月女児)

CRP陽性，赤沈亢進を認める．胸部X線写真では，肺紋理が見えない均一な陰影を認める(図16-16)．体位を変えることにより陰影の位置が変化することを確認できれば胸水であることが診断できる．胸水貯留が疑われる場合は必ず胸腔穿刺を行い，グラム染色し，細菌培養を提出する．血液培養も同時に行う．

【診断】
臨床症状，理学所見，胸部X線写真で膿胸が疑われる場合は胸腔穿刺を行い，胸水の培養から診断を確定する．肺炎球菌，インフルエンザ菌によるものでは，敗血症を合併することがある．ブドウ球菌によるものでは，気管支胸膜瘻や膿気胸を起こすことがあるので注意する．

【治療】
感受性のある抗生物質を静注で最低でも2週間投与する．抗生物質の胸腔内投与は行わない．胸腔穿刺で膿が確認できればその場でできる限りの排液を行い，胸腔内にカテーテルを留置し，持続吸引する．

4. 気胸 pneumothorax

【概念】
胸腔内に空気が漏出した状態．臓側胸膜からの穿孔，胸壁，横隔膜，食道の穿孔で生ずる．外傷性(医原性を含む)と特発性に分けることができる．特発性は基礎疾患があるもの(二次性)と，ないもの(一次性)に分けられる．すべての年代の小児に起こりうるが，最も頻度が高いのは新生児期である．

【病因】
新生児期では，出生時の外傷，呼吸管理時の肺胞破裂によるものが多い．その他，先天性肺囊胞の胸膜腔内破裂もある．乳幼児期には，ブドウ球菌性肺炎でしばしば合併し，喘息や百日咳での激しい咳嗽で起こることもある．年長児では成人と同じく，原因不明(一次性)の特発性自然気胸がみられる．長身でやせ型の小児に多く，家族性の発生が観察される．**Marfan症候群，Ehlers-Danlos病**などのように，結合組織の脆弱性が関与していると考えられている．医原性のものとして，胸腔穿刺，経気道穿刺，鎖骨下静脈穿刺時に生ずるこ

とがある.

【病態生理】
　肺胞が破裂して，空気が間質に漏出し，臓側胸膜が破裂することにより，胸腔内に漏出する場合，臓側胸膜直下の囊胞や膿瘍が直接胸膜腔内に破裂する場合，外傷（医学的処置を含む）により外から胸膜腔内に空気が侵入する機序がある．空気が肺間質を通って，肺門部を経由し縦隔に漏出すると**縦隔気腫**となる．縦隔気腫は食道の穿孔，気道の穿孔によっても起こりうる．

【症状】
　呼吸困難，チアノーゼ，胸痛，咳嗽．聴診で患側の呼吸音減弱を認める.

【検査所見】
　胸部X線写真で，**free-air space**を認める．check valve機構が働く緊張性気胸の場合は，圧のために肺が圧迫され，含気量が低下する．ひどくなると圧迫性**無気肺**となる．また，縦隔が反対側に圧排される．

【診断】
　呼吸管理をしている新生児で，突然のチアノーゼ，血液ガスの成績の悪化を示した場合，気胸を考え，胸部X線写真をとる．呼吸管理時の鑑別診断として，挿管チューブ閉塞，気管支への挿管がある．年長児の突然の胸痛と，呼吸困難，チアノーゼ出現は一次性特発性の気胸を疑わせる．X線写真上の鑑別として，横隔膜ヘルニアでの腸管の胸腔内への嵌頓，肺囊胞，先天性肺葉性肺気腫がある．

【治療】
　特発性の自然気胸で，かつ軽症で呼吸障害をきたさない場合は，経過を胸部X線で観察するのみでよい．呼吸障害をきたす場合は，胸腔カテーテルを挿入し，持続吸引する．頻回の気胸，明らかな基礎疾患を認める場合は外科的な適応も考慮する．

VIII. 縦隔疾患

1. 胸腺肥大 thymus hypertrophy

　乳幼児で胸部X線写真撮影時に通常の縦隔陰

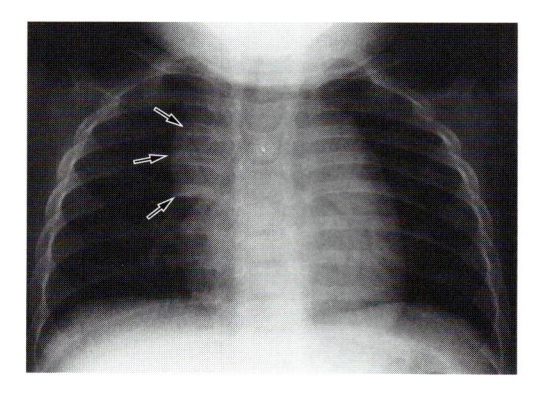

図16-17　胸腺肥大（10ヵ月男児）
sail sign を認める.

影よりもはみだして撮影され，前縦隔腫瘍として指摘されることが多いが，この時期の小児では普通にみられるものである．典型的にはX線上**sail sign**として認められるが（図16-17），その形状は多様性に富む．前縦隔の腫瘍との鑑別が問題となる．

2. 縦隔気腫 pneumomediastinum

⇒気胸参照（前述）．

3. 縦隔炎 mediastinitis

【概念】
　主に食道，気道経由の外傷がその原因となって生ずる縦隔の化膿性炎症．

【病因】
　外傷の既往がなく発症することはまれである．異物誤嚥，口に物をくわえて転倒といった事故にともなう場合と，食道鏡，気管支鏡操作による医原性の場合が多い．

【症状】
　発熱，嚥下困難，嚥下時の疼痛，吸気時の胸部不快感，呼吸困難を訴える．触診で胸骨部位の圧痛を認める．重症感を示し，急激に進行する場合は予後不良である．死因は感染そのものと気道の閉塞による．

【検査所見】
　左方移動をともなう白血球数増加．CRP陽性などの炎症所見を示す．胸部X線写真で上縦隔の拡

大と，食道，気管の前方への偏位，心陰影の不鮮明化をみる．縦隔気腫，皮下気腫，胸水貯留，膿気胸の所見を認めることがある．

【診断】

病歴および臨床症状と，胸部X線写真を参考に診断する．

【治療】

広範囲感受性を有する抗生物質を静注で使用する．膿瘍形成を認める場合は排膿する．気道閉塞症状に対し，必要があれば気道確保を行う．

4. 縦隔腫瘍 mediastinal tumor

【概念】

縦隔内の臓器および近接臓器に由来する腫瘍や嚢腫，奇形腫，神経原性腫瘍，リンパ由来腫瘍，胸腺由来腫瘍，甲状腺腫，嚢腫など種々のものを含む．

【症状】

偶然発見されるものもあるが，縦隔の大血管，神経，食道，気管の圧迫症状を示す．**反回神経**の圧迫症状である左声帯の麻痺による嗄声，食道の圧迫による嚥下困難，気道の圧迫による喘鳴，無気肺などがある．また，上大静脈を圧迫すると静脈環流が妨げられていわゆる**上縦隔症候群** superior mediastinal syndrome を生ずる．

【検査所見】

腫瘍の性状により異なるが，単純X線写真，超音波，CT，MRIなどの画像診断が有用である（図16-18）．血管造影，Gaシンチグラフィーも悪性度の診断に必要な検査である．神経芽腫では尿中のカテコールアミン値が高値を示す．悪性リンパ腫が疑われる場合には骨髄穿刺を行う．胸水をともなう場合は胸腔穿刺を行い，細胞診を行う．

【診断】

腫瘍の発生部位により好発する腫瘍がある．通常縦隔を（上縦隔，前縦隔，中縦隔，後縦隔）の四つの部位に分けて考える．それぞれの好発する腫瘍を表16-7に示した．

表16-7 部位により好発する縦隔腫瘍の種類

部位	主要な縦隔腫瘍
上縦隔	リンパ管腫，血管腫，胸腺腫，異所性甲状腺腫，奇形腫
前縦隔	胸腺腫，奇形腫，異所性甲状腺腫
中縦隔	悪性リンパ腫，気管支原性嚢腫
後縦隔	神経原性腫瘍

縦隔腫瘍が最も好発する部位は後縦隔であり，最も多いものは神経原性腫瘍である．年齢が4歳以下では悪性が多く，年齢の高い場合は良性のものが多い．中縦隔ではリンパ系腫瘍が多く，前縦隔には胸腺由来の腫瘍が多い．縦隔の圧迫症状を認めて発見されたものは悪性の可能性が高く，胸部X線写真で偶然発見されたものには良性のものが多い．

【治療】

外科的な切除術の適応は腫瘍の性状と部位，広がりにより決定される．

IX. 呼吸中枢の異常

1. 低換気症候群，睡眠時無呼吸症候群 sleep apnea syndrome（SAS）

【概念】

10秒以上の呼吸停止が，夜間の7時間にnon-REM，REM睡眠中にわたって30回以上観察されるか，睡眠1時間あたりの無呼吸が5回以上起きる状態をいう．

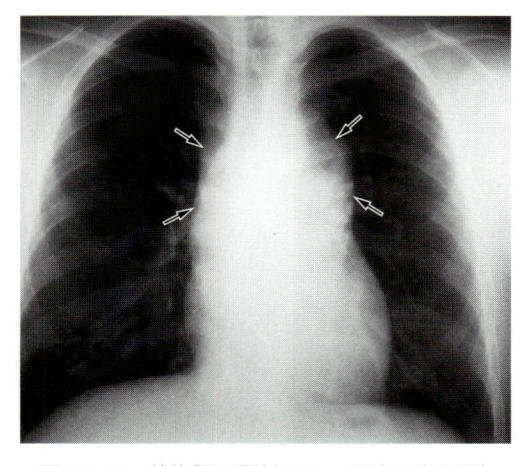

図16-18 前縦隔の悪性リンパ腫（13歳男児）

【病態生理】

睡眠中の頻回の無呼吸のため，肺胞での換気量が低下し，低酸素血症となる．これらの患者では，$PaCO_2$ に対する呼吸中枢の刺激の閾値が高くセットされている可能性が指摘されており，中枢性の機序が考えられている．また，扁桃肥大，アデノイド肥大を合併することがある．呼吸困難，無呼吸，チアノーゼが長期にわたると右心不全をきたしてくる．

肥満が原因で胸郭，横隔膜の動きが制限され無呼吸を起こすことがある（**ピックウィック症候群** pickwickian syndrome）．

【症状】

睡眠時無呼吸，いびき，チアノーゼ．

【診断】

睡眠時ポリグラフで無呼吸を確認する．

【治療】

アデノイド肥大，扁桃肥大を有する患児には摘除術を行う．肥満がある患児では肥満の治療を行う．

● ピックウィック症候群

Charles Dickens の小説 "Pickwick Papers" に出てくる太った子どもの症状．極度の肥満にともなう傾眠傾向，睡眠時の呼吸困難，無呼吸，いびき，チアノーゼを示し，さらには右心不全をきたしてくる．

2. 過換気症候群

⇒第 25 章．精神疾患，p 617 参照．

17

循環器疾患

● 総　論 ●

小児期における循環器疾患としては，先天性心疾患が最も多い．後天性心疾患は頻度としては減少の傾向にある．その他，心筋疾患，不整脈などが主なものである．

I. 循環の変化

1. 胎児循環と出生後の循環

胎生 20 日頃に，中胚葉から心臓の原器が発生し，胎生 40 日頃に心房，心室，房室弁などが完成する．

a. 胎児循環

図 17-1 は胎児循環を，図 17-2 は出生後の循環を示した図である．胎児循環と出生後の循環には大きな違いがある．その主なものは次のようなものである．

胎児循環では以下のような特徴がある．
① 心内および，心外で短絡が存在する．
　静脈管，動脈管，卵円孔の開存によって，右心系と左心系との間に交通が存在している．
② 右(心)室と左(心)室とは同じ機能を有している．
　つまり，右室も左室も体循環を維持する心室として機能している．
③ 肺循環の血流量は非常に少ない．
　右室から肺へいく血流量はきわめて少量である．
④ 肺はガス交換に関与していない．
⑤ ガス交換は胎盤で行われる．

胎盤でガス交換された血液の一部は臍静脈から肝臓を経由せずに静脈管を経由して下大静脈に流入する．一部は臍静脈から肝臓を経由して下大静脈に流入する．下大静脈の血液は右(心)房に流入する．下大静脈からの血液量は全静脈血量の 65〜75％ である．下大静脈から右房に流入した血液のほとんどは卵円孔を経由して左(心)房に入る．ここで肺静脈からの血液と一緒になる．肺静脈からの血液量は少なく，全静脈血量の約 8％ である．左房に還流した血液の大部分は左室を経由して上行大動脈に流れ，主に冠動脈，頭部，脳，上肢にいく．この血液のうち，冠動脈に流れた血液は冠静脈洞から再び右房に還ってくるが，他の上肢，頭部，脳などに流れた血液は上大静脈から右房に還ってくる．上大静脈からの血液量は，全静脈血量の 20〜30％ である．

上大静脈から右房に還流した血液の大部分は右室に流入する．卵円孔を経て左房に流入する血液は少量である．右室に流入した血液は肺動脈主幹に駆出される．このうちの少量が肺にいき，大部分は動脈管を経由して下行大動脈に流入し，下肢，腹部の臓器および胎盤にいく．

下大静脈から右房に還流した血液の大部分は胎盤を経由してきたものであるから，上大静脈からの血液に比べて酸素飽和度が高い．その酸素飽和度はおおよそ 70％ である．上大静脈からの血液の酸素飽和度はおおよそ 40％ である．下大静脈に還流した血液の多くが，卵円孔から左房，左室，大

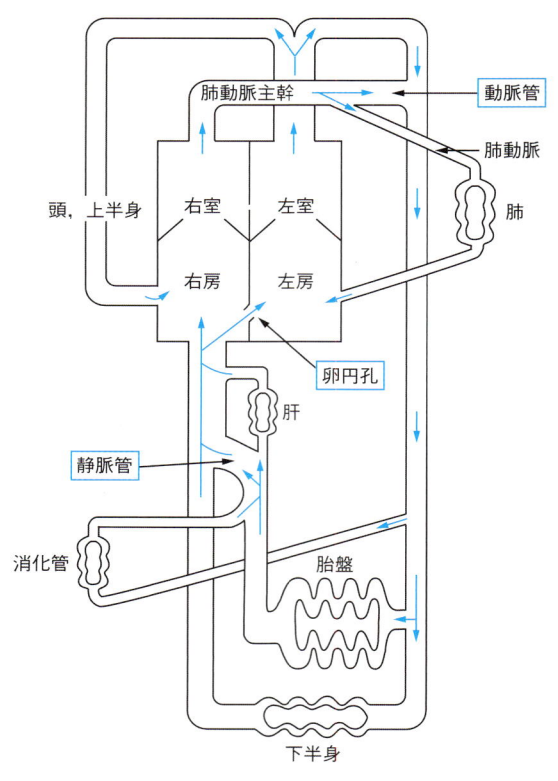

図 17-1　胎児循環

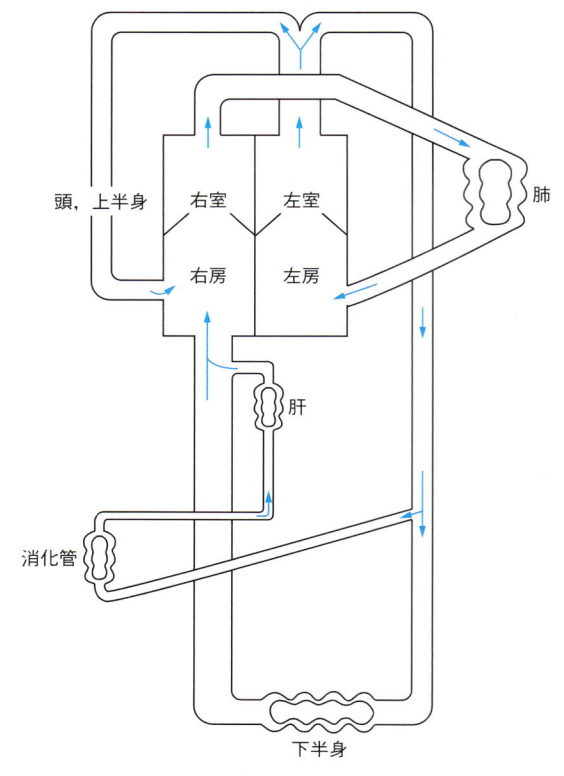

図 17-2　出生後の循環

動脈を経由して頭部に流れる．つまり脳へは酸素を多く含んだ血液が流れることになる．一方，上大静脈から還流してきた酸素飽和度の低い血液の大部分は，右室，肺動脈，動脈管を経由し，下行大動脈から胎盤にいき，ガス交換が行われ酸素を得ることになる．

b. 出生後の循環

出生後の循環の大きな変化は，生後数分の非常に短時間の間に起こる．これは，ガス交換が胎盤から肺に移ることによる．

臍帯が結紮され，胎盤への循環が途絶し，肺呼吸が始まる．肺呼吸が開始されると，肺の血管抵抗は極度に低下し，肺への血流量が増加する．そして，左房への血液の還流量が多くなり，左房圧が上昇する．その結果として，心房中隔が，左房側から右房側に押され，**卵円孔が閉鎖**する．

動脈管も閉鎖する．肺呼吸によるガス交換により，動脈血の酸素分圧が上昇する．また，血中のプロスタグランジン E が減少する．これらの変化によって，動脈管の中膜平滑筋が収縮し，**動脈管が閉鎖**する．正常の成熟児の場合，動脈管は生後 10〜15 時間で機能的に閉鎖する．その後，数日の間に血栓の線維化が始まり，完全な解剖学的閉鎖は生後 10 日から 2 週間ぐらいの間に完成する．

生直後に肺呼吸に移行し，胎内で存在していた短絡がなくなることによって，左心系に流れる動脈血の酸素飽和度が上昇する．胎内での酸素飽和度は 60〜70％ くらいであるが，生後，動脈血は 98％ くらいの酸素飽和度になる．

2. 成長にともなう循環の変化

胎児では肺血管抵抗が高い．その結果として，肺動脈圧，右室収縮期圧も高い．胎児では，右室収縮期圧と左室収縮期圧は等圧である．出生後，肺血管抵抗は急激に低下し，肺動脈圧，右室収縮期圧は低下する．一方，体循環の血流量の増加によって，左室収縮期圧は上昇する．この圧の変化とともに，胎児期から続いていた生理的な右室肥

大は次第になくなり，逆に左室の心筋が厚くなってくる．右室の心筋重量と左室の心筋重量の比をみると，生直後では1:0.8で右室優位であるが，1ヵ月で1:1.5，6ヵ月で1:2.0で，次第に左室が優位になってくる．

左室の機能が上昇するにつれて，血圧も上昇する．出生直後での収縮期血圧は70 mmHgくらいであるが，次第に上昇し，6ヵ月頃には90 mmHg，3〜4歳で100 mmHgになる．

心拍数は，成長するにつれて次第に低下してくる．生直後では120〜140/分であるが，1歳頃では約100/分，5歳頃では90/分くらいになる．

II. 診　　断

1. 問　診

主訴になりうるものとしては，新生児，乳児では，心雑音，チアノーゼ，多呼吸，ミルクの飲みが悪い，体重増加不良などである．幼児期では心雑音が多い．学童期になると，不整脈，学校心臓検診での有所見，胸痛などが多くなってくる．

心臓病に対する病歴の聴取に関しては，特に次のものに注意を払う必要がある．

a. 妊娠・分娩歴

先天性心疾患は心臓の構造の異常，つまり奇形である．したがって妊娠，分娩に関する情報を得ることは非常に重要である．妊娠中の服薬，発熱，発疹性疾患，感染，X線の照射，アルコールの摂取，喫煙，母体の疾患（糖尿病，膠原病，代謝疾患など），妊娠経過，分娩時の児の状態などについて聞く．

b. 家族歴

遺伝病の有無，心疾患の有無とその疾患名，突然死の有無およびその原因疾患，などを聞く必要がある．

c. 既往歴

新生児，乳児ではあまり問題にならない．幼児以降で問題になることが多い．川崎病の既往，リウマチ熱の既往はきわめて大切である．心筋炎を疑う場合には発熱，咳嗽などの感冒様症状の有無および時期を聞く．

d. 成長・発達歴

心疾患による成長・発達の遅れはまれではない．成長曲線に身長，体重などを経時的に記入して判断する必要がある．母子手帳を見て判断することも必要である．現在の成長・発達がどの程度であるかを身体所見と合わせて判断しなくてはならない．

e. 現病歴

主訴の出現の時期を明らかにしておく必要がある．**哺乳時の状態**は必ず聞く必要がある．単に飲むミルクの量のみではなく，哺乳にかかる時間，哺乳時の呼吸の状態，顔色などを聞く．これによって，心不全の有無，低酸素状態の有無を予想することが可能になる．

運動制限の有無を聞く．特に幼児以降では大切である．日常生活での呼吸の状態，顔色，同じ年齢の子どもたちと同じように遊べるか，どれくらいの距離を休まずに歩けるか，駅の階段を休まずに昇り切れるか，など具体的に聞く必要がある．

動悸の有無を聞く．これは不整脈の診断にきわめて大切である．不整脈があっても必ずしも動悸を訴えないこともある．

胸痛を主訴とする場合は，胸痛の位置，胸痛と運動との関係，持続時間，などを聞き，胸痛の原因が心臓からのものであるかどうかを判断する必要がある．

チアノーゼを主訴とする例では，低（無）酸素発作の有無，蹲踞（そんきょ）の有無，運動によるチアノーゼ増強の有無などを聞く．

意識喪失，卒倒などが主訴の場合は，心疾患による突然死の可能性を考慮して迅速に対応する必要がある．運動との関係，動悸の有無，そのときの周囲の情況，環境などを聞き，心臓に起因するものかどうかを予想するのに役立つ病歴をとる必要がある．

2. 身体所見

循環器疾患における身体所見のうち，最も重要視するべきものは心臓の聴診である．新生児，乳幼児では，聴診を最初に行うべきである．泣いてしまうと正確な聴診所見が得られない．

a. 視　診

患児に触れる前に患児の状態をよくみて，一般的な状態を把握することが重要である．栄養状態，体格，呼吸の状態(**陥没呼吸，多呼吸**など)，顔色，**チアノーゼ**，貧血，胸郭変形の有無，頸動脈の拍動，静脈怒張，ばち状指の有無などを確認する．

b. 触　診

脈の触診は小児の心疾患，特に先天性心疾患の診察に重要である．上肢の脈のみでなく，下肢の脈も確認する．脈の強さも確かめる．**速脈** bounding pulse は動脈管開存症，動静脈瘻など動脈と静脈の間に交通があるとき，および大動脈弁閉鎖不全症でみられる．呼吸と脈との関係も確認する．呼吸によって脈の強さが変化する場合を**奇脈** paradoxical pulse といい，心タンポナーデでみられる．脈のリズムをみることにより，不整脈の存在を予想することができる．

胸部の触診では，前胸部で**振戦** thrill の有無をみる．Levine IV度以上の心雑音では一般に振戦を触知する(表 17-1，p 386 参照)．

c. 聴　診

聴診に習熟することによって，聴診のみでも相当正確に診断の決定，おおよその重症度の判定が可能になる．

新生児，乳幼児，小学生ぐらいまでは小児用の小さな head を有する聴診器を使用する．心臓の聴診は原則としてまず Bell 型で聴く．高調の雑音と思われた場合は膜型で聴くとよい．

心臓の聴診で聴くべきものは心音と心雑音である．心音は弁，心筋，大血管などの心臓の構造物から発せられる音であり，心雑音は血流によってつくられる音である．

聴診で最も基本的なことは，I音とII音を確認し，分離できるかどうかである．I音からII音の間が収縮期で，II音からI音の間が拡張期である．つまりI音，II音を認識，分離することによって，収縮期と拡張期を区別することができるわけである．一般に収縮期は拡張期より短い(図 17-3)．

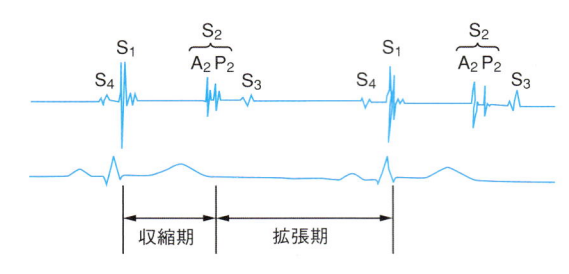

図 17-3　心音と心電図との関係

1) 心音 heart sound

心音は正常で聴かれるものと異常な時に聴かれるものがある．また，正常に聴かれるものでもその心音の性状によっては異常な状態を示唆する．

①**I音**：僧帽弁，三尖弁の両房室弁の閉鎖によって生ずる音である．このI音が収縮期の始まりを意味する(図 17-3)．

②**II音**：大動脈弁，肺動脈弁の両半月弁の閉鎖によって生ずる．このII音は収縮期の終了を意味し，また，拡張期の始まりを意味している(図 17-3)．正常では大動脈弁の閉鎖音(A_2)が肺動脈弁の閉鎖音(P_2)に先行する．つまりII音は正常心でも分裂して聴かれる．その分裂間隔は呼吸によって変化する．吸気で幅が広くなり呼気で幅が狭くなる．**呼吸性分裂**と呼ばれている．

II音の分裂間隔が呼吸によって変化しないことがある．**II音の固定性分裂**と呼ばれ，心房中隔欠損症にみられる所見である．完全右脚ブロック，肺動脈弁狭窄症でも幅広いII音の分裂が聴かれる．

II音の分裂間隔が呼吸によって逆になることがある．つまり，吸気で幅が狭くなり，呼気で幅が広くなる．**II音の奇異性分裂**と呼ばれる．これは，左心室の駆出時間が延長し，A_2がP_2の後に存在するためである．大動脈弁狭窄症，左脚ブロックなどでみられる．

II音が正常よりも強く聴かれることがある．**II音の亢進**と呼ばれる．II音の亢進にはA_2の亢進とP_2の亢進がある．A_2の亢進は体高血圧症，P_2の亢進は肺高血圧症でみられる．

II音が正常より小さく聴かれることがある．**II音の減弱**と呼ばれる．P_2の減弱は肺動脈弁狭窄症でみられる．

II音が常に一つに聴かれるものがある．**単一II音** single second sound と呼ばれる．肺動脈閉鎖症，左心低形成症候群など，半月弁が一つしかない場合，Fallot四徴症など片方の半月弁の閉鎖音が高度に減弱している場合にみられる．また，大きな心室中隔欠損など，左室と右室の駆出がほぼ同時の場合，A_2とP_2が重複し，単一に聴かれる．高度の肺高血圧症でもA_2とP_2が重複し，単一II音として聴かれることがある．

③ **III音**：II音に遅れて聴取される（図17-3）．拡張期早期に心房から心室に急速に血液が流入することにより，心室の筋肉が振動するために生ずる．小児，若年者では正常でもIII音を聴取することがある．成人においてはIII音を聴取する場合は何らかの病的な状態を意味している．III音は右室，左室の心室から生ずるが，左室から出現することが多い．したがって心尖部で聴取されることが多い．III音が亢進し頻脈をともなっている場合，これを**拡張早期奔馬調律** protodiastolic gallop rhythm という．

④ **IV音**：IV音は心房から発生する．心房音とも呼ばれている．心電図のP波より遅れ，I音の前に聴取される（図17-3）．正常では通常聴取されない．IV音を聴取する場合は病的であると考えるべきである．うっ血性心不全など，心房圧が上昇しているときに聴かれる．

IV音を聴取する奔馬調律を**前収縮期性奔馬調律** presystolic gallop rhythm という．

III音，IV音がともに聴かれる奔馬調律を**重合性奔馬調律** summation gallop rhythm という．

⑤ **駆出音** ejection sound, ejection click：収縮期早期に高調な堅い，短い音として聴取される．心室からの血液の駆出により，急激に大血管に血液が流入するため，大血管の壁が緊張するために出現する．大血管が拡張しているときに出現する．肺動脈弁狭窄症，大動脈弁狭窄症，肺高血圧症などで聴取される．

⑥ **収縮中期クリック** midsystolic click：**僧帽弁逸脱症候群**に特有なものである．収縮期の中央部で高調な短い音として聴取される．

⑦ **房室弁開放音** opening snap：正常では聴取されない．僧帽弁狭窄症で心尖部に聴取される．II音の直後に認められる．

2）**心雑音** heart murmur

心雑音を聴取した場合，聴診部位，時相，型，大きさ，性状，伝播方向などを確かめて記載する必要がある．

① **聴診部位（最強点）** point of maximum intensity（PMI）：その雑音が最もよく，最も大きく聴取される場所を意味する．基本的聴診部位との関係で考える必要がある．これを明らかにすることによって，心雑音がどこから発生しているかが認識でき，病変の存在部位を予想することができる．

② **時相と型** phase and type：その雑音がいつ聴かれるか，つまり，収縮期か，拡張期か，あるいは収縮期から拡張期にかけて連続して聴かれるかということを意味している．時相から心雑音を分類すると収縮期雑音，拡張期雑音，連続性雑音の3種類である．

収縮期雑音は駆出性と逆流性に分けられる．

（i）**駆出性収縮期雑音** ejection systolic murmur：I音からやや遅れて始まり，次第に大きな音になり，収縮期の中央部で最大になり，次第に小さくなってII音で終わる雑音である（図17-4）．心雑音の型からダイアモンド型と呼ばれている．心室の流出路に狭窄を有するときに出現する雑音

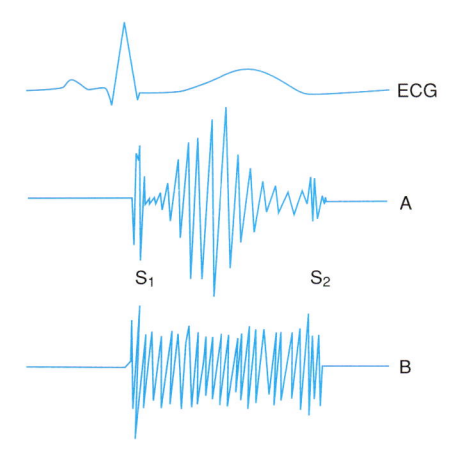

図17-4 駆出性収縮期雑音（A）と逆流性収縮期雑音（B）

である．肺動脈狭窄症，大動脈狭窄症，Fallot 四徴症，心房中隔欠損症などで聴かれる．

(ii) **逆流性収縮期雑音（汎収縮期雑音）**regurgitant systolic murmur, pansystolic murmur：Ⅰ音の直後から始まり，ほぼ同じ大きさで持続し，Ⅱ音もしくはⅡ音を少し越えた時点で終了する（図17-4）．房室弁の逆流（僧帽弁閉鎖不全症，三尖弁閉鎖不全症）で聴かれる心雑音である．心室中隔欠損症でも逆流性収縮期雑音が聴取される．ただし，心室中隔欠損症でも肺高血圧をともない，右室圧が上昇すると，駆出性に近い心雑音になる．

拡張期雑音は半月弁の閉鎖不全のための逆流血流によるものと，房室弁を経由する血流によるものに分けられる．

(i) 半月弁の閉鎖不全によるもの：大動脈弁閉鎖不全症，肺動脈弁閉鎖不全症に聴かれる．半月弁の閉鎖直後，つまりⅡ音直後から始まる．その時点で雑音は最も大きく，次第に小さくなり，Ⅰ音で終了する．漸減性 decrescendo の型をしている．

(ii) 房室弁を経由する血流によるもの：僧帽弁狭窄症，三尖弁狭窄症で聴かれる．また，心房から心室への血流量が増加している疾患，心房中隔欠損症，心室中隔欠損症，動脈管開存症などで聴かれる．血流量の増加によるものを**拡張期ランブル** diastolic rumble, **Carey-Cooms 雑音**という．拡張期の中期に聴かれる．弁開放音，Ⅲ音に続いて起こり，Ⅰ音よりはるかに前で終了する．房室弁の狭窄では拡張期の後半に雑音を認めることもある．前収縮期雑音 presystolic murmur と呼ばれる．小児で聴かれることはきわめてまれである．

連続性雑音 continuous murmur は動脈と静脈の間に交通があるときに聴かれる．Ⅰ音に続いて始まり，次第に大きくなり，Ⅱ音付近で最も大きくなる．その後拡張期に入り，次第に小さくなり，Ⅰ音の前で終了する．収縮期から拡張期まで連続して聴かれる雑音である（図17-5）．動脈管開存症，Valsalva 洞瘤の破裂，動静脈瘻などで聴かれる．これらの疾患では収縮期，拡張期ともに心雑音発生部位における血流方向は同じ方向である．これに対して，収縮期雑音と拡張期雑音が同時に存在する疾患，たとえば大動脈弁狭窄と閉鎖不全

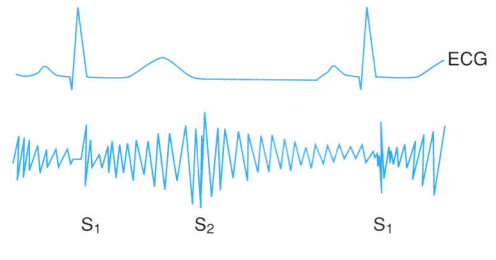

図17-5 連続性雑音

の合併，僧帽弁閉鎖不全と狭窄症の合併などでは，収縮期と拡張期で血流の方向は逆である．このような疾患で聴かれる心雑音は **to and fro 雑音**（往復雑音，ブランコ様雑音）と呼ばれ，連続性雑音とは異なるものである．

③ **大きさ** intensity：心雑音としての音の大きさである．**Levine の分類**（表17-1）で記載する．

表17-1　心雑音の強さの分類(Levine)

Ⅰ度	弱い音で，注意深く聴かないとわからない．聴診器をあてて，しばらくして初めて気づく程度のもの．
Ⅱ度	弱い音であるが，聴診器をあてて，直ちに聴取できる．
Ⅲ度	中等度の音である．きわめてはっきり聴取できる．
Ⅳ度	比較的強い音で，Ⅲ度より強い．
Ⅴ度	非常に強い音で，聴診器（膜型）の一部を胸壁から離しても聴こえる．完全に離すと聴こえない．
Ⅵ度	きわめて強い音で，聴診器を胸壁から離しても聴こえる．

④ **性状** nature：心雑音の音色を意味する．性状を明らかにすることによって，診断に近づくことができ，また，重症度を予想することも可能になる．低調 low pitched，高調 high pitched，粗い harsh，楽音様 musical, vibratory，吹鳴様 blowing などと表現する．

⑤ **放散** radiation：心雑音がどこに放散するかは診断の確立に大きな助けになる．たとえば，僧帽弁閉鎖不全症は左腋窩に放散する．大動脈弁狭窄症では頸部に放散する．このようなことを認識し確認することにより診断の大きな助けになりうる．

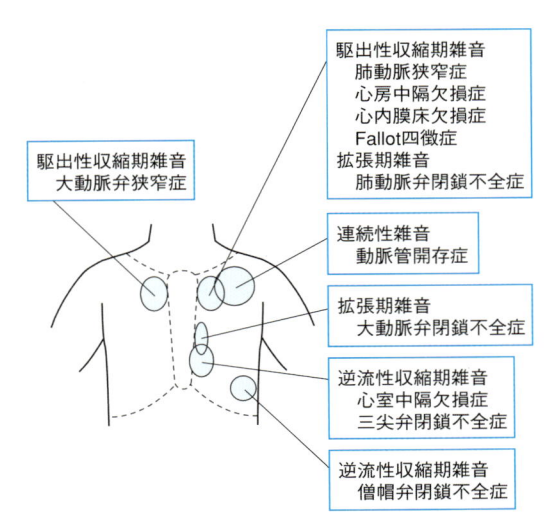

図 17-6 主な疾患の心雑音聴取部位

駆出性収縮期雑音
　大動脈弁狭窄症

駆出性収縮期雑音
　肺動脈狭窄症
　心房中隔欠損症
　心内膜床欠損症
　Fallot四徴症
拡張期雑音
　肺動脈弁閉鎖不全症

連続性雑音
　動脈管開存症

拡張期雑音
　大動脈弁閉鎖不全症

逆流性収縮期雑音
　心室中隔欠損症
　三尖弁閉鎖不全症

逆流性収縮期雑音
　僧帽弁閉鎖不全症

心尖部に聴取される駆出性収縮期雑音である．この雑音の性状に特徴がある．強く張った弦を震わせたときに出るような音色で，musical murmur, vibratory murmur あるいは twanging string murmur などと呼ばれている．雑音の持続が短く，収縮期の 2/3 以内で終了する．心雑音の大きさは Levine I～II 度ぐらいである．乳幼児から学童にかけて聴かれる．体位の変換によって雑音の大きさが変化する．

③ **静脈コマ音** venous hum：右前胸部上部，鎖骨下部で聴取される．うなるような音色で，連続性雑音として聴取される．体位の変換，頭の位置の変化によって雑音の大きさが変化する．

3. 検　　査

循環器疾患に対する検査として最も基本的なものは胸部 X 線検査と心電図検査である．必要に応じて心エコー（超音波）検査，心カテーテル検査などが行われる．それぞれの検査が有する特徴を認識して検査法を選択する必要がある．

a. 胸部 X 線

胸部 X 線写真によって，相当の程度の心臓の状態，心臓の負荷の状態，肺の状態を予想することができる．ときには胸部 X 線写真一枚で，診断を確定することも可能である．小児の心疾患に対しては，正面像，側面像でほぼ十分な情報が得られる．斜位撮影は必ずしも必要ではない．特別な場合で必要と思われるときのみ行えばよい．

読影の順序として，心臓の位置，型，大きさ，胃の位置，気管の分岐の状態，肺血管陰影の状態などをみる．小児においては正しい条件で撮影されていないことがある．泣いたり，動いたり，正しい姿勢でなかったり，吸気でなかったりしていることがある．このようなことも考慮して読影する必要がある．

1）心陰影の大きさ

胸郭に対する心陰影の大きさに注意する．吸気時に撮影されたもので判断する．呼気時のものは心陰影が大きくなるので心臓の大きさの判断を誤ることがある．

胸郭に対する心臓の大きさの割合（**心胸郭比**，

3）無害性雑音 innocent murmur，機能性雑音 functional murmur

無害性雑音という言葉と機能性雑音という言葉は同じような意味で用いられているが，本来意味の異なるものである．

無害性雑音は正常な心臓で，正常な生理的な状態で聴取される心雑音である．それに対して機能性心雑音は何ら器質的心疾患はともなわないが，他の病的あるいは非生理的状態が存在するために発生している心雑音である．たとえば，発熱，貧血，甲状腺機能亢進，運動などにより心拍出量が増加することによって生ずる．実際の聴診では両者ともに同じように聴かれる．

無害性心雑音は高頻度に聴取され，半数以上の正常小児に聴取される．特に心臓検診においては非常に重要視されるべき心雑音である．この心雑音が病的と判断されて間違われることが少なからずある．

無害性雑音には次の種類がある．

① **肺動脈弁口雑音** pulmonary flow murmur：胸骨左縁上部に駆出性収縮期雑音として聴取される．比較的粗い感じの雑音で，軽症の肺動脈弁狭窄症，心房中隔欠損症の心雑音に似ている．臥位で心雑音が大きくなる．小学生高学年から中学生，高校生でよく聴かれる．

② **Still 雑音** Still murmur：胸骨左縁下部から

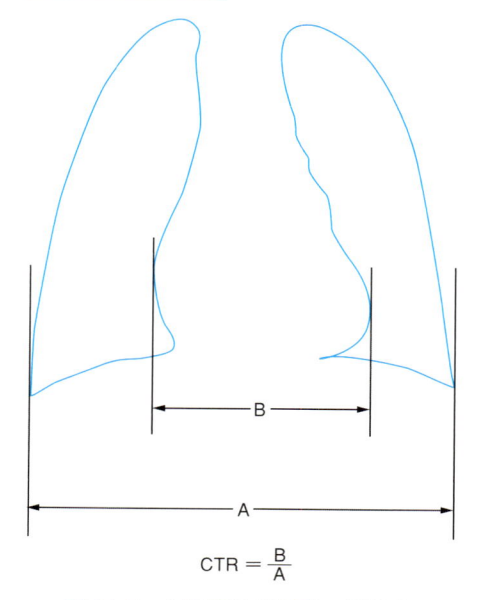

図17-7　心胸郭比（CTR）の測り方

$$\mathrm{CTR} = \frac{B}{A}$$

cardiothoracic ratio：CTR）（図17-7）は0.5以下であるが，新生児，乳児では0.55くらいまでが正常範囲である．新生児，乳児では胸腺が大きく，その陰影が心陰影に重なって心拡大と間違えることがある．

心拡大が存在する場合，多くは心不全を合併している．心膜炎による心膜液貯留によっても心陰影の拡大が認められる．

2）心陰影の形

心陰影の形はその診断の確定，病態の把握に非常に役立つ．

右室の拡大・肥大では心尖部が左方に移動し，かつ上方に向かう．左室の拡大・肥大では心尖部が左方に移動し下方に向かう（図17-8）．

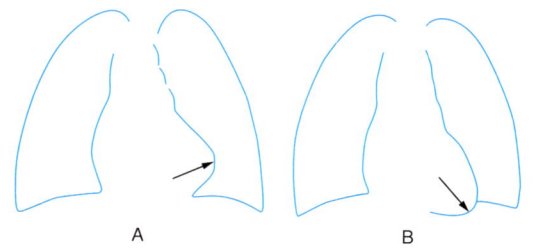

図17-8　右室肥大（A）と左室肥大（B）の中央陰影の特徴
心尖部が矢印の方向に向く．

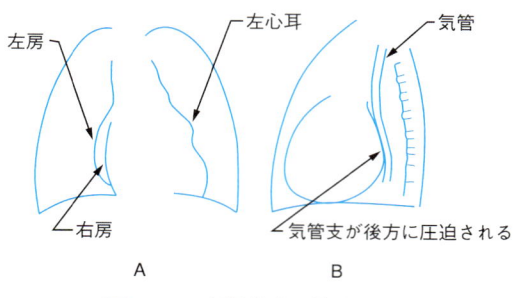

図17-9　左房拡大の胸部X線
A：正面像
B：側面像

右房の拡大は，正面像で右第二弓が突出する．左心房の拡大は正面像で左第三弓，つまり，左心耳の突出として認められる．ときに右房に相当する右第二弓に重なって左房陰影が認められることがある．左房の拡大は側面像で判断しやすい．心陰影の後部が後方に突出し，気管を後方に圧迫する（図17-9）．

肺動脈が拡大すると，左第二弓が突出する．肺動脈が細いときには左第二弓に相当する部分が陥凹してみられる．

大動脈弓は通常左大動脈弓（大動脈弓が気管の左側を経由している）であるが，Fallot四徴症，総動脈幹症などでは右大動脈弓を合併することが少なくない．この場合，気管が大動脈弓が通過する位置で左方に偏位するのがみられる（図17-32参照）．

大動脈狭窄症など上行大動脈が拡大しているものでは右第一弓に相当する上大静脈の陰影の右側に上行大動脈の陰影を認める．

心臓の位置と内臓との位置関係を確認する必要がある．心臓は正中よりやや左に存在するのが正常であるが，ときに中央あるいは右側に位置することがある．腹部臓器の位置と心臓との左右関係に注意する．胃泡の位置，肝臓の位置と形態などにも注意が必要である．これらのことは無脾症候群，多脾症候群の診断に関係してくる．

3）肺野の状態と肺血管陰影

肺血管陰影をみることによって，心臓の状態を予想することが可能である．肺動脈が太く，肺野が暗い場合は一般に，左-右短絡を有し肺血流量が増加している疾患の存在を意味する．それに対し，

肺動脈が細く,肺野が明るい場合は一般に右-左短絡を有し,肺血流量が減少している疾患の存在を意味している.

肺うっ血は肺野全体がすりガラスのようにみえる.肺から左心系への還流が十分でないことを意味している.解剖学的な左心系の異常,左心機能の低下を意味している.

b. 心電図

心電図によって,心臓のどの部分に負荷がかかっているかを予想することができる.新生児,乳児では生理的に右室が優位であるため,通常記録される V_1 から V_6 までの胸部誘導では不十分なことがある.V_4R, V_3R の右側胸部誘導の記録が必要なことが少なくない.

1) QRS 電気軸

小児では生理的に右室優位であるため,**右軸傾向**にある.年長になるにつれて左方に偏位してくる.生後1週間以内では $+90 \sim +180°$ である.1週間〜1ヵ月では $+60 \sim +150°$ くらいで,3〜12ヵ月で $+30 \sim +120°$ である.小学校に入る頃には成人に近くなり $0 \sim +90°$ くらいになる.先天性心疾患の多くは右軸もしくは正常 QRS 電気軸である.小児では**左軸偏位**は病的である.左軸偏位を示す先天性心疾患には,心内膜床欠損症,三尖弁閉鎖症などがある.

2) PR 時間(PQ 時間)

P 波の始まりから QRS の始まりまでをいう.PQ 時間とも呼ばれている.PR 時間は年齢により異なる.年長になるにつれて長くなる.小児では 0.12〜0.20 秒が正常であるが,年長児では 0.22 秒くらいまで正常として扱っている.

3) QRS の幅

QRS は心室の興奮を意味する波である.Q 波は心室中隔の興奮を意味している.QRS の始まりから R 波の頂点に至るまでの時間を**近接様効果** ventricular activation time(VAT)と呼ぶ.右側胸部誘導(V_1, V_2)での VAT は 0.035 秒未満,左側胸部誘導(V_5, V_6)の VAT は 2 歳以下で 0.04 秒未満,3〜11 歳で 0.05 秒未満,12 歳以上では 0.06 秒未満である.心室肥大,脚ブロック,WPW 症候群などで,QRS の幅は広くなる.

4) ST

心筋の障害が存在すると ST 部分の変化を示す.心筋虚血,ジギタリス効果で ST は下降する.心筋梗塞の初期,心膜炎で上昇する.

5) T 波

年齢によって T 波は変化する.小児では特に右側胸部誘導の T 波に注意する必要がある.生直後は V_1 の T 波は陽性であることが多い.その後 V_1 の T 波は陰転する.生後 1 週間以内に陰転化する.生後 1 週以降で V_1 の T が陽性の場合は右室肥大を意味する.

心室肥大,電解質異常,心筋障害などで T 波の異常を示す.

6) QT 時間,QTc 時間

QRS 波の始まりから T 波の終わりまでの時間を意味する.QT 時間は心拍数によって異なるため,心拍数で補正した QTc 時間($QTc = QT/\sqrt{RR}$)を用いる.正常 QTc は 0.44 秒以下である.QTc が延長するものは QT 延長症候群と呼ばれている.QT 延長症候群は突然死を起こすことがある.

7) 心房負荷

右房負荷では P 波が高く,2.5 mV 以上になる.肺性 P と呼ばれる.左房負荷では P 波の後半の左

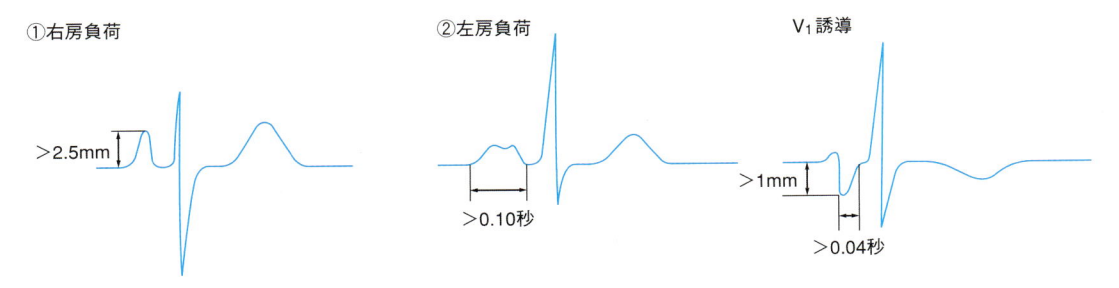

図 17-10 右房負荷と左房負荷の P 波

表 17-2 点数制による小児心電図心室肥大判定基準

● 右室肥大判定基準

点数	所見		0～7日	8～30日	1ヵ月～2歳	3～11歳	12歳以上 男	12歳以上 女
5点	(1) 右側胸部誘導パターン	① V_4R, V_3R, V_1 のいずれかで qRs, qR または R 型	+	+	+	+	+	+
		② V_1 の T 波が陽性でかつ R>|S|	*	+	+	*	*	*
3点	(2) 右側胸部誘導の高い R	① RV_1	≧2.5 mV	同左	≧2.0 mV	同左	同左	≧1.5 mV
		② V_1 が R>R' でかつ R'V_1	≧1.5 mV	同左	同左	≧1.0 mV	同左	同左
		③ V_1 が R>|S| で RV_1	*	*	*	≧1.5 mV	同左	≧1.0 mV
	(3) 左側胸部誘導の深い S	① |SV_6|	≧1.0 mV	同左	同左	同左	同左	同左
		② V_6 が R≧|S| でかつ |SV_6|	*	*	≧0.5 mV	同左	同左	同左
2点	(4) 右側胸部誘導の VAT 延長：$VATV_1$		≧0.035 秒	同左	同左	同左	同左	同左
1点	(5) 右軸偏位：QRS 電気軸		*	*	≧135°	≧120°	同左	同左

1) WPW 症候群や完全右脚ブロックがあれば，右室肥大の判定は困難である．
2) *はその年齢では取り上げない項目．
3) 第(4)項は不完全右脚ブロックパターンがあるときは取り上げない．
4) 各項の亜項は重複しても加算しない．
「判定　5点以上：右室肥大，3～4点：右室肥大の疑い，1～2点：右室肥大と判定しない」

● 左室肥大判定基準

点数	所見		0～7日	8～30日	1ヵ月～2歳	3～11歳	12歳以上 男	12歳以上 女
5点	(1) 左側胸部誘導 ST-T の左室肥大性変化		+	+	+	+	+	+
3点	(2) 左側胸部誘導の高い R	① RV_6	≧1.5 mV	≧2.5 mV	≧2.5 mV	≧3.0 mV	同左	≧2.5 mV
		② RV_5	≧2.5 mV	≧2.5 mV	≧3.5 mV	≧4.0 mV	同左	≧3.5 mV
	(3) 右側胸部誘導の深い S	① |SV_1|+RV_6	*	*	≧4.0 mV	≧5.0 mV	同左	≧4.0 mV
		② |SV_1|+RV_5	*	*	≧5.0 mV	≧6.5 mV	≧6.0 mV	≧5.0 mV
		③ |SV_1|	≧2.5 mV	≧2.0 mV	*	*	*	*
	(4) 左側胸部誘導の深い Q	|QV_5|<|QV_6| でかつ |QV_6|	*	*	*	≧0.5 mV	同左	同左
2点	(5) II, III, aV_F 誘導の高い R	① RII および RIII	*	*	≧2.5 mV	同左	同左	同左
		② RaV_F	*	*	≧2.5 mV	同左	同左	同左
	(6) 左側胸部誘導の VAT 延長	V_5 または V_6	*	*	≧0.04 秒	≧0.05 秒	≧0.06 秒	同左
1点	(7) 左軸偏位	QRS 電気軸	*	*	*	0° 以上	−30° 以上	同左

1) ST-T の肥大性変化：V_5 または V_6 誘導で高い R 波を認め，T 波が陰性または 2 相性（−～＋型）のもの．ST 区間は下り坂ないし水平のことが多い．
2) WPW 症候群や左脚ブロックがあれば，左室肥大の判定は困難である．
3) *はその年齢群では取り上げない項目．
4) 各項の亜項は重複しても加算しない．
「判定：5点以上：左室肥大，3～4点：左室肥大の疑い，1～2点：左室肥大と判定しない」

● 両室肥大判定基準

◎ 両室肥大
　1) 左室・右室ともに各々の肥大基準が 5 点以上のもの．
　2) 一方の心室の肥大判定基準が 5 点以上で，他の心室の同基準が 3～4 点のもの．
◎ 両室肥大の疑い
　左室・右室ともに各々の肥大基準が 3～4 点のもの．

表17-3 小児心電図心室肥大のめやす(生後30日以内は除く)

◎右室肥大
 1) 右側胸部誘導の右室肥大パターン
  ① V_1(V_4RおよびV_3R)でqRs, qR, Rパターン
  ② V_1誘導のT波が陽性で,かつR>|S|(3歳未満)
 2) 高いRV_1と深いSV_6*
◎右室肥大の疑い
  高いRV_1または深いSV_6*

1) *高いRV_1と深いSV_6とは下記の条件のいずれかを満足するもの.
   高いRV_1:① $RV_1≧2.0$ mV(12歳以上の女児は ≧1.5 mV)
        ② V_1誘導でR>|S|で,$RV_1≧1.5$ mV(3歳以上,12歳以上女児≧1.0 mV)
        ③ V_1誘導でR<R′で,$R′V_1≧1.5$ mV(3歳未満,3歳以上≧1.0 mV)
   深いSV_6:① $|SV_6|≧1.0$ mV ② V_6誘導でR≦|S|で,$|SV_6|≧0.5$ mV
2) V_6誘導の深いS波の所見は心臓の回転異常の場合にもみられる.

◎左室肥大
 1) 左側胸部誘導(V_5またはV_6誘導)のST-Tの変化
 2) 高いV_6,大きな($|SV_1|+RV_6$)および深いQV_6のうち二つ以上の所見
◎左室肥大の疑い
  高いRV_6,大きな($|SV_1|+RV_6$),または深いQV_6のいずれか

1) 左側胸部誘導のST-Tの肥大性変化.
   V_5またはV_6誘導で高いR波を認め,T波が陰性または2相性(−~+型)
2) 高いR波.
   3歳以上 $RV_6≧3.0$ mV
   3歳未満および12歳以上の女児は $RV_6≧2.5$ mV
3) 大きな $|SV_1|+RV_6$.
   3歳以上は $|SV_1|+RV_6≧5.0$ mV
   3歳未満および12歳以上の女児は $|SV_1|+RV_6≧4.0$ mV
4) 深いQ波.
   $|QV_5|<|QV_6|$でかつ$|QV_6|≧0.5$ mV(3歳以上)

◎両室肥大
 1) 両心室の肥大
 2) 一方の心室肥大と他の心室肥大の疑い
◎両室肥大の疑い
  両心室の肥大の疑い

房成分が延長する.P波の幅が0.10秒以上になる.僧帽Pと呼ばれ,2峰性のP波になる.また,左房負荷ではV_1のP波が2相性になりP波の幅が広くなり,後半の陰性部分が深くなる(図17-10).

8) 心室肥大

心室肥大の判定は年齢,性によって異なる.胎内においては右室も体循環を担っているため,生直後においても,その右室の優位性がしばらく残存する.成長につれて左室が優位になってくる.この変化が心電図の年齢による変化として現れるわけである.

小児の心室肥大の判定基準として,点数制による判定基準(表17-2)が用いられる.この判定基準を簡略化したものが小児心電図心室肥大のめやす(表17-3)である.ただし,生後30日以内の判定は,この"めやす"で行うことはできない.

9) その他

その他,心電図では心拍数,調律などをみなくてはならない.不整脈の診断に欠かせない.

c. 心エコー(超音波)検査

心エコー検査によって心臓の構造と心臓の機能に関する解剖学的情報と生理学的情報を得ることができる.非侵襲的検査であるので,小児に対する検査としてはきわめて有用なものである.

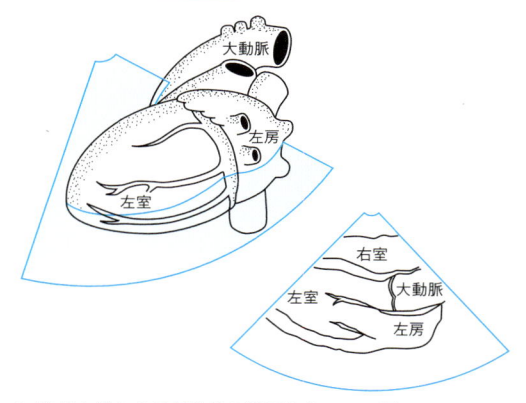

A. 胸骨左縁からの長軸像の断面と心エコー図

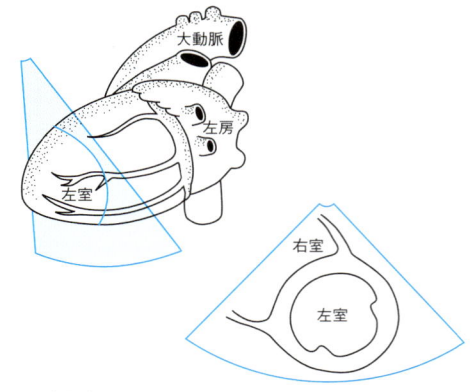

B. 胸骨左縁からの短軸像の断面と心エコー図

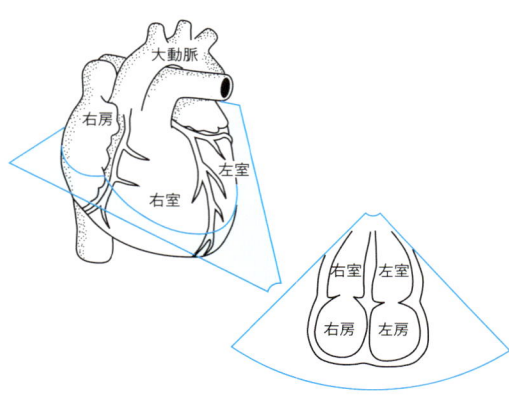

C. 心尖部からの断面と心エコー図（4 chamber view）

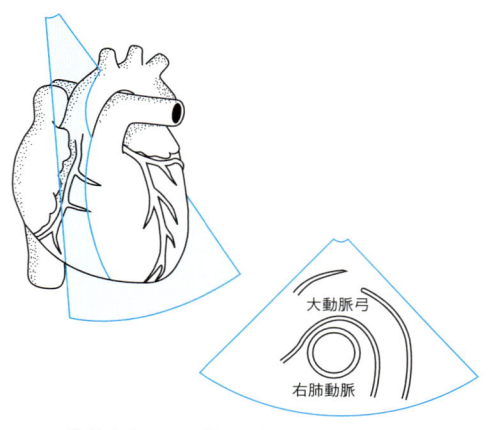

D. 胸骨上窩からの断面と心エコー図（arch view）

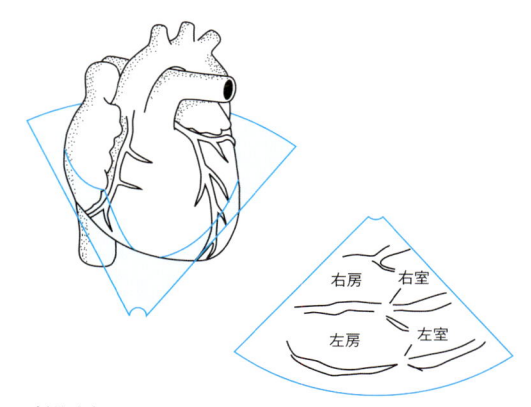

E. 剣状突起下からの断面と心エコー図

図 17-11　原則的なトランスデューサーの位置からの断層心エコー図像
〔中澤　誠編：先天性心疾患（目で見る循環器病シリーズ 5），p 19，メジカルビュー社，1992〕

　現在循環器に対して用いられている心エコー法は，①**断層心エコー法** two dimensional echocardiogram（2 DE），②**M モードエコー法** M-mode echocardiogram，③**ドプラ法** Doppler echocardiogram がある．ドプラ法はさらにパルスドプラ法，連続波ドプラ法，カラードプラ法に分けられ，

それぞれ目的に応じて利用されている．

記録方法

心エコーの記録を行う場合，原則的なトランスデューサーの位置は次の四つである．

① 胸骨縁 parasternal position
② 心尖 apical position
③ 胸骨上窩 suprasternal notch position
④ 肋骨弓下，剣状突起下 subcostal, subxyphoid position

これらの位置から記録することにより，そして，トランスデューサーの方向，角度を変えることによって，いろいろな断面での心臓・大血管の構造，機能を知ることが可能である（図17-11）．

Mモード心エコー図は，記録の縦軸にトランスデューサーからの距離，横軸に時間を記録する方法である．心臓の構造物が時間の経過によっていかに動いているかを表示する方法である．構造の異常をみる場合，Mモード法は断層法に比べてはるかに劣る．しかし，心臓の機能を評価する場合は，時間的経過をみることができるので，きわめて有用な方法である．

ドプラ法は血流中の血球に当たってはね返ってきた超音波のドプラ効果を利用して，心臓，血管内の血流の状態を表示する方法である．血流の速度，血流の方向など明らかにすることができる．したがって，短絡，逆流，狭窄などの病変の診断および重症度の判定にきわめて有用である．カラードプラ法は，血流の方向，速度を色の変化として表示する方法で，心臓の構造と血流の状態を同時に確認できる．ドプラ法は，解剖学的情報よりも生理学的情報を得るのに適している．

d. 心機能評価

心臓の機能を評価する一つの方法として，駆出率がある．左室の拡張期容量の何％が1回の心臓の収縮で駆出されるかが駆出率である．心エコー検査，心血管造影法などを利用して計算することができる．左室拡張期容量から左室収縮期容量を引いた値を左室拡張期容量で除したものがその値になる．正常の駆出率は60〜80％くらいである．

e. 心カテーテル法，心血管造影法

カテーテルを心腔内に到達させ，心内のいろいろな場所での圧力，血液酸素飽和度の測定，造影を行って，心臓，大血管の解剖学的情報，生理学的情報を得る検査法である．診断の決定，重症度の決定，手術適応の決定，手術後の評価，自然歴の確認，不整脈の評価などに用いられる．最近では，カテーテルを利用しての狭窄の解除など，治療の方法としても用いられている．

1) 心カテーテル法 cardiac catheterization

右心カテーテル法と左心カテーテル法がある．右心カテーテル法は大静脈，右房，右室，肺動脈など主に右心系を検査する方法である．左心カテーテル法は，大動脈，左室を主体とする左心系を検査する方法である．心内の各部分の正常心内圧および酸素飽和度（図17-12）と，実際の症例で得られた値と比較して，診断を決定する．

心カテーテルに際して，いくつかの計算を行わなければならない．次の式で求められる．

① **酸素飽和度**（O_2 saturation, %）：saturation

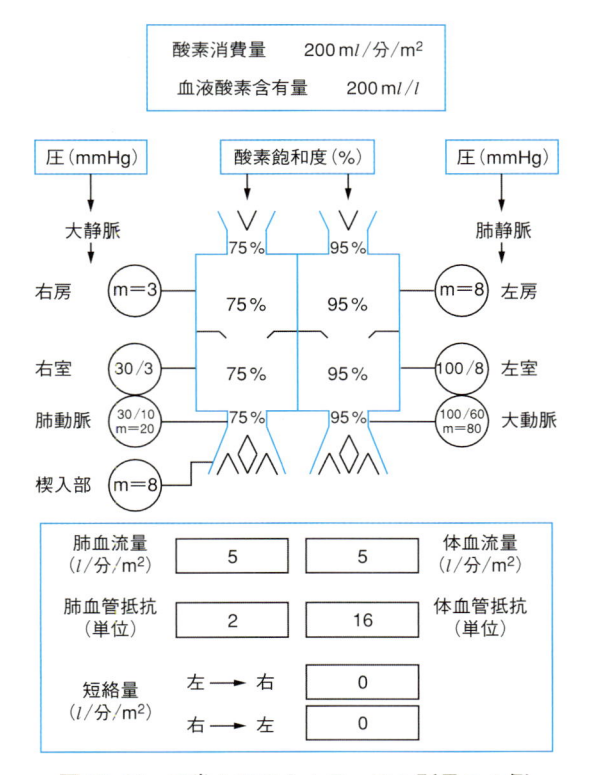

図17-12　正常心での心カテーテル所見の1例

それぞれの数値は幅をもって考慮する．右心系，左心系で酸素飽和度は一定である．
m：中間圧．

meter によって各部位から採取した血液の酸素飽和度を測定する．

　②**酸素飽合能**(O_2 capacity, ml/100 g)：capacity meter により測定可能であるが，一般には計算によって算出する．ヘモグロビン1gには1.36 mlの酸素が飽合する．

　　酸素飽合能＝1.36×Hb(ml/100 g)

　③**酸素含有量**(O_2 content, vol%)：各部位から採取した血液に含まれる酸素の量である．

　　酸素含有量＝酸素飽合能×酸素飽和度

　④**酸素消費量**(O_2 consumption, ml/分)：カテーテル施行中に測定するべきものである．

　⑤**肺血流量**(pulmonary flow)，**体血流量**(systemic flow)，**有効肺血流量**(effective pulmonary flow)：肺血流量は肺に流れていく血流量，体血流量は肺以外の体に流れていく血流量である．有効肺血流量は大静脈から流れてきた血流のうち肺に流れていく量である．それぞれ次の式によって計算される．

$$体血流量(ml/分) = \frac{酸素消費量(ml/分)}{大動脈酸素含有量(vol\%) - 静脈血酸素含有量(vol\%)}$$

$$肺血流量(ml/分) = \frac{酸素消費量(ml/分)}{肺静脈酸素含有量(vol\%) - 肺動脈酸素含有量(vol\%)}$$

$$有効肺血流量(ml/分) = \frac{酸素消費量(ml/分)}{肺静脈酸素含有量(vol\%) - 静脈血酸素含有量(vol\%)}$$

肺血流量はQ_P，体血流量はQ_S，有効肺血流量はQ_Eとよばれる．

　⑥**左-右，右-左短絡量**：短絡量は次の式で算出される．

　　左-右短絡量(X)＝肺血流量(Q_P)－有効肺血流量(Q_E)
　　右-左短絡量(Y)＝体血流量(Q_S)－有効肺血流量(Q_E)

　⑦**短絡率，肺体血流量比**(Q_P/Q_S)：次の式で算出される．

$$左-右短絡率(X') = \frac{左-右短絡量}{肺血流量} \times 100(\%)$$

$$右-左短絡率(Y') = \frac{右-左短絡量}{体血流量} \times 100(\%)$$

$$肺体血流量比(Q_P/Q_S) = \frac{肺血流量}{体血流量}$$

　⑧**血管抵抗，肺体血管抵抗比**：次の式で計算される．

肺血管抵抗(R_P)
$$= \frac{肺動脈平均圧(mmHg) - 左房平均圧(mmHg)}{肺血流量(l/分/m^2)}(\text{unit})$$

もしくは
$$= \frac{肺動脈平均圧(mmHg) - 左房平均圧(mmHg)}{肺血流量(ml/分/m^2)}$$
$$\times 1332 \, dyne/秒/cm^{-5}/m^2$$

左房平均圧が得られない場合は肺動脈楔入部平均圧を代用する．

体血管抵抗(R_S)
$$= \frac{大動脈平均圧(mmHg) - 右房平均圧(mmHg)}{体血流量(l/分/m^2)}(\text{unit})$$

もしくは
$$= \frac{肺動脈平均圧(mmHg) - 右房平均圧(mmHg)}{体血流量(ml/秒/m^2)}$$
$$\times 1332 \, dyne/秒/cm^{-5}/m^2$$

$$肺体血管抵抗比(R_P/R_S) = \frac{肺血管抵抗(R_S)}{体血管抵抗(R_P)}$$

　⑨**1回拍出量**

$$肺への1回拍出量(ml) = \frac{肺血流量}{心拍数}$$

$$体への1回拍出量(ml) = \frac{体血流量}{心拍数}$$

2) 心血管造影法 angiocardiography

　心血管造影は心カテーテル検査と同時に行われることが多い．必要な部位まで，カテーテルの先端を進め，造影剤を注入し，その造影剤が血液に混じって流れていく状態をX線写真の連続撮影として記録するものである．心臓の動き，各部分の大きさと構造，狭窄，短絡，逆流などをみるのにすぐれている．

f. その他の検査

血圧の測定は循環器疾患のみでなく，日常の小児の診察に必要なものである．

心音図検査は，心音および心雑音を紙の上に記録したものである．最近は実際の臨床ではほとんど用いられなくなった．最もよく利用されているのは学校心臓検診においてである．

ベクトル心電図もあまり用いられてはいない．

不整脈の診断，観察に **Holter心電図**が用いられる．長時間の心拍をテープに記録し，それを解析することによって，不整脈と生活状態，投薬，症状との関係などを明らかにすることができる．

心筋の虚血の診断に**核医学検査**が用いられる．最近，多くの核種が出され，盛んに利用されている．小児においては川崎病の心臓後遺症に利用されることが多い．

その他，CT，MRIなども用いられているが，一部の特殊な疾患に限られて用いられている．

III. 心不全の診断と治療原則

原因は何であれ，体の組織に必要な血液量を心臓が拍出できない状態を**心不全**という．体組織のうっ血をともなうため，うっ血性心不全 congestive heart failure とも呼ばれる．

心臓自身の原因で心不全に陥ることが大部分である．先天性心疾患，後天性心疾患，心筋症，心筋炎，ある種の不整脈などほとんどの心疾患で起こりうる．また，中枢神経疾患，貧血，代謝疾患，感染症などが原因となって二次的に心不全をきたすこともある．

1. 診 断

心不全は臨床的に診断するものである．心不全で異常を示す検査もあるが，検査によって心不全の診断をつけることはできない．したがって心不全の症状，徴候を認識することが最も大切で必要なことである．

右心不全と**左心不全**がある．右心不全は主に右心系に問題があるために右室からの拍出量が低下している状態である．左心不全は左心系に障害があり，左室からの拍出量が低下している状態である．

小児での心不全の症状・徴候は成人のそれとは異なる．また，年齢によっても異なる．特に，新生児，乳児の心不全症状・徴候の特徴を理解しておく必要がある（表17-4）．

表17-4 乳児の心不全の症状，徴候

右心不全	左心不全
呼吸困難	
多呼吸	
哺乳困難	
尿量減少	
頻脈	
心拡大	
発汗	
体重増加不良	
肝脾腫	咳嗽
静脈怒張	四肢冷感
	奔馬調律
	喘鳴・ラ音
	肺うっ血

2. 治 療

a. 全身管理

酸素消費量を少なくするために安静を保つ．重症の場合は鎮静薬を使用する．呼吸の障害が激しいとき，特に左心不全で肺うっ血が高度のときは酸素の投与を行う．

水分の制限が必要である．心不全の程度によって異なるが，通常の60～80％に制限する．乳児では1回の哺乳量を少なくし，回数を多くする．

塩分摂取の制限が必要である．乳児では低ナトリウムのミルクを与えるとよい．

その他，アシドーシスの改善・予防，貧血の改善・予防，低血糖の改善・予防，体温の維持などに心がける必要がある．

b. 薬物による治療

ジキタリス薬，**利尿薬**が主体である．ジキタリス薬としては，**ジゴキシン**が最もよく使われている．また使いやすい．長期に投与する場合は血中濃度を1.0～2.0 ng/ml に維持する．

利尿薬としては**フロセミド**が最もよく使われ

る．利尿が高度になると，低カリウムに陥ることがあるため，**スピロノラクトン**を併用することが多い．

高度の心不全，急激に進行する心不全では**カテコールアミン薬**が使われる．**ドパミン**が最もよく使われている．血管拡張薬も使われる．

新生児で，肺動脈閉鎖症，Fallot四徴症，大動脈弓離断症などの動脈管依存型の心疾患では動脈管が閉鎖することによって心不全が出現する．動脈管の開存を維持する目的で**プロスタグランジンE_1**を用いる．逆に，動脈管が開存しているために，肺血流量が増大し，心不全に陥ることがある．この場合には動脈管を閉鎖する目的でプロスタグランジン合成阻害薬である**インドメタシン**，**メフェナム酸**などを用いる．

内科的治療に反応せず，外科的治療によって心不全の改善が期待できる場合は外科的手術を行うべきである．

各 論

I. 先天性心疾患

【頻度】

出生時での頻度は約1%(0.8〜1.2%)である．同胞での再発率は2〜3%，次世代への浸透度は5〜10%(母＞父)である．疾患別の頻度を表17-5に示す．性差のある疾患は，男＞女では大動脈弁狭窄症，大動脈縮窄症，大血管転位症があり，男＜女では心房中隔欠損症，動脈管開存症がある．

表17-5 先天性心疾患の疾患別頻度
(厚生省研究班, 1986年)

疾患	頻度
心室中隔欠損症	56.6%
心室中隔欠損症＋他の左-右短絡性疾患	4.0%
肺動脈狭窄症	9.6%
心房中隔欠損症	5.3%
Fallot 四徴症	4.5%
動脈管開存症	3.6%
大動脈縮窄・離断症	2.7%
完全大血管転位症	2.2%
心内膜床欠損症	1.8%
両大血管右室起始症	1.3%
総肺静脈還流異常	1.2%
その他	7.0%

【発生と遺伝】

成因のほとんどは**多因子遺伝**であり，遺伝的素因と環境因子の相互作用により発症する(表17-6)．一卵性双生児は二卵性双生児に比し頻度が5〜10倍高い．以前は原因不明とされていた遺伝性疾患の一部では，最近その責任遺伝子が解明されつつある．

1. 心房中隔欠損症 atrial septal defect (ASD)

【概念】

心房一次中隔が欠損した①一次口型 ostium primum と，二次中隔が欠損した②二次口型 ostium secundum(卵円窩欠損型)に分類される．そのほか③静脈洞型(上大静脈型，下大静脈型，冠静脈洞型)がある(図17-13)．一次口欠損型は**心内膜床欠損症**の不完全型と同じである．通常心房中隔欠損症と呼ばれるものは，二次口型と静脈洞型を意味している．

【頻度】

多い疾患である．成人で発見される先天性心疾患としては最も多い．性差は2:1〜3:1で女子に多い．

【病態生理】

心房間の左-右短絡により右室の容量負荷を認める．肺血流量が増加する．小児期で心不全，肺高血圧をともなうことはまれであるが，成人では肺高血圧，うっ血性心不全，心房性不整脈，ときに血栓塞栓症 paradoxical embolism が起きる．

小短絡(肺体血流比2:1未満)では，学童期までは無症状が多い．短絡量は欠損口の大きさではなく，心房・心室のコンプライアンスで決定される．

表17-6 先天性心疾患の成因

1. 遺伝的因子			
	a. 染色体異常	5〜8%	Down 症候群, Turner 症候群, CATCH22 など
	b. 単一遺伝子病	3%	
	常染色体性優性		Marfan 症候群, Holt-Oram 症候群, Noonan 症候群
	常染色体性劣性		Pompe 病(糖原病), Ellis-van Creveld 症候群
	X 染色体性		Duchenne 型筋ジストロフィー
2. 遺伝と環境因子の相互作用			
	a. 環境因子が主	2%	先天性風疹症候群, 胎児性アルコール症候群など
	b. 多因子遺伝	85〜90%	多くの先天性心奇形

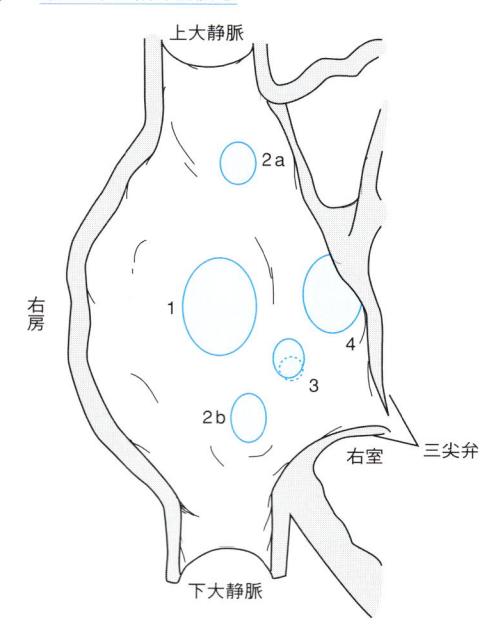

図17-13　心房中隔欠損症の解剖学的分類
1：二次口欠損型，2：静脈洞欠損型，a．上位欠損型，
b．下位欠損型，3：冠静脈洞欠損型，4：一次口欠損型

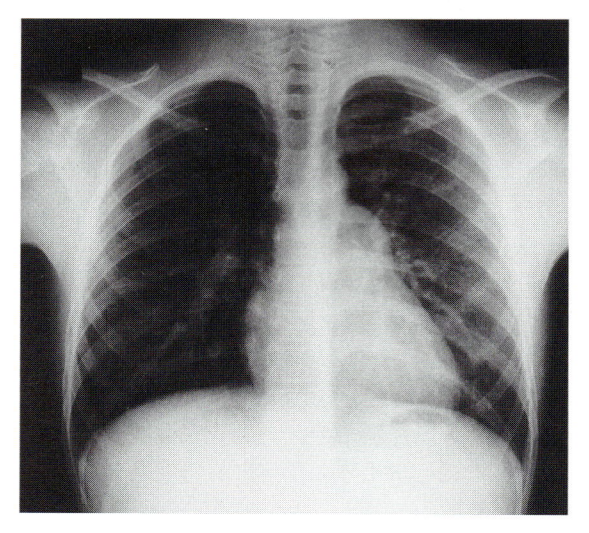

**図17-14　心房中隔欠損症の胸部単純X線像
　　　　　（3歳女児）**
軽度の心拡大，左第二弓の突出，肺血管陰影の増強を示す．肺動脈狭窄症（図17-23, p 405）と類似しているが肺血流が増加している．

表17-7　チアノーゼの有無と肺血流からみた先天性心疾患の分類

非チアノーゼ性	チアノーゼ性
肺血流増加	肺血流増加
心房中隔欠損症	左心低形成症候群
心室中隔欠損症	総肺静脈還流異常症
動脈管開存症	完全大血管転位症*
心内膜床欠損症	総動脈幹症*
動静脈瘻	単心室症*
大動脈縮窄複合	
肺血流正常	肺血流減少
大動脈縮窄症	肺動脈閉鎖・狭窄症
大動脈弁狭窄症	Fallot四徴症
肺動脈弁狭窄症	三尖弁閉鎖症*
僧帽弁狭窄，閉鎖不全	Ebstein奇形
心内膜線維弾性症	

* 合併奇形により異なることがある．

【症状・身体所見】
　通常無症状か，わずかな易疲労感のみである．発育発達はおおむね正常である．加齢とともに短絡量が増加し，成人では易疲労感，呼吸困難，心房細動，心房粗動を認める．小児期では不整脈はまれである．まれではあるが新生児期に多呼吸や，右-左短絡のための軽いチアノーゼを認めることがある（表17-7）．
　聴診ではⅡ音の幅広い**固定性分裂**がある．胸骨左縁第二肋間を最強点とする低調性収縮期駆出性雑音と，胸骨左縁下部に相対的三尖弁狭窄による低調の拡張期ランブルを聴取する．肺高血圧例では肺動脈弁逆流雑音やⅣ音が聴かれる．Ⅱ音の分裂幅も狭い．また，Ⅱ音肺動脈成分が亢進する．欠損孔そのものを通過する雑音は聴取されない．

【検査】
1）**胸部X線**
　軽度の心拡大，肺血管陰影の増強を示し，左第二弓は突出する（図17-14）．
2）**心電図**
　＋90〜＋120°の右軸偏位傾向がある．右房負荷を認める．V_1でrsR′型の不完全右脚ブロック型と陰性T波を示す．これは右室肥大のためではなく右室容量負荷による伝導障害のためである．Ⅰ度房室ブロックを認めることがある．V_3, V_4でときに特徴的な**孤立性陰性T波**をみる（図17-15）．静脈洞型ではP波がⅡ，Ⅲ，aVFで陰性（冠静脈洞調律）のことがある．

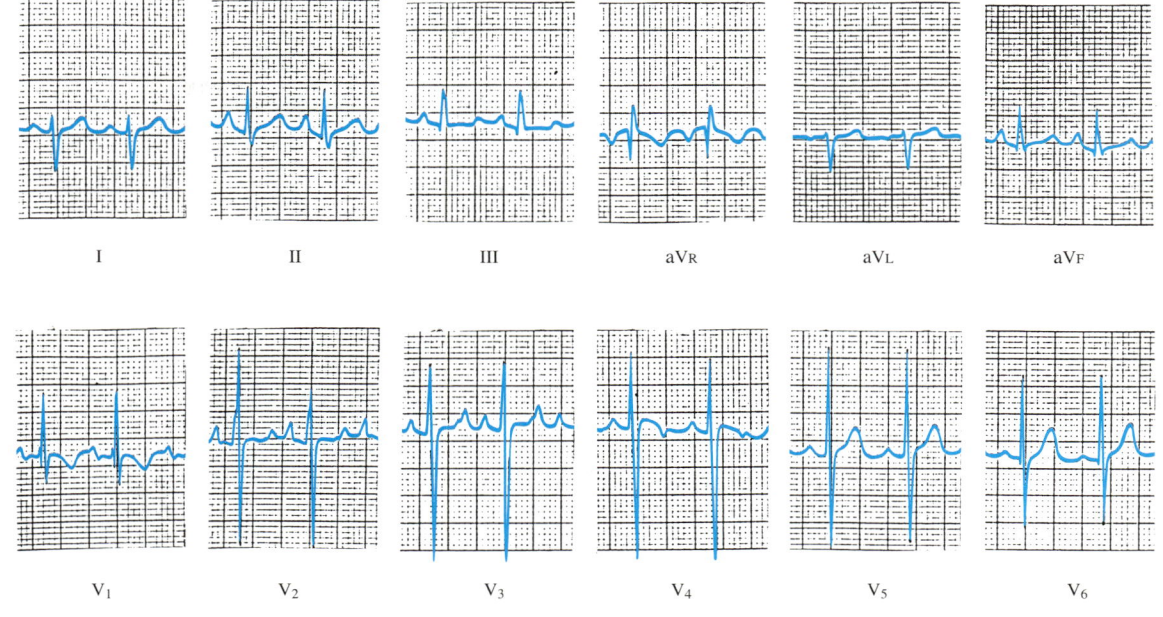

図 17-15　心房中隔欠損症の心電図（3 歳女児）
+120°の右軸偏位，軽度の右房負荷，V_1 で rsR′S′型の不完全右脚ブロック，V_5, V_6 の深い S 波，V_4 での孤立性陰性 T 波を示す．

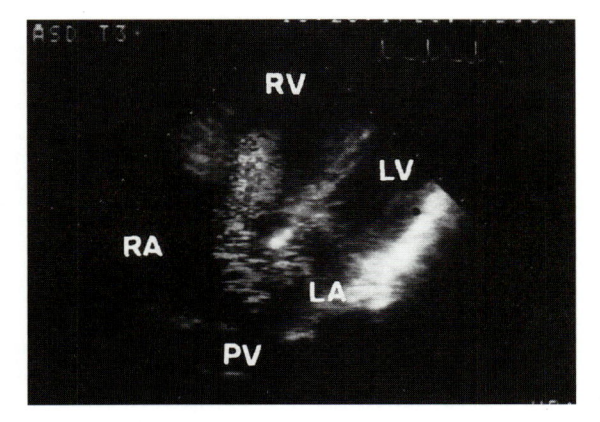

図 17-16　心房中隔欠損症の心エコー図（口絵㉒参照）
肺静脈（PV）から左房（LA）へ還流した血流の一部は二次口心房中隔欠損孔を経て右房（RA），右室（RV）へと還流する．

3）心エコー

心房間の左-右短絡と，右房・右室の拡大（図 17-16），僧帽弁前尖の**収縮期前方運動** pseudo systolic anterior motion（pseudo SAM）がある．心室中隔は，収縮期に後方（左室側）に運動せず前方（右室側）に運動する**奇異性運動** paradoxical movement を示すか，または平坦となる．

4）心カテーテル

診断の決定には必ずしも必要ではない．カテーテルは心房中隔を通過し右房から左房に入る．高い位置での通過は静脈洞型，低い位置での通過は一次口欠損を疑う．軽度の右室圧上昇と相対的肺動脈弁狭窄を認める．

【鑑別診断】

肺動脈弁狭窄症，卵円孔開存，部分肺静脈還流異常症などとの鑑別を要する．

【合併症】

小児期ではまれに心房粗動，心房細動などの心房性不整脈，僧帽弁逸脱，僧帽弁逆流，三尖弁逆流をみることがある．感染性心内膜炎の合併もまれである．僧帽弁狭窄を合併したものは **Lutembacher 症候群**と呼ばれる．**scimitar 症候群**，**Noonan 症候群**にも合併する．

【治療】

就学前，通常 3～4 歳までに外科的欠損孔閉鎖術を行う．幼時期～学童期に根治術を施行すれば予後は良好である．乳幼児早期例，小欠損孔の例ではまれに自然閉鎖することがある．最近カテーテルによる閉鎖術も行われ始めている．

2. 心室中隔欠損症 ventricular septal defect（VSD）

【概念】

心室中隔は本来，円錐動脈幹中隔（漏斗部），房室心内膜床，筋性中隔の三つの部分より形成される．その心室中隔の一部が欠損し，左室と右室との間に交通が存在する疾患である．欠損部位によって，①漏斗部 infundibular，②膜様部周辺 perimembranous，③膜様部と流入部 inlet（心内膜床欠損型），④筋性部 muscular に分類される．**膜様部周辺欠損**が約 2/3 と最も多い（図 17-17）．

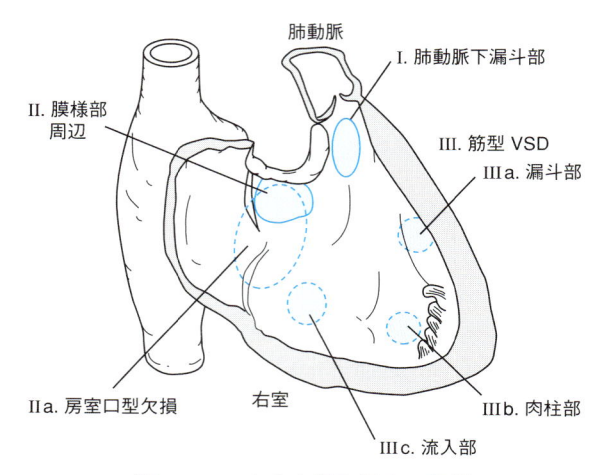

図 17-17　心室中隔欠損症の分類
（Soto B, Becker A, Anderson RH ら，1980）

【頻度】

最も多い先天性心疾患で，男女比は約 2：3 である．

【病態生理】

左-右短絡の結果，肺血流増加と左室拡張期容量負荷（前負荷）の増加が生じる．Frank-Starling の法則により左室仕事量の増加，拡張末期圧，左房圧，肺静脈圧，毛細血管床の膠質浸透圧の上昇や，間質水分増加，さらに肺コンプライアンスの低下が起こり，ガス交換も低下する．その結果呼吸運動も増強する．短絡量は欠損孔の大きさと肺・体血管抵抗のバランスで決定される．

【症状・身体所見】

心室の等容収縮期から左-右短絡が起こるため，I 音の直後からの逆流性汎収縮期雑音を聴取する．

1）小欠損

雑音は生後数日から聴取される．胸骨左縁下部に高調な逆流性汎収縮期雑音（**Roger 雑音**）を聴取する．心拡大はなく，心電図は正常である．治療は必要としない．自然閉鎖の多くは 1〜2 歳までである．左-右短絡率 30％以下，肺体血流比 1.5 以下である．

2）中欠損

左-右短絡率 30〜70％，肺体血流比 1.5〜3.0 である．心不全症状は軽い．肺血管抵抗は正常範囲である．左房，左室は拡大する．thrill を触れる．

3）大欠損

生後 1〜2 ヵ月から心不全症状が出現する．II 音は亢進している．低調で粗い逆流性汎収縮期雑音と，僧帽弁の通過血液量が多いため拡張期ランブルを心尖部に聴取する．肺高血圧が強く不可逆性になると右-左短絡も加わり幼児期以後 **Eisenmenger 症候群**へ進展する．

【検査】

1）胸部 X 線

中等度以上の短絡では心拡大，肺血流増加を認める．拡大した肺動脈により気管，気管支が圧迫され，無気肺や肺気腫を合併することがある．

2）心電図

小短絡は正常範囲内である．中等度短絡は左室肥大，ときに左房負荷を認める．大短絡では両室肥大を示し，左房負荷の所見を認める．

3）心エコー

カラードプラにより欠損孔と左-右短絡血流を確認できる．連続波ドプラにより右室圧，肺動脈圧を推定することができる（図 17-18）．

4）心カテーテル

右室内の酸素飽和度が上昇する．左室造影で欠損孔の位置を確認できる．

【鑑別診断】

心雑音は僧帽弁閉鎖不全，三尖弁閉鎖不全に似る．

【合併症】

感染性心内膜炎は欠損孔の大きさに無関係で，2 歳以後に多い．

肺動脈弁下の漏斗部型欠損は**大動脈弁閉鎖不全**

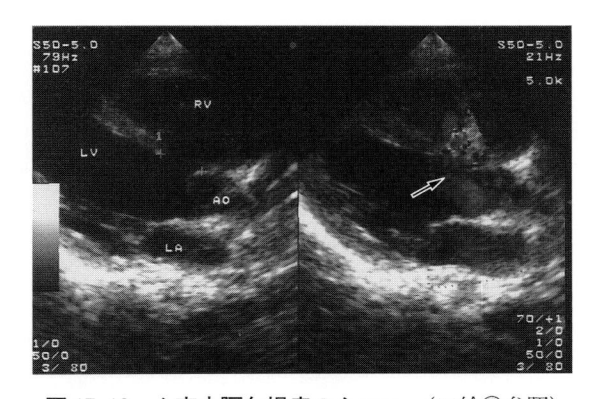

図 17-18 心室中隔欠損症の心エコー（口絵㉓参照）
左室長軸像で左室（LV）から右室（RV）への短絡血流が観察される（矢印）．両心室の圧較差はドプラ法で 36 mmHg であり，右室圧は収縮期血圧 90 mmHg−36 mmHg＝54 mmHg と推定される．

を合併しやすい．大動脈弁の右冠尖もしくは無冠尖が心室中隔欠損孔に"逸脱"し変形して，大動脈弁閉鎖不全へと進展する．

【治療】
1）内科治療
中等度欠損では ACE 阻害薬と利尿薬（フロセミド，スピロノラクトン）で治療を開始する．効果が少なければ，ジギタリス，ヒドララジンなどの血管拡張薬も使用される．

2）外科治療
大短絡で症状の改善がなければ乳幼児期に根治手術が適応となる．**肺動脈絞扼術**は最近はほとんど行われない．肺体血流比 2.0 以上，左−右短絡率 50％以上，肺体血管抵抗比＜0.6，肺血管抵抗 8 単位以下の場合は，欠損孔のパッチ閉鎖を施行する．肺高血圧が高度な症例では 2 歳頃から非可逆的な Eisenmenger 症候群となるので，1 歳以下で手術するのが望ましい．小〜中欠損では欠損孔の縮小ないし自然閉鎖が期待できる．

● **左室右房交通症**
膜様部中隔と三尖弁中隔尖付着部近傍の欠損で，左室−右房の短絡がある．

● **右室二腔症**
心室中隔欠損に合併することが多い．右室内の異常筋束により右室腔内に隔壁が生じ，その部分で収縮期に圧較差がみられる．

3. 心内膜床欠損症 endocardial cushion defect（ECD）

心房中隔および心室中隔の形成不全と，それにともなう僧帽弁，三尖弁の形態異常を示す疾患群で，**房室中隔欠損症，共通房室孔残遺**とも呼ばれる．完全型と不完全型がある．

a. 不完全型心内膜床欠損症 incomplete ECD

【概念】
心房一次中隔と心内膜床が癒合しない状態である．一次口欠損型の**心房中隔欠損症**と同じ意味である．

【病態生理】
心房間の左−右短絡による右室の拡張期負荷と，僧帽弁前尖の裂隙 cleft による僧帽弁閉鎖不全により左−右短絡が増加している．

【症状】
多くは無症状ないし症状は軽度で，心房中隔欠損症に類似する．聴診では，II 音の幅広い固定性分裂，胸骨左縁第二肋間を最強点とする比較的肺動脈狭窄による収縮期駆出性雑音，僧帽弁閉鎖不全による心尖部の逆流性汎収縮期雑音を聴取する．短絡量が多ければ胸骨左縁下部の三尖弁領域に拡張期ランブルを聴取する．

【検査】
1）胸部 X 線
右房・右室の拡大，肺血管陰影の増加をみる．
2）心電図
① 伝導系組織の位置異常のため脱分極過程の異常を生じ，特徴的な**左軸偏位**（−30〜−90°）を示す．
② V_1 で rsR′ 型の QRS 波と陰性 T 波の不完全右脚ブロックを示す．
③ 房室伝導遅延のため PR 時間の延長（**1 度房室ブロック**）が 80〜90％ に特徴的にみられる．僧帽弁閉鎖不全が強ければ，左室容量負荷のため V_5，V_6 で高い R 波と T 波を示す左室肥大，あるいは両室肥大となる．
3）心エコー
M モードでは，僧帽弁前尖が拡張期に心室中隔を越えて開閉する．心室中隔の上縁には房室弁の組織が付着している．右室の容量負荷のため心

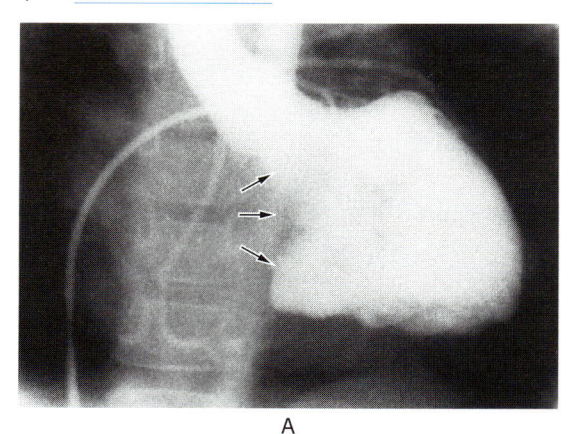

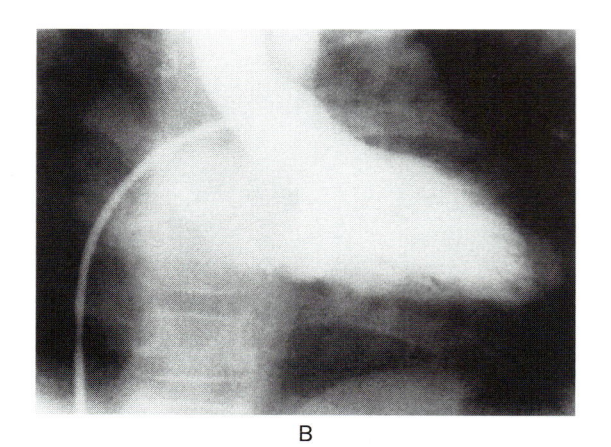

図 17-19 心内膜床欠損症の goose neck 変形
左室造影の拡張期(A)では僧帽弁の裂隙 cleft と，左室心尖部方向への低位付着(矢印)がみられ左室流出路が狭くみえる．収縮期(B)では僧帽弁閉鎖不全による左房への逆流が認められる．

室中隔の奇異性運動をみる．房室弁の逆流がある．

4）心カテーテル
カテーテル走行は心房中隔の下方から左房に入る．左室造影では，僧帽弁の左室心尖部方向への異常低位付着による **goose neck 変形**と，前尖の鋸状の**裂隙** cleft が特徴的である（図 17-19）．

【鑑別診断】
二次口心房中隔欠損症，完全型心内膜床欠損症との鑑別を要する．

【治療】
1）内科治療
心不全があれば抗心不全療法を行う．
2）外科治療
心不全が軽ければ，待機的に欠損口のパッチ閉鎖と僧帽弁裂隙縫合などの弁形成術を行う．

b. 完全型心内膜床欠損症 complete ECD
【概念】
心内膜床の形成不全のため心室中隔欠損と心房中隔欠損の両者による短絡がある．房室弁は共通房室弁で裂隙を認め，房室弁自体の組織学的異常もある．腱索や乳頭筋は，心室中隔欠損の上縁または両心室間にまたがって異常付着 straddling する．部分型では二つの弁輪を持つが，完全型の房室弁は大きな共通前尖と共通後尖に分かれて共通房室弁口をつくる（図 17-20）．

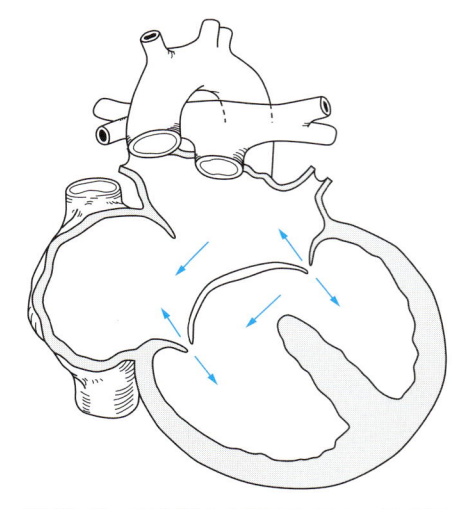

図 17-20 完全型心内膜床欠損症の模式図
心房，心室中隔欠損症と共通房室弁逆流により，動静脈血の混合，肺血流増加，肺高血圧をきたす．

【病態生理】
完全型は不完全型と異なり，乳児期早期に心不全症状が強くなるものが多い．心房間や心室間の左-右短絡と房室弁逆流による著しい肺血流増加のため肺高血圧となる．

【症状・身体所見】
強い心不全症状を示す．胸骨左縁上部の収縮期駆出性雑音と下部の逆流性収縮期雑音を聴くことができる．I音はしばしば単一で，II音は固定性分裂があるが，肺高血圧のため単一亢進化する．

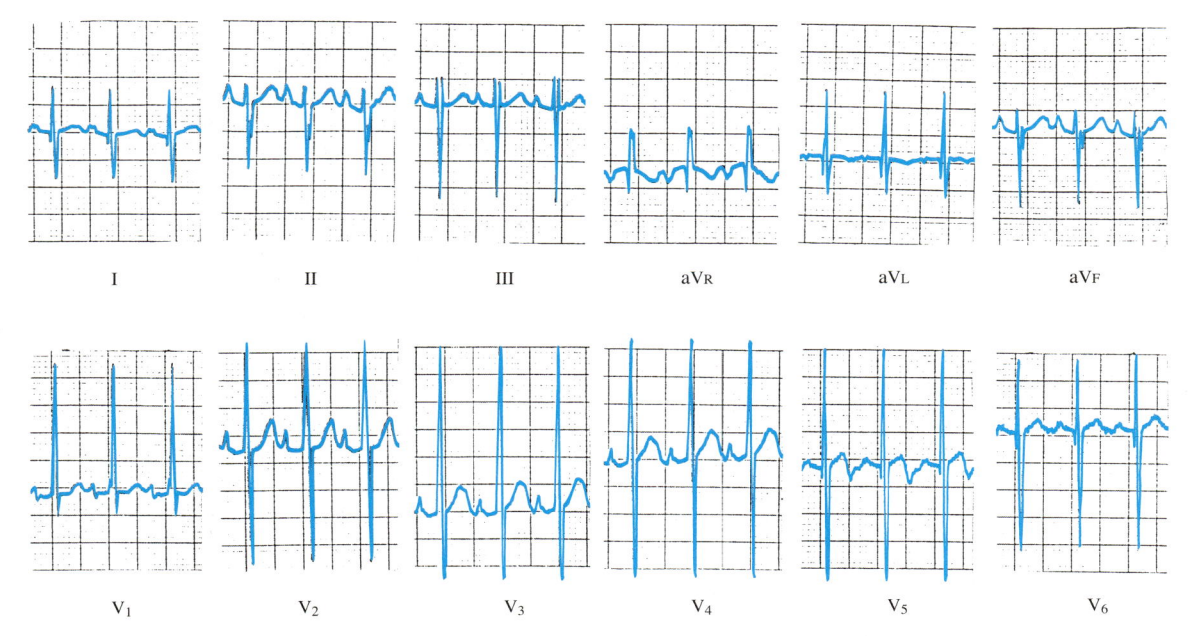

図17-21　完全型心内膜床欠損症の心電図(6ヵ月女児)
平均QRS電気軸は－90°，PR間隔は0.18秒と延長しⅠ度房室ブロックを示す．V₁R 2.5 mVで右室肥大を示す．

心不全症状が強くないときは，肺動脈狭窄の合併か肺血管抵抗の上昇を考える．

【検査】

1) 胸部X線

心拡大が著明である．右房，右室の拡大が強い．肺血流増加，肺うっ血像がみられる．

2) 心電図

－90°～－150°の**左軸偏位**で，Ⅰ度房室ブロックをともなう．右房または両心房肥大と，右室または両室肥大(図17-21)がある．

3) 心エコー

心房，心室間の短絡や共通房室弁の形成不全と種々の程度の逆流をみる．

4) 心カテーテル

短絡率，肺高血圧を判定する．左室造影で**goose neck 変形**，房室弁逆流をみる．

【合併症】

① **Down 症候群**に合併する心疾患の約70％近くが心室中隔欠損症と完全型心内膜床欠損症である．② 無脾症候群の多くに合併する．

【治療】

1) 内科治療

肺うっ血，心不全に対する治療を行う．

2) 外科治療

早期の根治術が必要である．欠損口パッチ閉鎖と共通房室弁の分割と形成術を行う．乳児期の手術成績は芳しくないため，姑息術として肺動脈絞扼術を行うこともあるが，房室弁逆流が強いと効果が少ない．肺高血圧症例では手術時期が遅れると予後が不良のため，可能な限り乳児期に行う．術後は弁逆流や弁狭窄の残存と，房室ブロックなどの不整脈に注意する．

4. 動脈管開存症 patent ductus arteriosus (PDA)

【概念】

Botallo 管開存症ともいう．出生後の動脈管の収縮不全による．動脈管組織は厚くらせん状をした弾性線維と平滑筋細胞でできており，生後，肺動脈血流が増加すると血中プロスタグランジンE₁が低下し，酸素分圧も上昇するため収縮する．通常，機能的な閉鎖は72時間以内に起こり，3ヵ月以内には組織学的にも完全に閉鎖する．

【頻度】

① 未熟児，特に32週未満の低出生体重児では

頻度が高い．収縮が遅れるが数ヵ月で閉鎖することが多い．②成熟児での開存はムコイド弾性線維層と筋性中膜の消失による収縮不良が原因である．③高地では酸素分圧が低く，頻度が高い．④妊娠3ヵ月以内の感染による**先天性風疹症候群**では，動脈管の炎症による開存が多い．⑤大動脈縮窄・離断症や左心低形成症候群，肺動脈閉鎖症に合併する合目的な動脈管開存症もある．

【病態生理】

動脈管を通る短絡血流の方向は全身血圧と肺血圧の相対的な差に依存しているため，左-右もしくはときに右-左短絡にもなりうる．一般的には左-右短絡で大動脈から肺動脈へ流れる．左室容量は増加し，拡張期にも大動脈から肺動脈への血液の短絡があるため脈圧が大きくなる．

【症状・身体所見】

左-右短絡血流が多い場合は発育不良，心不全を認める．右-左短絡が多ければ呼吸困難や下肢のチアノーゼがみられる．大きな左-右短絡では**速脈** bounding pulse が特徴的であり，脈圧が大きい．生後肺血管抵抗が下がり，左-右短絡が生じれば収縮期～拡張期にかけての収縮期に強い連続性雑音または**輪転様雑音** machinery murmur が胸骨左縁第二～三肋間で聴取される．新生児では，肺血管抵抗が高いため収縮期雑音だけのこともある．大短絡では心尖部に拡張期ランブルを聴く．肺高血圧が進むと収縮期雑音が弱くなりII音が亢進し，肺動脈弁閉鎖不全の拡張期雑音（**Graham-Steell 雑音**）が聴かれることもある．

【検査】

1）胸部X線

肺体血流比2：1以上の短絡では，肺血流量増加と心拡大をみる．上行大動脈，肺動脈，左房は拡大する．

2）心電図

小短絡では正常である．大短絡では両室肥大で，右室肥大が強いときは肺高血圧を考える．

3）心エコー

カラードプラでは，主肺動脈内に左肺動脈付着部付近からの短絡血流がみられる．

4）心カテーテル

主肺動脈から左肺動脈枝の分岐部に開口するため，主肺動脈あるいは左肺動脈枝の酸素分圧がやや高くなる．カテーテルが主肺動脈から下行大動脈に通過するのが特徴的である（図17-22）．

【鑑別診断】

表17-8に示す連続性雑音をきたす疾患を鑑別する．

【合併症】

肺高血圧，気道閉塞，感染性心内膜炎を合併す

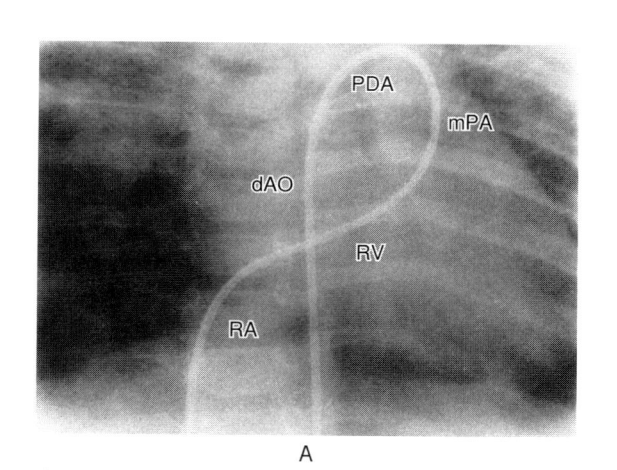

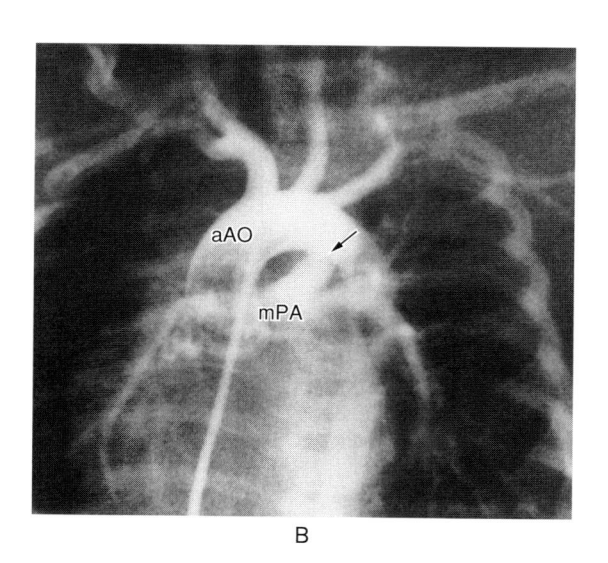

図17-22 動脈管開存症におけるカテーテル走行
A：カテーテルは右房（RA）-右室（RV）-主肺動脈（mPA）-動脈管（PDA）-下行大動脈（dAO）へと進む．
B：上行大動脈（aAO）造影により動脈管（矢印）と，左右の肺動脈が造影される．

表 17-8 連続性雑音が聴かれる疾患

- 静脈コマ音
- 大動脈中隔欠損症（大動脈肺動脈窓）
- Valsalva 洞動脈瘤破裂
- 冠動静脈瘻，肺動静脈瘻
- 総動脈幹症
- 末梢肺動脈狭窄症
- 肺静脈狭窄症
- 大動脈縮窄症
- 大動脈肺動脈側副血行

- to and fro 雑音をきたす疾患
  - 心室中隔欠損症＋大動脈弁閉鎖不全症
  - 僧帽弁狭窄症＋閉鎖不全
  - 大動脈弁狭窄症＋閉鎖不全

ることがある．

【治療】
1) 内科治療
①抗心不全療法．未熟児の動脈管開存症にはインドメタシンがしばしば閉鎖に有効である．
②カテーテル閉鎖術：近年，経カテーテル閉鎖術が試みられているが，残存短絡が1〜5%にある．

2) 外科治療
肺高血圧が進展する前に動脈管結紮術もしくは離断術を行う．結紮術では再開存も10%程度ある．反回神経麻痺，声帯麻痺，横隔膜神経麻痺などの合併症に注意する．

5. 肺動脈狭窄症 pulmonary stenosis（PS）

【概念】
右室流出路漏斗部弁下，肺動脈弁，肺動脈弁上，末梢肺動脈の狭窄がある．最も多いのは肺動脈弁交連部の癒合による弁狭窄である．

【頻度】
先天性心疾患の約10%程度である．形成不全弁は **Noonan 症候群** に多い．

【病態生理】
多くは無症状である．新生児期に発症する重症純型肺動脈狭窄では出生直後，動脈管の閉鎖にともないチアノーゼが出現する．これは右室流出路の強度の狭窄のため肺血流が著しく低下し，右室拡張末期圧，右房圧が上昇し，卵円孔を介する右-左短絡を生ずることによる．

【症状・身体所見】
胸骨左縁第二肋間に収縮期駆出性雑音を聴取し，ときに収縮期クリック（駆出音）を聴取する．重症化するにつれ収縮期雑音の持続が長くなり，雑音のピークが遅れる．II音の分裂は広くなり，IIpは減弱し単一化する．またクリックがI音に近くなる．胸骨左縁上部で振戦 thrill を触知する．

【検査】
1) 胸部 X 線
重症の場合は肺血流低下，心拡大がみられる．軽症〜中等症では多くは心拡大はなく，肺血流もおおむね正常範囲である（図17-23）．弁狭窄では，主肺動脈の**狭窄後拡張** poststenotic dilatation が特徴的であるが，漏斗部狭窄，形成不全弁にともなう狭窄ではみられない．

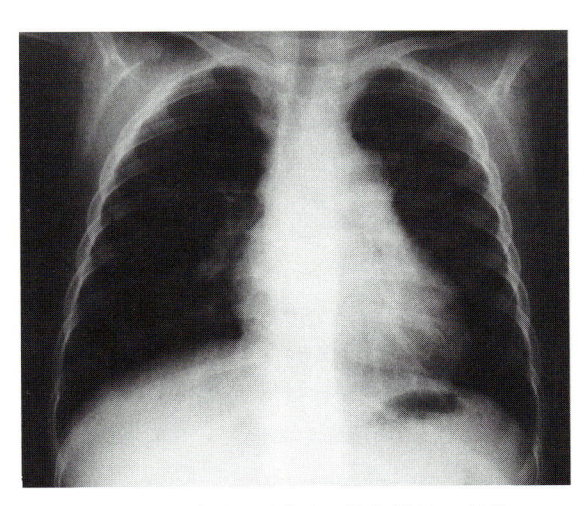

図17-23 肺動脈狭窄症の胸部単純 X 線像
左第二弓が突出する心房中隔欠損症と類似するが心拡大は軽度で，肺血流はほぼ正常．

2) 心電図
狭窄の程度が強くなると右軸偏位の度合いが増し，V_1 でR波が高くなる．
①軽症：正常または軽度の右室肥大．
②中等症：軽度の右軸偏位，右室肥大，V_1R は<2mV，V_1T は約半数で陽性となる．
③重症：右軸偏位，右房肥大，右室肥大，V_1 のST-T部分は肥大性変化 strain pattern を示す．V_1 は qR，R型で，R波は≧2mV．

3）心エコー

弁狭窄例では主肺動脈内最大流速$(m/秒)^2 \times 4$（簡易 Bernoulli の式）で右室-肺動脈間の圧較差が推定できる．

4）心カテーテル

右房圧上昇，右室圧上昇が特徴的である．

① 軽症：圧較差＜40 mmHg，右室/左室圧比 50％以下
② 中等症：圧較差≧40 mmHg，右室/左室圧比 51〜80％
③ 重症：圧較差≧80 mmHg，右室/左室圧比 81〜100％以上

右室造影で，肺動脈弁の肥厚，ドーム状変形，主肺動脈の狭窄後拡張が特徴的である（図17-24）．

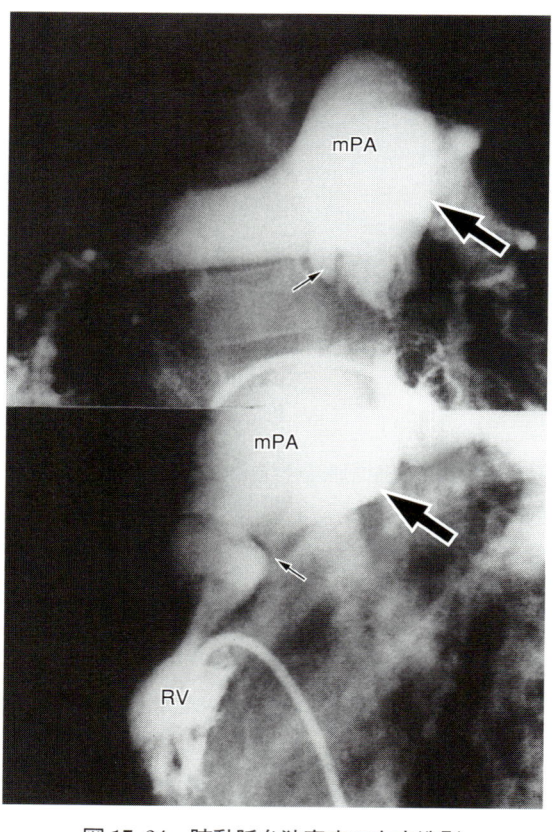

図17-24 肺動脈弁狭窄症の右室造影
（上：正面像，下：側面像）
肥厚した弁（→）と狭窄後拡張（post stenotic dilatation, ➡）が特徴である．右室（RV），主肺動脈（mPA）．

【鑑別診断】

心房中隔欠損症，**特発性肺動脈拡張症**，機能性心雑音，**ストレートバック症候群** straight back syndrome，大動脈弁狭窄症などとの鑑別を要する．

【治療】

1）内科治療

新生児期の重症狭窄では**プロスタグランジンE_1**で動脈管を開大させ肺血流を保つ．現在ではカテーテルによる**バルーン拡大術**で治療することがほとんどである（図17-25）．死亡率，合併症率も低く安全である．拡大後に肺動脈弁の逆流を認めることがある．

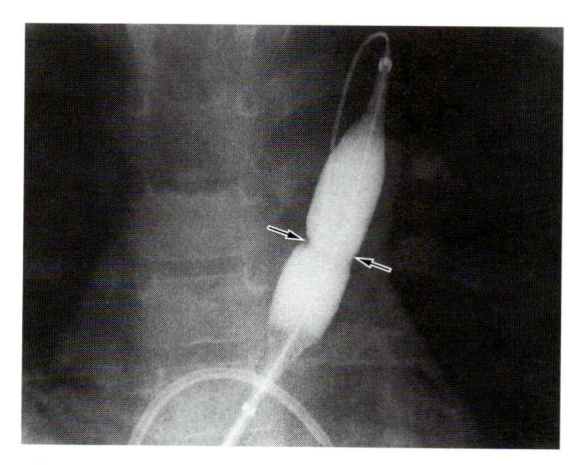

図17-25 肺動脈弁狭窄症の経皮的バルーン拡大術
狭窄弁のくびれ waist がみられる（矢印）．

2）外科治療

中等症〜重症ではときに直視下弁切開手術を行うことがあるが，非直視下弁切開術（Brock 手術）は新生児以外ほとんど行われない．

● **末梢肺動脈狭窄**
Fallot 四徴症，大血管転位症，先天性風疹症候群，Williams 症候群に合併することが多い．

6. 大動脈（弁）狭窄症 aortic stenosis（AS）

【概念】

大動脈弁の形成異常による左心室流出路の狭窄で，二つの弁尖が癒合した二尖弁のことが多い．

弁下狭窄では，左室流出路大動脈弁直下に円周状で分離型 discrete の膜様，または線維筋性組織が存在する．

【病態生理】

流出路狭窄にともなう左室の収縮期圧負荷，および後負荷増大により左室拡張末期圧も上昇する．拡張期には冠血流が阻害され，心筋の虚血性変化が出現する．高度の狭窄では**心内膜線維弾性症**も合併し，心機能が低下する．

【症状・身体所見】

新生児の重症例では，左室容量が縮小し，また小さな弁輪径で，心拍出量の低下による強い心不全症状がある．それ以外は多くの場合無症状で経過する．成人では弁の石灰化や大動脈弁閉鎖不全をともなう．強い狭窄例では失神，疲労感，狭心痛などを感じることがある．

聴診上，胸骨右縁第二肋間から右頸部に放散する収縮期駆出性雑音を聴取する．重症ではⅡ音大動脈成分が遅れる**奇異性分裂** paradoxical split を認める．圧較差 40～50 mmHg では胸骨上窩～頸動脈で thrill を触れる．弁狭窄では**収縮期クリック**が聴かれる．

【検査】

1）胸部 X 線

軽度の心拡大を示し，弁狭窄では上行大動脈の**狭窄後拡張** poststenotic dilatation をみる．

2）心電図

左室肥大，ときに左側胸部誘導の肥大性変化 strain pattern や両室負荷，ST-T 波の虚血性変化を示す（図 17-26）．

3）心エコー

大動脈弁の動きが制限され，**ドーム形成**をみる．大動脈弁狭窄の程度，2 尖弁かどうかの形態，およびドプラで圧較差を判定する．

【鑑別診断】

肺動脈狭窄症，心室中隔欠損症，閉塞をともなう肥大型心筋症との鑑別を要する．

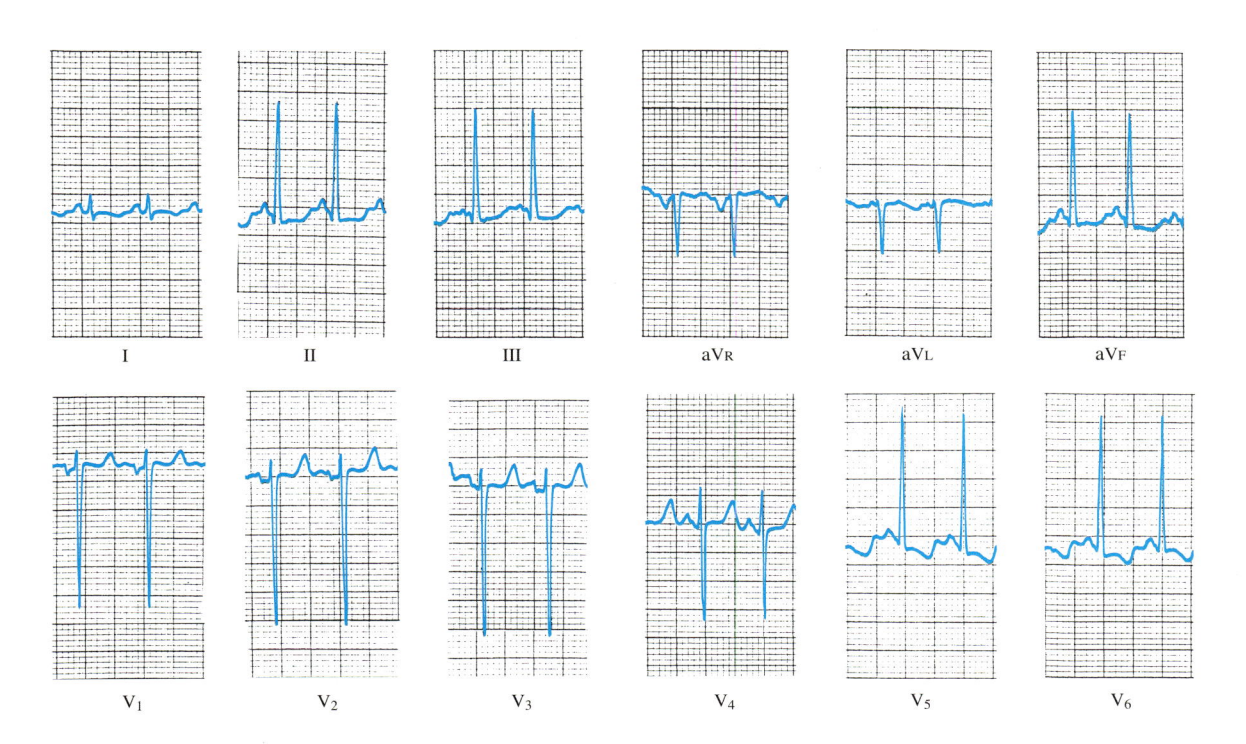

図 17-26　大動脈狭窄症の心電図（4 ヵ月男児）

Ⅱ，Ⅲ，aV_F，V_5，V_6 の高い R 波と ST 部分の肥大性変化 strain pattern，$V_{1～3}$ では深い S 波があり左室肥大を示す．

【治療】

左室-大動脈間の収縮期圧較差が50 mmHg以上であれば治療を考慮する．**感染性心内膜炎**の予防が大切である．

1）内科治療

弁狭窄では**バルーン拡大術**が有効．重症例ではカテーテルが弁を通過しにくいこともある．

2）外科治療

弁交連切開術または弁置換術を行う．新生児重症例では死亡率は高い．弁下狭窄では突出した膜様構造物を切除する．

● **大動脈弁上狭窄**

Williams症候群（知能低下，妖精様顔貌 elfin-like face，かすれ声，陽気な性格）にともなうことがある．上行大動脈は砂時計型を示すことが多い．7番染色体 q 11.23 の欠失，エラスチン遺伝子の異常がある．

7. 大動脈縮窄症 coarctation of the aorta（CoA）

【概念】

大動脈弓（峡部）〜下行大動脈に狭窄部位がある疾患である．動脈管壁の平滑筋が大動脈壁に伸展し，その収縮によって縮窄になるという説，漏斗部心室中隔の後方偏位による胎内での大動脈血流の低下のため生じるとする説などがある．多くは，左鎖骨下動脈と動脈管付着部の間の峡部の管状低形成あるいは，動脈管付着部対側の血管壁の突出による狭窄である．

病型は**乳児型**（管前型でびまん性管状狭窄）と**成人型**（局所型狭窄）に分類されている（図17-27）．

【頻度】

男子にやや多い．**DiGeorge症候群**や，**Turner症候群**に合併することもある．

【病態生理】

心室中隔欠損，動脈管開存を合併する大動脈縮窄複合では，動脈管の閉鎖時期に下半身への血流が減少し，心不全，肺高血圧を発症する．体血流の多くを右室に依存するため，動脈管の収縮とともにショックを起こすことがある．

【症状・身体所見】

1）乳児型

乳児での症状の出現は，動脈管の大動脈側の閉鎖時期（2〜3週）に影響される．生後数週から下肢の脈が弱く皮膚が冷たくなる．上肢の高血圧と

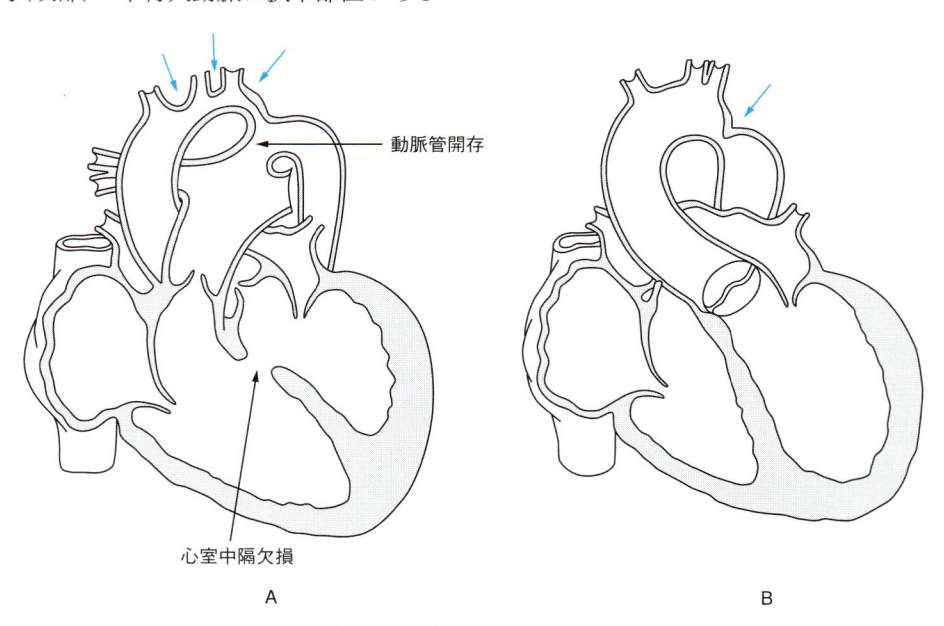

図17-27 大動脈縮窄症の分類

A：乳児型大動脈縮窄症で大動脈弓の低形成，狭窄（→）をともなう．動脈管開存症，心室中隔欠損症をともなうものを大動脈縮窄複合という．
B：成人型大動脈縮窄症は左鎖骨下動脈近傍の局所的な狭窄で，大動脈二尖弁をともなうことが多い．

下肢の低血圧が進む場合はこの疾患を疑うべきである．聴診で，胸骨左縁上部，背部，肩甲下部に弱い収縮期雑音または連続性雑音を聴くことがある．

左上肢・下肢のチアノーゼと，ピンク色の口腔粘膜，右上肢を示す **differential cyanosis** を認めることがまれにある．乳児の複合型では太い動脈管を介する多量の右-左短絡のため，上下肢の血圧に差を認めないことが多い．右-左短絡と低心拍出のための軽いチアノーゼがみられることがある．

2) 成人型
成人では上肢の高血圧と下肢の低血圧が明らかであり，診断には四肢の血圧測定が必須である．正常では下肢の収縮期血圧は上肢に比べて5〜10 mmHg ほど高い．

【検査】
1) 胸部 X 線
年長(6〜8歳以上)になると肋骨下縁の**肋骨侵食像 rib notching** が顕著になる．これは肋間動脈の側副血行が拡大したための肋骨下縁の陥凹像である．また大動脈弓(左第一弓)は縮窄部で3の字型を示す．食道造影では圧迫による逆3 signまたは E sign がみられる．

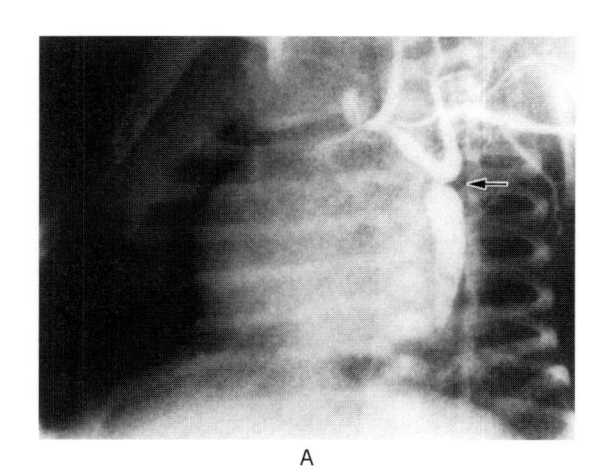

2) 心電図
複合型では右室肥大あるいは両室肥大を示す．高度の縮窄では左室の肥大性変化 strain pattern が生じる．

3) 心エコー
胸骨上窩からのアプローチで大動脈弓の縮窄部を確認できる．連続波ドプラで圧較差を推定する．

4) 心カテーテル
逆行性ではときにカテーテルが縮窄部を閉塞し危険である．左橈骨動脈からの逆行性造影で縮窄部位を確認する(図17-28)．

【合併症】
腎機能低下をみることがある．

【治療】
1) 内科治療
新生児の大動脈縮窄複合型では**プロスタグランジン E_1** により動脈管を開存させ，下肢の血流を改善する．バルーン拡大術が有効なときもある．

2) 外科治療
主に左鎖骨下動脈フラップ法 subclavian flap，または端端吻合ないしパッチ拡大術を行う．術後再狭窄には**バルーン拡大術**が有用である．動脈管は結紮もしくは離断する．複合型には姑息的手術として肺動脈絞扼術を同時に施行し，一期的また

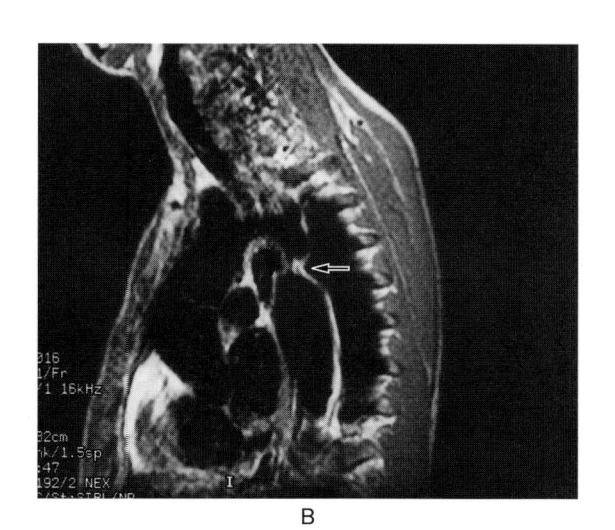

図17-28 大動脈縮窄症
A：乳児型大動脈縮窄症の逆行性左橈骨動脈造影．左鎖骨下動脈から低形成の大動脈弓，縮窄部(矢印)と，拡張した下行大動脈が造影される．
B：成人型大動脈縮窄症．MRI 像で局所的な shelf(矢印)の突出による狭窄が確認できる．

は二期的に心室中隔欠損のパッチ閉鎖を行う．

● 縮窄術後症候群
術後の高血圧が特徴で，腹痛などの症状は腸間膜動脈の収縮によるとされる．

大動脈弓離断症 interrupted aortic arch
【概念】
大動脈弓が途中で離断している大動脈縮窄症の極型である．
①A型：左鎖骨下動脈の末梢側，②B型：左総頸動脈と左鎖骨下動脈の間，③C型：腕頭動脈と左総頸動脈の間，の三つに分類される．わが国ではA型が最も多く，**DiGeorge症候群**，CATCH 22にともなうことが多い．

【病態生理】
心室中隔欠損，動脈管開存などの心奇形を合併する．下行大動脈への血流は太い動脈管から供給されるため，動脈管の収縮傾向にともない増悪する．下半身の酸素飽和度は上肢よりやや低い．

【症状・身体所見】
新生児期から乳児期早期にかけて心不全やショックで発症することが多い．一般的に心雑音はない．

【検査】
1) 胸部X線
心拡大，肺血流増加をみる．
2) 心電図
右軸偏位，右室肥大を示す．
3) 心カテーテル
左または右橈骨動脈から逆行性大動脈弓造影または上行大動脈造影で離断個所を確認する．

【治療】
1) 内科治療
プロスタグランジンE_1にて動脈管を開大させ下肢の血流を保つ．抗心不全療法を行う．
2) 外科治療
新生児期に離断部の吻合術を行う．

● Valsalva洞動脈瘤
漏斗部（肺動脈弁下）心室中隔欠損に合併することが多い．大動脈の右冠尖が欠損孔に逸脱して落ち込み，その結果大動脈弁閉鎖不全が生じるが，重症例ではValsalva洞が右室流出路側に動脈瘤様に突出して先端が破裂し，拡張期に強い大動脈-右室流出路短絡を生じる．ときに右室流入部や右房に破裂することもある．

【臨床症状】
心室中隔欠損による収縮期雑音とValsalva洞破裂による拡張期雑音からなる胸骨左縁第二肋間に特徴的なto and fro雑音か連続性雑音が聴取される．成人例で心室中隔欠損に合併しないものは，胸骨左縁第四肋間に聴取される．破裂の発症はおおむね18歳以後で，急激に体血圧が上昇した際に起こりやすく，突然の胸痛，呼吸困難をきたす．断層心エコーや血管造影で，大動脈閉鎖不全と大動脈起始部Valsalva洞からの短絡血流が観察される．

【治療】
手術的に欠損孔を閉鎖する．

8. Fallot四徴症 tetralogy of Fallot

【概念】
①肺動脈狭窄（主に漏斗部），②大動脈の右方偏位による心室中隔への騎乗override，③心室中隔欠損，④右室肥大，の四つを持つものをFallot四徴症という（図17-29）．チアノーゼ性心疾患では最も多い．

【病態生理】
心室中隔漏斗部中隔（円錐中隔）の前上方への偏位，および自由壁の筋性肥厚による右室流出路狭

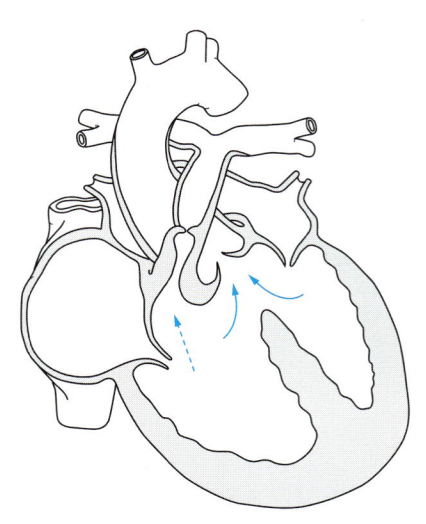

図17-29　Fallot四徴症の模式図

窄が特徴である．肺動脈狭窄の程度によって右-左短絡や低酸素血症の程度が決定される．血液は両心室から膜様部心室中隔欠損を経由して肺・体両循環に駆出されるため，狭窄が強くなるほど体循環への血流が増加し，また肺血流量が減少するためチアノーゼが強くなる．

【症状・身体所見】

新生児期からチアノーゼをみる例は少ないが，その後はチアノーゼがない pink tetralogy と呼ばれるものから，3～6ヵ月頃からチアノーゼが強くなる例まで様々である．

聴診では，胸骨左縁第三肋間に肺動脈狭窄に由来する収縮期駆出性雑音を聴取する．II音は肺動脈閉鎖音が弱く，大動脈弁が胸壁に近いため，単一であるが大動脈弁閉鎖音が大きく亢進する．低(無)酸素発作のときは駆出性雑音が弱くなる．

1) 蹲踞(そんきょ)

歩行開始後は蹲踞 squatting の姿勢をとることが特徴である．これは運動後に多い．蹲踞をすることによって，体血管抵抗が増加し，右-左短絡は減少し，肺循環が増えるために低下した動脈血酸素分圧(PaO_2)が上昇する．

2) 低(無)酸素発作 hypoxic/anoxic spell, blue spell

多くは3～6ヵ月以後に起こる．発作は朝，覚醒後，運動後，排便後，びっくりしたときなどに多く，頻脈や呻吟をともなう深い呼吸が特徴である．重症例ではアシドーシスが強い．不穏状態，過呼吸，ときに痙攣，片麻痺へと進むことがある．これは運動により心拍出量が増加し，肺血管抵抗は上昇して体血管抵抗が下がるため右-左短絡が増加し動脈血酸素分圧 PaO_2 が低下することによる．この spell は通常自然に回復し，15～30分で終わるが，重症例ではしばしば軽快しないで増悪し重篤化することがある．

3) ばち状指

ばち状指 clubbed finger とは，指趾末端の球状の拡大である．多血症やチアノーゼの強さと期間に比例し著明になる．病態としては，血管分布の増加と拡張，血流増大が関与している．爪が彎曲し，末節指の横幅が広くなる．親指，人指指に強い．慢性肺疾患，亜急性感染性心内膜炎，肝硬変，慢性炎症性腸疾患などでもみられる．

【検査】

1) 胸部 X 線

左第二弓の陥凹がみられる．特徴的な**木靴型**(coeur en sabot, boot shape)の心陰影で，心拡大はみられない．肺血流量は低下し，20～25%の症例では**右側大動脈弓**をともなう(図 17-30)．

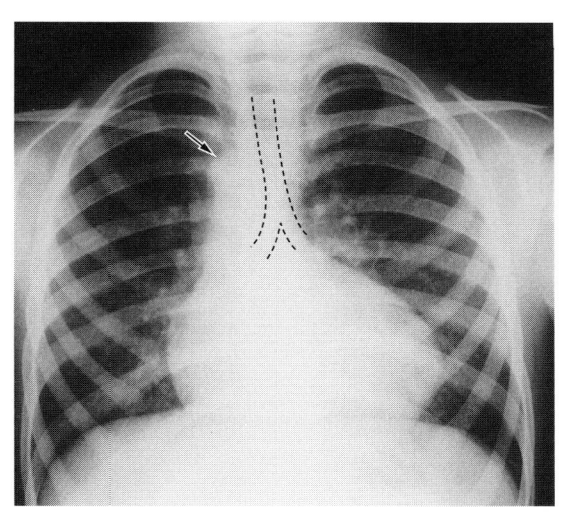

図 17-30 Fallot 四徴症の胸部単純 X 線
軽度の心拡大，肺血管陰影減少，右(側)大動脈弓(矢印)と木靴型心陰影を示す．

2) 心電図

右軸偏位，右房負荷，右室肥大で V_1 は高い R 波を示し，$V_{5,6}$ で R 波が低い(図 17-31)．

3) 心エコー

大動脈は心室中隔に騎乗し，膜様部に心室中隔欠損を認める．右室流出路の狭窄像，狭少な弁輪や低形成の肺動脈が確認できる．

4) 心カテーテル

右室圧，左室圧，大動脈圧の収縮期圧はほぼ等しい．肺動脈圧は5～15 mmHg と低く，**漏斗部腔**があるときは，引き抜き圧の記録で弁狭窄と漏斗部狭窄の2段階の圧変化がある．大動脈酸素飽和度は75～85% と低下する．心血管造影では通常，大動脈下の心室中隔欠損は大きく，狭窄は漏斗部以外の肺動脈弁，分岐部，末梢肺動脈にも存在することがある．肺動脈弁輪径も狭いことがある．右室造影では大動脈と肺動脈が造影される(図 17-32)．

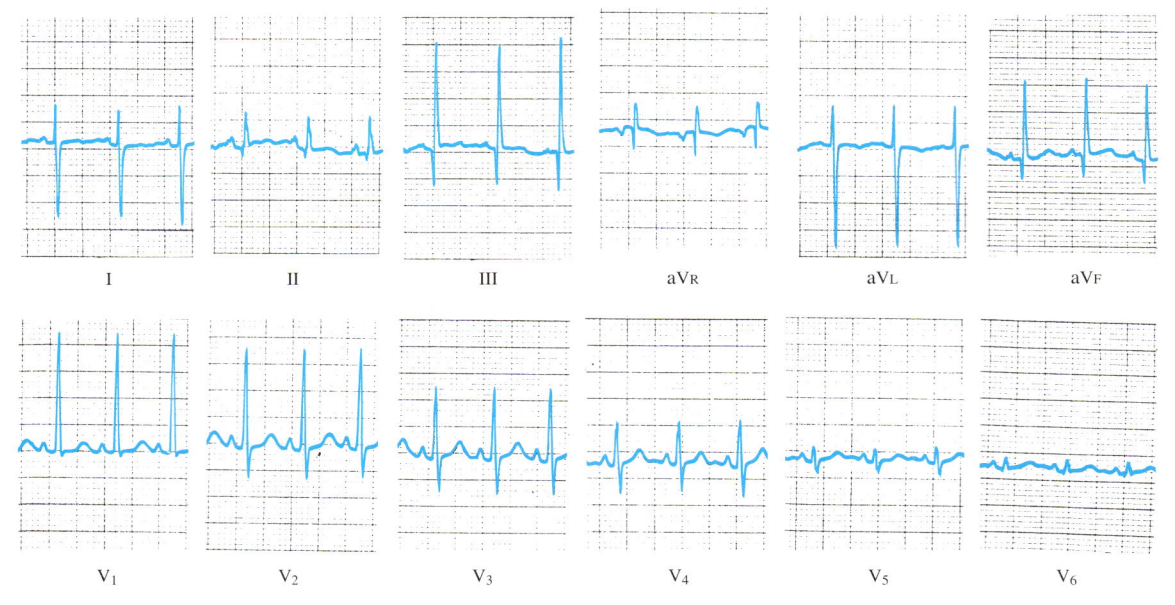

図 17-31 Fallot 四徴症の心電図(2 歳男児)
+120°の右軸偏位,先鋭化 P 波,$V_{1,2}$ の高い R 波と陽性 T 波を示す右室肥大,V_5,V_6 の低い R 波が特徴的

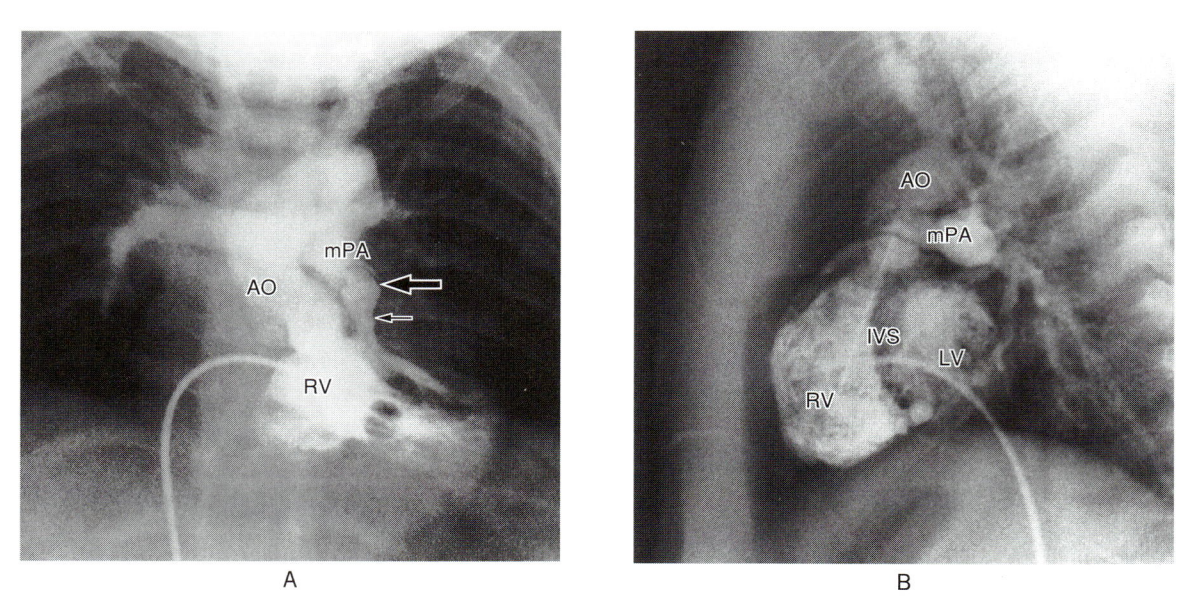

図 17-32 Fallot 四徴症の右室造影
A(正面像):上行大動脈(AO)と,漏斗部狭窄(←),弁狭窄(←)を示す肺動脈(mPA)が同時に造影されている.
B(側面像):拡大した右室(RV)が前方にあり,上行大動脈(AO)は心室中隔(IVS)に騎乗 override している.

【鑑別診断】

肺動脈狭窄をともなった両大血管右室起始症，肺動脈狭窄をともなった大血管転位症や総動脈幹症を鑑別する．

【合併症】

多血症，相対的貧血，感染性心内膜炎，低(無)酸素発作を合併する．中枢神経系の合併症である**脳膿瘍**を認めることがある．**脳血栓**は脳静脈，硬膜静脈洞に多く，ときに大脳動脈に生じる．

【治療】

1) 内科治療

鉄剤投与により多血症にともなう相対的貧血の改善をはかり，脳血栓塞栓，低酸素発作を予防する．最も重要な低酸素発作の治療を表 17-9 に示す．感染性心内膜炎に対しては，抗生物質の投与が必要である．

表 17-9 Fallot 四徴症の低(無)酸素発作の治療

① 胸膝位とする
② 酸素投与(効果少ない)
③ 塩酸モルヒネ，静注，筋注，皮下注
④ 重曹(メイロン)でアシドーシスの改善
⑤ β遮断薬　プロプラノロール　静注
⑥ 体血圧上昇薬のα刺激薬，メトキサミン，フェニレフリンで右-左短絡を減少
⑦ 間欠期は相対的貧血の改善と，β遮断薬プロプラノロール，鎮静薬の経口投与で発作を予防

2) 外科治療

① 短絡術：肺血流減少が著しい乳児の場合は Blalock-Taussig(B-T)短絡術(鎖骨下動脈-肺動脈吻合術)，または人工血管を利用した体肺短絡術が必要である．

② 根治術：乳児期後期から幼時期にかけて肺動脈の太さ，左室の大きさが適当であれば，心内修復術を行う．心室中隔欠損をパッチで閉鎖し，右室流出路の心筋切除，パッチによる流出路拡大術を施行する．最近の手術成績は良好である．

● CATCH 22

　　cardiac defect, abnormal face, thymic hypoplasia, cleft palate, hypocalcemia の頭文字をとったもの．**染色体 22 q 11.2 微小欠失**と呼ばれるようになった．DiGeorge 症候群，円錐動脈幹異常顔貌症候群とも重複する．Fallot 四徴症，両大血管右室起始症，大動脈弓離断，総動脈幹症の合併が多い．

9. 肺動脈閉鎖症 pulmonary atresia（PA）

【概念】

心室中隔欠損のない肺動脈閉鎖は，純型肺動脈閉鎖 pure PA とも呼ばれ，小さな右室と三尖弁狭窄を合併している．肺動脈弁はほとんどが膜様に閉鎖している．心室中隔欠損のある肺動脈閉鎖は偽総動脈幹または**極型 Fallot 四徴症**とも呼ばれ，しばしば右側大動脈弓を合併する．肺血流は動脈管もしくは主要体肺側副血管，気管支動脈により供給される．

【病態生理】

出生後，動脈管の収縮により肺血流が低下し，低酸素血症が増強する．右室は約半数で著しい低形成を示している．

【症状・身体所見】

聴診では，II 音は単一で，通常心雑音はない．ときに三尖弁逆流や動脈管開存による雑音を聴取する．肝腫大，右心不全症状が強い．

【検査】

1) 胸部 X 線

心拡大は中等度であるが，三尖弁逆流合併例では心拡大が著明である．

2) 心電図

右房負荷所見を認める．小さな右室では V_1 の R 波は低く，左室肥大を示す．

3) 心カテーテル

通常，右房圧は高い．右室収縮期圧はときに 200 mmHg 以上に達することもある．三尖弁逆流の合併がある．

【治療】

1) 内科的治療

新生児期には**プロスタグランジン E_1** で動脈管を開存させ肺血流を維持し，心房間交通が少ないときはバルーンによる**心房中隔裂開術** balloon atrial septostomy（BAS），弁拡大術も考慮する．

2) 外科治療

新生児期に肺動脈弁切開術(Brock 手術)，あるいは B-T 短絡術を行う．幼時期以降に Rastelli 手術，右心室流出路再建術を行う．右室が小さい症例には数年後 Fontan 手術が行われることもある．

10. 両大血管右室起始症 double-outlet right ventricle (DORV)

【概念】

右室から大動脈，肺動脈の両大血管が起始する疾患で，心室中隔欠損が唯一の左室からの流出路となるまれな疾患である(図17-33)．

【病態生理】

心室中隔欠損の位置は，①大動脈弁下，②肺動脈弁下，③両大血管下の型に分けられる．

【症状】

心室中隔欠損の位置や，約半数に合併する肺動脈狭窄の有無およびその程度によりチアノーゼや肺うっ血などの症状は異なる．

① 大動脈弁下欠損型：大きな心室中隔欠損症に類似し，チアノーゼはないかきわめて軽い．肺動脈狭窄を合併しているものはFallot四徴症に類似する．

② 肺動脈弁下欠損型：肺血流が多く，大血管転位症に類似する．チアノーゼ，心不全がある．

③ 両大血管下欠損型：心室中隔欠損が大動脈，肺動脈の両弁下に存在する．肺高血圧や心不全症状が強く，両室肥大がある．

● Taussig-Bing 奇形

　心室中隔欠損の位置が肺動脈弁下か，両大血管下にある両大血管右室起始症をいう．肺動脈が心室中隔に騎乗し，臨床的にはチアノーゼが強く，大血管転位症に似る．大動脈縮窄症の合併が多い．

【検査】

心カテーテル

造影上，両大血管が右室から起始する．左室からの血流は心室中隔欠損を介して短絡する．両大血管の半月弁は同じ高さでほぼ並行に位置する．

【治療】

1) 内科治療

新生児期で肺血流低下にともなうチアノーゼの強いものはプロスタグランジンE_1を投与する．心不全をともなうものは抗心不全療法を行う．

2) 外科治療

高度のチアノーゼをともなうものには短絡術，肺高血圧例には肺動脈絞扼術を行う．根治術は，一般的には心室内バッフル baffle で左室-大動脈流出路を形成し心室中隔欠損を閉鎖する．肺動脈狭窄合併例には Rastelli 手術を行う．合併奇形によって手術方法が異なる．

11. 完全大血管転位症 complete transposition of the great arteries (TGA), d-transposition of the great arteries (d-TGA)

【概念】

右室から大動脈，左室から肺動脈が起始してい

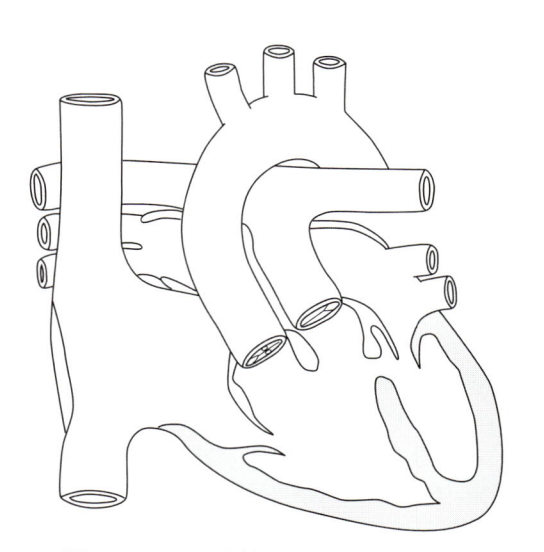

図 17-33　両大血管右室起始症の模式図

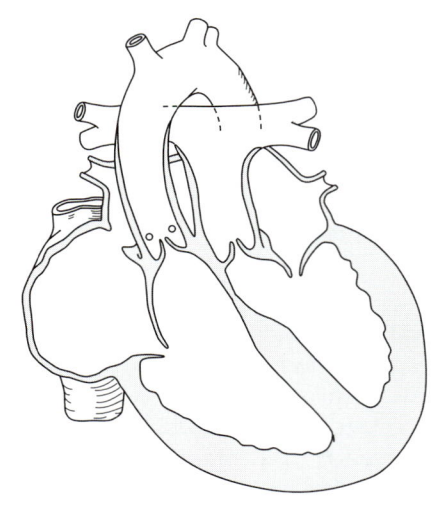

図 17-34　完全大血管転位症の模式図

る疾患である．心室と大血管関係の不一致連結があるため，体循環した静脈血が右室をへて再び体循環し，肺からの動脈血は左室をへて肺循環するという二つの**並列回路**が存在する病態である（図17-34）．正常では大動脈は体の右後方で左室から，肺動脈は左前方で右室から起始するが，本症では大動脈は右前方で右室から，肺動脈は左後方で左室から起始する．

【病態生理】
右心系からの大動脈血流・体循環と，左心系からの肺動脈血流・肺循環が独立して存在する．生存するためには①卵円孔開存もしくは心房中隔欠損，②心室中隔欠損，③動脈管開存などの両回路が混合する短絡の合併が必須である．体血圧は右室に依存しており，出生後も胎児期の並列循環のため本来の直列循環を維持できない．出生後は，動脈管と卵円孔の閉鎖傾向にともない血液混合が減少し，急激な低酸素血症を生じる．

【分類】
Ⅰ型，Ⅱ型，Ⅲ型に分類され，異なった臨床像を呈する．動脈管開存，大動脈縮窄の合併も多い．Ⅰ型，Ⅱ型が多く，チアノーゼと心不全，肺高血圧を示す．
① Ⅰ型：心房中隔欠損か，卵円孔，動脈管での短絡のみの型である．動脈管の閉鎖にともない生後数時間〜1日で急激に悪化する．動・静脈血流の混合が少ない．
② Ⅱ型：大きな心室中隔欠損を合併する．
③ Ⅲ型：大きな心室中隔欠損と肺動脈狭窄を合併する．

【症状】
心雑音は心室中隔欠損，肺動脈狭窄，動脈管開存の合併の有無によって異なる．
① Ⅰ型：出生直後からの強い低酸素血症がある．心雑音はないか，胸骨左縁上部の弱い駆出性雑音を聴取する．Ⅱ音は単一・亢進か狭く分裂する．動脈管が大きいと逆differential cyanosis（上半身にチアノーゼが強く，下半身で軽い）をみることがある．肺高血圧をきたす．
② Ⅱ型：チアノーゼは軽いが心不全は強い．生後1〜4週で肺うっ血，心不全の症状が増悪する．肺血流量は増加する．肺高血圧をきたす．
③ Ⅲ型：肺動脈狭窄の雑音を出生時から聴取する．チアノーゼは狭窄の程度による．肺血圧が低く緩徐な経過をとることが多い．心不全は軽い．

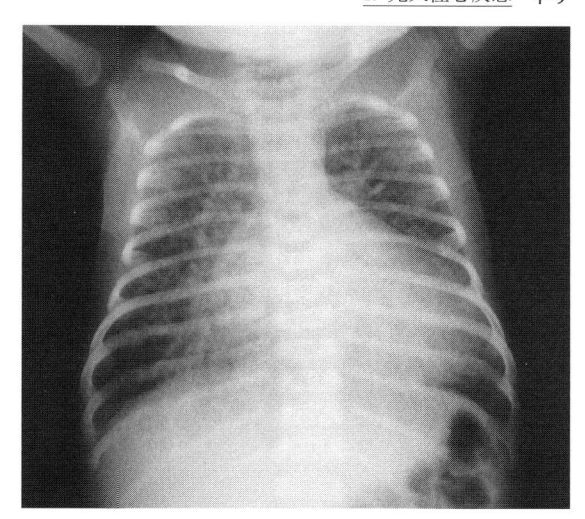

図 17-35　完全大血管転位症の胸部 X 線
心拡大，肺血管陰影の増強と横卵型 egg shape 心陰影と，狭い上縦隔 narrow base．

【検査】
1）胸部 X 線
古典的な横卵型 egg on side の心陰影がみられる．大動脈，肺動脈が前後に近い位置であり，また胸腺が小さいため縦隔陰影が狭い（narrow base）（図 17-35）．

2）心電図
右室肥大所見を示す．Ⅰ型では新生児としては正常範囲のことが多い．Ⅱ型では左室肥大も加わることもある．

3）心エコー
おおむね確定診断がつく．大動脈は右室から起始し，肺動脈の右前方に位置し，正常とは逆の位置関係を示す．

4）心カテーテル
冠動脈奇形の合併がときにみられる．

【治療】
1）内科治療
アシドーシス，低血糖，低カルシウム血症の改善をはかる．肺血流量減少に対しては**プロスタグランジン E_1** を投与したり，心房間交通が少なければ，心カテーテルによる**バルーン心房中隔裂開**

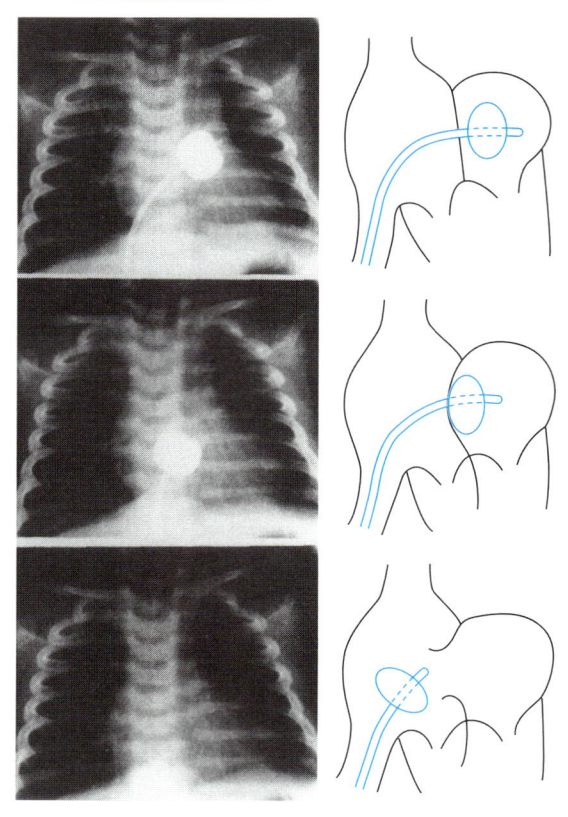

図 17-36 完全大血管転位症におけるバルーンによる心房中隔裂開術（BAS）

術 balloon atrial septostomy（BAS）を行い PaO_2 の上昇をはかることがある（図 17-36）．

2）外科治療

Ⅰ型，Ⅱ型には冠動脈移植をともなう Jatane 術が施行される．

① Ⅰ型：生後2週間以内，つまり肺血管抵抗の低下により左室心筋が退縮し左室機能が低下する前に Jatane 術を施行する．成功率は 70～90％に近いが難しい手術である．
② Ⅱ型：左房圧＞右房圧のときは，左房圧を下げる．新生児期に Jatane 術を施行するが，姑息的に肺動脈絞扼術を行うこともある．
③ Ⅲ型：チアノーゼが強い場合には短絡術を行い，待機的に Rastelli 手術を行う．

1960年代には Blalock-Hanlon 術，肺動脈絞扼術，その後，**心室位血流転換**（Rastelli 術），**心房位血流転換術**（Mustard 術，Senning 術）を多く施行する時期があったが，体静脈-左房-左室-肺動脈となり右室が長期にわたって体循環の心室であることが問題となってきた．以前は 90％以上の患児が乳児期に死亡していたが，最近では 90％以上の生存が期待されている．

12. 修正大血管転位症 corrected TGA（c-TGA）

【概念】
胎生期に原始心筒が左にループ（l-loop）したために生じ，心房-心室の連結が**不一致** discordant である．

【病態生理】
血流自体は右房-（僧帽弁）-解剖学的左室-肺動脈-左房-（三尖弁）-解剖学的右室-大動脈と生理学的に修正されている．大動脈は肺動脈の左前方に位置し，左側の心室から起始する．心室中隔欠損，心房中隔欠損，三尖弁逆流，肺動脈狭窄，完全房室ブロックの合併が多い．

【症状】
心室中隔欠損合併例では左-右短絡で心不全症状を示す．心室中隔欠損，肺動脈狭窄合併では Fallot 四徴症に似る．合併奇形がない場合は大動脈が前方にあるため単一・亢進したⅡ音が特徴である．

【検査】
1）胸部X線

心陰影の左側を上行大動脈陰影が占めるため，心陰影の左縁上部はまっすぐか，やや突出している．

2）心電図

特徴的な所見を示す．心室中隔も逆位のため早期脱分極のQ波がⅡ，Ⅲ，aVF，$V_{1〜2}$ にみられ，V_6 にQ波はない．Ⅲ，aVR，aVF，V_1 でT波が陽性になる．Ⅰ度および完全房室ブロック，**WPW症候群，発作性上室頻拍**などを合併することがある．

3）心エコー

大動脈は左前方，肺動脈は右後方に位置する．

【治療】
1）内科治療

軽いチアノーゼまたは肺うっ血に対処する．

2) 外科的治療

合併する奇形に対応する手術を行う．刺激伝導系が，膜様部心室中隔欠損の上前方は右側心室側を走行し，他は左側心室側を走行するので，閉鎖術施行後の房室ブロックに注意する．

13. 総動脈幹（遺残）症 truncus arteriosus

【概念】

発生途中の動脈幹の中隔形成不全により，肺動脈と大動脈に分離されず，1本の大きな動脈幹が心臓から起始し，冠動脈，肺動脈が分岐する．多くは大きな心室中隔欠損が存在する．

【分類】

総動脈幹からの肺動脈の分岐状況により分類される．主肺動脈のあるものから，主肺動脈を欠き，大動脈から左右の肺動脈が分岐しているものまである（図17-37）．心室中隔欠損兼肺動脈閉鎖は以前まで**偽総動脈幹** pseudotruncus と呼ばれていた．動脈幹弁はしばしば厚く茸状で，3弁＞4弁＞2弁＞5弁と数はさまざまである．

【病態生理】

総動脈幹は大部分の症例で左右の心室に均等に騎乗し，右室，左室ともに総動脈幹に血流を送り出している．つまり動静脈混合血が体循環に送り出される．肺血管抵抗が下がる時期に，肺血流増加をともなう心不全症状が出現する．

【症状】

肺血流が多く，チアノーゼは一般に軽度である．収縮期雑音と，総動脈幹弁の逆流による拡張期雑音のto and fro雑音を聴取する．II音は単一亢進し，ときにクリックを聴取することができる．脈圧は大きく，速脈を触知する．症状は，肺動脈の大きさにより心不全かチアノーゼとなる．しばしば動脈管開存をともなうFallot四徴症に似る．

【検査】

1）胸部X線

上縦隔の幅が狭い．右大動脈弓が約1/3に合併する．肺動脈枝は高い位置から分岐し，両側の肺門部陰影が高い．

2）心電図

右室または両室肥大を示す．

3）心エコー

1本の大血管が心室中隔に騎乗し，大きな心室中隔欠損をともなう．

4）心カテーテル

両心室圧は等しい．鎖骨下動脈の分岐異常，下行大動脈からの異常肺動脈起始がまれではない．

【治療】

1）内科治療

心不全の治療を行う．予後は不良である．

2）外科治療

肺血管抵抗が異常に上昇する前の6ヵ月以内にRastelli術を行う．姑息的に両側肺動脈絞扼術を行うが，根治術と合わせても死亡率は高い．

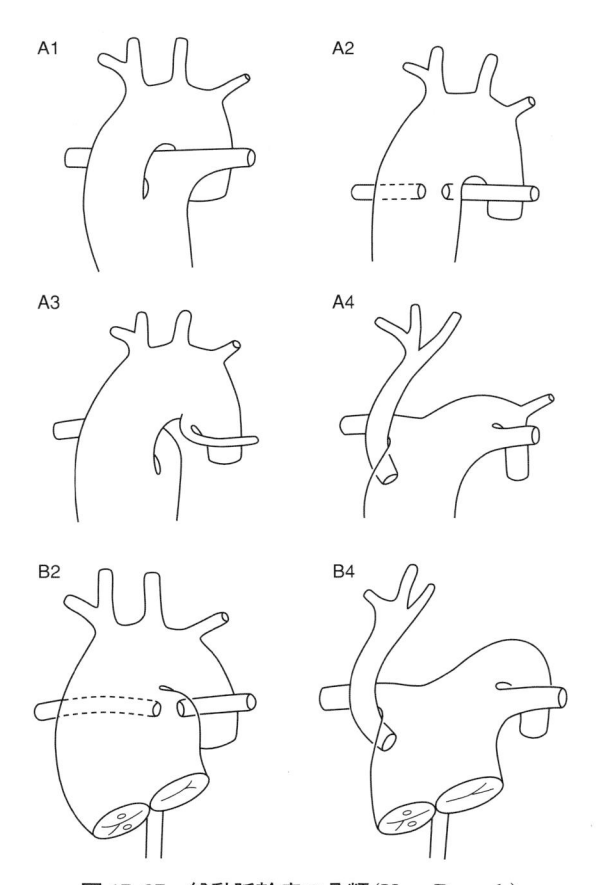

図17-37 総動脈幹症の分類（Van Praagh）
A1〜A4は心室中隔欠損症をともない，B2とB4はともなわない．

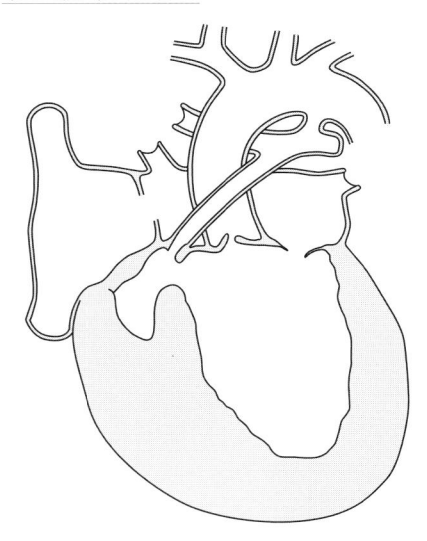

図17-38　三尖弁閉鎖症の模式図

14. 三尖弁閉鎖症 tricuspid atresia（TA）

【概念】
　三尖弁の完全な無形成で、多くは筋性組織で閉鎖されている。右房-右室の連絡と右室流入部はなく、右室は流出路のみで小さい。生存するためには、必ず心房中隔欠損か卵円孔開存をともなわなくてはならない（図17-38）。

【病態生理】
　大血管転位、心室中隔欠損、肺動脈狭窄の合併により細かく区分されている。肺血流量低下と増加の二つの型がある。

【症状】
　チアノーゼによって乳児期早期に発見されることが多い。I音は単一で亢進し、心室中隔欠損、肺動脈狭窄による心雑音がある。肺動脈狭窄を合併するものではチアノーゼが強く、動脈管の収縮により増悪する。肺血流量が多いと、肺血管抵抗の低下にともない心不全は増強する。大血管転位を合併するものでは、肺血管病変が進みやすい。

【検査】
1）心電図
　左脚がHis束から早く分岐し、後方でしかも短いため、多くは**左軸偏位**を示し、右房負荷所見と左室肥大を示す。大血管転位を合併するものでは左軸偏位は少なく正常軸であることが多い。

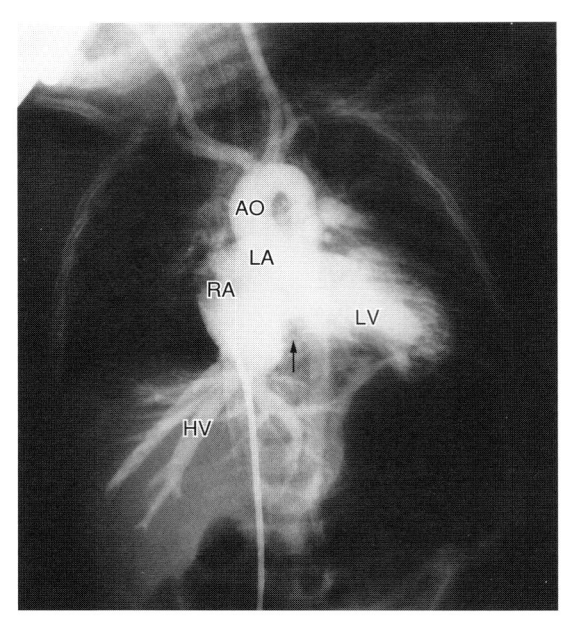

図17-39　三尖弁閉鎖症の右房造影
　右房（RA）、左房（LA）、左室（LV）と造影され、右室は三尖弁より先が造影されていない。右房と右室のつくる陰影欠損の部分をtriangular sign, RV window sign（矢印）と呼ぶ。腹部では逆行性に肝静脈（HV）が造影されている。

2）胸部X線
　多くは肺血流低下を示す。軽い心拡大がある。
3）心カテーテル
　右房圧a波が高い。右房造影で心房中隔欠損を介する左房への血流があり、左房-左室へと造影される。右室への流入部の陰影欠損がある（図17-39）。

【治療】
1）内科治療
　肺血流低下群の新生児には、プロスタグランジンE_1で動脈管を開大させ肺血流を維持する。感染性心内膜炎、血栓症を予防する。
2）外科治療
　B-T短絡術、Glenn手術あるいはBASを施行する。肺血流増加群には肺動脈絞扼術を行う。最終的な機能的根治手術としてはFontan手術または大静脈と肺動脈の吻合術を行う。

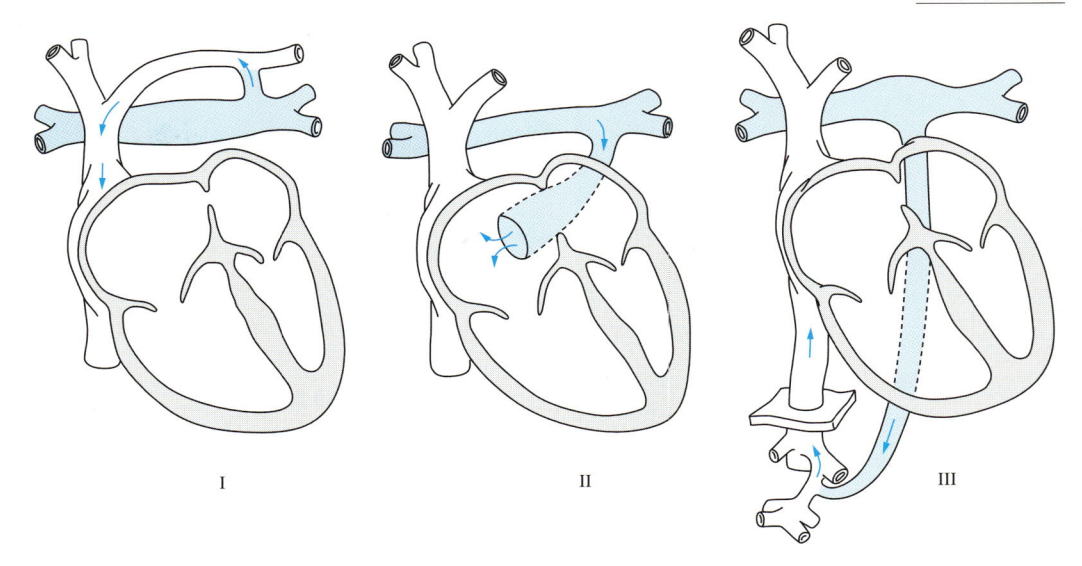

図17-40 総肺静脈還流異常症の分類(Darling)
Ⅰ：上心臓型，Ⅱ：傍心臓型，Ⅲ：下心臓型

表17-10 総肺静脈還流異常症の分類

病　型	頻　度	狭窄出現率
Ⅰ型：上心臓型（無名静脈へ垂直静脈を介して還流する）	50〜55%	
Ⅰa：総肺静脈-垂直静脈-無名静脈-上大静脈-右房		40%
Ⅰb：総肺静脈-垂直静脈-上大静脈-右房		75%
Ⅱ型：傍心臓型（冠静脈洞もしくは右心房の後壁に還流する）	25〜30%	
Ⅱa：総肺静脈-冠状静脈洞-右房		10%
Ⅱb：総肺静脈-右房		5%
Ⅲ型：下心臓型（横隔膜下の下大静脈，門脈，肝静脈，静脈管に還流）	13〜20%	95〜100%
Ⅳ型：以上の混合型（Ⅰa＋Ⅱaなど）	2〜5%	

15. 総肺静脈還流異常症 total anomalous pulmonary venous return（TAPVR）

【概念・分類】

すべての肺静脈血が左房ではなく右心系に還流する疾患である（図17-40）．表17-10に示すような型に分類されている．

【病態生理】

異常還流する肺静脈の狭窄の有無と，全身血流を保つ心房中隔欠損を介する血液混合，動脈管開存によって臨床症状が決定される．特にⅢ型は還流肺静脈の狭窄をともない，**新生児早期**に発症しやすい．右心系の拡張期血液流入障害，心室拡張障害をきたす．動脈管閉鎖にともない肺血流と肺静脈圧が増加し，卵円孔縮小により心房間混合が減少し，左室血流が減少する．

還流肺静脈に狭窄がない場合は，肺血管抵抗が第一呼吸から低下し，右室がより多くの血流を駆出する．狭窄がある場合は肺血管抵抗は上昇し，肺うっ血が強いが肺血流は減少する．また還流血が減少するため心拡大もなく，動脈管が体血流を保っている．肺静脈圧は上昇し肺水腫，反応性肺静脈攣縮，肺高血圧となる．通常，卵円孔の右-左短絡があり，その大きさと程度によりチアノーゼが出現する．

【症状】

全身にチアノーゼ，強い心不全症状を認める．奔馬調律があるが，多くは心雑音を聴取しない．新生児期に発症するものの多くは還流肺静脈に狭窄があり心雑音はない．狭窄がないと，左-右短絡のため大きな心房中隔欠損症に似る．

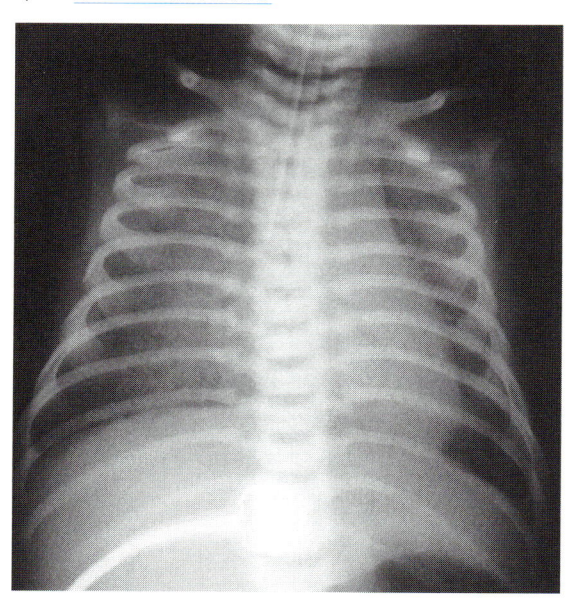

図17-41 新生児期の総肺静脈還流異常症(下心臓型)の胸部単純X線像
心拡大はなく,肺野は静脈側のうっ血のためすりガラス状となり,心陰影が不鮮明である.

【検査】
1) 胸部X線

左腕頭静脈に還流するものは,左下から右室,無名静脈,上大静脈,右房で構成される典型的な**雪だるま** snowman **型**もしくは**8の字** figure 8 shape **型**を示す.III型では心拡大はなく,肺水腫様で,呼吸窮迫症候群,肺硝子膜症,胎便吸引症候群,肺リンパ管拡張症などの**網状顆粒状陰影**に似る(図17-41).

2) 心電図

右軸偏位,右房負荷,右室肥大である.

3) 心エコー

左心系は一般的に小さい.カラードプラで肺静脈が左房に還流しておらず,左房後方の共通肺静脈腔が確認できる.

4) 心カテーテル

還流した肺静脈の付着部より中枢側では酸素飽和度が高い.両心房,両心室,大動脈で酸素飽和度はほぼ等しい.肺動脈造影の静脈相で異常還流部位を確認するが,侵襲が大きい.

【鑑別診断】

三心房心,心房中隔欠損,部分肺静脈還流異常,肺静脈狭窄・閉鎖,などを鑑別する.

【治療】
1) 内科治療

新生時期では**プロスタグランジン E_1** により静脈管,動脈管を拡大し全身血流を維持する.抗心不全療法,人工呼吸管理を行う.

2) 外科治療

準緊急で異常還流静脈を左房へ吻合する手術を行う.術後の肺静脈狭窄に注意する.

部分肺静脈還流異常症 partial anomalous pulmonary venous return(PAPVR)

【概念】

1〜3本の肺静脈が体静脈または右心系に還流する.

【病態生理】

しばしば静脈洞型二次口**心房中隔欠損症**にともなう.右肺静脈系の異常還流が多い.右上肺静脈-上大静脈が最も多く,右上肺静脈-右房,右上肺静脈-下大静脈や左肺静脈-左無名静脈の型もある.

【症状】

体静脈または心房レベルで左-右短絡があるが,短絡量は還流静脈の数と部位による.1本の場合はしばしば無症状で,2本以上の場合症状が出る.心雑音はまれで,II音の固定性ではない幅広い分裂が特徴的である.

【検査】

短絡量が多いと胸部X線では心拡大と肺血流増加をみる.心電図では,右房,右室の容量負荷を示す.心エコーで異常還流静脈を確認する.心カテーテルでは異常還流肺静脈にカテーテルの挿入が可能で,その部位の酸素飽和度が高い.

【治療】

短絡量が多い場合,**scimitar 症候群**,心房中隔欠損や肺高血圧を合併している場合はパッチによる左房への血流変換術が必要となる.

● 三心房心

左房内に隔壁が存在する疾患である.臨床像は肺うっ血を認め,僧帽弁狭窄症や心房中隔欠損症に類似する.

16. Ebstein 奇形 Ebstein's anomaly

【概念】
三尖弁の中隔尖ないし後尖が，弁輪組織ではなく下方の右室内心尖部よりに異常付着し形成不全がある疾患である．前尖はほとんど正常位置であり，大きい．弁上の薄い右室壁の一部が心房として機能する部分を"**右房化右室** atrialized ventricle"といい，奇異性運動をする（図17-42）．

【病態生理】
三尖弁逆流・狭窄のため右房は大きく，右室は小さいため右室拍出量は少ない．しばしば肺動脈狭窄・閉鎖を合併し，肺血流低下と右心不全をきたす．多くは心房中隔欠損，卵円孔が合併し，右-左短絡がある．

【症状】
チアノーゼや心不全は新生児期に強いものから明らかでないものまである．心音，脈拍が弱く，心音は特徴的な三部〜四部調律の**奔馬調律** gallop rhythm を示す．三尖弁閉鎖不全による逆流性収縮期雑音も聴かれる．新生児期を生存した本症の多くは軽症である．

【検査】
1）心電図
強い右房負荷，Ⅰ度房室ブロック，右脚ブロッ

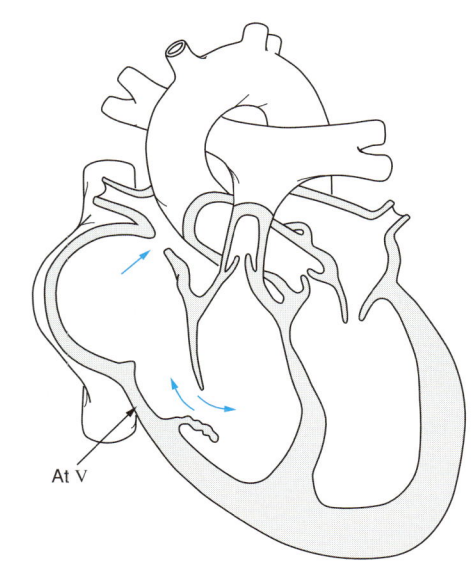

図 17-42 Ebstein 奇形の模式図
三尖弁の中隔尖が右室の心尖部方向へ下方付着している．矢印の部分が右房化した右室（AtV）である．

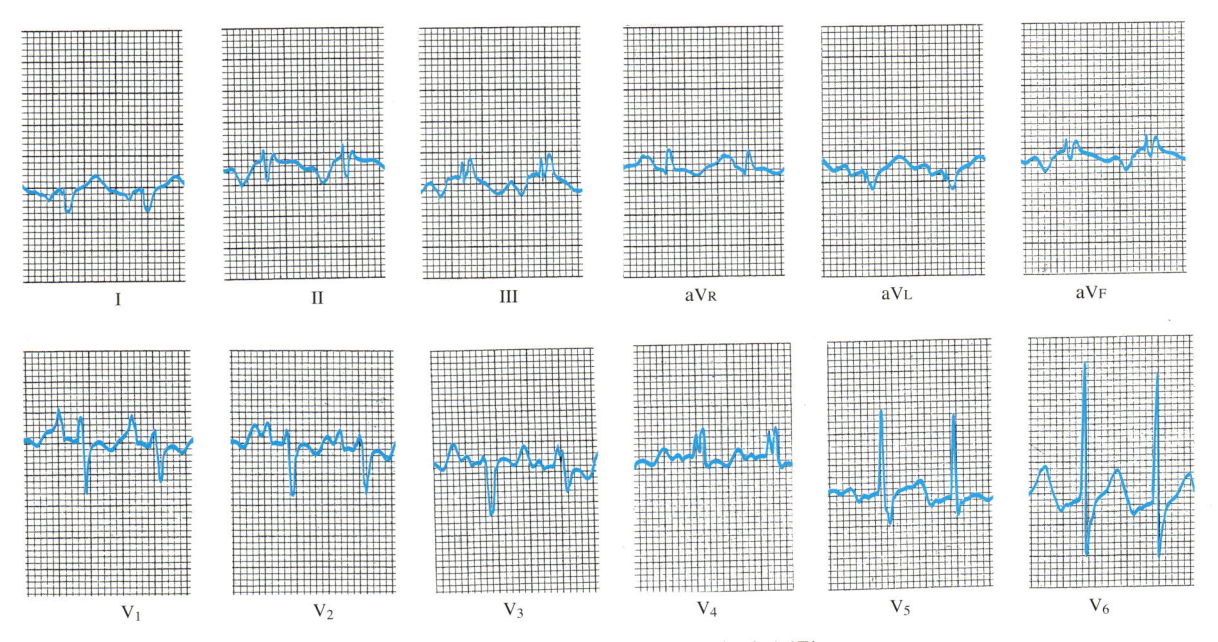

図 17-43 Ebstein 奇形の心電図（6歳女児）
平均QRS電気軸＋150〜180°の右軸偏位で四肢誘導は低電位である．
P波0.12（〜0.14）秒と幅が広く，調律は下位左房調律である．P-R間隔0.20秒．
P波は右房＋左房の両心房負荷を示す．V_1〜V_4でQRS幅は0.10秒で不完全右脚ブロック型を示す．V_1〜V_4でR波が低い．

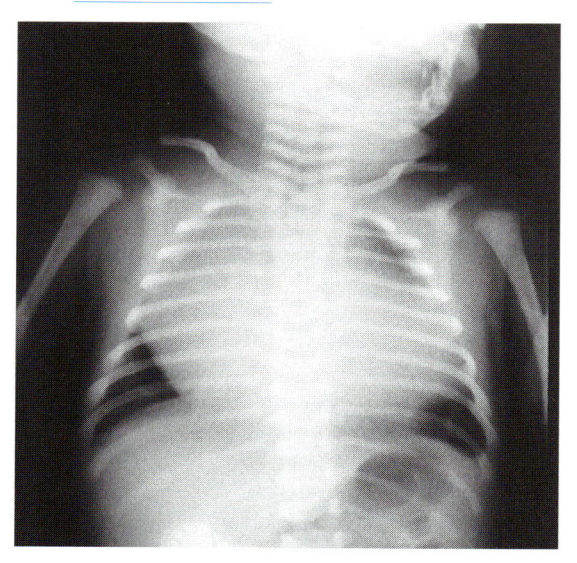

図17-44 Ebstein奇形の胸部単純X線像（2ヵ月男児）
著しい心拡大と，肺血流減少を示す．

ク型QRS波で，B型**WPW症候群，発作性上室頻拍**，心房粗動を合併するものがある．右側胸部誘導では低電位である（図17-43）．

2）胸部X線

心拡大が著しく，右房がきわめて大きく球状である．肺血流量が少ないため肺野は明るく，主肺動脈は突出せず大動脈は小さい（図17-44）．

3）心エコー

拡大した右房と，右室内に下方付着した三尖弁組織を証明する．三尖弁前尖の振幅は大きく，閉鎖遅延を示すことが特徴である．

【治療】

1）内科治療

抗心不全療法，**プロスタグランジンE_1**の投与などを行う．

2）外科治療

三尖弁つり上げ術，弁形成・置換，右房化右室の縫縮が行われる．待機的にはFontan手術を行う．

● Uhl病

右室自由壁の心筋欠損を特徴とし，Ebstein奇形，三尖弁欠如と共存するものがある．

● 単心房・単心室

単心房は大きな心房中隔欠損に類似した左右短絡を示すが，肺高血圧や右左短絡によるチアノーゼの合併が特徴である．Ellis-van Creveld症候群，心房内臓錯位，複雑心奇形にも合併する．心電図では多くの場合，左軸偏位，不完全右脚ブロック，右室肥大である．治療は抗心不全療法で，外科的にはパッチ閉鎖または直接縫合術を行う．

単心室は形態学的に一つの心室に二つの房室弁（ときに共通房室弁）が流入する型が多く，無脾症や多脾症，右胸心など心臓の位置異常や複雑心奇形を合併することが多い．多くは主心室以外に小さな痕跡的心室（流出路腔）をともなう．約1/3は肺血流増加を示すが，肺動脈閉鎖合併例では新生児期から著しいチアノーゼを示す．治療は肺血流増加群では抗心不全療法，チアノーゼ群ではプロスタグランジンE_1で動脈管を拡張させ肺血流を保つ．外科的にはFontan手術，または心室中隔形成術を行う．

17. 左心低形成症候群 hypoplastic left heart syndrome（HLHS）

【概念】

左心系の大動脈弓および大動脈弁や僧帽弁の低形成・高度狭窄・閉鎖に，痕跡的左室が組み合わさった疾患である．全身血流は大きな右室から太く開存した動脈管を経由して下行大動脈へ流れ

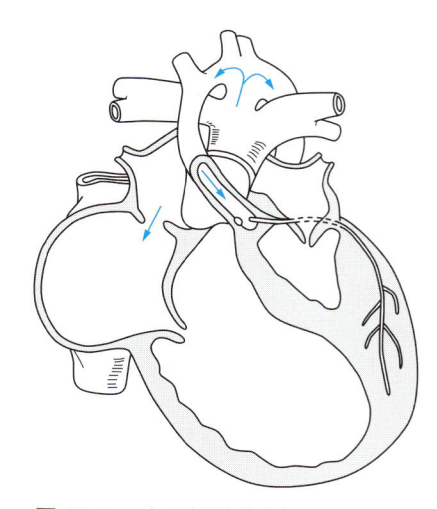

図17-45 左心低形成症候群の模式図

大動脈閉鎖，僧帽弁狭窄で左房・左室はきわめて小さい．肺静脈→左房→右房と流れる．きわめて細い上行大動脈と冠動脈は，太い動脈管の右-左短絡からの逆行性血流（矢印）で灌流される．

る．冠動脈や上行大動脈の分枝へは逆行性血流によるが，上行大動脈の径は3～5mm以下であり，冠動脈も低形成である（図17-45）．

【病態生理】

出生直後～数日以内の動脈管閉鎖にともない，きわめて強い心不全，ショック状態になる．生存するためには卵円孔や心房中隔欠損，太い動脈管の開存と肺体血管抵抗比のバランスが必須である．

【症状】

生直後からのチアノーゼ，末梢循環不全，強いアシドーシスと肺うっ血を示す．聴診では，心雑音は必ずしも聴取しない．

【検査】

1）胸部X線

著しい心拡大，肺うっ血を示す．

2）心電図

正常ないし右房，右室負荷所見を示す．

3）心エコー

細い大動脈弓と痕跡的左室，小さな左房，大動脈弁，僧帽弁の閉鎖および狭窄があり，大きな右室，太い肺動脈と動脈管の開存がみられる．

4）心カテーテル

橈骨動脈からの逆行性造影で低形成の上行大動脈と大動脈弓を確認できる．

【鑑別診断】

重症大動脈弁狭窄，大動脈弓離断，大動脈縮窄症，総肺静脈還流異常症を鑑別する．

【治療】

1）内科治療

プロスタグランジン E_1 で動脈管を開存する．BASはときに有効である．強い心不全，肺うっ血に対処する．

2）外科療法

第1期手術としては，主肺動脈を上行大動脈に吻合し，末梢肺動脈を切り放し，体肺短絡術を加えるNorwood手術を行う．第2期手術として6～12ヵ月にFontan手術が行われる．手術成績はきわめて悪い．

18. 右胸心 dextrocardia

心臓が右胸腔内に存在するものをいう．

右胸心では，心臓のみの場合は孤立性右胸心 isolated dextrocardia で心奇形合併が多い．全内臓逆位もともなう場合を鏡面像型右胸心 mirror image dextrocardia といい，この場合は心疾患の合併はまれである．原則的に心房位と内臓位はほとんどの場合一致している．内臓逆位では左房が右側，右房が左側にあることが多い．

右旋心 dextroversion は右肺低形成などで心臓の位置が右側に回旋したもので，心尖部は右を向く．右位心 dextroposition は右側無気肺などで心臓がそのまま右方に移動したものをいう．

19. 無脾症候群 asplenia syndrome, 多脾症候群 polysplenia syndrome

【概念】

本来は非対称を示すはずの内臓諸臓器が，対称性を示す"左右分化障害"が特徴で，合併心奇形はきわめて多彩である．

【病態生理】

表17-11に示す合併奇形の程度，種類により様々であり，**Ivemark症候群**ともいう．心房内臓錯位とも呼ばれる．

【症状】

心奇形の組み合わせによりチアノーゼ，心不全が生じる．無脾症候群では末梢赤血球内に**Howell-Jolly小体**を認める（図17-46）．

【治療】

1）内科治療

肺血流減少には**プロスタグランジン E_1**，または肺血流増加による肺うっ血に対する治療を行う．

2）外科治療

B-T短絡術，肺動脈絞扼術，房室弁形成術などの姑息的手術を行う．根治術は合併する心奇形によって様々である．

20. 冠動脈奇形 coronary artery anomaly

a. 左冠動脈肺動脈起始症
   （Bland-White-Garland症候群）

【頻度】

剖検や冠動脈造影での頻度は0.3～1.3%であ

表 17-11 無脾症候群と多脾症候群の特徴

	無脾症候群 右側相同性（両側右側性）	多脾症候群 左側相同性（両側左側性）
性比	男 65%	女 ≧ 男
主症状	チアノーゼ	肺うっ血
肺	両側 3 葉	両側 2 葉
気管支	主肺動脈の後上方の短い気管支 short eparterial bronchi	主肺動脈の前下方の長い気管支 long hyparterial bronchi
右胃	多い（正中胃泡）	少ない
消化器	腸回転異常，対称肝	腸回転異常，対称肝 胆嚢欠如，肝外胆道閉鎖
先天性心疾患の合併	＞95%	90〜95%
上大静脈	両側	両側
下大静脈	下行大動脈-下大静脈並走	下大静脈欠損，奇静脈結合（縦隔 knuckle 形成）
心房	単心房，心房中隔欠損症	単心房，心房中隔欠損症
共通房室弁孔	80〜90%	20〜40%
大血管転位	60〜75%	15%，両大血管右室起始多い
心室中隔欠損症	単心室 40〜50%	10〜15%
肺静脈還流	総肺静脈還流異常 70〜80%	部分肺静脈還流異常多い
肺動脈	閉鎖・狭窄多く肺血流減少	肺血流増加多い
予後	悪い	良い，症状あれば悪い
その他	Howell-Jolly 小体	冠静脈洞調律，房室ブロック

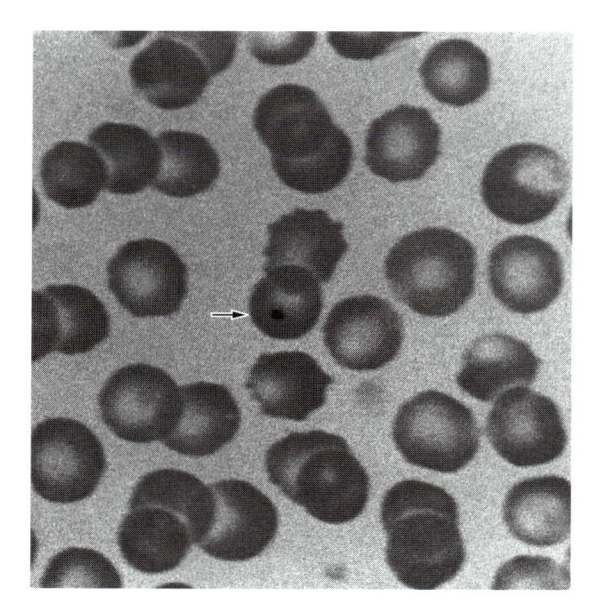

図 17-46 無脾症候群の Howell-Jolly 小体
赤血球内の小斑点として見られる（矢印）．

る．

【病態生理】

胎生期で総動脈幹が大動脈と肺動脈に分離されるときの異常により，左冠動脈が主肺動脈から起始している．生後 1 ヵ月以後の肺動脈圧の低下にともない左室心筋への冠血流量が低下するか，また酸素飽和度の低い静脈血が還流する．この時期に急激に悪化し症状が出現する．

【症状】

1) 乳児型

6 ヵ月以内に死に至る例が少なくない．左室側の**心筋梗塞，心内膜線維弾性症**や，乳頭筋機能不全による**僧帽弁閉鎖不全**の雑音や奔馬調律を聴取する．左室の拡張，菲薄化，心室瘤などを示し，心筋虚血をともなう心不全が合併する．

2) 成人型

冠循環の副血行路が発達している型をいう．成人に達する例も少なくない．肺動脈領域に連続性雑音を聴くものがある．

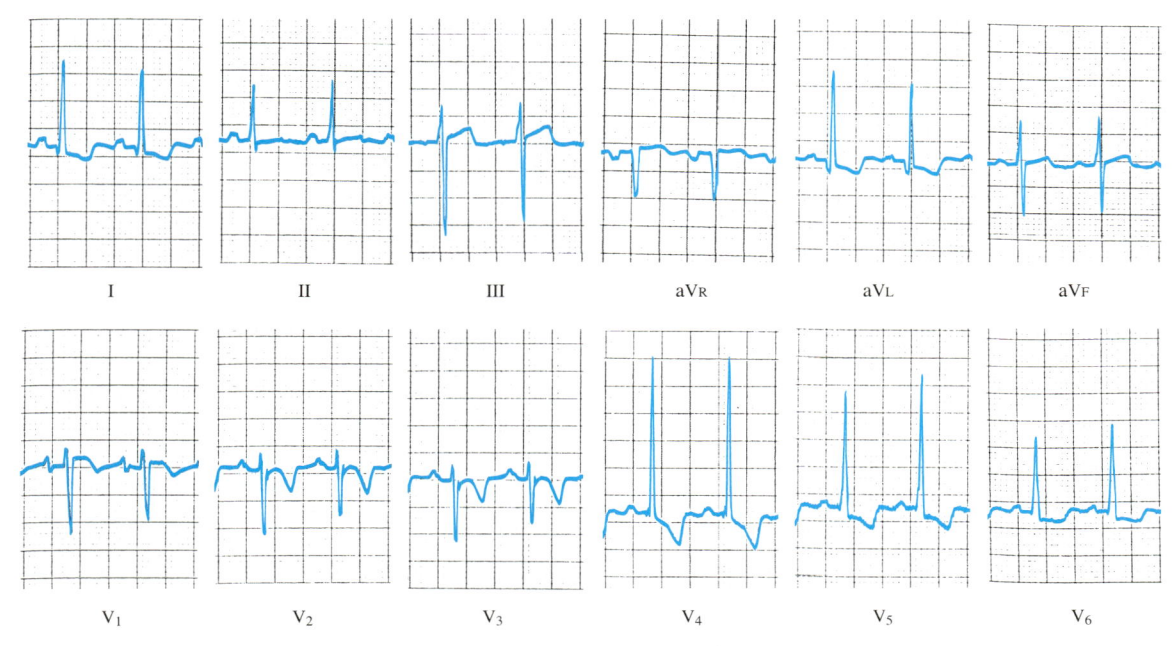

図 17-47 Bland-White-Garland 症候群の心電図
I, aVL, V₄〜₆ の ST 低下を示す虚血性変化と，I, aVL の qR 型がみられる．V₁〜₃ の R 波が低い．

【検査】
1）胸部 X 線
乳児型では著しい心拡大をみる．
2）心電図
電気軸は −60〜+90° である．I, aVL で左室側壁梗塞を思わせる陰転化 T をともなう qR 型，V₅，V₆ で qR 型，ST 上昇，陰転化 T など左冠動脈領域の虚血性変化を示す（図 17-47）．
3）心エコー
ときに肺動脈から起始する左冠動脈主幹部がみられる．右冠動脈は太い．
4）心カテーテル
肺動脈内で酸素飽和度の上昇が認められることがある．大動脈造影では代償性に拡張した右冠動脈のみ造影され，心筋側副血管の吻合が造影された後，左冠動脈，主肺動脈が逆行性に造影される．主肺動脈造影で起始を確認する．左室造影で前側壁の壁運動異常をみる．
5）タリウム心筋シンチグラフィー
左室の前側壁，心尖部に灌流低下像をみる．

【治療】
1）内科治療
抗心不全療法，心筋虚血への治療を行う．
2）外科治療
肺動脈から左冠動脈を剥離し大動脈に移植する方法，肺動脈内トンネル作成などがある．

b. **冠動静脈瘻** coronary arteriovenous fistula
【概念】
胎生期の血管類洞が残存し，冠動脈から右房・右室への動静脈瘻による左-右短絡を示す．通常，短絡量は少ない．右冠動脈によるものが，左冠動脈によるものの約 2 倍の頻度である．多くは右房，右室など右心系に還流する．
【症状】
還流部位近傍で連続性雑音を聴取する．
【検査】
1）胸部 X 線
短絡量が多いときは心拡大がある．
2）心電図
大短絡では心室肥大や，当該血管の末梢で steal 現象による虚血性変化を示すことがある．

3）心エコー

拡大した異常な冠動脈と心腔への短絡血流をみる．

【鑑別診断】

連続性雑音を示す疾患を鑑別する．

【治療】

大きな短絡では瘻開口部の結紮術を行う．

21．Eisenmenger 症候群

【概念】

肺高血圧をともなう先天性心疾患で高度の肺血管の**閉塞性病変**により肺血管抵抗が上昇し非可逆性の肺高血圧症となり，右-左短絡をきたした状態の一群をいう．この 20 年間で頻度は激減した．心室中隔欠損症，動脈管開存症，心内膜床欠損症などで起こりやすく，心房中隔欠損症はなりにくい．

【病態生理】

肺細小動脈と＜300 μm 以下の動脈の閉塞性病変は生後数ヵ月〜数年で始まり，中膜肥厚，内膜肥厚，さらに叢状病変 plexiform lesion，中膜の菲薄化や動脈瘤様拡張をきたす．右-左短絡量が

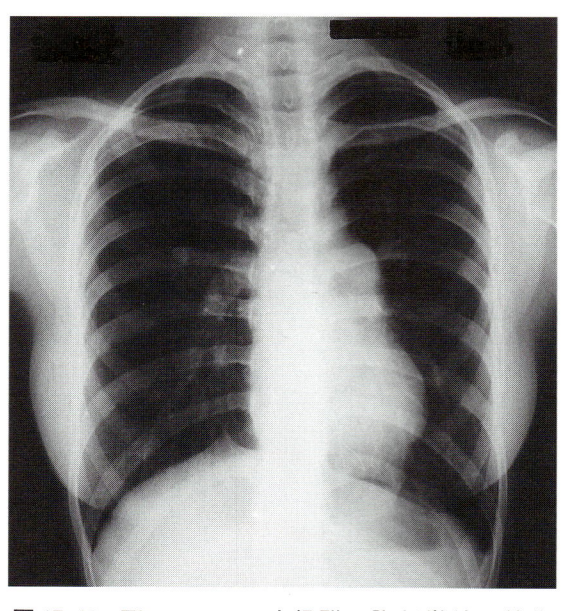

図 17-48　Eisenmenger 症候群の胸部単純 X 線像（21 歳女性）

心胸郭比は小さいが，左第二弓は突出し肺動脈は肺門部付近では太い．肺野の末梢は肺血管陰影が細く明るい．

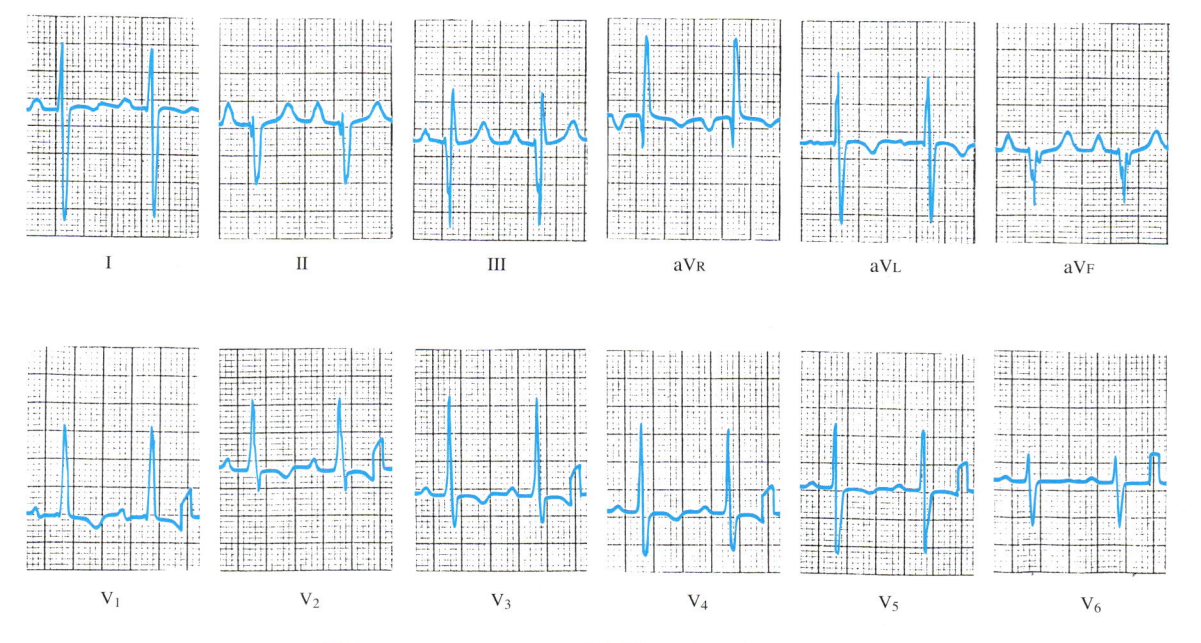

図 17-49　Eisenmenger 症候群の心電図（21 歳女性）

平均 QRS 電気軸は $-120°$ の極右軸偏位，尖鋭化 P 波，$V_{1\sim 5}$ の陰転 T 波で右房負荷，右室肥大を示す．

増加し，ヘマトクリットが70〜75％に達すると血液粘稠度が亢進し，血栓塞栓症の合併率も高くなり酸素運搬能は低下する．肺血管抵抗値は異常に高くなり，肺体血管抵抗比は1に近くなる．

【症状】

左-右短絡性心疾患で肺高血圧が強いと，左心不全症状が軽くなり，右心不全が目立つようになる．軽症例では，運動時に全身血管抵抗が下がったときにのみチアノーゼが出現し，進行例では強いチアノーゼ，胸痛，ばち状指，多血症，相対的貧血がある．前胸部拍動を触れる．聴診上，II音は亢進し右室駆出時間が短くなるため分裂は狭く単一化し，両心室圧が等しくなるため心雑音は弱くなる．右-左短絡の多くは拡張期に起こる．肺動脈弁逆流雑音(**Graham-Steell雑音**)，三尖弁逆流雑音を聴取する．

【検査】

1) **胸部X線**

近位主肺動脈は太くなるが，末梢の肺動脈は急激に細くなり，末梢肺野は明るくなる(図17-48)．末梢の肺血管はとぐろ状に蛇行する．

2) **心電図**

両室または**肥大性変化** strain patternを示す強い右室肥大をみる．三尖弁逆流のため右房負荷がみられる(図17-49)．

3) **心エコー**

右房圧，右室圧，肺動脈血圧が上昇する．右室前駆出時間/駆出時間比が増加する．

4) **心カテーテル**

原因疾患を確定するために行う．肺血管抵抗値の程度と，100％酸素や血管拡張薬への反応をみて，肺高血圧が可逆性か不可逆性かを判断する．

【鑑別診断】

原発性肺高血圧，肺血栓・塞栓症，肺性心を鑑別する．

表17-12 チアノーゼ性心疾患の心外合併症

多血症，相対的貧血，DIC，血小板数の減少，溶血
脳血栓，塞栓，中枢神経異常
痛風，高尿酸血症，慢性腎炎，腎機能低下
関節炎，ばち状指，歯肉病
妊娠では早産，胎児発育不良，未熟児
感染症，心理的社会的問題

【合併症】

死因は低酸素血症，不整脈，細菌性心内膜炎，**脳膿瘍**，脳血管障害，肺出血，喀血，心不全などである(表17-12)．妊娠，出産は原則的に禁忌である．

【治療】

1) **内科治療**

ヘマトクリット60〜65％以上は**瀉血**を行い，相対的貧血には鉄剤を投与する．また抗心不全薬，肺血管拡張薬，抗血小板薬を投与する．細菌性心内膜炎の予防をする．

2) **外科治療**

禁忌である．

22. 肺高血圧

肺高血圧は，種々の原因により肺血管の拡張性が低下し，さらに肺血管壁の肥厚へと進行し，結果的に肺動脈圧，右室圧の上昇と右心不全症状をきたす．一般に肺動脈平均圧が20〜25 mmHg以上が肺高血圧と定義されている．病理学的には内膜肥厚，内腔狭窄，plexiform lesion(叢状病変)，内腔閉塞がみられる(図17-50)．

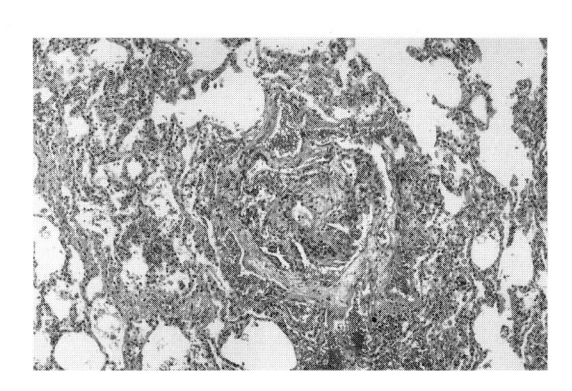

図17-50 PPHのplexiform lesion(叢状病変)の病理組織像
筋性肺動脈においては内皮細胞などの増殖によりいくつかの血管腔が形成され糸球体様構造を呈する(Heath-Edwards分類IV)．

【原因】

肺動脈圧上昇の原因としては，原因のない原発性肺高血圧症がある．二次的なものとして，左-右短絡にともなう先天性心疾患(Eisenmenger症

候群），膠原病，肝硬変，食欲減退薬，新生児遷延性肺高血圧がある．肺静脈圧上昇によるものとしては，左心不全，僧帽弁閉鎖不全・狭窄症，肺静脈閉塞性疾患，呼吸器疾患または低酸素にともなうもの，慢性肺血栓塞栓症，肺血管の炎症性疾患などがある．

肺実質や肺血管の病変または肺機能障害により右心不全を呈したものは肺性心と呼ばれる．

【臨床症状】

呼吸困難，息切れ，易疲労感，労作時の失神，胸痛，動悸であり，聴診上，II音単一化亢進，駆出性クリック，肺動脈弁逆流や三尖弁逆流の雑音を聴取する．胸部X線では左第二弓の突出，左第四弓の拡大，右第二弓の拡大がみられる（図17-51）．両肺門部血管陰影の拡大と末梢のtaperingがあり，肺血管陰影は末梢で透過性が亢進する．心電図では右軸偏位，右房，右室負荷像（strain型）が強い．

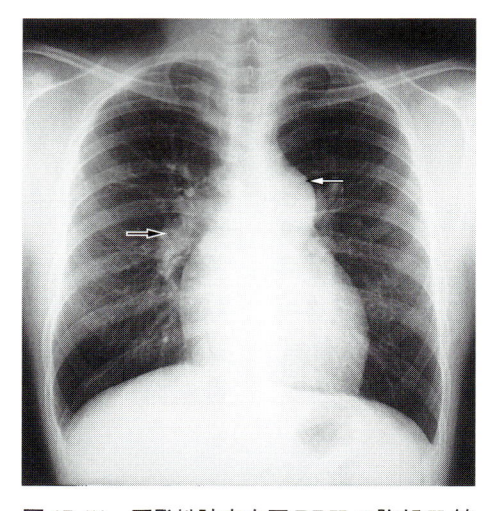

図17-51 原発性肺高血圧PPHの胸部X線
心拡大を呈し，右第二弓，左第四弓の拡大がある．主肺動脈（⇦），右肺動脈枝の拡張（→）が特徴的である．肺野の末梢は明るい．

【治療】

肺血管拡張薬，抗心不全薬を投与するが，予後は不良である．

II. 後天性心疾患

1. リウマチ性心炎 rheumatic carditis

【概念】

リウマチ熱にともなってみられるもので，心内膜炎，心筋炎，心膜炎を総称したものである．診断は，まずリウマチ熱であることを確定しなければならない．リウマチ熱の診断は**Jonesの診断基準**（表13-2, p276参照）によって行われる．

【疫学】

リウマチ熱の約半数に心炎を合併する．心炎として最も多いのは心内膜炎で，弁が障害される．わが国で最もよくみられるのは僧帽弁閉鎖不全である．

わが国におけるリウマチ熱の発生は非常に少ない．したがって，リウマチ性心炎もまれな疾患になっている．発展途上国においてはまだ相当多くみられている．

【病因】

⇒第13章．リウマチ性疾患と類縁疾患，p276参照．

【症状】

最初の徴候は心雑音であるものが大部分である．

心膜炎が存在する場合には**心膜摩擦音** pericardial friction rubを聴取する．胸痛を訴えることが多い．

心不全症状を認める場合は相当の病状の進行を意味している．

【診断】

1）**僧帽弁閉鎖不全症** mitral regurgitation（MR）

最も多くみられる．弁尖の線維化と肥厚によって逆流を生ずる．

心尖部で高調な逆流性収縮期雑音を聴取する．その雑音は左腋窩に放散する．ときに相対的僧帽弁狭窄による拡張中期雑音（拡張期ランブル，Carey-Coombs雑音）を心尖部に聴取する．III音が聴取されることが多い．

軽症の僧帽弁閉鎖不全ではカラードプラ法で逆流が確認できるのみで，心電図，胸部X線には異

常を認めない．中等症以上では，心電図で左房負荷，左室肥大の所見を認める．胸部X線では，左房の拡大，左室の拡大を認める．心エコー検査では，左房内腔，左室内腔の拡大を認める．ドプラ法で左室から左房への血液の逆流が認められる．

2) 僧帽弁狭窄症 mitral stenosis (MS)

わが国で小児に認められることはきわめてまれである．リウマチ熱の急性期から永い年月を経て完成される．

心尖部に**弁開放音** opening snap (OS)に続いて拡張期後半の拡張期雑音 presystolic murmur を聴取する．肺高血圧をともなうと，II音の肺動脈成分が亢進する．高度の肺高血圧をともなうと肺動脈弁閉鎖不全による拡張早期雑音（Graham-Steell 雑音）を聴取する．

心電図では左房負荷，右室肥大を認める．胸部X線では左房の拡大，肺動脈の拡大，右室肥大所見がみられる．心エコーでは僧帽弁の動きが硬く，動きが制限されている所見がみられる．

3) 大動脈弁閉鎖不全 aortic regurgitation (AR)

大動脈弁尖の肥厚によって閉鎖不全が生ずる．胸骨左縁中部に高調な漸減性の拡張期雑音を聴取する．座位で，上体を前傾した体位で，聴診器の膜型で聴くとよい．中等症以上では心臓の拍動が著明になり，頸部での拍動が観察できるようになる．血圧では収縮期圧が上昇し，拡張期圧が低下し脈圧の幅が広くなる．**速脈** bounding pulse を触知する．

胸部X線では左室拡大と，上行大動脈拡大の所見がみられる．心電図では軽症例，中等症例では正常範囲内である．重症例では左室肥大を認め，左側胸部誘導のST-Tの変化を認める．

4) 大動脈弁狭窄症 aortic stenosis (AS)

リウマチによる大動脈弁狭窄症が単独で認められることはきわめてまれである．また，大動脈弁狭窄症に進展するのに20年以上を必要とする．したがって，小児において認められることはまずないといえる．

【治療】

外科的手術による．狭窄・閉鎖不全が高度のものでは人工弁置換が必要なことが多い．狭窄に対してBalloonによる弁拡大術（valvuloplasty）が行われることもある．

2. 川崎病による心血管障害

【概念】

川崎病は中小動脈の血管炎をともなう全身的疾患で，現在まだ原因不明である（川崎病の診断については，第13章．リウマチ性疾患と類縁疾患，p279～280参照）．

急性期に認められる心血管障害は**心筋炎，冠動脈障害，心膜炎**である．心筋炎は程度の差はあるが，ほぼ全例に存在していると思われる．しかし，臨床症状として心筋炎の症状がみられる例は少ない．急性期に死亡する例の多くは心筋炎によると思われる．僧帽弁閉鎖不全，大動脈弁閉鎖不全をともなうものもある．

冠動脈障害は川崎病で最も大きな問題である．**冠動脈瘤**は，発症後1週間から10日目くらいで出現してくる．小さな瘤は次第に正常化する．大きな瘤では，瘤内に血栓を形成し，また，内膜が肥厚し，**冠動脈の狭窄，閉塞**に発展する．その結果として心筋梗塞になり，ときには突然死をきたすことがある．

【頻度】

川崎病全体の10～20％に冠動脈の瘤，拡大が認められる．冠動脈の狭窄，閉塞に発展するのは5％くらいである．**γ-グロブリン治療**が導入されてから，冠動脈障害の発生率は低下した．

【症状】

冠動脈瘤それ自身で症状を認めることは少ない．狭窄，閉塞に進展すると，心筋の虚血による症状が出現してくる．しかし，冠動脈が閉塞していても，側副血行路が十分に発達している場合は大きな症状は出現しない．心筋虚血による症状は狭心症の症状で，前胸部痛，胸部圧迫感，運動時の胸痛などが主な症状である．不整脈を認めることもある．

【検査・診断】

冠動脈瘤の拡大，瘤の存在の有無は断層心エコー検査によって明確にできる（図17-52）．急性期では，経時的に心エコー検査を行い，冠動脈の状態を追跡する必要がある．狭窄，閉塞の状態は心エコー検査で十分に知ることはできない．冠動脈

の造影が必要である(図17-53).

胸部X線では特に異常を認めない.長期間経過している例では**冠動脈瘤の石灰化**を認めることがある.

心電図も正常のことが多い.虚血がある場合はST-Tの変化を認める.種々の不整脈を認めることがある.

心筋の虚血の程度,状態を知るために心筋の核医学検査,運動負荷心電図などが用いられる.

【治療】
冠動脈瘤が形成されてしまった例に対しては継続的に抗凝血薬を投与する.中・小の瘤の場合はアスピリンのみでよいが,巨大瘤(一般に直径8mm以上の瘤をいう)の場合はワルファリンの投与を行うこともある.

高度の狭窄あるいは閉塞を認め,生命に対する危険がある場合は外科的手術も行われている.

3. 心膜炎 pericarditis

【概念・原因】
心臓をつつむ心膜pericardiumの炎症によるものである.心膜のみでなく心外膜epicardiumの炎症もともなっている.原因は様々である.いずれの原因でも,その臨床症状は同じように出現する.したがって一つの症候群として考えるとよい.小児でみられる心膜炎の原因としては表17-13に示したものがある.最も多いのは特発性,ウイルス性である.特発性と呼ばれるものも,多分ウイルスによるものであろうといわれている.ウイルスとしてはコクサッキー,エコー,インフルエンザ,ムンプス,Ebstein-Barrなどが主である.

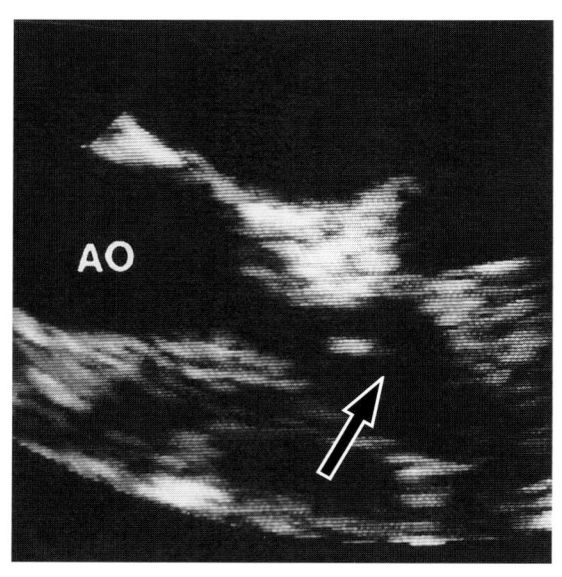

図17-52 冠動脈瘤(矢印)の心エコー図
AO:大動脈

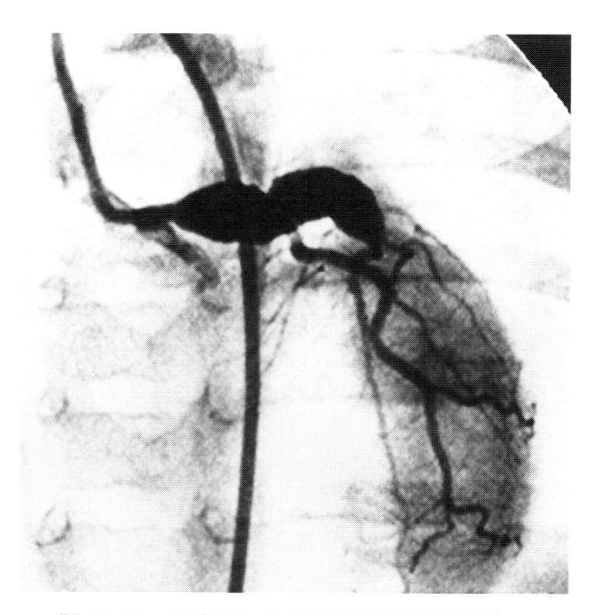

図17-53 川崎病による冠動脈瘤(左冠動脈)の造影所見

表17-13 小児の心膜炎の主な原因

1. 特発性,ウイルス性
2. 細菌感染
3. 結核
4. リウマチ熱
5. 膠原病
ⅰ)若年性関節リウマチ
ⅱ)全身性エリテマトーデス
ⅲ)全身性硬化症
ⅳ)その他の膠原病
6. 伝染性単核症
7. 尿毒症
8. Friedreich運動失調症
9. 真菌感染
10. 外傷
11. 悪性腫瘍
12. マイコプラズマ
13. 川崎病
14. 心膜切開後症候群
15. その他

ウイルスによるものの大部分は心筋炎も合併している．細菌性ではインフルエンザ菌，ブドウ球菌，肺炎球菌によるものが主である．

亜急性心膜炎，慢性心膜炎もあるが，小児ではきわめてまれである．

【病態生理】

心膜腔に液体(**心膜液**)が貯留する．その心膜液のために，心臓の拡張が障害され，心室に流入する血液量が制限される．それに引き続いて心拍出量が低下する．

【症状】

胸痛，発熱で発症することが多い．ただし，乳児・幼児では胸痛を訴えないことがあるので注意が必要である．胸痛は心膜が伸展するために出現する．発熱の程度は様々であるが，細菌によるものでは高熱が認められることが多い．

聴診で**心膜摩擦音** pericardial friction rub を聴取する．心膜貯留液が比較的少ないときに聴取されやすく，大量になると消失する．心音は微弱で，遠くに聴こえる(**distant cardiac sound**)．

奇脈 paradoxical pulse を認める．触診で脈が吸気時に弱くなり，呼気時に強くなる．特に大量の貯留液による**心タンポナーデ**の状態では奇脈が明確になる．収縮期血圧が吸気時に 10 mmHg 以

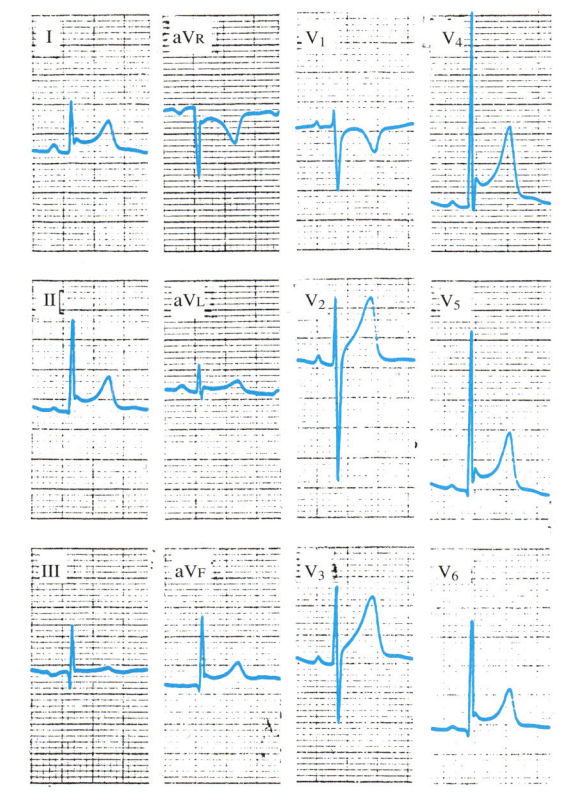

図 17-54　心膜炎の心電図
ST の上昇がみられる．

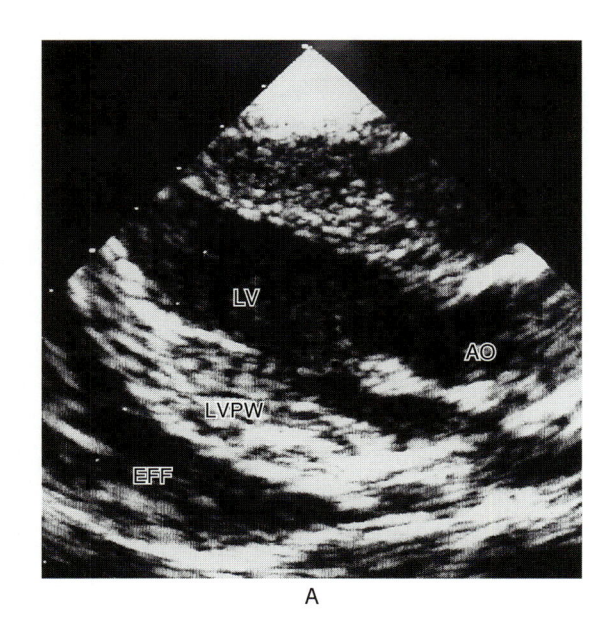

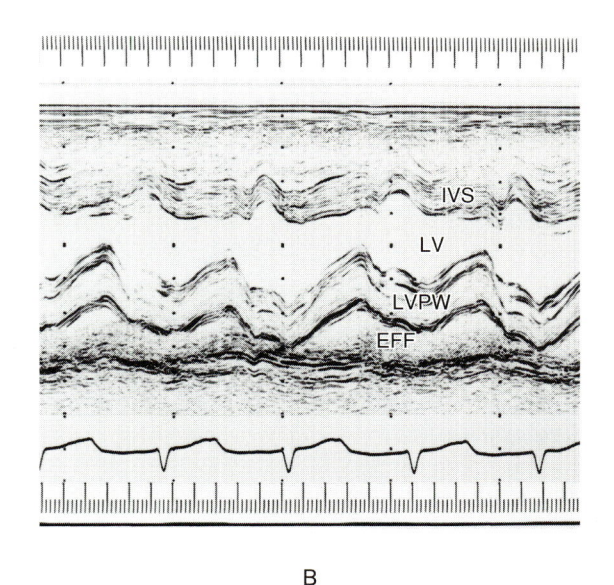

図 17-55　心膜炎の心エコー図
　A：断層エコー．
　　　左室後壁(LVPW)の後に貯留液(EFF)を認める．LV：左室，AO：大動脈．
　B：M モード心エコー．
　　　左室後壁(LVPW)の後に貯留液(EFF)を認める．LV：左室，IVS：心室中隔．

上低下する場合を奇脈と定義している．

【検査所見】

胸部X線では心拡大がみられる．大量の貯留液があると，心陰影は左右が対象になり，**水瓶型** water bottle shape を呈する．

心電図ではQRSの低電位差，STの上昇，T波の逆転がみられる（図17-54）．

心エコー検査は心膜液貯留をみるのに最も有用な検査方法である．左室後壁後方に心膜液貯留部分が**エコーフリースペース**となって認められる（図17-55）．大量の心膜貯留液が存在すると，右室前壁前方にもエコーフリースペースを認めることがある．

CT，MRIも心膜液貯留の確認に利用されている．

【診断】

発熱，胸痛などの臨床症状，胸部X線での心拡大，特徴的な心電図所見，心エコー検査での心膜貯留液の確認があれば心膜炎と診断してよい．心膜炎を認めた場合は，心筋炎にも注意する必要がある．

【治療】

心タンポナーデの場合は直ちに**心膜穿刺**を行って貯留液の排出を行う．

心膜炎の原因を明らかにして，その原因治療を行う．ウイルス性，特発性の場合は，アスピリンが最もよく用いられる．高度の胸痛をともなう場合はステロイドが有効である．細菌性の場合は心膜腔内からの排膿が必須である．場合によっては外科的にドレーンを留置することも必要である．起因菌を明確にして，有効な抗生物質を経静脈的に投与する．まれに収縮性心膜炎に進行することがある．この場合は開胸して心膜剥離術を行わなければならない．

膠原病，川崎病など感染以外のものによる心膜炎は原因治療を確実に行うことによって，心膜炎も改善する．

4. 感染性心内膜炎 infective endocarditis （IE）

【概念】

心内膜，大血管内膜の感染による疾患の総称である．細菌感染によるものを細菌性心内膜炎と呼ぶが，その他，感染の原因として真菌，リケッチアなどがあるので，感染性心内膜炎と呼ばれる．

【疫学・病因】

細菌によるものが圧倒的に多い．先天性心疾患，リウマチ性心疾患，心筋症など基礎心疾患がある場合に起こることが大部分である．心室中隔欠損症，動脈管開存症，大動脈弁狭窄症，僧帽弁閉鎖不全症，Fallot四徴症，大動脈縮窄症，肥大型心筋症などで起こりやすい．手術後に心内膜炎を起こすことも少なくない．心房中隔欠損症で心内膜炎を起こすことはない．

起因菌としては *Streptococcus viridans* が最も多い．その他，*S. aureus*，ブドウ球菌，グラム陰性桿菌，腸球菌などが原因になる．

感染のきっかけとして，歯の処置によることが多い．歯の治療，抜歯，歯のクリーニングなどがきっかけになる．その他，扁桃・アデノイドの手術，消化管の手術，内視鏡，感染巣の切開なども心内膜炎のきっかけになる．

【症状】

大部分は発熱で発症する．あまり高くない熱が続く．咳嗽，鼻汁などの感冒様症状をともなわない．易疲労感，筋肉痛，頭痛，関節痛，悪感などを認める．脾腫，塞栓による点状出血が皮膚，粘膜に出現する．有痛性の結節（**Osler 結節**）が四肢の指先に認められる．手掌，足底に出血をともなった紅斑（**Janeway 斑**）も認められる．脳塞栓，脳膿瘍，出血などによる神経学的症状を認めることもある．

心雑音は原疾患で聴かれたものから変化することがある．また，まったく新しい心雑音が出現することもある．

【検査所見】

最も重要な検査は血液培養である．5～6本の複数の血液培養を抗生物質を投与する前に行う必要がある．起因菌の発見がこの疾患の予後を左右する．したがって，血液培養の施行は最も重要視するべきものである．

白血球増多，CRP値の上昇，赤沈値の亢進，貧血，尿素窒素の上昇，クレアチニン上昇，血尿などがみられる．

通常，心電図の変化は出現しない．胸部X線も

変化しないことが多いが，心不全を合併する場合は拡大が認められる．

心エコー検査で心腔内疣贅を確認できる．

【診断】

まず，その患児が感染性心内膜炎になる状況にあるかどうかを判断し，臨床症状と合わせて判断する．血液培養で細菌が検出され，心エコー検査で疣贅が確認されれば診断は確定する．しかし，血液培養が陰性でも，心エコー検査で疣贅を発見できなくても，感染性心内膜炎ではないということにはならない．このような場合は，病歴と臨床症状で診断を決める必要がある．

【治療】

起因菌に対して感受性が高い抗生物質を経静脈的に投与する．投与期間は最低4週間，一般的には6週間である．

S. viridans に対してはペニシリンGを20万単位/kg/日を4時間ごとに投与する．

原因菌が不明な場合は主要病原菌を想定して，ペニシリンG，クロキサシリン，ゲンタマイシンなどの併用投与を行う．無効の場合は，真菌などを考慮する必要がある．場合によっては外科的に病変部の除去を行う．人工弁，代用血管など人工物に感染した場合は外科的に感染物を除去しなければならない．

【予防】

感染性心内膜炎の予防はきわめて大切なことである．出血をともなう可能性のある歯科処置，扁桃・アデノイド摘出，消化管手術，泌尿生殖器・消化管の処置や検査，気管支鏡検査，感染部の切開・ドレナージなどを行う場合は抗生物質の予防投与が必要である．心房中隔欠損症を除くすべての先天性心疾患，肥大型心筋症，リウマチ性心疾患，人工弁使用例，僧帽弁閉鎖不全などに対しては予防投与を行う．

5. 僧帽弁逸脱症 mitral valve prolapse

収縮期では僧帽弁は閉鎖しているが，その閉鎖している僧帽弁の一部が左房に落ち込む（逸脱する）疾患である．収縮期全般にわたって逸脱するものと，収縮期後半に逸脱するものとがある．しばしば僧帽弁閉鎖不全をともなう．収縮期後半に逸脱するものでは収縮期後半のみで僧帽弁閉鎖不全がみられる．聴診所見が特徴的で，収縮中期クリックに続いて収縮期雑音を聴取する（図17-56）．

III. 心筋疾患

1. 心筋炎 myocarditis

【概念】

心筋の炎症によるものである．その結果として，心筋の機能障害をきたす．臨床的には心不全，不整脈を主症状とする．

【病因】

感染性のものと，非感染性のものに分けられる．感染性のものの大部分はウイルスによる．その他，マイコプラズマ，真菌，リケッチア，細菌などで起こりうる．特発性心筋炎と呼ばれる原因不明のものもあるが，これもウイルスによるものであろうと思われる．ウイルスとして最も多いのは**コクサッキーウイルス**である．その他，風疹，ムンプス，麻疹，インフルエンザなど種々のウイルスで起こりうる．

非感染性のものは膠原病に合併して起こるもの

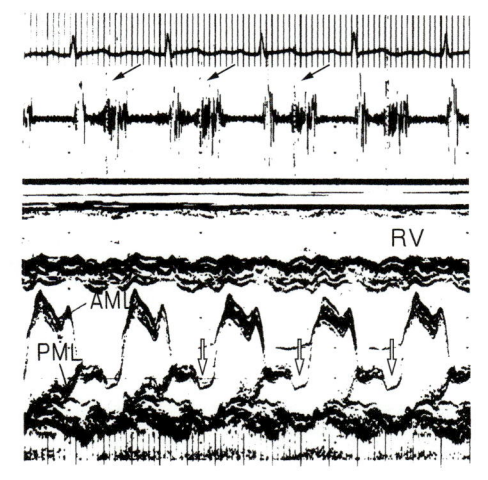

図17-56 僧帽弁逸脱症候群のMモード心電図
AML：僧帽弁前尖，PML：僧帽弁後尖
収縮期中期から後期にかけて，僧帽弁が後方に偏位（⇓）している．
心音図では収縮中期クリック（↗）に続いて収縮期雑音が認められる．

が多い．若年性関節リウマチ，SLE，皮膚筋炎，高安病などに合併してみられる．川崎病，リウマチ熱にもみられる．薬剤などのアレルギーに合併してみられることもある．

【病態生理・症状】

心筋の炎症による心筋の機能障害によって症状が出現するのであるが，その障害の程度によって，まったく臨床症状が認められないものからきわめて激しい炎症によって急激に死に至るものまで様々である．

多くの場合，発症から1週間〜10日前くらいに咳嗽，鼻汁，咽頭痛，消化器症状などの感冒様症状を認める．その後，易疲労感，呼吸困難などで発症する．発熱をともなうことが多い．心症状としては心不全症状が主体である．不整脈による意識障害(Adams-Stokes症候群)がみられることもある．

聴診では，心音微弱，頻脈，奔馬調律を認めることが多い．ときに心拡大による僧帽弁輪拡大のために僧帽弁閉鎖不全が出現し，それによる心雑音が聴かれる．肺うっ血をともなっている場合は肺野でラ音を聴取する．

【検査所見】

胸部X線写真では心拡大を認める．左室，左房の拡大が主である．肺野では多くの場合，肺うっ血を認める．

心電図ではST-Tの変化，低電位差，異常Q波，QT延長などが認められる．不整脈としてはほぼすべての種類の不整脈が出現する可能性がある．房室ブロック，脚ブロック，期外収縮などが多くみられる．

心エコー検査では，左室腔，左房腔の拡大を認め，心臓の収縮力，駆出率の低下がみられる．僧帽弁閉鎖不全を合併している場合はドプラエコーで逆流を確認できる．心膜液の貯留を認めることがある．

血液生化学検査ではCPKの上昇がみられる．CPKアイソザイムのMB分画が上昇する．この上昇は時期，障害の範囲，程度によって影響される．したがって，CPK，MB分画の上昇が認められなくても心筋炎ではないということにはならない．

ウイルス抗体価の検査もその原因ウイルスを知るために必要である．

組織学的に確定診断を得るためには心筋生検が必要である．

臨床的に，拡張型心筋症，心内膜線維弾性症，Pompe病，左冠動脈肺動脈起始症などにきわめてよく似ている．これらの疾患を鑑別するべきである．

【治療】

安静が大切である．心不全の治療が主体である．利尿薬，血管拡張薬，カテコールアミンで治療する．ジギタリスは不整脈を誘発することがあるので，少量から次第に増量し，注意して使用するべきである．ステロイド，免疫抑制薬も用いられることがある．

徐脈性の不整脈に対しては人工ペースメーカーを使用する．

きわめて重症の例では，外科的に補助循環を用いることも行われている．

2. 特発性心筋症 primary myocardial disease（PMD）

原因不明の心筋疾患を特発性心筋症という．肥大型，拡張型，拘束型がある．拘束型はきわめてまれである．

a. 肥大型心筋症 hypertrophic cardiomyopathy（HCM）

【概念】

原因不明の心筋疾患で，著明な心筋の肥大によって，心室の拡張障害をきたしている疾患である．心室中隔が左室流出路に突出し左室の流出路に狭窄が存在するものを**肥大型閉塞性心筋症** hypertrophic obstructive cardiomyopathy（HOCM）と呼ぶ．狭窄のないものを**肥大型非閉塞性心筋症** hypertrophic nonobstructive cardiomyopathy（HNCM）と呼ぶ．両者は一連のスペクトラムをなすもので，明確に区別できないものもある．

【病因・疫学】

原因不明ではあるが，約半数に家族性がみられる．常染色体性優性遺伝を示す．最近の分子遺伝学により，肥大型心筋症の原因遺伝子の一つが，14番染色体上に存在することが発見された．

【病態生理】

心筋の肥大により心筋のコンプライアンスが低

III. 心筋疾患　435

下している．その結果，心室の拡張障害をきたしている．収縮は正常に維持されている．左室流出路の狭窄をともなうものが多い．

【症状】

小児でのこの疾患の発見のきっかけは学校心臓検診における心電図異常，もしくは家族にこの疾患があるための精査によることが大部分である．

小児においては，ほとんどの例で症状を認めない．症状の出現は20歳以降が多い．成人では，動悸，呼吸困難，胸痛，失神などが多い．**突然死**をきたすことがある．突然死は小児でも起こりうる．突然死の多くは運動中，運動直後に起こる．

【身体所見】

閉塞性では駆出性収縮期雑音を聴取する．胸骨左縁下部が最強点であることが多い．非閉塞性では心雑音が聴かれないことがある．僧帽弁閉鎖不全を合併している場合は心尖部で逆流性収縮期雑音を聴取する．IV音を聴取する．閉塞性ではII音の奇異性分裂が出現することがある．

心尖部の拍動が2相性，3相性にみられることも特徴的な身体所見である．

【検査所見】

心電図ではほぼ全例で異常が認められる．変化

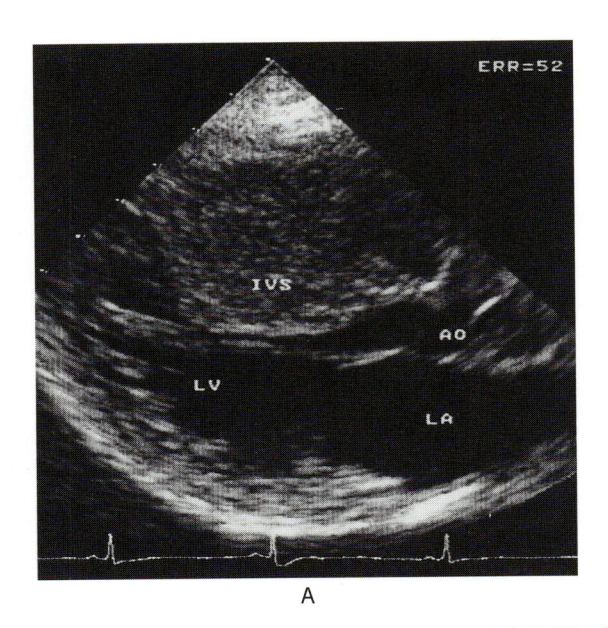

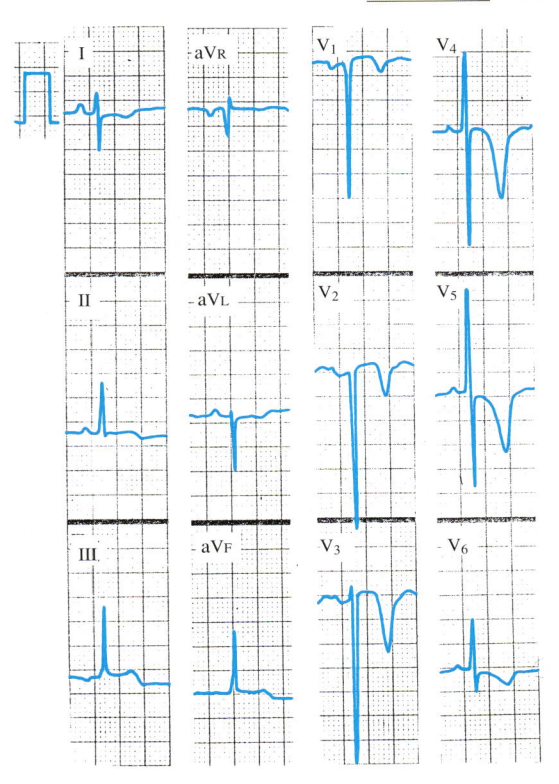

図17-57　肥大型心筋症の心電図
左室肥大，ST-Tの変化が著明である．

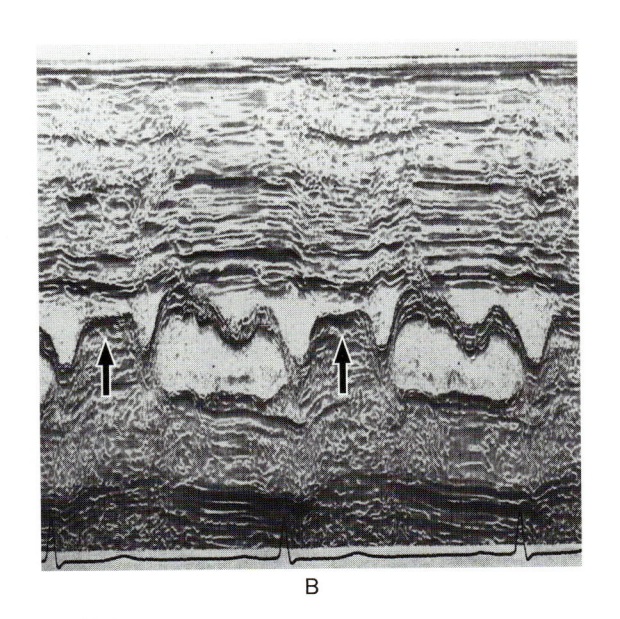

図17-58　肥大型心筋症
A：断層心エコー．心室中隔(IVS)の肥厚が著明である．LV：左室，LA：左房，AO：大動脈．
B：Mモード心エコー．心室中隔(IVS)が左室後壁(LVPW)より厚くASHがみられる．僧帽弁の収縮期前方運動(SAM：矢印)がみられる．

はきわめて多彩である．一般的にはSTの異常，T波の逆転，異常Q波，高度の左室肥大所見などがみられる（図17-57）．

胸部X線では，左室肥大による心拡大を認めるものが多いが，まったく正常のものもある．

心エコー検査で確定診断が可能である．左室心筋の肥厚，心室中隔の肥厚，左室腔の狭小がみられる．心室中隔は左室後壁よりはるかに肥厚している（図17-58 A）．この所見を**非対称性中隔肥大** asymmetrical septal hypertrophy（ASH）と呼ぶ．僧帽弁の動きも特徴的である．収縮期に僧帽弁が前方（心室中隔方向）に動く．僧帽弁の**収縮期前方運動** systolic anterior motion（SAM）と呼ばれる（図17-58 B）．この所見はMモードエコーのほうが確認しやすい．大動脈弁は収縮中期から半閉鎖 semiclosure する所見がみられる．

心カテーテル検査では，左室の流出路で収縮期の圧較差を認める．左室造影で左室内腔の狭小を認める．

【診断】

前記の検査所見を総合して，診断を確定する．

【治療】

運動を禁止する．突然死の大部分は運動に関係して起こるためである．

薬剤としては，**β遮断薬，カルシウム拮抗薬**を用いる．ジギタリス薬，カテコールアミンは使用してはならない．収縮力の増強により，左室流出路狭窄を増強させるためである．

経過とともに拡張型に移行するものがある．このような例は，予後不良である．

b. 拡張型心筋症 dilated cardiomyopathy（DCM）

【概念】

心室腔の著明な拡大をきたす原因不明の心筋疾患である．特に左室腔の拡大が著しい．

【病態生理】

心筋の変性，萎縮によって，心筋の収縮不全をきたす．収縮力の低下がこの疾患の根本的な問題である．その結果として駆出率，1回拍出量の低下をきたす．

【病因・疫学】

原因は不明であるが，遺伝との関係が指摘されている．ウイルスによる心筋炎の後遺症として生ずるものもある．

【症状・身体所見】

心不全症状が主体である．左心不全症状が著明である．聴診では心音が微弱になる．僧帽弁閉鎖不全をともなう場合は心尖部で逆流性収縮期雑音を聴取する．

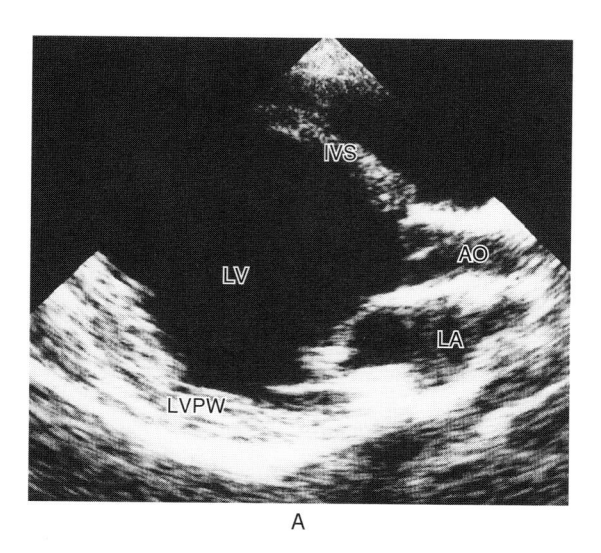

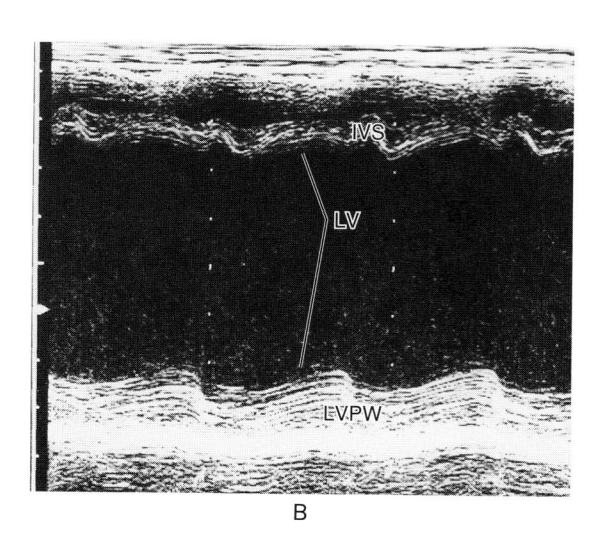

図17-59 拡張型心筋症
A：断層心エコー．左室腔（LV）の拡大が著明である．IVS：心室中隔，LVPW：左室後壁，AO：大動脈，LA：左房．
B：Mモード心エコー．左室（LV）の収縮が低下している．IVS：心室中隔，LVPW：左室後壁．

【検査所見】

胸部X線では心拡大を認める．特に左室，左房の拡大を認める．心電図ではST-Tの変化，QRSの低電位差，脚ブロックなど様々な所見が認められる．種々の不整脈がみられることもある．

心エコー検査では左室腔の拡大，収縮力の低下を認める（図17-59）．

【診断】

前記の検査所見を総合して，診断を確定する．

【治療・予後】

根本的な治療は不可能である．心不全の治療と不整脈の管理が主体である．β遮断薬が用いられる．予後はきわめて悪く，大部分が診断確定後数年で死亡する．心臓移植の適応になる疾患である．

● 心臓移植

末期的心不全で不治の状態にあり，長期間または繰り返す入院を必要とする状態で，内科的治療でもNYHA-III, IVから改善しない心不全，および薬物療法が無効な致死的重症不整脈などが適応となる．

欧米では，心臓移植全体の約10％が小児心臓移植で年間300〜350例が行われている．対象疾患は1歳未満では先天性心疾患が多く，1歳以上になると特発性心筋症，中でも拡張型心筋症が多くなる．その他，虚血性心疾患，再移植はわずかである．わが国では，15歳未満の脳死下の臓器提供が認められていないため，多くは渡航しての心臓移植に頼っている．1年生存率は65〜80％とされている．移植後はシクロスポリンまたはタクロリムス，プレドニゾロン，アザチオプリンを中心とした免疫抑制剤の併用療法を生涯継続する．移植心機能不全，急性拒絶反応，冠動脈炎，感染症の合併などが予後を左右する．

IV. 心 臓 腫 瘍

まれな疾患である．心エコー検査，CT, MRなどにより，発見しやすくなった．良性と悪性，および原発性と続発性に分けられる．原発性良性腫瘍として，成人では粘液腫が最も多いが，小児では結節性硬化症にともなう横紋筋肉腫が多い．他に脂肪腫，線維腫，奇形腫，血管腫などがある．小児で悪性腫瘍，続発性腫瘍をみることはきわめてまれである．

症状，徴候は腫瘍の大きさ，発生部位によって異なる．血流障害，塞栓症，心不全，不整脈などがみられる．

まれに心膜から発生する腫瘍がある．

V. 不 整 脈

不整脈は小児においても少なからず認められる．不整脈の種類は多い．小児にみられやすいものについて述べる．

1. 洞性不整脈 sinus arrhythmia

呼吸性不整脈とも呼ばれる．呼吸によって脈が不整になる（図17-60）．吸気で脈が速くなり，呼気で遅くなる．これは生理的なものであり，病的ではない．症状はない．

2. 期外収縮 premature contraction

本来の心拍よりも早期に出現する心拍で，その起源は本来の心拍のものとは異なり，異所性である．心室からのものと，心房からのものがある．

a. 心室期外収縮 premature ventricular contraction（PVC）

心室が起源である期外収縮である．正常心拍が出る時期より早く出現する．P波を認めず，QRSの幅は広く，T波が正常心拍のT波と逆の方向に

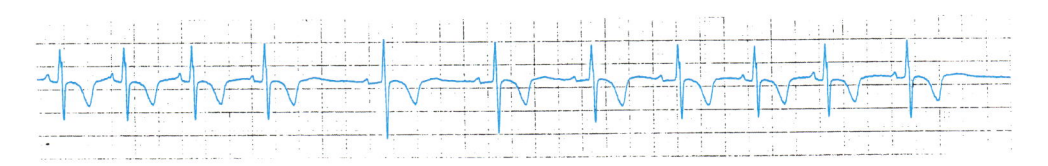

図17-60　洞性不整脈の心電図

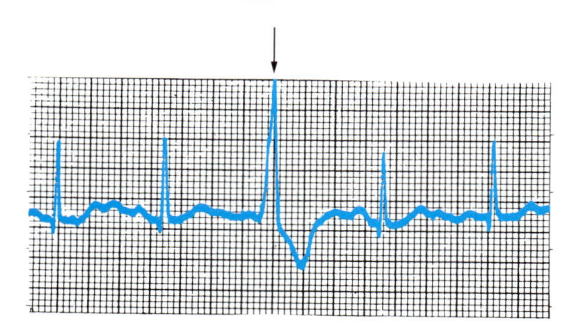

図 17-61　心室期外収縮（矢印）

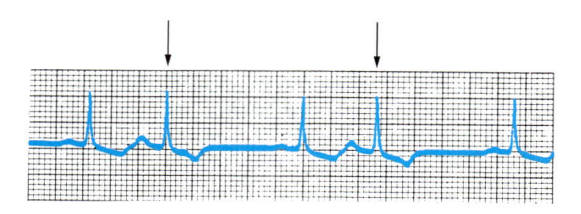

図 17-62　上室期外収縮（矢印）

向く（図 17-61）．
　基礎疾患を認めない場合の大部分は問題ない．
　この期外収縮を認めた場合は運動負荷試験を行う．運動負荷によって期外収縮が減少，消失する場合は問題ない．期外収縮が極端に増加する場合はさらに精査を行う必要がある．

b. 上室期外収縮 supraventricular premature contraction（SVPC）

　心室の上位から発生する異所性調律である．正常心拍よりも早く出現し，正常心拍と型が異なるP波を有している（図 17-62）．QRSは正常と同じ型であるが，なかには心室内の**変行伝導**によって異なるQRSの型をしているものもある．問題になることは少ない不整脈である．

3. 頻拍症 tachycardia

a. 上室頻拍症 supraventricular tachycardia（SVT）

　心房内，房室接合部から生ずる速い異所性心拍が持続するものである（図 17-63）．しばしば

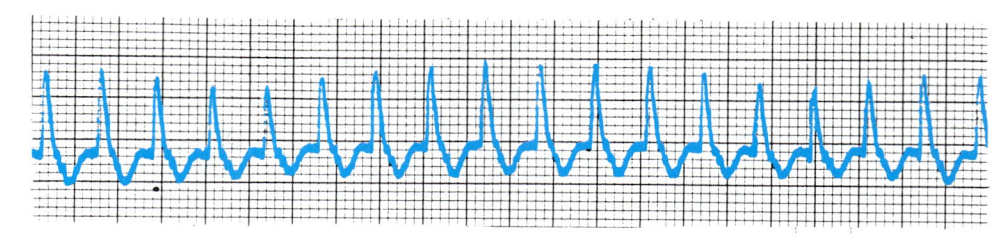

図 17-63　上室頻拍

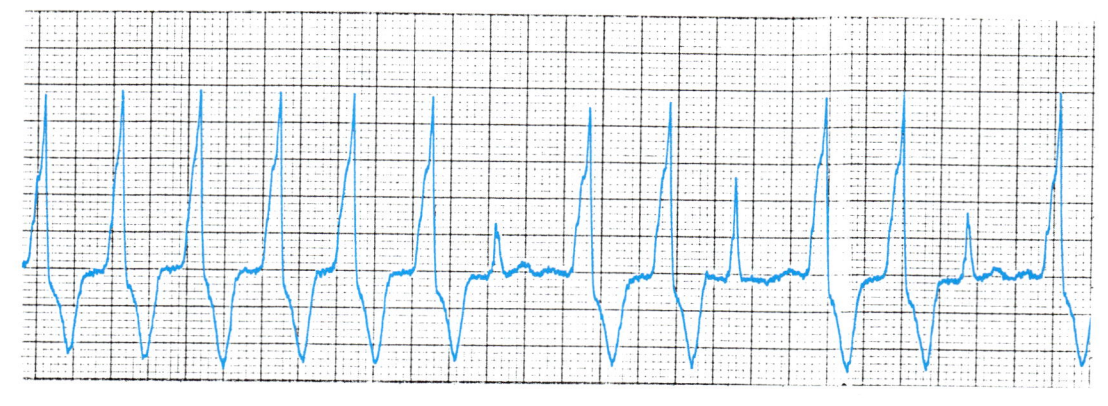

図 17-64　心室頻拍

WPW症候群に合併してみられる．

発作的にこの頻拍症が出現するものを**発作性上室頻拍** paroxysmal supraventricular tachycardia (PSVT) と呼ぶ．房室間のリエントリーで生ずるものが多い．心拍数は小児では180/分以上になる．

心電図では，心拍数が多く，RR間隔が一定である．多くの場合，P波を認めることができない．

上室頻拍発生時の症状としては動悸，嘔気，嘔吐などであるが，長時間持続すると心不全症状が出現する．乳幼児では症状を訴えないため，心不全症状が出現して初めて気づくことがある．

治療法としては，顔面を冷水につける **diving reflex**，息こらえ，嘔吐反射，頸動脈マッサージ，**眼球圧迫**(Ashner法)などがある．乳幼児では眼球圧迫は行わないほうがよい．網膜剥離を起こすことがあるためである．薬剤としては，ATPの静注が最もよく使われ，かつ効果が高い．ジギタリス薬，カルシウム拮抗薬，β遮断薬，なども用いられる．電気的除細動を必要とする場合もある．

b. 心室頻拍症 ventricular tachycardia (VT)

心室期外収縮が連続して出現したもので，3拍以上続いたものを心室頻拍と呼んでいる(図17-64)．心拍数が少ないものでは症状を認めないことが多いが，心拍数が多いものでは心拍出量の低下をきたし，めまい，意識喪失などを認める．場合によっては死に至ることもある．治療としては頻拍出現時にはリドカインの静注を行う．電気的除細動が必要なこともある．経口薬としては塩酸メキシレチンが有効である．

4. 房室ブロック atrioventricular block (AV block)

心房から心室への刺激の伝導が障害されているものを房室ブロックという．その程度によって，1度から3度に分けられている．

a. 1度房室ブロック first degree AV block

心電図所見でPR時間の延長のみがみられる(図17-65)．基礎心疾患がないもの，運動負荷で高度の房室ブロックに移行しないものは問題ない．

b. 2度房室ブロック second degree AV block

房室伝導がときに途切れるもので，P波に続くQRSが脱落する．二つの型がある．

1) **I型**(Wenckebach型，Mobitz I型)

PR時間が次第に延長し，QRSが脱落する(図17-66)．基礎心疾患がなくて，運動負荷で高度の

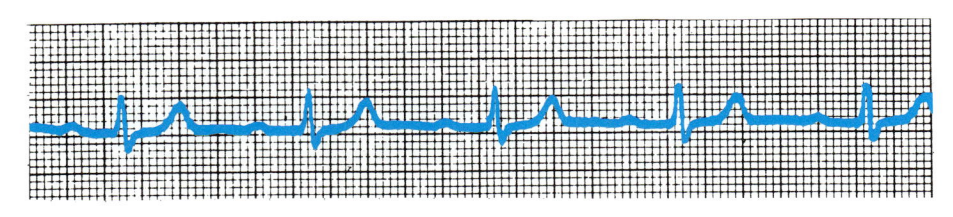

図17-65　1度房室ブロック
PR時間が長い．

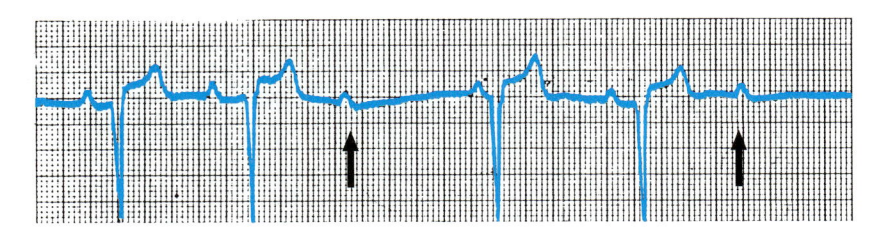

図17-66　Wenckebach型2度房室ブロック
PRが次第に長くなり↑に示すPに続くQRSが脱落している．

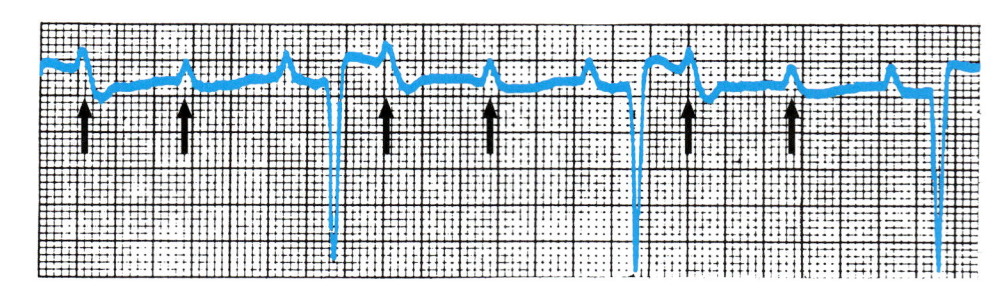

図 17-67　Mobitz Ⅱ 型 2 度房室ブロック
↑に示す P 波に続く QRS が脱落している．

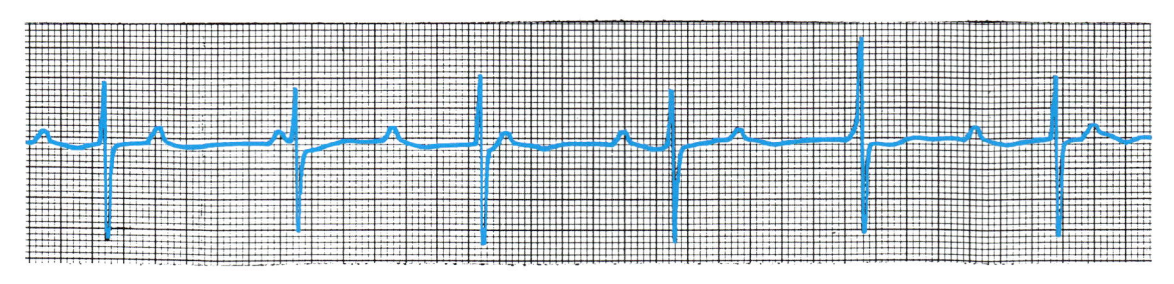

図 17-68　3 度（完全）房室ブロック
QRS と P が独立したリズムである．

房室ブロックに進まないものは問題ない．
　2）Ⅱ型（Mobitz Ⅱ型）
　PR 間隔は一定であるが，突然 QRS が脱落する（図 17-67）．頻度としてはⅠ型より少ないが，臨床的には問題がある．精密な検査を必要とする．

c．3 度房室ブロック　third degree AV block
　　（完全房室ブロック complete AV block）
　房室伝導が完全に途絶えている（図 17-68）．心房と心室が独立して拍動している．心電図では P の調律と QRS の調律が独立して存在し，P と QRS との連続した関係は存在しない．小児では先天性のものが多い．先天性完全房室ブロックは膠原病母体児にみられる．心筋炎，心臓手術後などにみられる．
　心室拍数が少ないときに，心拍出量の低下によって，意識障害，意識喪失をきたすことがある．これを **Adams-Stokes 症候群**と呼んでいる．心室拍数を上昇させる目的でイソプロテレノールが用いられる．Adams-Stokes 症候群が認められた場合にはペースメーカーの適応になる．

5．洞不全症候群 sick sinus syndrome（SSS）

　心臓の洞結節自動能の低下，洞房伝導障害のいずれか，または両者による洞性徐脈性不整脈である．徐脈と頻脈が交互に出現することもある．小児ではまれである．何らかの基礎心疾患にともなうことが多い．徐脈による，めまい，失神発作，などの脳虚血症状や心拍出量低下による心不全症状などがみられる．まれに死亡することもある．
　徐脈に対してはカテコールアミン，アトロピンなどが用いられる．恒久的治療としてペースメーカー移植が行われる．

6．心房細動 atrial fibrillation，心房粗動 atrial flutter

　小児では比較的まれである．心房細動の心電図所見の特徴は，P 波が欠如し，基線が細かく不規則に振れ，RR 間隔が不整（絶対性不整脈）なことである（図 17-69）．治療としては，ジギタリス，カルシウム拮抗薬，ときに電気的除細動が用いられる．

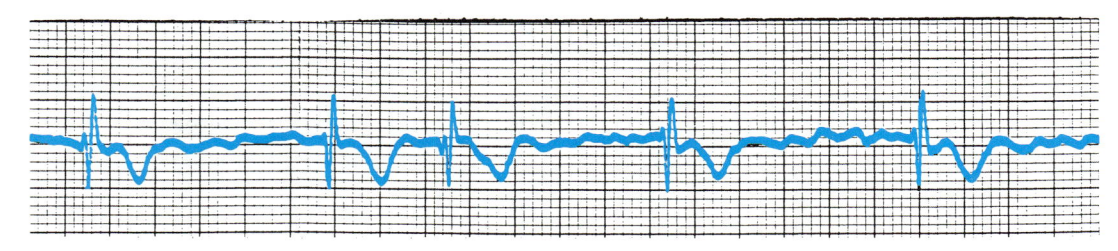

図17-69 心房細動

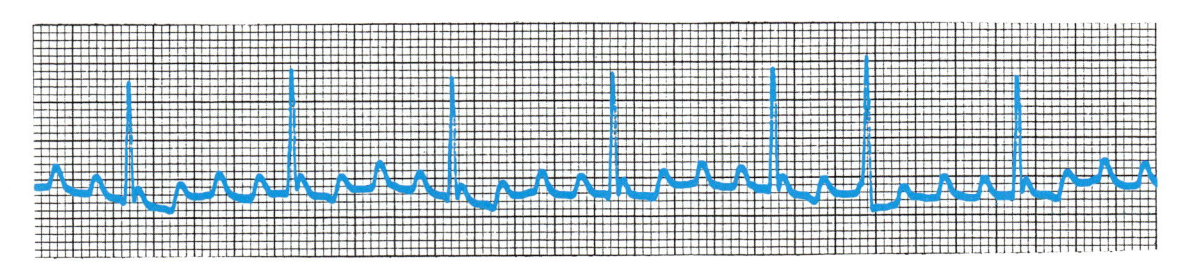

図17-70 心房粗動
鋸歯状の波(F波)がみられる.

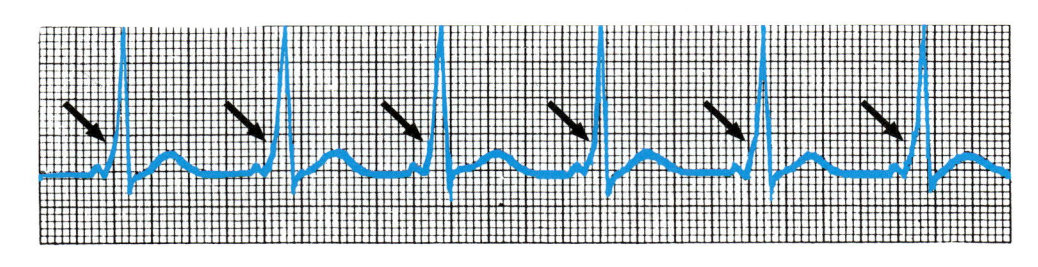

図17-71 WPW症候群
PR間隔が短い.QRSの幅が広い.R波の上行部にデルタ波(矢印)を認める.

　心房粗動では,心房が規則的に頻回に興奮し,その一部がときに心室に伝導している.心電図ではP波は欠如しF波と呼ばれる鋸歯状の波を認める(図17-70).F波の数に対するQRSの数によって伝導の呼び方が決定される.たとえば,F波三つに対してQRS一つを認めるものを3：1伝導と呼んでいる.治療は心房細動に準ずる.

7. Wolf-Parkinson-White (WPW)症候群

　正常な房室伝導系以外にバイパスの伝導束(Kent束)が存在するため,心室の早期興奮をもたらし,特徴的な心電図所見を呈する(図17-71).PR時間の短縮,QRS上行脚の**デルタ波**,幅の広いQRSを特徴とする.**Ebstein奇形**,心筋症などにともなってみられることがある.上室頻拍を起こしやすい.WPW症候群自身は問題ないが,上室頻拍を頻回に認める場合は服薬などの治療が必要になる.最近では心カテーテル法カテーテルアブレーション catheter ablation が行われるようになり,良好な結果を得ている.

8. QT延長症候群 long QT syndrome

　QT時間の延長を認める.通常 $QT \geq 0.45$ 秒をQT延長としている.心室頻拍,心室細動に移行し,意識喪失をきたす.突然死を起こすことがある.

9. 脚ブロック bundle branch block（BBB）

右脚ブロック right BBB と左脚ブロック left BBB がある．QRS の幅によって，完全 complete と不完全 incomplete に分けられている．年齢によって多少の差はあるが，一般に小児では QRS の幅が 0.1 秒を越える場合を完全とし，それ以内を不完全としている．小児においては左脚ブロックはきわめてまれであり，かつ病的である．

VI．その他の疾患

1. 原発性肺高血圧症 primary pulmonary hypertension（PPH）

【概念・疫学】

原因不明の肺高血圧症である．組織学的には肺動脈の中膜の肥厚，内膜の線維性肥厚などを認める．肺動脈壁の硬化により，肺血管抵抗が上昇し，その結果，肺高血圧をきたしている．

比較的まれな疾患で，女性に多い．膠原病，遺伝，感染などとの関連が推測されてはいるが，確定的なものはない．

【症状】

軽症例では運動時の呼吸困難がみられる程度であるが，進行例では安静時での呼吸困難，息切れ，チアノーゼなどを認める．突然死の危険性が非常に高い．

聴診では II 音肺動脈成分の亢進が特徴的である．三尖弁閉鎖不全，肺動脈閉鎖不全を合併する場合にはそれぞれの心雑音を聴取する．右心不全の症状を認めることが多い．

【検査所見】

心電図では高度の右室肥大の所見を認める．ST-T の変化を認めることも多い．三尖弁閉鎖不全をともなう場合に尖鋭化した P 波がみられる．

胸部 X 線では軽度の心拡大を認め，肺動脈の主幹が太くなる．左右の肺動脈は肺門部付近では太いが，急激に細くなる．肺野の末梢は明るい．

心カテーテル検査では心内奇形は存在せず，肺動脈圧，肺血管抵抗が高い．肺動脈楔入圧は正常である．

【診断・治療・予後】

前記の身体所見，検査所見を総合して確定するが，最終的には心カテーテルの所見で決定するのが一般的である．

決定的な治療法はない．血管拡張薬，抗凝血薬などを用いるが効果は少ない．最近では肺移植が行われており，良好な結果を得ているものもある．

一般的に予後はきわめて不良である．ほとんどの例で症状出現後，2 年以内に死亡する．

2. 起立性調節障害 orthostatic dysregulation（OD）

【概念・疫学】

通常 OD と呼ばれている．自律神経失調症であり，起立という動作に対する血管反応が不十分であるためであると考えられている．起立時下半身の静脈系に血液のプーリングが起こり，その結果，循環血液量の低下をきたし，種々の症状が出現する．

表 17-14 起立性調節障害（OD）診断基準

〔大症状〕
A. 立ちくらみあるいはめまいを起こしやすい
B. 立っていると気持ちが悪くなる．ひどくなると倒れる
C. 入浴時あるいはいやなことを見聞すると気持ちが悪くなる
D. 少し動くと動悸あるいは息切れがする
E. 朝なかなか起きられず午前中調子が悪い

〔小症状〕
a. 顔色が青白い
b. 食欲不振
c. 臍疝痛（強い腹痛）をときどき訴える
d. 倦怠あるいは疲れやすい
e. 頭痛をしばしば訴える
f. 乗物に酔いやすい
g. 起立試験*で脈圧狭小化 16 mmHg 以上
h. 起立試験で収縮期血圧低下 21 mmHg 以上
i. 起立試験で脈拍数増加 1 分に 21 以上
j. 起立試験で立位心電図 II 誘導 T 波の 0.2 mV 以上の減高，その他の変化

大症状が三つ以上，大症状二つ小症状一つ以上，大症状一つ小症状三つ以上があり，他の器質的疾患を除外すれば OD と診断する．

*起立試験：① 臥位安静時に血圧，脈拍数の測定と心電図記録を行う．② 立位 10 分後，立位のままで血圧，脈拍数の測定と心電図記録を行う．③ 両者を比較して判定する．

思春期に多い．春から夏にかけて症状が悪化する．

【症状・診断】

表 17-14 に示した診断基準に合わせて，診断を確定する．診断基準に示されている症状が主な症状である．朝，調子が悪く学校に行きたがらないことがあり，**登校拒否**と間違われることがある．診断に際しては，他の器質的疾患がないことを確認してから確定するべきである．

【治療・予後】

薬物としては昇圧薬，精神安定薬，自律神経調整薬が用いられる．乾布摩擦，冷水摩擦，下肢の冷水浴などの鍛練療法を併用するとよい．

ほとんどの例で，2〜3ヵ月の治療によって症状の改善がみられる．生命予後は良好である．

3. 高血圧症 hypertension

ある程度以上の血圧値を示すものを高血圧と定義するが，小児においては，年齢，性によって血圧の正常範囲が異なる．それぞれの年齢のおおよその正常血圧を知っておく必要がある．

血圧の測定に際しては，年齢によって用いられるマンシェットの幅が異なる．マンシェットの幅は上腕上の 2/3 を目安とする（第 5 章．小児診断学，p 58，表 2-3, p 15 参照）．

高血圧を判定する値は，収縮期血圧で乳児 110 mmHg 以上，幼児 120 mmHg 以上，10 歳以上 130 mmHg 以上である．拡張期血圧はいずれの年齢でも 80 mmHg 以上を目安としている（表 2-3, p 15 参照）．

高血圧の原因として，一次性のものと，二次性のものがある．二次性のものは，その基礎的な疾患との関係で治療を行う．一次性のものは**本態性高血圧** essential hypertension と呼ばれ，原因が不明である．遺伝的な傾向が強い．

治療は塩分制限などの食事療法，および利尿薬，降圧薬，血管拡張薬の服用である．

18 血液・造血器疾患

● 総 論 ●

I. 造血のメカニズム

胎生期の造血は三つの時期に分けることができる．妊娠2週頃から，まず卵黄嚢 yolk sac の新生血管内に赤血球産生が認められる．妊娠8週になると肝の類洞に移行し，白血球や血小板の産生も始まる．造血細胞の産生は肝以外の脾やリンパ節でも行われ，妊娠5ヵ月頃がピークとなる．その後肝造血は低下し，骨髄造血に移行し出生に至るが，上述の髄外造血は完全に消失するわけではない．出生後は骨髄が主要な造血の場となり終生持続する．

II. 造血幹細胞と増殖因子

血液細胞には赤血球，顆粒球，単球やリンパ球，血小板などがあるが，その祖先は共通の**造血幹細胞** stem cell である．幹細胞は二つの特徴，すなわち，① 各血球に分化しうる，② 分化せず自分自身を複製する，を有する．

幹細胞の中で各系統の細胞に分化しうる細胞を**多能性幹細胞** multipotent stem cell と呼び，分化の方向づけはすんでいるがまだ血球の形質を現していない段階の細胞を**造血前駆細胞** progenitor または，方向づけられた**幹細胞** committed stem cell と呼ぶ．幹細胞は種々の造血因子や支持細胞の影響下に分化増殖を繰り返し，血球全体の定常状態を保っている（図18-1）．

III. 正常血液像と年齢的変動

1. 末梢血液

成長とともに変動する．赤血球数は胎内の低酸素環境のため出生時は高値を示す．生後，肺動脈血の酸素飽和度が上昇するにつれ，組織への酸素供給量も増す．その結果エリスロポエチン産生が低下し，赤血球産生も低下する．生後2～3ヵ月で最低値（乳児の生理的貧血）となり，その後再び増加する．ヘモグロビン(Hb)，ヘマトクリット(Ht)値も赤血球数の推移と同様の経過をとるが回復が遅く，その間 MCH（平均赤血球血色素量），MCV（平均赤血球容積）は低値を示す．未熟児・低出生体重児では Hb 値の低下の程度が強く未熟児早期貧血と呼ばれる．網状赤血球は生後3日間ほど数％と高値であるが以後急速に低下する．赤芽球も生後3日目ぐらいまで末梢血に出現する．白血球数は，出生時の平均値が $18,000/\mu l$，3ヵ月で $12,000/\mu l$，1～2歳 で $10,000/\mu l$，7～8歳で $8,000/\mu l$ となり成人値に近づく．生後1週目までは好中球優位で，2週目から6歳頃までリンパ球優位の状態が続き，以後好中球優位の成人のパターンに移行する．

2. 骨 髄

乳児期早期まではすべての長管骨や扁平骨で造血がみられるが，成長とともに徐々に脊椎骨，胸

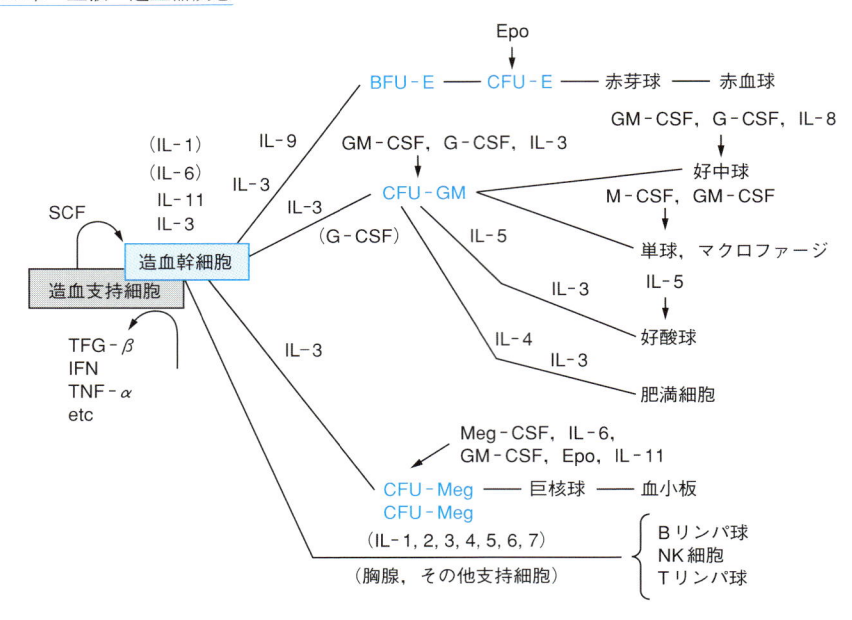

図18-1 造血細胞分化の模式図（三浦）

[造血前駆細胞]
BFU-E：burst forming unit-erythroid（前期赤芽球系前駆細胞）
CFU-E：colony forming unit-erythroid（後期赤芽球系前駆細胞）
CFU-GM：CFU-granulocyte macrophage（顆粒球およびマクロファージに分化しうる前駆細胞）
CFU-Meg：CFU-megakaryocyte（巨核球系前駆細胞）

[造血因子]
Epo：erythropoietin
IL-1：interleukin-1（IL-2, 3, 4, … も同様）
GM-CSF：granulocyte macrophage-colony stimulating factor
G-CSF：granulocyte-CSF
M-CSF：macrophage-CSF
SCF：stem cell factor

（三輪史郎ほか編：血液病学 第2版，文光堂，1995）

骨，骨盤，頭蓋骨ならびに大腿骨，上腕骨の近位端に限局してくる．骨髄有核細胞数は新生児 $180 \sim 230 \times 10^3/\mu l$，乳児 $30 \sim 190 \times 10^3/\mu l$，幼児・学童 $80 \sim 400 \times 10^3/\mu l$ である．骨髄像は生後1週間のM/E比が約1.6，その後赤芽球が急激に減少するため生後2週のM/E比は $5.0 \sim 11.0$ と増大する．生後2ヵ月頃には赤血球系の産生も回復し，1歳頃にはM/E比が約2.6と成人値に近づく．

有核細胞の分類では，新生児期は骨髄系細胞が $50 \sim 70\%$，赤芽球とリンパ球がそれぞれ $14 \sim 15\%$ を占め，生後1ヵ月以降は骨髄系が約半分に減少しリンパ系細胞が $40 \sim 60\%$ を占めるようになり，2歳くらいまでこの状態が続く（図18-2）．

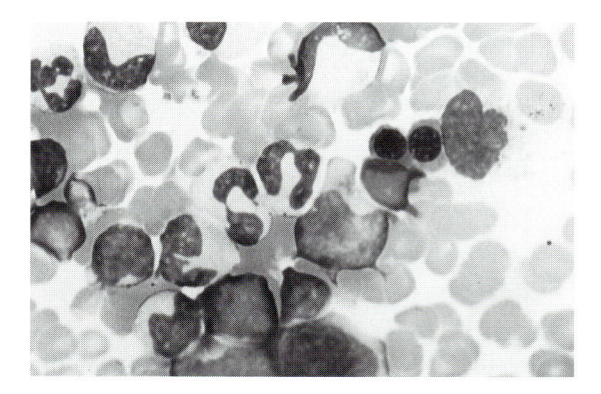

図18-2 正常骨髄（May-Giemsa染色，骨髄，×1,000，口絵㉔参照）
各系統の細胞増生がみられる．

IV. 病態と造血幹細胞移植

　幹細胞が種々の造血因子や支持細胞の影響下で分化増殖を繰り返し，多様な形態と機能を持った血液細胞に成熟する．その過程で何らかの障害が起こることにより，それぞれの分化段階に見合った病態を発症する．多能性幹細胞が障害を受けると再生不良性貧血や骨髄異形成症候群，白血病などをきたす．

　異常クローンを根絶し，正常の幹細胞を輸注して造血能を回復させる治療が**造血幹細胞移植**である．当初は human leukocyte antigen (HLA) の一致した同胞（血縁者）からの移植が中心であったが，近年は骨髄バンクや臍帯血バンクを介した非血縁者からの移植も可能となり，より多くの患者が造血幹細胞の同種移植の恩恵を受けられるようになってきた．

　これまで**骨髄移植** bone marrow transplantation (BMT) が広く行われてきたが，幹細胞の供給源として末梢血（健常人では末梢血中に幹細胞はほとんど流れていないが，G-CSF や GM-CSF を投与すると骨髄から幹細胞が流出してくる）や臍帯血を用いた**末梢血幹細胞移植，臍帯血移植**がすでに行われている．末梢血の場合，採取時に全身麻酔が不要でありドナーの負担を軽減することが可能である．また十分量の造血幹細胞採取が可能で，ドナーとレシピエントの体重差の大きい場合にも適している．臍帯血バンクは今後の拡充が課題であるが，骨髄バンクを補完する意味からもその進展に期待が寄せられている．

　これらすべてを造血幹細胞移植と総称し，同種（一卵性双生児の場合は同系）あるいは自家移植の区別をする．自家移植は一部の白血病や固形癌に適応がある．

　重症型の自己免疫疾患に対する自家 CD34 陽性細胞移植やハイリスク患者に対するミニトランスプラント（骨髄非破壊的前処置による同種移植）も近年注目を集めており，造血幹細胞移植の適応拡大が進みつつある．

●各 論●

I. 赤血球系疾患

【貧血の診断と分類】

貧血とは，血液中のヘモグロビン hemoglobin (Hb)濃度の低下であり，このことにより血液の酸素運搬能の低下をもたらす．Hb 濃度の正常値は年齢・性により異なる．貧血の程度により顔色不良，頭痛，めまい，虚弱，易疲労性，動悸，頻拍，食欲不振，浮腫などの症状がみられる．

貧血は，その病態や赤血球指数(MCV，MCH，MCHC)に基づいて分類するのが実際的である．それぞれの分類を，表 18-1 に示す．赤血球指数は以下の計算式で求められる．

$$MCV(\mu^3) = \frac{10^7 \times Ht}{RBC}$$

$$MCH(pg/cell) = \frac{10^7 \times Hb}{RBC}$$

$$MCHC(g/dl) = \frac{100 \times Hb}{Ht}$$

ただし，Ht：ヘマトクリット(%)
　　　　Hb：ヘモグロビン濃度(g/dl)
　　　　RBC：赤血球数(μl)

貧血の診断は血中 Hb 濃度の測定によってなされるが，その病因を推定したり病態を理解するためには赤血球指数に加えて白血球数，血小板数，網状赤血球数，末梢血液像，ときには Coombs 試験や骨髄検査が必要である．図 18-3 に貧血の診断手順を示す．

1. 溶血性貧血 hemolytic anemia

a. 先天性の溶血性貧血

■遺伝性球状赤血球症 hereditary spherocytosis (HS)

【概念・疫学】

わが国の先天性溶血性貧血の中で最も多い疾患で，黄疸，貧血，脾腫を 3 主徴とする．多くの場合，常染色体性優性遺伝形式をとり，頻度は 10 万人に 1 人である．

【病因】

スペクトリン spectrin，アンキリン ankyrin などの赤血球膜蛋白の先天的欠陥と，脾臓における病的な赤血球の破壊亢進が主因である．赤血球膜透過性の異常亢進があり，ナトリウム輸送の亢進と浸透圧抵抗減弱が認められる．

【病態生理】

膜蛋白に異常を持つ HS の赤血球は，正常な赤血球の形態が保たれず球状化する(図 18-4)．球状化した赤血球は変形能が低下するため，脾臓の静脈洞の孔隙をくぐり抜ける際に破壊される．また，HS では赤血球膜のナトリウム透過性が亢進しており，そのため赤血球内にナトリウムと水が貯留

表 18-1　赤血球指数による貧血の分類

1. 小球性低色素性貧血
   (MCV＜80　MCHC＜30)
   a. 鉄欠乏性貧血
   b. 慢性鉛中毒
   c. サラセミア
   d. 鉄芽球性貧血
   e. 慢性炎症

2. 大球性正色素性貧血
   (MCV＞101　MCHC 31〜35)
   a. ビタミン B_{12} 欠乏症
   b. 葉酸欠乏症
   c. チアミン反応性貧血
   d. 再生不良性貧血
   e. Diamond-Blackfan 症候群
   f. 甲状腺機能低下症
   g. 肝疾患
   h. 骨髄浸潤
   i. dyserythropoietic anemia

3. 正球性正色素性貧血
   (MCV 81〜100　MCHC 31〜35)
   a. 溶血性貧血
   b. 急性失血
   c. 脾機能亢進
   d. 慢性腎疾患

I. 赤血球系疾患　449

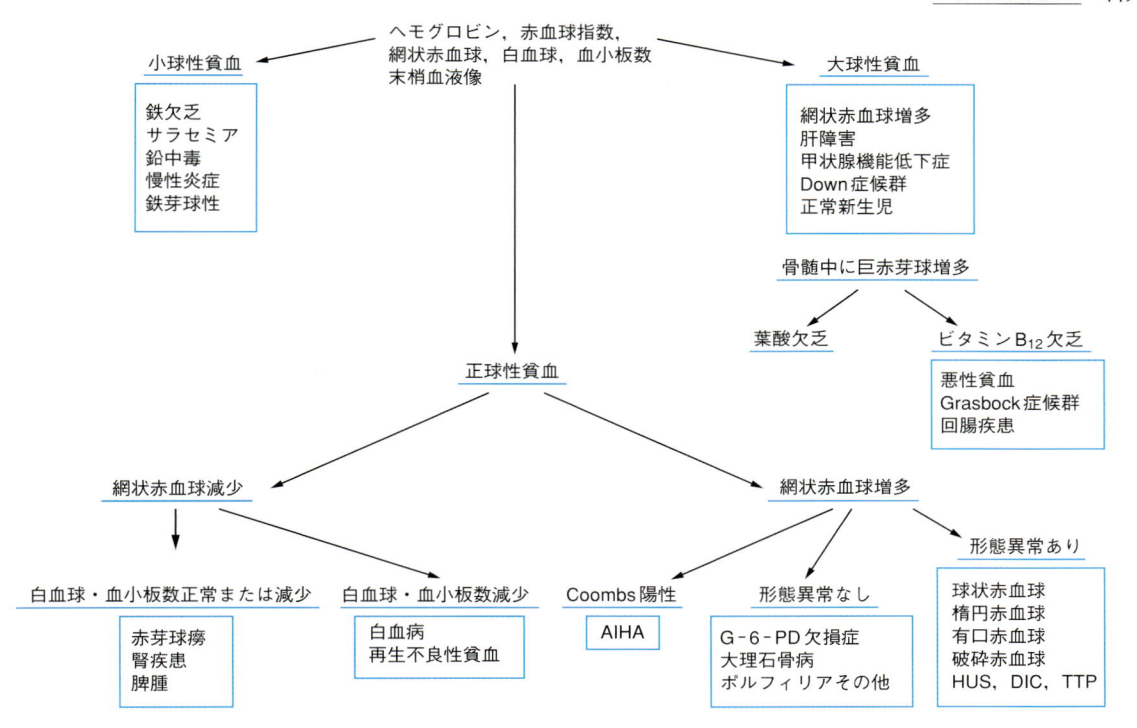

```
                    ヘモグロビン, 赤血球指数,
    小球性貧血 ←    網状赤血球, 白血球, 血小板数    → 大球性貧血
    ┌─────┐        末梢血液像                      ┌─────────┐
    │鉄欠乏│                                       │網状赤血球増多│
    │サラセミア│                                   │肝障害      │
    │鉛中毒│                                       │甲状腺機能低下症│
    │慢性炎症│                                     │Down症候群  │
    │鉄芽球性│                                     │正常新生児  │
    └─────┘                                        └─────────┘
                                                          ↓
                                                    骨髄中に巨赤芽球増多
                                                    ↙         ↘
                                               葉酸欠乏      ビタミンB₁₂欠乏
                                                            ┌─────────┐
                                                            │悪性貧血    │
                        正球性貧血                          │Grasbock症候群│
                    ↙           ↘                          │回腸疾患    │
                                                            └─────────┘
        網状赤血球減少              網状赤血球増多
         ↙      ↘                 ↙    ↓    ↘    形態異常あり
                                                     ┌─────────┐
                                                     │球状赤血球  │
                                                     │楕円赤血球  │
  白血球・血小板   白血球・血小板  Coombs陽性 形態異常なし  │有口赤血球  │
  数正常または減少    数減少                              │破砕赤血球  │
   ┌─────┐    ┌─────┐  ┌───┐  ┌─────────┐   │HUS, DIC, TTP│
   │赤芽球癆│   │白血病   │   │AIHA│  │G-6-PD欠損症│    └─────────┘
   │腎疾患 │   │再生不良性│  └───┘  │大理石骨病   │
   │脾腫  │   │貧血     │          │ポルフィリアその他│
   └─────┘   └─────┘           └─────────┘
```

図18-3　貧血の診断手順

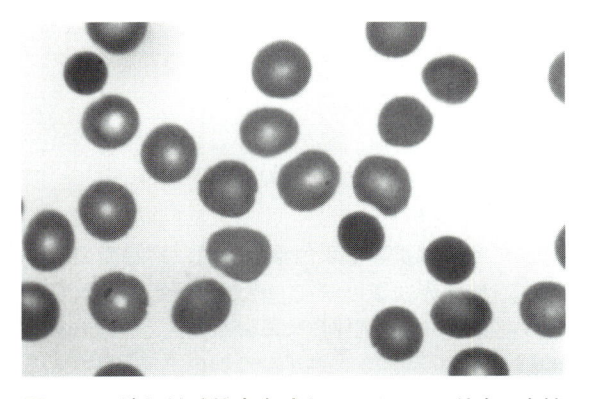

図18-4　遺伝性球状赤血球(May-Giemsa染色, 末梢血, ×1,000, 口絵㉕参照)
中心部の明るい部分(central pallor)を欠く球状赤血球を認める．

する．これも赤血球の膨化に関与している．骨髄では赤血球造血能は亢進している．

【症状】

生後早期より高齢期に至るまであらゆる時期に発症しうるが，多くは小児期にみられる．黄疸は間接型ビリルビン優位で，新生児の場合早期黄疸の形で生後48時間以内に現れ，核黄疸を起こす危険もある．

合併症としてクリーゼ(発症) crisis，胆石がある．crisisには hemolytic crisis(溶血発症)，aplastic crisis(骨髄無形成性発症)，megaloblastic crisis(巨赤芽球性発症)がある．

hemolytic crisis はウイルス感染などにともない，一時的な黄疸・貧血・脾腫の軽度増強と発熱を起こすものである．aplastic crisis は頻度は低いが重症な貧血により死に至ることもあり，パルボウイルスB19の感染にともなって起こることが多い．megaloblastic crisis は造血能の亢進しているHSの患者で葉酸の供給が不足して起こる．

【検査所見】

末梢血で小型球状赤血球 microspherocytosis が観察される(球状赤血球 spherocytosis は HS に特異的ではない．自己免疫性溶血性貧血でもみられる)．網状赤血球の増加はすべての溶血性貧血でみられる．MCV，MCHは正常，MCHCは正常～高値を示す(正球性正色素性貧血)．間接型ビリルビンの上昇，浸透圧脆弱試験(OF試験)，自己溶

血試験（ブドウ糖添加により抑制される）および酸性グリセロリーシス試験 acidified glycerollysis test は陽性となる．骨髄では，赤芽球の過形成が認められる以外は正常である．

【診断】

鑑別診断として，新生児期では ABO 不適合との異同が問題となり．aplastic crisis の際は，網状赤血球が著明に減少するので診断に注意すべきである．

【治療】

対症療法と摘脾を行う．摘脾後，網状赤血球は減少し，貧血と黄疸は改善するが，球状赤血球は残存し，**Howell-Jolly 小体**が観察されるようになる．摘脾前に肺炎球菌ワクチンを投与し，摘脾後の敗血症の発症を予防をする．若年者には PCG 少量（5 万 U/kg）持続投与を行うこともある．

■先天性非球状溶血性貧血

遺伝性楕円赤血球症 hereditary elliptocytosis は，末梢血全赤血球の 50％以上を卵円形や桿状の楕円赤血球が占める常染色体性優性遺伝の溶血性貧血である．その他に，遺伝性有口赤血球症 hereditary stomatocytosis，遺伝性有棘赤血球症 hereditary acanthocytosis などがある．

■先天性血色素異常

鎌状赤血球貧血 sickle cell anemia はヘモグロビン β 鎖のアミノ酸配列に異常があるもので，中央アフリカ，中近東，地中海沿岸に多い．

サラセミア thalassemia はヘモグロビン α 鎖の合成が低下しているものを α サラセミア，β 鎖の合成が低下しているものを β サラセミアと呼ぶ．地中海沿岸や東南アジアに多い．遺伝形式は不完全優性遺伝で重症型のホモ接合型（thalassemia major）と軽症型のヘテロ接合型（thalassemia minor）がある．

b．その他の機序による溶血性貧血

■同種抗体による溶血性貧血，胎児赤芽球症 isoimmune hemolytic anemia, erythroblastosis fetalis

⇒第 10 章．新生児・低出生体重児，p 195 参照．

■**自己免疫性溶血性貧血（温式）** autoimmune hemolytic anemia（AIHA）

【概念】

自己の血液型抗原や組織成分抗原に対する抗体（温式抗体と冷式抗体）が産生され，溶血を起こす疾患である．

温式抗体は腫瘍，膠原病，免疫不全症，感染症，薬剤投与などによって二次的に産生されることが多い．これらが原因となって赤血球の抗原性が変化したり新たな抗原が発現し，これに対する抗体（**自己免疫抗体** autoimmune antibody）が産生されると考えられている．

【病態生理】

31℃以下，特に 4℃を抗原抗体反応の至適温度とする冷式抗体 cold antibody と 37℃を至適温度とする温式抗体 warm antibody がある．冷式抗体はほとんど IgM に属し，寒冷凝集素症（後述）の原因となる．温式抗体はほとんどが IgG に属する．温式抗体は赤血球の表面に結合し，さらに補体を連結し classical pathway を活性化する．網内系（主に脾臓）に存在するマクロファージは IgG の Fcγ 受容体や補体の C3b 受容体を持っているので，これらの赤血球を貪食・破壊したり，球状化し，溶血させる（血管外溶血）．

【症状】

顔色不良，黄疸，褐色尿（ウロビリノゲン尿），腹痛，発熱，肝脾腫などが起こる．

【検査所見】

末梢血では正球性正色素性貧血，網状赤血球の増加，球状赤血球の増加，赤血球凝集塊の出現，血小板減少（自己抗体による減少ならば **Evans 症候群**と呼ぶ），間接型ビリルビンの上昇，BUN の上昇，補体の低下がみられ，直接 Coombs 試験が陽性（重症の場合は間接 Coombs 試験も陽性）となる．骨髄では赤芽球の過形成がみられる．

【診断】

直接 Coombs 試験によって不完全抗体を検出して診断する．

【治療】

原因疾患の治療が大切であるが，コントロール不十分なときにステロイドが第一選択となる．その他 γ-グロブリン大量療法，摘脾，免疫抑制療法，血漿交換などがある．重篤な貧血のときは輸血を

行う.

■寒冷凝集素症 cold agglutinin disease

冷式抗体は多くの場合赤血球のI/i抗原に対するIgM抗体であり,マイコプラズマ感染症,伝染性単核症,サイトメガロウイルス感染症,ムンプスなどにともなって産生されることが多い.IgM抗体は5量体であり分子が大きいため赤血球に対する完全抗体となり血管内で赤血球の凝集を起こす.寒冷に曝露される四肢末端の血管内での赤血球の凝集によりRaynaud徴候を呈したり,血管内溶血により正球性正色素性貧血,黄疸,脾腫をきたす.

治療として,まず寒冷を避け身体を温かく保つ必要がある.また,温式AIHAと同様の治療が行われるがステロイドは無効である.

■発作性寒冷血色素尿 paroxysmal cold hemoglobinuria

梅毒やウイルス性疾患にともなって出現するDonath-Landsteiner抗体(赤血球のP抗原に対する冷式IgG抗体)が原因である.寒冷に曝露した後温まると急激な血管内溶血が起こり頭痛,悪寒,熱発,腰腹痛,血色素尿をきたす.梅毒による場合はその治療により,またウイルス感染による場合は自然に治癒する.

2. 鉄欠乏性貧血 iron deficiency anemia

【概念】

体内の鉄の減少によりヘモグロビンの産生が障害されて起こる貧血である(図18-5).

【病態生理】

体内の鉄含有物質は大きく二つに分けられる.一つはヘモグロビン,ミオグロビン,シトクロームなどの**機能鉄**であり,酸素運搬・利用や細胞内エネルギー産生の働きをしている.もう一つはフェリチン,ヘモジデリンなどの**貯蔵鉄**である.鉄の分布は機能鉄が80%(ヘモグロビンが65%),貯蔵鉄が20%である.鉄の供給が不足すると貯蔵鉄が動員されて機能鉄に利用される.低出生体重児

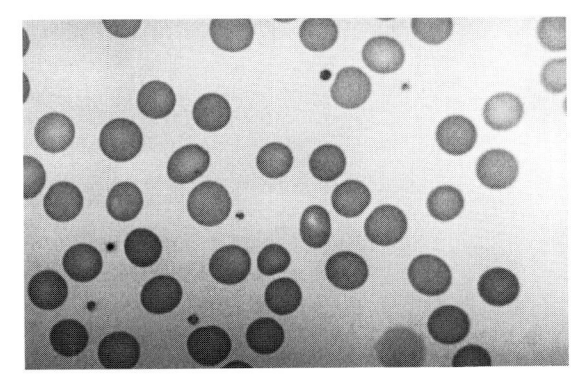

図18-5 鉄欠乏性貧血(May-Giemsa染色,末梢血,×1,000,口絵㉖参照)
小型や楕円形の赤血球が混在.赤血球は全体に菲薄である.

表18-2 小児鉄欠乏性貧血の原因

```
1. 鉄需要の増加
    a. 低出生体重児
    b. 急速な成長(乳幼児期,思春期)
2. 鉄供給の低下
    a. 出生時貯蔵鉄の不足(母児間輸血,胎児間輸血,胎盤早期剝離など)
    b. 食事性鉄摂取不足
    c. 鉄吸収障害(蛋白漏出性胃腸症,食事アレルギー,胃小腸切除後,異食症など)
3. 鉄の喪失
    a. 周産期失血
    b. 消化管出血(胃十二指腸潰瘍,Meckel憩室,重複腸管,大腸ポリポーシス,横隔膜ヘルニア,食道静脈瘤,鉤虫症,漏出性胃腸症,局所性腸炎,潰瘍性大腸炎,食事アレルギー,腸管壁血管腫,動静脈奇形,サリチル酸内服など)
    c. 消化管以外の慢性出血(鼻出血,月経異常)
    d. 肺出血(特発性ヘモジデローシス)
    e. その他(ヘモグロビン尿症,慢性高度の血尿)
```

の場合は貯蔵鉄も少なく，発育が急速なため鉄欠乏になりやすい．

思春期の女子は月経による鉄の喪失と急速な身体発育により，鉄欠乏を起こしやすい．

食事中の鉄はほとんどが十二指腸から吸収され，吸収された鉄は血清中でトランスフェリンに結合する．血清中のトランスフェリンが結合しうるFeの量を総鉄結合能 total iron binding capacity (TIBC) と呼び，Feが結合していない部位の総数を不飽和鉄結合能 unsaturated iron binding capacity (UIBC) と呼ぶ (TIBC＝UIBC＋血清鉄)．トランスフェリンに結合したFeは骨髄・筋・肝臓などの細胞に取り込まれ機能鉄として利用される．貯蔵鉄は主に肝臓・網内系細胞・骨髄の赤芽球系細胞の中でフェリチン，ヘモジデリンとして存在する（フェリチンの変性したものがヘモジデリンである）．

鉄欠乏の原因は，鉄需要の増加，鉄供給の低下および鉄の喪失の三つに分けられる（表18-2）．

●牛乳貧血

3歳以下で市販の牛乳を1日600 mL以上，3ヵ月以上摂取している児に多く，低蛋白血症，浮腫，蛋白漏出性胃腸症，TIBCの低下，低銅血症，腸管出血，牛乳成分に対する免疫アレルギー反応陽性などの所見を呈することが多い．鉄剤投与で貧血は改善するが，腸管出血は持続し，牛乳を中止するか減量しないと貧血が再燃する．

【症状】

重症の場合，全身倦怠感，興奮，食思不振，顔色不良，活動性の低下，周囲への無関心などがみられる．口角炎，舌乳頭の萎縮，異食症 pica，匙状爪 koilonychia，胃・小腸の粘膜上皮の変化などが貧血の重症度と関係なくみられることがある．

【検査所見】

Hb，MCV，MCHの低下がみられ網（状）赤血球指数 reticulocyte index は正常である．重症鉄欠乏の場合赤血球寿命は短縮する．血清フェリチン，血清鉄は減少，TIBCは上昇し，トランスフェリン飽和度（血清鉄/TIBC×100）は低下する．

【診断】

貧血と体内鉄量の減少により診断する．貯蔵鉄の減少は血清フェリチン値の低下で，血清中の鉄減少は血清鉄値の低下，TIBCの上昇およびトランスフェリン飽和度の低下で診断する．

小球性低色素性貧血を呈するものとして感染にともなう貧血，慢性炎症にともなう貧血，サラセミア，無トランスフェリン血症，鉛中毒，鉄芽球性貧血などがあげられる．感染，慢性炎症にともなって起こる貧血ではフェリチンが上昇，TIBCは正常～低下することが鉄欠乏性貧血との鑑別の手がかりとなる．

【治療】

鉄剤の経口投与が基本である．治療開始後3～5日後より網状赤血球が上昇し始め，5～10日後にピークに達する．Hb値は4～5日後頃より上昇し始めるが，正常値に達するまでには2ヵ月ぐらいかかる．十分な貯蔵鉄を得るまでには，さらに3ヵ月間ぐらいを要する．

食事療法も有用であり，牛肉や魚肉などの動物性食品に多く含まれるヘム鉄は腸管からの吸収がよい．

3. 鉄不応性低色素性貧血

a. 鉄芽球性貧血 sideroblastic anemia

鉄芽球性貧血は小球性低色素性貧血，網状赤血球の減少および無効造血を特徴とし，遺伝性のものと後天性のものがある．

鉄芽球性貧血では**ヘム合成過程の欠陥**により鉄をプロトポルフィリン環に入れてヘムにすることができない．利用されない鉄は有核赤血球のミトコンドリアに沈着し，環状鉄芽球 ringed sideroblast をつくる．ヘム合成過程の障害によりポルフィリンが蓄積し皮膚の日光過敏症を呈する．末梢血の赤血球は低色素性と正色素性の2形態性 dimorphism を呈することがある．骨髄では環状鉄芽球，赤芽球過形成がみられる．治療としては原因疾患の検索を行い，ビタミンB_6（ピリドキシン）の大量投与を試みる．

b. 無トランスフェリン血症 atransferrinemia

先天性無トランスフェリン血症はトランスフェリンの生成不能，脆弱性，破壊亢進による遺伝性疾患（常染色体性劣性遺伝）であり，生後数ヵ月で肝脾腫をともなう小球性低色素性貧血，感染，心

不全を起こして死亡する．血清トランスフェリン値の著減が特徴である．

4. 巨赤芽球性貧血 megaloblastic anemia

【概念・病因】
ビタミンB_{12}（シアノコバラミン cyanocobalamin）または葉酸 folic acid の欠乏で起こる．骨髄では赤血球系，骨髄球系，血小板系の3系統前駆細胞に特徴的な形態異常がみられ，末梢血では1～3系統の血球減少がみられる．

【病態生理】
ビタミンB_{12}と葉酸は生体内でDNA合成のために必要な補酵素として働く．これらの不足によりDNA合成は低下し細胞核の成熟障害が起こる．特に骨髄の造血細胞や消化管上皮細胞の変化が著明で，これを巨赤芽球変化 megaloblastic change と呼ぶ．骨髄中でこれらの未熟な核を持った赤血球系の造血細胞が巨赤芽球 megaloblast である．

巨赤芽球は核が未熟であるにもかかわらず細胞質は成熟していく．このような細胞は骨髄中で崩壊し，末梢血に送り出されない．その結果無効造血 ineffective erythropoiesis と二次性の赤芽球過形成を起こす．また，核の成熟不全は赤芽球のみではなく白血球や巨核球にも起こり，その結果末梢血の白血球の過分葉や血小板減少をきたす．

●悪性貧血
わが国ではまれな疾患であり北欧の白人に多い．一種の自己免疫疾患であり，胃底腺壁細胞や内因子に対する自己抗体によるビタミンB_{12}の吸収不全が原因である．Schilling試験により診断される．

【症状】
ビタミンB_{12}欠乏や葉酸欠乏の症状は貧血，消化器症状，神経症状の三つである．ただし神経症状は葉酸欠乏ではみられない．消化器症状は消化管粘膜上皮細胞の変性によるものであり，口腔，咽頭，舌の炎症（Hunter舌炎），舌乳頭の萎縮（赤い表面平滑な舌），便秘，下痢などである．ビタミンB_{12}欠乏でみられる神経症状は亜急性連合性脊髄変性症 subacute combined degeneration of spinal cord と呼ばれ，貧血が出現する前に発症することがある．

【検査所見】
末梢血は大球性正色素性貧血を呈する．過分葉核をもつ好中球 macropolycyte が出現する．貧血が重度のときは好中球減少や血小板減少を認めることもある．ビタミンB_{12}欠乏症では血清ビタミンB_{12}が，葉酸欠乏では血清葉酸が低値を示す．血清鉄，間接型ビリルビン，およびLDHの上昇が認められる．血中エリスロポエチンも上昇している．骨髄では，赤芽球過形成と特徴的な巨赤芽球が観察される．

【治療】
ビタミンB_{12}欠乏症ではビタミンB_{12}の筋肉内あるいは皮下注射を行う．葉酸欠乏症では葉酸の経口投与を行う．

5. 再生不良性貧血 aplastic anemia および近縁疾患

再生不良性貧血とは，骨髄の増殖不全によって造血機能不全をきたし末梢血の汎血球減少に基づく貧血，感染および出血などの症状を呈する疾患であり，後天性と先天性のものに分けられる．

a. 特発性再生不良性貧血

【概念】
特定の原因がみあたらない後天性の骨髄造血不全で，再生不良性貧血のうち約80％を占める．

【病因・病態生理】
原因として，①造血幹細胞自体の異常，②骨髄の微小環境 microenvironment（stroma）の異常，③増殖因子 growth factor の異常，④免疫学的因子による造血抑制（サイトカインや抗体を介して起こるもの），などが考えられる．

出血傾向（皮膚の出血斑，鼻出血，粘膜出血など）に気づかれて診断されることが多い．若年者のなかには発症後急激に進行し，数ヵ月以内に制御不能の出血と感染症に苦しむものもいる．好中球が500/μl以下になると細菌・真菌感染症（発熱，口内炎，下痢，肺炎，敗血症など）を起こしやすくなる．血小板が5,000/μl以下になると頭蓋内出血を起

表 18-3　小児再生不良性貧血の診断基準

1. 再生不良性貧血患者では一般臨床所見として貧血，出血傾向，ときに発熱を呈する
2. 末梢血において汎血球減少を認める
   汎血球減少とは赤血球数 350 万/μl 以下，白血球数 4,000/μl 以下でかつ好中球数 1,500/μl 以下，血小板数 8 万/μl 以下の状態を指している
3. 汎血球減少の原因となる他の疾患を認めない．他の原因とは白血病，myelodysplastic syndrome，巨赤芽球性貧血，骨髄線維症，悪性腫瘍の骨髄転移，多発性骨髄腫，Banti 症候群，悪性リンパ腫，悪性細網症，ウイルス感染性血球貪食症候群（VAHS），感染症などをいう
4. 汎血球減少に下記のような検査成績が加われば診断の確実性が増加する
   1) 末梢血における相対的リンパ球の増加（60％以上）
   2) 末梢血の網状赤血球絶対数が 4 万/μl 以下（絶対数＝赤血球数×％）
   3) 骨髄穿刺所見で細胞数が原則として減少するが，減少がみられない場合でも巨核球の減少とリンパ球比率 30％以上の増加を認める．なお，造血細胞の異形成は顕著でない
   4) 骨髄生検所見で造血細胞の減少
   5) 血清鉄上昇と不飽和鉄結合能の低下
   6) 放射性鉄の血漿中からの消失時間（PID）の延長と赤血球鉄交代率（RIT）の低下
5. 診断に際してまず 1，2 によって再生不良性貧血を疑い，3 によって他の疾患を除外し，4 によってさらに診断が確実なものとなる．しかしながら 4 の所見がすべてそろっていなければ診断ができないことはなく，治療に対する反応などを含めた経過の観察によって確定診断に到達する

（月本一郎ほか：臨床血液 32：1439〜1446，1991）

こす危険が高くなる．

【検査所見】

1) 末梢血

汎血球減少がみられる．貧血は正球性〜大球性で，赤血球の形態異常はみられない．網状赤血球は減少する．貧血の程度に比してエリスロポエチンは増加している．相対的リンパ球増加を認めることが多い．

2) 骨髄

低形成像（脂肪髄 fatty marrow）を示す．70％以上のリンパ球増多は予後不良因子となる．^{111}In-Cl（インジウムクロライド）シンチグラフィーで骨髄への取り込みの低下が認められ，造血機能の低下を知ることができる．また，骨髄の MRI で赤色髄と脂肪髄の判別が可能である．

【診断】

表 18-3 に診断基準を示す．鑑別診断としては以下のような汎血球減少を呈する病態・疾患があげられる．

① 急性白血病，② 前白血病，骨髄異形成症候群 myelodysplastic syndrome（MDS），③ 悪性腫瘍の骨髄浸潤，④ 大理石骨病 osteopetrosis，⑤ 骨髄線維症，⑥ 脾機能亢進，⑦ 発作性夜間血色素尿症 paroxysmal nocturnal hemoglobinuria（PNH），⑧ ウイルス感染（CMV，EBV，パルボウイルス，HIV），⑨ 巨赤芽球性貧血，⑩ 重症感染症（粟粒結核 milliary tuberculosis など）などがある．

【治療】

重症度を考慮して治療法を決定する必要がある（表 18-4）．骨髄移植を行う場合頻回輸血例では，移植骨髄が拒絶されやすい．しかし，出血症状がみられる場合や血小板が 5,000/μl 以下のときには頭蓋内出血などの致死的な出血を避けるために血小板輸血が必要である．Hb が 6 g/dl 以下になれば赤血球輸血を行う．頻回輸血による鉄過剰症（ヘモジデローシス hemosiderosis，糖尿病，肝硬変，心不全を併発）に注意する必要がある．

表 18-4　再生不良性貧血の重症度分類

	重症	中等度	軽症
好中球数（/μl）	<500	<1,000	≧1,000
血小板数（/μl）	<20,000	<50,000	≧50,000
網状赤血球数（/μl）	<20,000	<60,000	≧60,000

いずれの重症度も 2 項目以上を満たすこと．
（厚生省特発性造血障害研究班：再生不良性貧血の診断治療の手引き．昭和 62 年度研究業績報告書，p 55〜77，1988）

1) 同種骨髄移植

重症例で HLA 適合同胞がいる場合，第一選択の治療法となる．わが国では HLA 適合同胞からの移植により約 85％ の長期生存率が得られている．HLA 適合同胞がいない例には HLA 一部不適合血縁者や HLA 一致非血縁者（骨髄バンク）からの移植を考慮する．

2）免疫抑制療法

再生不良性貧血の発症機序の一つとして免疫学的機序が考えられており，免疫抑制薬として，①抗リンパ球グロブリン（ALG），抗胸腺細胞グロブリン（ATG），②シクロスポリン A，③メチルプレドニゾロン大量療法（パルス療法）などが用いられる．

3）サイトカイン療法

顆粒球コロニー刺激因子 granulocyte colony stimulating factor（G-CSF）の投与により好中球の増加が得られるが，投与中止により再び減少する．しかし ALG（ATG）やシクロスポリンと併用して 3 系統の血球が増加する例もみられる．

4）蛋白同化ホルモン

蛋白同化ホルモンにはエリスロポエチン産生や赤芽球系前駆細胞に対する刺激作用がみられ，オキシメトロンやダナゾールが用いられる．重症型には無効である．

b. Fanconi 貧血およびその他の先天性再生不良性貧血

Fanconi 貧血は先天性再生不良性貧血の中で最も多くみられる病型で，常染色体性劣性遺伝形式をとり，汎血球減少，皮膚の色素沈着，骨格系の異常，低身長，性腺機能不全を呈する．また，染色体分析で，特徴的な染色体異常を認める．約 20% の症例は後に白血病などの悪性腫瘍を合併する．骨髄移植が唯一の治療法である．

Shwachman（-Diamond）症候群は常染色体性劣性遺伝形式で汎血球減少に加えて膵外分泌機能の低下を呈する疾患である（第 20 章．消化器疾患，p 522 参照）．

c. 赤芽球癆 pure red cell aplasia

【概念・病因】

赤芽球癆は赤血球造血のみが障害されるもので，後天性と先天性のものがある．

後天性赤芽球癆は胸腺腫その他の悪性腫瘍，膠原病，ウイルス感染，妊娠，薬剤によって起こることが多い．

先天性赤芽球癆（**Diamond-Blackfan 貧血**）は乳児期に発症し，10〜20% に家族歴がみられる．約 30% の例で種々の奇形を認める．赤芽球系造血前駆細胞の異常と考えられている．

【症状】

生後 2 週間〜2 年で発病する．貧血のほかに，頭部顔面の異常，上肢の異常，低身長などの奇形を認める．その他知的障害，腎奇形，先天性心疾患などを認めることがある．

【検査所見】

末梢血では正球性〜大球性正色素性貧血を示す．網状赤血球は著減する．白血球数や血小板数は正常である．骨髄は正形成だが赤芽球系細胞のみ著減している．HbF，血清鉄，フェリチン，エリスロポエチン，赤血球アデノシンデアミナーゼ adenosine deaminase（ADA）活性は上昇する．

【治療】

ステロイドが 70% の症例に有効であるが，全症例の 50% は定期的な赤血球輸血を必要とする．ステロイド抵抗性の例には骨髄移植を考慮する．

● 一過性赤芽球減少症 transient erythroblastpenia of childhood（TEC）

主に 1 歳以上 3 歳未満で発症する一過性の後天性貧血であり，ウイルス感染の先行を認めることが多い．症状は貧血のみで，骨髄では赤芽球の減少が著明である．発症年齢や，MCV，HbF，i 抗原，ADA 活性などが正常であることが Diamond-Blackfan 貧血との鑑別点となる．無治療で自然軽快する．

d. ウイルス感染による再生不良性貧血

再生不良性貧血を起こすウイルスには，パルボウイルス，Epstein-Barr（EB）ウイルス，hepatitis C（C 型肝炎）ウイルスおよびサイトメガロウイルスがある．これらのウイルスは直接または免疫機構を介して骨髄細胞を破壊したり，骨髄間質細胞に感染して増殖因子の産生を障害し汎血球減少を起こすものと考えられている．

e. 薬剤による造血障害

汎血球減少を起こす薬剤としては，抗腫瘍薬，クロラムフェニコール，抗痙攣薬，非ステロイド抗炎症薬，ST 合剤，D-ペニシラミン，金製剤などがある．

f. 骨髄線維症 myelofibrosis

小児で起こる骨髄線維症のほとんどは3歳未満のDown症候群児にみられ，多くの場合急性巨核芽球性白血病を合併する．その他，薬剤や放射線照射による二次性の骨髄線維症もある．

II. 白血球系疾患

白血球は好中球，好酸球，好塩基球，リンパ球，単球からなり，それぞれに特有の生理機能を有している．これらの量的，機能的，形態学的異常が種々の疾患でみられる．

【白血球系の異常症の診断】

これまでは個々の疾患の記載にとどまっていたが，白血球の産生・崩壊機序，造血幹細胞，造血刺激因子，造血抑制因子，造血因子受容体，造血微小環境などが明らかとなり，量的異常の病因的考察が可能となってきた．機能面でも各々の白血球の機能が明らかとなり，好中球やリンパ球，単球では詳細な病態の解明が可能となってきている．しかし白血球の形態異常に関しての病因的解明は遅れている．

1. 白血球増加症 leukocytosis

a. 好中球増加症 neutrophilia

好中球増加症の発生機序は，①産生の亢進，②末梢血における寿命の延長，③骨髄からの遊出増大，④辺縁プールから循環プールへの移行の増大，⑤組織での利用障害，⑥これらの複合，に大別される．産生亢進の機序としては，幹細胞・CFU-GMプールの増加や各種CSF(G-CSFやGM-CSFなど)の産生増大が関与し，これらCSFは好中球の寿命の延長と骨髄からの遊出亢進に作用する．ステロイドやエンドトキシンも骨髄からの遊出亢進に関与し，さらにエンドトキシンはG-CSFなどの造血因子産生を刺激する．循環プールへの移行亢進は，主としてエピネフリンなどのカテコールアミンが関与する．本症は特発性と二次性に分類される(表18-5)．

b. リンパ球増加症 lymphocytosis

リンパ球増加とは末梢血中にリンパ球が$4.0×10^3/\mu l$以上となった状態をいう．乳幼児は成人に比べてリンパ球の比率が高い．乳幼児期の生理的増加を除外すると伝染性単核症(EBウイルス)をはじめとした各種ウイルス感染症や百日咳菌感染症で特徴的なリンパ球増加がみられる．

c. 好酸球増加症 eosinophilia, 好塩基球増加症 basophilia

末梢血中の好酸球が$0.5×10^3/\mu l$以上を好酸球増加症という．アレルギー疾患や寄生虫感染症時によくみられる．好酸球産生刺激因子であるIL-5やGM-CSFの関与の可能性が注目されている．好酸球の役割として抗アレルギー，抗炎症作用が考えられてきたが，最近はその組織障害性が注目されている．

好塩基球が$0.15×10^3/\mu l$以上を好塩基球増加症という．臨床的意義はよくわかっていない．

表18-5 好中球増加症の分類

1. 特発性(明らかな原因疾患なし) a. 先天性：Down症候群，家族性骨髄増殖性疾患，白血球接着因子欠乏症，寒冷蕁麻疹をともなう家族性好中球増加症，遺伝性好中球増加症 b. 血液疾患：慢性骨髄性白血病，慢性好中球性白血病，真性赤血球増加症，本態性血小板血症，骨髄線維症 c. 慢性特発性好中球増加症 2. 二次性 a. 感染症：各種細菌性，真菌性など b. 慢性炎症：リウマチ熱，リウマチ様関節炎，慢性血管炎，痛風，喫煙など c. 組織障害：心筋梗塞，日射病など d. 悪性腫瘍 e. 血液疾患：急性出血，溶血，無顆粒球症の回復期，無脾症，摘脾後 f. 内分泌・代謝疾患：Cushing病，甲状腺クリーゼ，糖尿病性昏睡など g. 薬剤起因性：ステロイド，エピネフリン，CSF，リチウムなど h. 生理的：興奮，運動，ストレス i. 偽性好中球増加症：クリオグロブリン血症(30℃以下保存時)

(三輪史郎ほか編：血液病学(第2版)，文光堂，1995)

2. 白血球減少症

①好中球減少症(慢性良性好中球減少症，周期性好中球減少症，遺伝性好中球減少症)，②リンパ球減少症(複合型免疫不全症など)は，第12章．免疫不全症，p259〜269 参照．

3. 白血球機能異常症

①好中球機能異常症(慢性肉芽腫症など)，②リンパ球機能異常症，③その他の白血球機能異常症は，第12章．免疫不全症，p259〜269 参照．

III. 出血性疾患

生体内では，**止血・線溶機構**が見事なまでにバランスを保ちながら，出血あるいは過凝固をきたさないように調節されている．小児では血栓性疾患はまれで，本項では出血性疾患を中心に述べる．

【出血傾向の診断と分類】
1) 止血・凝固機構

止血・凝固機構は血小板が主役となり一次止血栓 primary hemostatic plug を形成するまでの一次止血と，各種**凝固因子**が複雑に絡み合い一次止血栓をさらに強固な二次止血栓 secondary hemostatic plug，恒久的止血栓 permanent hemostatic plug へと完成させる二次止血に分けられる．

a) 一次止血

微小血管が破綻して出血が起きれば，まず血小板が血管内皮下組織(基底膜，フィブリノネクチン，コラーゲンなど)に粘着する．この粘着反応にはvon Willebrand 因子(vWF)が必要である．粘着した血小板はコラーゲンなどの刺激により活性化され，血小板内顆粒を放出する．この顆粒内容物(主にADP)は血小板凝集作用を有しており，多くの血小板が互いに引きつけられ血小板凝集塊が形成され，血管破綻部は閉塞され止血される．しかし，この一次止血栓は機械的にきわめてもろく，さらに強固な二次止血栓をつくるべく引き続き凝固反応が進行する．その際，活性化された血小板の膜が凝固反応の場として提供される．

b) 二次止血

血液凝固因子と凝固過程の模式図を示す(表18-6，図18-6)．凝固因子は第VIII因子など一部のものは補助因子として働くが，そのほとんどはセリンプロテアーゼなどの前駆酵素として存在し，凝固過程で活性化される．凝固過程は大きく内因系と外因系に分けられる．

内因系凝固は，第XII因子が損傷された血管内皮下組織との接触により活性化されることから始まる．XIIa は高分子キニノゲン(HMWK)，プレカリクレイン，第XI因子と複合体を形成し，XIa

表18-6 血液凝固因子

国際符号	慣用名	機能
I	フィブリノゲン	ゲル化
II	プロトロンビン	セリンプロテアーゼ
III	組織トロンボプラスチン，組織因子	補助因子
IV	カルシウムイオン	補助因子
V	プロアクセリン，不安定因子	補助因子
VII	プロコンベルチン，安定因子	セリンプロテアーゼ
VIII	抗血友病因子	補助因子
IX	Christmas 因子	セリンプロテアーゼ
X	Stuart-Power 因子	セリンプロテアーゼ
XI	plasma thromboplastin antecedent (PTA)	セリンプロテアーゼ
XII	Hageman 因子	セリンプロテアーゼ
XIII	フィブリン安定化因子	トランスグルタミナーゼ
	プレカリクレイン	セリンプロテアーゼ
	高分子キニノゲン(HMWK)	補助因子
	リン脂質	補助因子

1) VI は欠番．
2) I〜IV 因子は一般に慣用名で呼ばれる．

内因系　　　　　　　　　　　　　　　　　　**外因系**

図 18-6　血液凝固過程

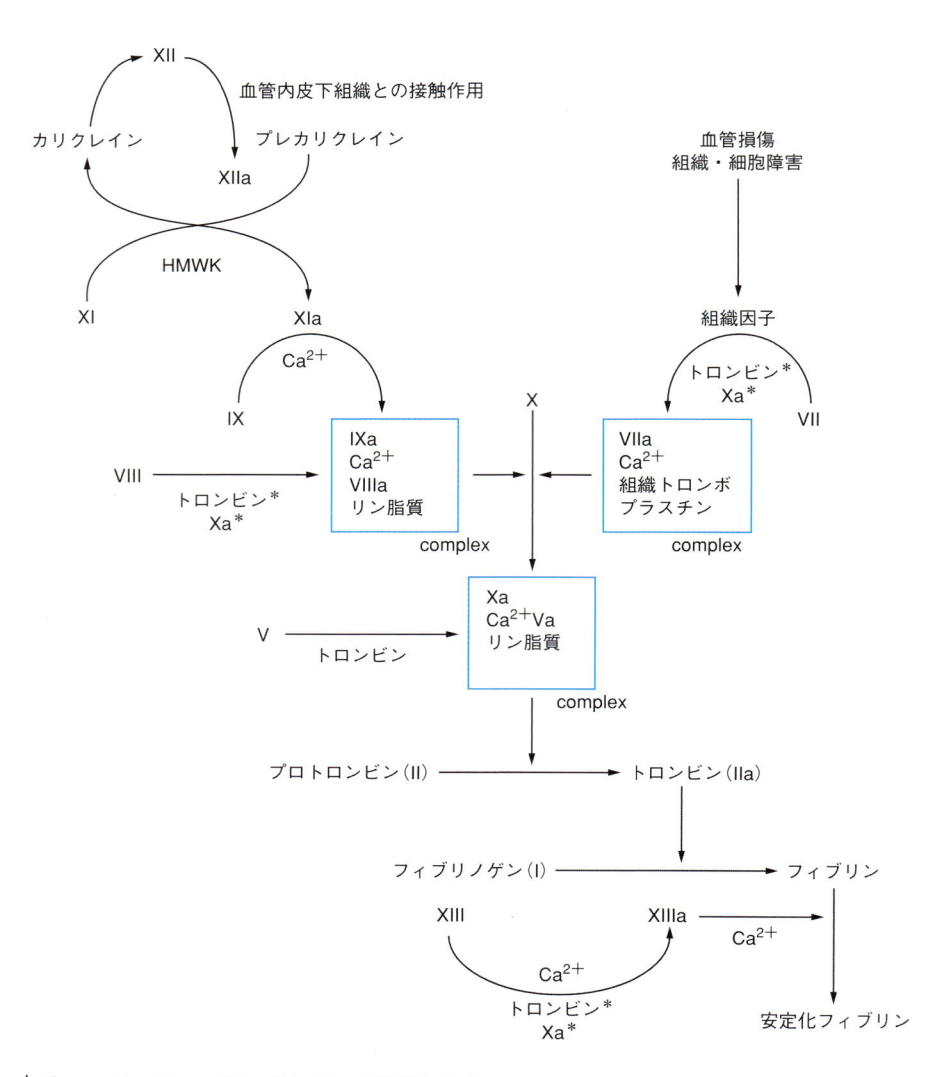

1) ＊positive フィードバックと考えれば理解しやすい
2) 近年，内因系と外因系が相互に凝固因子を活性化することも明らかになってきた．内因系の XIIa，XIa，IXa，カリクレインなどが第VII因子を活性化し，外因系の VIIa が第 IX 因子を活性化するなど生体内では種々の凝固因子が複雑に絡み合っているようである
3) 実際は各種の抗凝固因子も凝固系の調節に複雑に関与しているが，凝固過程の理解を容易にするためにこの図からは省いている

が産生される．XIa は Ca^{2+} の存在下で第 IX 因子を活性化する．IXa は血小板膜リン脂質膜上（凝固反応の場）で VIIIa，Ca^{2+} と複合体を形成し，第 X 因子を活性化する．**外因系凝固**は，血管損傷などにより血管内に流入した組織因子が第 VII 因子を活性化することから始まる．VIIa は組織トロンボプラスチン，Ca^{2+} と複合体を形成し，内因系と同様，第 X 因子を活性化する．内因系および外因系で活性化された Xa は血小板膜リン脂質上で Va，Ca^{2+} と複合体を形成しプロトロンビンを活性化しトロンビンが生成される．トロンビンはフィブリノゲンをフィブリンモノマーに分解する．

図 18-7　線溶過程

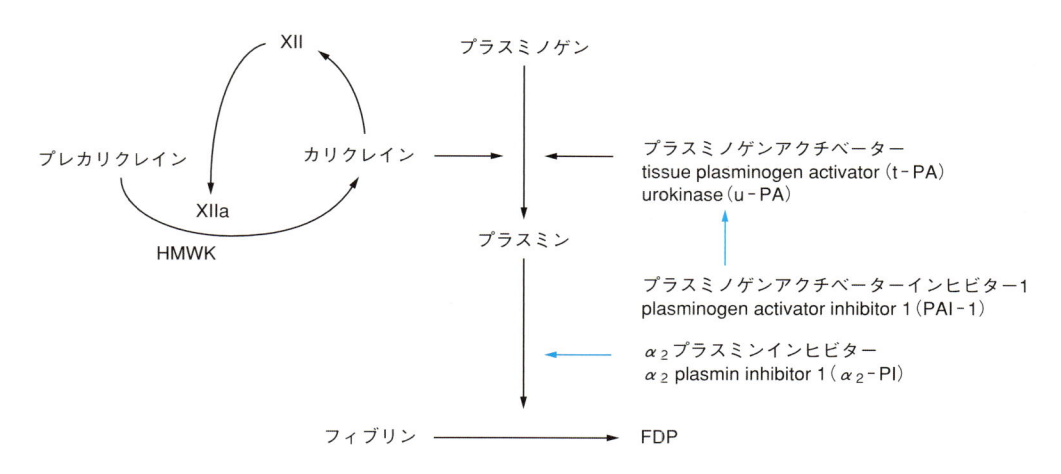

内因系　　　　　　　　　　外因系

1) 線溶系はフィブリン分解を促進する因子と阻害する因子によりバランスよく調整されている
2) ←――― 阻害

フィブリンモノマーは可溶性であるため，安定化因子(第 XIII 因子)により不溶性である安定化フィブリン(ポリマー)へと転化され二次止血栓(フィブリン血栓)が完成される．

2) 線溶機構

止血・凝固機構により形成された血栓が血管内にいつまでも残存すると末梢側への血流が遮断され，虚血性組織障害を引き起こす．生体内では，せっかくつくられた血栓が今度は線溶機構により分解，除去される(図 18-7)．前駆酵素であるプラスミノゲンが種々のアクチベーターによって活性化されプラスミンに転化され，フィブリンがプラスミンにより分解される．プラスミノゲンが活性化される系としても**内因系線溶と外因系線溶**が存在するが，生体内では外因系線溶が主である．

3) スクリーニング検査と主な鑑別診断
a) スクリーニング検査

以下の①～⑥の項目で，スクリーニング検査を行う．

① 血小板数
② 出血時間

血小板の量的異常とともに血小板の機能異常も反映する．

③ プロトロンビン時間(PT)

第 II・V・VII・X 因子が関与，外因系凝固を反映する．

④ 活性化部分トロンボプラスチン時間(APTT)

プレカリクレイン，高分子キニノゲン，第 II・V・VIII・IX・X・XI・XII 因子が関与，内因系凝固を反映する．

⑤ ヘパプラスチンテスト(HPT)

ビタミン K 依存性凝固因子である第 II・VII・IX・X 因子を反映する．ビタミン K 依存性凝固因子は他の多くの凝固因子と同様に肝臓で産生されるため，肝での蛋白合成能も忠実に反映する．

● ビタミン K 依存性凝固因子

非活性型の凝固因子前駆体 **PIVKA** (protein induced by vitamin K absence and/or antagonist)はビタミン K 存在下で活性型凝固因子に転化する．ヘパプラスチンテストはビタミン K 欠乏症，肝機能障害のいずれの場合にも低値を示すが，PIVKA はビタミン K 欠乏症では高値，肝機能障害では低値となる．

⑥ トロンボテスト(TT)

ヘパプラスチンテストと同様にビタミン K 依存性凝固因子を反映し，ワルファリンなどの経口抗凝固薬投与の際にはモニタリング検査として重要であるが，PIVKA の影響により実際の値より

表 18-7　出血傾向のスクリーニング検査と考えやすい疾患

スクリーニング検査					小児科として考えるべき主な疾患
血小板数	出血時間	PT	APTT	フィブリノゲン	
↓	↑	正常	正常	正常	特発性血小板減少性紫斑病(ITP) Wiskott-Aldrich 症候群, 風疹などの先天性感染症 May-Hegglin 異常, Bernard-Soulier 症候群, Epstein 症候群 再生不良性貧血, 白血病
正常	↑	正常	正常	正常	血小板機能異常症
正常	↑	正常	↑	正常	von Willebrand 病
正常	正常	正常	↑	正常	血友病
正常	正常	↑	正常 or ↑	正常 or ↓	ビタミン K 欠乏症 肝疾患, 先天性第 II・V・VII・X 因子欠乏症
正常	正常 or ↑	↑	↑	↓	先天性無フィブリノゲン血症
↓	↑	↑	↑	↓	DIC
正常	正常	正常	正常	正常 or ↓	先天性第 XIII 因子欠乏症, α_2-PI 欠乏症

(長尾　大：血小板—止血・凝固・線溶, 中外医学社, p 79, 1994, 一部改変)

も低値を示す．

b）スクリーニング検査異常の組み合わせによる鑑別診断(表 18-7)

1. 血小板の異常

a. 血小板減少性紫斑病 thrombocytopenic purpura

■**特発性血小板減少性紫斑病** idiopathic thrombocytopenic purpura(ITP)

【概念・疫学】

免疫学的機序により血小板が破壊され，減少することにより紫斑などの出血症状を呈する疾患であり，急性型と慢性型に分けられる．急性型は小児(2〜9歳)に多く，小児 ITP の約 80％ を占める．

【病態生理】

血小板に対する自己抗体が血小板膜に特異的に結合してできた血小板・抗体結合体が，脾臓などの網内系のマクロファージにより貪食されるため，血小板の減少をきたすものと考えられている．

【症状】

急性型ではウイルス感染症などの先行感染を認めることが多い．予防接種後に発症することもある．先行感染 1〜4 週間後に突然，皮膚・粘膜の出血斑(図 18-8)，鼻出血などで発症する．関節内出血は通常認めない．一部の軽症例では，発症後 1〜2 週間で血小板が回復し，多くは発症後 1〜2 ヵ月で自然に回復する．

慢性型は先行感染が明らかでないことが多く，長期(6ヵ月以上)にわたり出血症状が持続する．

【検査所見】

血小板数の減少とそれに関連する凝血異常(出血時間延長，毛細血管抵抗の減弱：Rumpel-Leede 現象陽性，血餅退縮不良)を認める．

骨髄所見で巨核球数は正常ないし増加，PA IgG (platelet-associated IgG)の高値を示す．

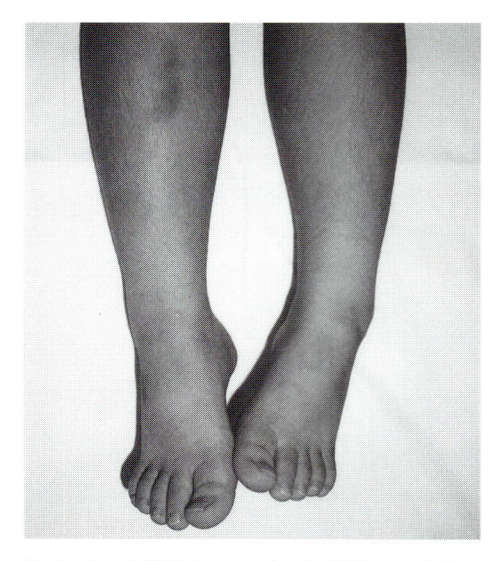

図 18-8　特発性血小板減少性紫斑病の出血斑
(口絵㉗参照)

【治療】
1) 急性型

出血症状の軽症例では経過観察．出血症状が強ければステロイドを投与する．ステロイドに対する反応が悪い症例には，免疫グロブリン大量投与が行われる．

2) 慢性型

ステロイド，大量免疫グロブリン投与無効例では，摘脾が考慮される．摘脾による寛解率は約60%とされているが，その有効性について疑問視する意見も多く，特に小児では摘脾後の易感染性も考えると適応は慎重になされるべきである．その他，免疫抑制薬（アザチオプリン，シクロホスファミド，シクロスポリンなど），ビンカアルカロイド，インターフェロン，ダナゾール投与など種々の治療が試みられている．

■先天性（遺伝性）血小板減少症

■-1 Wiskott-Aldrich 症候群

X連鎖性劣性遺伝形式をとり，男子のみに発症．湿疹，免疫異常，血小板減少が3主徴である．免疫異常として，T細胞機能異常，血清IgMの低下，IgEの産生亢進が特徴的である．リンパ網内系悪性腫瘍の合併頻度が高い（第12章．免疫不全症，p 264 参照）．

■-2 Bernard-Soulier 症候群

常染色体性劣性（一部は優性）遺伝形式をとり，血小板機能異常（粘着障害），血小板数正常または減少，巨大血小板を特徴とする（後述）．

■-3 May-Hegglin 異常症

常染色体性優性遺伝で中等度の血小板数減少を認める．巨大血小板，顆粒球内のDöhle小体が特徴である．

■症候性血小板減少症

■-1 播種性血管内凝固症候群 disseminated intravascular coagulation (DIC)
⇒ p 463 参照．

■-2 血栓性血小板減少性紫斑病 thrombotic thrombocytopenic purpura (TTP)

【概念】

何らかの機序による微小血管障害の結果，血管内に血小板血栓が形成され，溶血性貧血，血小板減少，神経症状，発熱，腎障害など多彩な臨床症状を呈する疾患である．

比較的まれな疾患で，10〜40歳の女性に多い．

【病態生理】

発症機序は不明であるが，微小血管内に血小板血栓が形成されることにより，中枢神経，腎臓などの種々の臓器が微小循環障害をきたす．赤血球が血栓形成された血管内を通過する際に，機械的に破砕され溶血性貧血を呈する．病理学的には微小血管内皮細胞の増生とPAS染色陽性の硝子様物質 hyaline thrombi の沈着を特徴とする．

【症状】

血小板減少，溶血性貧血，神経症状の3主徴，または発熱，腎障害を加えた5徴候がほぼ必発である．

【検査所見】

溶血所見（貧血，間接型ビリルビン値の上昇，網状赤血球の増加，ハプトグロビンの低下）と破砕赤血球を認める．血小板数は減少するが，凝固検査はほぼ正常である．

【鑑別診断】

DIC，Evans症候群との鑑別が問題となる．また，溶血性尿毒症症候群（HUS）との異同が問題となるが，HUSはTTPの亜型とする意見もある．

【治療】

経過は急激で，以前は発病後3ヵ月以内に2/3以上の症例が死亡していた．近年，血漿交換・新鮮凍結血漿輸注により救命できた症例が集積されつつある．

■-3 溶血性尿毒症症候群 hemolytic uremic syndrome (HUS)

乳幼児に多く，上気道感染症状，消化器症状などに続発しやすい．血小板減少，溶血性貧血，腎障害を3主徴とする．腎動脈および毛細血管内に血小板血栓が形成され，腎障害を呈するとともに，血管障害性溶血性貧血をきたすと考えられている（第21章．腎・泌尿器疾患，p 543 参照）．

■-4 Kasabach-Merritt 症候群

皮膚の巨大血管腫と出血傾向をともなう疾患である．出血傾向は，異常な血管内皮により血小板が活性化され，局所的に多数の血栓が形成され，消耗性凝固障害（局所性DIC）をきたすと考えられている．

b. 血小板機能異常症
■血小板粘着障害
■-1 Bernard-Soulier 症候群

常染色体性劣性遺伝形式をとる．血小板膜蛋白 glycoprotein I（GP-I）の欠如により von Willebrand 因子（vWF）を介した血小板の血管内皮下組織への粘着能の障害と考えられている．出血症状は重篤なことが多く，血小板輸血以外に有効な治療法はない．出血時間延長，中等度の血小板数減少，巨大血小板，血小板粘着能の低下を認める．ADP，コラーゲン，エピネフリンによる血小板凝集能は正常で，リストセチン凝集能は欠落している．

■-2 von Willebrand 病
【概念】
von Willebrand 因子（vWF）の量的・質的異常による出血性疾患である．常染色体性遺伝し，一部を除き優性遺伝形式をとる．先天性出血素因の約10％を占め，血友病A, Bについで頻度が高い．

【病態生理】
広義の血小板機能異常症であるが，血小板自体には異常はなく，血小板の粘着に必要な血漿中に存在するvWFの量的・質的異常である．循環血液中では第VIII因子と結合し，第VIII因子の安定化とその産生を刺激している．したがって，vWF濃度が低下すると，第VIII因子活性も低下する．

【症状】
幼少時より，鼻出血，紫斑などの皮膚・粘膜出血を繰り返す．関節内出血などの深部出血はまれである．

【検査所見】
出血時間は延長しているが，血小板数は正常である．Bernard-Soulier 症候群と同様に，血小板粘着能は障害され，ADP，コラーゲン，エピネフリンによる血小板凝集能は正常で，リストセチン凝集能は欠落している．

【治療】
中等度以上の出血時には，新鮮凍結血漿・第VIII因子製剤（vWFを含有）輸注による補充療法を行う．バゾプレッシン（DDAVP）は血管内皮細胞からのvWFの放出を刺激するため，有効な場合がある．

■血小板凝集異常
■-1 血小板無力症 thrombasthenia, Glantzmann 病

先天性血小板機能異常症で常染色体性劣性遺伝形式をとる．血小板数は正常で，出血時間は著明に延長し血餅退縮が認められない．ADP，コラーゲン，エピネフリンによる血小板凝集能が欠如している（リストセチン凝集能は正常）．病因として，血小板膜蛋白（GP IIb/IIIa）の欠損が注目されている．根本的な治療法はなく，重篤な出血に対しては血小板輸血を行う．

■-2 血小板放出異常
storage pool deficiency（SPD），Wiskott-Aldrich 症候群，Chédiak-Higashi 症候群などがある．

2. 凝固線溶系の異常

a. 先天性凝固線溶系異常症
■血友病 hemophilia
【概念】
先天性第VIII因子欠損症の血友病Aと，先天性第IX因子欠損症の血友病Bがある．いずれもX連鎖性劣性遺伝形式をとる．女性血友病の報告もある．先天性出血素因の約10％を占め，頻度は男子新生児1万人あたり1～2人と推定されている．血友病Aの頻度は血友病Bの約5倍である．

【症状】
血友病AとBとでは臨床症状に差はない．凝固因子（第VIIIまたはIX因子）活性が，正常平均の1％以下を重症，1～5％を中等症，5％以上を軽症型に分けることができる．出血症状として深部出血が特徴的である．関節内出血，筋肉内出血，皮下血腫などが主であるが，生命予後にかかわる頭蓋内出血，消化管出血を認めることも少なくない．出血症状の出現時期は，新生児期には意外に少なく（5％以下），ほとんどの症例では，歩行開始時期となる乳児期に最初の出血を経験する．

【検査所見】
出血時間・血小板数は正常である．部分トロンボプラスチン時間（PTT）は著明に延長するが，プロトロンビン時間（PT）は正常である．

【鑑別診断】

第VIII因子活性の低下を認める，von Willebrand病との鑑別が必要となる．

【治療】

凝固因子の補充療法と関節拘縮に対するリハビリテーションが中心となる．第VIII因子製剤を1単位/kg投与すると，第VIII因子活性は約2%上昇し，第IX因子製剤を1単位/kg投与すると，第IX因子活性は約1%上昇するとされている．

●インヒビターの発生

血液製剤の補充療法を受けた血友病患者にインヒビター(第VIII因子，第IX因子抗体)が出現することがある．インヒビター陽性症例では通常の補充療法が無効となり，止血管理に難渋することになる．

●DDAVP療法

von Willebrand病と同様に，軽症の血友病A症例では有効なことがある．

●血液製剤によるウイルス感染

血液製剤の投与を受けた血友病患者のウイルス感染が大きな問題となっている．特に，非加熱製剤の投与が行われたわが国の血友病患者の約37%がHIV抗体陽性であるといわれている．

■先天性血栓傾向

生体内では過凝固にならないように抗凝固因子によって調節されている．主な抗凝固因子としてアンチトロンビンIII anti-thrombin III(AT-III)，プロテインC protein C，プロテインS protein Sがある．小児では，通常血栓傾向を示すことは少なく，血栓・塞栓症を認めたら必ず，アンチトロンビンIII欠乏症，プロテインC欠損症，プロテインS欠損症の存在を念頭に置き検索すべきである．

b. 後天性凝固異常症

■ビタミンK欠乏症

【概念】

ビタミンKは脂溶性のビタミンであり，小腸より吸収されるが，その際には胆汁と膵液が必要である．凝固因子の中で第II，VII，IX，X因子の合成にビタミンKを必要とするため，その欠乏により出血症状を呈することになる．

【症状】

病因，発症時期などにより大別される．

1) 新生児期ビタミンK欠乏性出血症(新生児メレナ)

⇒第10章．新生児・低出生体重児，p 208参照．

2) 特発性乳児ビタミンK欠乏性出血症

⇒第9章．小児の栄養・代謝とその障害，p 161参照．

3) その他

低栄養(食事性摂取不足，非経口的栄養摂取など)，肝疾患(胆道閉鎖症，肝不全など)，吸収不良(不全)症候群，薬剤投与(ワルファリンなどのクマリン系抗凝固薬，抗生物質など)に起因するビタミンK欠乏症などがある．特に好発年齢はなく，多くは消化管出血や皮膚出血を呈するが予後は良好である．

【検査所見】

ビタミンK依存性凝固因子である第II・VII・IX・X因子活性の低下を反映して，プロトロンビン時間，活性化部分トロンボプラスチン時間，ヘパプラスチンテスト，トロンボテストが延長する．PIVKAは高値となる．

【治療】

欠乏しているビタミンKの補充であるが，現在では，出生時，産科退院時，1ヵ月検診時にビタミンKシロップの予防投与が広く普及している．

■播種性血管内凝固症候群 disseminated intravascular coagulation(DIC)

【概念・病因】

様々な基礎疾患により，広範な血管内凝固が起こり，凝固因子・血小板が消費されることによる出血傾向と微小血栓による臓器の虚血性障害を呈する症候群である．

小児期で最もDICを起こしやすいのは新生児期であり(第10章．新生児・低出生体重児，p 209参照)，基礎疾患として重症呼吸障害と感染症が重要である．新生児期以外では白血病(急性前骨髄球性や単球性白血病)などの悪性腫瘍と感染症が基礎疾患となることが多い．重症呼吸障害では重篤なアシドーシスと末梢循環不全が凝固亢進の引き金になるといわれている．感染症，特にグラム陰性菌感染症ではエンドトキシンが凝固線溶系を活性化さ

せ，悪性腫瘍では組織因子が凝固線溶を活性化させると考えられている．

DICの典型例では，凝固因子・血小板の消費，線溶系の亢進，赤血球の形態変化，組織の虚血性変化などがみられる．

【症状】

凝固因子・血小板消費に基づく出血傾向，表在性出血から深部出血まで様々な出血を認める．腎，呼吸器，消化器，循環器，中枢神経などの臓器の虚血性障害による様々な症状を呈する．

【検査所見】

ありとあらゆる止血検査異常を呈する．血小板系として，出血時間の延長，血小板数の低下を示す．凝固系として，PT，PTTの延長，フィブリノゲン低値，AT-III活性の低下，凝固因子活性の低下，赤沈の遅延を示す．線溶系として，フィブリン分解産物(FDP)の増加，プラスミノゲンの低下などである．

【治療】

治療の原則は，基礎疾患の治療と抗凝固療法である．抗凝固療法として，ヘパリン，合成抗トロンビン製剤(メシル酸ガベキサート，メシル酸ナファモスタット)の投与を行う．ヘパリンは，AT-IIIと結合し，AT-IIIの抗トロンビン作用を発現させるので，AT-III活性を70%以上に保つことが必要である．その他，血小板の補充のため，血小板輸血を，凝固因子補充のため，新鮮凍結血漿輸血を行う．

3. 血管障害による出血傾向

a. 免疫学的機序による血管障害

■Henoch-Schönlein紫斑病(血管性紫斑病，アレルギー性紫斑病)

【概念・疫学】

微小血管でのアレルギー反応により，血管の透過性が亢進し，出血症状と様々な全身的・局所的症状を呈する疾患である．3～10歳の小児に好発．男女比は1.5：1と男児に多い．

【病因・病態生理】

先行感染を認めるものが多い．特に，溶連菌感染症後の10～30日ほどして発症することが多い．ASO値の上昇を約30%の症例に認める．免疫学的機序(III型アレルギー)による過敏性反応が原因で血管炎が発症するものと考えられている．過敏性反応の原因として，細菌・ウイルスなどの感染，薬剤，食物など様々なものが考えられているが定説はない．

【症状】

紫斑，浮腫，関節症状，腹部症状，腎症状が特徴的である．

紫斑は，下肢，臀部を中心に左右対称に出現する．大きさは，点状から2～3cm大となることもあり，軽い瘙痒をともなうこともある(第13章．リウマチ性疾患と類縁疾患，p278参照)．

浮腫は，移動性で局在性に認めることが多い(Quincke浮腫)．約半数に，一過性の関節痛などの関節炎様症状を認める．

腹部症状が70～80%にみられ，疝痛様腹痛，下血，吐血が主である．腸重積症，腸管穿孔，腸閉塞症の合併もあり注意を要する．

腎症状を約半数に認める．紫斑より2～3週間遅れて出現する．紫斑病性腎炎の臨床像は微少血尿・蛋白尿で軽快することが多いが，腎不全，ネフローゼに進行するものまである．

【検査所見】

毛細血管抵抗は減弱する(Rumpel-Leede試験陽性)が，他の凝固・止血検査は正常である．ASO値の上昇，血清IgA，G値の上昇を認める例もある．腎組織像では，メサンギウム細胞の巣状増殖(第21章．腎・泌尿器疾患，p541，口絵㊷参照)，糸球体係蹄の肥厚，半月体形成，IgA・補体の糸球体，微小血管への沈着などを認める．

【治療】

安静療法・対症療法が中心である．急性期の腹痛・関節痛にステロイドを投与することもある．急速に進行する腎障害に対しては血漿交換が適応となることもある．

●最近，一部症例で第XIII因子が減少していることが明らかになり，第XIII因子製剤の投与が試みられ，腹痛，紫斑，下血に関してその有効性が期待されている．

b. Ehlers-Danlos症候群

遺伝性結合組織異常である．常染色体性優性遺

伝形式で，中胚葉組織の発育不全を呈する．関節・皮膚の過伸展と血管脆弱による出血傾向を認める．

c. その他
Osler 病，Marfan 症候群などがある．

IV. 白血病および類縁疾患

【白血病の診断と分類】
幹細胞からそれぞれの血液細胞に分化・成熟する過程で腫瘍化したものが白血病である．正常の血液細胞の産生が障害されるために，貧血（蒼白で活気がないなど）や出血傾向（出血斑や鼻出血など），発熱（感染症併発か腫瘍熱）が，また白血病細胞の浸潤によるリンパ節腫大や肝・脾腫，骨・関節痛などが特徴的な症状であり，まれな症状として顔面神経麻痺や頭痛，皮下腫瘤や眼球突出，DIC などがある．

白血病が疑われる場合は骨髄穿刺を行い，骨髄像で確定診断するが，非定型例もあるため，白血病細胞の系列 lineage や単クローン性増殖を細胞化学，免疫学，細胞遺伝・分子生物学的に詳細に検討することが，適切な治療法の選択や予後の予測のために不可欠である．大きく①急性と慢性，②リンパ性と骨髄性に分けられるが，いずれも均一な疾患ではなく亜型分類が可能である．

小児白血病の特徴は大部分が急性白血病であり，慢性リンパ性白血病は小児期にはまずみられないことである．

鑑別診断としては再生不良性貧血や骨髄異形成症候群（MDS），特発性血小板減少性紫斑病（ITP），神経芽（細胞）腫，若年性関節リウマチ，骨髄炎などに留意する．

1. 急性リンパ性白血病 acute lymphocytic leukemia（ALL）

【概念・頻度】
最も多い白血病で全体の 70〜80％を占める．小児人口 10 万人あたり 3〜4 人が発症（年間約 800 例）し，発病年齢のピークが 3〜4 歳で女児より男児にやや多い．現在の化学療法で約 60％は治癒可能である．難治例に対しては幹細胞移植が適応となり，治療成績の改善がみられている．

【病型分類・予後因子】
組織化学的・形態学的特徴に基づいた French-American-British（FAB）分類（表 18-8）が広く用いられている（図 18-9）．3 型に分類されており（L1，L2，L3），L3 のみが唯一生物学的特徴と一致している．それゆえ，異常細胞の由来とclonality（クローン性）を明確にするために，免疫学・細胞遺伝学を加味した lineage 診断が重要である．

診断時の年齢，白血球数，性，臓器腫大，T 細

表 18-8 急性白血病の FAB 分類

1. リンパ性白血病（異常細胞のペルオキシダーゼ 3％以下）
   L1 小細胞型：大きさが均一，細胞質が狭い，核形規則性，核小体が小型で不明瞭，小児に多く予後がよい
   L2 大細胞型：大小不同，細胞質が広い，核形不規則性，核小体が大きく明瞭，成人に多く予後不良
   L3 Burkitt 型：大細胞性で細胞質は広く好塩基性，空胞が多い．核形は円形〜楕円形，核小体は 1 個以上，B 細胞型である

2. 骨髄性白血病
   M0 未分化型：電子顕微鏡的ペルオキシダーゼ陽性で CD13 または CD33 陽性
   M1 骨髄芽球性：成熟傾向なし，芽球の 3％以上がペルオキシダーゼ陽性，少数の Auer 小体はある
   M2 骨髄芽球性：成熟傾向あり，骨髄の骨髄芽球＋前骨髄球≧50％，Auer 小体があれば 1 個
   M3 前骨髄球性白血病：強い顆粒のある異常な前骨髄球，中に多数の Auer 小体の束をもつ細胞があり，DIC がよくみられる
   M4 骨髄単球性白血病：骨髄系と単球系の 2 系統への分化がある
   M5 単球性白血病：a）未熟型，b）成熟型の二つがある
   M6 赤白血病：骨髄の赤芽球は 50％を超え，異型性がある
   M7 巨核芽球性白血病：骨髄で電顕的に platelet peroxidase 反応陽性，または抗体法により血小板 glycoprotein Ib または IIb/IIIa 特異抗原陽性の芽球が 30％以上

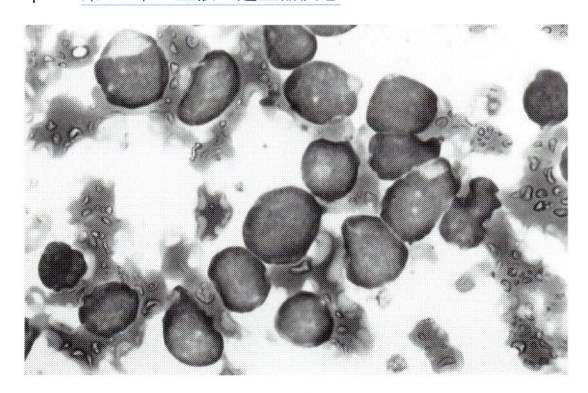

図18-9 急性リンパ性白血病 L1（May-Giemsa 染色，骨髄，×1,000，口絵㉘参照）
リンパ芽球は N/C 比が大きく，小型で均一である．

表18-9 小児 ALL のリスクファクター

- 年齢と白血球数
  1歳未満，10歳以上，WBC 50,000/μl 以上
- 表現型
  T-lineage，NK-lineage，未分化型
- 染色体
  Ph^1，MLL 再構成
- その他
  初期治療薬に対する反応性が不良
- MRD（minimal residual disease）の残存

胞性，B 細胞性，acute undifferentiated leukemia (AUL)，mixed lineage leukemia (MLL)，t(9；22)，t(4；11) などの表現型，染色体異常，体内腫瘍量や宿主因子，白血病細胞側の因子が予後不良因子にあげられる（表18-9）．

【治療・予後】

治療法は，多剤併用による寛解導入療法，強化療法，CNS（中枢神経系）白血病予防，維持療法から構成されている．スタンダードリスク群には寛解導入としてビンクリスチン，プレドニゾロン，L-アスパラギナーゼ，ダウノマイシン（DM）が，CNS 白血病予防としてメトトレキサート（MTX），ヒドロコルチゾン，シトシンアラビノシド（CA）の髄注と MTX 大量療法または頭蓋照射が標準的治療である．維持療法は MTX と 6-メルカプトプリンを中心に，強化療法を加えながら 2年半程度行われる．予後因子に基づきハイリスク群，超ハイリスク群などに層別化・個別化した治療を行うのが原則である．

スタンダード群では 80〜90％，ハイリスク群では 40〜60％，超ハイリスク群では 20〜30％ の無病生存率が期待される．難治例には幹細胞移植が適応となる．

2. 急性骨髄性白血病 acute myelogeneous leukemia（AML）

小児白血病の 15〜20％ を占めるが難治性のものが多い．病型診断は FAB 分類（表18-8）が有用である（図18-10，11）．治療法は ALL と異なり，寛解導入後，強化療法を繰り返し1年以内に治療を終えるという短期決戦型の治療法が普及し，従

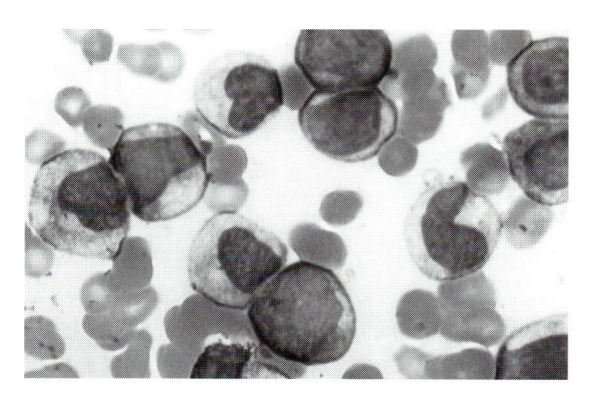

図18-10 急性骨髄性白血病 M2：分化型骨髄芽球性白血病（May-Giemsa 染色，骨髄，×1,000，口絵㉙参照）

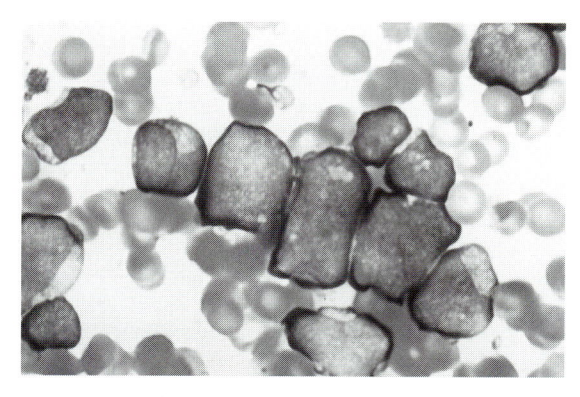

図18-11 急性骨髄性白血病 M5：単球性白血病（May-Giemsa 染色，骨髄，×1,000，口絵㉚参照）
単芽球，前単球または単球が NEC の 80％ 以上である．芽球はエステラーゼ染色陽性．

来の20〜30％の治癒率が40〜50％に改善されてきている．HLA一致のドナーがいる場合は幹細胞移植が優先される．

M3の急性前骨髄球性白血病 acute promyelocytic leukemia (APL) は出血傾向 (DIC による頭蓋内出血など) のため寛解導入そのものが困難で致死率が高かったが，all trans retinoic acid (ATRA) による分化誘導療法が開発され治療成績が著しく改善されている．

最近は，M2のt(8；21)やM3のt(15；17)のような転座型白血病では，RT-PCR法で微少残存白血病 minimal residual disease (MRD) の診断が可能となり，経験的なものではなく科学的根拠に基づいて治療法を選択できるようになった．

3. 慢性骨髄性白血病 chronic myelogeneous leukemia (CML)

a. 成人型慢性骨髄性白血病

頻度は1〜2％と低いが，成人例と同様にPh¹染色体[t(9；22)]を有し白血球増多や脾腫が特徴的である．ブスルファンやヒドロキシカルバミドが用いられるが，慢性期から3〜4年の経過で急性転化し死の転帰をとる．近年インターフェロンの有効性が注目を集めているが，根治的治療はBMTである．

b. 若年型慢性骨髄性白血病 juvenile CML (JCML)

脾腫や白血球増加の程度が軽くPh¹染色体も陰性で，成人型CMLとは異なる疾患である．3歳以下の幼児にみられ，単球増加やHbFの増加が特徴的である．BMTが唯一の根治的治療法である．

4. その他の白血病

異なった形質を併せ持った白血病を mixed lineage leukemia (MLL) という．いくつかのタイプが知られているが，B-lineage ALL で CD13 や CD33 の骨髄系マーカーを発現する例で予後不良のものが多い．

5. 二次性白血病

長期生存者の増加にともない治療関連白血病の発生が注目されている．アルキル化剤を含む多剤併用療法でリスクが高い．ほとんどが AML と骨髄異形成症候群 (MDS) である．エトポシド (VP-16) でみられる二次性 AML は M4，M5 が多い．放射線関連白血病の場合は自然発症白血病に類似しているが，いずれも治療抵抗性である．

6. 骨髄異形成症候群 myelodysplastic syndrome (MDS)

赤血球減少や汎血球減少を呈しながら骨髄では過形成 (小児では低形成もまれではない) を示す病態で，骨髄造血細胞に異形成がみられ，白血病に移行しやすい．FAB分類では五つに分けられていたが (表18-10)，CMML と JMML (juvenile chronic myelomonocytic leukemia) を MDS/MPD 骨髄増殖性疾患) として別枠に分類する案が提唱されている．小児ではまれであるが，AMLの一部には MDS から進展したと考えられるものもあり，治療に難渋する例が多い．

表 18-10　MDS の病型分類

	末梢血芽球 (％)	骨髄芽球* (％)	環状鉄芽球 ≧15％	Auer 小体	単球 >1×10³/μl
RA	≦1	<5	−	−	−
RARS	≦1	<5	＋	−	−
RAEB	<5	5〜20	−/＋	−	−
RAEB-t	≧5	20〜30	−/＋	−/＋	−/＋
CMML	<5	≦20	−/＋	−	＋

RA：refractory anemia
RARS：RA with ringed sideroblast
RAEB：RA with excess blasts
RAEB-t：RAEB in transformation
CMML：chronic myelomonocytic leukemia
*骨髄中の赤芽球が全骨髄有核細胞の50％未満のときは全骨髄有核細胞 (リンパ球，形質細胞，肥満細胞，マクロファージを除いた残りの細胞) に対する比率で算定する．50％以上のときは骨髄非赤芽球系細胞に対する比率で算定する．

V. リンパ・細網内皮系疾患

【リンパ節腫脹の診断】

リンパ節は種々の抗原刺激を受けて常に反応している．その程度が生理的な範囲を超えた場合が反応性リンパ節腫大（リンパ節炎）である．小児では免疫系も発達途上にあり，表在性リンパ節は生理的に触知する．また成人に比しリンパ節腫大をきたしやすく，炎症性反応に乏しい場合はしばしば腫瘍性リンパ節腫大との鑑別が問題となる．

確定診断のためにリンパ節生検を行うが，従来の病理組織検査にとどまらず，細菌学的，ウイルス学的，免疫学的，分子生物学的に必要な検査を施行する必要がある．

1. 良性リンパ節腫脹

リンパ節腫大があり，発熱や局所痛のある場合は反応性腫大であることが多いが，まず悪性リンパ腫を否定することである．

a. 感染性リンパ節腫脹
1）細菌感染

B群溶血性連鎖球菌による急性扁桃炎に続発する上頸部リンパ節炎，ブドウ球菌による皮膚などの感染症に続発する所属リンパ節の腫脹などが多い．いわゆる化膿性リンパ節炎で好中球の浸潤，膿瘍形成がみられ，発赤，熱感，圧痛の3主徴がそろえば診断は容易である．

一方，同じ細菌性でも結核性の場合は乾酪壊死や類上皮細胞型を，炭疽菌やジフテリア菌では非化膿性肉芽腫を呈するので注意を要する．

2）ウイルス感染

小児では日常的に遭遇する最も頻度の高いリンパ節腫大である．リンパ節腫大が全身性に多数みられ，悪性リンパ腫が否定的であれば非特異性リンパ節炎ということになる．臨床的にウイルス感染が疑われれば生検する必要はないが，リンパ節腫大が遷延したり増大する場合には生検する．リンパ濾胞の反応性過形成や傍皮質領域の過形成が特徴的病理所見であり，各種ウイルス抗体価測定やウイルス抗原の同定，増殖細胞のclonalityなどの検査を行う．

良性の場合は病因ウイルスが同定されないことが多いが，ヘルペス属ウイルス（EBV，CMV，VZV，HSV，HHV-6など）やレトロウイルス（HIV，HTLV-1）の鑑別が重要である．

3）その他

まれなものとしてはトキソプラズマやリーシュマニアなどの原虫感染症でもリンパ節腫大がみられる．

b. 反応性リンパ節腫脹

病原菌や病因ウイルスが同定されず，悪性リンパ腫が否定される場合に反応性リンパ節腫脹と総称する．良性のウイルス感染性と考えられるものが多い．他には薬剤性リンパ節症や皮膚病性リンパ節症，自己免疫疾患でみられるもの，木村病などがある．

c. 壊死性リンパ節炎

"Kikuchi's disease"とも呼ばれ，日本人に多い．10〜30歳代に好発（男女比は1：2）し，感冒様症状に続いて頸部リンパ節腫大で発症することが多い．腫大リンパ節は圧痛を認め，薬疹様の皮疹を約20％に認める．検査所見では白血球減少とLDHの上昇がみられる．組織像はリンパ球ないしは組織球の増殖が主体で，壊死は二次的な変化である．多くは1〜2ヵ月で治療に関係なく治癒する．

2. 悪性リンパ腫

3. Langerhans 細胞組織球症

4. 血球貪食症候群

⇒いずれも第19章．腫瘍性疾患，p 473, 475, 477 参照．

19 腫瘍性疾患

● 総　論 ●

I. 小児期の腫瘍性疾患の特徴

　小児の悪性腫瘍は大きく二つのグループに分けられる．すなわち白血病を代表とする造血器悪性腫瘍と，固形腫瘍と総称される，いわゆる腫瘍塊，"固まり"として発生してくる腫瘍群である．悪性リンパ腫は両方の性格を持つ．また Langerhans 細胞組織球症 Langerhans‐cell histiocytosis (LCH)，血球貪食症候群 hemophagocytic syndrome のように真の悪性腫瘍（腫瘍性増殖性）のものなのか，反応性増殖（炎症性）のものなのか，きわめて微妙なものもある．

　小児の悪性腫瘍は成人のものとは疫学，発生病理・病因，病態，診断法および治療の原則，予後など，すべての面で異なっている．

　成人の"癌"に対するイメージを持って小児の悪性腫瘍に接するのは厳につつしむべきである．

　白血病においては95％以上が急性白血病であり，うち急性リンパ性白血病が約80％を占め，急性骨髄性白血病に比べて予後も良好であり，5年無病生存率は60〜70％に達している．慢性白血病は5％以下にすぎず，若年型と Ph^1 染色体陽性の成人型がほぼ半々である．

　成人で認められる慢性リンパ性白血病は存在しない．悪性リンパ腫では非 Hodgkin リンパ腫が大多数を占め，ほとんどがびまん性である．固形腫瘍では胎児性腫瘍（癌）と呼ばれるものが多く，病理組織学的に胎児の臓器形成期の組織とよく似ており，好発年齢も乳児期にピークがあることから，胎児期に腫瘍がすでに発生している，あるいは発生する何らかの素因があると考えられている．

　各々の小児悪性腫瘍の間においても発症頻度と好発年齢には差が認められる．

　今日，小児の悪性腫瘍は一部のものを除いて，**治癒しうる病気** curable disease と考えられるようになった．抗癌薬に対する感受性は高く，放射線療法に対してもよく反応する．しかし小児の悪性腫瘍の予後をここまで改善した最大の理由は**集学的治療**の概念の導入である．これは1960年代に Pinkel らによって，急性リンパ性白血病の治療戦略として立てられ，その後，様々な小児悪性腫瘍の治療に適用された．さらに重要な点は輸液療法，抗生物質の進歩，無菌管理，G-CSF（顆粒球コロニー刺激因子）などのサイトカイン治療の導入などの支持療法の改善，充実である．近年は，従来の化学療法を中心とした集学的治療を行っても予後不良が予測される群に対しては，積極的に造血幹細胞移植の併用が試みられている．

　治療成績の改善，長期生存，そして治癒例の増加は，新たな視点からの小児悪性腫瘍に対する治療の見直しをせまっている．すなわち **quality of life**，あるいは quality of cure，言い換えれば，小児悪性腫瘍を治すのなら，可能な限り，心理的，肉体的に後遺症なく治すということである．成長，発達期に行われた治療は，治療中に起こす直接的な副作用や合併症の他に晩期障害と呼ばれる様々な後遺症を残す．脳障害，成長障害，不妊などのホルモンの障害，情緒障害，そして二次癌などが

問題となっている．また就職，結婚などの社会的な問題についても，未だ十分に理解されているとはいいがたい．

II. 病因，病理，病態

小児固型腫瘍の多くは，乳幼児期〜2歳頃に発症する．**胎児性腫瘍**が多く，胎児期に発癌の要因が存在していると考えられている．胎児性腫瘍にはしばしば奇形症候群をともなうことが知られており，Wilms 腫瘍は，この代表的なものである．

発癌因子の多くは奇形因子であり，胎児期のこの因子の作用する時期の違いによって表現型に差が生じるものと考えられている．Wilms 腫瘍では家族内発生もみられ，両側性網膜芽細胞腫では，治癒した患児の子孫で発癌性に関して常染色体性優性の遺伝形式が確認されている．

従来から発癌に関係する要因として，放射線曝露，妊娠中の母親の薬物の服用などが論ぜられてきた．また免疫不全症，Down 症候群などの染色体異常症，Fanconi 貧血，Beckwith-Wiedemann 症候群などの先天性の奇形症候群などにおいて小児癌が発生しやすいことが知られており，さらに B 型肝炎(HB)ウイルス，Epstein-Barr(EB)ウイルス，HTLV-1 ウイルスなど，発癌と関係が深いウイルスも注目されている．

近年の細胞遺伝学，分子生物学の進歩は，これらの発癌要因について，より科学的な説明を可能にするに至っている．腫瘍細胞で認められる染色体異常と遺伝子変化の解析により，現在までに特定の癌に特徴的な染色体異常と多くの発癌に関与する遺伝子が報告されている．発癌の過程にともなう遺伝子変化としては，転座，逆位，挿入などの遺伝子再構成，点突然変異，部分的欠失および重複，遺伝子の増幅，異数性（染色体の増減）があげられ，多くの癌遺伝子や癌抑制遺伝子などの**癌関連遺伝子**が明らかにされてきた．胚細胞で癌抑制遺伝子の欠失や点突然変異を持つ家系，たとえば Li-Fraumeni 症候群（$p53$ 癌抑制遺伝子の欠失または変異）のヒトはきわめて高率に発癌する．現在では癌は多因子病であり，遺伝子病と理解されている（第 3 章．遺伝子と遺伝性疾患，p 35，第 7 章．先天異常と染色体異常，p 108 参照）．

理論的には癌細胞は一つの異常のクローンから増殖し（単クローン性増殖 monoclonal），症状発現時，あるいは診断時には，癌細胞数は 10^{11}〜10^{12} 個レベル（100〜1,000 g 以上）に達している．増殖速度は癌細胞の種類によって異なるが，小児癌の発育は一般的に成人の癌に比して速く，細胞増殖時間が速い．また腫瘍内で増殖期にある細胞の比率が高い．

化学療法を中心とする集学的治療により癌細胞が壊死あるいはアポトーシスを起こして死滅して 10^9（1 g 前後）以下になると，臨床的には癌細胞をみつけることが困難となり，症状もまったく認められなくなる．この状態は寛解と呼ばれる．逆にいえば，治療を行い臨床的に癌が治癒したようにみえても，体内には，また癌細胞が 10^9 個も残存している可能性があることになる．したがって多くの小児癌において，経験的に，寛解に至った後も，完全治癒を目指して，治療が続けられる．臨床的に，あるいは検査上からも，どの時点で，癌細胞が 0 になるのか見極めることは不可能である．統計上，5 年以上寛解が持続した場合に，癌が再発することはきわめてまれであり，このことから，治療終了後，再発なく 5 年経過することを治癒の目安としている．

近年の癌の遺伝子診断法の進歩は，分子生物学的手法（polymerase chain reaction(PCR)法など）を用いて微小残存腫瘍 minimal residual disease (MRD)をモニターすることを可能にした．このことにより，より科学的に治療効果の判定や，再発の予知，完全治癒の判断などが可能になりつつある．

III. 診断，治療

すでに述べたように小児癌は curable disease であり，"癌はどうせ見つけても，治療をしても治らないもの" という発想は厳につつしまなければならない．しかし疾患の性格上，専門医が設備の整った施設で，正確に診断し，治療方針を決定し，細心の注意を払って治療を行う必要がある．現在では各々の種類の小児癌について，基本的な治療

方針は，ある程度確立されてきている．しかし，今なお，予後に影響を及ぼす危険因子の評価，化学療法の選択と治療期間，手術適応とその時期，放射線治療の適応と照射方法，造血幹細胞移植の適応，方法，時期などについては常に専門医の間で討議され，見直しが続いている．

1. 臨床症状から診断へ

　小児悪性腫瘍，特に固形腫瘍の早期診断はきわめて難しい．胸腔や腹腔の，特に背側に発生した腫瘍は，自覚症状，他覚症状ともに乏しく，腫瘍が大きくなって初めて現れてくる局所の圧迫症状や，あるいは転移部位の症状で，初めて気づかれることも多々ある．

　全身症状についても，食思不振，顔色不良，発熱，頭痛，腹痛，四肢痛，関節痛，リンパ節腫脹などの感冒，消化管症状として日常の診療で遭遇する，ごくありふれた症状を呈することが多い．

　診断にあたって最も大切なことは，小児悪性腫瘍についての認識と経験，現病歴を含めた患児の全身についての注意深い観察である．

　臨床的に腫瘍性疾患が疑われたら，すみやかに検査計画を立て，正確な診断に到達し，治療を開始することが肝要である．

2. 腫瘍マーカー

　検査では，まず一般的な血液・尿検査に加えて，腫瘍マーカーと総称される物質の測定を行う．腫瘍マーカーとは，特定の腫瘍細胞が産生する特定の物質で，血中，尿中のこれらの物質を証明することにより，診断への有力な手掛かりとなる．腫瘍マーカーには，癌胎児蛋白，ホルモン，分泌物質とその代謝産物，酵素などがある．代表的なものには，神経芽腫におけるバニリルマンデル酸 vanillyl mandelic acid(VMA)，ホモバニリン酸 homovanillic acid(HVA)，神経特異性エノラーゼ neuron-specific enolase(NSE)，肝芽腫では α-フェトプロテイン α-fetoprotein(AFP)，胚細胞腫における AFP と β-ヒト絨毛性ゴナドトロピン β-human chorionic gonadotropin(β-hCG) などがある．

3. 画像診断法の進歩

　従来からの単純X線写真，血管造影，リンパ管造影，RI シンチグラフィーなどに加えて，CT，MRI，超音波検査などの画像診断法の進歩は著しく，非観血的に腫瘍の局在，進展度，転移などが正確に診断可能となった．しかし画像診断は，あくまでも病巣の"影"をみているのであるから，これをもって確定診断を下すことはできない．

4. 確定診断，遺伝子診断の導入

　確定診断のためには腫瘍組織の生検（バイオプシー biopsy）を施行し，**病理組織検査**により診断をつけなければならない．同一種類の腫瘍でも，未分化型と分化型などの組織型の違い，あるいは悪性リンパ腫，白血病などにおける表現型 phenotype の違いなどがあり，治療方法の選択と予後に重大な影響を及ぼす．胸水，腹水，あるいは骨髄などに腫瘍細胞の浸潤がある場合，これらの細胞診により，確定診断が可能なこともある．

　また軟部組織悪性腫瘍の横紋筋肉腫の一部のように悪性腫瘍と診断はされても，従来からの病理組織学的検査では正確な診断ができず，治療方法の選択に迷うこともある．このような場合は可能な限り遺伝子診断を試みることが望ましい．

5. 集学的治療

　治療は化学療法が中心の集学的治療が原則で，小児悪性腫瘍の場合は，治療上，化学療法の占める割合はきわめて大きい．肝芽腫，Wilms 腫瘍，横紋筋肉腫などの固型腫瘍で遠隔転移がない，あるいは周囲の諸臓器への浸潤がなく摘出が可能な場合には，外科的な摘出手術が第一選択となるが，外科的治療は多くの場合は，delayed primary operation や second look operation が集学的治療の一環として施行される．

● **delayed primary operation**
　化学療法を先行させて，腫瘍を縮小させてから行う摘出手術．この際，術中局所照射として放射線治療を併用することもある．

- **second look operation**
　化学療法などを十分に行った後に，残存腫瘍組織の有無の確認のために行う手術．
- **mass reduction surgery**
　完全あるいは亜全摘出は困難と承知のうえで腫瘍量を減少させる目的で行う手術．化学療法などの進歩により最近はあまり選択されない．

　放射線感受性のある腫瘍に対しては放射線治療は有効で，重要であるが，集学的治療の一端としてとらえるべきであり，発育，発達途上にある小児では晩期障害を十分に考慮した照射野，照射量の設定が大切である．

6. 造血幹細胞移植の役割

　1980年代から化学療法中心の集学的治療をもってしても予後不良と考えられる症例に対しては，造血幹細胞移植が積極的に行われるようになった．固形腫瘍の場合は，超大量化学療法を目的として自家骨髄移植（auto BMT），同種あるいは自己末梢血幹細胞移植（PBSCT）が，主に試みられ，進行神経芽腫などにおいて予後の改善をみている（第18章．血液・造血器疾患，p 447 参照）．

IV．インフォームドコンセントと患児・家族の精神的支援

　curable disease とはいっても，本質的に小児悪性腫瘍は"死"を意識する疾患であり，患児および家族と医療サイドの十分な信頼関係があって初めて，治療は成り立つ．現在でも小児悪性腫瘍は子どもの病死順位の第1位を占めており，毎年約1,300人の幼い命が失われている．十分な**インフォームドコンセント**と患児・家族の精神的支援体制が必要なことはいうまでもない．

各 論

I. 造血器悪性腫瘍

白血病 leukemia

⇒第18章．血液・造血器疾患，p 465 参照．

II. リンパ・細網内皮系腫瘍

1. 悪性リンパ腫 malignant lymphoma

悪性リンパ腫は小児悪性腫瘍の約7〜10％を占め，白血病，神経芽腫に次いで多い（統計の年度によっては脳腫瘍と順位が入れかわることもある）．

リンパ組織から発生する悪性腫瘍であり，免疫担当細胞として全身を循環しているリンパ球の腫瘍化であるから，悪性リンパ腫は白血病と同様に診断時から**全身性の疾患**としてとらえるべきである．診断，治療においてもこの概念を忘れてはならない．

病理組織所見から，大きくHodgkin病 Hodgkin disease（HD）と，非Hodgkinリンパ腫 non-Hodgkin lymphoma（NHL）の二つに分けられる．わが国においては欧米に比してHDの頻度が低く，小児例ではHDが10％，NHLが90％を占める．化学療法を中心とする集学的治療の進歩により悪性リンパ腫の治療成績は著明に改善された．しかしNHL進行期の症例の予後は，未だ満足できるものではなく，これらの予後不良例に対しては造血幹細胞移植を併用した超大量化学療法が試みられている．

a. Hodgkin病（HD）

【病理・病期】

病理組織学的に**多核巨細胞（Reed-Sternberg細胞）**と**Hodgkin細胞**を認めるのが特徴であり，四つの組織型に分類される（Rye分類，表19-1）．細胞混合型やリンパ球脱落型は進行した病期（III，IV期）で発見され，全身症状をともなうことが多い．頻度的には結節硬化型が最も多い．臨床病期分類には長くAnn Arbor分類が用いられてきた（表19-1）．従来は病期診断のためにリンパ管造影や試験開腹が行われていたが，画像診断法の進歩と，治療方法がより化学療法中心へと変化してきたため，最近は行われないことが多い．このことをふまえて，Ann Arbor分類を見直したCots Wolds分類（1989年）も評価されている．

【臨床症状・診断】

表在リンパ節，特に頸部リンパ節の腫脹が最もよく認められる症状である．無痛性で，大きさが変動し，炎症性あるいは反応性のリンパ節腫脹と鑑別が難しく，診断までに時間がかかることも多い．腹部の腸間膜リンパ節がるいると腫脹することもある（腹部Hodgkin病 abdominal Hodgkin disease）．発熱，寝汗，体重減少などの全身症状をともなうことがある．診断には生検が必須であるが，病期決定のためには胸部X線写真，CT，MRI，Gaシンチグラフィーなどが必要となる．

表19-1 Hodgkin病の組織分類と病期分類

組織分類（Rye 分類）	病期分類（Ann Arbor 分類）
lymphocytic predominance（LP） 　リンパ球優位型 nodular sclerosis（NS） 　結節硬化型 mixed cellularity（MC） 　混合細胞型 lymphocytic depletion（LD） 　リンパ球脱落型	病期 I　単一のリンパ節，節外臓器の浸潤 　　II　二つ以上のリンパ節領域，ただし横隔膜の同側 　　III　横隔膜の両側にまたがるリンパ節，節外臓器の浸潤 　　IV　一つ以上の節外臓器のびまん性，播種性浸潤 ＊Hodgkin病では，発熱，寝汗，6ヵ月以内の体重減少（10％以上），の有無によりB（有）とA（無）とに分類する．

【治療・予後】

　放射線感受性がきわめて高いことから，年長児では病期がIIAまでの早期の場合，病巣に対して35～40 Gyの放射線照射が根治療法として行われる．進行した病期(IIIB, IV)の場合は使用される抗癌薬の頭文字をとったMOPP, COPP, ABVD療法などの多剤併用化学療法が行われる．IIB，IIIAなどの病期の症例の治療については意見が分かれるところであるが，早期例も含めて，まだ成長期にある小児では，放射線照射による晩期障害を考慮して，化学療法と極力低線量の放射線照射を併用する方針がとられることが多い．

　予後はNHLに比し良好で，病期IIIAまでは86～100％，進行例でも54～90％の5年無病生存率が報告されている．長期生存例の中から二次癌の発生が報告されており注意を要する．

b. 非Hodgkinリンパ腫　non-Hodgkin lymphoma(NHL)

【病理・病期】

　病理組織像についてはRappaport分類など，様々な分類法が提唱されてきた．小児科領域においては，わが国ではLSG分類が主に使用されてきたが，近年では米国のWorking Formulation分類(表19-2)，あるいは，1994年に提案された改訂REAL分類に従うことが多い．

　NHLは多様性のある疾患であり，病理形態学的な分類(組織型)に加えて，免疫学的表現型，染色体，遺伝子型なども取り入れた，より新しい適切な分類の努力は現在も続けられている(WHO分類など)．

　小児NHLの病理像はほとんどが，びまん性diffuse typeであり，lymphoblastic型lymphoblastic lymphoma(LBL)，small noncleaved cell型small noncleaved cell lymphoma(SNCL．Burkittリンパ腫はこの中に含まれる)，large cell型large cell lymphoma(LCL)の三つの組織型に大別される．腫瘍細胞の大多数はTまたはBリンパ球系由来であり，T細胞性リンパ腫(多くはLBL)が多く，ついでBurkittリンパ腫に代表されるB細胞性リンパ腫(SNCL, LCL)の順となる．

　組織球由来のものはきわめて少ない．

　臨床病期についてはMurphyの分類が使用される(表19-2)．

【臨床症状・診断】

　表在性のリンパ節腫脹を認めることも多いが，縦隔(ほとんどがT細胞性)や腹部(B細胞性が多い)の巨大な腫瘤として発見され，多彩な臨床症状を示す．前者の場合，気道の圧迫による呼吸困難や，上大静脈症候群をきたすこともある．後者の場合は急性腹症として開腹されることもある．白血化しやすく，ごく早期から骨髄浸潤や，中枢神経浸潤を起こすことも多い．

　診断には生検により病理組織診断を行うことが必須であるが，骨髄や胸水に芽球を認め，表面マ

表19-2　非Hodgkinリンパ腫の組織分類と病期分類

組織分類 (Working Formulation)	病期分類 (Murphy分類)	
I．low grade 　　A. small lymphocytic(SL) 　　B. follicular small cleaved(FSC) 　　C. follicular mixed(FM)	病期 I	単一のリンパ節，節外腫瘤(腹部，縦隔を除く)
II．intermediate grade 　　D. follicular large(FL) 　　E. diffuse small cleaved(DSC) 　　F. diffuse mixed(DM) 　　G. diffuse large(DL)	II	横隔膜の同側で二つ以上のリンパ節，節外腫瘤
	III	横隔膜の両側にわたる二つ以上のリンパ節，節外腫瘤 胸腔原発，広範な腹腔内リンパ節腫大
III．high grade 　　H. large immunoblastic(IBL) 　　I. lymphoblastic(LBL) 　　J. small noncleaved(SNC) 　　　Burkitt's Miscellaneous	IV	I～III 期に中枢神経系または骨髄浸潤を認めるもの

ーカーなどの解析が可能であれば，生検が不要なこともある．T細胞性の場合は未熟～成熟T細胞の表面抗原(CD 2, 3などのT細胞系マーカー)を発現しており，B細胞性の場合は，CD 19, 20などのB細胞系特有の抗原が存在する．

Burkittリンパ腫では腫瘍細胞に8番と14番染色体の転座t(8;14)が認められ，細胞表面に免疫グロブリン(特にIgM)を発現している．

病理組織および腫瘍細胞の表現型の正確な診断は病期の決定と並んで，予後の判定，治療方法の決定に不可欠である．病期の決定のためには，胸部X線写真の他，CT，MRI，腫瘍シンチグラフィー，骨髄穿刺，髄液検査などを行う．

【治療・予後】

治療の主役は化学療法であり，放射線療法は近年では，中枢神経再発予防に頭蓋照射に用いられる程度であるが，これもメトトレキサート(MTX)髄腔内投与などに置き換えられつつある．化学療法に使用する薬剤の組み合わせは組織型および表現型により異なる．

小児のNHLで最も多い病型である**リンパ芽球性リンパ腫** lymphoblastic lymphoma (LBL) は多くが腫瘍細胞の形質がT細胞性白血病(T-ALL)とほぼ同一であり，高率に骨髄浸潤が認められる．したがってALL類似の多剤併用化学療法が行われる．LSA 2-L 2プロトコール(シクロホスファミド，プレドニゾロン，ダウノマイシン，L-アスパラギナーゼ，メトトレキサートなどの多剤併用療法)はLBLの治療成績を飛躍的に改善した．その変法は広く用いられ，60～70％の5年無病生存率が得られている．その他にもドイツのBFMプロトコールなどの優れた多剤併用療法が報告されている．

Burkitt型を含み，ほぼすべてがB細胞性である**小非分割細胞性リンパ腫** small noncleaved cell lymphoma (SNCL) は，アルキル化剤，すなわち大量シクロホスファミドに中等量メトトレキサート，ビンクリスチンなどを組み合わせた治療が有効である．腫瘍の細胞増殖速度が非常に速いため，治療早期に集中的に薬剤を投与し，治療期間も5～6ヵ月の短期集中型である．フランスのLMP 89，ドイツのBFMプロトコールなどの多剤併用療法の2～5年無病生存率は80％前後と良好である．約半数がB細胞型である．LCLはLBLやSLCLと比較すると多様性が認められ，様々なタイプの多剤併用療法が試みられている．

造血幹細胞移植は，すべてのタイプの再発例や部分寛解例に対して行われているが，化学療法との厳密な比較評価は，今しばらくの観察が必要である．

● 小児におけるLarge cell lymphomaは，成人と異なりT細胞型の形質を有しKi-1抗原(CD30)を発現しているanaplastic large cell lymphoma (ALCL) が比較的多く，最近はKi-1リンパ腫と称される，一つのsubgroupとして認められるようになった．

2. Langerhans細胞組織球症 Langerhans-cell histiocytosis

【概念】

Langerhans細胞組織球症 Langerhans cell histiocytosis (LCH) は，従来**ヒスチオサイトーシスX** histiocytosis Xと呼ばれ，臨床的に病型により①**Letterer-Siwe病**，②**Hand-Schüller-Christian病**，③**好酸球肉芽腫** eosinophilic granulomaの3型に分けられていた．近年，増殖するのは骨髄由来の抗原提示作用のある樹状細胞である**Langerhans細胞**であることが判明し，LCHと提唱されるようになった．非常にまれな疾患で，わが国の小児の発生頻度は10万人あたり0.15と推測される．

【病理・病期】

LCHは原因不明であるがLangerhans細胞の増殖が単一クローンによる腫瘍性増殖であることを裏づけるデータが乏しく，免疫調節系の異常による反応性の疾患と考えられており，Histiocytic Societyによる組織球増殖性疾患分類のclass 1に分類される．Langerhans細胞は主に表皮に分布する骨髄由来の組織球の一つで，細胞表面マーカーはCD1a，S-100蛋白陽性で，ラケット状のBirbeck顆粒が電子顕微鏡的に認められる．IL-1β，TNFαなどのサイトカインを産生し，LCHでは，このLangerhans細胞が免疫調節機構の逸脱により反応性増殖をきたし，皮膚，リンパ節，

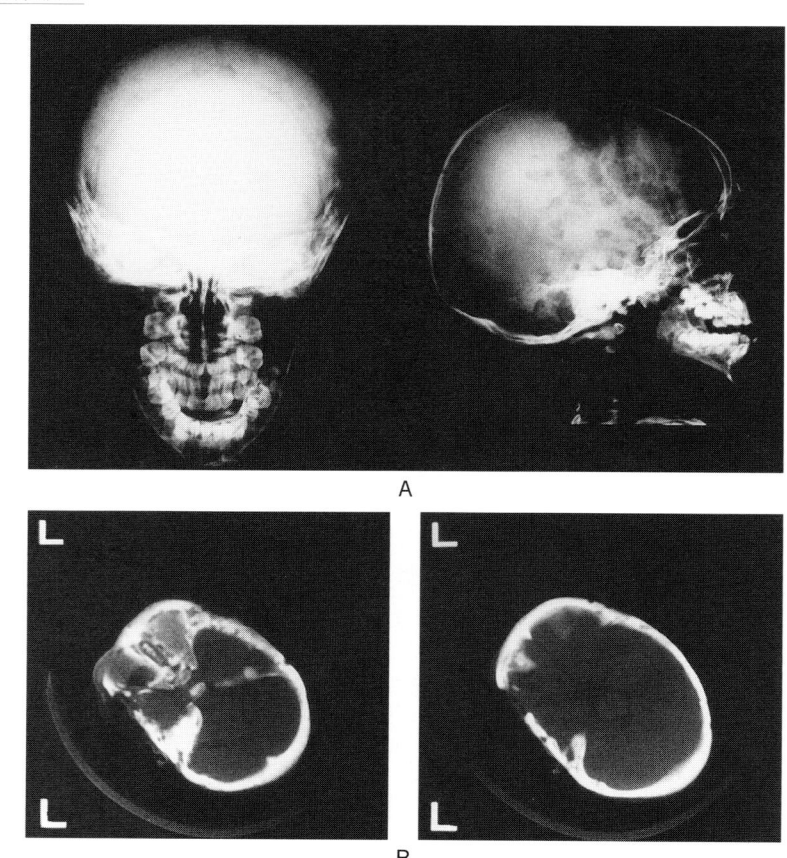

図19-1 Langerhans細胞組織球症
A：単純X線写真
B：CT像
頭蓋骨への浸潤がみられる.

骨,肝臓,脾臓などに臓器浸潤している像が認められる.

Laheyのスコア,Osbandらのいくつかの病期分類があるが,基本的には一つの臓器に限局した限局型か,多臓器にわたる臓器不全をともなう播種型のいずれかに分けられる.

【臨床症状・診断】

骨病変が最も多く,頭蓋骨,大腿骨,骨盤骨,椎体骨などに,腫瘤,長管骨の病的骨折,椎体の圧迫骨折などが認められる.部位によっては歩行障害も引き起こす.X線写真上,骨病変に一致した**骨透亮像** punched out lesion が認められる(図19-1).

また,軀幹や四肢に点状出血をともない,脂漏性湿疹様皮疹や丘疹,結節性皮疹など多彩な像を

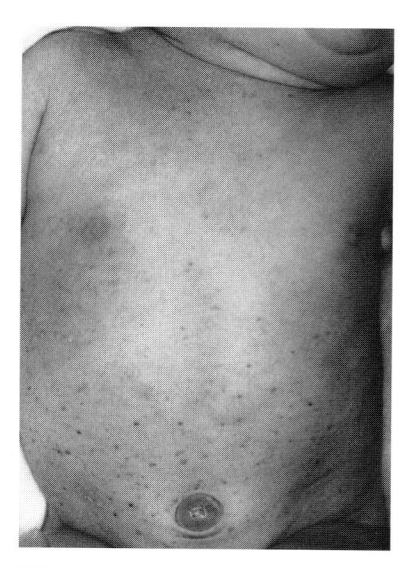

図19-2 Langerhans細胞組織球症特有の皮疹

呈する(図19-2). 臓器浸潤の場合, 肺病変が20〜25%にみられ, ときに進行性の呼吸不全を呈することもある. 中枢神経系の病変としては尿崩症, 骨髄浸潤があれば貧血, 血小板減少が認められる. 播種型では発熱, 体重減少などの全身症状もともなう.

診断は組織診による. 病期の決定には, 血液検査, 免疫学的検査, 骨髄穿刺, 内分泌検査, 肺機能検査, 骨X線検査, CT, MRI, 骨シンチグラフィーなどが必要となる.

【治療・予後】

LCHは現在では免疫調節機構の異常によるLangerhans細胞の増殖と考えられており, 一般に強力な化学療法は行われない. 治療上, 重要なのは病期であり, 病変部位が限局性なのか多臓器にわたり臓器不全をともなっているかによって治療が異なってくる. 皮膚, 骨に限局した例では, 自然治癒もありうるため, 経過観察を行い, 改善傾向がなければ, 外科的掻爬や局所放射線照射, 局所へのステロイド注入などが行われる. 一方, 病変部位が多臓器にわたっているものは化学療法が中心となりエトポシド(VP16), ビンブラスチンなどを組み合わせて行う. シクロスポリンなどの免疫抑制療法も試みられている. 合併症としての尿崩症の治療にはデスモプレシン経鼻投与を行う.

一般的にLCHは改善, 増悪を繰り返しながら慢性に経過する. 予後因子として重要なのは年齢と臓器(特に骨髄, 肝, 肺)障害の有無であり, 2歳以上で臓器障害のない症例の予後はよく, 2歳未満で多臓器障害を持つ症例は治療抵抗性であり, 予後は不良とされている.

3. 血球貪食症候群 hemophagocytic syndrome(HPS)

【概念】

血球貪食症候群は, 持続する発熱, 肝脾腫, 汎血球減少などの多彩な臨床症状を呈し, 骨髄やリンパ網内系組織に特徴的な血球貪食細胞の浸潤が認められる症候群である. 現在では原発性primaryと二次性secondaryに大きく分けられ(表19-3), 腫瘍性あるいは反応性に増殖し活性化した

表19-3 血球貪食症候群の分類

1. 遺伝性/原発性
   a. 家族性血球貪食性リンパ組織球症(FHLH/FEL)
2. 反応性/二次性
   a. 感染症に関連した血球貪食症候群(IAHS)
      1) ウイルス性
      2) 細菌性
      3) 真菌性
      4) その他
   b. 疾患群に関連したもの
      1) 悪性腫瘍に関連したもの(MAHS)
         ・リンパ腫に関連したもの(LAHS)
         ・その他
      2) 悪性腫瘍に関連しないもの
         ・自己免疫疾患に関連したもの
         ・免疫不全症に関連したもの
   c. 薬剤性のもの

(河 敬世:臨床血液 40:81〜82, 1999, 改変)

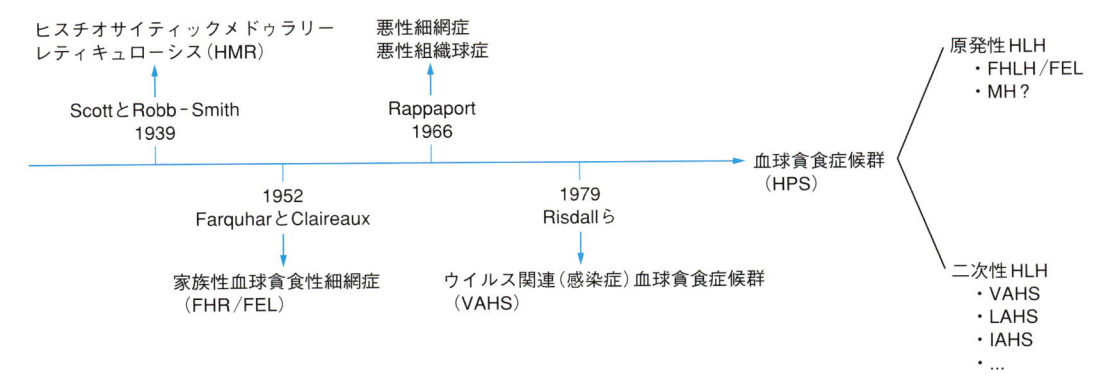

図19-3 血球貪食性疾患の疾患概念の変遷
HLH: hemophagocytic lympho-hystiocytosis
(河 敬世:臨床血液 40:81〜82, 1999, 改変)

T細胞，ナチュラルキラー細胞 natural killer cell (NK cell)，マクロファージから産生される様々なサイトカイン cytokine によって，その病態が形成されると考えられている．

【病理・病期】

本症の疾患概念の変遷は1939年に報告されたヒスチオサイティックメドゥラリーレティキュローシス histiocytic medullary reticulosis (HMR) にさかのぼる．以降，病理組織学的に悪性と考えられた ① **悪性細網症（悪性組織球症）** malignant histiocytosis，家族性（一次性）の ② **家族性血球貪食性リンパ細網症** familial hemophagocytic lymphohistiocytosis (FHL)，病理組織学的には良性で Epstein-Barr (EB) ウイルスなどのウイルス感染に対する反応性病変とされる ③ **ウイルス関連性血球貪食症候群** virus-associated hemophagocytic syndrome (VAHS) などの疾患概念が提唱されたが，それらの鑑別は困難で，真の腫瘍性と反応性病変を明確に区別することは不可能であった．現在では**高サイトカイン血症**が，一連の疾患群の本態と考えられており，一括して HPS と診断されるようになった（図19-3）．

【臨床症状・診断】

HPS はきわめて多彩な臨床症状や検査値の異常をきたす．持続する高熱，肝脾腫，リンパ節腫脹，発疹，黄疸，意識障害などの中枢神経障害，capillary leak syndrome（肺浸潤影，胸水，腹水），腎不全，播種性血管内凝固症候群 (DIC) などがみられ，汎血球減少，肝機能障害，**高フェリチン血症，高 LDH 血症**，脂質代謝異常などを認める．

診断は，主に骨髄での**血球貪食像**を確認することによりなされるが，骨髄で貪食像が認められない場合では，リンパ網内系組織を含む他の病変部位の生検による病理組織診断が必要となる（図19-4）．高サイトカイン血症が本態であるので，インターフェロン-γ (IFN-γ)，インターロイキン-6 (IL-6)，腫瘍壊死因子-α (TNF-α) などのサイトカイン，EB ウイルスなどのウイルス学的検査も施行したほうがよい．

【治療・予後】

以前には，本疾患群の本態が腫瘍性なのか反応性なのか区別すべきであるとの論議がなされたため，治療法については，特に抗癌薬の使用について混乱があった．現在では HPS と診断された場合，その重症度に応じて，① 交換輸血，血漿交換，② ステロイド，シクロスポリン A (CyA) などの免疫抑制薬投与，③ エトポシド (VP 16)，メトトレキサート (MTX) などの抗癌薬（多剤併用を含む）投与，のいずれか，あるいは ①〜③ を組み合わせた治療が行われる．きわめて強い治療抵抗例に対しては同種造血幹細胞移植も試みられている．

予後は自然軽快するものから不帰の転帰をとるものまで様々であるが，疾患概念の整理により，徐々に改善されつつある．

III. 固形腫瘍

1. 神経芽腫 neuroblastoma

【概念】

小児期の悪性腫瘍の約 10〜15% を占め，固形腫瘍としては最も頻度が高い．1985年から，生後6ヵ月の乳児にマススクリーニングが全国的に行われるようになり，注目されているが，その意義については今後なお，慎重な検討を要す．神経芽腫は病理組織型，臨床経過などから良性を思わせるものから，治療に抵抗し，きわめて経過の速い悪性度の高い腫瘍を含む疾患群である．

【病理・病期】

胎生期の神経冠細胞由来の遊走性交感神経芽細胞 migrating sympathogonia より派生する腫瘍

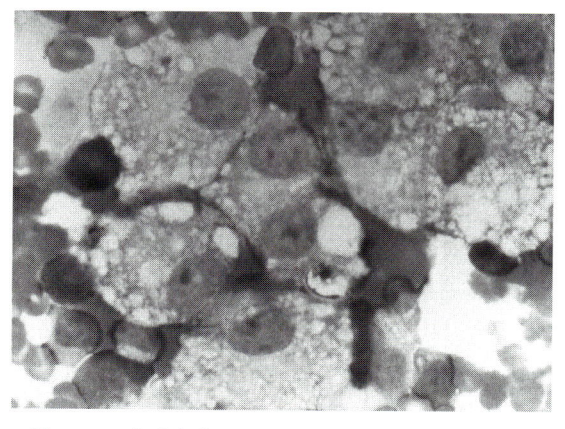

図19-4 血球貪食症候群患者の胸水中の血球貪食細胞（口絵㉛参照）

表19-4 神経芽腫のstaging(Evans, 改編)

stage I	腫瘍が原発臓器や組織に限局するもの
stage II	腫瘍が原発臓器や組織を破り進展するが正中線は越えない 同側の所属リンパ節の浸潤が認められる場合を含む
stage III	正中線を越えて腫瘍が進展する場合 両側の所属リンパ節浸潤が認められる場合を含む
stage IV	遠隔転移を有するもの 骨,実質臓器,軟部組織,遠隔リンパ節,骨髄などへの転移
stage IVs	肝,皮膚,骨髄への遠隔浸潤を除いてはstage I, IIの場合

このほかにほぼ同様の国際病期分類などもある.

で,腫瘍細胞は未分化なneuroblast由来のものからSchwann細胞や神経節細胞への分化過程にある細胞からなり,交感神経組織を母体として副腎髄質および交感神経の存在する部位に発生する.

病理組織学的に腫瘍細胞の分化度に従って,①神経芽腫neuroblastoma,②神経節芽腫ganglioneuroblastoma,③神経節細胞腫ganglioneuromaに分類される.神経芽細胞は早期に**骨髄浸潤**をきたしやすく,腫瘍細胞が花びら状に配列する**花冠形成**rosette formationが特徴的である.Shimadaの分類などの病理組織分類に加えて,病期の進展度は,予後の予測および治療方法の決定にきわめて重要である(表19-4).stage III, IVの進行例の予後は,未だ満足できるものではない.例外的に乳児例で原発巣の伸展がstage IIまでであり,遠隔転移として肝,皮膚,骨髄のみに浸潤があるものはstage IVs(s:special)と別扱いされ予後良好である.

近年は分子生物学的手法により腫瘍細胞の遺伝子解析が行われ N-*myc* の増幅, Ha-*ras*, *trk* A の非発現は危険因子とされる.

【臨床症状・診断】

発生部位と転移部位によって症状は多彩である.頸部,胸腔,経腹膜腔,骨髄腔などに発生するが,腹部腫瘤によって発見されるものが,全体の3/4を占め,その大多数が副腎から発生する.

転移による症状,機能性腫瘍functioning tumorとしての腫瘍の産生するホルモンなどの物質に起因する随伴症状が主徴となることもある.前者では,腫瘍が傍脊椎に発生し,椎間孔を通して浸潤するために起こる下肢の運動麻痺,下肢痛をきたす亜鈴型神経芽腫dumbbell type neuroblastoma,後者では腫瘍内のAPUD(amine precursor uptake and decarboxylation)細胞がVIP(vasoactive intestinal peptide)を産生することによって起こる難治性水溶性下痢,低クロール血症を呈する神経節芽腫などがある.またきわめて早期から骨髄浸潤をきたしやすいために,初診時に急性リンパ性白血病と誤診されることもある.

腫瘍が産生するドパミン,ノルエピネフリンなどのカテコールアミンの代謝産物である尿中の**ホモバニリン酸** homovanillic acid(HVA),**バニリルマンデル酸** vanillyl mandelic acid(VMA),および血中の神経細胞由来の物質である**神経特異性エノラーゼ** neuron-specific enolase(NSE)が腫瘍マーカーとなり,高値を示す.

生検により確定診断を行う.単純X線写真にて頭蓋骨,長管骨に虫食い像,破壊像を認めることもあり,CT,MRI,^{131}I-MIBGシンチグラフィーなどが病期の決定に有用である.

【治療・予後】

1歳未満の場合,早期例で可能であれば原発巣を手術的に全摘出するが,無理をせずに化学療法を先行し,縮小した腫瘍をdelayed primary operationで摘出する.化学療法はJames療法(ビンクリスチンとシクロホスファミド隔週投与)程度か,強くてもnewA1プロトコール(シクロホスファミド,エトポシド(VP16),シスプラチン,THPアドリアマイシン併用)程度が行われる.放射線療法はstage IVsをのぞき,原則的には行わない.

1歳以上の場合,早期例で予後不良因子のない場合は1歳未満に準ずるが,III, IV期や予後不良因子があるとnewA1,あるいはより強力なA3プロトコールなどの多剤併用化学療法が行われる.また再発例,進行例に対しては,自家造血幹細胞移植を併用した超大量化学療法も試みられている.

表 19-5 神経芽腫の予後因子

		良好群	不良群
年齢（歳）		<1	≧1
病期		I, II, IVs	III, IV
腫瘍細胞	遺伝子発現増幅	N-ras, N-myc 増幅なし trk A, Ha-ras 発現あり	N-ras, N-myc 増幅あり trk A, Ha-ras 発現なし
	染色体異常	なし	1p− など
病理組織所見		成熟傾向の強いもの	未熟型

1歳未満あるいは予後不良因子のない群の予後は良好であるが，予後不良因子のある群の予後は不良である（表 19-5）.

マススクリーニング発見例の予後はきわめて良好であり，マススクリーニングの意義，治療方法の選択などについて論議されている．

2. 褐色細胞腫 pheochromocytoma

⇒第 11 章．内分泌疾患，p 246 参照．

3. Wilms 腫瘍 Wilms' tumor, 腎芽腫 nephroblastoma

【概念・頻度】

Wilms 腫瘍は神経芽腫についで多い小児悪性固形腫瘍である．わが国での年間発生頻度は 100 例前後と推察される．発見時年齢は乳児期より 1 歳の頻度が高く，90% 以上は 5 歳以下に発見されている．性差は特に認められていない．

本腫瘍は**後腎** metanephric blastema から発生すると考えられており，ほとんどが腎に発生するが，まれに腎外性に発生することがある．大部分は片側性であるが，5〜10% が両側性に発生する．また，本腫瘍は**無虹彩症** aniridia，**片側肥大** hemihypertrophy，**Beckwith-Wiedemann 症候群**を合併することがある．最近の研究によりこれらの症例に 11 番染色体の短腕の欠損が報告されており，さらに癌抑制遺伝子 *WT1* が発見され，本腫瘍の発生に強く関与していることが明らかになっている．また本腫瘍は血行性に肺転移をきたしやすいことが特徴である．

【病理】

腫瘍は多くは充実性で，被膜に包まれていることが多く，割面は分葉状，黄色で出血，壊死がときに認められる．また腫瘍の一部に正常腎組織が付着し，腫瘍は圧排性に増殖し，約 5% に腎静脈内より下大静脈内にかけて腫瘍塞栓を呈することがある．組織型では ① 腎芽型，② 上皮型，③ 間葉型，④ 不全型，に分類（日本病理学会）されている．不全型は腎明細胞肉腫 clear cell sarcoma of the kidney（**CCSK**）と腎横紋筋肉腫様腫瘍 rhabdoid tumor of the kidney（**RTK**）に分類される．また，特殊型および関連病変として退形成腎芽腫 **anaplastic nephroblastoma** などがあげられる．腎芽腫以外のまれな腎腫瘍として新生児から乳児期早期に発生する congenital mesoblastic nephroma（**CMN**）は，臨床的には大多数は良性と考えられている．また，6 歳以降に腎細胞癌の発生がみられる．米国の National Wilms Tumor Study（**NWTS**）の解析により，不全型（RTK および CCSK）と anaplasia を含む退形成腎芽腫は組織学的予後不良型 unfavorable histology（UH）として，その他の組織型を予後良好型 favorable histology（FH）と区別している．

【症状】

多くは腹部腫瘤，腹部膨隆を主訴として来院するが，ときに**肉眼的血尿**（約 20% に発症）で来院することもある．腫瘍は側腹部より正中に及ぶことが多い．自覚症状を欠く場合が多いが，腫瘍による圧迫症状として，食欲不振，体重減少，不機嫌，発熱を呈する場合もある．また，無虹彩症，片側肥大，Beckwith-Wiedemann 症候群などの奇形をともなうこともある．

【診断】

他の後腹膜腫瘍との鑑別が必要である．鑑別疾患としては，良性の囊胞性疾患（水腎症，囊胞腎，リンパ管腫，奇形腫など）および悪性腫瘍（神経芽

腫，悪性奇形腫，横紋筋肉腫など）があげられる．ときに高血圧症を呈することがある．これは主に腫瘍により腎動脈の圧迫または腫瘍そのものがレニンを産生することによる**高レニン血症**が原因と考えられ，腎芽腫が疑われる場合は血中レニン活性の測定がときに有用である．腫瘍マーカーとしては特異的なものはなく，血清 LDH 値の上昇を認めることが多い．以下の画像診断により，診断とともに腫瘍の進展度（病期）を判定し，治療方針を決定する．

1) 単純 X 線撮影

腹部単純 X 線では腫瘍陰影と腸管の圧排所見で，神経芽腫，奇形腫にときに認められる石灰化像はまれである．胸部 X 線にて肺転移の有無を検索する．

2) 腹部超音波検査

充実性エコー像（solid pattern）を呈し，良性嚢胞性疾患と鑑別が可能である．腫瘍の境界は割合明瞭であり，腫瘍に接した正常腎の一部が描出される．

3) CT，MRI

enhanced CT にて腫瘍の正常腎との関係が明らかとなり，腎原発腫瘍であることが確診される．さらに腎静脈・**下大静脈内腫瘍塞栓**の有無，および大動脈周囲リンパ節転移の有無を診断する（図19-5）．また MRI により，冠状断にて腫瘍と下大静脈，大動脈との関係が判断でき，手術に際し，有用である．

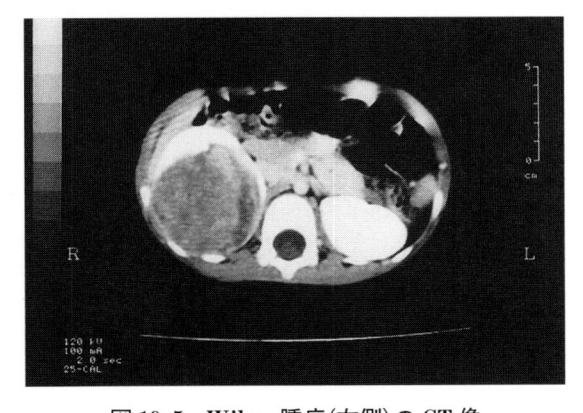

図 19-5 Wilms 腫瘍（右側）の CT 像
enhanced CT にて右側腫瘍に接して変形した正常腎の一部を認める．

【病期分類】

わが国の日本小児外科学会分類は腫瘍の進展度で分類されているが，NWTS では腫瘍の進展度に腫瘍摘除状態を加味した病期を用いている（表19-6）．

表 19-6 Wilms 腫瘍の病期分類（NWTS 分類）

I 期	腎に限局，完全摘出
II 期	腎実質外に広がる，完全摘出
III 期	腹腔内に非血行性転移，腫瘍残存
IV 期	血行性転移
V 期	両側性 Wilms 腫瘍

【治療】

1) 手術

腫瘍を含む腎摘出術を施行し，術後に病期および組織型（favorable か unfavorable か）により化学療法と放射線療法を併用する．手術時，反対側腎および大動脈周囲リンパ節の検索を行うことが重要である．

両側性，隣接臓器進展例および下大静脈進展例は，まず開腹生検にて組織型を確認した後，化学療法を施行して腫瘍縮小を図り，二期的に根治術を行う．両側性の場合は悪性度，進展度の高いほうに該当する化学療法を施行し，腫瘍縮小を図った後に腎部分切除術を施行し，できる限り両側腎を温存する．

2) 化学療法および放射線療法

化学療法としてアクチノマイシン-D（AMD）の導入により飛躍的に治療成績は向上し，FH は予後良好となったが，UH は予後不良のため，新たなる化学療法が試みられている．放射線療法も腫瘍床および転移巣に行われている．腫瘍床に対する照射は，病期および組織型により，縮小されてきている．病期，組織分類，年齢，腫瘍重量を考慮した NWTS-5 プロトコールに準じた日本 Wilms 腫瘍スタディグループのプロトコールが用いられている．

- I 期, FH, I 期, focal anaplasia　II 期, FH：化学療法 EE-4A（18 週間の AMD＋ビンクリスチン；VCR）．放射線治療なし．
- III, IV 期 FH および II～IV 期 focal anaplasia：化学療法 DD-4A（24 週間の AMD＋

VCR＋アドリアマイシン；ADR)．腹部照射1,080 cGy
- II〜IV 期 diffuse anaplasia および CCSK：化学療法 I(24週の VCR＋ADR＋シクロホスファミド；CPA＋エトポシド；E)．腹部照射1,080 cGy
- I, II 期 RTK：化学療法 RTK(24週の CPA＋E＋カルボプラチン)．放射線治療なし
- III, IV 期 RTK：化学療法 RTK．腹部照射1,080 cGy

なお，IV 期においては転移巣への放射線治療を加える．

【予後】
本腫瘍の治療成績は近年著しく向上をみ，80%以上の治癒率が得られるようになった．予後は腫瘍の病期および組織型によって異なるが，特に組織型が予後因子として最も重要である．特にRTK 症例の予後(4年生存率23%)は依然不良である．

4. 肝芽腫 hepatoblastoma

【概念】
わが国における小児肝悪性腫瘍は年間約40例で，組織学的には肝芽腫が最も多く 80% を占め，肝癌がこれにつぎ，**肝未分化肉腫**などはまれである．肝芽腫は小児腹部腫瘍のうちで神経芽腫，Wilms 腫瘍についで多く，年齢別頻度では新生児から2歳までの発生が 70% 以上を占め，5歳以上の発生は少なく，散在性である．それに対して肝癌では9歳に発生のピークがある．肝芽腫の発生に関しては，生後まもなく発見されるものがあるなど先天性の発生要因も考えられる．本腫瘍の90% 以上が血清 α-フェトプロテイン(AFP)の上昇が認められ，腫瘍の完全摘除が不可能な症例は予後不良である．また肺転移をきたしやすく，転移をきたすと予後不良である．

【病理】
肉眼的には塊状型のものが多く，ときに多結節型を呈する症例もある．右葉発生が左葉発生の2〜3倍の頻度である．肝芽腫はその分化度により ① 高分化型 well differentiated type(fetal type)，② 低分化型 poorly differentiated type (embryonal type)，③ 未熟型 immature type (anaplastic type)の3亜型に分類される．しかし，実際にはこれらの腫瘍組織は種々の割合で混在しており，また間葉性組織成分が認められるものもあり，純型のものは少ない．

【症状・診断】
上腹部膨隆または腹部腫瘤を主症状とすることが多く，食欲不振，発熱，体重減少なども認められるが，黄疸を呈することはまれである．

臨床検査所見では白血球増多，貧血，血清LDH，GOT，GPT の上昇，高コレステロール血症を呈する場合もある．腫瘍マーカーとして血清AFP 値が 90% 以上の症例に高値を示し，腫瘍再発を診断するのに有用である．画像診断は，超音波検査，CT，MRI にて腫瘍の占拠部位を明らかにし，病期を決定する(図 19-6)．また，選択的肝動脈造影にて，栄養血管の拡張や腫瘍濃染像を認め，手術に必要な腫瘍血管の同定および肝動脈の分岐異常を明らかにする必要がある．肺転移は病期の決定に重要であるので，CT などで精査しておく必要がある．

【病期】
日本小児外科学会の病期分類は腫瘍の占拠区域

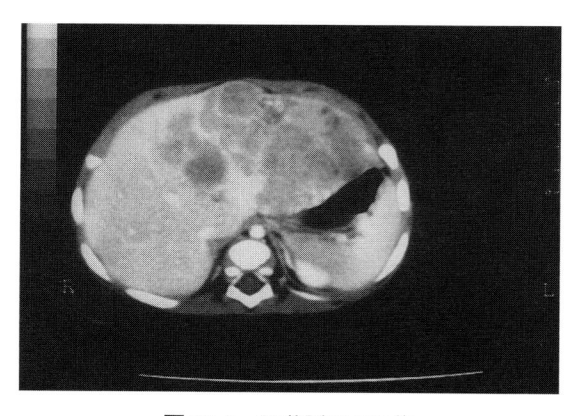

図 19-6 肝芽腫の CT 像
左葉に発生した塊状型肝芽腫

表 19-7 肝芽腫の病期分類(日本小児外科学会分類)

I 期	1区域のみ
II 期	2区域占拠
III A 期	1区域のみ残存
III B 期	すべての肝区域に腫瘍あり
IV 期	遠隔転移あり

の範囲によって決定されている（表19-7）．

【治療】
　根治的治療は外科的に完全に摘出することである．化学療法は特に進行例に対しては積極的に術前に施行されている．化学療法剤として，**THP-アドリアマイシン(THP-ADR)**，**シスプラチン(CDDP)**が有効であり，肝動脈注入療法が肝動脈造影時によく施行されており，リピオドール，スポンゼルを用いた塞栓術 transarterial embolization(**TAE**)の有効性も報告されている．術後もAFPの推移を追いながら病期により同様の化学療法を施行する．1991年よりTHP-ADR，CDDPを用いた日本小児肝癌スタディグループ(JPLT)が開始され，その治療成績は向上している．

【予後】
　JPLTの集計(1991〜1995)では全体の2年生存率は81％である．病期別2年生存率はⅠ期100％，Ⅱ期95.5％，ⅢA期88.5％と比較的良好であるが，切除不能であるⅢB期では58.3％，Ⅳ期では55.6％と依然予後不良である．最近，進行症例に対して造血幹細胞移植を用いた超大量化学療法の試みが行われている．

5. 網膜芽腫 retinoblastoma

【概念・疫学】
　網膜芽細胞に由来する乳幼児の眼の悪性腫瘍である．小児悪性腫瘍の約8％前後を占め，全体の35〜45％が**遺伝性**と考えられている．本症は遺伝性，非遺伝性にかかわらず，13番染色体のq14の領域に存在する癌抑制遺伝子である**Rb遺伝子**の二つの対立遺伝子に，ともに変異を生じた場合に発症する．
　両側性と片側性に発症し，両側性のものが25〜30％を占め，すべて遺伝性である．片側性は10〜15％が遺伝性と考えられている．
　患児の子孫やRb遺伝子欠損や変異を一方の対立遺伝子に持つキャリアには高率に網膜芽腫が発症する．
　また近年，骨肉腫などの二次性癌の発生頻度が高いことが判明している．

【病理・病期】
　病理組織学的には，未分化型，分化型，成熟型の3型に分けられ，未分化型が半数以上を占める．
　病期分類には眼球内の腫瘍の部位，大きさ，硝子体への播種によりグループ1〜5，各グループA，Bに分類したReese-Ellsworth分類が用いられる．

【臨床症状・診断】
　ほとんどの場合乳児期に発症する．**白色瞳孔 leukocoria**や，**cat's eye現象**(図19-7)，視力障害で気づかれる．
　眼底検査が必須である．CT，MRIも，腫瘍の進展度判定のために有用である．遠隔転移は骨，骨髄，肺などに認められる．

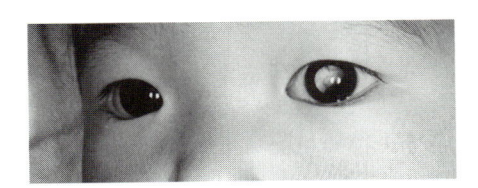

図19-7　網膜芽腫のcat's eye現象

【治療・予後】
　片側性の場合，眼球摘出術が第一次選択として行われるが，病巣が小さいときには，視力を温存するために光凝固 photocoagulation あるいは冷凍凝固 cryocautery と化学療法を併用することもある．眼球摘出後の視神経断端に腫瘍細胞が認められたなら，化学療法，放射線療法の追加が必要となる．両側性の場合は，進展度の大きい側の眼球を摘出し，他側はできるだけ視力温存をはかるため，光凝固，冷凍凝固を行い，さらに化学療法を追加する．化学療法にはシクロホスファミド，ビンクリスチン，エトポシド，シスプラチンなどが使用される．
　放射線療法も併用されることがあるが，この場合は晩期障害として白内障が高頻度に起こる．
　腫瘍が眼球内に限局している場合，予後はきわめて良好であるが，眼球外進展例では予後は不良である．
　本症は遺伝性の癌であり，患児，家族に適切な**カウンセリング**が必要であり，患児の同胞の出生時からの定期的な眼底検査は早期発見のため，きわめて重要である．

6. 軟部組織悪性腫瘍 soft tissue sarcoma

原始間葉細胞 primitive mesenchymal cell に由来する悪性腫瘍の総称である．間葉細胞は様々な組織に分化するので，発生組織により横紋筋肉腫，平滑筋肉腫，脂肪肉腫，線維肉腫，骨肉腫，血管肉腫など多岐にわたる．小児では**横紋筋肉腫**が約50％を占め，骨肉腫がそれに続く．

a. 横紋筋肉腫 rhabdomyosarcoma
【概念】
　小児の軟部組織悪性腫瘍の約50％を占め，小児の悪性腫瘍の4～8％を占める．未分化な骨格筋細胞に由来し，腫瘍組織中に筋特異的蛋白を有する，様々な分化段階の腫瘍細胞がみられる．しかし未分化な小円形細胞腫瘍であることも多く，**Ewing 肉腫，原発性神経外胚葉性腫瘍 primitive neuro-ectodermal tumor (PNET)**，悪性リンパ腫などとの病理組織学的な鑑別が困難な場合もある．

【病理・病期】
　病理組織学的には胎児型，胞巣型，多形型の三つに分けられ，胎児型では組織標本で横紋を有する横紋筋芽細胞 rhabdomyoblast がみられることがあり，診断の手がかりとなる．また臓器管腔壁から突出して腫瘍が発生している場合は，その性状からブドウ状型 botryoidal type と呼ばれるが組織学的には胎児型に属する．多形型は小児ではまれである．
　臨床病期はアメリカの IRS (**Intergroup Rhabdomyosarcoma Study**) 分類 (表19-8) が長く用いられてきたが，最近では pretreatment staging システムである **TNM 分類**により病期が決定 (stage 1～4) され，病期に応じたプロトコールに従って治療が行われることが多い (表19-9)．

【臨床病状・診断】
　頭頸部，泌尿生殖器，四肢，軀幹，後腹膜など，発生部位は広く分布する．頭頸部の場合，眼窩に発症することもあり，眼球偏位，眼球運動異常などで気づかれることもある．泌尿生殖器原発の場合は，血尿，排尿障害などが認められる．
　生検で形態学的には診断不能のことも多く，免疫組織診断法によりデスミン desmin，α-sarcomeric actin，ミオグロビン myoglobin などの筋特異的蛋白の証明が必要となる．さらに近年は，分子生物学的手法を用いて，特異的遺伝子転座キメラ，すなわち染色体転座による融合遺伝子 mRNA 発現の有無により診断を確定する試みもなされている．

表19-8　横紋筋肉腫の臨床病期 (IRS 分類)

group	
I	肉眼的，病理組織学的に腫瘍を完全摘出
II	肉眼的には摘出されたが病理組織学的には残存あり
III	肉眼的残存，あるいは生検のみ
IV	遠隔転移あり

表19-9　横紋筋肉腫の術前 Stage 分類 (IRS pre-treatment TNM staging classification)

Stage	原発部位 (Sites)	T	Size	N	M
1	眼窩，頭頸部 (傍髄膜を除く)，泌尿生殖器 (膀胱，前立腺を除く)，胆道	T1 or T2	a or b	N0 or N1 or Nx	M0
2	膀胱，前立腺，四肢，傍髄膜，その他 (体幹，後腹膜，会陰・肛門周囲，胸腔内，消化管，胆道を除く肝臓)	T1 or T2	a	N0 or Nx	M0
3	膀胱・前立腺，四肢，傍髄膜，その他	T1 or T2	a b	N1 N1 or N0 or Nx	M0 M0
4	すべて	T1 or T2	a or b	N0 or Nx	M1

1. 原発腫瘍 (T)　　T1： 原発部位に限局
　　　　　　　　　　T2： 原発部位を越えて進展または周囲組織に癒着
2. 大きさ (Size)　　a： 最大径5 cm 以下
　　　　　　　　　　b： 最大径で5 cm を越える
3. 領域リンパ節 (N)　N0： リンパ節移転なし
　　　　　　　　　　N1： 領域リンパ節に転移あり (画像または理学所見上)
　　　　　　　　　　Nx： 転位の有無は不明 (特に領域リンパ節転移の評価困難な部位)
4. 遠隔転移　　　　M0： なし
　　　　　　　　　　M1： あり

【治療・予後】

病期に関係なく化学療法が適応となる．これは横紋筋肉腫が化学療法に感受性が高いこと，外科的治療による後遺症を最小限にとどめて治癒させることを目標とすることによる．化学療法としてはVAC療法，進展例に対してはIRS IIIプロトコール（アクチノマイシンD＋ビンクリスチン＋シクロホスファミド）などが用いられる．残存腫瘍がある場合は30～50 Gyの局所放射線療法を追加する．

化学療法の進歩にともない，予後は著しく改善され，早期例では3年無病生存率が80%を超えるとの報告がある．しかし胞巣型とgroup III, IVの進展例の予後は，未だ満足できるものではない．

b. 平滑筋肉腫 leiomyosarcoma, 線維肉腫 fibrosarcoma, 脂肪肉腫 liposarcoma

いずれも，小児にはきわめてまれな腫瘍である．平滑筋肉腫は主に5歳以下で，消化管，泌尿生殖器，呼吸器より発生する．線維肉腫は四肢に発生することが多く，局所の再発がみられる．

小児の脂肪肉腫は低分化型で，比較的予後はよいといわれるが，組織学的にround cell typeは予後不良である．臨床症状，診断，治療は横紋筋肉腫に準ずる．

c. 骨肉腫 osteosarcoma

【概念】

好発年齢は10歳代で，大腿骨遠位，脛骨近位，上腕骨の骨幹端に好発する骨原発の悪性度の強い肉腫である．

【病理・病期】

中胚葉性幹細胞由来の肉腫細胞であるから骨組織のみならず，軟骨組織や線維組織由来の病理組織像を呈することもある．約50%は骨形成型 osteoblastic typeであるが，軟骨形成型 chondroblastic type，まれに予後が最も不良の血管拡張型 teleangiectatic typeもある．腫瘍細胞の倍加時間がきわめて速く，約90%の症例では，初診時すでに肺などに微小転移を有する進行した悪性腫瘍である．

【臨床症状・診断】

局所の疼痛が強く，腫脹と熱発をともなう．病的骨折もしばしばみられる．局所の単純X線写真で，境界不明瞭な骨破壊像，新生像が認められ，スピクラ，タマネギ皮様陰影，Codman三角などの外骨膜反応があれば診断の有力な根拠となる．肺病変の有無の確認を怠ってはならない．

【治療・予後】

近年の化学療法を中心とした集学的治療の導入により治癒率は約60%に達している．大量メトトレキサート，シクロホスファミド，シスプラチンなどが併用され，四肢や関節を温存し，腫瘍部位のみ切除する患肢温存手術 limb salvage surgeryが行われる．

d. Ewing肉腫 Ewing sarcoma

骨肉腫に次いで多い骨の悪性腫瘍である．四肢骨の他，体幹骨にも発症し，骨以外の組織にも生じる．好発年齢は骨肉腫より若干低年齢層である．

臨床的に骨髄炎などの炎症性疾患との鑑別が必要になることもある．

診断，治療方針は原則的に骨肉腫に準ずるが，化学療法での併用薬剤の組み合わせは少し異なる．

7. 胚細胞腫瘍 germ cell tumor

【概念】

三胚葉成分の混在する腫瘍は奇形腫と呼ばれ，近縁の腫瘍群を含めて奇形腫群腫瘍と総称されていたが，近年はこれら胚細胞由来の腫瘍は一括して胚細胞腫と呼ばれる．胚細胞とは多能性分化能を有し，受精卵が数回分裂した段階の細胞のことをいう．

【病理・病期】

胎生期に胚細胞が仙尾部から松果体まで正中を移動 migrationするが，この過程における何らかの異常により胚細胞腫瘍が発生すると考えられている．胚細胞腫瘍の約80%は奇形腫が占め，うち30%は悪性の組織像を混在し悪性奇形腫と呼ばれる．卵黄嚢癌 yolk-sac carcinoma（胎児性癌 embryonal carcinomaと同義），絨毛癌 choriocarcinoma，未分化胚腫 dysgerminoma，精腫 seminomaなどがある．また，それぞれの混合型もある．

臨床病期には横紋筋肉腫に用いられる IRS 分類が流用される（表 19-8 参照）．

【臨床症状・診断】

仙尾部，睾丸，卵巣，後腹膜，縦隔，松果体などの正中近縁部が好発部位である．発生部位別に，腫瘤形成と腫瘍の圧迫症状が主徴となる．頭蓋内の場合は脳圧亢進症状を認める．

悪性あるいは未熟型は機能性腫瘍であり，α-フェトプロテイン（AFP）は卵黄嚢癌，human chorionic gonadotropin（hCG）は絨毛癌などの腫瘍マーカーとなる．

単純 X 線写真で石灰化像を認めることも多い．

【治療・予後】

治療は組織型，病期，原発部位などにより異なるが，手術，化学療法，放射線治療を組み合わせて行う．化学療法に高い感受性を示すことから，進行例では化学療法を優先して行い，十分な効果を確認したあと，原発巣の全摘を行い，さらに化学療法を追加する．

ビンブラスチン，シスプラチン，ブレオマイシン，エトポシドなどを組み合わせて使用する．

化学療法の効果が不十分な場合は，放射線治療を追加する．

非進展例，病理組織学的良性群には，外科的な摘出手術が第一選択となり化学療法は不要である．

8. 中枢神経の腫瘍

a. 脳腫瘍 brain tumor

【概念】

小児の脳腫瘍の発生頻度は人口 10 万人あたり 2〜3 人で，小児悪性腫瘍では白血病に次いで多くみられる．この順序は統計の年度によって異なるが，神経芽腫，悪性リンパ腫とほぼ同数である．小児脳腫瘍の 55〜60％ はテント下である後頭蓋窩（小脳，脳幹）に発生する．2 歳以下の幼若児ではテント上腫瘍が多い．

【臨床症状】

頭蓋内圧亢進症状と発生部位に対応する局在症状がある．

1) 頭蓋内圧亢進症状

頭痛，嘔吐，うっ血乳頭が典型的な症状で脳腫瘍の 3 徴候といわれる．乳児期では，頭蓋内圧が亢進しても頭蓋縫合が離開するために症状が出にくい．乳児の場合は異常な頭囲の拡大，大泉門の膨隆などに注意する．

2) 局在症状

局在症状は腫瘍発生部位により異なり多彩である．後頭蓋窩と松果体腫瘍の場合，閉塞性水頭症と脳圧亢進症状をきたし，失調，脳神経麻痺，眼振，構音障害などを認める．間脳では発音障害，低身長，視力障害，視野欠損などを認める．大脳半球の場合，運動障害，痙攣，情緒障害，行動異常を起こすこともある．

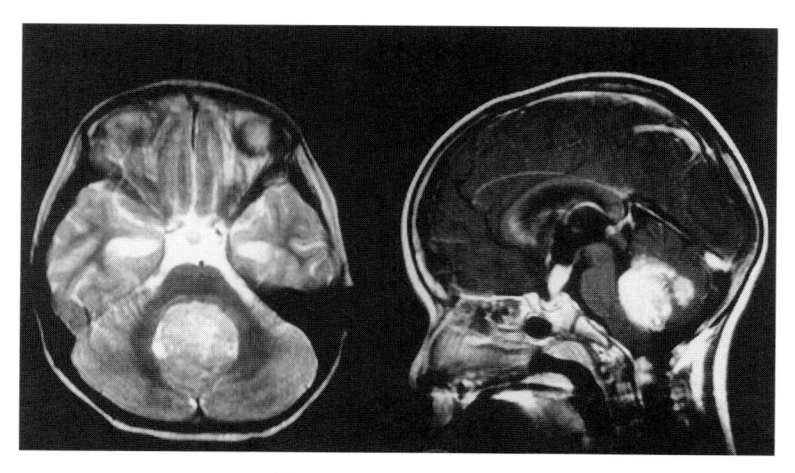

図 19-8 脳腫瘍の MRI
小脳虫部原発の medulloblastoma

視床下部腫瘍では尿崩症，低身長，肥満などの視床下部，**下垂体機能低下症**が出現する．

【診断】

初発症状としては痙攣発作，内分泌障害，行動異常などで始まる症例もある．頭蓋内圧亢進症状，あるいは局在症状を認めた際には脳腫瘍も念頭に入れるべきである．頭部単純X線写真，CT，MRI（図19-8）で脳腫瘍の診断は可能である．

【治療】

非浸潤性良性腫瘍に対しては可能な限り全摘出する．浸潤性の悪性腫瘍に対しては，できるだけ腫瘍を摘出し，残存した腫瘍に対しては放射線療法と化学療法を併用する．いずれの場合も，手術前に頭蓋内圧亢進症状が著明な場合には，脳室ドレナージによる減圧術をあらかじめ行っておく．髄液に播種がある場合は全脳，脊髄照射が必要となる．しかし残存腫瘍がある場合，予後はきわめて不良である．

【小児に多い脳腫瘍】

1) 小脳腫瘍

小脳星細胞腫 cerebellar astrocytoma と**髄芽腫** medulloblastoma が多い．星細胞腫の予後は良好であるが，髄芽腫は4～5歳に好発し予後は不良である．

2) 脳幹部グリオーマ

脳幹に発生するため，摘出手術が困難で治療抵抗性のことも多い．

3) 頭蓋咽頭腫 craniopharyngioma

小児脳腫瘍の10～12％を占め頻度の高い腫瘍である．嚢胞性のこともあり，トルコ鞍の変形がみられる．内分泌障害，視力障害，石灰化が3症状で，摘出手術後に**ホルモン補充療法**が必要となる．5年生存率は80％と良好である．

4) 胚細胞腫瘍

松果体，第三脳室周辺に発生する．化学療法に感受性があり，化学療法，放射線療法を併用するが，再発例は予後不良である．AFPあるいはβ-hCGが腫瘍マーカーとなる．

b. 脊髄腫瘍 spinal cord tumor

脊髄に原発する腫瘍としては**星細胞腫** astrocytoma と**上皮細胞腫** ependymoma があるが，いずれもきわめてまれである．手術による摘出，放射線療法が試みられる．脊髄腫瘍では，むしろ，悪性リンパ腫，神経芽腫，横紋筋肉腫などの転移によるものが多い．

9. 良性腫瘍

a. 血管腫 hemangioma, リンパ管腫 lymphangioma

血管腫は血管内皮細胞などの局所的な増殖などによる血管の局所的な奇形，拡張であり，皮膚に大部分が発生するが，肝，消化管，耳下腺，呼吸器などにも発生する．皮膚の血管腫は，**イチゴ状血管腫 strawberry hemangioma** と**ブドウ酒様血管腫 port-wine hemangioma** の2種類がある．ブドウ酒様血管腫は自然消退しない．**Kasabach-Merritt症候群**は，巨大な血管腫のために血管内凝固をきたし致死的になることがあるきわめてまれな疾患である．

リンパ管腫は，**海綿状リンパ管腫 cavernous lymphangioma**，あるいは**嚢胞状リンパ管腫 cystic lymphangioma, cystic hygroma** とも呼ばれる．胎生期の異常で局所的にリンパ管が増殖してリンパ液が貯留することにより生ずる．

自然消退することはないが，拡大・縮小を繰り返すことがある．頸部の巨大なものでは気道を圧迫し呼吸困難を起こすこともあり，外科的切除，抗癌薬であるブレオマイシン局所注入などが試みられている．

b. 胎生期遺残頸部嚢腫

甲状腺原基が舌根部より下降して甲状腺が形成される遺残として，舌骨の直下から頸部の正中線上に発生する**正中頸部嚢腫 median cervical cyst** と，鰓裂 branchial cleft の遺残より発生し，胸鎖乳突筋の前縁に治って発生する**側頸部嚢腫 lateral cervical cyst** がある．

いずれも外科的に切除を行う．

c. 胸腺腫 thymoma

胸腺は生後2～3カ月で収縮するが，ときに乳児期に過形成が持続する．気道圧迫症状はまず認められない．上皮性由来の細胞増殖による胸腺腫は小児ではきわめてまれである．縦隔には良性，悪

性ともに様々な腫瘍が発生するために，これらの腫瘍との鑑別が必要となる．

d. 軟部組織の良性腫瘍

炎症性の肉芽腫，脂肪腫，線維腫，滑膜腫，類骨骨腫，線維性骨異形成，軟骨腫，骨嚢腫などがあり，ときに悪性腫瘍との鑑別のため，生検が必要となることもある．

e. その他

末梢神経の良性腫瘍として神経鞘腫 schwannoma，神経線維腫 neurofibroma などがある．

fibromatosis は軀幹（頸部や骨髄腔内），四肢の線維細胞が増殖する疾患で，病理組織学的には良性であるが，周辺の組織に浸潤し，難治である．

20 消化器疾患

●総 論●

I. 消化管の形態的・機能的発育

　胎児の発育には，胎盤を介した母体の栄養代謝が大きく関与している．しかし，児は出生後，自身の消化吸収により速やかに血糖維持などに対応する必要がある．消化器官はおおむね在胎10週頃から形態的に分化が開始するようである．機能的にも**乳糖分解酵素**などの二糖類分解酵素はこの頃より発現し，生下時をピークとして離乳期以降活性は低下する．出生時の膵アミラーゼ活性はほとんどなく，膵リパーゼ活性は10％以下，そして種々の蛋白分解酵素も50％以下である．正常児は基本的に十分な消化吸収能を有していると考えられるが，未熟児においては栄養学的問題をはらむ可能性がある．消化管の運動機能においては，たとえば胃蠕動は生後数日して律動的パターンを示すようになる．
　腸内細菌叢は消化・吸収や消化管粘膜免疫系の成熟にも関与し，その形成は生下時に始まる．

II. 主要症状と病態生理

　消化器疾患では，①嘔吐 vomiting，②下痢 diarrhea，③吐血 hematemesis と下血 melena，④鼓腸 meteorism，⑤腹部膨満 abdominal distension，⑥黄疸 icterus, jaundice，⑦腹痛 abdominal pain，⑧肝腫大 hepatomegaly，脾腫 splenomegaly，腹部腫瘤 abdominal mass などの症状がみられる（第6章．小児のプライマリケア，p83〜87参照）．

III. 検査・診断

1. 消化吸収検査

a. 糖吸収試験

　1）便の定性試験
　クリニテストは**乳糖不耐症**などにおける便中の不吸収糖（還元糖）を検出する方法である．

　2）D-キシロース試験
　小腸の吸収能を大まかに把握する方法である．D-キシロースを経口負荷し，血中濃度ないし負荷後5時間の尿中排泄量を測定する．

　3）乳糖負荷試験
　乳糖分解酵素活性をみるもので，**乳糖不耐症**の診断に用いる．乳糖は**乳糖分解酵素**によりグルコースとガラクトースに消化されたのち吸収を受ける．経口的に乳糖を負荷後，臨床症状とともに血中グルコースの上昇を経時的に測定し，前値より20 mg/dl 以上の上昇を正常と判定する．

　4）呼気中水素ガス分析法
　一般的検査ではないが，吸収不全が疑われる単糖ないし二糖類を経口負荷し，呼気中水素ガス濃度の上昇により判定する．

b. 脂肪吸収試験

1) 便の脂肪染色

脂肪便の肉眼的観察のほか，Sudan III 染色後検鏡することにより脂肪便の存在を確認できる．

2) balance study

72 時間の摂取脂肪量と蓄便による便中脂肪量を測定し，吸収率を算出するもので，信頼性の高い検査である．

$$吸収率(\%) = \frac{摂取脂肪量 - 便中脂肪量}{摂取脂肪量} \times 100$$

年長児の正常値は 95% 以上である．

c. 蛋白吸収試験

1) balance study

脂肪と同様に，72 時間の摂取窒素量と蓄便による便中窒素量を測定し吸収率を算出する．

2) α_1-アンチトリプシンクリアランス

α_1-アンチトリプシン α_1-antitrypsin は便中においても安定な活性を示すため，消化管からの蛋白漏出の検出に用いられる．

d. Schilling 試験

ビタミン B_{12} の吸収試験である．原理は ^{57}Co 標識ビタミン B_{12} を経口投与し，尿中の放射能を測定する．異常値の場合，^{57}Co ビタミン B_{12} とヒトの内因子を同時に投与して，尿中放射能を測定する．これにより，正常者，内因子を欠く悪性貧血，内因子が関与しない吸収不良(不全)症候群 malabsorption syndrome の鑑別ができる．

2. 食道 pH 測定および胃液分泌試験

食道 pH 測定は胃食道逆流症 gastroesophageal reflux (GER) の診断や程度の評価に用いる．携帯型モニターに接続した pH カテーテルを経鼻的に挿入し，下部食道に pH センサーを留置して 24 時間にわたりモニタリングする．逆流(胃液)を pH 値 4 以下としてコンピューター解析する．

胃液分泌試験は消化性潰瘍やZollinger-Ellison 症候群などにおける胃酸分泌量の測定に用いられる．持続吸引で採取された胃液量と胃液酸度を測定し，基礎酸分泌量(BAO)とガストリン様ペプチドなどの刺激による最高酸分泌量(MAO)を算出する．

3. 十二指腸液検査

主として，膵外分泌機能検査に用いられる．パンクレオザイミン-セクレチン試験(P-S 試験)では，膵液(十二指腸液)の水分量，最高重炭酸塩濃度およびアミラーゼ総排出量を測定する．3 因子すべての低下では，80% 以上に膵外分泌機能障害がみられる．信頼性の高い検査であるが，煩雑で患者の負担が大きいため，簡便な PFD (pancreatic function diagnostant) 試験も用いられている．これは，膵キモトリプシン活性を指標とするもので，合成基質 BT-PABA がキモトリプシンにより PABA に分解され，尿中に排泄されることを利用した検査である．成人において，6 時間尿中排泄率が約 70% 以上を正常としている．

4. 生　検

a. 肝生検

胆道閉鎖症，新生児肝炎，慢性肝炎などや，先天性代謝異常症や肝移植後の移植片対宿主反応 (GVH 反応) の診断に用いられる．Wilson 病においては，病理学的検索のほか肝臓中の銅含有量の測定が診断的意義を有する．

b. 消化管粘膜生検

小腸粘膜生検 suction biopsy は，原発性小腸リンパ管拡張症，セリアック病 celiac disease や β リポ蛋白欠損症の形態的診断，吸収不良(不全)症候群における二糖類分解酵素活性の測定などに用いられる．直腸生検は Hirschsprung 病の診断に必須である．

5. 内視鏡検査と逆行性膵胆管造影 (ERCP)

内視鏡検査は上部消化管では食道炎，胃炎，消化性潰瘍，あるいは悪性リンパ腫などの診断のほか，消化性潰瘍におけるヘリコバクター・ピロリ Helicobacter pylori 感染の病理学的および細菌学的検索に用いられる．大腸内視鏡検査は血便のほ

か腹痛や下痢が対象となる．対象疾患には潰瘍性大腸炎，Crohn病，若年性ポリープやPeutz-Jeghers症候群などのポリポーシス症候群，偽膜性大腸炎を含む抗生物質起因性腸炎や好酸球性胃腸炎などがある．

小児期における内視鏡的逆行性膵胆管造影法（ERCP）の主な適応は，先天性胆道拡張症における膵胆管合流異常の証明，膵炎における膵管系の解剖学的異常，硬化性胆管炎，胆石である．

6. 画像診断

a. 単純X線検査

単純X線検査は腹部疾患の診断に有益な情報を提供する．疾患特異性のある所見としては，先天性腸閉鎖・狭窄における single, double, ないし triple buble sign(s)や消化管異物，新生児壊死性腸炎における消化管壁内ガス像や門脈内ガス像など，また急性腹症の所見である消化管穿孔（腹腔内 free gas像）やイレウス（鏡面像）などがある．頻度は少ないが，石灰化像は種々の疾患の診断の手がかりとなる．

b. 造影検査

充盈法と二重造影法がある．上部消化管の充盈法は，胃食道逆流症，胃軸捻転，消化管狭窄などが適応となる．下部消化管の充盈法では，鎖肛，Hirschsprung病，腸回転異常や腸重積などが対象となる．二重造影法は粘膜病変の診断に必要で，消化性潰瘍，食道潰瘍，Crohn病，潰瘍性大腸炎や消化管ポリープなどが適応である．

c. 腹部CT検査

有用性の高い疾患としては脂肪肝，肝芽腫，肝血管腫や肝膿瘍，腹部臓器の外傷性裂傷・血腫，膵炎がある．腹水や腹腔内膿瘍にも適応される．

d. 核医学

黄疸や胆汁うっ滞に対する肝胆道シンチグラフィーや，Meckel憩室の診断における ^{99m}Tc-pertechnateシンチグラフィーなどがある．

e. 超音波検査

肝臓，胆囊・胆管系や膵臓など腹部実質臓器の病変に対する有力な検出法である．最近では，腸重積，肥厚性幽門狭窄や急性虫垂炎の診断に用いられている．

f. MRI

肝・膵疾患では従来のCT検査と相補的に用いられる．また，胆・膵管系の描出も可能である（MR cholangio-pancreatography, MRCP）．

7. 消化管内圧測定

食道内圧測定は胃食道逆流症，アカラジア（食道噴門痙攣）や食道裂孔ヘルニアの診断に用いられ，下部食道括約筋（LES）圧を測定する．

直腸内圧測定はオープンチップ法とマイクロバルーン法があり，直腸肛門管静止圧と直腸肛門反射の有無をみる検査である．Hirschsprung病の診断や鎖肛術後における排便機能の評価に用いる．

8. 微生物検査

従来の便の培養検査や虫卵検査に加え，最近は便中のロタウイルスやアデノウイルスをラテックス凝集法や酵素抗体法で簡便に検出する方法が用いられる．

IV. 治　　療

1. 栄養補給

a. 治療食

小児期の正常な身体的発育のために，年齢・体重に即した栄養補給が必要である．疾患に特異的な食事療法としては，乳糖不耐症に対する**乳糖除去乳**やセリアック病のグルテン除去食がある．牛乳蛋白の主成分であるカゼインを酵素消化し抗原性をなくした**蛋白加水分解乳**（乳糖も除去してある）は，牛乳蛋白アレルギーのほか，乳糖不耐症，大豆アレルギーや難治性下痢症にも用いられる．

中鎖脂肪酸 medium chain triglyceride（**MCT**）

は消化吸収に胆汁酸塩を必要とせず，カイロミクロンを形成せずに門脈を介して吸収されるため，脂肪吸収不全のある膵外分泌不全，新生児肝炎，胆道閉鎖症や特発性胆汁うっ滞症などの胆汁排泄の低下がみられる疾患，さらには原発性小腸リンパ管拡張症に適応がある．

b．経腸栄養

消化管を介した栄養法は生理的条件に近いため，できるだけ経腸栄養を選択する．経鼻胃管，胃瘻や十二指腸・空腸チューブなどが症例に応じて使い分けられる．経鼻胃管は経口摂取が困難な新生児・乳児や中枢神経障害を有する症例などに頻用されるが，胃食道逆流症に対しても用いられることがある．

Crohn病や難治性下痢症などでは持続的な経腸栄養が行われ，窒素源をアミノ酸混合物，糖質をデキストリンとした**成分栄養剤** elemental diet (ED)が主に使用される．低分子ペプチドを用いた半消化態栄養剤も有効とされる．

c．経静脈栄養

通常，中心静脈カテーテルを用いて**高カロリー輸液** total parenteral nutrition (TPN)を行う．難治性下痢症，吸収不良(不全)症候群，外科的疾患の術前・術後管理，短腸症候群，経腸栄養に耐えられないCrohn病などが適応となる．高血糖，肝機能障害，電解質やアミノ酸異常のほか，カテーテル留置による敗血症などが問題となる．短腸症候群などの長期間の高カロリー輸液が必要となる症例では，在宅管理home TPNされることもある．

2．外科的治療

先天性消化管閉鎖・狭窄症，Hirschsprung病や急性腹症は外科手術が第一選択となる．このほか，胃食道逆流症に対する逆流防止術などがある．消化性潰瘍は穿孔や狭窄の合併例が手術の適応である．Crohn病や潰瘍性大腸炎では穿孔や狭窄のほか，成長障害やステロイド依存性で累積投与量が多い症例においても外科適応が考慮される．

消化性潰瘍に対する止血，消化管異物やポリープの摘出や狭窄の拡張術においては，一般に開腹術より内視鏡治療が優先される．

肝疾患のなかでは，先天性胆道拡張症と胆道閉鎖症が外科適応の代表である．胆汁排泄が不良な術後の胆道閉鎖症は肝移植が適応となる．現在のところ，主に肉親-患児間で部分生体肝移植が行われている．先天代謝異常症や劇症肝炎に対する肝移植も行われている．

3．薬物治療

消化管疾患では，消化性潰瘍，Zollinger-Ellison症候群あるいは逆流性食道炎におけるヒスタミンH_2受容体拮抗薬(H_2-ブロッカー)やプロトンポンプ阻害薬，Crohn病や潰瘍性大腸炎の寛解・維持療法に使用されるサラゾスルファピリジンやステロイド，あるいは胃食道逆流症に対するコリン作動薬などがあげられる．

肝疾患では，Wilson病における銅のキレート剤であるD-ペニシラミンや塩酸トリエンチンは疾患特異的な治療薬の代表である．B型ないしC型の慢性活動性肝炎に対するインターフェロン療法のほか，母子垂直感染が主な感染経路であるB型肝炎ウイルスの感染予防に対して，ワクチン療法はわが国において広く行われている．

●各 論●

I. 口唇の疾患

1. 口角炎 angular fissures

口角に限局するびらんや亀裂で、痂皮をともなう。原因は不明である。保存的治療でよいが、症状を繰り返すことも多い。

2. 口唇裂 cleft lip, 口蓋裂 cleft palate

【概念】
口唇裂は完全型と不完全型に、口蓋裂は主に軟口蓋に限局する軟口蓋裂と硬軟口蓋裂に分類される。

【疫学】
人種により差異があるが、わが国では500〜1,000出生あたり1人と発生頻度の高い外表奇形である。

【病因】
遺伝的要因のほか、胎生期の発達に影響する種々の後天的要因が推測されている。

【症状】
口唇裂と口蓋裂が単独に発生する症例と、両者が合併する症例とがある。

【診断】
視診により診断されるが、先天性心疾患の合併や染色体異常などを考慮する。

【治療】
一般に、口唇裂は乳児期早期に、口蓋裂は1歳までに形成術を行う。

II. 舌および歯の疾患

1. 舌小帯短縮 ankyloglossia

舌小帯は舌体部と下顎舌側歯肉の間の正中に張る膜様の粘膜皺襞をいい、これが短小で舌尖に付着した状態が舌小帯短縮である。舌を突出させると、舌尖中央部にくびれができるのが特徴である。

乳児期後期までに正常化することが多く、治療は不要である。しかし、構音障害をともなう症例では、舌小帯に切開を加えることもある。

2. 地図状舌 geographic tongue

小児によくみられ、糸状乳頭の剥離により舌背に斑状模様を呈する。この模様は経時的に変化するが、治療の必要はない。

3. 黒舌 lingua nigra, black hairy tongue

糸状乳頭の増殖により舌背が褐色ないし黒色を呈した状態をいう。治療は不要であるが、抗生物質が関連する場合は投与を中止する。

4. 巨舌 macroglossia

クレチン症、糖原病、末端肥大症、Hurler症候群やBeckwith-Wiedemann症候群など全身性疾患でみられるが、血管腫やリンパ管腫によることもある。また、Down症候群では口腔が小さいことで相対的な巨舌を呈する。基本的には経過観察でよい。

5. 舌苔 coated tongue

糸状乳頭の増殖・肥厚により、舌表面が灰白色にみえる状態をいう。種々の疾患による脱水状態、口呼吸や発熱にともなうことがあるほか、咀嚼が低下した場合にもみられる。

6. ガマ腫 ranula

舌下腺や顎下腺由来の粘液嚢胞で、口腔内に観察されるものをいう。半球状に膨隆するが被覆粘膜は正常である。穿刺吸引や切開による開窓術が

III. 口腔および耳下腺疾患

1. ヘルペス性口内炎 herpetic stomatitis

⇒第15章．感染症，p 317参照．

原因は**単純ヘルペスウイルス**の初感染であり，乳幼児期に好発する．直径1～3 mmの小潰瘍が歯肉，口唇粘膜，頰粘膜や舌にみられ，発熱や頸部リンパ節腫脹をともなうことが多い．歯肉が主病変の一つであるため，**ヘルペス性歯肉口内炎** herpetic gingivostomatitis とも呼ばれる．

1～2週で自然治癒が期待できる．中等症以上の症例では，抗ウイルス薬のアシクロビルが有効である．

2. アフタ性口内炎 aphthous stomatitis

紅暈をともなう直径数mmで境界明瞭な円形小潰瘍が単発ないし数個，口唇や歯肉粘膜にみられる(図20-1)．有痛性であるが発熱などの全身症状はない．原因は不明である．

通常1～2週で自然治癒するが，ステロイド含有口腔用軟膏などが用いられる．生涯にわたり繰り返すことがある．

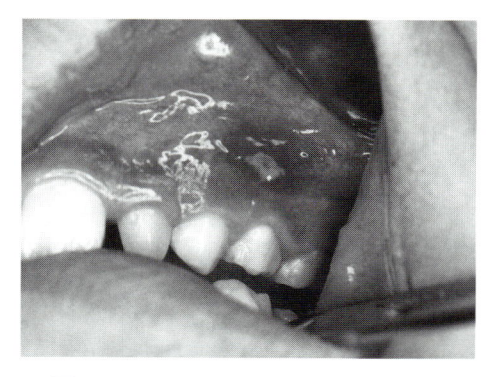

図20-1 アフタ性口内炎(口絵㉜参照)

3. 壊疽性口内炎 gangrenous stomatitis (水癌 noma)

栄養状態や抵抗力が著しく低下した児の頰粘膜にスピロヘータや種々の細菌が感染すると，進行性の壊疽性潰瘍が発生することがある．

抗生物質を投与し，栄養状態の改善を図る．瘢痕化したら，形成術が必要となる．

4. 口腔カンジダ症(鵞口瘡) thrush

Candida albicans による口腔粘膜の感染症で，新生児期・乳児期早期に好発する(第15章．感染症，p 340，口絵㉑参照)．頰粘膜を中心に口腔内に小さな白苔，ときに癒合して大きな苔を形成する．ミルクが凝固したようにみえるが，容易に剝がれず無理に剝がそうとすると出血する．一般に，全身状態は良好である．病変部の検鏡ないし培養により診断が確定する．ステロイド投与や癌化学療法による免疫不全状態，抗生物質投与による口腔内細菌叢の変化などを背景に発症することもある．

局所にピオクタニンの塗布や，抗真菌薬のアムホテリシンBやナイスタチンの含嗽を行う．基礎疾患の治療のほか，重症例では抗真菌薬を全身的に投与する．

5. 流行性耳下腺炎(ムンプス) mumps

⇒第15章．感染症，p 322参照．

6. 反復性耳下腺炎 recurrent parotitis

明らかな原因がなく，耳下腺の腫脹を繰り返す．通常，片側性である．腫脹は1～3週間続くが，疼痛は軽度で発熱はみられない．血清アミラーゼ値は正常である．頻回に繰り返す場合は，耳鼻科的に耳下腺造影検査で腺管の狭窄などの有無を確認する必要がある．一般には，自然退縮が期待できる．

7. 化膿性耳下腺炎 suppurative parotitis

比較的まれな疾患である．耳下腺部の有痛性腫脹や発赤が主症状で，発熱をともなうこともある．黄色ブドウ球菌によることが多い．診断は耳下腺管（Stensen 管）からの排膿の証明による．

治療は膿汁培養の感受性試験に基づいた抗生物質の投与である．経過中波動を呈する場合は，切開術にて膿瘍ドレナージを行う．

8. Mikulicz 病

小児期にはまれである．唾液腺や涙腺，ときに口腔の粘液腺が両側性かつ無痛性に腫脹する慢性疾患である．リンパ性白血病，リンパ肉腫や結核などの疾患にともなうことや自己免疫疾患との指摘もあるが，一般に原因は不明である．

IV. 食道疾患

1. 食道閉鎖 esophageal atresia，気管食道瘻 tracheoesophageal fistula（TEF）

【概念】

気管食道瘻の有無や部位などにより，一般に五つの病型に分類される（図 20-2）．通常，食道閉鎖のない H 型気管食道瘻（Gross E 型）も食道閉鎖に含まれる．

【疫学】

3,000～3,500 出生あたり 1 人の発生で，性差はない．食道の口側閉鎖と肛門側が気管瘻となっている Gross C 型が 85％ と最も頻度が高く，A 型と E 型を含めると 98％ を占める．

【病因】

発生学的に食道，胃，気管および肺は前腸に由来するが，胎生期に何らかの原因で食道と気管の分離・形成が障害されることに起因すると考えられている．

【病態生理】

食道閉鎖と気管食道瘻による胃液や唾液の呼吸器への流入が症状に関与する．

【症状】

約 50％ の妊婦に羊水過多がみられる．唾液の口腔内貯留，呼吸困難，チアノーゼや嘔吐がほぼ全例にみられる．食道の肛門側が気管瘻を形成しているタイプでは，吸気が直接消化管に流入するため腹部膨満を呈する．心奇形などの合併奇形がみられることが多い．

【検査所見・診断】

Gross E 型を除けば，ネラトンカテーテルなどの軟らかいチューブを挿入すると抵抗を感じ，さらに押し込むとチューブの先端が反転 coil up する．

【治療】

術前管理として，口腔・食道上端における持続吸引を行うとともに，気管食道瘻からの胃液の逆流を防止するため上体高位とする．頻度の高い Gross C 型では，通常早期に一期的な根治手術が行われる．

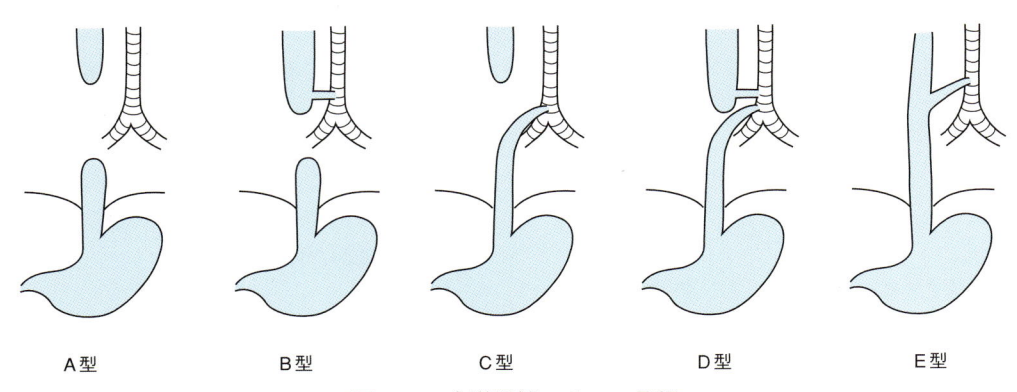

図 20-2 食道閉鎖の Gross 分類

2. 先天性食道狭窄 congenital esophageal stenosis

【概念】
　狭義には食道における内因性の器質的狭窄を指し，外因性圧迫によるものは除外される．

【疫学】
　食道閉鎖の約 1/10 程度の発生頻度で，まれな疾患である．合併奇形の頻度も食道閉鎖に比べ著しく低い（先天性食道閉鎖 congenital esophageal atresia，第 10 章．新生児・低出生体重児，p 190 参照）．

【病因・病態生理】
　気管原基迷入によるもの，平滑筋組織や線維組織の増生による線維筋性狭窄，および膜様狭窄に大別される．主に中部ないし下部食道にみられ，気管原基迷入による狭窄は下部食道に好発する．

【症状】
　多くは固形物の摂取が始まる離乳期に発症する．症状は嘔吐や発育不良，重症例では呼吸困難やチアノーゼなどである．

【診断・鑑別診断】
　造影検査や内視鏡検査で診断される．逆流性食道炎による後天性狭窄や食道アカラジアが鑑別上重要である．

【治療】
　線維筋性狭窄や膜様狭窄においては食道ブジーによる拡張術が試みられる．気管原基迷入による症例に対しては，狭窄部切除および食道-食道端々吻合術が行われる．

3. 食道噴門痙攣（アカラジア）achalasia

【概念】
　食道胃接合部の機能性狭窄を呈する食道の蠕動異常症である．

【疫学】
　1 万～10 万人に 1 人の発生であり，小児期にはまれな疾患である．性差はない．

【病因】
　神経性障害（食道神経叢におけるガングリオン細胞の低下・欠如）ないし筋性障害や，ホルモン異常などが想定されている．また，遺伝的要因の関与も議論されているが，病因は不明である．

【病態生理】
　① 下部食道括約筋 lower esophageal sphincter (LES)圧の上昇，② LES の弛緩障害，および ③ 正常な食道蠕動の欠如，により食道の通過障害，クリアランスの低下が起こる．

【症状】
　5 歳以下で発症することはまれである．主な症状は嚥下困難と嘔吐である．患児は"ゆっくり"食事をとる傾向を示す．胸焼けや体重減少のほか，誤嚥による咳や肺炎など呼吸器症状もみられる．

【検査所見・診断】
　単純 X 線撮影で縦隔の拡大や鏡面像を認めることがある．食道造影検査では，下部食道の先細り様狭窄と口側食道の拡張が特徴的な所見である．内視鏡検査は悪性疾患，逆流性食道炎や食道狭窄などの鑑別に有用である．食道内圧測定では正常な食道蠕動波の欠如がみられる．一般に，この異常は食道全域に及ぶ．

【治療】
　薬物療法として，硝酸イソソルビドやカルシウム拮抗薬のニフェジピンは LES 圧を低下させることから試みられる．約半数の症例において，食道ブジーによる拡張術が有効である．無効例では外科的に下部食道括約筋切開術を行う．

4. 胃食道逆流症 gastroesophageal reflux (GER)

【概念】
　器質的異常のない胃から食道への逆流を指す．正常新生児にみられる生理的現象との区別は判然としない．

【疫学】
　小児にはよくみられるが，発生頻度に関するデータはない．

【病因・病態生理】
　下部食道括約筋機能の未熟性が病因と考えられている．食道蠕動障害や胃排泄能の低下が複雑に絡み合い逆流が起こる．

【症状】
　乳幼児に多く，嘔吐が主体である．嘔吐が頻回であれば体重増加不良がみられる．逆流性食道炎を合併した症例では，吐血・下血や貧血がみられ

る．年長児では，胸焼け，胸痛や嚥下困難などを訴える．

【検査所見・診断】

上部消化管造影検査で胃からの逆流がみられる．**食道 pH 測定検査が最も信頼できる診断方法**である．

【治療】

食後の一定時間，坐位など上体高位を保持する．症状の改善がみられない場合は，胃排泄能を高める作用を有するドンペリドンなどによる薬物療法を試みる．多くは1歳までに症状が消失する．重症例に対しては，外科手術（Nissen の fundopulication）を行う．

V. 胃・十二指腸疾患

1. 肥厚性幽門狭窄 hypertrophic pyloric stenosis

【概念】

幽門筋の肥厚による狭窄で，潰瘍瘢痕や圧迫などによる狭窄は除外される．

【疫学】

500 出生あたり1人の発生であり，男児が女児の約4～5倍と多い．第1子に多くみられる傾向がある．

【病因・病態生理】

病因は不明であるが，幽門輪状筋の肥厚により幽門の内腔が狭くなり通過障害をきたす．

【症状】

一般に，生後2～4週より非胆汁性嘔吐を呈する．嘔吐は次第に程度を増し，**噴水状 projectile** となる．初期には全身状態および哺乳力は良好であるが，経過の長い症例では脱水や体重減少がみられる．腹壁から胃蠕動が観察されることがある．上腹部正中ないし右側に肥厚した幽門筋を母指頭大の硬い腫瘤として触知する．

【検査所見】

典型例では胃液喪失による**低クロール性アルカローシス**，低カリウム血症や脱水にともなう血液濃縮がみられる．間接型高ビリルビン血症をともなうことがある．腹部単純X線撮影では，胃の拡張や蠕動亢進，小腸ガスの減少がみられる．

【診断・鑑別診断】

症状と上腹部に腫瘤を触れることで診断される．腹部超音波検査で幽門筋肥厚を直接証明することで診断が確定する（図20-3）．造影剤によるX線検査で string sign, umbrella sign や beak sign などが特徴的な所見である（図20-4）．

消化管狭窄，胃食道逆流症，腸回転異常や胃軸捻転などの消化管疾患のほか，敗血症，中枢神経疾患や代謝異常症などを鑑別する．

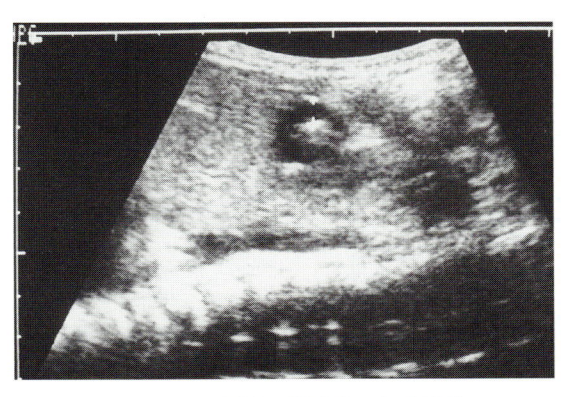

図20-3 肥厚性幽門狭窄の超音波像
肥厚した幽門筋を低エコー領域（マーク）として認める．

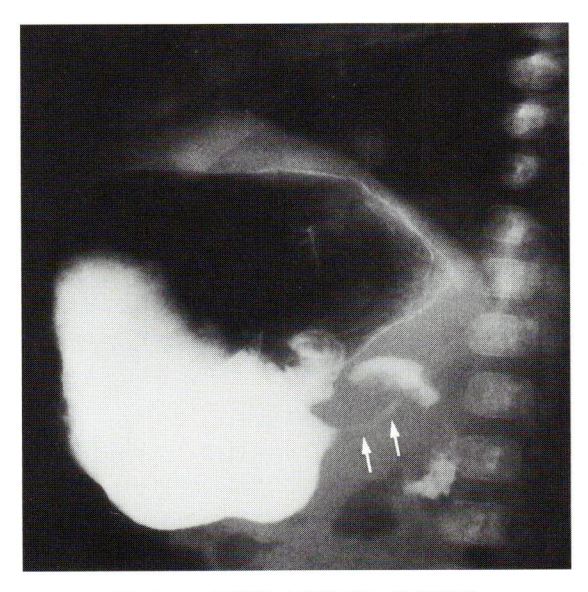

図20-4 肥厚性幽門狭窄の造影所見
特徴的な string sign（矢印）がみられる．

【治療】

粘膜外幽門筋切開術（Ramstedt法）が施行され，予後は良好である．最近，硫酸アトロピン静注の有効性が報告されている．

2. 消化性潰瘍 peptic ulcer

【概念】

明らかな原因がないものを一次性，薬剤や基礎疾患が関与するものを二次性潰瘍とし，臨床経過によりそれぞれ急性および慢性潰瘍に分類される．

【疫学】

発生頻度は不明であるが，一般に男児が優位とされる．急性潰瘍は小児期のどの時期にもみられるが，慢性潰瘍は学童後期に多くみられ，十二指腸潰瘍が多い．慢性胃潰瘍は小児期ではまれである．

【病因・病態生理】

最近では，主として胃前庭部に生息するグラム陰性のらせん桿菌ヘリコバクター・ピロリ Helicobacter pylori 感染の有無により H. pylori 陽性および陰性潰瘍に大別するのが一般的である．

一次性の十二指腸潰瘍は，H. pylori の関与が濃厚である．しかし，陰性の症例もあり複数の病因が存在すると考えられる．

胃前庭部を中心に H. pylori の感染が成立すると，菌の持つ粘膜障害性のため，胃には慢性活動性胃炎が起こり，十二指腸粘膜では胃上皮化生が発生する．このような変化にガストリン，胃酸やペプシンが関わり，潰瘍形成に至ると推測されている．

H. pylori 陰性の場合，成人では非ステロイド抗炎症薬（NSAIDs）が重要な因子とされるが，小児の使用頻度は低く不明であることが多い．

【症状】

消化性潰瘍に特徴的な症状はない．新生児や乳児では吐血や嘔吐のほか，潰瘍穿孔による腹部膨満などを呈することが多い．年長児では腹痛が多く，夜間や早朝にもみられる．痛みの局在は心窩部が主体であるが，臍周囲であることも少なくない．悪心，嘔吐，吐血や下血のほか，重度の貧血や穿孔によるショックで発症する例もある．

【検査所見・診断】

症例により貧血や高ガストリン血症がみられる．慢性十二指腸潰瘍では胃酸の基礎分泌量と最大分泌量がともに増加する．診断には内視鏡検査を行う．H. pylori の証明は，内視鏡的な胃前庭部生検組織の培養や病理組織検査（図20-5），あるいはウレアーゼテストでなされる．H. pylori の血清抗体価（IgG抗体）の測定や便中抗原検査はスクリーニング検査として有用である．最近，^{13}C-尿素呼気試験や便中抗原検査がすぐれた非侵襲的検査として確立した．

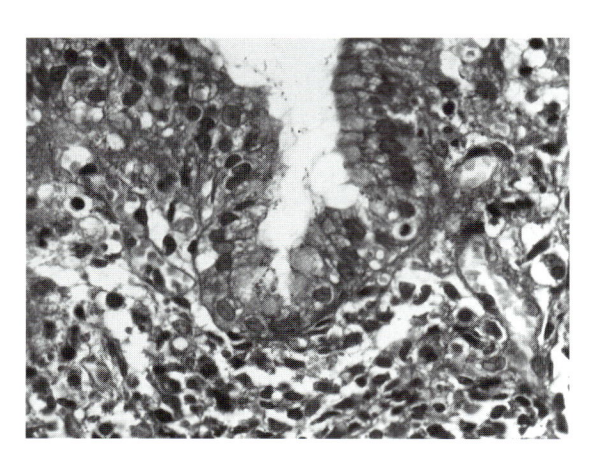

図20-5 ヘリコバクター・ピロリの病理組織像
（胃粘膜生検，Giemsa染色，口絵㉝参照）
粘膜上皮細胞に沿って，菌体の集簇を認める．

腹痛の鑑別として，いわゆる反復性腹痛や胃炎，膵炎などが，吐血については逆流性食道炎，食道静脈瘤や出血性胃炎が，穿孔性潰瘍の場合は急性腹症をきたす種々の疾患が含まれる．また，上部消化管に潰瘍病変をつくる疾患として，Zollinger-Ellison症候群，血管性紫斑病やCrohn病との鑑別が必要となる．

【治療】

ヒスタミンH_2受容体拮抗薬（H_2-ブロッカー）が第一選択薬である．抵抗性である場合は，プロトンポンプ阻害薬が適応となる．活動性出血に対しては内視鏡的止血を行う．潰瘍穿孔や内視鏡的にコントロール不能の出血，瘢痕狭窄には外科手

術を考慮する．

H. pylori 陽性の症例には，潰瘍治癒の促進や再発防止を目的として**除菌療法**が行われている．プロトンポンプ阻害薬にアモキシシリンとクラリスロマイシンを組み合わせる3剤併用療法が有効である．

3. 胃軸捻 volvulus of the stomach

【概念】
胃の捻転により通過障害をきたした状態で，急性型と慢性型がある．胃の長軸方向に沿って捻転する型（organoaxial）と，短軸方向に捻転する型（mesenteroaxial）がある．

【疫学】
新生児に多くみられるが，小児期には比較的まれな疾患である．

【病因】
腸回転異常症や横隔膜ヘルニアをともなう場合や，新生児例では腸ガスの増加が原因となることがある．

【症状】
急性の胃軸捻では腹痛，嘔吐，呼吸促迫や胃チューブの挿入困難などを呈するが，新生児では腹部膨満をともなうことが多い．胃の絞扼や穿孔に進展することもある．慢性型では嘔吐，腹痛やおくびなどを呈する．

【検査所見・診断】
ある程度通過のある捻転（organoaxial）では，造影検査で胃食道接合部が反転した胃大彎の下方にみられる．mesenteroaxial 型はしばしば単純X線検査で二つの鏡面像を示し，造影検査では反転した胃前庭部の圧迫による下部食道の先細り像がみられる．

【治療】
軽症例は保存的治療で治癒する．急性胃軸捻は緊急手術による捻転解除が必要となることがある．

VI. 腸 疾 患

1. 急性胃腸炎 acute gastroenteritis, 急性腸炎 acute enteritis

⇒第15章．感染症，p 319 参照．

【概念】
下痢や嘔吐を呈する日常的に経験される疾患で，ほとんどが自然治癒傾向を示す．

【病因・病態生理】
大半は感染性胃腸炎で，この80％近くが**ウイルス性**である．**ロタウイルス**のほか，腸管アデノウイルス，ノーウォークウイルス，アストロウイルスやカリシウイルスなどが原因となる．細菌性胃腸炎においては，キャンピロバクター，サルモネラ菌，赤痢菌や病原性大腸菌などが起因菌となる．発症機序は消化管粘膜への侵入，またはエンテロトキシン産生による粘膜障害である．発展途上国においては細菌性胃腸炎の占める割合が高い．

【症状】
特にウイルス性胃腸炎の流行期においては，患者との接触の既往がみられる．下痢や嘔吐のほか，発熱，倦怠感などを呈し，乳幼児においては脱水をきたすことが多い．

【検査所見】
末梢白血球数は症例により様々である．重症例では電解質異常や代謝性アシドーシスがみられる．ロタウイルスやアデノウイルス腸炎は便中にウイルス抗原が検出できる．

【診断・鑑別診断】
臨床症状と理学所見から一般に診断は容易である．細菌性では便の培養検査が根拠となる．血性下痢を呈する例では，潰瘍性大腸炎，牛乳蛋白アレルギー，虚血性大腸炎や抗生物質起因性腸炎などを鑑別する．

【治療】
軽症例の治療は，水分・電解質補給に心がけ対症的に行う．脱水をともなうときは輸液を行う．細菌性胃腸炎も対症療法でよい場合が多いが，赤痢や敗血症を併発したサルモネラ腸炎などに対しては抗生物質を投与する．

2. 乳児下痢症 infantile diarrhea

【概念】
乳児における急性の感染性胃腸炎とほぼ同義と考えてよい．乳児期において，最も一般的な疾患である．

【病因・病態生理】
急性胃腸炎と同様にウイルスと細菌が原因となる．乳児においては**ロタウイルス**が最も重要であり，特に冬季における流行の主因である．
ロタウイルスは小腸絨毛の吸収上皮細胞に感染し，粘膜固有層の炎症と絨毛の扁平化をきたす．潜伏期間は2〜3日である．粘膜の再生・修復は速やかであり，1〜2週で完了する．通常，消化管機能も数日で回復すると考えられる．

【症状】
嘔吐，下痢，発熱を呈する．ロタウイルスによる下痢は水様性の白色便となることが多い．脱水，電解質異常や代謝性アシドーシスをきたしやすい．

【診断】
急性胃腸炎に準じる．ロタウイルス腸炎においては，便中のロタウイルス抗原の検出が診断に有用である．

【治療】
水分・電解質の補給に注意した保存的治療が中心となる．嘔吐や下痢により脱水をきたしやすく，入院による補液管理を行うことも多い．

3. 難治性下痢症 intractable diarrhea

【概念】
①生後3ヵ月以内に発症，②2週間以上下痢が続く，③3回以上の便検査で病原体が検出されない，を満たす症候群である（Avery，1968年）．体重増加不良ないし体重減少をともない，ときに死亡することもある．わが国では明らかな原因を特定できないものを指し，発症も1歳未満の乳児とするのが一般的である．様々な疾患を除外する必要がある（表20-1）．

【疫学】
比較的まれな疾患で発生頻度は不明である．

表20-1 難治性下痢症における主な鑑別疾患

1. 消化管アレルギー
    牛乳，大豆など
2. 腸炎後症候群
3. 先天性吸収障害
    グルコース・ガラクトース吸収不全症
    ラクターゼ欠損症
    スクラーゼ・イソマルターゼ欠損症
    先天性クロール下痢症
    腸性肢端皮膚炎
    微絨毛萎縮症
4. 膵外分泌不全
    嚢胞性線維症
    Shwachman(-Diamond)症候群
    膵酵素単独欠損症
5. セリアック病
6. 腫瘍性疾患
    神経芽細胞腫
    VIPoma
7. 炎症性腸疾患
    潰瘍性大腸炎
    Crohn病
8. 外科的疾患
    短腸症候群
    Hirschsprung病
9. その他
    免疫不全症
    ランブル鞭毛虫症
    原発性小腸リンパ管拡張症

【病因・病態生理】
何らかの原因により小腸粘膜が損傷され，吸収障害が起こり下痢を呈する．これが続けば栄養障害を招来し，悪循環を形成すると考えられる．牛乳蛋白アレルギーや感染などの関与が推定されているが，確立した見解は得られていない．

【症状】
出生時体重は正常であるが，人工栄養児で生後1〜2ヵ月に発症することが多い．1日数回から10回以上の下痢や体重減少・増加不良のほか，症例により腹部膨満や嘔吐もみられる．敗血症など感染症を合併する頻度が高い．

【検査所見】
貧血や低アルブミン血症がみられる．低カリウム血症やアシドーシスをともなうこともある．

【診断・鑑別診断】
種々の疾患を鑑別するため，便検査（細菌培養，還元糖，浸透圧・電解質濃度，好中球など），血清

ウイルス抗体，特異的 IgE 抗体や消化管ホルモンの測定，D-キシロース吸収試験，乳糖負荷試験，脂肪吸収試験，小腸生検，あるいは内視鏡検査などを施行する．ほとんどの症例において，小腸粘膜は細胞浸潤をともなう広範な萎縮を呈する．

【治療】
高カロリー輸液や経腸栄養法が必要である．一般に，高カロリー輸液により状態が安定したら，経腸栄養法（成分栄養剤や蛋白加水分解乳など）を徐々に進める．このような栄養管理により，予後は著しく改善した．

4. 先天性消化管閉鎖，狭窄 congenital intestinal atresia, stenosis

a. 十二指腸閉鎖，狭窄 duodenal atresia, stenosis

消化管閉鎖，狭窄の中で，空・回腸について頻度が高い．病変は Vater 乳頭部より遠位側であることが多い．十二指腸閉鎖では羊水過多がみられ，出生直後より嘔吐（非胆汁性ないし胆汁性）を呈する．十二指腸狭窄の発症時期は様々である．十二指腸閉鎖は他の消化管奇形や心奇形を合併する可能性が高い．単純 X 線上 **double bubble sign**（図 20-6）がみられるが，十二指腸狭窄では下部消化管のガス像をともなう．

開腹術が必要である．症例により，内視鏡的な切開術も考慮される．

b. 腸回転異常 malrotation

胎生期に中腸（十二指腸遠位部より横行結腸中央部まで）は栄養血管である上腸間膜動脈を軸に反時計方向に回転し，部分的に腹壁に固定される．本症は，この正常回転が種々の段階で停止することに起因する．

一般的には，新生児期に胆汁性嘔吐や腹部膨満を呈するが，症例により発症時期は様々である．発症機序は，①上腹部の盲腸・上行結腸を固定する異常腹膜皺襞（Ladd 靱帯）による十二指腸閉塞，②腸管の軸捻（midgut volvulus）のいずれかである．十二指腸閉塞を呈する症例では，単純 X 線上 double bubble sign がみられ，注腸造影で回盲部・虫垂が上腹部に描出される．本症は開腹手術が必要である．Ladd 靱帯を切離し，腸管を nonrotation の状態にする（Ladd 手術）．軸捻では X 線上に特徴的所見はないが，広範な腸管切除を余儀なくされ，結果的に短腸症候群 short bowel syndrome となることが多いため，早期診断が重要である．

c. 胎便イレウス meconium ileus, 胎便性腹膜炎 meconium peritonitis, 鎖肛 atresia ani

⇒第 10 章．新生児・低出生体重児，p 191～193 参照．

5. 腸重積 intussusception

【概念】
何らかの原因で口側腸管が肛門側腸管に嵌入した状態をいう．小児期における腸閉塞・急性腹症の原因として最も重要な疾患である．終末回腸が大腸に嵌入する回腸・大腸型（ileocolic）が多い．

【疫学】
大多数は 2 歳以下である．男児にやや多くみられる傾向がある．

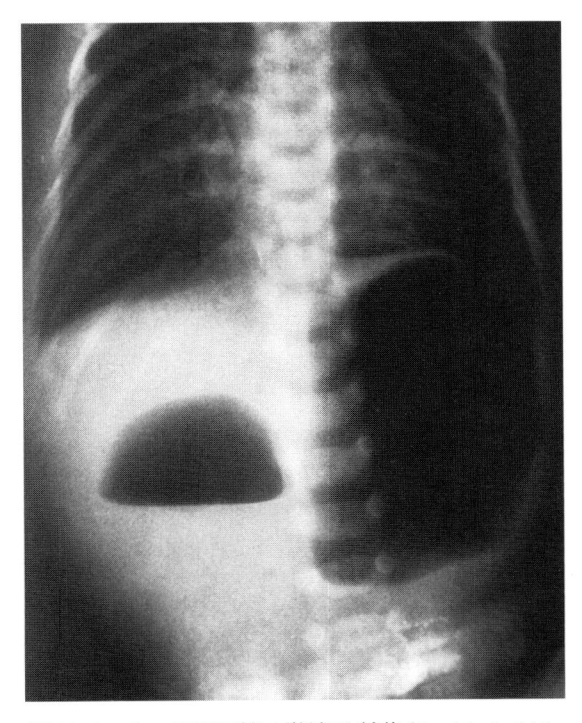

図 20-6 十二指腸閉鎖の単純 X 線像（double bubble sign）

【病因】

一般に，原因は不明である．アデノウイルスなどのウイルス感染にともなうことがあり，パイエル板の肥厚が誘因とする仮説がある．Meckel憩室，消化管ポリープ，腸重積症や血管性紫斑病などが原因となりうる．

【症状】

腹痛，嘔吐および血便が3大症状である．激しい腹痛などのため，通常ショック様状態を呈する．一般に，血便は粘液を混じ**イチゴゼリー様**と称される．しかし，血便は重積を起こして間もない症例ではみられない．腹部は膨隆する．

【検査所見・診断】

本症を疑い腹部腫瘤を触知すれば診断は容易である．腹部単純X線撮影では鏡面像や小腸の拡張像などイレウスの所見を呈する．造影検査では嵌入腸管の先進部を**カニ爪様陰影欠損**として認め，本症に特徴的である(図20-7)．

最近では超音波検査が診断に有用で，重積部横断像がtarget sign，縦断像がpseudokidney signとして描出される．

【治療】

速やかに**非観血的整復法**を行う．バリウムによる高圧注腸整復法が一般的であるが，空気整復法もある．時間が経過した症例では穿孔の危険があるため，用手圧迫は行わない．非観血的整復が困難または発症後24～48時間以上経過した症例は，開腹による観血的整復法(Hutchinson手技)が行われる．

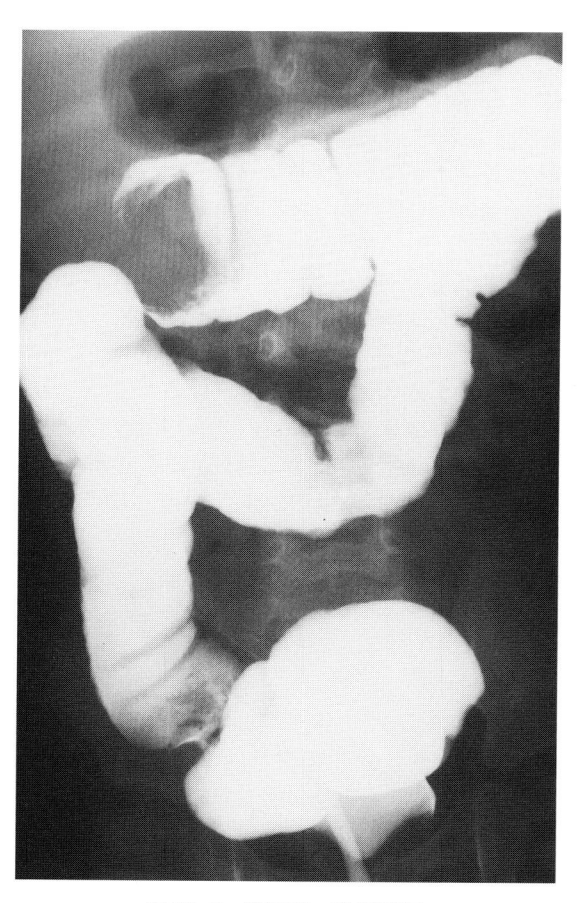

図20-7 腸重積の造影所見
横行結腸の肝彎曲部付近にカニ爪様陰影欠損を認める．

6. 急性虫垂炎 acute appendicitis

【概念】

虫垂の急性炎症である．

【疫学】

小児期において緊急手術を要する疾患で最も頻度が高い．学童期に多くみられるが，全年齢に発生する．

【病因・病態生理】

糞石やリンパ節肥大などによる虫垂内腔の閉塞が契機となり，感染巣を形成する．小児では炎症の進展が速く，発見時に穿孔していることが多い．

【症状】

腹痛は，臍周囲ないし心窩部の疼痛で始まり，次第に右下腹部に移動し，圧痛を認めるようになる(McBurney点)．嘔吐，発熱や下痢もみられる．炎症が壁側腹膜に及ぶと筋性防御やBlumberg徴候などの**腹膜刺激症状**を呈する．直腸指診では圧痛や腫瘤を触知する．

【検査所見】

好中球増多をともなった末梢白血球数の増加を認めるが，特異的ではない．単純X線上，右下腹部に限局性の腸管ガス像，右腸腰筋陰影の消失や糞石像などがみられる．汎発性腹膜炎を併発すれば腸管拡張像や鏡面像を認める．超音波検査では，腫大した虫垂，糞石，腹腔内膿瘍や腹水貯留などが描出される．

【診断・鑑別診断】

問診と理学所見が診断上重要である．小児では

超音波検査で腫大した虫垂を証明できれば，診断は確定的である．急性腸炎や腸間膜リンパ節炎と鑑別する．

【治療】

外科手術（虫垂切除）が原則である．汎発性腹膜炎や腹腔内膿瘍に対しては腹腔ドレナージが行われる．抗生物質を投与する．

7. Hirschsprung 病

【概念】

消化管壁内神経節細胞の先天的欠如により，病変部の狭小化(**aganglionic segment**)とこれより口側の拡張(**megacolon**)をきたす疾患である．

【疫学】

5,000 出生あたり 1 人に発生し，男児が女児の 3〜4 倍多い．

【病因・病態生理】

消化管壁内神経叢は胎生期に神経芽細胞が食道から直腸末端へ下降，分化して形成されるが，この下降が消化管のどこかで停止することが原因と考えられている．したがって，壁内神経節細胞の欠如は原則的に直腸末端より病変部まで連続的である．この欠如範囲により病型分類され，S 状結腸までの欠如は short segment aganglionosis と呼ばれ 80% 前後を占める．病変が小腸に及ぶ型(extensive aganglionosis)もみられる．壁内神経節細胞の欠如した腸管は蠕動運動ができず，常時収縮した状態で狭窄を呈する．最近，本疾患の原因遺伝子の一つとして，*RET* proto-oncogene が報告されている．

【症状】

頑固な便秘と腹部膨満，胆汁性嘔吐を呈する．出生後の胎便排泄遅延がみられることが多い．壊死性腸炎を合併すれば，下痢や発熱，さらには敗血症やショックを呈する．

【検査所見】

腹部単純 X 線撮影では拡張した腸管像や鏡面像のほか，直腸ガス像がみられないことが特徴的である．

【診断・鑑別診断】

注腸造影検査では，病変部の狭小化と，caliber change を経て拡張した腸管を認める．直腸内圧測定法では，直腸の伸展刺激による内肛門括約筋弛緩の欠如がみられる．直腸粘膜生検では，二次的な神経線維の増生がアセチルコリンエステラーゼ活性の上昇として認められる．

【治療】

根治手術は一般に生後 6 ヵ月までに行われる．原則的に術式は無神経節腸管の切除と，正常な神経節腸管と肛門ないし直腸の吻合である．これを一期的に行う場合と，腸瘻造設後二期的に行う場合とがある．

8. Meckel 憩室 Meckel's diverticulum

【概念】

胎生期の卵黄腸管の腸側遺残で，回盲弁から 50〜90 cm 口側の回腸にみられる．

【疫学】

全人口の約 2% にみられるが，すべてが発症するわけではない．

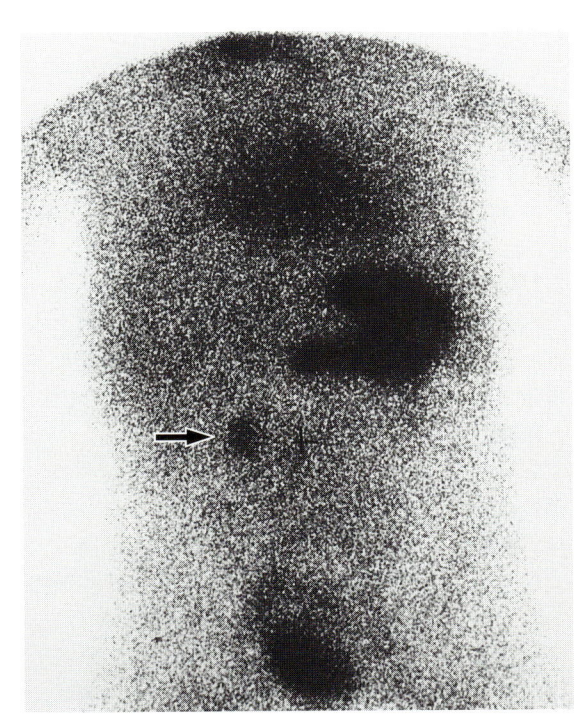

図 20-8 Meckel 憩室の ^{99m}Tc-pertechnetate スキャン
胃と膀胱の正常集積の間に異常集積像（矢印）を認める．

【病因】

異所性組織の迷入や憩室炎により発症する．下血を呈する症例の90％以上に胃粘膜組織の迷入がみられ，憩室粘膜に潰瘍を形成する．膵組織が迷入する場合もある．

【症状】

腹痛と下血が主症状である．穿孔による腹膜炎や腸重積を合併する可能性がある．

【診断】

胃粘膜迷入のある症例では，^{99m}Tc-pertechnetate シンチグラフィーで腹部中央ないし右下腹部に異常集積像がみられる（図20-8）．緊急開腹により診断されることも少なくない．下血を呈する疾患を鑑別する必要がある．

【治療】

外科手術（憩室切除）を行う．

9. 過敏性腸症候群 irritable bowel syndrome（IBS）

【概念】

慢性の腹痛，便通異常，ないし排便による腹痛の緩和などを呈する機能的疾患である．小児期のいわゆる反復性腹痛や臍疝痛は本症と同義と考えられる．

【疫学】

欧米では全人口の15〜30％にみられ，その約1/3は小児期に発症する．

【病因】

消化管の運動障害や腸管平滑筋の異常が想定されるが，証明されていない．心因的要因の関与も推定されている．家族に本症を有する場合が多い．

【症状】

腹痛（疝痛から鈍痛まで様々）が主症状である．部位は臍周囲や下腹部が多いが，必ずしも一定しない．夜間に訴えることはまれである．便通異常では下痢が多いが，逆に便秘や，下痢と便秘を繰り返す場合もある．一般に，腹痛は便意に先行し，排便により改善する．腹部膨満感，悪心，頭痛や顔面蒼白をともなうこともある．発熱や体重減少などの全身症状はみられない．情緒障害や不安感を有する症例が多い．

【診断】

注意深い問診や理学所見が重要で，感染症や代謝異常などを含めた基礎疾患を除外する．

【治療】

医師と患者間の良好な関係をつくることが大切である．患者や家族に危険な疾患でないことを説明し，食生活を含め規則正しい生活を送るように指導する．薬物療法は抗コリン薬が中心となる．情緒障害や不安感が強い症例では，心理カウンセリングを行う．抗不安薬も適応となることがある．

10. 単純性便秘，心因性便秘 constipation

便秘の診断は必ずしも容易ではない．排便回数や便性に加え，排便時に痛みをともなうことなどを総合的に判断する．器質的疾患がなく慢性に経過するものが単純性（習慣性）便秘である．ストレスが関与する場合を心因性便秘と呼ぶが，過敏性腸症候群における便秘とほぼ同義と考えられる．便は硬く，通常兎糞状を呈する．腹部膨満や裂肛をともなうこともある．

食物繊維の摂取やトイレットトレーニングを指導する．排便時痛をともなう症例では排便を嫌い悪循環となるため，緩下剤を用いた治療が必要である．

11. 慢性炎症性腸疾患 chronic inflammatory bowel diseases

a. Crohn 病

【概念】

主として若年者に発生し，消化管のあらゆる部位を侵す線維化や潰瘍をともなう**肉芽腫性炎症性病変**をいう．病変部位により小腸型，小腸大腸型，大腸型，直腸型，胃・十二指腸型，特殊型に分類される．回腸末端は好発部位である．

【疫学】

全人口10万人あたり5人前後の発生で，小児期の発生率はこの2〜3倍高い．

【病因】

原因不明である．

【病態生理】

消化管の**全層性炎症**であるため，狭窄，膿瘍や

表 20-2　Crohn 病の診断基準
（厚生省研究班，改訂案，1995）

1. 主要所見
   A. 縦走潰瘍
   B. 敷石像
   C. 非乾酪性類上皮細胞肉芽腫
2. 副所見
   a. 縦列する不整形潰瘍またはアフタ
   b. 上部消化管と下部消化管の両者に認められる不整形潰瘍またはアフタ

確診例：1. 主要所見のAまたはBを有するもの
　　　　2. 主要所見のCと副所見のいずれか一つを有するもの
疑診例：1. 副所見のいずれかを有するもの
　　　　2. 主要所見のCのみを有するもの
　　　　3. 主要所見のAまたはBを有するが虚血性大腸炎，潰瘍性大腸炎と鑑別ができないもの

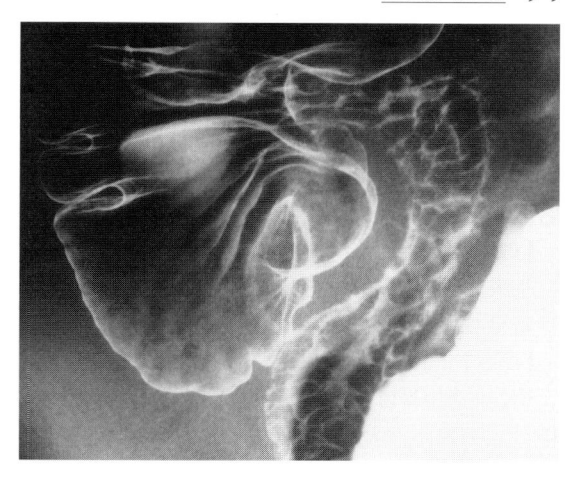

図 20-9　Crohn 病の造影所見
回腸末端部の縦走潰瘍と cobblestone appearance.

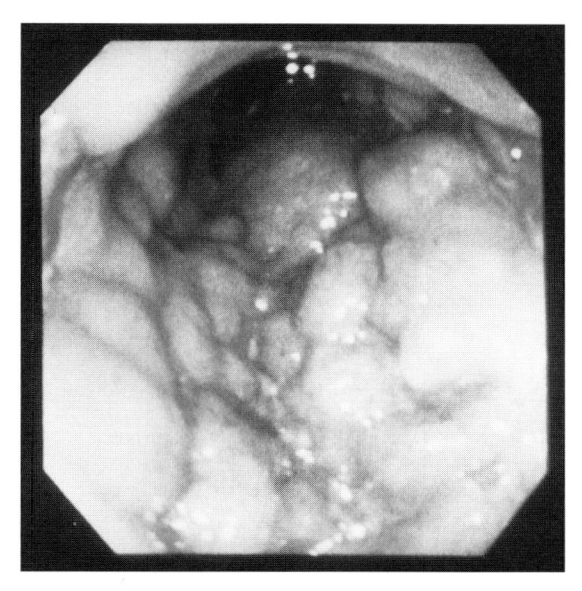

図 20-10　Crohn 病（小腸）の内視鏡像（口絵㉞参照）
回腸末端部の縦走潰瘍と cobblestone appearance.

瘻孔形成をきたしやすい．

【症状】
腹痛，下痢，発熱，肛門病変や腹部腫瘤などである．体重減少は90%の症例に認められる．血便を呈することは少ない．成長障害は小児期における重要な症状の一つである．約25%の症例に関節炎，筋肉痛，口内炎，皮疹，虹彩炎，肝障害や胆管炎などの腸管外症状がみられる．

【検査所見】
貧血，赤沈亢進，低アルブミン血症や血小板数の増加などがみられる．一般に，末梢白血球数は正常である．

【診断】
厚生省特定疾患調査研究班の診断基準が用いられる（表20-2）．二重造影検査や内視鏡検査による非連続性病変，**敷石像 cobblestone appearance** や**縦走潰瘍**の証明（図20-9，10），生検組織による肉芽腫の証明が重要である．

【治療】
栄養療法と薬物療法が基本である．栄養療法は成分栄養剤を用いた**経腸栄養法**が中心となる．狭窄の合併などで経腸栄養法が困難な場合は，完全静脈栄養法を行う．
サラゾスルファピリジン（大腸型のみ有効），5-アミノサリチル酸（5-ASA）やステロイドが有効である．しかし，ステロイドの長期投与は小児の成長障害を増強するため，注意が必要である．腸閉塞，穿孔，大量出血や難治例は外科手術が適応となる．
成人では，抗TNF-α抗体の有効性が報告されている．

b. 潰瘍性大腸炎　ulcerative colitis
【概念】
主として粘膜を侵し，しばしばびらんや潰瘍を形成する大腸の原因不明の**びまん性非特異性炎症**

である．病変の広がりから，全大腸炎型，左側大腸炎型，直腸炎型，および右側または区域性大腸炎型に分類され，全大腸炎型が全体の90％を占める．また，臨床経過により，再燃寛解型，慢性持続型，急性激症型および初回発作型に分けられる．発症の多くは10～20歳代である．

【疫学】
　全人口10万人あたり2～14人の発生とされる．性差はない．

【病因】
　遺伝的要因，自己免疫的機序（抗好中球細胞質抗体が高率に陽性となる）や消化管アレルギーなどが想定されているが，病因論は確立していない．

【病態生理】
　原則として，病変（炎症）は直腸から口側へ連続的に広がる．

【症状】
　下痢，粘血・血便，腹痛や発熱が主症状である．半数以上の症例に体重減少がみられる．Crohn病と同様に腸管外症状を呈することがある．また，中毒性巨大結腸症，穿孔や敗血症など重篤な合併症も起こりうる．

【検査所見】
　貧血，赤沈亢進，低アルブミン血症や血小板数の増加などがみられる．末梢白血球数は左方移動をともない増加することが多い．便の細菌学的検査は陰性である．

【診断】
　Crohn病と同じく，厚生省特定疾患調査研究班の診断基準が用いられる（表20-3）．大腸二重造影検査で，びらん・潰瘍，ハウストラの消失，鉛管様狭窄や偽ポリポーシスなどがみられる（図20-11）．**直腸病変**がほぼ必発で，直腸・S状結腸の内視鏡検査で発赤，腫脹，びらん，潰瘍，易出血性などびまん性炎症がみられる．生検組織による**陰窩膿瘍** crypt abscess は本症に特徴的とされる（図20-12）が，証明されないこともある．

【治療】
　病変の広がりや程度に応じてサラゾスルファピリジン，5-アミノサリチル酸（5-ASA），あるいは

表20-3　潰瘍性大腸炎診断基準
（厚生省研究班，改訂案，1998）

次のa)のほか，b)のうち1項目，およびc)を満たし，下記の疾患が除外できれば，確診となる．

a) 臨床症状：持続性または反復性の粘血・血便あるいはその既往
b) ①内視鏡検査：i) 粘膜はびまん性におかされ，血管透見像は消失し，粗糙または細顆粒状を呈する．ii) 多発性のびらん，潰瘍あるいは偽ポリポーシスを認める．
　②注腸Ｘ線検査：i) 粗糙または細顆粒状の粘膜表面のびまん性変化，ii) 多発性のびらん，潰瘍，iii) 偽ポリポーシス，を認める．その他，ハウストラの消失（鉛管像）や腸管の狭小・短縮が認められる．
c) 生検組織学的検査：活動期では粘膜全層にびまん性炎症性細胞浸潤，陰窩膿瘍，高度な杯細胞減少が認められる．緩解期では腺の配列異常，萎縮が残存する．上記変化は通常直腸から連続性にみられる．

　b)，c)の検査が不十分，未施行でも，切除手術または剖検により，肉眼的および組織学的に本症に特徴的な所見を認める場合は，下記の疾患が除外できれば確診とする．
　除外すべき疾患は，細菌性赤痢，アメーバ赤痢，サルモネラ腸炎，カンピロバクタ腸炎，大腸結核，クローン病，薬剤性大腸炎，虚血性大腸炎，腸管ベーチェットなどがある．

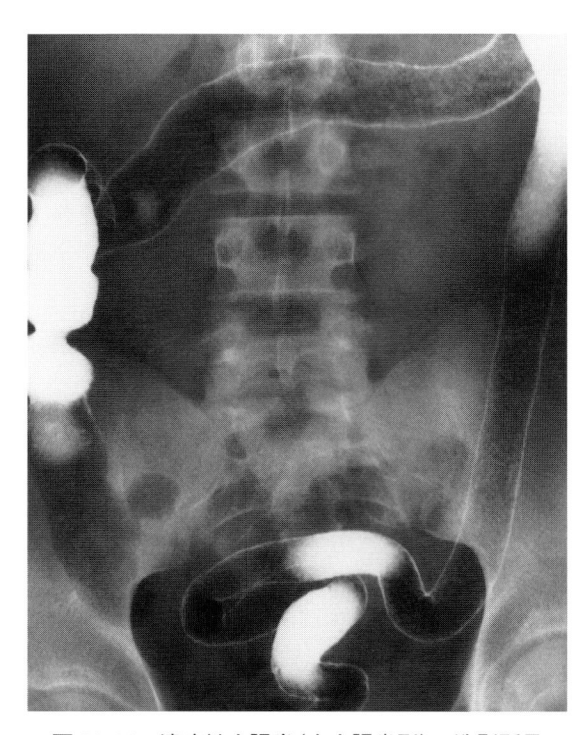

図20-11　潰瘍性大腸炎（全大腸炎型）の造影所見
　全大腸にわたる鉛管様狭窄や粘膜の細顆粒状変化がみられる．

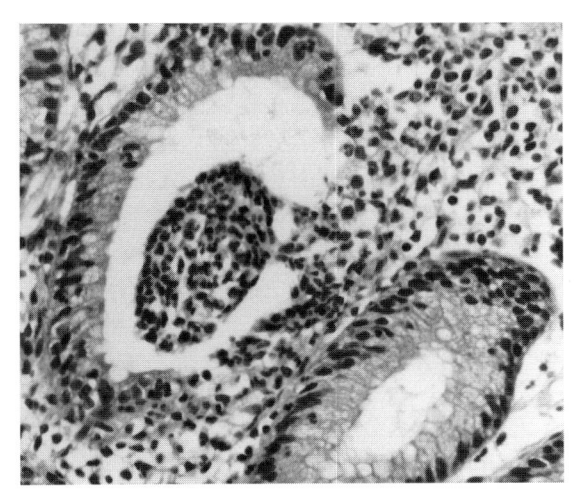

図 20-12　潰瘍性大腸炎の病理組織像
（HE 染色，口絵㉟参照）
陰窩膿瘍と粘膜上皮の破壊像がみられる．

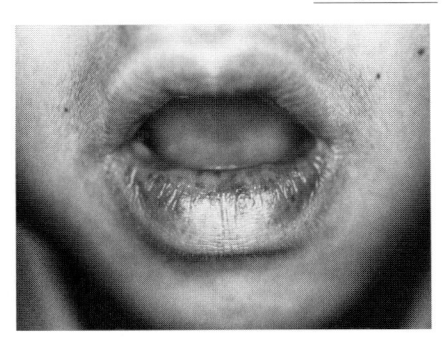

図 20-13　Peutz-Jeghers 症候群の口唇色素斑
（口絵㊱参照）

ステロイドの全身投与ないし注腸療法を行う．ステロイド抵抗性の場合は免疫抑制薬が試みられる．

大量出血，穿孔や中毒性巨大結腸症に対しては緊急手術が必要である．内科的治療に抵抗する，ステロイドの累積投与量が 30 g を超える，10 年以上経過し悪性化が懸念される，あるいは小児において成長障害が著しい症例においては全結腸切除術が考慮される．

12. 消化管ポリープ polyps of the intestine

a. 若年性ポリープ juvenile polyp

主に幼児期にみられ，有茎性かつ単発性であることが多く，80％は直腸・Ｓ状結腸に発生する．自然脱落の傾向がある．組織学的には良性で，過形成性ないし過誤腫性ポリープである．血便やポリープの肛門からの脱出で発見される．内視鏡的にポリープの切除を行う．

b. Peutz-Jeghers 症候群

【概念・症状】
口唇，口腔粘膜や指趾の**黒色色素斑**（図 20-13）と多発性の消化管ポリープを特徴とする疾患で，常染色体性優性遺伝をとる．原因遺伝子として *LKB1* 遺伝子が同定された．ポリープは小腸，大腸や胃に発生しやすい．組織学的には過誤腫で，2〜3％の症例に悪性化がみられる．通常，思春期までに特徴的な皮膚・粘膜疹や家族歴などから診断される．腹痛はよくみられ，腸重積を起こすことがある．

【治療】
内視鏡的にポリープの摘出を行う．腸重積，腸閉塞，大量出血や反復する腹痛に対しては腸切除を含めた外科手術が施行される．生涯にわたる follow-up が必要である．

c. 家族性大腸ポリポーシス familial polyposis coli

【概念・症状】
常染色体性優性遺伝形式をとり，1 万人あたり 1 人の発生率である．最近，癌抑制遺伝子である *APC* 遺伝子が原因遺伝子として特定された．好発部位は大腸であるが，胃や小腸にも発生しうる．下痢，下血や腹痛が主症状である．組織学的には腺腫であるが，高率に**癌化**がみられる．

【診断・治療】
内視鏡検査と大腸二重造影法により詳細な検索を行う．直径 5 mm 以上のポリープは切除する．大腸切除をする時期決定が重要で，一般には 10 歳代後半に手術されることが多い．家族内検索も大切である．

13. 吸収不良(不全)症候群 malabsorption syndrome

【概念・症状】
　栄養素の吸収が障害され栄養状態の低下をきたすもので，先天性および後天性疾患がある．消化管の先天性異常としては①セリアック病，②二糖類分解酵素欠損症，③選択的吸収不全症，④膵外分泌不全など，後天性疾患では⑤牛乳蛋白アレルギー，⑥短腸症候群，⑦免疫不全症などがある．多くは下痢(水様便や脂肪便)を呈し，体重増加不良を認める．嘔吐や腹痛もみられる．確定診断のため種々の検査(難治性下痢症，p 500参照)が必要である．

【治療】
　疾患によるが，高カロリー輸液や経腸栄養法が必要となることが多い．セリアック病にはグルテン(小麦，大麦やライ麦)除去が有効である．

14. 蛋白漏出性胃腸症 protein-losing gastro-enteropathy

【概念】
　血漿蛋白の消化管への漏出により低蛋白血症をきたす疾患群をいう．

【病因・病態生理】
　リンパ管圧の上昇によるものと，消化管粘膜の透過性亢進によるものに大別される．前者には①原発性小腸リンパ管拡張症，②リンパ管腫瘍，③心外膜炎などがあり，後者には④消化管アレルギー，⑤好酸球性胃腸炎，⑥Ménétrier病，⑦炎症性腸疾患などが含まれる．

【症状】
　浮腫，乳ビ腹水・胸水，下痢(主に脂肪便)や発育障害などを呈する．

【検査所見・診断】
　低蛋白血症，低アルブミン血症，低γ-グロブリン血症や末梢リンパ球数の減少がみられる．尿蛋白は陰性である．アイソトープ(^{131}I-アルブミンや^{51}Cr-アルブミン)や$α_1$-アンチトリプシンクリアランスを用いて，消化管からの蛋白漏出を証明する．^{99m}Tc-アルブミンによるシンチグラフィーは漏出の部位診断に有用である．原発性小腸リンパ管拡張症は小腸粘膜生検で病理診断される．

【治療】
　治療は原疾患による．低蛋白血症にはアルブミンを投与する．原発性小腸リンパ管拡張症の症例には，リンパ管圧を減少させるため低脂肪・高蛋白食とし，脂肪成分はMCT(中鎖脂肪酸)で補う．

VII. 異　　物

1. 消化管異物 foreign bodies

【概念】
　生後6ヵ月から3歳の間に多くみられる．硬貨が圧倒的に多いが，ゲームコイン(図20-14)，ボタン型電池，玩具のほか，針，釘や安全ピン(図20-

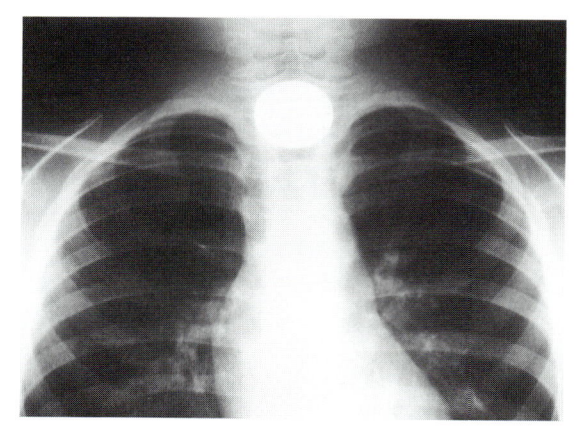

図20-14　食道異物(ゲームコイン)

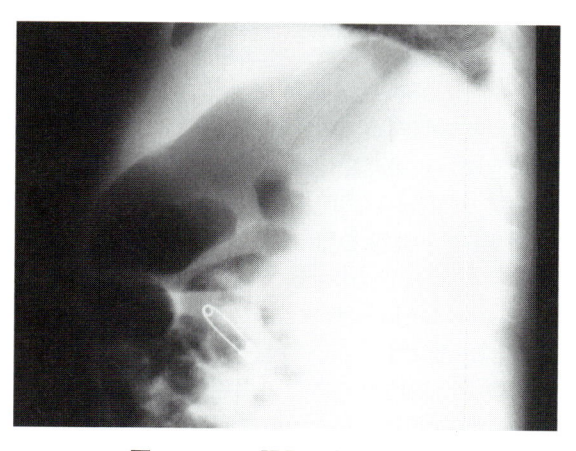

図20-15　小腸異物(安全ピン)

15) など鋭利なものまで様々である．

【病因】

口に入れて遊んでいるうちに誤飲する例が多い．食道（生理的狭窄部）と胃が好発部位である．異物の形状にもよるが，異物が胃内にみられる場合は，80〜90%の症例で糞便中に自然排出が期待できる．ボタン型アルカリ電池は腐食性の粘膜障害の可能性がある．

【症状】

食道異物では胸痛や流涎を訴えるが，無症状のことも多い．胃内異物はほとんどが無症状である．

【診断】

口腔から肛門までを含む単純X線撮影により診断される．プラスチックや木製玩具のようにX線透過性の異物に対しては造影検査が施行されるが，症状があるときは緊急内視鏡検査が考慮される．

【治療】

食道異物は穿孔や縦隔炎に進展する可能性があるため，緊急摘出が原則である．内視鏡スコープや食道直達鏡を用いるが，硬貨はFoleyバルーンカテーテルの引き抜きにより摘出することもできる．

鈍的な胃内異物は，自然排出を期待して経過観察とする．しかし，鋭利な異物，20 mm以上の大きなもの，48時間以上経過するボタン型アルカリ電池は内視鏡的摘出を試みる．ボタン型アルカリ電池はマグネットチューブによる摘出も可能である．移動しない小腸異物では開腹による摘出が適応となる．

2. 胃石 bezoars

【原因・症状】

原因物質は，① 患者自身，動物や人形の毛髪やカーペットの毛，② 植物や野菜，特に柿，③ ミルクの三つに大別される．低酸症や胃蠕動の低下などが影響する．ミルクによる胃石は未熟児にみられる．

症状は胃の通過障害によるもので，食欲不振，嘔吐，体重減少などである．患者自身の毛髪による場合は，脱毛がみられることがある．ほとんどの症例で上腹部に硬い腫瘤を触れる．単純X線撮影で胃石が確認できるが，造影検査や超音波検査も有用である．内視鏡検査は治療的意義も有する．

【治療】

毛髪によるものは外科的摘出が適応となる．植物や野菜類に原因するものは薬剤での溶解や，内視鏡的な分割・破砕術が試みられる．ミルクによる場合は，補液と絶乳により溶解することが多い．

VIII. 肛門疾患

1. 肛門周囲膿瘍 perianal abscess，痔瘻 hemorrhoidal fistula

乳児に多く，肛門に近接して有痛性の硬結を触れる．膿瘍化すると波動を認め，放置すると自潰し，通常瘻孔が肛門周囲に開口する．

自然治癒傾向を認めることが多い．局所を清潔に保ち抗生物質を投与する．膿瘍を形成したら切開排膿を行う．痔瘻を形成した場合は，外科療法が適応となる．

2. 脱肛，直腸脱 anal prolapse

肛門管や直腸粘膜が脱出する不完全型と，直腸壁全層が脱出する完全型に大別される．小児期においては，前者が大半を占め2〜3歳に好発する．直腸壁や周辺組織の支持力の未熟性に関係すると考えられている．

初期には排便や怒責など腹圧亢進にともなって肛門からの脱出がみられるが，容易に還納する．経過が長くなると粘膜の炎症や線維化が起こり，血便を呈することがある（直腸脱症候群）．直腸ポリープの脱出を鑑別する．

自然治癒することが多く，緩下剤や食事の工夫など保存的治療でよい．

3. 裂肛 anal fissura

小児における頻度が高く，通常硬い便による機械的な肛門損傷が原因となる．排便時の肛門痛，血便や便秘を呈する．出血量は軽度のことが多い．痔核，大腸ポリープ，大腸炎（非特異的）や潰瘍性

大腸炎などが鑑別疾患に含まれる．

大多数の症例において，緩下剤などにより排便習慣を整えることで治癒する．

IX. 腹膜疾患

1. 原発性腹膜炎 primary peritonitis

【概念】

腹膜の化学的ないし感染性の炎症であり，特発性腹膜炎とも呼ばれる．感染性の場合，病原体が腹腔外から血行性ないしリンパ行性に侵入し感染が成立する．肺炎球菌，A群溶連菌，あるいは病原性大腸菌などのグラム陰性腸内細菌のほか，ウイルスが原因となる．小児期では，ネフローゼ症候群や肝硬変に，新生児・乳児では腎盂腎炎や肺炎にともなってみられることがある．

【症状】

症状は腹水，発熱，腹痛や嘔吐などで，続発性腹膜炎に比較し下痢を呈する頻度が高い．穿刺液のグラム染色と培養は診断上有用であり，肺炎球菌が同定されれば原発性腹膜炎である可能性が高い．

【治療】

広域スペクトラムを有する抗生物質を投与する．肺炎球菌やA群溶連菌にはペニシリン剤が有効である．

2. 続発性腹膜炎 secondary peritonitis

【概念】

小児期の腹膜炎のほとんどを占める．炎症の範囲により限局性と汎発性に大別される．小児では穿孔性ないし壊死性虫垂炎のほか，消化性潰瘍の穿孔，潰瘍性大腸炎やCrohn病，胆嚢炎・胆管炎，膵炎，肝膿瘍や腹部外傷などが原因疾患として含まれる．新生児期では胃破裂，Hirschsprung病，壊死性腸炎や消化管閉鎖にともなうことが多い．

【症状】

症状は原疾患によるが，嘔吐と腹痛が主体である．他覚的に腹膜刺激症状としての腹部圧痛，筋性防御やBlumberg徴候を認める．単純X線撮影では麻痺による腸管拡張や鏡面像，腹水貯留像がみられる．炎症を反映して末梢白血球数は増加し，炎症反応は陽性となる．

【治療】

開腹により原疾患の根治療法を行う．腹腔膿瘍に対してはドレナージとともに抗生物質を投与する．

3. 腸間膜リンパ節炎 mesenteric lymphadenitis

【概念】

回腸末端を主体とした腸管膜リンパ節の炎症である．*Yersinia enterocolitica*, *Y. pseudotuberculosis*，溶血性連鎖球菌や結核菌，あるいはウイルスが原因とされるが，原因を特定できないことが多い．

【症状】

症状は発熱，腹痛，悪心・嘔吐，下痢や血便で，上気道炎が先行する場合は咽頭痛なども訴える．主に右下腹部に圧痛を認める．超音波検査上，右下腹部に腫大したリンパ節や回腸末端部の壁肥厚がみられる．急性虫垂炎との鑑別が困難な症例においては，開腹術が施行され診断されることも少なくない．

【治療】

自然治癒が期待できるため保存的治療でよい．症例により抗生物質を投与する．

X. ヘルニア

①臍帯ヘルニア omphalocele，②腹壁破裂 gastroschisis，③横隔膜ヘルニア diaphragmatic hernia（Bochdalekヘルニア，Morgagniヘルニア，食道裂孔ヘルニア，横隔膜挙上症）は第10章．新生児・低出生体重児，p 192〜193参照．

鼠径ヘルニア inguinal hernia

【概念】

内鼠径輪（ヘルニア門）を介して，消化管や卵巣などの腹腔内容が腹膜鞘状突起に脱出するものを

いう．

【疫学】

小児外科領域において最も頻度の高い疾患である．男児に圧倒的に多く，未熟児に好発する．

【病因】

男児の場合，胎生期において睾丸下降が完了後に腹膜鞘状突起が閉鎖する．しかし，閉鎖は出生後に起こる場合が多く，開存した状態が続くと発症する．

【症状】

入浴時やオムツ交換時，鼠径部腫瘤に気づかれることが多い．一般に，機嫌は良好であるが，啼泣，嘔吐や腹痛もみられる．

【診断・鑑別診断】

鼠径部腫瘤は脱出する内容により，消化管では軟らかく，卵巣などでは硬く触れる．診察時に腫瘤を認めない場合は，触診による **silk sign**(ヘルニア嚢を絹布がこすれる感じで触知)が重要となる．嵌頓ヘルニアでは鼠径部の皮膚が赤紫色となり，イレウス症状を呈する．陰嚢水腫，精索水腫，停留睾丸や鼠径リンパ節腫大などを鑑別する．

【治療】

徒手整復による還納を行う．自然治癒例が存在するが，原則として外科手術(ヘルニア嚢の結紮切離)が施行される．最近では，腹腔鏡を用いた手術も行われる．非還納性の嵌頓ヘルニアは緊急手術の適応である．

XI. 肝・胆・膵疾患

小児の肝・胆・膵疾患は，成人に認められる疾患とは異なるスペクトラムを示す．新生児・乳児期では，胆道閉鎖症，新生児肝炎などの胆汁うっ滞性疾患や，遺伝性，代謝性疾患が認められ，多彩な病因を示す(表20-4)．

1. ウイルス性肝炎 viral hepatitis

小児の急性肝炎，慢性肝炎の大部分はウイルス性肝炎が占める．病因は肝炎ウイルスのほか，サイトメガロウイルス，EBウイルスなどのヘルペス属ウイルスによるものが多い．

表20-4 小児期に認められる肝・胆・膵疾患

1. 肝胆疾患
   a. 後天性肝疾患
      1) 感染症
         敗血症
         その他の感染症　ウイルス性
         　　　　　　　　真菌性
      2) 薬剤性肝障害
   b. 特発性肝疾患
      1) 新生児肝炎症候群
      2) 肝内胆管減少症(非徴候性)
      3) 胆道閉鎖症
      4) 総胆管嚢腫，拡張症
   c. 遺伝性疾患
      1) 家族性胆汁うっ滞症候群
         進行性肝内胆汁うっ滞症候群(Byler病)
         Alagille 症候群
         良性反復性肝内胆汁うっ滞症候群
      2) 代謝性疾患
         ガラクトース血症
         遺伝性チロシン血症
         膵嚢胞性線維症
         α_1-アンチトリプシン欠損症
         糖原病
         脳肝腎症候群
         遺伝性果糖不耐症
         シトリン欠損症
         その他
   d. 遺伝性ビリルビン代謝異常症
      Gilbert 症候群
      Crigler-Najjar 症候群
      Dubin-Johnson 症候群
      Rotor 症候群
   e. その他
      胆石，胆嚢炎
      上行性胆管炎
      特発性肝外門脈圧亢進症
      肝腫瘍，肝膿瘍
      脂肪肝(肥満ほか)

2. 膵疾患
   a. 急性膵炎
   b. 慢性膵炎
   c. 膵嚢胞性線維症
   d. Shwachman(-Diamond)症候群

肝炎はウイルス以外に様々な病因(薬剤，代謝性疾患，自己免疫性ほか)による肝障害も含むが，発症後6ヵ月以内に回復，全治する場合を急性肝炎という．

慢性肝炎の定義・分類は以下のように提案されている(犬山分類，1994年)．

慢性肝炎とは6ヵ月以上の肝機能異常とウイル

ス感染が持続している病態をいう．組織学的には門脈域にリンパ球を中心とした細胞浸潤があり，実質内に種々の程度の肝細胞変性・壊死を認める．炎症・壊死の程度により，活動性と非活動性に区分される．すなわち活動性の診断は，piecemeal necrosis(門脈域隣接肝細胞壊死)が著明で，小葉内細胞浸潤と肝細胞変性ならびに壊死(spotty necrosis, bridging necrosis など)を認める場合に行う．さらに線維化(F)の程度により $F_{0～3}$ までの4段階に区分する．

a. A 型肝炎 hepatitis A
■急性肝炎 acute hepatitis
【病因・病態・疫学】
　感染経路は，糞便中に排泄された A 型肝炎ウイルス(HAV)が食物とともに口から入る経口・水系感染である．わが国の成人では，汚染された生カキ摂取による感染が多く，家族内発症がみられ，散発性急性肝炎の 15～65％ を占める．潜伏期は 2～6 週，ウイルスの排泄は急性期初期の約1週間に限られている．わが国，アメリカでの低年齢層(30歳以下)における抗体保有率は低値であり(4％)，海外旅行時には注意を要する．小児では不顕性感染(無黄疸型)が多く認められる．劇症肝炎はきわめてまれであり，慢性化は認めない．便中へのウイルス排泄は小児では比較的長く，未熟児では発症後数ヵ月に及ぶことがある．

【症状】
　黄疸前期(前駆期)：発熱，食欲不振，全身倦怠感，筋肉痛(80～90％)などの全身症状のほか，悪心・嘔吐・腹痛(30～50％)，下痢(15％)などの消化器症状，頭痛，咽頭痛などの感冒様症状，瘙痒感が認められる．
　黄疸期(急性期)：全身症状，消化器症状などは軽減するが，黄疸，濃黄色尿，灰白色便，肝腫大，脾腫大などを認める．小児の有黄疸率は，成人(50～75％)に比較し低値で，5歳未満では 5～10％ である．

【検査所見・診断】
　黄疸前期に GOT，GPT の著明な上昇を認め，そのピーク後に黄疸(直接型高ビリルビン血症)が出現する．黄疸期に認められる血清 TTT, IgM の上昇は A 型肝炎の診断に参考となる．診断には，

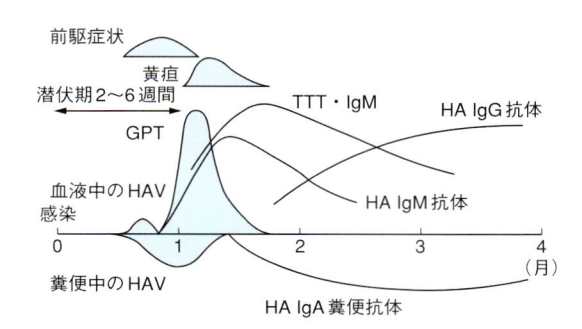

図 20-16　A 型肝炎の臨床像とウイルスマーカーの変動
[梶　俊策ほか：急性肝炎・劇症肝炎．小児の消化器疾患(白木和夫編)，pp 189-203，永井書店，1995]

HA-IgM 抗体の証明がよい．急性期に HA-IgM 抗体が陽性を示す(発病後 2～6ヵ月まで)．HA-IgG 抗体は発症後やや遅れて出現し，終生免疫が獲得される(図 20-16)．

【予防・治療】
　海外への旅行者，特に若い年代の場合には予防的に γ-グロブリンを投与する(4 mg/kg，筋注，3～5ヵ月間有効)．ウイルスに曝露された場合には，1～2 週間以内ならば，同様に γ-グロブリンを投与する(7.5 mg/kg)．
　安静と食事療法(病初期：高糖質食，回復期：高蛋白食)が治療の基本となる．食欲不振の強いときにはビタミン剤の投与，点滴輸液を併用する．

【合併症・経過・予後】
　一般には，約 1～2ヵ月の経過で治癒する．慢性化(慢性肝炎)やキャリア化することはない．遷延・劇症化例は，小児例ではきわめてまれである．合併症はまれであるが，腎障害(急性腎不全)，再生不良性貧血などが認められる．

b. B 型肝炎 hepatitis B
■急性肝炎 acute hepatitis
【病因・病態・疫学】
　血液を介した B 型肝炎ウイルス(HBV)の感染により発症する．B 型肝炎に感染した場合，二つの病態が成立する．一過性感染と持続感染である．成人の初感染では，免疫能低下がないかぎり，慢性化することはない．一過性・不顕性感染が多いが，一部は急性肝炎を発症し，そのごく一部(1％)

に劇症肝炎が認められる．いずれも生存者は終生免疫を獲得する．持続感染は免疫応答が不十分な宿主(乳幼児ほか)に感染した場合に起こり，宿主はウイルスを排除できず，キャリア化する．

感染時期により，出産時に感染する垂直感染(母子感染)とその後に感染する水平感染とがある．水平感染には母子感染のほか，家族内感染が認められる．潜伏期は感染ルート(感染するウイルス量)により異なり，6週間から6ヵ月にわたる．B型急性肝炎は散発性急性肝炎全体の30%を占めるが，感染ルートは不明なことが多い．現在では，輸血による感染のリスクはほとんど認められない．

一般に小児では感染を受けても症状が軽く，不顕性例も多いが，乳幼児ではキャリア化・慢性化する症例が多い．わが国の無症候性キャリア率は約2%であったが，母子感染防止事業により着実に減少している．生下時の母子垂直感染はHBV感染の重要なルートである．HBワクチンによる予防をしなければ，HBe抗原陽性の母親からの出生児の場合，出生児の95%が感染，そのほとんどは急性肝炎の経過をたどらず，キャリア化する(86%)．HBe抗体陽性の母親からの出生児の場合では感染は成立しにくいが(25%)，たとえ感染が成立しても一過性感染(急性肝炎)に終わり，キャリア化しない．しかしこのグループの一部の症例では劇症肝炎への進展を認めるので注意を要する(生後3ヵ月前後)．母子感染の経路としては，多くは出産時に直接母体血に汚染される産道感染である．唾液や母乳では血液の混入がなければ感染の危険はほとんどなく，母乳投与を禁止する必要はない．

【臨床症状】

A型肝炎とほぼ同様であるが(全身倦怠感，食欲不振，消化器症状，感冒様症状)，発熱をともなう症例はほとんど認めず，あっても軽度である．A型肝炎に比較し，黄疸を認めない症例が多く，経過が比較的長い．まれに劇症肝炎の経過をたどる症例がある．意識障害，出血傾向，肝サイズの急速な縮小がそのサインである．

● **Gianotti病**(papular acrodermatitis in childhood)

主として乳幼児に認められる急性B型肝炎に

ともなう特異な皮疹合併疾患である．典型例では黄疸を認めず，肝腫大のほか，紅斑性丘疹性発疹が顔面，四肢，殿部に限局して出現し，腋下，鼠径部リンパ節の腫大を認める．病因としては水平感染が考えられ，肝炎自体は軽度であるが，その1/3がキャリア化する(2歳以下では40%と高率)．HBウイルスのsubtype adw感染で高頻度に認められる．EBウイルス，サイトメガロウイルス，コクサッキーA 16の感染が示唆される症例に類似の症状を示すものがある．

【検査所見】

血清ビリルビン(直接型優位)，トランスアミラーゼ値の上昇を認める．初期にはGOT優位であるが，その後GPT優位となることが多い．HBs抗原の出現を認め，HBe抗原，HBV-DNA，HBV-DNAポリメラーゼが陽性化する．HBs抗原はトランスアミラーゼ値の下降とともに陰性化するが，HBs抗体の陽性化はその後数ヵ月後(1～3ヵ月)以降に認められるために，HBs抗原，HBs抗体ともに陰性を示す，いわゆる"window"現象を認める．しかしこの時期にHBc-IgM抗体の陽性化が認められ，後にHBc-IgG抗体が出現する．HBe抗体およびHBs抗体が陽性化し，終生免疫を獲得する(図20-17)．

高度のビリルビン血症にともなう血清トランスアミラーゼ値の急速な低下，ビタミンK不応性の低プロトロンビン血症，高アンモニア血症を認める場合には劇症化に注意する．

【診断】

無徴候性HBs抗原キャリアの急性発症例との

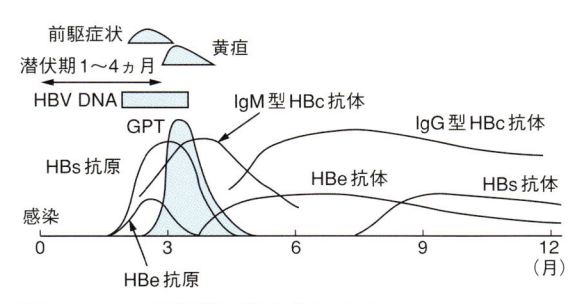

図20-17 B型肝炎の臨床像とウイルスマーカーの変動

[梶 俊策ほか：急性肝炎・劇症肝炎．小児の消化器疾患(白木和夫編)，pp 189-203，永井書店，1995]

鑑別が問題となる．HBc-IgM抗体陽性ならば急性B型肝炎と診断する（キャリアはHBc-IgM抗体陰性，HBc-IgG抗体高力価陽性である）．初感染からキャリアに移行する例では，HBe抗原陽性が持続する．

【経過・予後・予防・治療】
少なくとも3ヵ月以内には回復し，遷延例でも6ヵ月を超えることはない．乳幼児ではキャリア化率が高い．死亡例は1歳以下の乳児例が多く，その原因は劇症肝炎である．

A型肝炎と同様で安静，食事療法が基本となり，食欲不振の強い場合には点滴補液が選択される．劇症化の場合には，一般的支持療法のほか，特殊治療（交換輸血，血漿交換ほか）が選択される．

医療事故にて患者血液に汚染された場合には，48時間以内に高力価HBグロブリン（HBIG）を投与する（小児0.16〜0.24 ml/kg，成人5 ml筋注）．HBe抗原陽性者からの汚染時には，さらに3回のHBワクチン投与を行う（汚染7日以内，1ヵ月，5ヵ月）．

現在わが国では，HBs抗原陽性母親から出生する児を全例対象とし，出生時（48時間以内），2ヵ月時にHBIG（200 IU，筋注），HBワクチン（5μg）を生後2，3，5ヵ月時に皮下投与している．母親がHBe抗体陽性の場合には児がキャリア化することはないが，劇症肝炎のリスクを考慮して，出生時のHBIG投与などが推奨されている．

■慢性肝炎 chronic hepatitis
急性肝炎から慢性肝炎への移行は，B型肝炎ではまれである（5%）．しかし新生児・乳幼児はキャリア化しやすく，経過中に慢性肝炎を発症する．慢性肝炎全体の約30%をB型肝炎が占め，20〜30歳代にピークを認めていたが，B型肝炎母子感染予防の推進により，その様相が変化してきている．

臨床的には，進行例（肝硬変，肝不全合併）を例外とし，非徴候の場合がほとんどである．検査所見としては，活動性慢性肝炎では血清トランスアミラーゼの高値を示すことが多い．慢性肝炎進行例（肝硬変）では，血清GOT/GPT比の増加（慢性肝炎では1.0，肝硬変では2.0），血清アルブミン，コレステロール，コリンエステラーゼ値の低下，ZTT，γ-グロブリン値の増加を認める．HBs抗原陽性，HBe抗原（まれにHBe抗体）陽性を示す．

B型慢性肝炎の診断で問題となるのはHBs抗原陰性例である．高感度検査（RIA），IgG-HBc抗体，HBV-DNA（PCR法）により診断する．

B型肝炎に限定されず，慢性肝炎の一般的合併症としては門脈圧亢進症（食道静脈瘤；吐血・下血），脾機能亢進症（脾腫大，貧血，白血球減少，血小板減少），肝硬変，肝不全（出血傾向，意識障害），肝癌があげられる．不用意なアスピリンの投与による静脈瘤からの出血を避け，肝癌発生をモニターする目的で血清α-フェトプロテイン，肝超音波検査を定期的に施行することが重要である．

慢性肝炎は，肝生検でその組織学的病変所見から非活動性，活動性に分類されるが，後者は進行性の経過をたどり，肝硬変に至る危険度が高い（20〜30%）．成人型肝癌の病因の15%を占める．B型慢性肝炎でHBe抗原が陽性の場合，進行性のことが多く，HBe抗体の出現後に病状の安定が得られる（seroconversion）．

小児の治療として以下の手引きが示されている．

小児のB型慢性肝炎は自然治癒率が高く，自然経過でのHBe抗原からHBe抗体への転換が成人より高率に認められる．したがってインターフェロン（IFN）療法，ステロイド離脱療法などの特殊療法の適応は自然経過を観察したうえで，肝組織の活動性が高く，自然経過で治癒しにくい例に限定すべきである．小児では，IFN-α，βの連日28日間投与（皮下注）により，成人（30%）に比較し，HBe抗原陰性化が高率に得られている（50%）．重篤な副作用の報告は認めていない．ステロイド療法では，断薬時に急性増悪（rebound）を認めるので注意を要する．

c. C型肝炎 hepatitis C
■急性肝炎 acute hepatitis
【病因・病態・疫学】
従来，非A非B型肝炎と総称されてきたもので，C型肝炎ウイルス（HCV）抗体の測定法の開発により，散発性肝炎の30%，輸血後肝炎の80〜90%がC型肝炎であることが明らかにされ

た．小児期でもほぼ同様であるが，輸血後肝炎では成人に比較し低率(65％)に抗体が証明されている．わが国のC型肝炎抗体保有率は約1％だが，低年齢層で低値，高年齢層で高値を示す．感染力はB型肝炎ウイルスより低く，C型肝炎の母児感染の危険性は比較的低い(10％以下)．しかし，C型急性肝炎では，高率に慢性肝炎に移行しやすく(約80～90％)，肝硬変・肝癌への進行例も多い．遺伝子型から亜型に分類され，わが国の肝炎患者は，II・III型(1b，2a)が多く認められている(70％，20％)．

【臨床症状・検査所見】

C型肝炎のほとんどの症例は，無黄疸・無徴候性であり，A型B型急性肝炎に比較し，臨床症状は軽く，その出現頻度も低い．生化学的検査でも軽度の異常例が多い．合併症も少ない．まれに再生不良性貧血を認める．

【診断】

HCV抗体系あるいはHCV-RNA(PCR法)検出による．C型肝炎抗体(第2世代)の陽性化は発症後1ヵ月(80％)以上経過後に認められるため，発症初期における抗体測定の臨床的意義は低い．発症初期には血清中のHCV-RNA(PCR法)を検出すれば診断可能である．また，発症後経過した症例では，HCV抗体，HCV-RNAともに陰性である場合がある．HCV-RNA(PCR法)検出よりは感度は劣るが，簡便かつ定量可能なDNA branched probe assayが開発されている．

【経過・予後】

A型肝炎，B型肝炎の一過性感染とは異なり，高率に遷延化，慢性化の経過をたどる．自然治癒もまれで，慢性肝炎から肝硬変に進展する頻度はHBVキャリアに比較し約4倍の高頻度を示す．

■ 慢性肝炎 chronic hepatitis

C型肝炎は，慢性肝炎全体の70％，非A非B型慢性肝炎のほとんどを占め，そのピークは40歳代である．進行例(肝硬変，肝不全合併)を例外とし，非徴候の場合がほとんどである．成人型肝癌の病因の75％はC型肝炎が占める．慢性C型肝炎ではC型肝炎抗体(第2世代)，HCV-RNA陽性を示す．

B型慢性肝炎に比較しC型慢性肝炎の進行は緩徐で，小児期に肝硬変・肝癌まで進行した症例の報告は認めない．

治療としては，現在，インターフェロン(IFN)治療が小児でも行われ(例：α型，1日10万単位/kg，連日2週間皮下注，以後週3～4回隔日投与，計6ヵ月間)，成人例(40％)に比較し，好成績が得られている(50～60％)．IFNの治療効果は，成人と同様に，HCVの遺伝子型，血中HCV-RNA量に影響される．副作用としての精神障害，間質性肺炎，血小板減少，白血球減少，甲状腺機能異常，脱毛などに注意して投与するが，小児例での重篤な副作用の報告はまれである．IFN以外の治療法としては，グリチルリチン製剤の静注が行われている．

d. 非A非B非C型肝炎 non-A, non-B, non-C hepatitis

ウイルス性肝炎の病因は，臨床的に流行性肝炎と血清肝炎に大別されるが，A型肝炎は流行性肝炎，B・C型肝炎は血清肝炎に分類される．このほかの非A非B非C型肝炎として，現在までにD～G型の肝炎が報告されている．わが国での散発性急性肝炎の約20％，慢性肝炎の6％が非A非B非C型肝炎である．

D型肝炎ウイルスはHBウイルスのhelper virus(不完全ウイルス)でB型肝炎ウイルス感染者のみに感染する．欧米に比較し，日本ではまれである．B型単独感染に比較し重感染では劇症化，重症化することが多い．慢性化はときに認められる．わが国でのD型肝炎ウイルス抗体保有率は，HBs抗原陽性者の2％以下である．

E型肝炎は経口感染により発症するが，A型に比較すると感染性は低い．インド・ネパールで多く認められる．わが国での流行はないが，輸入肝炎としての散発例を認める．慢性化することはないが，妊婦では劇症化が高頻度に認められ，死亡率は高い(15％)．

e. 劇症肝炎 fulminant hepatitis

【病因・病態・疫学】

病因としては，ウイルス性，薬剤性があげられ，急性肝炎の0.5～1.0％が劇症肝炎に移行すると考えられている．A型肝炎の劇症化は，小児では

表 20-5　肝性昏睡の分類

昏睡度	精神症状	参考事項
I	睡眠-覚醒リズムの逆転 多幸気分，ときに抑うつ状態 だらしなく，気にとめない態度	後方視的 retrospective にしか判定できない場合が多い
II	見当識(時，場所)障害，物をとり違える(錯乱) 異常行動 ときに傾眠状態(普通の呼びかけで開眼し会話ができる) 無礼な言動があったりするが，医師の指示に従う態度をみせる	興奮状態がない 尿便失禁がない 羽ばたき振戦あり
III	しばしば興奮状態またはせん妄状態をともない，反抗的態度をみせる 嗜眠状態(ほとんど眠っている) 外的刺激で開眼しうるが，医師の指示に従わない．または従えない(簡単な命令には応じうる)	羽ばたき振戦あり 見当識は高度に障害
IV	昏睡(完全な意識の消失) 痛み刺激に反応する	刺激に対して，払いのける動作，顔をしかめるなどがみられる
V	深昏睡 痛み刺激にもまったく反応しない	

きわめてまれであり，B 型肝炎(50%)，C 型肝炎，薬剤性肝炎が大部分を占める．このほかでは，EB ウイルス，ヘルペスウイルスなどのウイルス性肝炎，代謝性疾患(Wilson 病)，自己免疫性肝炎があげられる．

【症状】

全身症状(食欲不振，発熱)，消化器症状(悪心，嘔吐)をともなう急速に出現する進行性・高度の黄疸，瘙痒感，急速に縮小する肝サイズ，消化管出血，頻脈，多呼吸，肝性口臭，意識障害(肝性昏睡，表 20-5)が認められる．

【検査成績】

高度の高ビリルビン血症(直接型，間接型ともに増加)，血清トランスアミラーゼの急激な上昇，それに続く急速な減少，ビタミン K 不応の低プロトロンビン血症(40% 以下)，高アンモニア血症，低アルブミン血症，低血糖を認める．血清アミノ酸では，分岐鎖アミノ酸(バリン，イソロイシン，ロイシン)の減少，芳香族アミノ酸(チロシン，フェニルアラニン)の増加が認められる．血清ヒト肝細胞増殖因子(HGF)濃度は高値($>1.0\ \mathrm{ng}/ml$)を示す．腹部超音波断層法，CT などにより肝萎縮が認められる．

【診断・鑑別診断】

小児では以下の診断基準が参考とされている(第 5 回犬山シンポジウム)．

劇症肝炎とは肝炎[*1]のうち症状発現後 8 週間以内に高度の肝機能障害に基づいて肝性昏睡II度以上[*2]の脳症をきたし，プロトロンビン時間[*3] 40% 以下を示すものとする．

【治療】

肝性昏睡の軽い(I–II)症例では脳浮腫，消化管出血対策を中心とした保存的療法が主体となる．特殊療法として，ステロイド療法，グルカゴン-インスリン療法，特殊アミノ酸輸液(高分岐鎖アミノ酸)などがあるが，効果は不明で，現在では，細胞保護作用，免疫学的作用，肝血流量増加作用を有するとされるプロスタグランジン E_1 の投与例が増加している．病因が B 型，C 型の場合には，インターフェロン療法も試みられている(有効率 76%，生存率 46%)．肝性昏睡高度の症例は交換輸血，血漿交換，部分生体肝移植(生存率 60%)などの特殊療法の適応である．

【経過・予後・合併症】

経過は速やかで，その予後は不良である．発病後 10 日以内に脳症が出現する急性型は，それ以降に脳症が出現する亜急性型に比較し予後良好であ

[*1] ここで述べる肝炎とは，主としてウイルス性，薬剤性のものとする．
[*2] 原則として犬山シンポジウムの昏睡度分類に従う．
[*3] 緊急時などでプロトロンビン時間測定が不可能な場合にはヘパプラスチンテスト 30% 以下で代用しうる．

るが，全体としての生存率は約30%である．昏睡の進行とともに痙攣，呼吸停止などの高度の中枢神経障害が出現する．このほか骨髄抑制，腎不全を合併することがある．

● Wilson病

Wilson病は肝脳疾患であるが，小児期発症例の標的臓器は主として肝である．その臨床像は，劇症肝炎のほか，急性肝炎，慢性肝炎，肝硬変，溶血性黄疸（貧血），無徴候性肝機能異常など多彩である．これらの病態が認められる場合や病因が不明な場合は常に本疾患を考慮する（第8章．先天代謝異常，p 135参照）．血清セルロプラスミンの低値（<15 mg/100 ml），血清銅の低値（病初期，<80 μg/100 ml）・高値（進展例，>130 μg/100 ml），尿中銅の排泄亢進（>0.06 mg/日），Kayser-Fleischer ring，肝組織中銅の増加（>10 μg/g）をみる．

f．その他の肝炎

臨床的に問題となるのは，子宮内感染症（TORCH症候群）のほか，後天性ウイルス性肝炎（EBウイルス，サイトメガロウイルス，単純ヘルペスウイルス，風疹ウイルス，アデノウイルスほか），敗血症性肝炎，薬剤性肝炎（肝障害）である．

■ Epstein-Barr（EB）ウイルス肝炎

EBウイルス感染により発症し，感染源としては唾液が重視されている．潜伏期は2～8週といわれている．乳幼児では不顕性感染，あるいは軽い感冒様症状で経過することが多いが，年長児，成人の初感染の場合には典型的伝染性単核症の経過をたどり，重症化しやすい．成人での抗体保有率は95%である．わが国では欧米とは異なり，低年齢層で初感染を受けるため，典型的症例が少ないとされてきたが，環境衛生の改善とともに初感染年齢の高年齢化にともない，典型的症例の増加が危惧される．

典型例では発熱，咽頭痛のほか，偽膜性扁桃炎，頸部リンパ節腫大，肝腫大，脾腫大（75%），皮疹を認める．小児期ではこのほか呼吸器症状を訴えることがある．

肝機能障害は約90%に出現し，2～4週時にピークが認められ，3ヵ月以内に治癒することが多い．高ビリルビン血症を示す症例はまれであり，臨床的に黄疸を認めることは少ない．

血清トランスアミラーゼ値は上昇するが，多くの症例では1,000 IU/l以下である．ALP，γ-GTP，LAPなどの胆道系由来の酵素も上昇するが，中等度以下にとどまる．末梢血中の単核細胞（リンパ球，単核球）は増加し，異型リンパ球の出現を認める（白血球分画の10%以上）．ほかに播種性血管内凝固 disseminated intravascular coagulation（DIC），汎血球減少症，ウイルス感染性血球貪食症候群 virus-associated hemophagocytic syndrome（VAHS）などをともなうことがある．

特異EBウイルス抗体価の測定が臨床的には有用である．急性期にはVCA-IgG，VCA-IgM，EA-DR-IgG抗体が陽性化し，回復期に至り，EBNA抗体が陽性化する．小児ではEBNA抗体の陽転化は遅延し，6～12ヵ月以降に陽転化する．血中EBV-DNAをPCR法で検出することも可能である．

伝染性単核症類似の臨床像を示す他のウイルス性肝炎（サイトメガロウイルス，アデノウイルス），細菌感染症（リステリア）との鑑別が重要である．

多くの症例は，2～4週以内に改善・治癒する self-limited disease の経過を示すが，まれに劇症化，慢性化，リンパ腫の合併を認めることがある．慢性化では抗体の異常パターン（VCA-IgG抗体の異常高値，EBNA抗体陽性，VCA-IgM抗体，EA-DR-IgG抗体陽性）が認められる．

■ サイトメガロウイルス肝炎

妊婦の初感染による先天性感染と，分娩時の産道感染，輸血後感染，臓器移植時感染，日和見感染などの後天性感染がある．免疫異常をともなう疾患，強力な免疫抑制薬治療時の全身性サイトメガロウイルス（CMV）感染症が存在する．わが国成人の抗体保有率は70%である．

先天性感染症では，小頭症，脈絡網膜炎のほか，閉塞性黄疸，肝脾腫，肝機能異常が認められる．健康小児への初感染の多くは不顕性であり，再活性例も無徴候性である．しかしときには，伝染性単核症様臨床像を示すことがあり，肝腫大，脾腫大，血小板減少，肺炎などの臨床像が認められる．全身性CMV感染症では，発熱，白血球減少，肺炎，肝脾腫，軽度の肝機能障害を認め，劇症肝炎

CMV肝炎の肝機能障害は，一般的には軽度であるが，ときには胆汁うっ帯(閉塞性黄疸)や重症化がみられる．肝細胞，尿中脱落腎上皮中に核内封入体(owel's eye)が認められる．

診断は，尿中CMV，血中CMV特異抗体(CMV-IgM)，あるいはCMV-DNAをPCR法で証明する．治療はCMV高力価グロブリンの大量投与，ganciclovirの投与が行われる．

■薬剤性胆汁うっ滞・肝炎・肝障害

肝細胞障害性(壊死，脂肪肝)，胆汁うっ滞(閉塞性黄疸)あるいは両者をあわせた臨床像(混合型)を示す．代表的薬剤としては，アセトアミノフェン(細胞壊死，重症肝炎)，バルプロ酸(脂肪肝，Reye様症候群)，エリスロシン(閉塞性黄疸)，フェニトイン(混合型)があげられる．

治療目的別の薬剤では，麻酔(ハローセン)，抗痙攣薬(フェニトイン，バルプロ酸，カルバマゼピン，フェノバルビタール)，抗炎症・解熱・鎮痛薬(サリチル酸，イブプロフェン，インドメタシン，アセトアミノフェン)，ホルモン剤(抗甲状腺薬—メチルチオウラシル・プロピルチオウラシル・チオウラシル，トルブタミド，エストロゲン)，抗生物質(エリスロシン，セファロスポリン，合成ペニシリン，クロラムフェニコール，クリンダマイシン，INH，リファンピシン，テトラサイクリン)，その他(ペニシラミン)があげられる．

薬剤性肝障害では全身症状をともなうことがある．特に抗痙攣薬の場合には，アレルギー症状として，発熱，皮疹，好酸球増多，リンパ球増多，リンパ節腫脹，刺激リンパ球の出現，伝染性単核症様臨床像や，腎不全をともなう．

慢性肝障害を示す薬剤としては，プロピルチオウラシル，アセトアミノフェン，INH(慢性肝炎)，抗腫瘍薬(メトトレキサート)，グルココルチコイド(脂肪肝)，イミプラミン，クロロサイアザイド(胆汁うっ帯)，抗腫瘍薬，X線(肝静脈閉塞症)，抗腫瘍薬・ビタミンA(肝類洞線維化)があげられる．

2. 新生児肝炎 neonatal hepatitis

【病因・病態・疫学】

新生児肝炎は，新生児，乳児期に不完全閉塞性黄疸(直接型高ビリルビン血症)，それに続発する脂肪吸収障害(脂肪便)，脂溶性ビタミン欠乏症の臨床像を示し，既知の肝・胆道系疾患が除外される病因不明の疾患群をいう．必ずしも肝炎の病態を示さない点に注意する．出生1万に対して1の発症が認められる．肝組織学的には，巨細胞性肝炎の像を示すことが多い(第10章．新生児・低出生体重児, p196参照)．

最近，代謝性疾患であるシトリン欠損症が新生児肝炎類似の臨床像を示すことが明らかにされた．

【臨床像・検査所見】

閉塞性黄疸(黄疸，灰白色便，濃黄色尿)，肝腫，脾腫，くる病(ビタミンD欠乏症)，一部の症例では体重増加不良を認める．

直接型優位の高ビリルビン血症，高胆汁酸血症を認めるが，血清トランスアミラーゼ値は異常高値を示す症例から正常範囲内を示す症例まで幅広い．肝・胆道系の障害を示す血清ALP，γ-GTPなどは，一般的には，軽度の上昇にとどまる．血清リポ蛋白-Xは陽性または陰性を示す．経口ゾンデ法で採取した十二指腸液中に胆汁(胆汁色素，ビリルビン)を確認できる場合が多い．腹部超音波検査では，胆嚢とともに肝外胆管が観察されることが多い．肝生検像は巨細胞性変性像，胆汁うっ滞像，門脈域を中心とした細胞浸潤などを認める．

【診断・鑑別診断】

肝外性閉塞黄疸(胆道閉鎖症，総胆管囊腫)，徴候性肝内胆管減少症(Alagille症候群)，病因が特定できるその他の肝内胆汁うっ滞性疾患(感染性，代謝性，免疫性)の除外診断による．

【治療・予後・合併症】

保存的に治療するが，脂溶性ビタミン欠乏症(A, D, E, K)，特にビタミンK欠乏(頭蓋内出血ほか)に注意する．体重増加不良，二次性高アミノ酸血症，二次性ガラクトース血症があれば点滴補液，特殊ミルク(中鎖脂肪酸含有ミルク，乳糖除去ミルク)を使用する．生後6～12ヵ月頃までに軽快する症例が大部分であるが，一部の症例は

(5〜10%)慢性肝炎,肝硬変に移行し,まれに肝癌を合併する.予後不良例では,肝移植が適応となる.

3. そのほかの小児期にみられる肝内胆汁うっ滞 intrahepatic cholestasis in childhood

肝細胞,肝内の毛細胆管レベルでの胆汁うっ滞による病態を示し,閉塞性黄疸,胆汁うっ滞の臨床像を示す.その病因は多様であるが,徴候性肝内胆管減少症,進行性家族性肝内胆汁うっ滞症候群,良性反復性肝内胆汁うっ滞症,原発性硬化性胆管炎などがあげられる.

a. Alagille 症候群(徴候性肝内胆管減少症)

最近本症の責任遺伝子は 20 番染色体 p12 にある JAG1 であることが明らかにされた.慢性胆汁うっ滞のほか,特異な顔貌(広い額,後退した眼窩,広い鼻根部,ストレートな鼻柱,小さな下顎),心雑音(肺動脈狭窄ほかの先天性心疾患),脊椎の異常(蝶形脊椎),眼球異常(後胎生環遺残)などの特徴的臨床像を示す.このほか,成長障害,知的障害,性腺機能低下などが認められる.上記の特異的顔貌は,新生児・乳児期には不明なことが多く,加齢とともに顕著となる.新生児肝炎,胆道閉鎖症(後述)との鑑別診断が重要である.

b. 進行性家族性肝内胆汁うっ滞症候群

従来 Byler 病あるいは Byler 症候群と診断されてきたこの疾患群は,最新の遺伝子診断により,従来 Byler 病と診断された PFIC1(染色体 18q21 にある FIC1 遺伝子の異常),PFIC2(2q24, BSEP),PFIC3(7q21, MDR3)に分類されている.さらに,これまで良性反復性肝内胆汁うっ滞と診断された疾患の責任遺伝子が,PFIC1 と同様であることが判明している.本症はまれな疾患であるが,小児期慢性胆汁うっ滞症の中では,Alagille 症候群に次ぐ頻度を示す.

生下時からの慢性・進行性肝内胆汁うっ滞の臨床像を示す.特記すべきことは,著明な瘙痒感と出血をともなう多数の皮膚擦過創であり,大部分の症例で認められる.慢性胆汁うっ滞では,一般に,血清コレステロール,γ-GTP が高値を示すが,PFIC1 および PFIC2 では正常値を示すことが特徴的である.

治療は,減黄・利胆あるいは瘙痒感に対して,コレスチラミン,フェノバルビタール,ウルソデオキシコール酸などが投与されるが,効果は不十分である.合併症は,脂溶性ビタミン欠乏症,特に幼児期以降(2歳以後)ではビタミンE欠乏による神経学的合併症(深部腱反射の減弱・消失,小脳失調,視力障害)を認める.

進行性の臨床経過を示し,胆汁性肝硬変,肝不全に進展する.肝癌の合併も報告されている.20歳代までの生存は得られないとされてきたが,肝移植の適応により延命が得られている.

4. ビリルビン代謝異常症

ビリルビン代謝過程の先天性障害により高ビリルビン血症を呈する疾患群の総称である.病型は血中に増加するビリルビンの優位型により,非抱合型高ビリルビン血症と抱合型高ビリルビン血症に大別される.前者は Gilbert 症候群,Crigler-Najjar 症候群 I, II 型に分類され,肝細胞小胞体の Bilirubin-UDP glucuronosyltransferase(B-UGT)活性の欠如,あるいは低下がその主病因とされている.後者は Dubin-Johnson 症候群,Rotor 症候群に代表される.近年,個々の疾患についての遺伝子異常が解明されつつある.非抱合型高ビリルビン血症は,ほとんどが B-UGT 遺伝子(2q37, UGT1A1)変異に起因することが明らかにされた.一方,Dubin-Johnson 症候群では,肝細胞から胆汁中へのビリルビン輸送に関与する蛋白の異常が明らかにされた(10q24, MRP2).また最近,新生児高ビリルビン血症や母乳性黄疸と B-UGT 遺伝子異常との関連が報告されている.Crigler-Najjar 症候群 I 型を例外として,治療は行われない.

a. Crigler-Najjar 症候群 I 型

先天的に B-UGT 活性が欠如している.生後2〜3日から高度の黄疸を認め,放置すれば核黄疸をきたし,2〜3歳までに死亡する.B-UGT 活性の誘導薬(フェノバルビタール等)は減黄に無効である.治療は光線療法が主体である.肝移植例が

b. Crigler-Najjar症候群Ⅱ型

生後10日以内に中等度〜高度の黄疸が発現し持続する．B-UGT活性は正常値の約10%に著減しているが，誘導薬(フェノバルビタール等)による減黄効果がある．一般肝機能検査は正常である．

c. Gilbert症候群

軽度ないし中等度の高ビリルビン血症を呈する．B-UGT活性が約30%に低下している．溶血所見は認めず，一般肝機能検査，肝組織像は正常である．大部分は無症状である．低カロリーテストやニコチン酸投与で血清ビリルビンが上昇することが特徴である．過労などのストレスにより黄疸が顕在化する．

d. Dubin-Johnson症候群

肝内・肝外胆管に異常なく，胆汁うっ滞をともなわず，直接ビリルビン優位の慢性の軽度〜中等度の高ビリルビン血症を呈する．黄疸は感冒，疲労により増強する．黒色肝，肝細胞内粗大褐色顆粒，BSP負荷試験での再上昇と尿中コプロプロフィリンイソマー1の排泄増加(80%以上)の特徴を示す．肝胆道シンチグラフィーでは，肝から胆道系への排泄の高度遅延がみられる．

e. Rotor症候群

中等度の直接ビリルビン優位の高ビリルビン血症がみられる．黄疸以外はほとんどが無症状である．肝は肉眼的に組織学的に正常，一般肝機能検査も正常である．ICG，BSPの著明な血中停滞，尿中コプロプロフィリン増加とイソマーⅠ増加(80%以内)などを特徴とする．肝胆道シンチグラフィーでは，肝への集積が高度に遅延する．

5. 胆道閉鎖症 biliary atresia

【病因・病態・疫学】

発生異常説と未知のウイルス感染説があるが，病因は不明である．新生児肝炎と同様に，発生頻度は出生1万に対して1である．肝外胆管の完全閉塞により胆汁の腸管への流入が完全に遮断されるため，新生児肝炎と同様に，続発する脂肪吸収障害(脂肪便)，脂溶性ビタミン欠乏症の臨床像を示す．

【臨床像・検査所見】

新生児肝炎に類似する．閉塞性黄疸(黄疸，灰白色便，濃黄色尿)，肝腫，脾腫，くる病を認めるが，体重増加は良好な場合が多い．灰白色便は本疾患の特徴的所見であるが，一部の症例では，新生児期には非典型的に淡黄色(あるいは黄色)色調を示すことがある．

直接型高ビリルビン血症，高胆汁酸血症，血清トランスアミラーゼ値は新生児肝炎とほぼ同様の所見を示すが，肝・胆道系の障害を示す血清γ-GTP，血清コレステロール，リン脂質は高値を示す．**血清リポ蛋白-X**は陽性である．経口ゾンデ法では胆汁の存在を証明できない．腹部超音波検査では，縮小した胆嚢(あるいは痕跡)，肝外胆管の欠如(線維組織塊)が観察されることが多い．肝生検像は胆汁うっ滞像のほか，門脈域の線維化，胆汁栓，偽胆管の増生を認める．

【診断・鑑別診断】

灰白色便，血清コレステロール(リン脂質)の高値，リポ蛋白-X陽性，血清γ-GTPの高値，超音波断層法所見から可能である場合が多いが，十二指腸ゾンデ法，経皮的肝生検が必要となる．診断不可能な場合には，本疾患の早期手術の重要性を考慮し，躊躇せず小開腹術(術中胆道造影)を施行する．

新生児肝炎との鑑別診断が最も問題となる．このほか，徴候性肝内胆管減少症(Alagille症候群)，ガラクトース血症，遺伝性チロシン血症，シトリン欠損症などの除外診断も重要である．母乳黄疸との鑑別も大切である．

【治療・合併症・経過・予後】

肝門部空腸吻合術(葛西手術)による腸肝循環再建術が適応とされ，生後60日以内での施行が，その予後との関連から推奨されている．非手術例，手術不成功例では，早期に胆汁性肝硬変，肝不全にて死亡する．これらの症例では，**生体肝移植**が適応となる．

術後合併症としては，**上行性胆管炎**が重要である．反復する上行性胆管炎は，肝進行性病変(肝硬

変)への進行を助長する．術前・術後では，脂溶性ビタミン，特にビタミンK欠乏による出血，ビタミンE欠乏症による神経学的合併症の予防が必要である．胆汁性肝硬変の進行例では，門脈圧亢進症，肝不全の合併，肝癌の合併に留意する．

6. 先天性胆道拡張症（総胆管嚢腫），総胆管拡張症

a. 先天性胆道拡張症 congenital dilatation of the bile duct，総胆管嚢腫 choledocal cyst

新生児，乳児期に閉塞性黄疸を示す疾患で，その病態は不完全肝外胆管閉塞である．閉塞部の肝側に胆管の嚢腫状拡張を認める．約半数の症例に胆管膵管合流異常が認められる（正常の胆管と膵管は十二指腸壁内で合流するが，この異常では長い共通管が認められ，合流部はより肝門部側にある．そのため，胆汁・膵液相互の逆流が起こる）．胆道系の閉塞は不完全であるため腸管への胆汁の排泄が認められ，黄色便と灰白色便が間欠的に認められることがある．右上腹部に嚢腫状腫瘤を触知できる場合がある．早期手術が望まれる．胆道閉鎖症に比較して，予後は良好である．

b. 総胆管拡張症 dilatation of the choledocal duct

幼児期以降に総胆管嚢腫類似の病態を示し，肝内，肝外胆管の嚢腫状，紡錘状拡張を認める．大部分の症例に**胆管膵管合流異常**を認める．

閉塞性黄疸のほか，胆石，膵炎の合併が特徴的で，激しい腹痛をともなう．肝機能異常のほか血清アミラーゼ値の上昇を認める．

肝門部空腸吻合術などの外科的治療の対象となる．非手術例では肝線維化，肝硬変，慢性膵炎に進行し，胆石，胆管癌の合併を認めることがある．

小児期に反復性の腹痛を訴える疾患，特にアセトン血性嘔吐症 acetonemic vomiting との鑑別診断が重要である．

7. 肝硬変 liver cirrhosis

小児期に認められる肝硬変の病因には，ウイルス性肝炎（B型）のほか，代謝性疾患（ガラクトース血症，遺伝性チロシン血症，Wilson病，糖原病など），肝・胆道系疾患（胆道閉塞，新生児肝炎，肝内胆管減少症，進行性家族性肝内胆汁うっ滞症候群，原発性胆管硬化症など）などがある．肝硬変は，**門脈圧亢進症**（食道静脈瘤），**脾機能亢進症**（貧血，白血球減少，血小板減少）の合併をきたし，消化管出血，肝不全，あるいは肝癌合併のリスクを高める．

8. 脂肪肝 fatty liver

【病因】
病因は多様である．肥満（過栄養），低栄養（低蛋白性低栄養，クワシオルコル kwashiorkor，糖尿病，全身性疾患，消化管疾患，中心静脈栄養，薬剤性（テトラサイクリン，コルチコステロイド），代謝性疾患（ガラクトース血症，遺伝性チロシン血症，糖原病，尿素サイクル代謝異常症，Wilson病，Reye症候群）で認められる．脂肪肝の多くは，大脂肪滴（肝細胞の核よりサイズが大きい）の沈着であるが，Reye症候群，テトラサイクリン脂肪肝では，特徴的に小脂肪滴のびまん性沈着が認められる．

【疫学】
現在わが国で最も頻度として高い脂肪肝の病因は，肥満である．肥満児は20年前に比較し約4倍に増加し（～10％），脂肪肝を含めていわゆる「生活習慣病」の温床となっている．脂肪肝は，単に肝への脂肪沈着を意味せず，肝進行性病変（慢性脂肪性肝炎，肝線維化，まれに肝硬変）が全体の1/3の症例に認められ，将来の国民病として危惧されている．

【検査所見】
血清トランスアミラーゼ値の上昇を認め（20％），GPT優位のパターンを示す．超音波断層法では肝内エコー輝度の増加，肝内脈管の不明瞭化，肝腎コントラストの増強が認められる．CTでは，肝CT値の低下，肝/脾CT値比の低下が認められる．

【治療】
食事制限，運動療法，生活習慣の改善（ゲーム，テレビ鑑賞の制限）を行うが，困難な場合が多い．

9. 肝血管腫 hemangioma of the liver

【概念】

生後1年以内に認められる最も高頻度(50%)な肝腫瘍である。良性の単発性，多発性腫瘍であり，悪性腫瘍(血管肉腫)はきわめてまれである。

【病態】

腫瘍は生後1ヵ月以内に発見される場合が多く(50%)，1年以降ではまれ(5%)である。大部分の症例では，肝腫大，腹部膨満，黄疸，あるいは無徴候性腹部腫瘤として触診される。心不全，成長障害が認められる。皮膚血管腫は10～50%の症例で認められ，他臓器にも存在する。まれに，血小板の腫瘍内消費による血小板減少症，出血傾向(**Kasabach-Merritt症候群**)を合併する。

【診断】

CTが有用で，単純CTでは低吸収領域として描写されるが，ダイナミックCTでは，造影初期には腫瘍周辺部から濃染が始まり，次第に腫瘍全体が造影される。

【治療】

臨床像の重症度による。外科的切除，ステロイド療法，インターフェロン療法，放射線療法，肝動脈結紮・塞栓術，肝移植がある。自然退縮もみられる。

10. 膵炎 pancreatitis

【病因・疫学】

成人に比較し，小児期膵炎はまれである。小児期急性膵炎の病因としては，外傷(**仮性嚢胞**ほか)，特発性膵炎，胆道系疾患(総胆管拡張症ほか)，薬剤(L-アスパラギナーゼ，ステロイドほか)，感染症(**流行性耳下腺炎**)，先天異常があげられる。反復する膵炎では総胆管拡張症を念頭におく。慢性膵炎では，家族性遺伝性膵炎，家族性高脂血症，代謝性疾患(膵嚢胞性線維症)があげられるが，いずれもまれである。

【病態】

腹痛が必発で，主として心窩部に局在する(30%)。背部への放散痛も認められる(30%)。発熱(30%)，嘔吐(70%)をともなう。心窩部，上腹部に圧痛，筋性防御を認め，腹部膨満，小腸蠕動音の減少・消失を認める。腹水を認めることもある。慢性膵炎では，食後に増強する反復性の上腹部痛，放散痛があり，これらは前屈姿勢・座位で軽減する。無症状の場合も多い(20%)。

小児では，体重増加不良が認められるが，理学的所見には乏しい。発熱，心窩部の腫瘤は仮性嚢胞の存在を示唆する。膵外分泌不全は，膵嚢胞性線維症，Shwachman(-Diamond)症候群で認められる。

【診断】

血清・尿中アミラーゼ値，あるいはアミラーゼ-クレアチニンクリアランス比(C_{Am}/C_{cr})，血中リパーゼ値などの生化学的検査，超音波断層法，CTなどの画像診断が有用である。膵外分泌試験は，慢性膵炎の診断に有用であるが，簡便ではない。

11. 膵嚢胞性線維症 cystic fibrosis of the pancreas

全身性の外分泌腺の異常を示す疾患であり，胎便イレウス，慢性呼吸器感染症(肺気腫)，脂肪便(膵外分泌不全)，体重増加不良が主たる臨床像である。限局性胆汁性肝硬変などの肝障害を合併する。汗の電解質異常(クロール値の高値，>60 mEq)が診断上重要である。遺伝子診断も行われる(*CFTR*遺伝子)。比較的まれな疾患であるが，病因不明の新生児イレウス(胎便栓症候群)，気管支喘息(肺気腫)，成長障害(脂肪便)，肝障害の鑑別診断として重要である(第9章．小児の栄養・代謝とその障害，p 164参照)。

12. Shwachman(-Diamond)症候群

【概念・疫学】

欧米での発症頻度は膵嚢胞性線維症の約1/100であるとされているが，わが国では膵嚢胞性線維症の頻度とほぼ同様と考えられている。膵外分泌不全(脂肪便)と骨髄機能障害(好中球減少)を示す疾患である。膵組織は脂肪に置換され，Langerhans島とわずかの腺組織を認めるにすぎない。骨髄では，細胞成分の減少と脂肪組織の増加が認められ，好中球の成熟障害，骨髄形成不全をともなう症例もある。

【病態】
　乳児早期から脂肪便を認め，体重増加不良，発育障害がみられる．気道感染を繰り返す．貧血，出血傾向が認められることもある．

【診断】
　好中球減少は間欠的に認められることが多い．膵外分泌試験では著明な膵酵素の低下が認められるが，汗クロール濃度は正常である．画像診断で，膵組織の脂肪置換が観察される．

【治療】
　膵酵素製剤の大量投与，中鎖脂肪酸置換ミルクを使用する．膵嚢胞性線維症に比較し，予後は良好であるが，死亡率は高い(15〜20％)．年長児では，糖尿病の合併を認める．

21

腎・泌尿器疾患

● 総　論 ●

ネフロンの基本構造と機能，正常な腎皮質，糸球体の構造を図21-1, 2に示す．

I. 主要症候と鑑別

1. 蛋白尿 proteinuria

蛋白尿は，腎疾患のスクリーニング・診断・経過観察・活動性の判定・予後の推定を行ううえで重要な検査である．蛋白尿の半定量的測定法として試験紙法，スルホサリチル酸法，煮沸法がある．
試験紙法はアルブミンに特異性が高く簡便であ

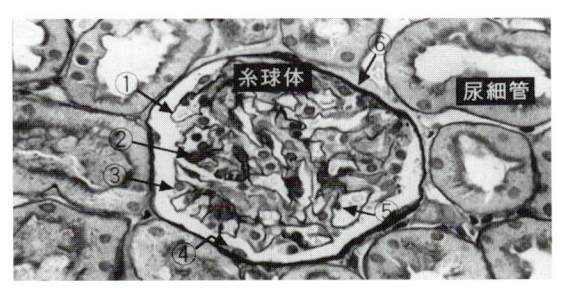

図21-2　正常な腎皮質の構造
組織切片をPAS染色で観察したもの．
① 糸球体基底膜，② メサンギウム細胞，
③ 糸球体上皮細胞，④ Bowman囊上皮細胞，
⑤ 糸球体内皮細胞，⑥ Bowman囊基底膜

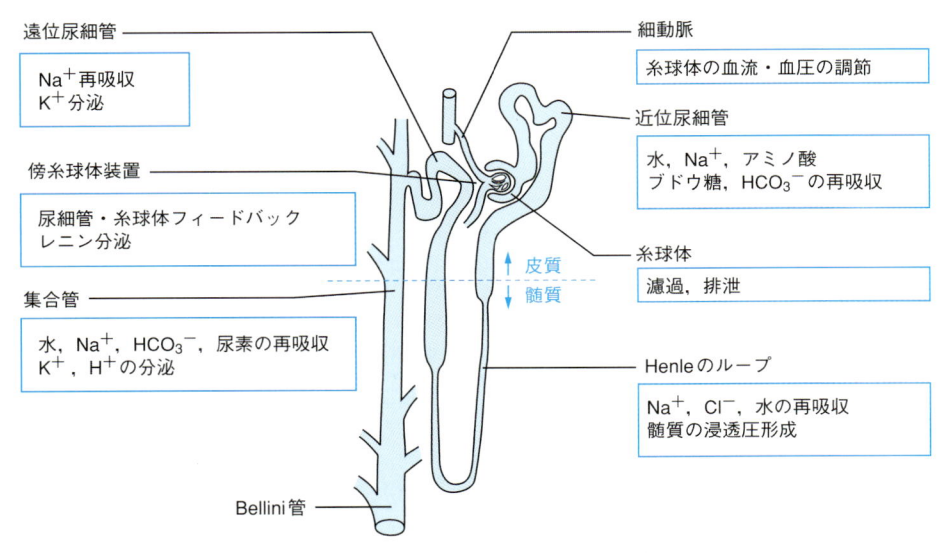

図21-1　ネフロンの基本構造と機能

- 遠位尿細管：Na^+再吸収，K^+分泌
- 傍糸球体装置：尿細管・糸球体フィードバック，レニン分泌
- 集合管：水，Na^+，HCO_3^-，尿素の再吸収，K^+，H^+の分泌
- Bellini管
- 細動脈：糸球体の血流・血圧の調節
- 近位尿細管：水，Na^+，アミノ酸，ブドウ糖，HCO_3^-の再吸収
- 糸球体：濾過，排泄
- Henleのループ：Na^+，Cl^-，水の再吸収，髄質の浸透圧形成
- 皮質／髄質

表 21-1　尿検査

項目	基準となる値
尿量	乏尿：200〜250 m*l*/m²/日以下（体表面積あたり）（または，0.5 m*l*/kg/時間） 多尿：2,000 m*l*/m²/日以上（体表面積あたり）
尿蛋白	蛋白尿：試験紙法（1＋）以上 　　　　定量 100 mg/m²/日以上
尿培養	細菌尿：10⁵コロニー/m*l* 以上
尿沈渣	血尿：赤血球　5以上/HPF 膿尿：白血球　5〜10以上/HPF

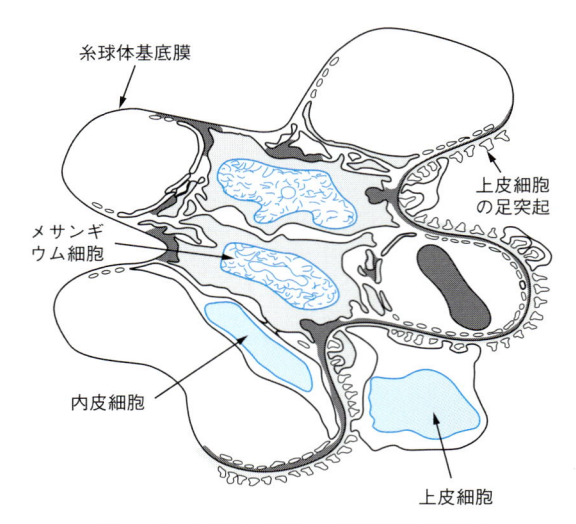

図 21-3　正常糸球体の電子顕微鏡観察

（糸球体基底膜／上皮細胞の足突起／メサンギウム細胞／内皮細胞／上皮細胞）

ることから蛋白尿のスクリーニングに適しており，一般的である．しかし，グロブリンや Bence Jones 蛋白などは検出できない．定量法では，蓄尿により1日尿蛋白排泄を測定する．正常小児では 100 mg/m²/日以下である（表 21-1）．

【蛋白尿の分類】

正常の糸球体基底膜（図 21-3）は通過する分子の **大きさ** size と **荷電** charge に対する barrier により血中の物質の漏出が防がれている．しかし，糸球体の炎症，血行障害，濾過圧上昇などによりその機能が失われ，尿中に蛋白が漏出する．蛋白尿には ① **生理的蛋白尿**（体位性，運動性，発熱時など一時的，可逆性なもの）と，② **病的蛋白尿**（疾患にともなうもの）がある．蛋白尿は出現部位から以下のように分類できる．

1）腎前性蛋白尿

骨髄腫による Bence Jones 蛋白，溶血によるヘモグロビン尿，筋融解によるミオグロビン尿などである．

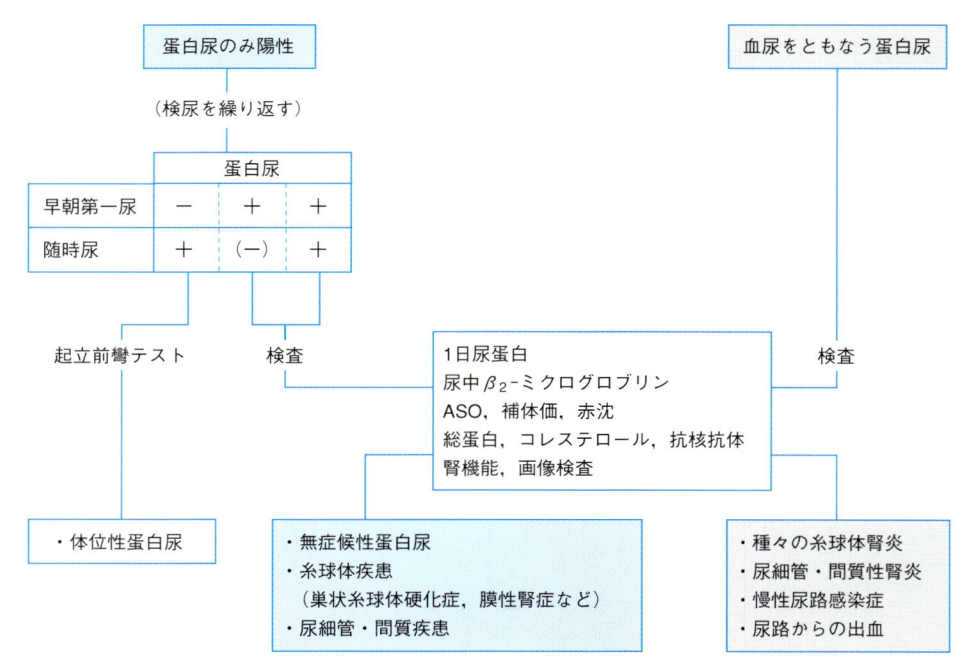

図 21-4　蛋白尿の診断の進め方

2) 糸球体性蛋白尿

糸球体障害によって高分子蛋白が尿中に漏出したものである．糸球体基底膜の選択性の指標として**選択指数** selectivity index があり，低分子蛋白のトランスフェリン(分子量 88,000)と高分子蛋白の IgG(分子量 150,000〜190,000)のクリアランス比で計算される．この選択指数が 0.2 以下を高選択性蛋白尿と呼ぶ．ネフローゼ症候群の患者で高選択性蛋白尿のものはステロイドへの良好な反応が期待できる．

3) 尿細管性蛋白尿

β_2-ミクログロブリン(β_2-MG，分子量 11,800)，α_1-ミクログロブリン(α_1-MG，分子量約 30,000)，N-acetyl-β-D-glucosaminidase(NAG)などで，主に近位尿細管機能の評価に使用される．

【診断の進め方】

図 21-4 に，蛋白尿の診断の進め方を示す．

2. 血尿 hematuria

血尿は尿に赤血球が混入した状態をいう．**肉眼的血尿** macroscopic hematuria と**顕微鏡的血尿** microscopic hematuria に分類される．ただし，尿が赤い場合はミオグロビン尿，ヘモグロビン尿，ビリルビン尿，ポルフィリン尿，濃縮尿などによることもある．肉眼的血尿は Thompson の 2 杯分尿法により出血部位を鑑別し，前半血尿は下部尿道，後半血尿は膀胱頸部，全血尿は腎・尿管からの出血である．血尿のスクリーニングとして試験紙法による尿潜血反応が用いられるが，ミオグロビン尿，ヘモグロビン尿でも陽性となる．尿沈渣の鏡検で赤血球を確認することが必要である．赤血球形態の観察で**変形赤血球**が多い場合は糸球体性血尿，変形しない赤血球が多い場合は非糸球体性赤血球と考えられる．

【診断の進め方】

赤(褐)色尿・血尿の診断の進め方を図 21-5 に示す．

3. 白血球尿(膿尿)，細菌尿

a. 白血球尿 leukocyturia(膿尿 pyuria)

白血球は腎・尿路の炎症で尿中に出現する．白血球尿(膿尿)は尿路感染症や尿細管・間質性腎炎，

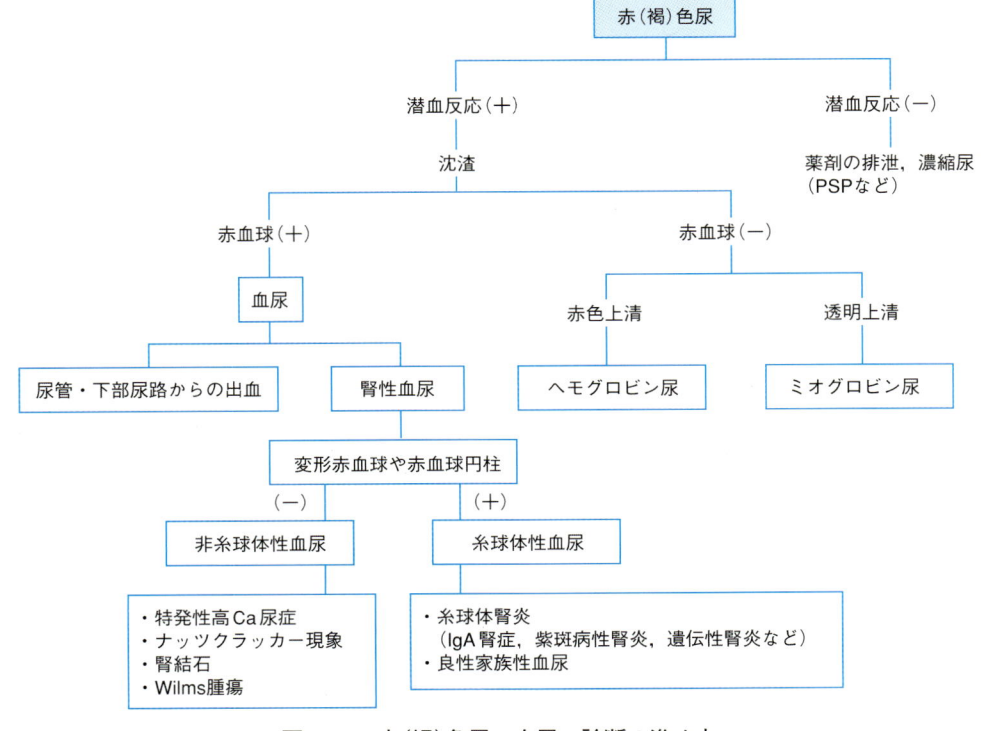

```
                        赤(褐)色尿
                            │
              ┌─────────────┴─────────────┐
          潜血反応(＋)                  潜血反応(－)
              │                             │
             沈渣                    薬剤の排泄，濃縮尿
              │                         (PSPなど)
      ┌───────┴───────┐
   赤血球(＋)         赤血球(－)
      │                   │
     血尿           ┌─────┴─────┐
      │          赤色上清       透明上清
┌─────┴─────┐       │             │
尿管・下部    腎性血尿    ヘモグロビン尿   ミオグロビン尿
尿路からの      │
出血      変形赤血球や赤血球円柱
           (－)          (＋)
            │             │
       非糸球体性血尿   糸球体性血尿

・特発性高Ca尿症       ・糸球体腎炎
・ナッツクラッカー現象    (IgA腎症，紫斑病性腎炎，遺伝性腎炎など)
・腎結石              ・良性家族性血尿
・Wilms腫瘍
```

図 21-5 赤(褐)色尿・血尿の診断の進め方

川崎病などで認められる．糸球体腎炎，ループス腎炎などでも炎症の強い場合には血尿のみならず膿尿がみられる．膿尿が臨床的に重要な意義を持つものは尿路感染症であり，この場合には細菌尿を証明する必要がある．

b. 細菌尿 bacteriuria

中間尿の培養で細菌コロニー数が単一菌で，$10^5/ml$以上を有意の細菌尿とする．試験紙による細菌尿の簡易検査法として，亜硝酸塩試験などがある．白血球尿が認められるにもかかわらず細菌尿が陰性の場合を**無菌性膿尿** aseptic pyuria と呼び，嫌気性菌，結核菌，マイコプラズマ，クラミジア，ウイルスなどによる尿路感染，糸球体腎炎の活動期，川崎病，アレルギー性膀胱炎などでみられる．

4. 糖尿 glucosuria

正常ではブドウ糖は近位尿細管でほぼ100％再吸収される．試験紙法で尿糖が陽性となるのは，① 血糖値が上昇し，近位尿細管ブドウ糖再吸収閾値を超えた場合（すなわち食後や糖尿病），② 近位尿細管障害によりブドウ糖再吸収閾値が低下した場合（**腎性糖尿**，Fanconi 症候群，尿細管・間質性腎炎など）である．糖尿が陽性の場合，空腹時血糖，HbA_{1c} を検査して鑑別を進める．

5. 尿量の異常（多尿 polyuria，乏尿 oliguria）

多尿は水分の過剰摂取（心因性多尿），水分の再吸収障害（中枢性尿崩症，腎性尿崩症）や浸透圧利尿（糖尿病など）によるものなどがある．乏尿は腎そのものの障害によるもの（腎性腎不全）と腎外での変化（腎前性，腎後性腎不全）によるものとがある（急性腎不全，p 531 参照）．

6. 排尿異常

頻尿 pollaki(s)uria（排尿回数が正常より多い状態），遺尿，夜尿などは機能的異常によるものと器質的異常によるもの（尿路感染症，神経因性膀胱，尿路奇形，慢性腎不全など）がある．

7. 浮腫 edema

浮腫とは組織間液の増加した状態をいう．その成因には血漿膠質浸透圧の低下，毛細血管内圧の上昇，毛細血管壁の透過性の亢進，リンパ管の通過障害，ナトリウムと水の貯留などがある．腎性浮腫では全身に浮腫を認めるが特に眼瞼浮腫が著明である．また，ネフローゼ症候群ではしばしば腹水や胸水をともなう．

8. 高血圧 hypertension

腎を原因とする高血圧（腎性高血圧）は二次性高血圧の中で最も頻度が高い．腎実質性のものと腎血管性のものに分類される．腎実質性高血圧は慢性糸球体腎炎，尿細管・間質性腎炎などを原因とし，体液量の増加，腎性昇圧物質（レニンなど）の増加，腎性降圧物質（プロスタグランジン，カリクレインなど）の減少，血管反応性の亢進などによる．腎血管性高血圧では腎動脈の狭窄によるレニンの過剰分泌に基づく．

II. 検 査 法

1. 腎機能検査

主な腎機能検査を図 21-6 に示す．

a. 糸球体濾過値 glomerular filtration rate（GFR）

糸球体濾過値とは時間あたりに全糸球体より濾過される原尿の量を意味し，糸球体機能の指標として重要である．糸球体のみから濾過され，尿細管からは吸収も分泌もされない物質（GFR 物質）のクリアランスを測定すれば糸球体における1分間の濾過量を知ることができる．理想的 GFR 物質はイヌリンであるが，わが国ではチオ硫酸ソーダや生体内にあるものとしてクレアチニン（**内因性クレアチニンクリアランス**と呼ばれる）が GFR の測定に用いられる．

腎機能検査	正常値（新生児期，乳児期は除く）	腎血管	糸球体	近位尿細管	Henleのループ	遠位尿細管集合管
Cパラアミノ馬尿酸（C_{PAH}）	490〜560ml/分/1.73m^2	RPF				
Cチオ硫酸ソーダ（C_{thio}） Cイヌリン（C_{in}） Cクレアチニン（C_{cr}）	80〜140ml/分/1.73m^2		GFR			
尿中NAG	5U/l以下			■		
尿中低分子蛋白 　β_2-ミクログロブリン（β_2-MG） 　α_1-ミクログロブリン（α_1-MG）	320μg/l以下 8mg/l以下			■		
尿中アミノ酸排泄				■		
尿細管ブドウ糖再吸収極量（TmG）	男：357±80mg/分/1.73m^2 女：303±55mg/分/1.73m^2			■		
重炭酸イオン負荷試験				■		
Fishberg濃縮試験（水制限試験）	比重：1.024以上　または 尿浸透圧：800mOsm/kgH$_2$O以上					■
塩化アンモニウム負荷試験						■

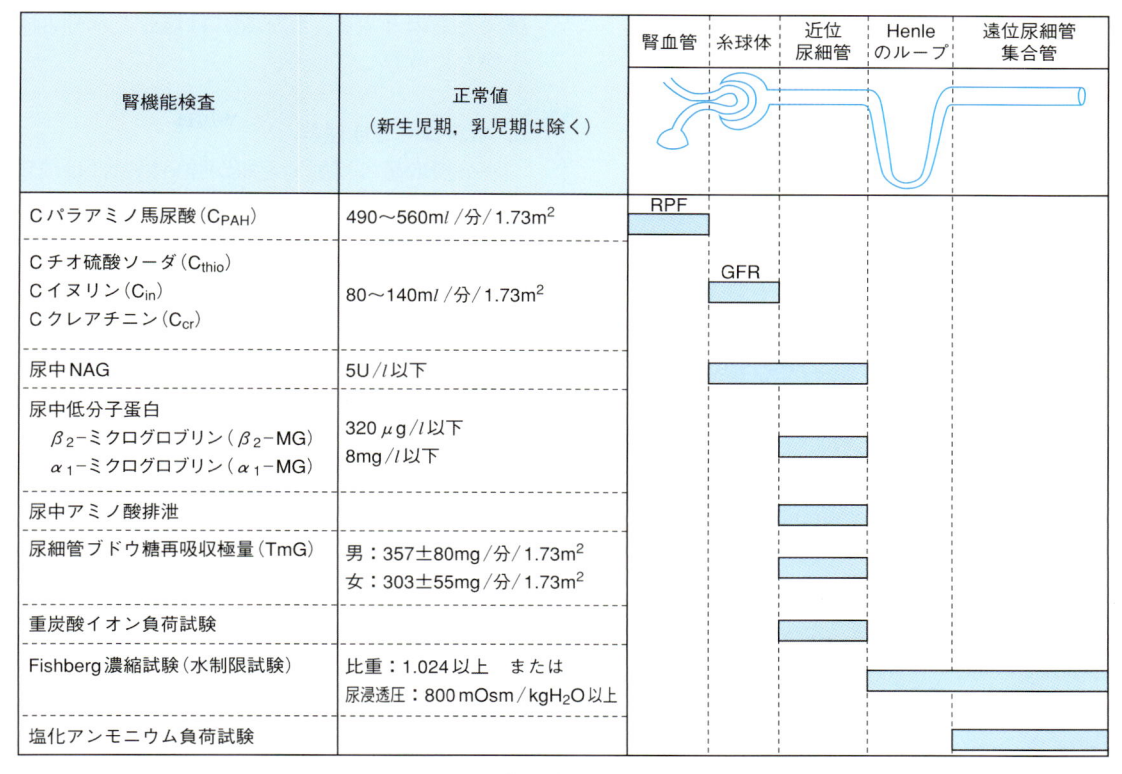

図21-6　主な腎機能検査法
　　　　C：クリアランス，RPF：腎血漿流量，
　　　　GFR：糸球体濾過値，■：主な関連部位

b. 尿細管機能検査

尿細管性蛋白（β_2-ミクログロブリン，α_1-ミクログロブリン，NAG）の尿中排泄は近位尿細管障害で増加する．Fishberg濃縮試験は尿濃縮機能の検査で，抗利尿ホルモンantidiuretic hormone（ADH）に対するV2受容体（主に集合管に存在）を介する反応をみるものである．

2. 腎・尿路の画像診断

単純X線 kidney, ureter and bladder（**KUB**），**静脈性腎盂造影** intravenous pyelography（IVP），drip infusion pyelography（DIP），**排泄性膀胱尿道造影** voiding cysto-urethrography（VCG），超音波検査，CT，MRI，核医学検査（^{99m}Tc-DMSAシンチグラフィーなど）がある．間質性腎炎や尿路感染症には，Gaシンチグラフィー（G 67シンチグラフィー）が適している．各種検査法の選択にあたっては，適応，短所，X線被曝，造影剤の副作用（過敏症，腎障害）を考慮しなければならない．

3. 腎 生 検

腎疾患の，特に糸球体腎炎や尿細管・間質疾患の診断，治療法，予後判定に有用である．採取した組織は光学顕微鏡，蛍光（あるいは酵素）抗体法（IgG，IgA，IgM，C3に対する各抗体を用いてそれらの沈着を検索する），および電子顕微鏡的観察（図21-3参照）に用いる．糸球体病変の表現方法を図21-7に示す．

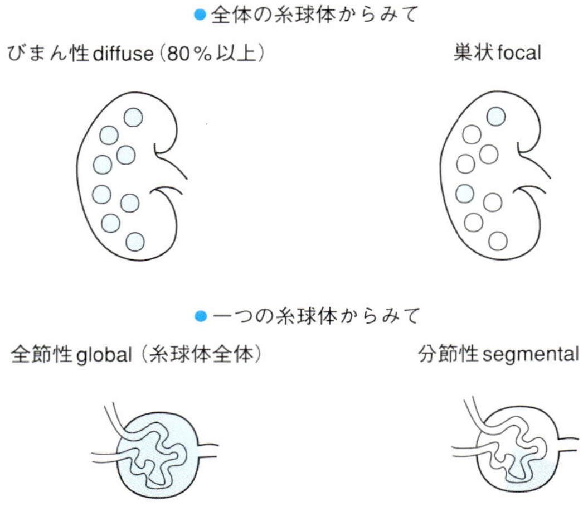

図 21-7　糸球体病変の表現方法
色部分が病変部位を示す．

III. 学校検尿

学校保健法施行規則の改正により，1974年（昭和49年）から小・中学生の健康診断の項目に尿検査が加えられた．腎疾患のなかに無自覚，無症状のうちに経過，進行するものがあり，これらの疾患の早期発見と事後処置の確立を目的としたものである．早朝尿（あるいは学校で採取した尿）を用いて試験紙法で尿蛋白，潜血反応，糖尿のチェックが行われている．異常陽性者にはさらに二次検尿を行い，さらに異常者は医療機関を受診することになる．糸球体腎炎，尿路感染症，先天性腎尿路奇形などが発見されている．

検尿異常者の生活管理などについては，主治医，患児家族，校医の意志疎通を図るために管理指導表が用いられている．

IV. 治　療

1. 食事療法

a. 急性腎炎症候群

浮腫，乏尿や高血圧を示す時期には塩分制限（添加食塩を 0 g/日）と蛋白制限を行い，摂取水分量を前日尿量に**不感蒸泄量**（400～600 ml/m²/日）を加えたものとする．利尿期には塩分と水分の制限を徐々に解除していく．

b. ネフローゼ症候群

水分摂取量は浮腫・乏尿が強い場合には前日の尿量に不感蒸泄を加えた量とする．軽い場合には軽度の塩分制限にとどめる．過度の塩分，水分制限は**低容量ショック** hypovolemic shock を起こす危険がある．

c. 慢性腎不全

塩分制限，蛋白制限，低リン食，低カリウム食とする．低蛋白食で腎不全の進行を遅らせることができるとされ，腎不全の早い段階から低蛋白食が試みられている．必須アミノ酸を豊富に含む蛋白質を摂取することが大切である．小児では蛋白制限の成長発達への影響とコンプライアンスに十分配慮すべきである．

2. 血液浄化治療

腎不全や血中有害物質の除去を目的として血液透析，腹膜透析，血漿交換療法がある．血液透析 hemodialysis（HD）は末期腎不全の患者で blood access が良好な場合や急性腎不全の治療として行われる．慢性腎不全に対する**長期維持腹膜透析**として continuous ambulatory peritoneal dialysis（**CAPD**）が普及してきている．血液透析に比べて厳しい食事・水分制限を必要としないという利点がある．合併症として腹膜炎，カテーテル出口部感染，透析液漏出，注廃液不良，硬化性腹膜炎などがある．

3. 腎移植

小児の末期腎不全の治療法として血液透析，腹膜透析とともに腎移植が行われている．新しい免疫抑制薬（シクロスポリン，ミゾリビン，タクロリムス，ミコフェノール酸モフェチルなど）の登場により腎生着成績は向上してきている．小児では腎移植により腎機能のほぼ完全な回復と成長発達のキャッチアップを含めた QOL の向上が期待できる．

●各 論●

I. 腎不全

1. 急性腎不全 acute renal failure (ARF)

【概念】
急性腎不全とは，腎機能が急速に（数日ないし数時間の経過で）その機能を喪失して，体液の恒常性 homeostasis を維持できなくなった状態である．

【病態生理・分類】
腎血流量の低下，腎虚血による尿細管障害，糸球体機能低下などが基盤をなす．急性腎不全は，その発生病態より**腎前性，腎性，腎後性**の三つに大別される（表 21-2）．

表 21-2 急性腎不全の分類

	腎前性	腎性	腎後性
原因	脱水 ショック 心不全 敗血症	糸球体腎炎 尿細管・間質性腎炎 急性尿細管壊死 腎毒性薬剤，膠原病，手術	尿路の閉塞 尿路奇形
病態	腎血流量の低下	糸球体での濾過の減少 尿細管壊死 円柱による尿細管閉塞	尿流障害
症候	血圧低下 頻脈		
検査	血液濃縮	ミオグロビン尿，蛋白尿，血尿，尿中 β_2-MG 増加，腎生検	超音波検査 CT

【検査所見】
尿検査では乏尿〜無尿，尿細管性蛋白（β_2-ミクログロブリン：β_2-MG）の排泄増加がみられる．

血液検査で BUN，クレアチニン，カリウムの上昇，貧血（正球性正色素性），代謝性アシドーシスが認められる．乏尿が認められる場合には血液と尿のナトリウム，クレアチニンから**ナトリウム排泄率** fractional sodium excretion（FE_{Na}）を算出する（表 21-3）．腎前性腎不全では尿細管でのナトリウム再吸収能が保たれているため 1% 以下となり，腎性腎不全ではナトリウム再吸収障害のため 2% 以上となる．

【鑑別診断】
乏尿の出現は急性腎不全の発症を強く示唆する．ときに，乏尿を呈さない急性腎不全（非乏尿性急性腎不全）もある．腎前性腎不全を示唆する所見としては，発熱，脱水，循環血漿量の減少，体重減少，頻脈，血圧低下，尿浸透圧増加や尿ナトリウム濃度低下などである．薬物投与中に出現した急性腎不全では尿細管間質性腎炎による腎性急性腎不全を疑う．膠原病の存在が疑われる場合や蛋白尿や尿円柱出現など尿所見の異常が明らかである場合には糸球体疾患を考慮し腎生検を行う．超音波検査や CT により腎盂，腎杯，尿管の拡張が認められれば腎後性腎不全が強く疑われる．腎前性と腎性の検査からの鑑別を表 21-3 に示す．

【治療】
尿毒症状態の正常化，原疾患の治療，合併症の予防，十分な栄養補給が重要である．

2. 慢性腎不全 chronic renal failure (CRF)

【概念・病期分類】
慢性腎不全とは，慢性に経過する腎実質の障害

表 21-3 急性腎不全の検査からの鑑別

	腎前性	腎性
尿浸透圧（$mOsm/kgH_2O$）	>500	<350
尿中 Na 濃度（mEq/l）	<20	>40
尿中クレアチニン/血中クレアチニン	>40	<20
腎不全インデックス（RFI）	<1	>2
Na 排泄率（FE_{Na}）	<1	>2

$$RFI\ (\text{renal failure index}) = \frac{\text{尿中 Na}}{\text{尿中クレアチニン/血清クレアチニン}}$$

$$FE_{Na}(\%)\ (\text{fractional excretion of sodium}) = \frac{\text{Na クリアランス}}{\text{クレアチニン・クリアランス}} \times 100 = \frac{\text{尿中 Na/血清 Na}}{\text{尿中クレアチニン/血清クレアチニン}} \times 100$$

表 21-4 慢性腎機能障害の病期分類(Seldin)と治療

病期	腎機能(GFR)	症候	治療			
			薬物	生活規制	食事	その他
第1期 腎予備能低下期 diminished reserve	正常の50%以上	多くは無症状	降圧薬	激しい運動は避ける	蛋白・食塩制限	
第2期 代償性腎不全期 renal insufficiency	正常の30〜50%	軽度の高窒素血症 尿濃縮力低下のため多尿		準備体操程度		
第3期 非代償性腎不全期 renal failure	正常の10〜30%	高窒素血症 アシドーシス，成長障害 貧血 電解質異常(高K血症，高P血症，低Ca血症)	利尿薬 ビタミンD リン吸着剤 エリスロポエチン			
第4期 尿毒症期 uremia	正常の5〜10%以下	種々の尿毒症症状 消化器(嘔吐, 下血)，皮膚(色素沈着，かゆみ)，心血管(不整脈, 動脈硬化)，神経・筋(筋痙攣)，骨病変				透析 腎移植

により腎機能が低下した状態で，数ヵ月から数年かけて徐々に発症し，不可逆性である．慢性腎不全の程度は表21-4に示すように分類される．

【原因疾患】

わが国での成人を含めた透析導入時疾患別統計によれば，糖尿病性腎症，ついで慢性糸球体腎炎が末期腎不全の主要原因である．小児では先天性・遺伝性腎疾患，ついで慢性糸球体疾患(特に，巣状糸球体硬化症，逆流性腎症など)が上位を占める．

II. 原発性糸球体疾患

糸球体上の何らかの病変によって起こる疾患が糸球体疾患であり，その代表が糸球体腎炎 glomerulonephritis である．糸球体疾患は，臨床的な症状・徴候から表21-5のように五つの症候群に分類できる．また病因からは表21-6のように分類される．

1. 急性腎炎症候群を呈する代表的疾患

溶連菌感染後急性糸球体腎炎 poststreptococcal acute glomerulonephritis (PSAGN)

【概念】

臨床的に急性腎炎症候群を示すもののうち，**溶血性連鎖状球菌(溶連菌)感染との関連が確実なものを溶連菌感染後急性(糸球体)腎炎**という．本症は特に5〜12歳の小児に多い．抗菌薬の普及により発症頻度は近年減少してきている．

● A群β溶連菌(*Streptococcus pyogenes*)感染の中で腎炎惹起性を持つのは，咽頭感染では12型が最も多く，また皮膚感染症では49型が多い．発症機序として，溶連菌菌体成分(M protein や nephritis strain-associated protein などが腎炎惹起性抗原として報告されている)を抗原とした血中免疫複合体 circulating immune complex (CIC)が糸球体に沈着すると考えられるが，先に糸球体に沈着した抗原に流血中の抗体が結合して局所で免疫複合体を形成するという考え方(*in situ* IC)もある．

【診断】

A群β溶連菌による先行感染(扁桃炎，咽頭炎，伝染性膿痂疹など)後，1〜3週間(平均10日)の潜伏期を経て浮腫，乏尿，高血圧を認める．本症の浮腫は顔面，特に眼瞼周囲によく認められ下肢には少ない．尿所見として蛋白尿，顕微鏡的血尿(ときに肉眼的血尿)，赤血球円柱のほか，極期には白血球尿も認められる．咽頭粘膜や皮膚感染巣から

表21-5 糸球体腎炎の臨床的分類(WHO)

分類	主な疾患 (◎:代表的な疾患)
1. 急性腎炎症候群 acute nephritic syndrome 　血尿,蛋白尿,浮腫,高血圧,糸球体濾過量(GFR)の低下などが突然現れるもの	◎溶連菌感染後急性腎炎 　(管内増殖性糸球体腎炎) ○IgA腎症 ○紫斑病性腎炎 ○膜性増殖性腎炎 ○ループス腎炎
2. 急速進行性腎炎症候群 rapidly progressive nephritic syndrome 　血尿,蛋白尿,貧血が急激に現れたり,潜行性に発見されたりし,急速に腎機能が低下するもの	◎半月体形成性腎炎 ○紫斑病性腎炎 ○膜性増殖性腎炎 ○ループス腎炎
3. 反復性または持続性血尿 recurrent or persistent hematuria 　偶然あるいは突然,肉眼的血尿または顕微鏡的血尿が発見されるもので,蛋白尿は微量ないしは陰性で,他の腎炎症状を認めないもの	◎良性反復性血尿 ○IgA腎症(軽症) ○紫斑病性腎炎
4. 慢性腎炎症候群 chronic nephritic syndrome 　蛋白尿,血尿,高血圧が持続し,徐々に腎不全に進行するもの	◎IgA腎症 ○メサンギウム増殖性腎炎 ○紫斑病性腎炎
5. ネフローゼ症候群 nephrotic syndrome 　多量の蛋白尿,浮腫,低アルブミン血症,高コレステロール血症をともなうもの(診断基準を満たすもの)	◎微小変化群 ◎巣状糸球体硬化症 ◎メサンギウム増殖性腎炎 ◎膜性腎症 ◎膜性増殖性腎炎 ○ループス腎炎 ○IgA腎症 ○紫斑病性腎炎

表21-6 糸球体疾患のWHO分類

1. 原発性糸球体疾患
    1) 微小変化糸球体 minor glomerular abnormalities
       光顕でどの糸球体にもほとんど変化ないもの
    2) 巣状/分節状病変 focal/segmental lesions
       一部の糸球体に(focal)部分的に(segmental)変化がみられ,他の糸球体は正常ないし微小変化
    3) びまん性糸球体腎炎 diffuse glomerulonephritis
       ほとんどすべて(80%以上)の糸球体にびまん性に病変の認められるもの
       a. 膜性腎炎(膜性腎症)
       b. 増殖性糸球体腎炎
          メサンギウム増殖性糸球体腎炎
          管内増殖性糸球体腎炎
          膜性増殖性糸球体腎炎
          半月体形成性(管外増殖性)糸球体腎炎
       c. 硬化性糸球体腎炎

2. 全身性疾患にみられる糸球体腎炎
    ループス腎炎
    紫斑病性腎炎
    IgA腎炎(IgA腎症,Berger病)
    Goodpasture症候群
    シャント腎炎

3. 血管性疾患にみられる糸球体病変
    溶血性尿毒症性症候群
    Wegener肉芽腫症

4. 代謝性疾患にみられる糸球体病変
    糖尿病性腎症
    アミロイドーシス

5. 遺伝性の腎病変
    Alport症候群
    良性反復性血尿(菲薄基底膜病)
    先天性ネフローゼ症候群(Finnish type)
    乳児ネフローゼ症候群(French type)
    Nail-Patella症候群
    Fabry病

6. その他の糸球体病変
    妊娠中毒症

7. 末期腎不全

8. 移植腎にみられる糸球体病変

A群溶連菌の検出,**血中ASO**,ASK,ASP値の上昇,**血清補体価**(C_3,CH_{50})の低下(発症直後はほぼ全例で低下し,8週前後には正常に回復する),血中免疫複合体(CIC)の上昇,腎機能低下,ナトリウム貯留を認める.

【鑑別診断】
急性腎炎症候群を呈する他の糸球体腎炎(たとえばIgA腎症,膜性増殖性腎炎など)を除外する.先行感染から発症までの期間,溶連菌感染の有無,腎生検所見などが鑑別のポイントである.

【腎組織所見】
光顕所見は多核白血球の浸潤をともなった**びまん性管内性糸球体腎炎**で,蛍光抗体法で糸球体係

蹄壁に沿ったC3の顆粒状沈着を認める．電顕観察で糸球体基底膜の上皮細胞下に**巨大沈着物(hump)**を認める．この沈着物は7〜10週間で消失する．

【治療・予後】
治療としては安静，水分制限，塩分制限が重要である．合併症としては，うっ血性心不全，高血圧性脳症，急性腎不全がある．本症は特に小児では自然治癒傾向が強く，血尿，蛋白尿は3ヵ月までに消失することが多い．溶連菌感染に対しては初期にペニシリン系抗生物質を短期間投与する．

2. 慢性腎炎症候群を呈する代表的疾患

IgA腎症 IgA nephropathy（**IgA腎炎** IgA nephritis）

【概念】
IgA腎症（または，IgA腎炎）は，わが国のみならず世界的にも最も頻度の高い慢性腎炎である．その長期予後が，従来いわれていたよりも不良であることが近年明らかとなってきた．

●本症の成因にはいまだ不明な点が多いが，遺伝的なIgA抗体の産生亢進を基盤に細菌，ウイルス，食物抗原などの抗原刺激が加わり，その結果生じたIgA主体の免疫複合体が腎のメサンギウムに沈着することが本症の発症に関与しているものと考えられる．またIgA分子の糖鎖の異常によりメサンギウムに沈着しやすくなるという説もある．

【臨床症状・検査成績】
多くは学校検尿などの機会に無症候性血尿・蛋白尿 chance hematuria and/or proteinuria として無症状で発見される．急性上気道炎あるいは消化管感染時に肉眼的血尿を併発することがある．小児では血中IgAは正常のことが多い．血清補体価は低下しない．診断基準を表21-7に示す．

【鑑別診断】
メサンギウムにIgA優位の沈着を認める他の腎疾患（紫斑病性腎炎，ループス腎炎，肝硬変にともなう腎症）と鑑別する．

●IgA腎症と紫斑病性腎炎は腎組織所見などの点で類似性が高い．紫斑の有無により鑑別する．

【腎組織所見】
糸球体でのメサンギウム細胞と基質の増加を主病変とし，硬化，半月体形成，尿細管間質病変などが種々の程度に加わる（図21-8）．免疫組織染色では**IgA沈着**が優位であるが（図21-9），IgG，C3の沈着をともなうことが多い．

表21-7 IgA腎症の診断基準（厚生省研究班・日本腎臓学会，1995）

1. 臨床症状
   大部分の症例は無症状であるが，ときに急性腎炎様の症状を呈することもある．ネフローゼ症候群の発現は比較的まれである．一般に経過は緩慢であるが，一部の症例では末期腎不全に移行する

2. 尿検査成績
   尿異常の診断には3回以上の検尿を必要とし，そのうち2回以上は一般の尿定性試験に加えて尿沈渣の鏡検も行うものとする
   a．必発所見：持続的顕微鏡的血尿
   b．頻発所見：持続的または間欠的蛋白尿
   c．偶発所見：肉眼的血尿

3. 血液検査成績
   a．必発所見：なし
   b．頻発所見：成人の場合，血清IgA値350 mg/dl以上（小児では正常のことが多い）

4. 確定診断
   腎生検による糸球体の観察が唯一の方法である
   a．光顕所見：巣状分節性からびまん性全節性までのメサンギウム増殖性変化
   b．蛍光抗体法（または酵素抗体法）所見：びまん性にメサンギウム領域を主体とするIgAの沈着
   c．電顕所見：メサンギウム基質内，特にメサンギウム領域を主とする高電子密度物質沈着

【経過・予後】

本症の**予後不良因子**としては表21-8に示すようなものがあげられる．特に，腎生検での腎組織障害の程度，中等度以上の蛋白尿(0.5～1 g/日以上)，高血圧，発見時の腎機能低下は**末期腎不全への進行の危険因子**である．

【治療】

抗血小板薬，アンジオテンシン変換酵素阻害薬(ACE阻害薬)やアンジオテンシンII受容体拮抗薬(ARB)が使われる．予後不良因子を持つ群にはステロイド，免疫抑制薬が用いられる．

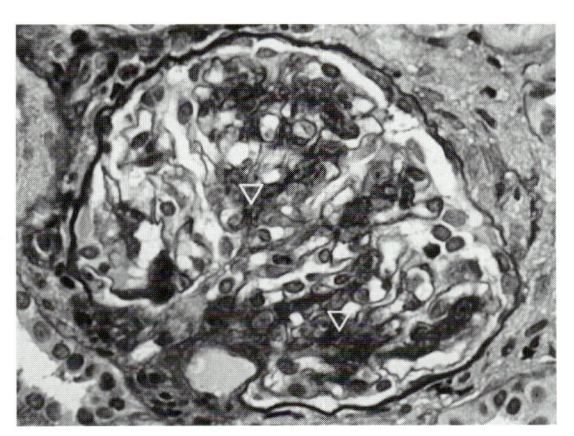

図21-8　IgA腎症の光顕所見(口絵㊲参照)
メサンギウム増殖性糸球体腎炎の所見を示している(明らかなメサンギウム増殖の部位を▽で示す)．

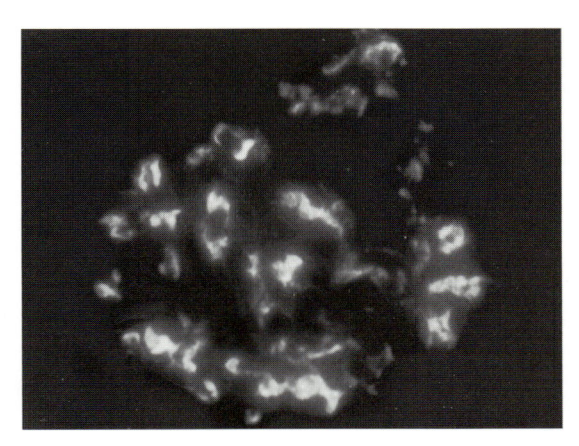

図21-9　IgA腎症の蛍光抗体法所見(口絵㊳参照)
抗IgA抗体での染色で，メサンギウムへのIgAの沈着が認められる．

表21-8　IgA腎症の予後判定基準と治療(厚生省研究班・日本腎臓学会，1995)

	予後良好群	予後比較的良好群	予後比較的不良群	予後不良群
末期腎不全への進行	なし		5年＜　＜20年	5年以内
1. 予後予測因子				
a. 腎生検組織所見				
糸球体病変				
メサンギウム増殖	軽度	軽度	中等度	高度
硬化・半月体・癒着	0	＜10%	10%≦　＜30%	30%≦
間質・血管病変			軽度	高度
b. 1日蛋白尿(g/1.73 m²)			0.5≦　＜2.0	2.0≦
c. クレアチニンクリアランス (ml/分/1.73 m²)			50≦　＜80	＜50
d. 血清クレアチニン			↑	↑↑
e. 高血圧			＋	＋＋
2. 治療				
a. 薬物治療			抗血小板薬 ステロイド 抗凝固薬 アンジオテンシン変換酵素阻害薬 (免疫抑制薬)	
b. 食事療法			必要	
c. 生活規制			必要	

3. ネフローゼ症候群とその代表的疾患

a. ネフローゼ症候群 nephrotic syndrome

様々な原因によって，糸球体基底膜の透過性が亢進し，多量の蛋白尿や浮腫をきたした病態をいう．

【診断基準】

大量の蛋白尿と**低蛋白血症**が必須である．**浮腫，高脂血症**をともなう．表 21-9 に診断基準を示す．

【分類】

原発性（一次性）ネフローゼ症候群（原因が明らかでないもの）primary nephrotic syndrome，と**続発性（二次性）ネフローゼ症候群**（原因や基礎疾患の明らかなもの）secondary nephrotic syndrome とに分類される．原発性のものは糸球体の病理所見から分類される（表 21-10）．

小児では原発性のものが 90% 以上を占めている．各組織病型の比率は小児と成人とで異なる（図 21-10）．ネフローゼ症候群のうち生後 1 年以内に発症するものは病因，腎病理，臨床像が異なり，別に取り扱う（遺伝性腎疾患，p544 参照）．

【病因】

原発性ネフローゼ症候群，特に**微小変化群**（微小変化型）においては糸球体透過性亢進の機序として免疫機転の関与や T 細胞の産生する血管透過性因子との関連が示唆されている．これらにより糸球体基底膜の**サイズバリア** size barrier と**荷電バリア** charge barrier とが障害され，尿中へ蛋白が漏出する．

【病態・症状】

1）蛋白尿

蛋白尿は**アルブミン**（分子量約 68,000．陰性に

表 21-9 ネフローゼ症候群の診断基準（厚生省研究班）

小児ネフローゼ症候群診断基準	（参考）成人ネフローゼ症候群診断基準
1．蛋白尿：3.5 g/日，または 0.1 g/kg/日，または早朝起床第一尿で 300 mg/100 ml 以上の蛋白尿が持続する 2．低蛋白血症 　　血清総蛋白：学童 　　　　　　　幼児 } 6.0 g/100 ml 以下 　　　　　　　乳児　5.5 g/100 ml 以下 　　血清アルブミン：学童 　　　　　　　　　幼児 } 3.0 g/100 ml 以下 　　　　　　　　　乳児　2.5 g/100 ml 以下 3．高脂血症：血清総コレステロール 　　　　　　　学童　250 mg/100 ml 以上 　　　　　　　幼児　220 mg/100 ml 以上 　　　　　　　乳児　200 mg/100 ml 以上 4．浮腫	1．蛋白尿：3.5 g/日以上 2．低蛋白血症：血清総蛋白量は 6.0 g/100 ml 以下 　　（低アルブミン血症とした場合は血清アルブミン値 　　　3.0 g/100 ml 以下） 3．高脂血症：血清総コレステロール値　250 mg/100 ml 以上 4．浮腫

[注]
① 蛋白尿，低蛋白血症は本症候群診断のための必須条件である
② 高脂血症，浮腫は本症候群のための必須条件ではないが，これを認めればその診断はより確実となる
③ 蛋白尿の持続とは 3〜5 日以上をいう

1) 治療効果の判定：効果判定は，尿蛋白，血清蛋白，および他の諸症状が最も改善した治療開始後の時点で実施するが，治療開始 4〜8 週以内に行われるのが通例である
　・完全寛解：蛋白尿の消失，血清蛋白の改善，および他の諸症状の消失がみられるもの
　・不完全寛解 I 型：血清蛋白の正常化と臨床症状の消失が認められるが，尿蛋白が存続するもの
　・不完全寛解 II 型：臨床症状は好転するが，不完全寛解 I 型に該当しないもの
　・無効：治療に全く反応しないもの
2) ステロイド抵抗例：ステロイド療法開始後，4〜8 週以内に完全寛解ないし不完全寛解 I 型に達しない症例
3) ステロイド依存例：ステロイド減量中あるいは中止後 2 週間以内に，再発を 2 回以上繰り返す症例
4) 頻回再発例：6 ヵ月間に 2 回以上の再発を示す症例

表 21-10　ネフローゼ症候群の分類

1. 原発性糸球体疾患によるもの（組織型から分類）
   (1) 微小変化群
   (2) 巣状糸球体硬化症
   (3) メサンギウム増殖性腎炎
   (4) 膜性腎症
   (5) 膜性増殖性腎炎
2. 全身性疾患にともなうもの
   (1) Henoch-Schönlein 紫斑病
   (2) ループス腎炎
   (3) アミロイドーシス
   (4) 糖尿病性腎症
3. 遺伝性疾患によるもの
   (1) Alport 症候群
   (2) 先天性ネフローゼ症候群（Finnish type）
   (3) 乳児ネフローゼ症候群（French type）
4. 薬物による腎障害
   (1) ペニシラミン
   (2) 金製剤
   (3) カプトプリル
5. 感染症にともなうもの
   (1) ウイルス（B型肝炎，C型肝炎，HIV）
   (2) 細菌（シャント腎炎）
   (3) 原虫（トキソプラズマ，マラリア）
6. 悪性腫瘍にともなうもの
   (1) 白血病
   (2) 悪性リンパ腫
7. その他
   腎静脈血栓症

荷電している）を主体とする．糸球体基底膜の障害が強い場合は高分子蛋白を含む．選択性良好な蛋白尿の患者ではステロイドの効果が期待でき，選択性不良のものではステロイドが効きにくい傾向がある (p 525 参照)．

2) 浮腫

多くの場合突然に眼瞼や下肢に出現し，検尿や受診のきっかけとなる．高度な低アルブミン血症がある場合，胸水，腹水，心囊液が貯留する．浮腫の成立には①尿中に多量の蛋白が漏出することにより，血中の蛋白濃度が減少し，血漿膠質浸透圧が低下すること，②ナトリウム排泄減少による循環血漿量が増大すること，が関与している．

3) 高脂血症

コレステロールの上昇を認める．トリグリセリドや VLDL, LDL の上昇を認めることがある．高脂血症の成立には，①低アルブミン血症によって肝での脂質の合成亢進が起こること，②リポ蛋白リパーゼやレシチンコレステロールアシルトランスフェラーゼ lecithin cholesterol acyltransferase などの酵素活性の低下によるリポ蛋白浄化障害，が関与している．

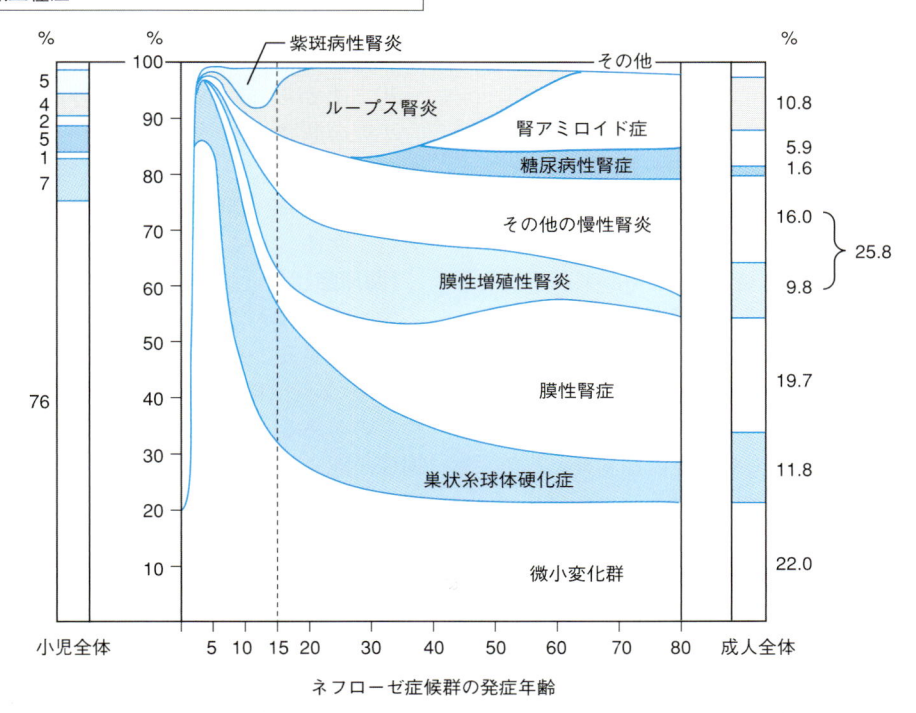

図 21-10　各年齢層におけるネフローゼ症候群の各組織病型の比率
(Cameron, 1987)

4) 合併症

急性腎不全,血栓形成(凝固阻止因子であるアンチトロンビンIIIやプロテインC,プロテインSの尿中への喪失,血漿フィブリノゲンやその他の凝固因子の生成亢進,血小板凝集能の亢進,ステロイドの投与などによる),易感染性(血清免疫グロブリン,特にIgGの尿中への漏出による低下や,ステロイドや免疫抑制薬の使用により,肺炎,髄膜炎,腹膜炎などの細菌感染症を合併しやすい)などがある.

【治療】

1) 薬物療法

a) 副腎皮質ステロイドホルモン(ステロイド療法)

ネフローゼ症候群治療の第一選択薬である.ステロイドの免疫抑制作用,抗炎症作用により,糸球体基底膜の障害,浮腫などの病態の改善を目的とする.使用法は,**初期大量療法**(プレドニゾロン60 mg/m²/日,または2 mg/kg/日,4週間の投与)が寛解導入のために行われている.その後の減量・中止の方法としては,①40 mg/m²/隔日投与4週間で中止する短期療法(国際小児腎臓病研究班方式)と,②3〜6ヵ月かけて漸減する長期療法があるが,前者は再発が多いため,最近は後者が好まれる傾向にある.ステロイド療法が無効の場合には**メチルプレドニゾロンパルス療法** methyl-predonisolone pulse therapy が行われる.ステロイドの副作用としては,下垂体・副腎皮質系抑制,骨成長障害,感染症,糖尿病,胃潰瘍,精神変調,骨粗鬆症,血栓形成などの重大な副作用のほかに,満月様顔貌,多毛,皮膚線条,筋力低下などもみられる.

b) 免疫抑制薬

ネフローゼ症候群のうち頻回再発型やステロイド抵抗性のものが適応である.免疫抑制薬としてシクロホスファミド,シクロスポリン,ミゾリビンが用いられる.シクロホスファミド(T・Bリンパ球の抑制作用)の副作用として,白血球減少,脱毛,出血性膀胱炎,性腺障害などがある.シクロスポリン(ヘルパーT細胞,インターロイキン-2の抑制)の副作用には高血圧,腎障害,多毛,歯肉増生などがある.

2) 対症療法

浮腫の強いとき,胸・腹水のあるときのみ利尿薬(フロセミドなど)の投与やアルブミンの静脈内投与を行う.感染の予防,安静,食事療法が必要である(p 530参照).

【予後】

頻回再発型やステロイド抵抗性の場合は腎生検が予後判定に必要である.原発性ネフローゼ症候群の予後は組織型で各々異なっている.

b. ネフローゼ症候群を示す疾患

原発性ネフローゼ症候群は糸球体の病理像に基づいて,①微小変化群,②巣状糸球体硬化症,③メサンギウム増殖性腎炎,④膜性腎症,⑤膜性増殖性糸球体腎炎に分類される.

■**微小変化群(微小変化型)** minor glomerular abnormalities

【概念】

光学顕微鏡所見上,糸球体に異常を認めないか,あっても軽微なものを総称している.微小変化群ネフローゼと呼ばれ,また,尿細管の脂肪変性を認めることがあるため**リポイドネフローゼ** lipoid nephrosis,あるいは病的所見がほとんどない(nil)ことから nil disease とも呼ばれる.

小児の原発性(一次性)ネフローゼ症候群のうちの約80%(成人の原発性ネフローゼ症候群の30%)は微小変化群である.2〜6歳の小児に多く,男性:女性=2〜2.5:1と男児に多い.

【臨床症状】

微小変化群ネフローゼの場合,比較的急激に浮腫で発症することが多い.既往症としてアレルギー疾患(気管支喘息,アトピー性皮膚炎など)を持つものがある.蛋白尿の選択性は高く,持続性の血尿を認めるものはまれで,通常,腎機能は正常である.本症候群の確定診断のためには腎生検が必要であるが,血尿を認めず,血圧,腎機能が正常なネフローゼ症候群の場合には腎生検を施行せず,微小変化群とみなしてステロイドで治療を開始することが多い.

【腎組織所見】

光学顕微鏡的には糸球体はほぼ正常である.蛍光抗体法では免疫グロブリンや補体の沈着を認め

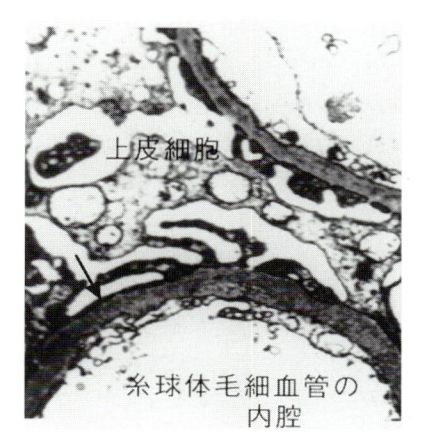

図21-11 微小変化群ネフローゼの電顕所見
足突起の広範な融合(矢印)がみられる.

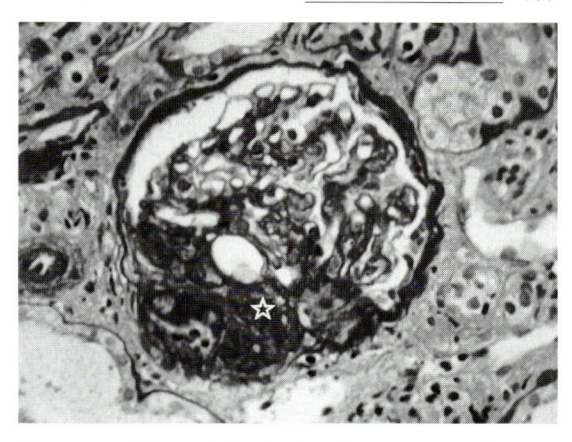

図21-12 巣状糸球体硬化症の光顕所見(口絵㊴参照)
糸球体の一部(☆印)に硬化像を認める.

ないことが多い.電子顕微鏡観察で,糸球体上皮細胞の**足突起の癒合**(図21-11),糸球体上皮細胞の腫大を認める.

【治療・予後】
微小変化群ネフローゼの約90%はステロイドによる治療によく反応し(**ステロイド感受性**),完全寛解する.ステロイド感受性の例の多くがステロイドの減量ないしは中止により再発する.約30%の症例は年に2～3回以上再発し**頻回再発型**と呼ばれ,免疫抑制薬の投与が必要である.しかし,思春期以後に再発を認めなくなる傾向があり,予後は良好である.

■**巣状(分節状)糸球体硬化症** focal (segmental) glomerular sclerosis (F(S)GS)

【概念】
糸球体の硬化 sclerosis が,いくつかの糸球体に一つの割合で(**巣状** focal),かつ一つの糸球体の一部に限局して(**分節状** segmental)存在し(図21-7参照),それ以外の糸球体には光顕上変化がほとんど認められないものをいう(図21-12).

● 本疾患では糸球体硬化部に一致してIgMやC3の沈着が観察される.電子顕微鏡で上皮細胞の空胞変性と基質膜からの剝離が認められる.逆流性腎症,糖尿病,HIV腎症,ヘロインなどの薬物中毒,IgA腎症などで巣状糸球体硬化症病変を認める場合があり(二次性巣状糸球体硬化症),本疾患との鑑別が必要である.

【臨床症状・検査成績】
微小変化群ネフローゼと比較して血尿や高血圧を合併する頻度が高い.選択性不良の蛋白尿である.

【治療・予後】
ステロイド抵抗性のことが多い.この場合は免疫抑制薬の投与やLDL吸着療法がなされる.巣状糸球体硬化症の1/3は改善し,1/3はネフローゼ症候群が持続し,1/3は5年以内に末期腎不全に陥る.特に治療に反応しない例の予後は不良である.

■**メサンギウム増殖性腎炎** mesangial proliferative glomerulonephritis

メサンギウム細胞増殖(一つのメサンギウム領域に四つ以上の細胞を認めるものをいう)とメサンギウム基質の増加を主体とする糸球体腎炎である.糸球体への免疫複合体の沈着が腎炎の発症に関与していることが示唆されている.約半数で糸球体の免疫グロブリンおよび補体成分の沈着がみられる.IgAの優位の沈着を認める症例はIgA腎症に分類される.SLE,紫斑病性腎炎,細菌性心内膜炎などにともなうものもある.単一の疾患でない可能性がある.臨床的にはネフローゼ症候群を呈するものから,慢性腎炎症候群,無症候性血尿/蛋白尿までさまざまである.

■膜性腎症 membranous nephropathy（膜性腎炎 membranous nephritis）

免疫複合体の沈着によって糸球体基底膜が著明に肥厚したものをいう．小児よりも成人に多いタイプである．免疫複合体（抗原＋抗体＋補体）の糸球体基底膜への沈着による．本症の多くでは，抗原が明らかでなく特発性と呼ばれるが，少数例では自己抗原（SLE の場合），感染微生物（B 型肝炎抗原，梅毒抗原，マラリア抗原），悪性腫瘍抗原，薬剤（D-ペニシラミン，金製剤）などの関与が知られている．発症は緩徐で，軽度の蛋白尿（無症候性蛋白尿）で始まり，やがてネフローゼ症候群を呈してくることが多い．血尿の合併は少ない．腎組織所見（図 21-13）では，光学顕微鏡で糸球体基底膜のびまん性の肥厚があり，メテナミン銀（PAM）染色にて**スパイク像**が認められる．蛍光抗体法では糸球体基底膜に沿った IgG と C3 の**顆粒状沈着**を認める．電子顕微鏡観察で免疫複合体の沈着部位，状態により 4 期に分類される．

治療として，ネフローゼ症候群を呈するものにはステロイドが使われるが，無治療で自然寛解を待つのが良いとする考えもある．特発性膜性腎症の経過は比較的緩徐で，自然寛解に至るもの，軽度から中等度の蛋白尿にとどまるもの，ネフローゼ症候群が持続するもの，腎不全に陥るものが各々 1/4 ずつある．

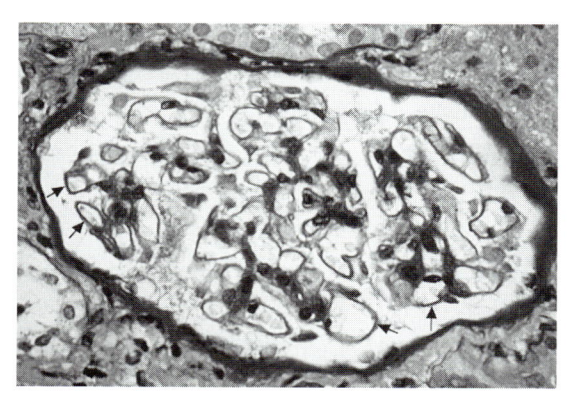

図 21-13 膜性腎症の光顕所見（口絵⑩参照）
糸球体の毛細血管（係蹄）壁がびまん性に肥厚している（矢印）．

■膜性増殖性糸球体腎炎 membranoproliferative glomerulonephritis（MPGN）

免疫複合体病 immune complex disease とされ，病理形態的に，① メサンギウム細胞と基質の増加，② 糸球体基底膜の肥厚，特に**メサンギウム細胞間入** mesangial interposition による二重膜化，③ 糸球体への免疫沈着物，を特徴とする（図 21-14）．持続性あるいは一過性の**低補体血症**を認めることが多い．

● 血中に C3 nephritic factor（C3 NeF：C3 を活性化する convertase の機能を持つ C3 bBb に対する自己抗体）を認めることがある．電子顕微鏡での沈着物の部位より三つのタイプに分類される．わが国ではタイプ I と III が多く，タイプ II は少ない．近年，本症の発症率が世界的にも低下傾向にあるといわれている．

小学生以上の，特に女児に多い．学校検尿などの機会に無症候性血尿・蛋白尿 chance hematuria and/or proteinuria で発見されることが多い．経過中にネフローゼ症候群を呈してくる．低補体血症（タイプ I では classical pathway，タイプ II では alternate pathway による活性化のことが多い．タイプ III では半数にしか低補体血症は認められない），高血圧（約 1/3 の患者に合併），部分リポジストロフィー partial lipodystrophy（顔面および上半身の脂肪組織の減少を特徴とする疾患で，C3 NeF 陽性のことが多い）を認めることがあ

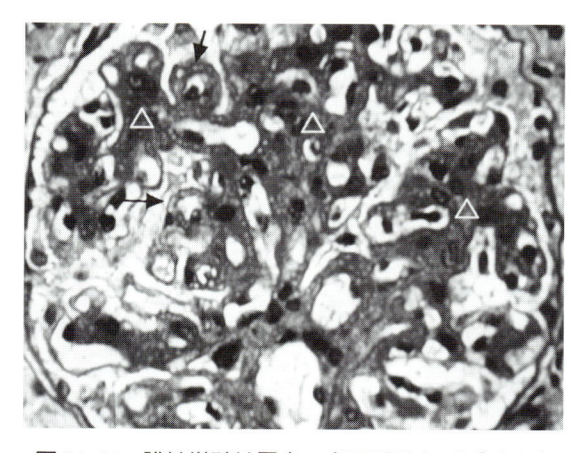

図 21-14 膜性増殖性腎炎の光顕所見（口絵㊶参照）
メサンギウムの増殖（△印）と糸球体毛細血管壁の肥厚（二重膜化構造 double contour，矢印）を認める．

る．最近では，特に成人領域でC型肝炎にともなう本症が注目されている．

治療としては長期のステロイド療法が行われるが，難治性で徐々に進行し，末期腎不全に移行することが多い．

4．急速進行性腎炎症候群を呈する代表的疾患

半月体形成性糸球体腎炎 crescentic glomerulonephritis

組織学的には，糸球体に多数の半月体形成を認めることが特徴である．**管外性増殖性糸球体腎炎** extracapillary proliferative glomerulonephritis とも呼ぶ．

● 比較的まれな疾患で，多くは倦怠感や食思不振など不定愁訴で潜行性に発症し，一部では急性腎炎症候群を契機に急速に腎機能が低下する．乏尿，浮腫，高血圧，貧血を認めることが多い．血尿は必発で，しばしば肉眼的血尿をともなう．多量の蛋白尿を呈し，ネフローゼ症候群に至る例も多い．抗糸球体基底膜抗体（IV型コラーゲンNCドメインに対する自己抗体）によるもの（Goodpasture症候群）や抗好中球細胞質抗体（ANCA）によるものが知られているが小児では少ない．

治療としてはパルス療法を含むステロイド療法や免疫抑制薬療法，血漿交換療法を行う．

III．全身性疾患と腎障害

1．Henoch-Schönlein 紫斑病性腎炎
Henoch-Schönlein purpura nephritis

【概念】
Henoch-Schönlein 紫斑病に合併する腎炎である．小児の続発性糸球体腎炎の中で最も頻度が高い（第13章．リウマチ性疾患と類縁疾患，p 278参照）．

【病因】
Henoch-Schönlein 紫斑病は，①**皮膚症状**（紫斑，丘疹状出血斑，図13-1, p 278参照），②**関節症状**（関節痛，関節腫脹），③**腹部症状**（腹痛，下血）を3主徴とする疾患で，**アナフィラクトイド紫斑病** anaphylactoid purpura，または**血管性紫斑病**とも呼

ばれる．全身性の細血管炎がその病態と考えられ，血管炎の分類上は過敏性血管炎に含まれる．その40〜60％に腎炎を合併する．多くは上気道感染後に生じ，患者の約50％に溶連菌の先行感染が証明される．その他，マイコプラズマやウイルスの感染，食物や薬物アレルギーが関与するものもある．

【臨床症状・検査成績】
1）年齢
3歳から思春期の小児に好発する．ときに成人での発症もある．

2）腎症状
通常，紫斑出現後1〜4週間以内に血尿（肉眼的〜顕微鏡的），蛋白尿がみられる．ときに腎機能低下や高血圧，ネフローゼ症候群をともなう．特異的な検査所見はない．血清補体価は正常のことが多い．重症例の急性期に血中凝固 XIII 因子が低下していることがある．

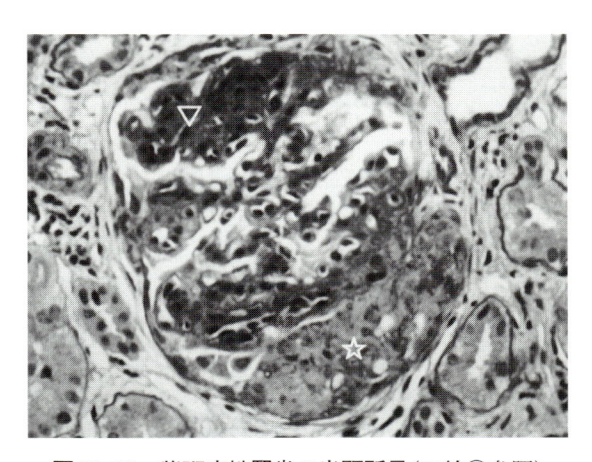

図 21-15 紫斑病性腎炎の光顕所見（口絵㊷参照）
メサンギウム増殖（▽印）と半月体形成（☆印）を認める．

表 21-11 紫斑病性腎炎の病理組織的分類
（国際小児腎臓病研究班，ISKDC）

grade I	：微小変化型
grade II	：メサンギウム増殖のみ
grade III	：メサンギウム増殖があり，半月体形成が50％以下の糸球体に存在
grade IV	：メサンギウム増殖があり，半月体形成が50〜75％
grade V	：メサンギウム増殖があり，半月体形成が75％以上
grade VI	：膜性増殖性腎炎様変化

【腎組織所見】

種々の程度のメサンギウム細胞の増殖が主体で，ときに半月体，血栓，壊死像をともなう(図21-15)．国際小児腎臓病研究班(ISKDC)による分類(表21-11)が予後と関連している(grade I → V の順に予後は不良となる)．蛍光抗体法では，メサンギウムへのびまん性の**IgA沈着**が特徴的である．

【鑑別診断】

IgA腎症との鑑別は腎組織所見からは困難で，唯一の鑑別点は紫斑の有無である．

【治療・予後】

腎組織障害の強いもの(ISKDC分類のIVとV)，腎機能が急速に低下するもの，ネフローゼ症候群を呈するもの(ISKDC分類のIVとV)は予後不良の可能性がある．ステロイド，抗凝固薬，抗血小板薬，免疫抑制薬による治療が行われる．急速進行性腎炎症候群を呈するものに対しては，ときに血漿交換療法が有効とされている．

2. ループス腎炎 lupus nephritis

【概念】

SLE〔全身性紅斑性狼瘡(全身性エリテマトーデス)〕にともなう腎障害をループス腎炎として扱う．SLEの60～80％が腎障害を合併し，SLEの死因として末期腎不全が重要である．腎症状としては，①無症候性蛋白尿/血尿，②慢性腎炎症候群，③急速進行性腎炎，④ネフローゼ症候群，⑤慢性腎不全の型に分けられる．

【検査所見】

蛋白尿が多くの例に認められ，その程度は腎組織障害にほぼ一致する．腎障害の予後を評価するため腎生検が必要となる．

【腎組織所見】

多彩な糸球体病変が特徴である(図21-16，表21-12)．尿細管・間質病変，血管病変をともなうことがある．腎症状と組織型との対応を表21-13に示す．

【治療・予後】

WHO分類のI～VI型の個々の組織型により治療法と予後が異なる．II型，III型，あるいは尿異常が軽度で腎機能が正常な場合は経口ステロイド療法を行う．IV型，V型やネフローゼ症候群を呈するもの，活動性の高い例，経口ステロイドの無効の場合には**メチルプレドニゾロン大量静注(パルス)療法**や免疫抑制薬，血漿交換療法，免疫吸着療法を行う．末期腎不全の場合は透析療法，腎移植を行う．

表21-12 ループス腎炎の形態学的分類
(WHO, 1992)

I．正常糸球体
II．メサンギウムのみの病変(mesangiopathy)
III．巣状分節状糸球体腎炎 　　軽度ないし中等度のメサンギウム病変をともなう
IV．びまん性糸球体腎炎 　　高度のメサンギウム増殖および/もしくは広範囲にわたる内皮下沈着
V．膜性腎炎(膜性腎症)
VI．進行した硬化性糸球体腎炎

表21-13 ループス腎炎の腎症状と組織病型との関係

腎症状	主な組織病型(WHO)
1．無症候性蛋白尿/血尿	II, III, IV, V
2．慢性腎炎症候群	IV, V, (III)
3．急速進行性腎炎症候群	IV
4．ネフローゼ症候群	
a．腎機能正常	III, IV, V
b．腎機能低下	IV, V
5．慢性腎不全	VI

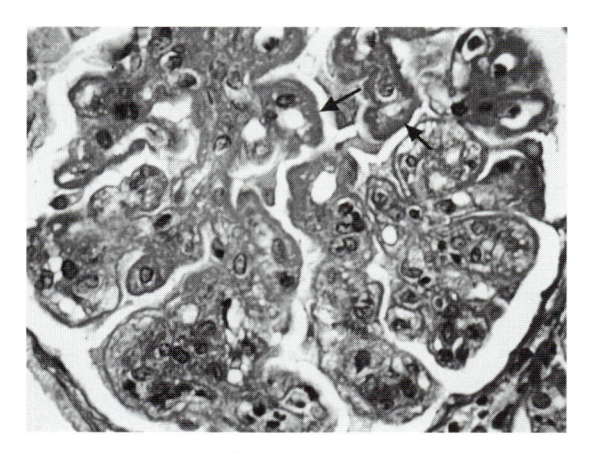

図21-16 ループス腎炎の光顕像(口絵㊸参照)
びまん性増殖やwire-loop lesion(矢印)が認められ，WHO分類ClassIVの所見である．

3. 溶血性尿毒症症候群 hemolytic uremic syndrome（HUS）

【概念】

①溶血性貧血，②血小板減少，③急性腎不全を3主徴とする症候群で，小児期の急性腎不全の原因として最も頻度の高い疾患である．臨床的に下痢，血便，腹痛などの前駆症状のみられる典型例と前駆症状のみられない非典型例があるが小児では前者が大部分を占める．**腸管出血性大腸菌感染**にともなう溶血性尿毒症症候群の診断ガイドラインを表21-14に示す．

【病因・病態】

典型例のHUSの原因としては**ベロ毒素** vero toxinを産生する**腸管出血性大腸菌**（特に血清型**O157：H7**の大腸菌）の感染が大半を占める．

● 汚染された生肉や加熱不十分なひき肉，汚染された井戸水が感染源となる．ベロ毒素などによる血管内皮障害が起こり，フィブリン沈着，血小板の障害内皮細胞への粘着，血栓形成，血管内での赤血球の破壊が起こる血栓性細小血管障害 thrombotic microangiopathy がその病態である．非典型例の原因としては薬物（マイトマイシンC，シクロスポリン），妊娠，移植，遺伝などが考えられている．血管内細胞由来の血液凝固抑制物質であるプロスタグランジン I_2（PGI_2）の産生障害と，逆に内皮細胞由来で血小板凝集を促進する von Willebrand因子の増加の関与が示唆されている．血栓性血小板減少性紫斑病 thrombotic thrombocytopenic purpura（TTP）と病理学的に類似していることからまとめてHUS/TTPと称することもある（第18章．血液・造血器疾患，p461参照）．

【臨床症状・検査所見】

幼児，学童に多くみられ，消化器症状（特に血便をともなう下痢）が先行し，乏尿，無尿，溶血性貧血，紫斑，ときに痙攣，昏睡などの中枢神経症状を呈する．検査では，溶血性貧血所見（LDHや間接型ビリルビンの上昇，ハプトグロビンの低下を認めるが，Coombs試験は大部分で陰性である），破砕赤血球（図21-17），血小板の減少，FDPの増加をみる．時にDICを合併する．蛋白尿と血尿があり，**急性腎不全**を合併する．

【治療】

急性腎不全に対する治療（体液管理と透析療法）が中心となる．合併症として消化管穿孔，急性脳症，心不全がある．急性期に中枢神経症状を呈する例や無尿期間の長い例は予後不良である．

表21-14 腸管出血性大腸菌感染にともなう溶血性尿毒症症候群（HUS）の診断ガイドライン
（日本小児腎臓病学会，2000）

HUSは主に志賀毒素（Stx）によって惹起される血栓性微小血管障害で，臨床的には以下の3主徴をもって診断する． A．3主徴 　1．溶血性貧血（破砕状赤血球をともなう貧血でHb 10 g/dl以下） 　2．血小板減少（血小板数10万/μl以下） 　3．急性腎機能障害（乏尿，無尿あるいは血清クレアチニンの上昇） B．随伴する症状 　1．中枢神経症状：意識障害，痙攣，頭痛など．HUS発症直後に急性脳症を合併することがある． 　2．その他：肝機能障害（トランスアミラーゼの上昇），肝内胆管・胆嚢結石，膵炎，DICを合併することがある．

・HUSは，腸管出血性大腸菌感染者の約1〜10％に発症し，下痢あるいは発熱出現後4〜10日に発症することが多い．患者の約1/4〜1/3に何らかの中枢神経症状がみられる．急性期の死亡率は約2〜5％である．
・HUSを疑わせる症候としては乏尿，浮腫，出血斑，頭痛，傾眠，不穏，痙攣，血尿・蛋白尿などがある．

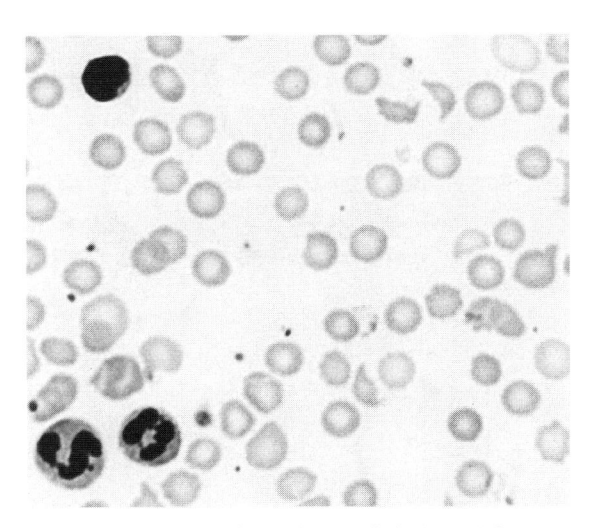

図21-17 溶血性尿毒症症候群の赤血球（口絵㊹参照）
血管内溶血による赤血球の破壊像（破砕赤血球，ヘルメット細胞）が認められる．

IV. 遺伝性腎疾患

1. 遺伝性腎炎 hereditary nephritis, Alport 症候群

【概念】

① 遺伝性の**進行性糸球体腎炎**と② **神経性(感音性)難聴**を主徴候とする. 糸球体や内耳の基底膜成分である **IV 型コラーゲン**の遺伝子異常が原因である. 約 5,000～1 万人に 1 人の発症で遺伝性腎疾患の中では頻度が高い.

【遺伝形式・病因】

本症患者の 85～90％ は **X 連鎖性遺伝**で, 残りが常染色体性劣性遺伝を示す. 散発型もある. 原因として, X 連鎖性遺伝のものでは X 染色体長腕上に存在する IV 型コラーゲン α5 鎖遺伝子の異常による.

【臨床症状】

X 連鎖性遺伝のものでは, 男性患者のほうが重症になりやすく, 10 歳までに血尿, 蛋白尿に気づかれ, 次第に蛋白尿が増加し, 10～30 歳代で末期腎不全に陥る. 高周波域での難聴があるが, 難聴の発見年齢は腎炎の発見よりも遅れる. また円錐角膜などの眼症状をともなうことがある. 一般に, 女性では症状は軽く, 顕微鏡的血尿のみで末期腎不全への進行はまれである.

【診断】

腎組織の電子顕微鏡観察で糸球体基底膜の肥厚や菲薄化, びまん性の**網目状断裂像** splitting を認める (図 21-18). 最近では腎組織の IV 型コラーゲン α5 鎖染色 (正常では糸球体基底膜に α5 鎖が存在するが本症患者では陰性である) や IV 型コラーゲン α5 鎖遺伝子の検索によって診断可能である.

【治療・予後】

特別の治療法はない. 腎移植は一般に成功しているが, ときに移植後に抗糸球体基底膜型腎炎を発症することが知られている.

2. 先天性ネフローゼ症候群 congenital nephrotic syndrome, 乳児ネフローゼ症候群 infantile nephrotic syndrome

a. 先天性ネフローゼ症候群

生後 3 ヵ月以内に発症するネフローゼ症候群をいう. 腎病理所見で尿細管の囊胞状拡張 cystic tubules が特徴的であることから microcystic disease とか, フィンランド人に多いことから Finnish type などとも称される. わが国ではまれである.

本症病因遺伝子は 19 番染色体の長腕上に存在する. 病因として, 糸球体上皮細胞の足突起の間にある細隙膜 slit diaphragm の構成成分 (nephrin と呼ばれている) の異常であることが最近明らかになった.

臨床症状としては, 子宮内発症の高度の蛋白尿と全身浮腫, 腹水 (出生時の血清アルブミン 1.0 g/dl 以下), 巨大な胎盤 (出生体重の 25％ 以上) を特徴とする. 以前に本症患児を出生した母親では血中および羊水中の α-フェトプロテインを測定することによって出生前診断が行える.

b. 乳児ネフローゼ症候群

1 歳までに発症するネフローゼ症候群をいう. びまん性メサンギウム硬化症 diffuse mesangial sclerosis や French type とも称されている.

先天性ネフローゼ症候群, 乳児ネフローゼ症候群ともにステロイドや免疫抑制薬に対して治療抵抗性を示すため対症療法が基本である. 最近は, 蛋白尿による血中蛋白喪失を軽減する目的で腎摘出術を行い, その後に透析導入, 腎移植術などの

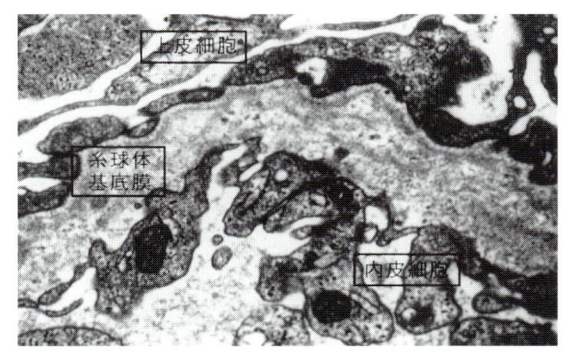

図 21-18 Alport 症候群の糸球体基底膜の電顕像
糸球体基底膜は肥厚し層状の断裂像 (splitting) を認める.

積極的治療が行われている．

3. 良性家族性血尿 benign familial hematuria，良性反復性血尿 benign recurrent hematuria，菲薄基底膜病 thin basement membrane disease

遺伝性(多くは**常染色体性優性遺伝**)の血尿(多くは顕微鏡的血尿，ときに肉眼的血尿)を示す．3歳児検尿や学校検尿で発見されることも多い．血尿単独陽性者の中で本症患者の占める割合は高いと考えられる．腎組織の光学顕微鏡観察では糸球体は正常で，蛍光所見も陰性である．電子顕微鏡で**糸球体基底膜の菲薄化**(20% 以上の係蹄で厚さ 200 nm 以下)が特徴的である．病因として，糸球体基底膜の IV 型コラーゲンの異常である可能性が指摘されている．本症の可能性が高い場合は無治療で検尿の経過観察をする．予後は良好である．

V. 尿細管疾患

1. 尿細管間質性腎炎 tubulo-interstitial nephritis (TIN)

尿細管間質性腎炎は腎の間質および尿細管細胞の病変を主徴とする疾患である．細菌(エルシニア感染症など)，ウイルス感染，薬物(βラクタム系抗生物質，非ステロイド抗炎症薬，シスプラチンなど)，免疫異常(Sjögren 症候群，クリオグロブリン血症)，遺伝，代謝異常(アミロイドーシス，シスチノーシス)によるものや，糸球体疾患(ループス腎炎，IgA 腎症など)にともなう場合などがある．本症にブドウ膜炎を合併するものを尿細管間質性腎炎-ブドウ膜炎症候群 tubulo-interstitial nephritis-uveitis syndrome(TINU 症候群)と呼び，若年女性に多い．尿所見で無菌性膿尿，尿中好酸球の増加，尿細管性蛋白尿(β_2-MG，α_1-MG)がみられる．

2. 特発性尿細管性蛋白尿症 idiopathic tubular proteinuria

本症は先天性近位尿細管機能異常症，特発性低分子蛋白尿症とも呼ばれる．X 連鎖性の遺伝性疾患で，わが国で頻度が高い．集団検尿などでの蛋白尿を契機にして尿細管性蛋白尿(尿中 β_2-ミクログロブリンの著明な増加)が発見される．学童期の男児に多く，無症状である．腎生検では尿細管・間質の形態的変化はほとんどない．

最近，病因として **Dent 病**(くる病，高カルシウム尿症，尿路結石，近位尿細管機能異常を示す遺伝病)と同じく X 染色体短腕上に位置する chloride channel 5(**CLCN5**)遺伝子の異常が原因であることが明らかになった．

3. Fanconi 症候群

近位尿細管機能の広範な(少なくとも二つ以上の)障害による**汎アミノ酸尿，糖尿，リン酸尿**，低リン血症などを特徴とする．特発性(散発性，家族性)と続発性(シスチノーシス，ミトコンドリア病によるもの)がある．近位型腎尿細管性アシドーシスを合併しうる．乳児発症例では，嘔吐，多尿，脱水，成長障害(臨床症状として下肢変形(O 脚，X 脚)を特徴とするくる病で発見されることが多い)で発見される．

治療はくる病と腎尿細管性アシドーシスに対する治療を行う．

4. 腎尿細管性アシドーシス renal tubular acidosis (RTA)

糸球体障害がないかあっても軽度の状態で，尿細管での尿の酸性化の障害により慢性の代謝性アシドーシスをきたした病態をいう．血中重炭酸イオン(HCO_3^-)は減少するが，塩素イオン(Cl^-)で補われるため，血液の anion gap は増加しない．I 型，II 型，IV 型がある．塩化アンモニウム負荷試験で鑑別する．

●腎尿細管性アシドーシスの分類
　I 型(遠位型，distal RTA)：遠位尿細管における

H^+ の排泄障害が病因である．主症状は尿濃縮障害による多飲多尿，腎石灰化，くる病などである．

II 型（近位型，proximal RTA）：近位尿細管での HCO_3^- 再吸収障害によるもので，尿中に HCO_3^- が漏出する．成長障害が主症状である．

IV 型：アルドステロンの分泌低下ないし反応性低下による低アルドステロン症により低カリウム血症を呈することが特徴で，先天性副腎過形成，偽性アルドステロン症などに合併する．

5．腎性尿崩症 nephrogenic diabetes insipidus

⇒第 11 章．内分泌疾患，p 226 参照．

6．シスチン尿症 cystinuria

腎尿細管や小腸に存在するアミノ酸輸送体の先天異常により，シスチン，オルニチン，リジン，アルギニン（COLA）の再吸収が低下し，それらのアミノ酸が尿中に増加する常染色体性劣性遺伝の疾患である．症状は，シスチンによる**尿路結石**（単純 X 線で描出されにくい）とそれにともなう**尿路感染症，腎機能低下**である．診断は，尿のニトロプルシッド反応陽性，尿沈渣でのシスチン結晶（特有の六角形構造）の証明，上記のアミノ酸の排泄増加の証明である．

治療として，大量の水分摂取，尿のアルカリ化，D-ペニシラミンの投与で結石の形成を予防する．

VI．嚢胞性腎疾患

先天性のものとして，①**嚢胞腎** polycystic kidney disease（PKD）：劣性遺伝型（乳児型）と優性遺伝型（成人型）とがある，②**若年性ネフロン癆-髄質嚢胞症** juvenile nephronophthisis-medullary cystic disease complex，③**海綿腎** medullary sponge kidney，④**多嚢胞性異形成腎** multicystic dysplastic kidney などがある．

後天性のものとして，①**単純性嚢胞** simple cyst，②長期透析患者にみられる**後天性嚢胞腎**（多嚢胞化萎縮腎）などがある．

VII．尿路感染症，逆流性腎症

1．尿路感染症 urinary tract infection（UTI）

【概念・原因・臨床症状】

腎，尿管から膀胱，尿道までの部位の細菌・ウイルス・真菌などによる感染症をいう．①**単純性尿路感染症**とは尿路に構造上の異常がなく，また全身性疾患のない状態での尿路感染症をいい，②**複雑性尿路感染症**とは，尿路系の構造上，または神経学的異常をともなうものである．

1）上部尿路感染症

腎と尿管を上部尿路という．上部尿路感染症の代表が**腎盂腎炎** pyelonephritis で，その症状は，発熱，腰背部の鈍痛，強い倦怠感である．新生児や乳児では腎尿路の症状に乏しいのが特徴で，発熱のほかに下痢，嘔吐などの消化器症状，体重減少，発育障害，嘔吐，黄疸，痙攣などを呈する．

原因菌としては単純性尿路感染症の場合，**大腸菌**が 7～8 割，その他がブドウ球菌などである．複雑性尿路感染症では大腸菌以外のグラム陰性桿菌群（緑膿菌，プロテウス，セラチア，エンテロバクター，シトロバクターなど）やグラム陽性球菌の腸球菌，表皮ブドウ球菌，肺炎球菌など弱毒菌が分離されることが多い．

2）下部尿路感染症

膀胱と尿道を下部尿路と呼ぶ．下部尿路感染症には**膀胱炎** cystitis，**尿道炎** urethritis がある．膀胱炎では，膀胱刺激症状（頻尿，排尿痛，下腹部不快感）を訴える．発熱はないことが多い．原因菌は，前記の細菌以外に，アデノウイルス（11 型，21 型）薬剤のシクロホスファミドは出血性膀胱炎の原因となる．アレルギー反応が関与する**アレルギー性膀胱炎**（好酸球性膀胱炎）もある．

【診断・鑑別診断】

中間尿培養により尿 1 ml 中の細菌数が 10^5 以上でかつ 1 種類の細菌のみが存在する場合は意味のある細菌尿であるとされる．血中 CRP 強陽性，末梢血白血球増多（核左方移動をともなう），赤沈の促進，尿中 β_2-ミクログロブリンや尿中 NAG の高値などが上部尿路感染症で認められる．

上部尿路感染症と下部尿路感染症の鑑別には発熱の有無，血中 CRP，末梢白血球増多などが有用である．

超音波検査（腎エコー）により水腎症，その他の腎形態異常や腎周辺の膿瘍形成の有無を非侵襲的に知る．上部尿路感染症の場合は膀胱尿管逆流現象などの尿路異常の可能性を考えて**排泄性膀胱尿道造影** voiding cysto-urethrography（VCG）を炎症所見の改善後に実施する．

【治療】

基本は抗生物質による化学療法である．尿路感染症が単純性か複雑性か，上部か下部かで抗生物質の種類，投与方法，投与期間が違ってくる．抗生物質の選択には起因菌の薬剤感受性，薬剤の尿中排泄濃度，安全性などを考慮し，尿中濃度の高い薬剤で腎毒性のないものを選択する．

起因菌の同定や薬剤感受性の結果を待たずに治療を開始する場合にはセフェム系や ST 合剤などが選択される．

2. 逆流性腎症 reflux nephropathy（RN）

【概念】

逆流性腎症とは，**膀胱尿管逆流** vesicoureteric reflux（VUR）にともなう腎実質の瘢痕形成をいう．臨床的には，膀胱尿管逆流にともなう蛋白尿，高血圧，腎機能低下などを意味する．小児期の慢性腎不全の原因として重要である．5 歳以下の小児の尿路感染症の 40〜50％ に膀胱尿管逆流を認める．その 20〜50％ に逆流性腎症が認められる．

【病因】

発生機序として，膀胱尿管逆流による尿の腎杯から腎実質への腎内逆流，感染，過剰濾過 hyperfiltration などが考えられている．近年は先天的な腎の低形成や異形成の存在が原因として重視されている．

【診断】

排泄性膀胱尿道造影（VCG）での膀胱尿管逆流の重症度分類（図 21-19）は予後と治療方針の決定に重要である．^{99m}Tc-DMSA による腎シンチグラムで腎瘢痕を認める．

【治療】

尿路感染症を早期に診断して治療し，抗生物質の少量予防（眠前）投与を行うことが多いが，最近ではその効果に疑問視する意見もある．重症のVUR 例や尿路異常をともなうものは手術適応となり，逆流防止術により膀胱尿管逆流の進行を防ぐ．

VIII. 腎・尿路結石

小児の尿路結石 urolithiasis の特徴は，発生要因となる何らかの基礎疾患を認めることが多いことである．すなわち，先天性尿路奇形，尿流異常，尿路感染症，尿細管異常（遠位型腎尿細管性アシドーシス，シスチン尿症），先天代謝異常（原発性高シュウ酸尿症，Lesch-Nyhan 症候群），高カル

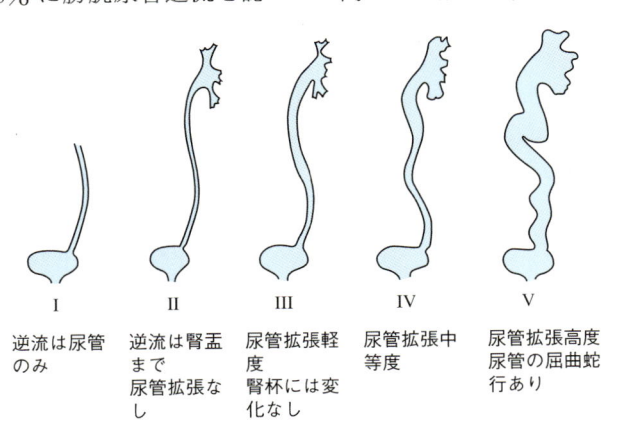

I	II	III	IV	V
逆流は尿管のみ	逆流は腎盂まで 尿管拡張なし	尿管拡張軽度 腎杯には変化なし	尿管拡張中等度	尿管拡張高度 尿管の屈曲蛇行あり

図 21-19　膀胱尿管逆流の重症度分類（国際分類）
排尿時膀胱尿道造影（VCG）での逆流の及ぶ部位と尿管，腎杯の変化により分類する．

シウム尿症(原発性副甲状腺機能亢進症,ビタミンD過剰症,悪性腫瘍,特発性高カルシウム尿症),髄質海綿腎などを患児に認めることが多い.

尿路結石症の症状は,血尿,腹痛や尿路感染症の合併による発熱であるが,無症状のこともある.多くは単純X線撮影で検出できるが,尿酸結石(Lesch-Nyhan症候群でみられる)やシスチン結石(シスチン尿症でみられる)では描出されにくい.

IX. 先天性腎・尿路奇形

ヒトの腎は中胚葉の原基より発生し,Wolff管由来の尿管芽と後腎組織が融合してできる.膀胱・尿道の発生には内胚葉由来の泌尿生殖洞,Wolff管由来の尿管芽と外胚葉成分が関与している.このように腎・尿路の発生は複雑であるため先天奇形の発生頻度は高い.

1. 腎無形成 renal agenesis

片側性のものは無症状のことがある.**Potter症候群**では両側腎の無形成や囊胞腎,羊水過少,肺低形成があり,出生後まもなく死亡する.

2. 低形成腎 hypoplastic kidney

ネフロン数の減少と矮小腎を特徴とする.腎実質は組織的には正常に発達している.ただし,後天的な疾患による腎萎縮は除く.代表的疾患として寡巨大糸球体症(オリゴメガネフロニア)oligomeganephronia(ネフロン数の減少,糸球体と尿細管の肥大を特徴とし,20〜30歳代で末期腎不全に至る)がある.

3. 異形成腎 dysplastic kidney

腎形成の過程の障害によって発生し,組織的に原始的な尿細管や異所性軟骨など正常組織では認められない成分が存在するもの.多嚢胞性異形成腎 multicystic dysplastic kidney やプルンベリー症候群(腹壁形成不全,停留精巣,尿路奇形),

Zellweger症候群(中枢神経障害,肝腫大,ペルオキシソーム欠損)に合併するものなどがある.

4. 水腎症 hydronephrosis

上部・下部尿路を問わず,先天性・後天性に尿流停滞疾患が存在して,腎が圧負荷を受けて腎盂・腎杯が拡張した現象をさす.小児では先天性腎盂尿管移行部狭窄による水腎症(先天性水腎症)が多い.胎児超音波検査より胎生20週頃より尿路拡張病変がしばしば発見される.出生後は尿路感染症,腹部腫瘤,結石形成などで発見されるが,無症状のこともある.

5. 精巣水瘤(陰嚢水腫) hydroceles

精巣周囲の固有鞘膜内に漿液が貯留した状態で,小児では腹膜鞘状突起の閉鎖不全によることが多い.陰嚢は種々の大きさに腫大し,弾力性があり軟らかいが,ときに緊満し硬く触れる.透光性があり発赤や圧痛はない.鼠径ヘルニアや精巣腫瘍との鑑別が必要である.

治療としては,乳児期では自然治癒率が高いので放置する.年長児で水腫が大きい場合は外科的に治療する.水腫を穿刺する方法は根治性がない.

6. 停留精巣 cryptorchidism,停留睾丸 undescending testis

胎児期に自然下降すべき精巣が,下降経路の途中に停留した状態である.精巣は多くは鼠径部にあるが,一部は腹腔内にあり,まれに欠損することもある.本症は鼠径ヘルニアの合併率が高く,精巣の外傷や捻転を起こしやすい.さらに,将来不妊症と精巣腫瘍発生の可能性がある.

治療方針としては,精巣の自然下降は1歳までなので,1歳をすぎたらなるべく早く,遅くとも5歳までには治療する.治療は手術療法(精巣固定術)と,ホルモン療法(ゴナドトロピンやLH-RH)がある.

X. その他の腎・尿路疾患

1. 血尿を主症状とするもの

a. 特発性高カルシウム尿症 idiopathic hypercalciuria

明らかな原因なく尿中へのカルシウム排泄が増加した状態である．顕微鏡的ときに肉眼的血尿（赤血球の変形をともなわない非糸球体性血尿）の原因となる．腰痛や尿路結石をきたすこともある．

b. ナッツクラッカー現象 nutcracker phenomenon, left renal vein entrapment syndrome

左腎静脈が大動脈と上腸間膜動脈の間で圧迫されて左腎のうっ血をきたした状態をいう．うっ血した左腎静脈は静脈洞と腎杯の間に短絡路を形成し，血尿の原因になると考えられる．

2. 蛋白尿を主症状とするもの

体位性蛋白尿 orthostatic proteinuria

蛋白尿が安静仰臥位では認められず，立位，前彎や運動後にのみ出現するものをいう（図21-4参照）．腎下垂（起立により腎が1.5椎体以上下垂するもの）や遊走腎（腎が骨盤内に下垂するもの），その他の原因による腎血流の変化や糸球体基底膜の透過性亢進によるとされている．起立前彎負荷テスト（図21-20）後の検尿で蛋白尿を認めることで診断する．

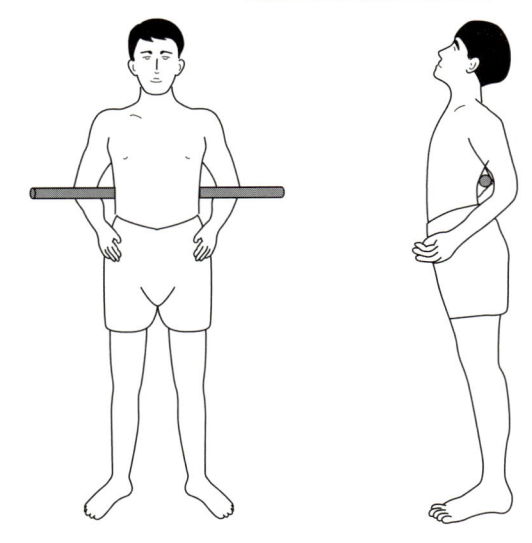

図 21-20　起立前彎負荷テスト

3. 夜尿 nocturnal enuresis，遺尿 enuresis

⇒第25章．精神疾患，p 614 参照．

22 神経疾患

●総 論●

I. 神経学的診察法

1. 主 訴

小児の神経疾患の主訴として，①ことばの遅れ，②運動発達の遅れ，③痙攣，④多動，⑤社会性の遅れが大多数であり，その他として，⑥歩行の異常，⑦麻痺，⑧不随意運動などがある．主訴はできるだけ患児または保護者のことばで記録する（表22-1）．

表22-1 病歴のとり方

```
1. 問診
   a. 主訴：具体的なことばで
   b. 現病歴：症状の出現時期（年齢，時間）
            出現様式（急性，亜急性，慢性，再発性）
            経過（進行性，寛解，再燃）
   c. 既往歴：妊娠中，分娩時，新生児期
   d. 発達歴：運動，言語，知能，社会性
   e. 家族歴：近親婚，遺伝性疾患
   f. 日常生活：食事，排泄，衣服の着脱，集団生活
              （幼稚園，学校）
2. 診察
   a. 一般所見（頭囲，大泉門，顔貌，奇形，皮膚）
   b. 神経機能［姿勢（背臥位，腹臥位，座位，立位），
              自発運動，筋トーヌス，反射，脳神経系］
   c. 精神機能（意識，集中，多動，常同性）
   d. 知覚（視力，聴力）
3. 検査
   a. 生理検査（脳波，脳幹誘発電位，末梢神経伝導
              速度，筋電図）
   b. 画像検査（頭部CT，MRI，MRA，SPECT）
   c. 病理検査（染色体検査，神経・筋生検）
```

2. 病歴の聴取

a. 現病歴

主訴により病歴のとり方が異なるが，共通する事柄は，①基礎疾患はあるか，②神経系が侵されているのかどうか，③侵されている神経系の部位はどこか，④発症と経過は急性か，亜急性か，慢性または潜在性か，⑤停止性か，進行性か，を明らかにすることである．そのときに症状を分類して考えるようにする．

b. 家族歴

血族結婚の有無，両親，同胞，など家族の神経疾患，全身性疾患の有無，新生児期・乳児期の死亡などを聴取する．

c. 既往歴

小児科診療に必要な一般的既往歴のほかに，①妊娠中のアルコール，喫煙，感染症，出血の有無など，②周産期の低酸素状態，黄疸など，③新生児期の頭囲，体重の推移，感染症の有無などが重要である．詳細な発達歴の重要さはいうまでもない．

3. 診 察

乳幼児はおもちゃを与え，自然に遊んでいるところを観察し，姿勢，自発運動，周囲への反応に注意し，麻痺，不随意運動，知的障害，視聴覚障害などの有無を評価する．学童は入室するときの

歩行，表情などを観察する．

乳幼児の神経学的診察は不快感をともなう手技は後にするなどの工夫を要する．一度ですべての所見をとることが困難であることも多い．**主訴に応じた最も重要な所見は何かをまず判断する**．以下，部位別に神系学的に重要な診察所見を記す．

a. 体　格
身長，体重の異常，四肢のバランス，筋萎縮の有無を観察する．

b. 頭　部
頭囲，頭部の形，大泉門の大きさと膨隆，陥凹を観察する．

c. 顔　面
小奇形，顔面神経麻痺（口角の非対称，閉眼できない），顔面筋の筋力低下 facial diplegia（顔面の表情のなさ），落陽現象 sunset phenomenon（眼球が下に偏位する症候で，上方注視麻痺であり，**核黄疸，慢性頭蓋内圧亢進**時にみる）がないか観察する．

d. 皮　膚
カフェオレ斑 café-au-lait spot（神経線維腫症でみる）など母斑は神経皮膚症候群の診断に特異的なものが多い．顔面領域の盛り上がらないブドウ酒様血管腫 port-wine hemangioma は Sturge-Weber 病，体幹部の木の葉状の白斑，顔面頬部の皮脂腺腫は結節性硬化症を示唆する．

e. 発　達
⇒第 2 章．発達，p 20 参照．

f. 反　射
1）原始反射
⇒第 2 章．発達，p 21 参照．
2）姿勢反射
a）立ち直り反射 righting reflex
中脳，視床レベルの反射であり，身体の位置の変化に応じてあるべき位置に立ち直る反射をいう．

b）頸性立ち直り反射 neck righting reflex
背臥位で頭部を回旋すると身体全体が頭部と同方向に回旋する．生後 6 ヵ月まで出現する．
c）パラシュート反射 parachute reflex
乳児を立位に抱えて急に頭部を床に近づけると両手を伸ばして支えようとする（前方パラシュート反射）．生後 7 ヵ月前後から出現し，生涯持続する．10 ヵ月までに出現しない場合は異常である．座位にて側方に上体を倒すと，上肢で体を支えようとする**側方パラシュート反射**は 7～8 ヵ月頃に出現する．
d）Landau 反射
背臥位にして胸部で空間に抱え，頭部を背屈させると脊柱と下肢が伸展し，頭部を前屈すると，脊柱，下肢が屈曲する反射で 6 ヵ月から 2 歳半頃まで出現する．
3）深部反射
a）腱反射
上腕二頭筋反射：肘窩直上の二頭筋腱上に母指末節をのせて叩く．
上腕三頭筋反射：肘関節を直角に屈曲し，肘頭の上を叩く．
膝蓋腱反射：膝関節を 120°に屈曲し，膝蓋腱部を叩く．錐体路障害では，反射の誘発範囲が膝上にまで拡大する（反射の亢進）．筋疾患，末梢神経疾患では反射は低下，消失する．
アキレス腱反射：下肢を軽度に屈曲，外転し，足関節を軽度に屈曲させ叩く．錐体路障害で亢進し，筋疾患，末梢神経疾患，脊髄疾患で消失する．
b）表在反射
錐体路障害で消失する．
角膜反射：求心路が三叉神経，遠心路が顔面神経の反射で目の脇から角膜に触れると瞬目を誘発する．
咽頭反射：求心路は舌咽神経，遠心路は迷走神経．咽頭後壁に触れて嘔吐反射を誘発する．
腹壁反射：腹壁正中部から外側に擦過すると擦過した側の腹壁が収縮する反射．
4）病的反射
大脳の運動領野，または皮質脊髄路の障害で出現する．
Babinski 反射（現象）：足底外側を擦過すると，母趾の開扇，背屈が生じる．1 歳までは正常でもみ

るが，開扇，背屈が持続する場合には異常である．

g. 感　覚

触覚，痛覚，温度覚，位置覚について検査する．触覚は筆の端や軽い綿の切れ端，痛覚は針で，温度覚は音叉の先端部や打腱器の握りなどの冷たい金属で軽く触る．振動覚は128 cpsの音叉を用い骨性隆起でえられた振動時間で検査する．位置覚は指を上下に繰り返し動かした後に，それを上か下の位置においてどの方向にあるかを当てさせる．これらの検査のほかに複合感覚（立体感覚，二点識別，皮膚書字試験，二点同時刺激識別知覚）を検査することもある．

h. 脳神経

1) 嗅神経（I）
刺激臭でないものをかがせるが，乳幼児では困難である．

2) 視神経（II）
1ヵ月までに検者の顔を見る（固視）．2ヵ月までにゆっくりと目で左右に追う（追視）．遅れる場合には，知的障害や先天性盲などを疑う．

3) 眼球運動（動眼神経（III），滑車神経（IV），外転神経（VI））
水頭症，松果体腫瘍で上方注視麻痺，重症筋無力症，ミトコンドリア異常症で外眼筋麻痺を呈する．外転神経麻痺は慢性の脳圧亢進状態である．外眼筋麻痺を自覚すると**複視 diplopia**を訴える．III神経の麻痺は眼瞼挙筋も侵し，**眼瞼下垂**を呈する．眼筋型重症筋無力症の初発症状であることが多い．

a) 眼　振 nystagmus
先天性眼振，小脳障害，脳幹部障害，視力障害などでみる．

b) 顔面神経（VII）
Bell麻痺：急性に発症する片側の末梢性顔面神経麻痺で多くは感染後に発症する．

c) 聴神経（VIII）
音への眼瞼反射などの反応の有無，呼名反応の有無，ことばの遅れで疑う．聴性脳幹反応の検査が有益である．遺伝性難聴の大部分は両側性の感音性難聴であり，Hunter症候群やDown症候群の難聴は伝音性難聴である．

d) 舌下神経（XII）
片側性に侵されると舌の患側偏位を呈する．下位運動ニューロンの障害（Werding-Hoffmann病など）では舌萎縮と線維束性収縮 fasciculationをみる．

Romberg試験は閉脚で立たせ，目は開けさせ，閉眼させて状態の変化をみる．後索障害の場合，開眼では視覚情報によりふらつきは著明でないが，閉眼により動揺が増強する．小脳障害では，開閉眼にかかわらず動揺をきたす．

II. 主な神経学的異常，症候，病態

1. 運動障害 movement disorder

a. 運動発達遅滞 motor developmental delay

運動発達遅滞の原因は多様であり，乳児期発症の神経疾患，代謝疾患の多くが運動発達遅滞を呈する．定頸が5ヵ月以降，坐位が8ヵ月以降，独歩が18ヵ月以降などの場合は，運動発達遅滞を疑う．原因として，知的障害，脳性麻痺，先天異常，筋疾患などであり，全身の筋緊張低下があればフロッピーインファント floppy infantとしての鑑別診断が必要である．

運動発達遅滞の鑑別診断を図22-1に示す．

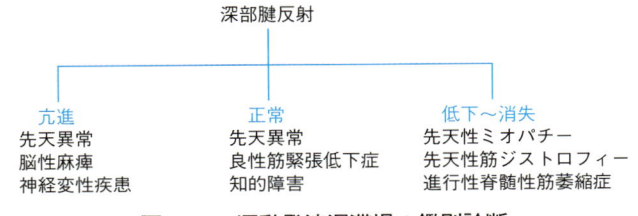

```
                    深部腱反射
        ┌──────────────┼──────────────┐
       亢進            正常          低下～消失
    先天異常        先天異常      先天性ミオパチー
    脳性麻痺      良性筋緊張低下症  先天性筋ジストロフィー
   神経変性疾患      知的障害     進行性脊髄性筋萎縮症
```

図22-1　運動発達遅滞児の鑑別診断

表22-2 麻痺の部位別診断

四肢麻痺 quadriplegia	四肢の麻痺
両麻痺 diplegia	四肢麻痺の一型で脳性麻痺にみることが多く，下肢に強い麻痺を呈する
対麻痺 paraplegia	両下肢の麻痺
片麻痺 hemiplegia	一側上下肢の麻痺
単麻痺 monoplegia	一肢の麻痺

表22-3 麻痺を呈する疾患(原因部位による)

病変局在	疾患範疇	疾患名
大脳	脳血管障害	脳梗塞，脳出血，モヤモヤ病
	炎症など	脳炎，脳症
	低酸素など	低酸素性脳症，脳性麻痺
	変性	Leigh脳症，白質変性症など
小脳	麻痺	脳性麻痺
	炎症	急性小脳性失調症，小脳炎
	腫瘍	小脳腫瘍，小脳橋角部グリオーマ
脊髄	腫瘍	脊髄腫瘍
	血管障害	脊髄出血，梗塞
	炎症	脊髄炎，横断性脊髄炎
	変性	進行性脊髄性筋萎縮症(Werdnig-Hoffmann病)
末梢神経	炎症	多発性神経炎(Guillain-Barré症候群)，単神経炎
	外傷	
筋	炎症	多発筋炎，皮膚筋炎，ウイルス性筋炎
	ミオパチー	筋ジストロフィー，先天性ミオパチーなど

大脳，小脳，脊髄など多系統を侵すものには，代謝性疾患，系統性神経変性疾患，脱髄性神経疾患などがある．

b. 麻痺 palsy

完全麻痺をparalysis，不完全麻痺をparesisと呼ぶ．麻痺の部位によって，表22-2に示すように分類される．

麻痺の状態によって，痙性麻痺，弛緩性麻痺，失調性麻痺に分類され，麻痺の原因部位により，中枢性麻痺と末梢性麻痺に分類される．中枢性麻痺は深部腱反射は亢進し，末梢神経または筋疾患が原因の場合は，腱反射は低下または消失する．

麻痺の原因疾患を表22-3に示す．

2. 筋緊張異常 dystonia

乳児期にみる全身の筋緊張低下状態をフロッピーインファント floppy infantといい，神経疾患，筋疾患，代謝疾患など多様な鑑別診断を要する(第23章．筋疾患，p 583参照)．筋緊張亢進では，筋の固さ(consistency)は亢進し，関節の伸び(extensibility)は低下し，関節の振れ(passibity)も少なくなる．低下ではすべて，この逆になる．中枢性麻痺では筋緊張は亢進し，末梢性麻痺では低下する．

3. 精神障害 mental disorder

精神とは，大脳の高次機能の複合した活動であり，何らかの指向性を有している活動であり，認知，記憶，思考，言語，情緒，社会性など多様な面にわたる能力よりなる．精神障害には，精神発達の遅れと偏りがある．

①精神発達の障害が18歳までの発達期に生じた発達障害(知的障害，言語障害，社会性の発達の障害，学習能力障害)，②親子関係や集団への不適応から生じる障害(被虐待児など)，③基本的生活行動の異常(食欲異常，睡眠異常)，④異常な習癖(チック，自傷行為)，⑤精神異常(不安状態，うつ状態)，⑥成人型精神病(統合失調症，うつ病)などが含まれる．

精神障害の判定には，遅れがあるか，あるとすればどの分野に遅れがあるのかをまず検討する．すなわち言語理解能力，周囲の事物・状況に対する子どもの関心度，微細運動，認知能力(数，記憶，描画)，基本的生活習慣(食事，排泄，着衣，睡眠)について検討し，また，家庭環境の評価として，経済状況，地理的状況，心理・社会的状況(養育者の育児能力，家庭内の家族関係)も用いる．

4. 意識障害 disturbance of consciousness

意識は，上行性網様体賦活系による覚醒arousal, wakefulnessと大脳半球による意識内容awarenessに統合された機能であり，両者の機能が正常な状態により保たれる．覚醒障害とは，瞬目をともなって開眼していないか，ことばや動作によって外界への応答が不可能な状態であり，意識内容の障害とは，自分自身，時間，場所，状況などを正しく認識できないことである．覚醒障害が強い場合には，内容の評価は不可能であるが，

逆にせん妄状態のように覚醒していても内容障害が強い場合がある．

　意識障害は，用語としての古典的分類と主に刺激に対する反応により判定する昏睡状態の定義が使われるが，観察事項を参考にして，より具体的に記載をしておくのがよい．

a．古典的意識障害の分類

　1）昏睡 coma, deep coma
　自発運動はまったくなく，患児は閉眼したままで，強く刺激するとわずかに体を動かすことがある．筋は弛緩性であり，尿便失禁がある．深部反射，角膜反射が消失している場合は深昏睡である．

　2）半昏睡 semicoma
　自発運動はなく，痛み刺激には一時的に手足をひっこめる．腱反射，瞳孔反射は存在するが，尿便失禁がみられる．

　3）混迷 stupor
　自発運動もしばしば認められ，強く刺激に，覚醒し，簡単な質問に答えたり，簡単な命令に従ったりする．

　4）傾眠 somnolence
　軽い刺激で覚醒するが，すぐに入眠してしまう状態．覚醒時には一般に自発性運動・自発語があり，質問や命令に対する反応には，間違いも多い．錯覚，妄想，幻覚などもみられる．

b．国際的な意識障害の分類（Glasgow coma scale，表6-26，p 96参照）

　頭部外傷後の意識障害の判定に用いる．開眼，発語，運動機能の3項目を選び，それぞれの最大刺激による最良反応により評価する．各項目の合計点を求め評価を行う．一般にGCS8以下が重症意識障害として扱われる．

c．脳卒中の外科研究会によるIII群3段階方式

　（太田，表5-1，p 62参照）
　国内的に広く用いられている急性期の意識障害分類で，**Japan coma scale**（3-3-9度方式）と呼ばれている．簡単で，経時的・定量的評価が可能である．刺激に対する反応により，I～III群に分け，各群を刺激や問いかけに対する反応で，さらに3段階に分類している．意識混濁のレベルは300～1

表22-4　乳幼児の意識レベル点数評価表

III．刺激をしても覚醒しない状態	
痛み刺激に反応しない	300
痛み刺激で少し手足を動かしたり顔をしかめたりする	200
痛み刺激に対し払いのけるような動作をする	100
II．刺激をすると覚醒する状態	
呼びかけを繰り返すと辛うじて開眼する	30
呼びかけると開眼して目を向ける	20
飲み物を見せると飲もうとする	10
I．刺激をしなくても覚醒している	
母親と視線が合わない	3
あやしても笑わないが視線は合う	2
あやすと笑う．ただし不十分で，声を出して笑わない	1

点の点数で表現している．単純なスケールなので覚えやすく，わが国では救急隊を含めて広く普及している．

d．乳幼児の意識レベル評価表（坂本，表22-4）

　乳幼児において，重度の意識障害の判定は可能であるが，軽度の意識障害の判定において，言語の理解，発語の不十分な乳児においても使用できるように改変したもので，前者と同様300～0点の10段階である．

　意識障害時の理学所見と神経学的検査として，脈拍，血圧，呼吸数，体温のバイタルサインに加えて，①刺激に対する反応，②呼吸パターン i）Cheyne-Stokes呼吸（過呼吸と無呼吸が規則的周期性に現れる状態），ii）中心性多呼吸（素早く深い呼吸），iii）失調性（不規則性呼吸），③眼底検査，④瞳孔径，⑤眼球運動，⑥人形の目現象，⑦カロリックテストが用いられる．

5．知覚障害

　感覚とは刺激を意識することであり，**認知**はこの刺激を過去の情報と照合してその性質や強度を確定することであり，感覚と認知をあわせて**知覚**という．感覚伝導路には，後索系と脊髄視床路系の2系統あるが，いずれも末梢の感覚受容器と大脳皮質を結ぶ3個のニューロンからなっている．

　感覚には，①表在感覚，触覚，痛覚，温度覚と，②深部感覚，すなわち筋肉，腱，靱帯，関節から伝えられる感覚である．関節覚（位置覚，運動覚），

振動覚，圧覚に分けられる．

主訴としては，痛み，しびれ感，感覚低下，感覚脱出などになるが，感覚障害は一次感覚ニューロンから感覚野までの末梢神経系・中枢神経系の障害を示唆しているが，非器質的異常が原因のこともある．身体のどの部位に障害が分布するのかをみるが，身体の事例か，脊髄レベルを示すか，脊髄の髄節を示すか，単一の末梢神経の分布か，靴下手袋型の多発神経障害型を示すかを区別する．障害区域が生理解剖学上から考えられる神経支配に一致しない症状が暗示により動揺する場合はヒステリー性感覚障害も考える．触覚，痛覚，温度覚などの表在感覚が正常であるが，立体感覚，二点識別覚，皮膚書字試験などが障害された場合は，反対側の頭頂様皮質の病変によると考えられている．感覚器を通じて対象が何か判定できないことを失認という．視覚失認，視空間失認，聴覚失認，触覚失認などがある．

6. 痙攣 convulsion

痙攣とは，発作性に起こる筋肉の急激な収縮であり，通常神経系の何らかの異常を意味するが，痙攣でなく痙攣類似の症状(筋肉自体のピクピクする不随意な動き，持続する筋の緊張状態，震えなど)であることがある．痙攣の原因は，年齢ごとに異なる(表22-5)．

痙攣の誘因として最も重要なものは，発熱である．38℃以上の発熱にともなう場合は，熱性痙攣，髄膜炎，脳炎，脳症を考える．光刺激で誘発される場合を光過敏性てんかん，音や驚愕で誘発される場合は驚愕反射，驚愕てんかん，過呼吸や啼泣で誘発される場合は，泣きいりひきつけ(憤怒痙攣)，モヤモヤ病，純粋小発作，過呼吸症候群が考えられる．運動で誘発される場合は不整脈，Adams-Stokes症候群，錐体外路症状の発作では，発作性舞踏病アテトーゼが考えられる．日常生活上，過労，断眠はてんかん発作の誘発因子となることがあり，空腹や月経と関係して起こるてんかん発作もある．しかし痙攣の起こった状況に共通点があり，精神的ストレスが考えられる場合，偽発作を考慮する．覚醒時，睡眠時どちらかのみに起こるてんかん発作もあるが，睡眠時のみの場合には，夢中夜行症，夜驚症が鑑別にのぼる．ヒステリー発作は覚醒時のみであり，失神は，立位か起立時に起こる．

表22-5　小児の年齢別痙攣の原因

1. 新生児期
    a. 周産期合併症
        仮死
        頭蓋内出血
    b. 代謝性疾患
        低血糖
        低カルシウム血症
        低マグネシウム血症
        低ナトリウム血症
        ビタミンB_6依存性痙攣
        ビタミンB_6反応性痙攣
        有機酸代謝異常
        先天性副腎過形成など
    c. 先天異常
        中枢神経系奇形をともなうもの
    d. 感染症
        敗血症
        髄膜炎
        先天性感染(胎内感染)
    e. 原因不明のもの
        新生児痙攣

2. 乳幼児期
    a. 先天異常によるてんかん
    b. てんかん(West症候群, Lennox-Gastaut症候群など)
    c. 熱性痙攣
    d. 泣き入りひきつけ(憤怒痙攣)
    e. 代謝性疾患
        低血糖(ロイシン過敏性低血糖，ケトン性低血糖，糖原病)
        低カルシウム血症
        低ナトリウム血症
        アミノ酸代謝異常
        有機酸代謝異常
        脂質代謝異常
        その他
    f. 感染症
        髄膜炎，脳炎
    g. 脳症
    h. 脳腫瘍
    i. 脱水症
    j. 乳幼児期に発症する神経変性疾患

3. 学童期
    a. てんかん
    b. 脳腫瘍
    c. 感染症
        髄膜炎，脳炎
    d. 脳血管障害
    e. 学童期に発症する神経変性疾患

痙攣の持続時間が30分以上にわたり，あるいは頻回の発作で間欠期にも意識障害を認める場合は，痙攣重積状態と考え，速やかな処置を必要とする．

てんかん診断のために，発作型（部分発作と全般発作）の鑑別が重要である．意識状態は，呼びかけや刺激に対する反応によって判断するが，全般発作は発作の開始から完全な意識障害があり，不完全あるいは前兆があれば部分発作を考える．発作型では，強直，間代，強直間代，ミオクロニー，脱力などに分けられる．発作後の意識状態の変化と神経学的所見の変化に注意する．

失禁，睡眠，自動症，発作後の一過性麻痺（Todd麻痺）や発作を覚えている場合は，部分発作，ヒステリーが起こったことが考えられる．

7. 頭痛 headache

頭痛は，脳を包む頭蓋骨で覆われた部分と，その周辺の痛みであるが，脳梗膜，頭蓋骨は痛みを感じない．すなわち頭蓋内で痛みを感じるのは髄膜，血管，脳神経であり，頭蓋骨外では頭皮と粘膜，血管，筋肉，骨膜，末梢神経である．病態生理の上から，血管性（片頭痛），牽引性（占拠性病変，脳浮腫，腰椎穿刺後），筋緊張性（項部痛，精神的緊張），心因性，外傷性，炎症性（頭蓋内感染，副鼻腔炎）に分類される．

診断のためには，発症様式と持続時間，分布，頻度，発生時間，性状，随伴症状，環境と心因の分析が必要である．**片頭痛**は家族歴のあることが多く，視覚性の前駆症状（閃輝暗点）にひきつづき片側の拍動性の頭痛があれば典型的であるが，幼児では片側性でないことも多い．**緊張性頭痛**は，反復性頭痛の原因として最も多く認められ，前駆症状なく起こり，肩や頸，後頭部を主に締めつけられる感じが特徴である．

8. 頭囲の異常

頭囲の異常は，脳実質，頭蓋内圧，頭蓋骨の異常により起こる．頭囲の計測は，前頭結節と外後頭隆起を通る最大周径を用いる．頭囲の変化は，生後1歳までが最も急速であり，以後は比較的緩やかになる．特に低出生体重児では，生後3ヵ月までの頭囲拡大は著しい．

大頭症および小頭症は，通常正常頭囲より2SD以上隔たっている場合をいう．

III. 検　　査

診察により，神経系に何らかの異常が推定される場合には，診断確定あるいは病巣の広がりを調べるために検査を選択するが，まず侵襲が少なく，診断的価値の高い検査を選択する．

1. 髄液検査

髄液は，中枢神経系の細胞外液または，リンパ系の役割をしている．髄液検査では圧，細胞数（種類），蛋白量，糖量，細菌などの検査を行う．

圧が高くなる疾患は，髄液の通過障害（水頭症，癒着性くも膜炎），頭蓋内占拠性病変（血腫，脳腫瘍，膿瘍），髄液産生増加（水頭症，髄膜炎，脳炎），脳循環障害（静脈洞血栓，低酸素性脳症，高血圧性脳症）がある．細胞数の増加する疾患は，多核白血球増加（細菌性髄膜炎，脳膿瘍），単核球増加（結核・リステリア・真菌性髄膜炎，ウイルス性髄膜炎，脳炎，川崎病，腰椎穿刺反復後，くも膜下出血後，悪性腫瘍の細胞浸潤，多発性硬化症）がある．髄液中の蛋白量の増加する疾患では，髄膜・脳炎，脳・脊髄腫瘍，多発性硬化症，多発性神経炎，脊髄くも膜下腔閉塞，Guillain-Barré症候群があ

表22-6　主な髄膜炎の髄液所見

検査項目	無菌性髄膜炎	細菌性髄膜炎	結核性髄膜炎
圧	上昇	上昇	上昇
外観	水様透明，日光微塵	混濁	水様透明，日光微塵
細胞数	増多（単核球優位）	増多（多核球優位）	増多（単核球優位）
糖濃度	正常	低下	低下
蛋白濃度	正常からやや増加	上昇	上昇

る．免疫グロブリンの総蛋白あるいはアルブミンに対するIgG％の相対的上昇とオリゴクローナルバンドの存在は亜急性硬化性全脳炎，多発性硬化症にみる．

臨床的に重要なのは，髄膜炎の鑑別（ウイルス性，細菌性，結核性）であり（表22-6），治療効果の判定にも不可欠である．

禁忌は脳圧亢進が強度で脳ヘルニアの可能性がある場合，占拠性病変が疑われる場合であり，施行前に眼底のうっ血乳頭のチェックとCT検査を必ず行っておく．

2. 画像診断

a. 単純X線

主な適応としては，頭部の形と大きさの異常（骨縫合の早期癒合：狭頭症），頭部の外傷（骨折），腫瘍病変と炎症（骨破壊），悪性腫瘍（腫瘍にともなう骨変化），先天性感染症（石灰化），頭蓋内圧亢進症状（指圧痕の増加，骨縫合の離開）などがあげられる．また，石灰化は，感染，腫瘍，副甲状腺機能低下や神経皮膚症候群の結節性硬化症，Sturge-Weber症候群などで認められる．

b. CTとMRI

検査の対象となる症候としては，痙攣，意識障害，頭囲拡大，頭蓋内圧亢進症状，麻痺，知覚障害，運動失調，不随意運動，視力視野障害などである．CTは，頭蓋内構造を，X線吸収度の違いとして画像を作成し，断層的に再構築し観察する検査法であり，MRIは，分解能に優れ，任意の断層が得られ，骨によるアーチファクトがないなどの点でCTより優れている．一般には，スピンエコー法が用いられ，T1強調像，T2強調像で撮影される．T1強調像は，解剖学的構造の検出に優れ，T2強調像は，脳・脊髄実質内病変の検出率が高い．判定については正常構造物の形態の変化，左右差（大脳，小脳，脳幹，脳室，くも膜下腔，硬膜など）と異常構造物の出現により判定する．撮影は通常単純CTが行われるが，脳腫瘍が疑われれば造影CT，脳血管障害では造影CTとダイナミックCTが行われ，脳脊髄液の循環動態の検査にはCT脳槽撮影が必要である．単純CTでは，脂肪，空気，髄液は脳実質より低い吸収度を示し，急性期血腫，石灰化，高濃度蛋白と高細胞密度は高い吸収度を持つ．

新生児，特に低出生体重児では髄鞘の形成不全に起因する，前頭葉白質の低吸収域を認めることがある．脳室の大きさは，生後3ヵ月から1歳頃までは，拡大傾向を示し，次第に縮小して学童期には最小になる．生後1歳頃までは，大脳縦裂や，くも膜下腔の生理的拡大をみることがある．

c. 脳血管造影

他の検査に比し，侵襲的であることと，MRアンギオグラフィー（MR-A）の分解能がよくなり代用しうるようになったため，以前よりは，必要度が減少している．しかし脳血管障害（脳動脈瘤，脳動静脈奇形），脳腫瘍，頭部外傷（頸部または口腔内外傷にともなう内頸動脈血栓，外傷性動脈瘤），先天奇形（血管形成異常をともなった脳奇形）などが疑われた場合には，MR-Aでスクリーニングした後に適応になる．特に外科治療を適正なアプローチで行うためには，手術前の検査として不可欠である．

頸動脈造影，椎骨動脈造影の適応は，疑われる病変が，いずれの動脈の支配下にあるかによって決定される．血管の偏位や変形，副血行路による血管の増生，**異常血管網の存在**（モヤモヤ血管）などに注目する．

表22-7 小児における後頭部の周波数の発達

年齢	覚醒時脳波
3～18ヵ月	全領域3～6Hzの高振幅波中に9～10Hzが混在
2歳	4～7Hzの高振幅波中に2～3Hz，9～12Hzが散発性に混入
3歳	前頭，頭頂優位，4～6Hz高振幅中に2～3Hz，9～12Hzが混入
6歳	後頭優位の4～6Hz高振幅中に7～9Hz混入
9歳	10Hz前後のα波が優位になる．4～7Hz混在
12歳	後頭優位の8～10Hzに少数の5～7Hz混在

（Gibbs FA-有馬より改変）

3. 電気生理学的検査

a. 脳波

覚醒時脳波は，年齢により変化し（表22-7），若年者ほどδ波（4 Hz未満）やθ波（4 Hz以上8 Hz未満）が多いので，覚醒閉眼時脳波（基礎波）の異常の判定には年齢を考慮しなければならない．また，1歳以降の**一側のspindleの欠如** lazy activity，局所の徐波，覚醒時の全般的な徐波傾向などは異常とみなされる．睡眠時には，深度が深くなれば徐波が多くなるが，幼児，学童期には，**入眠期の徐波群発** hypnagogic hypersynchrony，覚醒反応である**徐波律動** postarousal hypersynchronyを認める．また異常とされやすい**14 and 6 Hz 陽性棘波，6 Hz 陽性棘波**，幼児期の**不規則性棘徐波結合** pseudo petit malは正常人にも認められる．

脳波は，脳の障害が予想される疾患が適応になり，局在性疾患，全般性脳疾患の程度の判定と経過のモニターに用いられるが，発作性疾患（痙攣，てんかん）の診断と治療には不可欠であるが，てんかんの正確な診断には，発作時脳波が必要になることもあり，臨床症状と脳波所見を結びつけて考え，発作間欠期脳波のみで異常を判定してはならない．

脳波の異常として，限局性突発波としては鋭波，棘波，徐波の存在がある．中心棘波は焦点運動発作，側頭部と前頭部棘波は複雑部分発作に多く，睡眠によって増強される中心-中側頭部棘波は，シルビウス発作 sylvian seizure（ロランドてんかん rolandic epilepsy）と関係がある．**周期性放電**（周期性一側性てんかん様放電 periodic lateralized epileptiform discharges）は，意識障害，脳梗塞，ヘルペス脳炎などでみられる．限局性持続性徐波は，梗塞，腫瘍，脳挫傷，脳静脈奇形など器質性病変で認める．不規則な多焦点性突発波である**ヒプサリスミア** hypsarrhythmia（図22-2）はWest症候群（点頭てんかん）に特徴的である．**3 Hzの棘徐波複合** 3 Hz spike and wave burst（図22-3）は欠神発作，**多棘徐波複合**はミオクロニー発作と関係が深い．**遅（1.5〜2 Hz）棘徐波複合** slow spike and wave burst（図22-4）は，Lennox-Gastaut症候群と関係が深い．

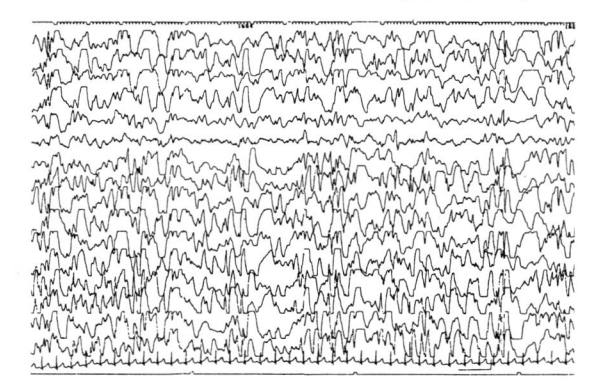

図22-2 hypsarrhythmia

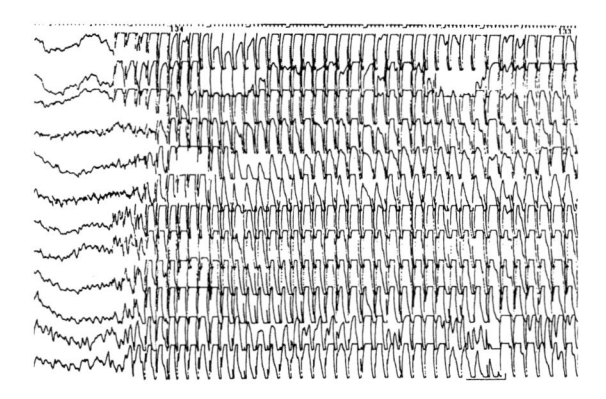

図22-3 3 Hz spike and wave burst

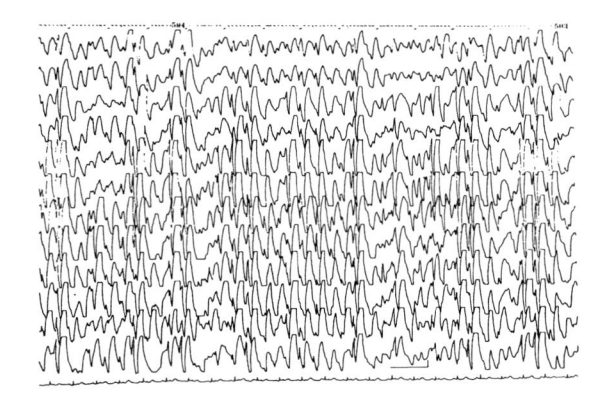

図22-4 slow spike and wave burst

b. 誘発電位

脳波は自発的な脳機能の記録であるが，誘発電位は，刺激に対応した脳機能の検査法であり，外的刺激に応じて発生する外因性誘発電位と内的刺激（課題関連刺激）に応じて発生する内因性電位がある．外因性誘発電位には，刺激の種類により，

聴覚誘発電位，視覚誘発電位，体性感覚誘発電位がある．聴性脳幹反応は，乳児の聴覚検査，脳幹機能の評価，脳死の判定などに用いられている．内因性誘発電位には事象関連電位（P_{300} など）がある．

c. 筋電図

筋電図は，運動発達遅滞または運動障害を主訴とする疾患が適応になるが，上位運動ニューロン障害による痙縮，固縮，失調，不随意運動には，表面電極を利用する表面筋電図が有用である．下位運動ニューロン以下の障害（脊髄前角，末梢神経，神経筋接合部，筋肉病変）による弛緩性麻痺，筋萎縮，腱反射低下のある疾患には，針電極を筋に刺入し，安静時および随意収縮時の電位をみる針筋電図が有用である．ミオパチーでは，随意収縮時の活動電位（NMU）の持続時間の減少，多相性，振幅減少，発射頻度の増加などが特徴である．また，筋強直症では，**myotonic discharge** が特徴的である．すなわち，漸減性の陽性波形が高頻度に持続性に観察され，特徴的な持続（急降下爆撃音）が聞かれる．Werdnig-Hoffmann 病などの下位運動ニューロン疾患では，安静時に fibrillation potential，陽性棘波の安静時出現と随意収縮時の活動電位（NMU）の振幅増加，頻度の減少を特徴とする．

d. 末梢神経伝導速度

運動神経伝導速度（MCV）は，上肢では，尺骨・正中・橈骨神経，下肢では，腓骨・脛骨神経で測定する．末梢神経障害は，髄鞘病変を主体とした脱髄と，軸索病変を主体とした軸索変性の2病変に分類され，脱髄は，MCV の低下，軸索変性は M 波の振幅低下が特徴である．

感覚神経伝導速度（SCV）は，振幅が小さく，M 波がとらえがたいことが多く，加算して測定する．伝導速度の低下する疾患としては，遺伝変性疾患（Charcot-Marie-Tooth 病，異染性白質ジストロフィー，Friedreich 失調症など），感染後またはアレルギー性多発神経炎（Guillain-Barré 症候群など），代謝疾患または中毒（糖尿病，鉛中毒など）による末梢神経炎がある．

●各　論●

I. 神経系の奇形

1. 大頭症 megalencephaly, 小頭症 microncephaly

大頭症および小頭症は，通常正常頭囲の2 SD以上隔たっている場合をいう．

a. 頭囲の病的拡大

頭囲増大が正常曲線に沿い，親に大頭症があり，発達が正常な場合は，家族性大頭症が疑われる．知的障害と特異な顔貌と小児期の巨人症がある場合は，脳性巨人症(Sotos症候群)が疑われる．そのほか，水頭症，水頭無脳症，慢性硬膜下血腫，脳腫瘍などがある．巨脳症(脳実質の増大)をきたすのは，Alexander病，Canavan病，Tay-Sachs病がある．

鑑別診断は，発症時期，退行の有無，頭蓋の形状(水頭症では前頭部膨隆，慢性硬膜下血腫では短頭，後頭蓋下病変では後頭部膨隆)，透光試験，頭部CT・MRI，脳血管造影などから行う．

b. 頭囲の病的縮小

脳実質が小さい場合は，先天性小脳髄症(遺伝性または胎生早期異常)と二次性小脳髄症(胎児期あるいは乳児期の脳の破壊性病変による脳萎縮)がある．頭蓋骨が小さい場合は，頭蓋縫合の早期閉鎖(狭頭症，Apert症候群：尖頭合指症，Crouzon病：craniofacial dysostosisなど)による小頭症がある．

先天性小脳髄症では，前頭部の形成が悪い，高さの低い頭蓋などの特徴がある．二次性小脳髄症では，頭蓋の変形，脳圧亢進症状や眼球の突出などがある．二次性小脳髄症では，神経症状出現前できれば生後6ヵ月以前に，外科的処置(linear craniectomy)を行うことが望ましい．

2. 水頭症 hydrocephaly

先天性水頭症は，1,000人に0.3～1人とされている．出生時には正常であった頭囲が，生後2～3ヵ月より頭囲の異常増加が認められる．非交通性(脳室内閉塞)，交通性(脳室外閉塞)，脳脊髄液の過剰産生による水頭症に分類される．非交通性水頭症は，中脳水道狭窄，腫瘍性病変などによって起こる．交通性水頭症は，感染後，出血後のくも膜の癒着などにより起こる．脳脊髄液の過剰産生は，脈絡叢乳頭腫によるがまれである．

乳児期の頭囲の異常増大，下肢の痙性による発達遅滞，痙攣，落陽現象，などで気づかれる．診断は，頭部CT，MRI画像による．脳内合併奇形の診断も重要である．

治療は，脳室腹腔短絡または脳室心房短絡など早期に外科手術が行われる．

3. Chiari奇形

大後頭孔を通して，小脳扁桃・虫部，延髄，第四脳室の下部が大後頭孔を通って嵌頓した奇形である．脊髄髄膜瘤を合併するものが多い．次の4型に分類される．

I型は小脳扁桃の頸椎管内への偏位，II型は小脳扁桃・虫部，延髄，第四脳室などの頸椎管内への偏位，III型は頸椎二分脊椎による髄膜瘤内への小脳の嵌入，IV型は，後頭蓋下構造物の下方偏位をともなわない．

合併する水頭症による症状のほかに，眼振，喘鳴がある．嚥下障害，まれに痙性四肢麻痺を認め，年長児では，頭痛，頸部痛，しびれ，麻痺などがみられる．

治療としては，水頭症に対する**脳室腹腔短絡術**，囊胞性二分脊椎に対しては脳外科的処置を行う．

4. Dandy-Walker奇形

基本病態は，小脳中部の形成不全と第四脳室の

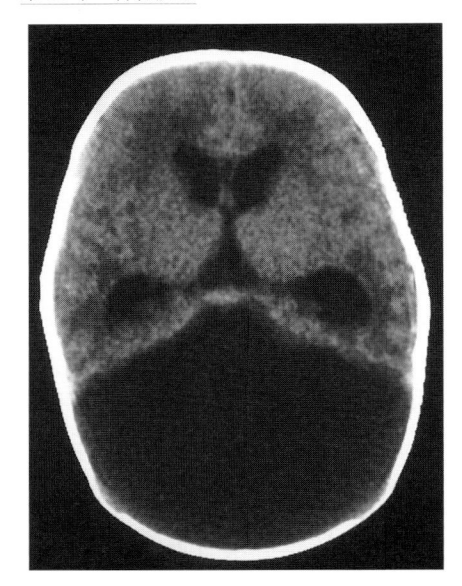

図 22-5 Dandy-Walker 症候群の MRI
小脳中部欠損，後頭蓋窩の嚢胞，側脳室の変形と拡大があり，閉塞性水頭症を合併している．

嚢腫状の拡大の合併であるが（図22-5），その原因については Magendie 孔，Luschka 孔の閉塞に起因するという説と小脳虫部の低形成が本質であろうとの説がある．現在では後者の説が有力である．

発生頻度は，3万人に1人程度，水頭症の1～4%を占めるとされている．臨床症状としては，1歳以前の頭囲拡大，後頭部膨隆，錐体路症状，小脳症状，知的障害がある．

治療は，水頭症に対する**脳室腹腔短絡術**があるが，中枢神経系の奇形の合併頻度が高いため，Chiari 奇形，単純性水頭症に比し予後不良である．

5. 無脳症 anencephaly

頭側神経管の閉鎖不全による奇形で，頭蓋円蓋部，硬膜，頭皮が欠損し，大脳半球は形成されない．死産か，生後1週間以内に死亡する．

6. 全前脳（胞）症 holoprosencephaly

第三脳胞期から第五脳胞期に移行する時期の前脳の発達に，障害がある奇形をいう（図22-6）．本症は，終脳の発達の程度に基づき，解剖学的に，

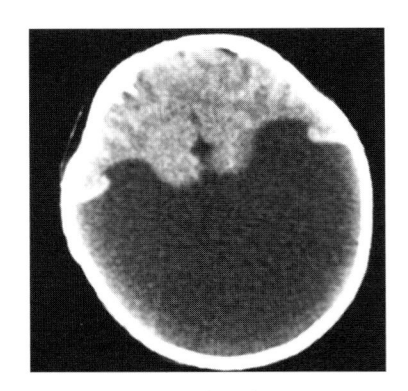

図 22-6 全前脳症の MRI

①無葉全前脳症，②半葉全前脳症，③分葉全前脳症，④無嗅脳症の4型に分けられる．また，特徴としては，兎唇，口蓋裂など顔面正中部の異常，嗅球，嗅索の欠如，左右の大脳半球が合一した単脳室の形態の終脳などがある．13トリソミー症候群に合併することが多い（第7章．先天異常と染色体異常，p104参照）．

7. 大脳の正中構造異常

大脳の正中構造異常としては，①脳梁欠損症（図22-7），②透明中隔嚢胞，③Verga腔，④透明中隔欠損がある．奇形と臨床症状との間に相関を認めないことがあり，CT，MRIで初めて診断されることも多い．

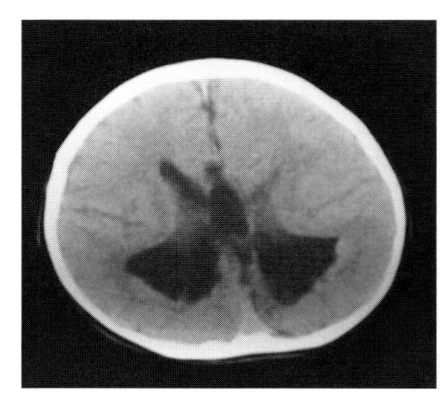

図 22-7 脳梁欠損の CT
後角がとくに拡大した側脳室の離開，第三脳室の拡大と挙上があり，コウモリの翼様 bat-wing と形容される．脳梁欠損を疑う CT 所見であり，確定診断を，MRI 矢状断正中像で行う．

8. くも膜嚢胞 arachnoid cyst

　胎生 7 週頃，脈絡叢が形成され髄液分布が始まり，8 週には，第四脳室下端部が穿孔し，くも膜下腔が形成される．この時期に，くも膜下腔の形成が完全に行われなければ，くも膜嚢胞が形成される．

9. 脊髄披裂（二分脊椎） spina bifida

　潜在性二分脊椎は，脊椎管から外への髄膜脱をともなっていないため無症状のことが多い．発生部位は，腰部・腰仙部に多く，脂肪腫，毛髪などの背部皮膚異常をともなうことが多い．

　嚢胞性二分脊椎は嚢胞の内容により中心管が局所的に拡大し，脊髄の後部が膨隆したものであり，髄膜瘤，脊髄髄膜瘤，脊髄嚢瘤に分けられる．髄膜瘤は，嚢胞の内容が，髄液のみのものをいう．脊髄髄膜瘤（図 22-8）では下肢の弛緩性麻痺，知覚障害，膀胱直腸障害をともなうことが多く，母体血清中の α-フェトプロテインの著明な上昇，超音波診断により出生前診断が可能である．

10. 頭蓋披裂（二分頭蓋） cranioschisis，脳髄膜瘤 meningoencephalocele

　二分頭蓋も嚢胞の内容により，髄膜瘤，髄膜嚢瘤，脳嚢瘤，脳瘤，脳嚢髄膜瘤などに分類される．早期に手術を行うが，手術は脱出した脳組織を還納し，頭皮形成術を行う．

II. 神経皮膚症候群

1. 結節性硬化症 tuberous sclerosis, Bourneville 病

【概念・病因】

　1881 年，Bourneville が疾患単位として報告した神経皮膚症候群では神経線維腫症 1 型（NF-1）についで頻度の高い疾患である．常染色体性優性遺伝するが，60〜70% は突然変異による．原因遺伝子は 9q34 に存在する TSC1，16p13 上の TSC2 が判明している．いずれも癌抑制遺伝子である．両者の変異で生じる臨床型に差はない．頻度は 6,000 人に 1 人．

【症候】

　痙攣，知的障害，顔面の血管線維腫が 3 主徴であったが，それらを呈さない例のほうが多く，臨床症候の多様性は大きい．

1）皮膚

　木の葉状の白斑（図 22-9），顔面の血管線維腫 angiofibroma，爪下線維腫，前額頭皮線維隆起斑がみられる．

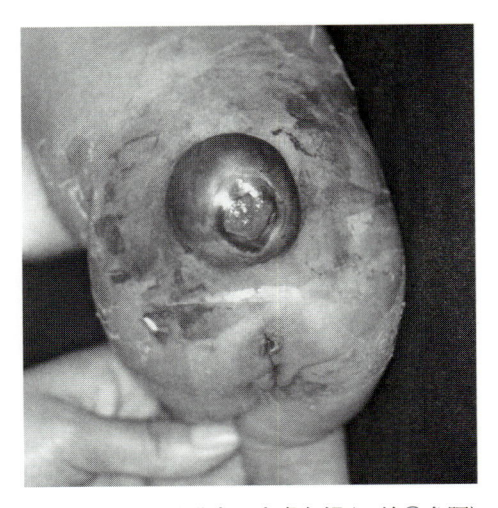

図 22-8　脊髄髄膜瘤と皮膚欠損（口絵㊺参照）

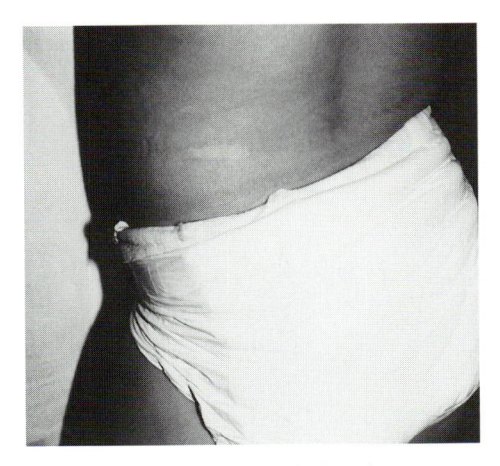

図 22-9　結節性硬化症の白斑
木の葉状を形容されるが，2〜3 cm の線状であったり様々である．体幹部に多く存在する．白斑だけが表現型である場合もある．

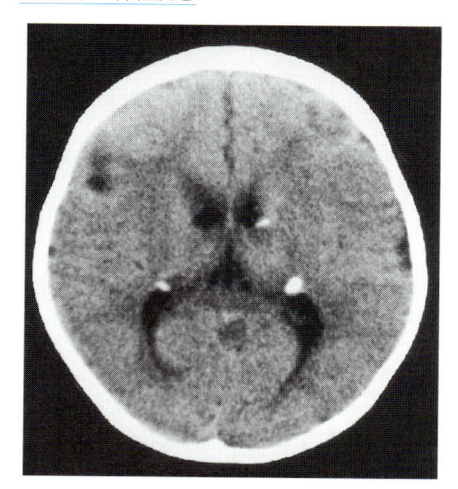

図 22-10　結節性硬化症の頭部 CT
側脳室壁に沿って上衣下結節が多発する．

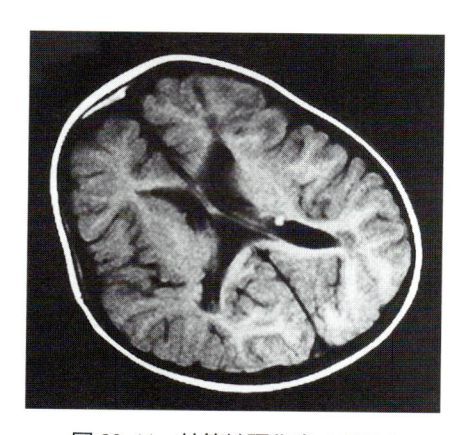

図 22-11　結節性硬化症の MRI
頭蓋内石灰化がみられる．

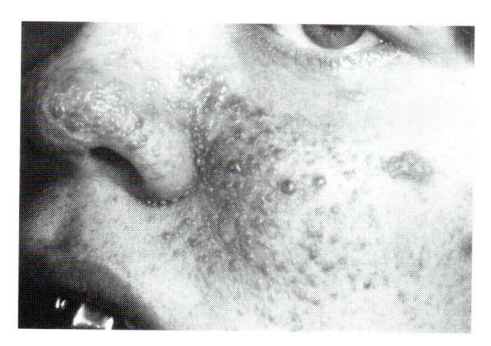

図 22-12　結節性硬化症における顔面の皮脂腺腫
（口絵㊻参照）

2) 神経系

点頭発作（**West 症候群**）を好発する．CT，MRI では白質病変と皮質下結節を認める（図 22-10，22-11）．知的障害は約 40％にみる．

3) その他

心臓に横紋筋腫，網膜過誤腫などをみる．

【診断】

特徴的な皮膚症候（図 22-12），脳 CT，MRI 所見，てんかんなどから診断するが，典型例から軽症まで幅が広い．

2. 神経線維腫症 neurofibromatosis（NF），von Recklinghausen 病

【概念・病因】

神経線維腫と種々の中枢神経腫瘍，**カフェオレ斑** café-au-lait spot を呈する疾患であり常染色体性優性遺伝するが，30％は孤発性である．合併病態により，神経線維腫症 1 型（**NF-1**，図 22-13），神経線維腫症 2 型（**NF-2**）などに分けられる．NF-1 の原因遺伝子は染色体 17q11.2 に局在し，癌抑制遺伝子の一つである．

【症状】

1) 神経線維腫症 1 型（NF-1，von Recklinghausen 病）

カフェオレ斑，神経線維腫，視神経膠腫，虹彩

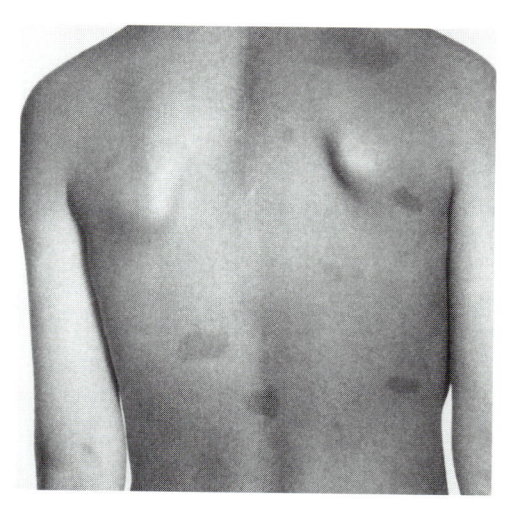

図 22-13　神経線維腫症 1 型（von Recklinghausen 病）にみられるカフェオレ斑（口絵㊼参照）

過誤腫（Lisch 結節）が主要症候であり，その他に脳波異常，てんかん，知的障害などを合併することがある．褐色細胞腫の合併（1％）もまれだがある．

　2）神経線維腫症 2 型（NF-2）
　カフェオレ斑，両側の聴神経線維腫を呈する．

3. Sturge-Weber 症候群

【概念・病因】
顔面の三叉神経第 I 枝領域を含む血管腫と，脳軟膜の血管腫を主要症候とする神経皮膚症候群の一つである．

【症候】
生下時から存在する顔面（通常は半側）の血管腫（図 22-14），脳軟膜の血管腫（通常は顔面と同側），軟膜血管腫の下部の脳萎縮，TIA（痙攣，頭痛など），牛眼，緑内障などを呈する．血管腫が全身に及び，動静脈奇形，四肢肥大をともなう場合を，Klippel-Trenaunay-Weber 症候群と呼ぶ．

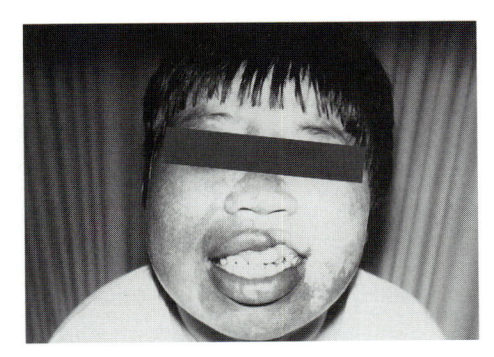

図 22-14　Sturge-Weber 症候群（口絵㊽参照）
顔面片側を中心とした血管腫と同側の肥大をともなう．

4. 色素性失調症 incontinentia pigmenti

新生児期には紅斑，水疱が体幹部に出現し，痂皮化し色素沈着，消失と変化する皮膚病とてんかん，知的障害，片麻痺，脳の形成異常，網膜脈絡膜の異常などを合併する．女性に発症し，X 染色体優性遺伝すると推定される．

5. 伊藤母斑 hypomelanosis of Ito

1952 年に皮膚科医の伊藤氏が色素性失調症とネガ像を示す皮膚所見として報告した．ほとんどが孤発性であり，結節性硬化症，神経線維腫症 1 型に次いで多い．正中を越えない渦巻状，縞状などの脱色素斑を特徴とし，神経合併症が高率に生じる．知的障害，自閉症，片側肥大，片側巨脳症などを合併する．

6. von Hippel-Lindau 病

不完全浸透率を呈する常染色体性優性遺伝する疾患で，染色体 3p25 にある癌抑制遺伝子の変異による．網膜と小脳の血管芽腫が基本病態で，小脳腫瘍としての失調，頭蓋内圧亢進症候，網膜出血，緑内障などを呈する．褐色細胞腫や腎腫瘍などを合併することもある．

7. 毛細血管拡張性失調症 ataxia telangiectasia（Louis-Bar 症候群）

⇒第 12 章．免疫不全症，p 265 参照．

III. 痙攣性疾患

1. 熱性痙攣 febrile seizure

【概念・症状】
中枢神経系の感染に起因しない 38℃ 以上の発熱により誘発される痙攣を熱性痙攣と呼ぶ．6 ヵ月から 4 歳の乳幼児に好発する．発症年齢のピークは 14 ヵ月から 18 ヵ月である．わが国での発症頻度は全人口の 7〜10％ であり，欧米よりも多い．約 2/3 は 1 回のみである．発熱により痙攣発作を生じる機序は不明であるが，痙攣閾値の低い年齢に好発する．原因疾患としては，上気道感染症，突発性発疹，麻疹，尿路感染症などが多い．同胞発症率は約 1/4 といわれ，多因子遺伝が想定される．

熱性痙攣には，**単純型**と**複雑型**がある．複雑型熱性痙攣には表 22-8 に示す定義により，てんかん

表22-8 複雑型熱性痙攣の定義

1. 痙攣発作が15分以上
2. 痙攣発作が片側性，または，焦点性
   Todd麻痺(痙攣発作後の一過性の麻痺)をともなうことが多い
3. 1日に2回以上の発作

以上を1項目以上持つ場合を複雑型とし，それ以外を単純型とする．

への移行の危険因子の一つである．その他の危険因子は，神経学的異常を有すること，てんかんの家族歴を有することである．痙攣発作型は，大部分は全身性痙攣である．

発熱後24時間以上の痙攣，複雑型の痙攣，発作後の意識障害が長い場合などは，中枢神経系感染症の可能性を念頭に髄液検査を考慮する．

【治療】
1) 熱性痙攣発作時

多くの場合，痙攣は数分以内であり，受診時には，治療を必要としていない．痙攣が収束した児の場合には，原因疾患に対する治療を行う．持続する痙攣に対しては，**ジアゼパム静注**を行う．これで無効の場合は痙攣重積の治療を行う．

2) 間欠期の治療(熱性痙攣の予防)

発作が頻回，または，複雑型熱性痙攣の場合には，発熱時にジアゼパム坐薬を使用し，発作を予防するために，**間欠的予防投与**を行う．てんかんへの移行に関する危険因子がある場合などには，**フェノバルビタールかバルプロ酸ナトリウム**の継続投与も選択の一つとなる．

2. 泣き入りひきつけ(憤怒痙攣)
breath-holding spell

啼泣後に呼吸停止となり，無酸素性の痙攣発作を呈する状態を指し，6ヵ月から1歳に発症し，4歳以降はまれである．呼気状態のままチアノーゼを呈し，全身痙攣に移行する**チアノーゼ型**と，蒼白になり意識障害を呈しぐったりする**蒼白型**の2型がある．いずれも，予後良好であり，成長とともに消失する．

3. てんかん epilepsy

【定義】
脳の神経細胞に異常な電気的興奮が生じ，その結果，意識，運動，感覚などの異常を発作性，かつ反復性に生じる疾患を指す．

【頻度・原因】
小児期はてんかんの発症時期として重要で，3歳以下の発症が全体の70%である．てんかん以外にも痙攣を呈する疾患は多く，鑑別を要する疾患は多岐にわたる(表22-9)．脳の明らかな器質的異常に起因するものを①**症候性** symptomatic，器質的病変がない場合を②**特発性** idiopathic，症候性が疑われるが病変が明らかでないものを③**潜因性** cryptogenic と呼ぶ．

全体の有病率は人口1,000人に対して10である．小児期には原因不明のものが半数を占める．

表22-9 小児期における痙攣の原因

1. 新生児期
   出産時脳障害，低血糖症，低カルシウム血症，髄膜炎，脳形成異常，頭蓋内出血(硬膜下出血，脳室上衣下出血，脳室内出血)，良性新生児痙攣，先天代謝異常

2. 乳幼児期
   熱性痙攣，泣き入りひきつけ(憤怒痙攣)，入眠期ミオクローヌス，低血糖発作，急性脳症，脳炎，髄膜炎，点頭てんかん，Lennox-Gastaut症候群，副甲状腺疾患，先天代謝異常

3. 学童期
   失神，チック，モヤモヤ病，ヒステリー，発作性舞踏病アテトーゼ，てんかん，脳腫瘍

表22-10 てんかん発作の分類(ILAE, 1981)

1. 部分(焦点，局所)発作
   a. 単純部分発作
   b. 複雑部分発作
   c. 部分発作から二次性に全般化するもの

2. 全般発作
   a1. 欠神発作
   a2. 非定型欠神発作
   b. ミオクロニー発作
   c. 間代発作
   d. 強直発作
   e. 強直間代発作
   f. 脱力発作(失立発作)

3. 上記の分類に含まれないてんかん発作

表 22-11　てんかんおよびてんかん症候群の国際分類
（国際てんかん分類 ILAE, 1989）

```
1. 局在関連性(焦点性,局所性,部分性)てんかんおよ
   び症候群
   1.1 特発性(年齢に関連して発病する)
       ・中心・側頭部に棘波を持つ良性小児てんかん
       ・後頭部に突発波を持つ小児てんかん
       ・原発性読書てんかん
   1.2 症候性
       ・小児の慢性進行性持続性部分てんかん
       ・特異な発作誘発様態を持つてんかん
       ・側頭葉てんかん
       ・前頭葉てんかん
       ・頭頂葉てんかん
       ・後頭葉てんかん
   1.3 潜因性

2. 全般てんかんおよび症候群
   2.1 特発性(年齢に関連して発病する．年齢順に記
       載)
       ・良性家族性新生児痙攣
       ・良性新生児痙攣
       ・乳児良性ミオクロニーてんかん
       ・小児欠神てんかん(ピクノレプシー)
       ・若年欠神てんかん
       ・若年ミオクロニーてんかん(衝撃小発作)
       ・覚醒時大発作てんかん
       ・上記以外の特発性全般てんかん
       ・特異な発作誘発様態を持つてんかん
   2.2 潜因性あるいは症候性(年齢順)
       ・West 症候群(乳児痙攣,電撃・点頭・礼拝痙攣)
       ・Lennox-Gastaut 症候群
       ・ミオクロニー失立発作てんかん
       ・ミオクロニー欠神てんかん
   2.3 症候性
       2.3.1 非特異病因
             ・早期ミオクロニー脳症
             ・サプレッションバーストをともなう早期乳児
               てんかん性脳症
             ・上記以外の症候性全般てんかん
       2.3.2 特異症候群

3. 焦点性か全般性か決定できないてんかんおよび症
   候群
   3.1 全般発作と焦点発作を併有するてんかん
       ・新生児発作
       ・乳児重症ミオクロニーてんかん
       ・徐波睡眠時に持続性棘徐波を示すてんかん
       ・獲得(後天)性てんかん性失語症
         (Landau-Kleffner 症候群)
       ・上記以外の未決定てんかん
   3.2 明確な全般性あるいは焦点性のいずれの特徴
       をも欠くてんかん

4. 特殊症候群
   4.1 状況関連性発作(機会発作)
       ・熱性痙攣
       ・孤発発作,あるいは孤発のてんかん重積状態
       ・アルコール,薬物,子癇,非ケトン性高グリシ
         ン血症などによる急性の代謝障害や急性中毒
         の際にのみみられる発作
```

【分類】

てんかんの分類には発作型の分類と(表 22-10)，発作型に臨床症候や脳波所見を総合したてんかんまたは，てんかん症候群の分類がある．てんかんの診断と治療方針決定，予後判定には，この双方の診断が重要である．てんかんおよびてんかん症候群の分類には国際分類が用いられることが多い(表 22-11)．

a. てんかんの発作型分類

1) 部分発作 focal seizure

脳の一部に限局するニューロン発射を示すてんかん発作で，その部分のみに終始するものと，隣接する部位や対側，半球，または脳全体に発射が広がるもの(二次性全般化)とがある．発作の始まりに意識が保たれている単純部分発作と意識障害をともなう複雑部分発作がある．部分発作はその主要症候により，**運動発作，感覚発作**，などと呼ばれる．Jackson 発作は，単純運動発作の特殊型で，運動部位がマーチして移行していくものを指す．

2) 全般発作 generalized seizure

脳波上，臨床上，両側大脳半球の同期する異常を示す発作を指す．発作型としては，①間代発作 clonic seizure，②強直発作 tonic seizure，③強直間代発作 tonic-clonic seizure，④ミオクロニー発作 myoclonic seizure，⑤欠神発作 absence seizure，⑥脱力発作 atonic seizure などがある．

b. てんかん，てんかん症候群の分類
　（国際分類に基づく）

■ 局在関連性てんかん localization-related epilepsy

　■-1　特発性局在関連性てんかん idiopathic localization related epilepsy

中心・側頭部に棘波を持つ良性小児てんかん benign epilepsy of childhood with centro-temporal spikes (BECCT)

4〜9 歳に発症し，小児のてんかんとして高頻度である．夜間に顔面，口角の単純部分発作から始まり，上下肢，または全身の痙攣などに進展することが多い．あるいは，流涎，発語などを呈する．間欠期脳波は特徴的で，中心部，中心側頭部の三

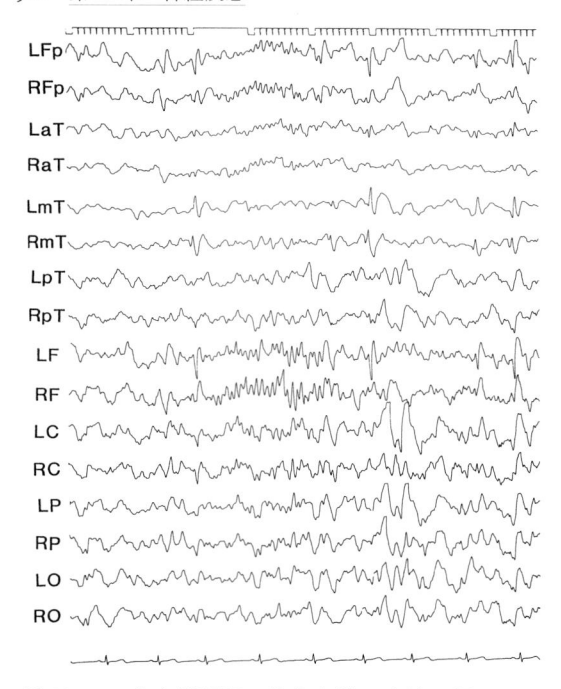

図 22-15 中心側頭部に焦点を持つ良性小児てんかんの睡眠時脳波
両側側頭部（左側優位）に棘波がみられる．

相性鋭波，棘波で，睡眠により賦活される（図 22-15）．基礎波は正常である．

治療は発作が頻回であればカルバマゼピンなどを使用する．10 歳代に完治する．

■-2 症候性局在関連性てんかん symptomatic localization related epilepsy

1) 側頭葉てんかん temporal epilepsy

自律神経症状，精神症状，感覚症状，自動症 automatism などが短時間生じる発作が多い．内側側頭葉硬化症 mesial temporal sclerosis を持つ場合は難治である．カルバマゼピンが第一選択薬である．

2) 前頭葉てんかん frontal epilepsy

前頭部に起源を有し，複雑な自動症，姿勢発作などを呈し，夜間短時間の発作で頻発する．

■全般てんかん generalized epilepsy

■-1 特発性全般てんかん idiopathic generalized epilepsy

年齢依存性の発症を示すことが特徴である．

1) 良性家族性新生児痙攣 benign familial neonatal seizure

常染色体性優性遺伝する．生後 2，3 日で発症し短期間に治癒する．新生児痙攣は，生後数日で発症し，再発しないものを指す．

2) 小児欠神てんかん absence epilepsy in childhood

5 歳以降に発症し，女子に多い．頻回の**欠神発作**（absence，秒単位の意識障害）を主要症状とする．間欠期脳波は**両側同期性の 3 Hz 棘徐波複合**（図 22-3 参照）と過呼吸での賦活が特徴的である．エトスクシミドが第一選択薬であり，バルプロ酸ナトリウムも有効である．

3) 覚醒時大発作てんかん

青年期に初発する．覚醒後に意識障害，強直発作，間代発作を呈する．

4) 若年ミオクロニーてんかん juvenile myoclonic epilepsy

青年期以降に発症する．6 番染色体短腕に遺伝子が局在する．早期覚醒時に四肢，体幹の攣縮，全般発作，欠神発作などを呈する．間欠期脳波は多棘徐波複合を示す．

■-2 潜因性，症候性全般てんかん

1) West 症候群（点頭てんかん）

3 ヵ月から 1 歳に好発する全般てんかんであり，潜因性と，症候性に分けられる．症候性は，結節性硬化症，代謝異常，周産期の脳障害などがある．知的予後は一般に不良である．

幼年期以降に Lennox-Gastaut 症候群に移行することがある．

a) 発作型
頭部前屈，上肢伸展，下肢屈曲の短い強直性発作が，シリーズを形成することが特徴である．

b) 脳波
非同期性の不規則徐波（ヒプサリスミア hypsarrhythmia）が診断特異的である（図 22-2 参照）．

c) 治療
副腎皮質刺激ホルモン（ACTH）筋注が第一選択であるが，ビタミン B_6 大量療法で有効例もある．ACTH 無効例では，バルプロ酸ナトリウム，ゾニサミドなどを用いる．

2) Lennox-Gastaut 症候群

2 歳から 8 歳までに発症することが多い．種々

の程度の知的障害を合併することが多い.

a) 発作

単発性の短い強直発作が特徴的であり,その他,非定型欠神発作,ミオクロニー発作,失立発作などを呈し,特に強直発作は難治である.

b) 脳波

遅棘徐波複合 1.5〜2Hz slow spike and wave burst が特徴的であり(図22-4参照),中等度〜深睡眠期の 8〜14 Hz, 200 μV 以上の rapid rhythm も診断特異的である.

c) 治療

難治であることが多い.バルプロ酸ナトリウム,ニトラゼパム,クロナゼパムなどを使用し,難治例には,**ケトン食療法**を行う.

3) サプレッションバーストをともなう早期乳児てんかん性脳症(大田原症候群)

非特異的原因による症候性,または潜因性全般てんかんであり,1ヵ月未満,多くは4ヵ月未満で発症する.睡眠覚醒時のいずれにも生じる短時間の強直発作であり,シリーズを形成する.脳波はサプレッションバースト suppression-burst(高振幅波と低電位のバーストが交互に生じる)を特徴とする.生後3ヵ月以降にWest症候群へ移行することが多い.

■ 焦点性,全般性か決定できないてんかん,てんかん症候群

■-1 新生児発作

■-2 乳児重症ミオクロニーてんかん severe myoclonic epilepsy in infancy

1歳以前に全身性の間代痙攣で発症し,しばしば,発熱や入浴,高温などが誘因となる.次第にミオクロニー発作が出現し,知的障害,失調性歩行などが明らかになる.発作は多彩であり,複雑部分発作,非定型欠神発作などが多い.脳波は不規則な棘徐波複合を呈する.

ミオクロニー発作にはクロナゼパム,非定型欠神発作には,エトスクシミド,バルプロ酸ナトリウムなどを使用するが難治である.

■-3 後天性てんかん性失語症,Landau-Kleffner症候群

幼児期から学童期に発症し,失語,ミオクロニー発作,脳波異常,多動などの行動異常を呈する

表22-12 てんかん発作型と抗てんかん薬

発作型	第一選択薬	第二選択薬
全般発作		
欠伸発作	ESM	VPA
ミオクロニー発作	VPA	CZP, NZP, ESM
強直間代発作	VPA	ZNS, PHT, PB
脱力発作	VPA	ESM
部分発作	CBZ	PHT, VPA, ZNS, CZP

VPA:バルプロ酸ナトリウム,ESM:エトスクシミド,
CZP:クロナゼパム,CBZ:カルバマゼピン,
PHT:フェニトイン,PB:フェノバルビタール
ZNS:ゾニサミド

疾患であり,原因は不明である.

c. てんかんの治療

1) 一般的治療

発作重積の場合には,痙攣重積の治療に準じる.発作間欠期には,発作型,てんかん病型,脳波所見を考慮して,第一選択薬から開始する(表22-12).

2) 特殊治療

West症候群におけるビタミンB₆大量療法,ACTH療法,Lennox-Gastaut症候群におけるケトン食療法などがある.

d. てんかんの鑑別診断

てんかんとの鑑別を要する病態は小児期には多い.入眠時ミオクローヌス,泣き入りひきつけ(憤怒痙攣),夜驚症,幼児期のオナニー,ヒステリー,偽発作 pseudoseizure,過換気症候群,種々の原因による失神(心原性,自律神経失調症など),脳血管障害(モヤモヤ病など),脳腫瘍などの占拠性病変などとの鑑別を要する.

IV. 脳性麻痺

【定義】

脳性麻痺 cerebral palsy(CP)は,受胎から新生児期に生じた非進行性,永続性の脳障害によって運動障害をきたした状態を指す.

【頻度】

以前のわが国における報告では，1950年代後半に，1,000出生あたり2.5だった発生率が，1970年代には0.6に減少している．しかし1981年以降，2,500g未満の低出生体重児からの脳性麻痺の頻度が関与し，**発生は増加傾向**を示し，1.0に上昇している．

【原因】

出生以前の原因は，約20～30%で脳形成異常と先天性感染症（TORCH症候群：トキソプラズマ，その他，風疹，サイトメガロウイルス，単純ヘルペス）がよく知られているが，不明のことも多い．半数以上は，周産期に原因があり，早産低出生体重児（35～40%），ついで切迫仮死，遷延分娩，早期破水，胎盤異常，臍帯卷絡などにともなう脳循環障害，無酸素症（20～30%）および新生児重症黄疸（10%以下）である．しかし最近は，新生児医療の進歩により，低出生体重児からの両麻痺と核黄疸からのアテトーゼ型が有意に減少している．

後天的な原因としては，中枢性感染症（脳炎，髄膜炎），頭蓋内出血，痙攣重積，外傷などがある．

【臨床分類】

麻痺の部位による分類と，筋緊張異常の種類による分類がある．

1）麻痺の部位による分類

a）両麻痺 diplegia

四肢麻痺の一型であり，上肢より下肢の麻痺が強い．痙直性がほとんどで低出生体重児に多い．脳室周囲白質軟化症（PVL）と関連している．

b）四肢麻痺 quadriplegia

四肢ともに麻痺がある型であり，重度で混合型であることが多い．

c）対麻痺 paraplegia

両下肢の麻痺である．

d）片麻痺 hemiplegia

片側の上下肢の麻痺で上肢のほうが麻痺が強い．大部分は痙直性であり，血管障害，炎症などが原因となる．

e）単麻痺 monoplegia

一肢の麻痺を呈するものを指す．

2）筋緊張の異常による分類

脳性麻痺における筋緊張異常は以下に示すいくつもの類型が合併していることのほうが多いが，主たる異常様式によって表される．

a）痙直型 spastic type

痙直 spasticityを主とする麻痺で，低出生体重児にみる場合に多い．てんかんを合併する率が高い．

b）アテトーゼ型 athetosis type

乳児期には低緊張で，舞踏アテトーゼ choreo-athetosisは乳児期後半または幼児期から明らかになる．核黄疸後遺症でみることが多い．周産期の仮死が原因である場合には，筋緊張が亢進する不随意運動を主とする．

c）失調型 ataxic type，無緊張型 hypotanic type

先天異常の脳形成障害にみることが多い．一般に重症で知的障害を合併することが多い．

【合併症】

聴力障害は，アテトーゼ型脳性麻痺に多く，**視覚障害，斜視**は四肢麻痺に，**知的障害**は，四肢麻痺に，**てんかん**は，四肢麻痺と片麻痺に合併することが多い．麻痺が重度である場合には，嚥下障害，呼吸障害が問題になる．

二次性の障害として，拘縮，関節変形，褥瘡がある．

【検査】

脳性麻痺の原因検索には，病歴聴取が最も大切である．奇形あるいは家族性の要因が考えられる場合には染色体検査，ウイルス学的検査，頭部CT，MRIを，合併症に関しては，脳波，聴覚誘発電位，摂食時の透視検査も重要である．

【診断】

主訴としては，運動発達の遅れが最も多く，その他には，筋緊張低下や亢進，反り返る，哺乳不良，体重増加不良，不活発，泣き声の異常，音に過敏などがある．運動の遅れは，中等度以上の場合にみられる．麻痺のみならず，姿勢の異常，運動パターンの異常に注目する．不随意運動型では運動の過剰，痙直や強直がある場合には，運動の過少がみられる．手を伸ばすと口が開くなどの運動の分離の悪さも共通にみられる．これら姿勢と運動異常が定義を満たす場合に，脳性麻痺と診断する．

【治療】

脳性麻痺児の治療の基本は機能訓練であり，早

期に治療を開始することが望ましい．

機能訓練には，日常生活指導としての作業療法として，呼吸，摂食，感覚・知覚訓練と理学療法（Kabat 法，Bobath 法，Vojta 法），摂食指導も含めた言語療法がある．これらに関連して補装具の製作と，固定した場合には関節の拘縮に対しての整形外科的手術がある．

また合併症に対しての，痙攣発作，呼吸器感染症，自律神経障害などに対する治療も重要である．

V. 炎症性，免疫性神経疾患

1. 髄膜炎 meningitis

a. 細菌性髄膜炎 bacterial meningitis

【概念】
脳は外部からは，頭皮や頭蓋，髄膜などで守られ，内部からの細菌の侵入は血液脳関門や多様な宿主防御機構により守られている．外部から守る機構は，外傷，先天異常，脳外科手術などにより破綻するが，頻度としてはまれである．細菌性髄膜炎の大部分は血行性であり，細菌が鼻咽頭，肺に付着し，血管内に侵入して増殖し，軟膜 leptomeninx を主座とする炎症を起こすことで成立する．

新生児期，乳児期早期は特異抗体産生能が低く，細菌性髄膜炎のリスクが高い．そのほか，免疫能の低下をきたす状態（摘脾後など）でもみられる．

【疫学】
罹患年齢は，新生児が 25％，4 歳未満が全体の 80〜90％を占める．

【症候】
急性期の症候としては，新生児期には髄膜刺激症候の出現頻度は比較的低く（25％以下），発熱，傾眠，嘔吐，哺乳不良，呼吸窮迫，無呼吸，痙攣などが主たる症状である．乳児期以降は，発熱，大泉門膨隆，嘔吐，痙攣，傾眠のほかに，髄膜刺激症候（Kernig 徴候，項部硬直）を高頻度にみる．

【起因菌】
細菌性髄膜炎の起因菌は年齢によって大きく異なる（表 22-13）．3 ヵ月未満では，大腸菌（第 15 章．感染症，p 332 参照），B 群溶連菌（第 15 章．感染症，p 327 参照）が最も多く，6 ヵ月以降は，インフルエンザ菌（第 15 章．感染症，p 331 参照），肺炎球菌（第 15 章．感染症，p 327 参照）が最も多い．3〜6 ヵ月はこの四者が同じ率で関わる．

表 22-13 細菌性髄膜炎の年齢別起因菌

年齢	主要な起因菌
1. 新生児・乳児期前半	大腸菌，B 群溶連菌，ブドウ球菌，グラム陰性桿菌
2. 乳児期後半・幼児期	インフルエンザ菌，肺炎球菌
3. 学童期・成人期	肺炎球菌，髄膜炎菌
4. 老年期	肺炎球菌，グラム陰性桿菌

【検査・診断】
1）髄液検査（表 22-14）
新生児期や乳児期早期には髄膜刺激症候が明らかでない場合も多いため，重症感染症を疑う場合には，腰椎穿刺を行う．髄液圧は上昇し，液は混濁，細胞数増多，糖減少，蛋白増加が典型的な所見である．細胞数，細胞の種類を調べ，細菌の抗原検体培養を行う．沈渣塗抹標本をグラム染色し，菌の有無，桿菌か球菌かの同定を迅速に行う．

グラム陰性桿菌，グラム陽性球菌の判定で最も可能性の高い起因菌の推定ができる．

表 22-14 髄膜炎の髄液所見

分類	細菌性	結核性，真菌性	ウイルス性
細胞数（/mm³）	高度増加（500/3 以上）	軽度・中等度増加（25/3〜1,000/3）	軽度・中等度増加（10/3〜1,000/3）
種類	好中球	リンパ球	リンパ球
糖	減少	減少	正常
蛋白	増加	増加	正常か増加

2）画像診断
CT，MRI は，急性期の脳浮腫，脳梗塞，脳出血，その後の脳膿瘍，硬膜下水腫，脳室拡大，脳萎縮の診断に重要である．

【治療】
1）抗生物質
治療開始時には，患者の年齢における主要な起因菌をすべてカバーするものを使用し，菌の同定とともに，感受性のあるものに変える．髄液移行率の高いものを選ぶ．新生児期には，大腸菌，B 群連鎖球菌に対してセフォタキシムなどの広域スペクトラム抗生物質，リステリアに対してアミノベ

ンジルペニシリン（ABPC）を使用する．6ヵ月以降は，肺炎球菌，インフルエンザ菌に対して有効なセフォタキシム，パニペネム・ベタミプロンなどを使用する．インフルエンザ菌はABPC抵抗性，肺炎球菌はPC抵抗性が出現し，問題となっている．3〜6ヵ月の場合には，その前後の年齢層の主たる起因菌すべてを考慮する．インフルエンザ菌には，最低10日間，肺炎球菌には，最低14日間使用し，炎症の鎮静を確認する．

抗生物質の治療効果判定には，48時間以内の髄液からの細菌の消失が最も重要であり，CRPの低下，発熱，全身状態の改善，髄液細胞数の低下，髄液糖の上昇などは，それについでみられる．

2）脳圧亢進

グリセロール，マンニトールなどの脳圧降下薬，痙攣には，ジアゼパム，フェノバルビタールなどの抗てんかん薬を使用する．

3）外科的治療

内科的治療に反応しない脳膿瘍，硬膜下水腫に対しては外科的に摘除やドレナージを行う．

【合併症・予後】

脳膿瘍，硬膜下水腫，脳萎縮，脳出血などを合併する．後遺症として難聴，知的退行，麻痺，皮質盲などを生じる．1歳未満発症の致死率は30%近く，最も悪い．

b. 結核性髄膜炎 tuberculous meningitis

【概念】

結核菌は血行性に中枢神経系に進入し，亜急性の脳底髄膜炎を起こす．血管炎から虚血を生じ，広範な脳実質障害を招く（第15章．感染症，p336参照）．

【疫学】

3歳以下の乳幼児に多い．わが国における小児の結核性髄膜炎の多くは，BCG未接種児に生ずる．

【症候】

亜急性，慢性の経過をたどることが多い．初期には微熱，易疲労性，食思不振，哺乳不良などの非特異的症状を呈する．やがて嘔吐，痙攣，さらに意識障害，麻痺，脳神経障害などの神経症状を生ずる．

【検査・診断】

髄液（表22-14）はリンパ球優位の細胞増多，糖とクロールの高度低下，フィブリン析出，アデノシンデアミナーゼ活性上昇を示す．最も重要なのは髄液中の結核菌の証明である．髄液の結核菌培養による検出が最も確実であるが，通常1〜2ヵ月を要するため，培養結果を待たずに治療を開始することがしばしば必要となる．迅速診断法として髄液沈渣のZiehl-Neelsen染色による結核菌菌体の発見，髄液のPCR法による結核菌DNAの検出が試みられるが，偽陰性の結果もありうるため，注意を要する．頭部CT，MRIでは脳底髄膜炎の所見が認められる．

【治療】

一般にイソニアジド（INH），リファンピシン（RFP），ストレプトマイシン（SM），ピラジナミド（PRZA）の4剤併用療法（2ヵ月）から開始し，INH，RFPの2剤併用療法（10ヵ月）に移行する．

【予後】

診断，治療開始が遅れることが多い．このような場合予後不良で，死亡ないし神経学的後遺症が多い．

c. 無菌性髄膜炎 aseptic meningitis

【概念】

発熱，髄膜刺激症候，髄液のリンパ球優位の増多を呈し，病原細菌が検出されない病態の総称であり，ほとんどがウイルス感染による（第15章．感染症，p319参照）．一般的には自然経過で治癒する．

【病因】

1）ウイルス性髄膜炎 viral meningitis

ムンプスウイルスとエンテロウイルスが大部分である．**ムンプス**は髄膜炎発症率が高い（第15章．感染症，p322参照）．エコーの多くの型，コクサッキーBのほとんどの型が髄膜炎を生じる（第15章.感染症，p318〜319参照）．エコーウイルスE4，6，7，9，11，18，24，30などが過去に大流行を起こした．コクサッキーAは9型が髄膜炎を生じる．0歳と4〜5歳にピークがある．

2）その他の無菌性髄膜炎

薬剤性，膠原病が原因となるものがあるが頻度は低い．

【検査】

髄液検査では，表22-14に示したような特徴がある．混濁はないことが多い．細胞は単核球優位であるが，初期には好中球優位をみることがある（エコー30など）．ウイルス抗体価の上昇をみる．

d. 真菌性髄膜炎 mycotic meningitis

【概念・病因】

全身性，深在性真菌症の部分症状としてみられるもので，*Cryptococcus neoformans*, *Candida albicans*, *Aspergillus fumigatus*があるが，小児では*Cryptococcus*によるものが多い．鳥（ハトなど）の糞から浮遊する病原体を吸入し，肺に初感染巣が形成され，血行性播種し髄膜に肉芽腫性髄膜炎を発症する（第15章．感染症，p340参照）．

【症状】

頭痛，嘔吐，食思不振などが続き，脳に波及すると意識障害，脳神経麻痺，痙攣などを呈する．膿瘍や肉芽形成では局所症候が現れる．

【検査・診断】

髄液所見は特異性に欠ける（表22-14）．蛋白上昇，糖低下，単核球優位の軽度の細胞数増多がある．髄液中の真菌の検出，抗原の検出で診断する．

【治療】

アムホテリシンBなどの抗真菌薬を点滴静注する．

2. 脳炎 encephalitis

【概念・病因】

脳実質に主座を置く非化膿性炎症である．急性脳炎と亜急性ないし慢性脳炎（遅発性ウイルス感染症，後述）とに大別される．病原体としては，ウイルス，マイコプラズマ，リケッチア，スピロヘータ，原虫などがある．小児ではウイルスが最も多い（第15章．感染症，p319参照）．単純ヘルペスによる脳炎は予後不良例が多く，臨床的に重要である（第15章．感染症，p317参照）．

【病態生理】

急性脳炎のうち，一次性脳炎と呼ばれるものは，病原体による直接侵襲が主である．ウイルスの侵入経路としては，血行性（ウイルス血症を介する）が最も重要であるが，末梢神経（狂犬病など），嗅神経を介するケースもある．

二次性脳炎は，感染後脳炎とも呼ばれる．麻疹，風疹などのウイルス感染の経過中，または0～2週間後に発症する．直接の侵襲のみでなく，自己免疫機序が加味されていると考えられる（急性散在性脳脊髄炎，p574参照）．

【症状】

頭痛，発熱，悪心，嘔吐などの初発症状が急激に出現する．髄膜刺激症状をしばしば認める．脳実質障害の症状として，意識障害，行動異常，痙攣，神経学的局所症状を呈する．

【検査所見】

髄液検査では合併するウイルス性髄膜炎の所見を認める（髄膜炎，p571参照）．CT，MRIでは，限局性の脳実質病変が描出される場合がある．たとえばヘルペス脳炎のCTでは，側頭葉に低吸収域を認めることが多い．脳波は，急性期には高振幅徐波が優勢である．回復期に基礎波は正常化するが，痙攣をともなった例では突発性異常が出現する．

【診断】

脳炎の診断は主として症候と髄液所見による．病原ウイルスの同定は，発疹症など臨床的に明らかなケースを除き，ウイルスの分離，ゲノムないし抗原の検出，血清抗体価の上昇による．

【治療】

ヘルペス脳炎に対しては抗ウイルス薬のアシクロビルを投与する．他の一次性脳炎に対しては対症療法のみ．

3. 脳膿瘍 brain abscess

脳実質内の限局性化膿性炎症である．病原体は主として細菌で，中では溶連菌が最も多い．真菌，原虫，寄生虫によるものもある．感染経路は血行性転移が最も高頻度で，小児では特にチアノーゼ型先天性心疾患に合併するケースが多い．他に直接播種，局所性進展（髄膜炎と同様）もある．

脳腫瘍などと並ぶ頭蓋内占拠性病変であり，頭蓋内圧亢進症候と神経学的局所症候を呈する．炎症の症候は認めにくいことがある．

診断にはCTが有用である．単純撮影で円形の

4. 脊髄炎 myelitis

特発性(原因不明)のケースとウイルス感染やワクチン接種の後に生じるケースとがある．横断性脊髄炎 transverse myelitis と呼ばれる病型では障害分節以下の運動麻痺，分節性感覚脱失，膀胱直腸障害を呈する．

5. 末梢神経炎 peripheral neuritis

障害の分布により，① **単神経炎** mononeuritis，② **多発性単神経炎** multiple mononeuritis，③ **多発神経炎** polyneuritis の三つに分類される．それぞれ，多彩な原因に基づく．

小児期の単神経炎としては感染性(ジフテリア，帯状疱疹など)および原因不明(Bell 麻痺など)のものが多い．

多発神経炎の中では，**Guillain-Barré 症候群**(急性多発根神経炎)が重要である．これはウイルス感染に続発して生ずることが多く，主に運動神経を侵す．その病理は末梢神経の節性脱髄 segmental demyelination であり，病態として血中の抗ガングリオシド抗体による自己免疫反応が疑われている．臨床的には，両下肢に始まって上行する弛緩性麻痺が，数日ないし数週間の経過で進行し，ピークに達する．深部腱反射は消失する．脳脊髄液の検査では，典型的な場合，細胞増多をともなわない蛋白増加(**蛋白細胞解離**)を呈する．

重症例に対しては，治療として人工呼吸と血漿交換療法を行う．

6. 遅発性ウイルス感染症 slow virus infection

ウイルス感染後，長い潜伏期間を経て発症する慢性進行性疾患であり，**亜急性硬化性全脳炎** subacute sclerosing panencephalitis (SSPE) がその代表である．本症は**麻疹ウイルス**の持続感染による亜急性脳炎で，乳幼児期に麻疹に罹患した児が，学童期，思春期に至って初めて発症する．本症から分離されるウイルスは遊離ウイルスを産生しえない不完全型であるが，これは潜伏感染の過程で生じた遺伝子変異により，ウイルス構成蛋白の一つ M 蛋白を欠損した結果である．このウイルスは，脳の神経細胞やオリゴデンドロサイトに蓄積して，核内封入体を構成する．

初発症状は性格変化，知能低下で，ついでミオクローヌス，痙攣，末期には昏睡，除脳硬直をきたし，数年の経過で死に至る．

診断には血清および髄液中の麻疹抗体価上昇を証明する．髄液中の IgG の上昇，および脳波でミオクローヌス出現期にみられる周期性高振幅徐波群も特徴的である．

治療として決定的なものはない．免疫賦活作用を有するイノシンプラノベクスの経口投与，インターフェロンの髄腔内・脳室内投与などが試みられる．

7. 多発性硬化症 multiple sclerosis

病理学的には，中枢神経系に多数の脱髄巣 plaque を生じ，臨床的には多彩な神経学的局所症状が寛解，増悪を繰り返す(時間的・空間的多発性を呈する)脱髄疾患である．病因として，自己免疫機序が関与すると考えられているが，詳細は不明である．若年成人に多く，小児期にはまれである．

8. 急性散在性脳脊髄炎 acute disseminated encephalomyelitis (ADEM)

中枢神経系に多発性，散在性の脱髄性炎症を生じる疾患で，多発性硬化症の類縁疾患であるが，時間的には単相性の経過を示す点が異なる．小児期にもしばしば生じる．原因不明のケースと，ウイルス感染やワクチン接種に続発して生じるケースとがある．

発熱，頭痛を初発症状として急性の経過をたどり，意識障害，痙攣や脳幹，小脳，脊髄，視神経など病巣の局在に応じた多彩な神経学的局所症状を呈する．脳脊髄液では細胞増多，蛋白増加を認める．MRI での多発性の炎症巣を描出しうる(図

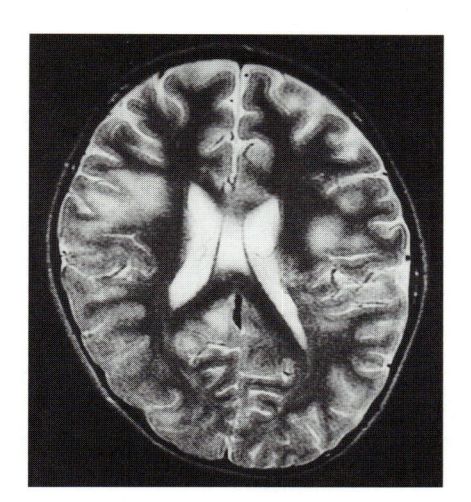

図22-16 急性散在性脳脊髄炎の頭部MRI（T2強調像）
大脳皮質下白質中心に散在性多発性のhigh intensity病巣をみる．脱髄病巣である．

22-16）．

治療として**ステロイド**が有効である．予後は良好から不良まで様々である．

VI. 脳症および類縁疾患

1. 急性脳症 acute encephalopathy

小児が急激な経過で脳機能の全汎的な障害をきたし，意識障害に陥っているが，その原因を解明できない場合がある．背景をなす病態としてしばしば**脳浮腫**が認められるが，炎症によるものではない．このような病態を総称して，急性脳症と称する．原因不明の雑多な疾患の集合体と考えてよい．

種々の感染症を契機に生ずるケースが多い．病原体の産生する毒素の作用，薬剤その他の毒物による中毒，先天的な内分泌・代謝異常の一過性の増悪，低酸素・低血糖・低栄養などの影響，激烈な炎症反応のもたらす有害作用など，様々な病態が含まれていると予想される．原因が明らかになると，より適切な診断名に変更されることになる．

臨床的には，意識障害の他に，痙攣や頭蓋内圧亢進症状をしばしばともなう．脳脊髄液には炎症所見（細胞増多）を欠く．脳波はびまん性の高振幅徐波が優勢となる．Reye症候群，疫痢（赤痢菌感染に続発する急性脳症），溶血性尿毒症症候群にともなう急性脳症，出血性ショック脳症症候群，急性壊死性脳症など，特徴的な亜型が分類されているが，どれにもあてはまらないケースもある．

2. Reye症候群 Reye syndrome

急性脳症に肝臓など諸臓器の**急性脂肪沈着**をともなう症候群である．インフルエンザなどの感染，アフラトキシンなどの毒素摂取を契機として，ミトコンドリアの形態，機能に一過性の異常が発生する結果，全身臓器，特に脳と肝臓の機能に著しい異常をきたす．

臨床的には，意識障害の急速な進行を認める．脳脊髄液には炎症所見はない．血液検査では**肝機能障害**（トランスアミナーゼとアンモニアの上昇，ビリルビンは正常）が顕著であり，血液凝固能の異常をともなう．低血糖をともなうこともある．肝生検で，肝細胞内の微小な脂肪滴の沈着，ミトコンドリアの変形を証明することにより診断が確定する．反復する場合は，オルニチントランスカルバミラーゼ ornithine transcarbamylase (OTC) 欠損症，脂肪酸β酸化異常，全身性カルニチン欠損症などの先天代謝異常を考える．

重症例では，頭蓋内圧の管理を主とした集中的な治療が要求される．予後は様々である．

小児に解熱薬としてのアスピリン使用が行われなくなってから，Reye症候群の発生は激減した．相対的に代謝異常によるReye様症候群の率が増加している．

3. 急性小脳失調症 acute cerebellar ataxia

幼児期に好発する原因不明の症候群である．水痘その他のウイルス感染に続発することが多い．突然の歩行障害をきたし，その背景として小脳性失調が認められる．限局性の小脳炎と考えられるが，脳脊髄液の所見は正常である．

症状は一過性で，多くの例は後遺症なく自然に治癒する．

4. opsoclonus-polymyoclonia 症候群

急性小脳失調症（前述）の特殊型ともいえる．乳児期に発症し，眼球の不規則な異常運動 opsoclonus，ミオクローヌス，小脳性失調を呈する．

神経芽腫に合併しているケースがしばしばあるので，尿中 VMA など腫瘍の検索が必須である．ステロイドの投与により改善するが，寛解，再発を繰り返すことが多い．

VII. 血管性疾患

1. 脳梗塞 cerebral infarction

成人期の脳梗塞を引き起こす動脈硬化性病変は小児期ではきわめてまれであり，頻度は低い．

基礎疾患として，モヤモヤ病の頻度が最も高い（モヤモヤ病，後述）．ついで，原因不明のケース，感染症や外傷に続発するケースが多い．**脳塞栓**の基礎疾患として，チアノーゼ型先天性心疾患や亜急性細菌性心内膜炎が重要である．脳静脈ないし静脈洞の血栓症は血液疾患，特に凝固能の亢進にともなって生じることが多く，出血性梗塞になりやすい．

2. 脳出血 cerebral hemorrhage

新生児期の頭蓋内出血は，第 10 章．新生児・低出生体重児，p 200 参照．

新生児期以降の頭蓋内出血の原因としては血液疾患と血管奇形が重要である．血液疾患の中では**ビタミン K 欠乏**や血友病が，血管奇形の中では動静脈奇形が最も高頻度にみられる．

3. モヤモヤ病 moyamoya disease

両側の内頸動脈末端部，前・中大脳動脈近位部の進行性の狭窄，側副路としての血管網（**モヤモヤ血管**）の発達を示す原因不明の疾患である．脳虚血型，脳出血型などの病型に分類される．脳虚血型は脳梗塞ないし一過性脳虚血性発作（TIA）を反復する．脳出血型は小児ではまれである．過呼吸後，あるいは熱い食べ物を吹きながら食べている際に生じる片麻痺発作が多い．

診断は脳血管撮影ないし MR アンギオグラフィー，MRI（図 22-17）による．

治療として，浅側頭動脈-中大脳動脈吻合術，脳-筋肉血管癒合術，脳-硬膜血管癒合術などの血行再建術が行われる．

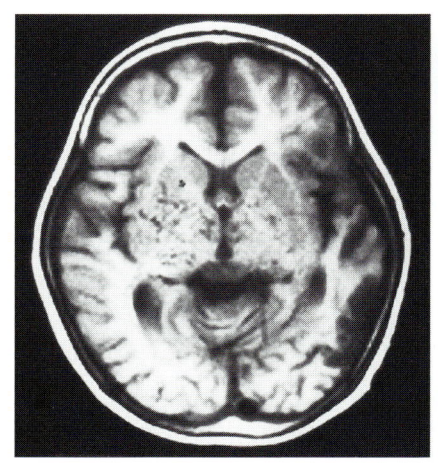

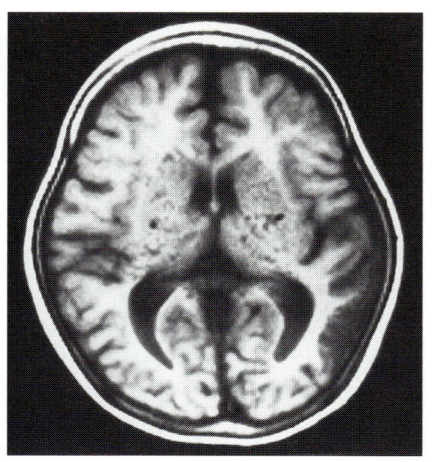

図 22-17　モヤモヤ病の頭部 MRI（T 1 強調像）
基底核領域を走る大脳動脈穿通枝が側副血行路として発達したモヤモヤ血管が，両側に低輝度信号域としてみられる．

VIII. 神経系の外傷

小児期の頭部外傷の原因として，新生児期には吸引・鉗子分娩にともなう分娩外傷や墜落分娩，乳幼児期には保護者による虐待，幼小児期には家庭内での事故，学童期以降は交通事故やスポーツ外傷が重要である．

1. 脳振盪 cerebral concussion

脳振盪は，軽度の頭部外傷により一過性の意識障害をきたし，神経学的局所症状をともなわない場合を指す．受傷後，一過性に嘔吐，不機嫌，食欲不振，不活発，傾眠などの症状をきたすことがしばしばある．

2. 脳挫傷 cerebral contusion

強い外力により脳実質内に剪断 shearing による損傷を生じた場合を指す．受傷直後より高度の意識障害をきたし，痙攣や神経学的局所症状をともなうことが多い．

3. 硬膜下血腫 subdural hematoma

乳幼児期に好発する．急性硬膜下血腫は脳の表在静脈と上矢状静脈洞を結ぶ橋静脈 bridging vein の破綻によることが多い．頭蓋内占拠性病変の代表格であり，意識障害，痙攣，貧血，大泉門膨隆，瞳孔不同，片麻痺などの症状を呈する．治療として，開頭，血腫除去を行い，脳圧降下薬を投与する．

慢性硬膜下血腫は両側前頭部に生じることが多く，慢性的な頭蓋内圧亢進症状を呈する．治療として，反復穿刺，穿頭術，シャント術による排液を行う．

4. 骨折 skull fracture

骨折線の性状（線状骨折，粉砕骨折など），骨折部位（円蓋部骨折，頭蓋底骨折など）により分類される．また，骨折片が陥没している場合，陥没骨折と呼ぶ．

進行性頭蓋骨折 growing skull fracture といって，乳幼児期の線状骨折に脳がはまりこみ，骨折部が進行性に拡大する現象がまれに観察される．

IX. 神経系の腫瘍

小児期脳腫瘍の疫学，臨床症状に関しては第19章．腫瘍性疾患(p 486)を参照．

1. 小脳腫瘍 cerebellar tumors

髄芽腫 medulloblastoma は小脳皮質の外顆粒細胞を発生母地として生ずる，高度に悪性な腫瘍である．幼児期に好発し，小脳虫部に生ずることが多い．脳脊髄液を介して播種し，転移性腫瘍を形成しやすい．症状は頭蓋内圧亢進症状と体幹失調であり，比較的急速に進行する．CT, MRI により腫瘍の局在を明らかにし，外科的に摘除して組織診断に供する．術後，放射線照射や化学療法を併用する．予後不良の腫瘍であるが，治療成績は改善しつつある．

小脳星細胞腫 cerebellar astrocytoma は学童期，小脳半球に好発する．壁在結節 mural nodule を有する囊胞性腫瘍であることが多く，CT, MRI で描出して診断する．治療は手術による腫瘍の全摘で，予後良好な症例が多い．

2. 脳幹部グリオーマ brain stem glioma

橋に発生し，上下方向に発育する．幼児，学童に多い．臨床症状は脳神経麻痺（特にV, VI, VII, VIII）と錐体路症状である．CT, MRI で脳幹全体の腫脹を認める．部位が脳幹であるため，手術による摘出は不可能である．放射線照射と化学療法が行われるが，効果は少なく，予後不良である．

3. 頭蓋咽頭腫 craniopharyngioma

小児期の鞍上部腫瘍の代表格で，頭蓋咽頭管（Rathke 囊）の遺残組織から発生する形成異常性腫瘍である．視野の欠損，視力障害，視床下部障

害による尿崩症，傾眠，るいそうなどの症状を呈する．頭蓋単純撮影でトルコ鞍の平皿状変形と鞍上部の石灰化を認める．CTでは腫瘍内の石灰化がさらによくわかる．内部に囊胞をみることも多い．

治療として，可能な限り全摘出を試み，術後放射線照射を行うが，再発する例が少なくない（第19章．腫瘍性疾患，p 487参照）．

4．その他

a．視神経膠腫 optic glioma

視神経膠腫は小児期に好発し，神経線維腫症1型（NF-1, von Recklinghausen 病，p 564参照）にともなうことがある．一側の視神経に限局した腫瘍は視力障害と眼球突出をきたすが，摘出可能であることが多い．視交叉に発生した腫瘍は視野障害と視床下部障害の症状を呈する．この場合，生検と放射線照射を行う．

b．上衣腫 ependymoma

上衣腫は，小児期には第四脳室底部に好発し，閉塞性水頭症を呈する．脳脊髄液を介して播種性転移を生ずることがある．

手術による摘出と，術後放射線照射により治療するが，予後は必ずしも良くない．

X．変性神経疾患

1．白質変性症 leukodystrophies

a．異染性白質ジストロフィー metachromatic leukodystrophy

酵素スルファターゼAの欠損のため，その基質スルファチドが中枢・末梢神経系に蓄積することにより生じる常染色体性劣性遺伝疾患である．組織中の蓄積物質を色素クレシル紫で染色すると茶色調に染まる（異染性 metachromasia）．

晩発乳児型，若年型，成人型，マルチプルスルファターゼ欠損症の4型に分類される．このうち最も頻度の高い晩発乳児型は，乳児期後半ないし幼児期に歩行障害で発症することが多い．筋力低下，深部腱反射の減弱など末梢運動神経の症状が下肢から始まって進行し，ついで痴呆，筋緊張亢進など中枢神経の症状も加わり，数年間の経過で死に至る．

臨床検査では，脳脊髄液の蛋白増加，末梢神経伝導速度の遅延，MRIにおける脳白質の異常信号など特徴的所見を呈する．尿中のスルファチドを検出する簡便な検査があるが，確定診断は白血球，皮膚線維芽細胞，尿におけるスルファターゼA活性低下の証明による．

根本的に有効な治療はまだない．

b．グロボイド細胞白質ジストロフィー globoid cell leukodystrophy, Krabbe 病

酵素ガラクトセレブロシダーゼの欠損のため，その基質サイコシンが中枢・末梢神経系に蓄積して生ずる常染色体性劣性遺伝疾患である．グロボイド細胞とは，脳白質の脱髄巣におけるマクロファージが蓄積物質を貪食して肥満したものを指す．

3〜6ヵ月齢の乳児に発症し，被刺激性，筋緊張亢進，痙攣，原因不明の発熱，嘔吐などを呈する．精神運動発達の退行が進み，数年の経過で死亡する．深部腱反射は，初期には亢進していることもあるが，末期には末梢運動神経障害が強くなるため減弱する．

臨床検査では，脳脊髄液の蛋白増加，末梢神経伝導速度の遅延，MRIにおける脳白質の異常信号を呈する．診断は血清，白血球線維芽細胞におけるガラクトセレブロシダーゼ活性低下の証明による．

根本的な治療法はない．

c．Pelizaeus-Merzbacher 病

中枢神経系の髄鞘の形成不全ないし脱髄を示すまれな遺伝性疾患で，多くの場合X連鎖性劣性遺伝を示す．数種の亜型に分類されるが，このうち古典型はミエリン構成蛋白 proteolipid protein をコードするX染色体上の遺伝子の変異が原因で，乳児期に発症し，眼振，緩徐に進行する痙性麻痺，失調などの症状を呈する．MRIで，著明な髄鞘形成不全の所見を認める．

有効な治療法はない．進行が遅く，経過は長い．

表22-15 神経性セロイドリポフスチノーシスの病型

病型	乳児型	晩発乳児型	若年型	成人型
別名 発症年齢 主な症状	Haltia-Santavouri 病 乳幼児期 精神運動退行，筋緊張低下，視力低下	Jansky-Bielschowski 病 幼小児期 痙攣，ミオクローヌス，失調，網膜色素変性	Spielmeyer-Vogt 病 学童期 網膜色素変性と視力低下，精神運動退行	Kufs 病 思春期・成人期 痴呆，精神症状

d. 副腎白質ジストロフィー adrenoleukodystrophy

X連鎖性劣性遺伝型と新生児型 neonatal の2型がある．

X連鎖性劣性遺伝型はペルオキシソーム酵素である ALD 蛋白をコードする遺伝子の変異の結果生ずる極長鎖脂肪酸の代謝異常であり，臨床的には小児期発症型と成人型 adrenomyeloneuropathy の二つにさらに分けられる．小児期発症型は幼児期，学童期の男児に，行動異常を初発症状として始まることが多く，痴呆，視力障害（視神経萎縮，皮質盲），歩行異常（錐体路障害）などが1～2年の経過で進行する．倦怠感，嘔吐，皮膚の黒色調など，副腎機能低下の症状をともなうこともある．一方，成人型では進行性の痙性対麻痺や末梢神経障害などをきたす．

血漿，白血球，線維芽細胞などにおいて**極長鎖脂肪酸**が異常に増加しており，これを証明することが診断につながる．脳白質病変は CT, MRI で描出できる．

治療として，極長鎖脂肪酸制限食，モノ不飽和脂肪酸（ロレンゾ油）の投与が試みられたが，効果は不十分である．骨髄移植が有効な症例がある．

なお，新生児型は，ペルオキシソームの構造と種々の酵素活性の異常で，Zellweger 病の類縁疾患である．

e. Canavan 病

酵素アスパルトアシラーゼをコードする遺伝子の変異が原因となって，脳に海綿状変性をきたす常染色体性劣性遺伝疾患である．臨床的には，乳児期に発症し，進行性の頭囲拡大（巨脳症），精神運動発達の欠如，筋緊張低下，痙直などを呈し，数年の経過で死亡する．

f. Alexander 病

Glial fibrillary acidic protein をコードする遺伝子の変異に起因する脳変性疾患である．Rosenthal 線維という特有の構造物が脳軟膜下，脳室上衣下に形成される病理学的特徴を有する．臨床的には，しばしば乳児期に発症し，頭囲拡大，精神運動発達の欠如，痙直，痙攣などの症状を呈し，数年の経過で死亡する．

2. 灰白質変性症 poliodystrophies

a. 神経性セロイドリポフスチノーシス neuronal ceroid lipofuscinosis

神経細胞内にセロイドないしリポフスチン類似の脂質が蓄積し，進行性の神経障害を呈する遺伝性進行性疾患である．発症年齢，臨床病理学的特徴により，表22-15のように分類される．通常，常染色体性劣性遺伝を示す．

b. Alpers 病

進行性硬化性灰白質ジストロフィーともいう．乳児期に発症し，難治性てんかん，ミオクローヌス，痙直，視神経萎縮などをきたす雑多な疾患の総称である．病理学的には進行性の脳の萎縮，大脳皮質神経細胞の脱落を呈する．高乳酸血症，ミトコンドリアの形態異常，ミトコンドリア酵素の活性低下などをともなう症例が含まれる．

3. 大脳基底核変性症 degenerative diseases of the basal ganglia

a. Leigh 脳症 Leigh's encephalopathy

亜急性壊死性脳脊髄症 subacute necrotizing encephalomyelopathy ともいう．病理学的に，両側対称性の浮腫性・壊死性病変が大脳基底核，間脳，脳幹，脊髄，視神経などに生じることをもって特徴づけられる．臨床症状はきわめて変異に富むが，典型的なケースは乳児期に発症し，発達の退行，筋緊張低下，痙攣，眼振，呼吸異常，乳酸

アシドーシスを呈し，数年以内の経過で死亡する．他に小児期，成人期に発症する型もある．

複数の原因からなる代謝異常症（ミトコンドリア脳筋症）であり，症例により，ピルビン酸脱水素酵素複合体やシトクロームCオキシダーゼなどの欠損が証明される．診断はCTやMRIで上記部位の脳病変を描出すること（図22-18）と，生化学的に代謝異常を分析すること，または遺伝子診断によってなされる．核遺伝子異常のほかにミトコンドリア遺伝子異常が原因として見出されており，孤発性，常染色体劣性遺伝，母系遺伝などがある．

治療として，薬物療法や食事療法が試みられているが，決定的なものはない．

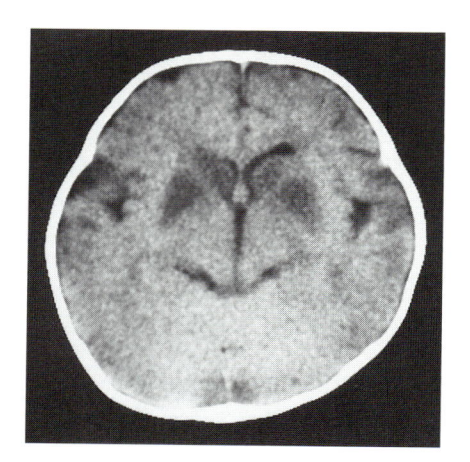

図22-18 Leigh脳症の頭部CT
基底核の低吸収域が対称性に検出され，診断価値がある．

b. Huntington病

4番染色体上のHuntington遺伝子内にある**CAGリピート**が異常に延長することによって生じる進行性の神経疾患で，常染色体性優性遺伝により伝えられる．家系内で代を重ねるごとに発症年齢が若年化し（**表現促進 anticipation**），40歳代以降に症状が重症化する傾向がある．成人期における典型的な病型では，精神症状で発症し，舞踏病様運動に代表される運動障害が加わるケースが多い．小児期においては，強剛型 rigid form の形をとることが多く，筋緊張亢進が初期から目立ち，高度の知的障害を合併する．

MRIで尾状核の萎縮や被殻の信号異常を認める．診断には家族歴が重要であり，確定診断のためには遺伝子診断を行う．

根本的な治療はない．

c. Rett症候群

ほとんど女児のみに発症する進行性神経疾患である．X染色体上のメチルCpG結合蛋白2遺伝子の変異が原因である．乳幼児期に発症し，自閉傾向があり，手の有目的運動が失われ，代わりに**常同運動**（手もみ運動）が出現する．不随意運動や体幹の動揺，てんかんもみられる．錐体路症候は緩徐に進行する．

4. 脊髄小脳変性症 spinocerebellar degeneration

小脳実質ないし小脳への入出力線維，あるいはその両者が系統的に変性に陥る一群の遺伝性疾患の総称である．従来，遺伝形式，臨床症状，病変分布により種々の病型に分類されてきた．これらの病型の中には，近年の研究により，単一の遺伝子異常に基づく均一な疾患であると判明したものがある．しかし，複数の疾患からなる不均一，便宜的な疾患概念も依然として一部に残っている．

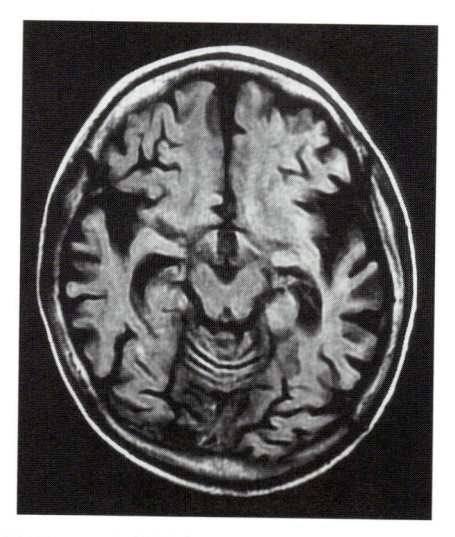

図22-19 歯状核赤核淡蒼球ルイ体萎縮症の頭部MRI
末期のため，小脳中部の萎縮，脳幹部中脳背側の萎縮のほかに大脳全体の萎縮が著しい．

表 22-16 遺伝性運動感覚ニューロパチーの分類

型	HMSN I	HMSN II	HMSN III
別名	Charcot-Marie-Tooth 病 (腓骨部筋萎縮症)		Déjerine-Sottas 病
	脱髄型	軸索型	
主な遺伝形式	常染色体性優性	常染色体性劣性	常染色体性劣性
主な遺伝子座位	17p11.2 (1A) 1q22-23 (1B)	1p36 (2A)	17p11.2 1q22-23
発症年齢	10 歳以前	10 歳代	乳幼児期
進行	緩徐	緩徐	急速
神経伝導速度	著明に遅延	正常ないし軽度遅延	著明に遅延
病理所見	onion bulb 節性脱髄	大径有髄線維の減少 (Waller 変性)	onion bulb 節性脱髄

a. 歯状核赤核淡蒼球ルイ体萎縮症 dentatorubro-pallidoluysian atrophy (DRPLA)

複数の病型を含む．中核をなす遺伝性 DRPLA (内藤・小柳病) は，12 番染色体短腕上の *DRPLA* 遺伝子内にある **CAG** リピートの異常な延長を原因とする常染色体性優性遺伝疾患である．Huntington 病の場合と同様に，**表現促進**がみられる．発症年齢により主要な臨床症状が異なり，小児期発症例では進行性ミオクローヌスてんかん progressive myoclonic epilepsy と知的障害が，成人期発症例では小脳失調，舞踏病様アテトーゼ，痴呆が病初期の前景に立つ．神経症状は進行性で，10 年前後の経過で死に至る．病理学的には，小脳歯状核，赤核，淡蒼球，視床下核の変性が中心病変で，脳幹被蓋の萎縮も特徴的である (図 22-19)．

確定診断は遺伝子診断による．
根本的な治療法はない．

b. Machado-Joseph 病

14 番染色体上の MJD 遺伝子内にある **CAG** リピートの異常な延長に起因する常染色体性優性遺伝の進行性神経疾患である．成人期発症例が多いが，小児期にもまれにみられる．臨床的には小脳失調と錐体路徴候を主とし，他に多彩な症状をともなう．病理学的には，小脳歯状核，赤核，錐体路，橋被蓋，黒質，脳幹運動神経核，視床下核など多系統に変性が及ぶ．

c. Friedreich 失調症

常染色体性劣性遺伝の進行性神経疾患で，幼小児期に発症し，脊髄後索障害による失調性歩行，深部感覚低下，Romberg 徴候のほか，深部腱反射消失，Babinski 徴候，足変形 (**pes equionovarus**)，側弯，心筋症，糖尿病など多彩な症状を呈する．

d. 家族性痙性対麻痺 familial spastic paraplegia

常染色体性劣性ないし優性遺伝を示し，10 歳代に発症することが多い．痙性歩行で始まり，錐体路症状が下肢から上肢へと広がる．

5. 末梢神経変性症 peripheral neuropathies

遺伝性運動感覚ニューロパチー hereditary motor and sensory neuropathy (HMSN)

緩徐に進行する遺伝性末梢神経疾患の総称である．遺伝形式，経過，検査所見 (末梢神経伝導速度，神経生検) により表 22-16 のような亜型に分類される．最近，各型における原因遺伝子の座位決定さらに同定が進み，1A 型は **peripheral myelin protein-22**，1B 型は P_0 蛋白の遺伝子変異と判明した．また III 型は I 型の重症型であることがわかった．

臨床症状は進行性の末梢神経障害であり，四肢の遠位部優位に筋萎縮，筋力低下，深部腱反射消失，手袋・靴下型の感覚障害などを示す．さらに，I 型，II 型では足変形が，III 型，I 型では末梢神経の肥厚が特徴的である．肥厚した神経では脱髄と髄鞘再生の繰り返しにより，Schwann 細胞が **onion bulb** (タマネギの球) という病理像を呈する．

23 筋疾患

●総論●

I. 分類

筋力低下，筋萎縮など骨格筋の障害を主要症候とする疾患には，骨格筋そのものの疾患である①筋疾患 muscular diseases, myopathies と，運動ニューロンの異常による②神経原性筋疾患 neurogenic muscular diseases，③神経筋接合部の異常による疾患の三つに分けられる．

筋原性筋疾患は，骨格筋の変性壊死と再生を主要病態とする①ジストロフィー群と，壊死像がない②先天性ミオパチー群に分けられる．

II. 症候

1. 新生児期，乳児期

a. フロッピーインファント floppy infant

新生児期に発症する筋疾患の多くは，呼吸障害を呈する．代表的な疾患は，**筋強直性ジストロフィー，Werdnig-Hoffmann 病**(SMA I型)，ミオチュブラーミオパチーである．その他に，体動の少なさ，哺乳不良，微弱啼泣，表情の乏しさ facial diplegia，関節拘縮(足関節に多くみる)を呈する．乳児期には，全身の筋緊張低下が顕著になり，フロッピーインファント(ぐにゃぐにゃ児)と呼ばれる全身像を呈する．

フロッピーインファントと診断するには，種々の特徴的な徴候を検出する(表 23-1)．乳児期発症の筋疾患のほとんどはフロッピーインファントを呈するが，筋疾患以外にも，筋緊張低下型脳性麻痺，知的障害，染色体異常，先天代謝異常などでもこの状態を呈するために，鑑別診断が重要である(図 23-1)．

フロッピーインファントを呈する筋疾患には，**先天性ミオパチー，先天性筋ジストロフィー，Werdnig-Hoffmann 病**などがある．

b. 深部腱反射の消失

筋原性筋疾患では，筋力低下と比例して減弱または消失する．神経原性筋疾患では，早期から消失する．

c. 関節拘縮

発症が新生児期，乳児期の筋疾患では早期に関

表 23-1 フロッピーインファントの身体徴候

1. 上肢帯の筋緊張低下，筋力低下の徴候 　a. スカーフ徴候：上腕屈側が頸にまきつくようにつけられる 　b. loose sholder：腋窩に検者の手を入れて抱き上げると上肢が挙上してしまい，手が滑りぬけそうになる 2. 四肢近位筋の筋緊張低下，筋力低下の徴候 　frog leg position：仰臥位で四肢が床にぴったりとつく状態(四肢近位筋群の筋力低下を示す) 3. 体幹筋群の筋緊張低下，筋力低下の徴候 　a. double folding：坐位をとらせると上体が前屈して二つ折りになってしまう(体幹筋群の筋緊張低下，筋力低下を示す) 　b. heel to ear：上体を前屈するとかかとが耳につく(体幹筋群の筋緊張低下を示す)

```
                    フロッピーインファント
    ┌───────────────────┼───────────────────┐
● 深部腱反射低下，または消失      ● 深部腱反射正常     ● 深部腱反射亢進
   ┌──────────┴──────────┐      ┌─脳性麻痺          ┌─脳性麻痺
● 血清CK高値        ● 血清CK正常〜軽度上昇    │ 知的障害          │ 神経変性疾患
                                          │ 先天異常
┌先天性筋ジストロフィー   ┌先天性ミオパチー        ・Down症候群
│・福山型先天性筋ジストロフィー  先天性筋強直性ジストロフィー  ・Prader-Willi症候群
│・ラミニン2（メロシン）欠損症  代謝性ミオパチー
└・非福山型先天性ジストロフィー   ・ミトコンドリアミオパチー
                         ・糖原病II型（Pompe病）
                         ・カルニチン異常症
                         内分泌性筋疾患
                         ・クレチン症
                         脊髄性筋萎縮症I型（乳児型）
                         新生児重症筋無力症
```

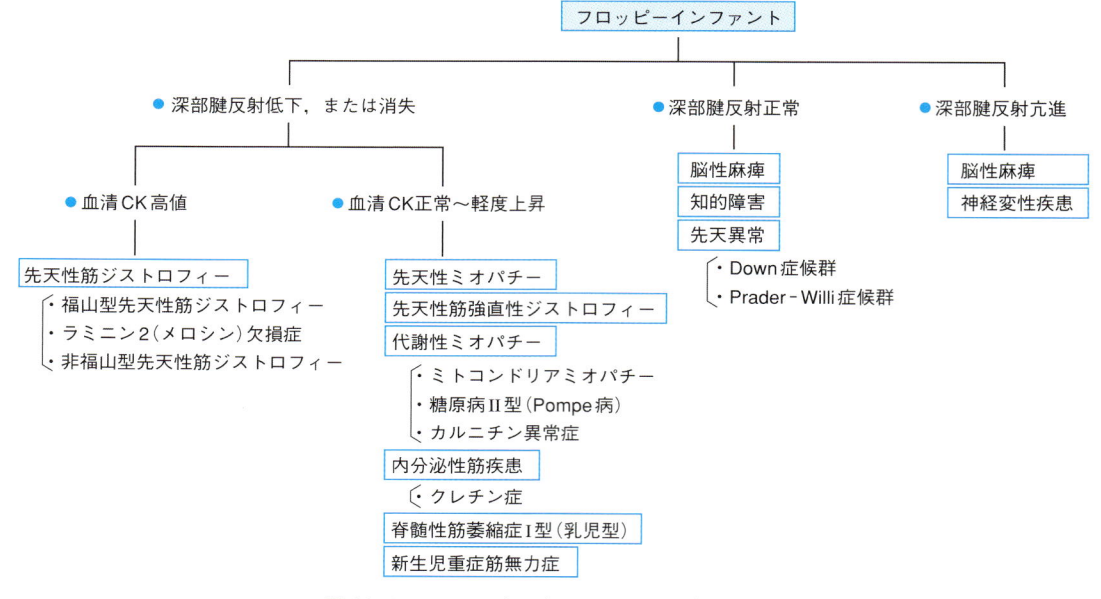

図 23-1　フロッピーインファントの鑑別診断

節拘縮がみられる．足関節をはじめとする両側の四肢の関節に生じやすい．

d．線維束性収縮

四肢筋や舌の表面に観察されるうごめくような筋の収縮は，Werdnig-Hoffmann病に特徴的に見られる．

2．幼児期，学童期

幼児期以降に発症する筋疾患は，走れない，転びやすい，段差を降りられない，ジャンプできない，などで気づかれる．多くは，発症時期が不明確で，潜時性の発症パターン，深部腱反射の低下または消失，慢性の経過から疑われる．

ほとんどは，近位筋優位の筋力低下であるが，特殊な局在を示す疾患（顔面肩甲上腕型筋ジストロフィー，Emery-Dreifuss型筋ジストロフィーなど）もある．近位筋優位の筋力低下は，特に下肢，下肢帯で著明で，歩行姿勢の異常で現れる．腰を突き出し，腰をふりながらの歩容は，よちよち歩行 **waddling gait** と称される．また，坐位から立ち上がる際に，床に手をつき，次に手を膝上で支えて立ち上がる様子は，**Gowers徴候**，または**登はん性起立**と称され，下肢帯筋力の低下を示す．

III．検　　査

1．血液検査

血清CK値，アルドラーゼ aldolase 値は，筋ジストロフィー症で中等度から高度に上昇する．筋の壊死があることを示唆する．筋炎でも上昇する．代謝性筋疾患でも軽度から中等度に上昇する場合がある．

乳酸，ピルビン酸値の上昇は，ミトコンドリア機能障害を示唆し，ミトコンドリア異常症のほか，全身型糖原病などの代謝性疾患で上昇する．ミトコンドリア異常症では血液での上昇がなくとも，髄液で上昇する場合もある．

阻血下運動負荷試験で，乳酸の上昇がない場合は，筋型糖原病を疑う．

2．尿検査

ミオグロビン尿の存在は，急性の筋破壊があることを示し，悪性高熱，挫滅症候群でみられる．筋型糖原病でも検出される．

3. 筋電図 electromyography（EMG）

刺入時に一時的に生じる小さな電位は刺入電位 insertion potential と呼ばれる．刺入時に高周波高振幅電位が持続する状態は，音に増幅すると急降下爆撃音 dive-bomber sound に類似するため，ミオトニアの診断に有用である（myotonic discharge）．表 23-2 にあるような筋原性変化を検出すると，その後の鑑別診断に有用である．

表 23-2　筋電図における筋原性所見と神経原性所見

筋電図	筋原性所見	神経原性所見
振幅[1]	低下	増大
持続時間[2]	短縮	延長
多相性電位[3]	低振幅	高振幅
線維性収縮[4]	－	＋
線維束性収縮[5]	－	＋

1) 正常は 4 mV 以下で，振幅 4 mV 以上を高振幅といい，0.2〜0.3 mV 以下のものを低振幅という．
2) 正常は，12 msec 以下で，6 msec 以下を短持続時間といい，1 個の motor unit の筋線維数の減少を意味し，筋原性変化を示唆する．
3) 4 相性以上のものを指し，筋原性も神経原性もありうる．
4) 線維性収縮 fibrillation potential は 50 μV 程度の低頻度の自然に発生する電位で，脱神経後 1〜2 週で出現する．
5) 線維束性収縮 fasciculation は motor unit が自然に発生するもので，脱神経状態を示唆する．

4. 頭部 CT，MRI

先天性筋ジストロフィーを疑う場合には施行する．福山型先天性筋ジストロフィーでは，髄鞘形成の遅延，特徴的な多小脳回 polymicrogyria，小脳の小囊胞が検出される．ラミニン 2（メロシン）欠損症でも大脳白質に CT でびまん性低吸収域を認める．Duchenne 型筋ジストロフィーでは軽度の大脳萎縮がある場合がある．骨格筋 CT では，筋束の脂肪変性，大小不同などがみられる．

5. 心筋障害の合併 cardiomyopathy

筋疾患の多くが，心筋障害を合併する．筋強直性ジストロフィーでは，房室ブロック，心房粗動，Duchenne 型筋ジストロフィー，先天性筋ジストロフィーでは 10 歳代後半に拡張型心筋症を呈する．ミトコンドリア異常症に属する Kearns-Sayre 症候群では房室ブロックを高頻度に生じる．他の病型でも心筋障害の合併は多い．Pompe 病（糖原病 II 型）では肥大型心筋症がみられる．

6. 筋生検 muscle biopsy

先天性ミオパチーの各疾患は，筋病理所見で診断する（各論参照）．神経原性筋萎縮である group atrophy は，脊髄性筋萎縮症（Werdnig-Hoffmann 病）でみられる．筋原性病変として，代謝性ミオパチーでは，糖原病におけるグリコゲン測定，筋ホスホリラーゼ測定，電子伝達系酵素活性測定などの生化学的検査を行う．

IV. 治　療

遺伝性筋疾患の多くは，根本的治療法はない．関節拘縮，側弯などの予防のためのリハビリテーション，慢性拘束性呼吸障害，心不全への治療が主となる．Duchenne 型筋ジストロフィーへのステロイド治療は，運動機能の維持期間の延長，呼吸機能の維持などの効果が認められている．

V. 遺伝相談，遺伝子診断

筋疾患は遺伝性疾患がほとんどであり，遺伝相談は重要である．筋疾患の疾患遺伝子同定は急速に進展しており，続々と新たな遺伝子が同定されている．遺伝子の同定がなくとも，遺伝子座の同定により，遺伝子診断可能な疾患はある．各疾患の遺伝形式の確認と，遺伝子診断の基本を慎重に検討，遵守する必要がある（第 3 章．遺伝子と遺伝性疾患，p 35 参照）．

● 各 論 ●

I. 筋ジストロフィー

筋細胞の壊死変性を主要病理とする疾患群であり，多数の疾患がある（表23-3，4）.

1. 進行性筋ジストロフィー progressive muscular dystrophy

骨格筋の壊死と再生を主要病変とする疾患群であり，いずれも，特定の，あるいは全身の骨格筋群の筋力低下，筋萎縮を呈し，多くは，心筋障害も合併する．臨床的にいくつかの疾患単位に分けられそれぞれに疾患遺伝子が同定されつつある．

a. Duchenne型筋ジストロフィー Duchenne muscular dystrophy（DMD）
【臨床像】
乳児期の運動発達は正常であり，フロッピーインファントを呈さない．独歩は正常か，または，やや遅い程度であり，著しく遅れることはない．3歳前後に，走れない，走り方がおかしい，段差を

表23-3　筋ジストロフィーの発症年齢別鑑別診断

発症年齢	筋ジストロフィー
0～1	・福山型先天筋ジストロフィー ・ラミニン2（メロシン）欠損症 ・その他の非福山型先天性筋ジストロフィー ・先天性筋強直性ジストロフィー
1～3	・Duchenne型筋ジストロフィー
3～5	・肢帯型筋ジストロフィー
5～10	・Becker型筋ジストロフィー
10～	・Emery-Dreifuss型筋ジストロフィー

表23-4　小児期に重要な筋ジストロフィー

疾　患	遺伝性	遺伝子座, 遺伝子	発症年齢	罹患筋	知的障害	仮性肥大	その他
先天性筋ジストロフィー 福山型	AR	9q31-32	新生児期, 乳児期早期	近位筋優位	あり	あり	
ラミニン2欠損症	AR	6q2ラミニンα2	新生児期	近位筋優位	なし	一～軽度	MRIで白質異常信号
その他の非福山型先天性筋ジストロフィー							
Duchenne型筋ジストロフィー	XR	Xp21ジストロフィン	2～3歳	近位筋優位	約半数にあり	あり	12歳までに歩行不能に
Becker型筋ジストロフィー	XR	Xp21ジストロフィン	5歳以降	近位筋優位	なし	あり	
顔面肩甲上腕型ジストロフィー	AD	4q35	10歳代	顔面, 上肢帯, 上腕	なし	なし	進行とともに下肢も侵される, 網膜症, 難聴
肢帯型ジストロフィー2A	AR	15 calpain 3					
SCARMD（severe childhood autosomal resessive muscular dystryphy）	AR	アダリン	幼児期～	肢帯型～Duchenne型まで様々			
Emery-Dreifuss型ジストロフィー	XR	Xq28 STA遺伝子	2～10歳	肩甲上腕腓骨型	なし	なし	早期から肘, アキレス腱拘縮, 心筋障害, 心伝導障害
遠位型ミオパチー 三好型	AR	2q12-14	12～30歳	下腿筋から発症	なし	なし	腓腹筋, ヒラメ筋の萎縮
rimmed vacuole型 乳児期	AR AD		15～40歳	下腿筋から発症			

降りられない，ジャンプできない，などで気づかれるが，5～6歳で気づかれる例もある．小学校低学年で階段昇降が困難になり，12歳までには独歩ができなくなる．ADLは次第に低下し，思春期以降は，呼吸障害，心筋障害が発現し，20～30歳代で呼吸不全，心不全で死亡する．約1/3に軽度から中等度の知的障害を合併する．筋萎縮は全身に及ぶが，近位筋優位で，下肢帯，上肢帯が初期から侵される．

幼児期には，筋萎縮は外見上著明ではないが，下腿の屈側筋群が脂肪変性し，硬く肥大して触れる．仮性肥大 pseudohypertrophy と呼ぶ．上肢帯の萎縮は，肩甲骨下端の突出で検出できる（図23-2）．登はん性起立（Gowers徴候）を示す．

【検査】

血清CK，アルドラーゼ，LDHは高度に上昇するが，病勢の進行とともに，低下する．筋生検では筋線維の変性と再生像，核の中心局在化，線維の大小不同，脂肪浸潤，ジストロフィン染色で染色陰性を示す．筋CTでは大腿，下腿筋群などで脂肪変性所見と筋組織の大小不同が認められる．

【遺伝・遺伝子異常】

X連鎖性劣性遺伝するが，1/3は孤発例である．遺伝性の場合には男児に発症し，母親が保因者となるが，まれに，染色体異常で孤発例の女子罹患者がある．90％以上にXp21に局在するジストロフィン遺伝子上に大欠失が検出される．

b. Becker型筋ジストロフィー Becker muscular dystrophy（BMD）

臨床的にはDMDの軽症型であり，DMDより発症は遅く，進行も緩徐であり，成人でも歩行可能例が多い．下腿の仮性肥大は同様に認める．心筋障害の有無と程度は様々である．知的障害は呈さない．頻度はDMDの約1/7であり，疾患遺伝子はDMDと同様であるが，遺伝子産物は不完全欠損を示し，免疫組織化学でジストロフィンの部分的な弱い発現で確定診断する．

2. 先天性筋ジストロフィー congenital muscular dystrophy（CMD）

遺伝性筋疾患の一つであり，生下時から，または，乳児期早期に発症する筋ジストロフィーの総称であり，知的障害の合併の有無などで特有の病像を呈する．知的障害を呈し，日本人に多い福山型先天性筋ジストロフィーと，諸外国でも報告が多く，知的障害をともなわない非福山型先天性筋ジストロフィーに大別される．

a. 福山型先天性筋ジストロフィー Fukuyama congenital muscular dystrophy

【臨床像】

福山らにより報告され，日本人に多い遺伝性筋疾患である．乳児期早期に運動発達の遅れ，フロッピーインファントで発症する．近位筋優位の筋力低下，筋萎縮のほか，中等度から重度の知的障害を合併するため，乳児期に反応性の低下が指摘される．次第に発達するが，運動発達は坐位獲得までで，通常は独り立ちに至らない．知的発達程度は様々であるが，簡単な日常会話は獲得する例が多い．乳児期早期から足関節，膝関節の拘縮が

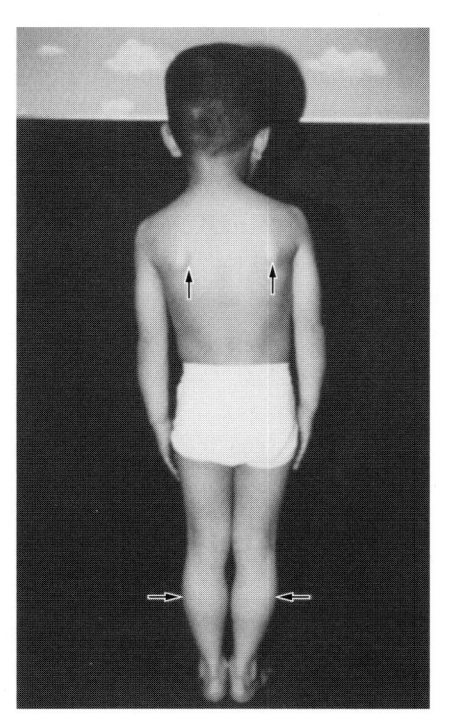

図23-2 Duchenne型筋ジストロフィー（4歳男児）
下腿の仮性肥大と筋萎縮による肩甲骨の突出がみられる．

ある例が多い．顔面筋群の罹患は強く，咬合不全，開口，顔面両麻痺，高口蓋を呈する．下腿の仮性肥大 pseudohypertrophy がある．10 歳以降は食事の自立が困難になり，10 歳代後半に呼吸不全，心不全が顕在化し，多くは 20 歳代で死亡する．約半数にてんかんを合併する．

【検査】
　血中の CK，アルドラーゼ，LDH の上昇があり，筋生検では，筋線維の壊死，再生所見がみられる．

> ●頭部 CT，MRI は特異的な脳形成異常を示す．多小脳回，厚脳回，髄鞘形成遅延，脳萎縮，小脳形成異常，など多彩な異常を認める．神経細胞の遊走障害があると推定される．脳波異常は半数にみる．網膜異常などが合併することがある．

【遺伝・遺伝子】
　常染色体性劣性遺伝する．遺伝子座は，染色体 9 q 31 に存在し，フクチンと名づけられた蛋白をコードする．日本人に遺伝子変異の創始者がある遺伝子変異が大多数を占め，遺伝子診断が可能になった．

b. ラミニン 2（メロシン）欠損症
　　laminin-2 (merosin) deficiency
　非福山型先天性筋ジストロフィーの中から，疾患遺伝子が同定された．日本での疾患頻度は福山型よりもかなり低い．ラミニン 2（メロシン）laminin-2 (merosin) は，筋細胞膜が基底膜と連結するために必須の蛋白であり，この α 2 鎖の欠損がラミニン 2 欠損症である．

【臨床像】
　筋症状は福山型に似ているが，知的障害はないか，またはあっても軽症であることが多い．ラミニン 2 発現の程度によるが，全欠損では歩行の獲得はない．筋萎縮は高度で，関節拘縮を呈する．

【検査】
　血清 CK は高度に上昇し，アルドラーゼ，LDH も上昇する．EMG は筋原性変化を示し，筋 CT は虫食い像，筋の脂肪置換をみる．脳 CT，MRI では，種々の程度の白質変性所見をみる．

【遺伝・遺伝子】
　常染色体性劣性遺伝する．臨床的には孤発例が多い．ラミニン 2 (α_2-β_1-γ_1) の α 2 鎖遺伝子の発現異常による．

c. その他の非福山型先天性筋ジストロフィー（ラミニン 2 陽性型先天性筋ジストロフィー）
　laminin-2 positive congenital muscular dystrophy
　現時点では，ラミニン 2 欠損症以外の非福山型先天性筋ジストロフィーをすべて含むが，単一疾患ではない．

【臨床像】
　乳児期早期には呼吸困難，哺乳不良を示すことがあるが，回復し，独歩確立する例が多く，その後の進行は緩徐である．一般に知的障害はない．

【検査】
　血清 CK は約半数に上昇し，半数は正常範囲である．筋壊死が少ないことを示す．脳 CT に異常所見はない．

3. その他の筋ジストロフィー

a. 肢帯型筋ジストロフィー limb girdle muscular dystrophy (LGMD)
　肩甲帯筋群，腰帯筋群に筋力低下と萎縮を呈する疾患で，常染色体性優性遺伝する LGMD 1 A と，常染色体性劣性遺伝する多くの病型がある．この中で，LGMD 2 D は，ジストロフィンと結合する蛋白の一つである sarcoglycan に属する α-sarcoglycan の異常による．ほかにも，β，γ-sarcoglycan の欠損による疾患が同定され，sarcoglycanopathy と呼ばれるに至っている．横紋筋にのみ発現するため，心筋障害，知的障害は呈さない．高度の血清 CK 上昇，下腿の仮性肥大は DMD に似るが，筋症状は DMD の重症型から，軽症まで多様である．

b. アダリン欠損症 severe childhood autosomal recessive muscular dystrophy (SCARMD)
　α-sarcoglycan（アダリン adhalin）が欠損し，DMD に比して重症の経過をたどる遺伝性筋疾患である．三好型悪性肢帯型筋ジストロフィーと呼ばれたものに相当し，1992 年に疾患遺伝子が同定された．

c. 顔面肩甲上腕型筋ジストロフィー facio-scapulohumeral muscular dystrophy (FSHD)

【臨床像】

顔面，肩甲筋群を中心とする上肢帯，上腕に筋力低下と筋萎縮を呈する常染色体性優性疾患であり，有病率は10万人に約5人といわれ，筋ジストロフィーの2〜10%といわれる．

多くは成人期発症だが，幼児期発症例もある．進行は緩徐であるが，進行すると下肢，下肢帯も侵され，1/5が40歳までに車椅子となる．網膜症，難聴の合併も高頻度である．

【遺伝・遺伝子】

染色体上4q35-terに遺伝子座が推定されているが，疾患は単一ではない．

d. Emery-Dreifuss型筋ジストロフィー

【臨床像】

2〜10歳の小児期に発症し，初期からアキレス腱，肘，後頸部などに拘縮があり，肩上腕下腿に筋萎縮が著明で（図23-3），心伝導障害を合併するX連鎖性劣性疾患である．血清CKは軽度から中等度の上昇を示す．

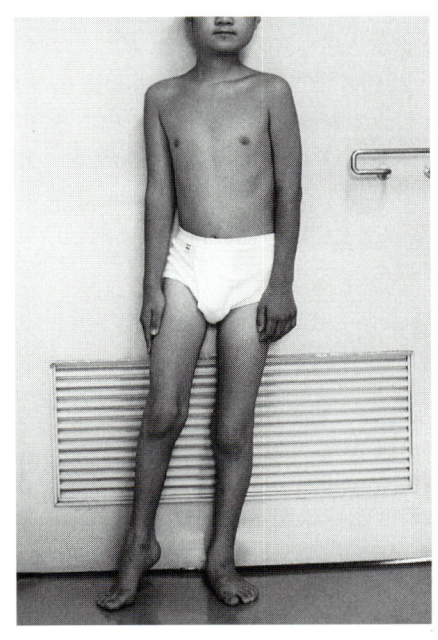

図23-3 Emery-Dreifuss型筋ジストロフィー
アキレス腱拘縮があり，下腿の仮性肥大はなく，萎縮がみられる．

【遺伝・遺伝子】

Xq28に局在するSTA遺伝子の変異による．遺伝子産物はエメリンemerinと呼ばれる．

II. 先天性ミオパチー

先天性ミオパチーcongenital myopathyとは，生下時，または乳児期早期から全身性の筋力低下，筋緊張低下を呈し，筋組織の病理学的検索で特徴的な所見を呈する疾患群に名づけられた総称である（表23-5）．

表23-5 先天性ミオパチーの共通所見

I. 臨床所見
 1. 乳児期に筋緊張低下，筋力低下を呈する
 2. 非進行性，または，緩徐進行性である
 3. 近位筋優位，または，全身性であり，顔面，頸筋，呼吸筋を侵す
 4. 側彎などの骨格異常を呈する
 5. 筋逸脱酵素の上昇はないか，軽度である
 6. 血清CKは正常，または，軽度上昇を示す
 7. 筋病理が各疾患に特徴的である
II. 筋病理所見
 1. タイプI線維優位
 2. タイプI線維小径
 3. タイプIIb線維欠損がしばしばみられる
 4. 未分化なタイプc線維がみられる

広義には，先天性筋ジストロフィーも含まれるが，一般には，ジストロフィーや代謝性筋疾患は含まない狭義の使い方をする．多くは，非進行性，または，緩徐進行性の経過をとる．各疾患の臨床像は特異的な所見に乏しく，病理診断が不可欠である．

臨床像とともに，筋の一般的病理所見も共通点が多い（表23-6）．

1. ネマリンミオパチー nemaline myopathy

筋線維内の糸状の構造物，ネマリン小体 nemaline body（nemaはギリシャ語で糸の意）が検出されることから，命名された．

【臨床像】

1) 重症新生児型 severe neonatal form（I型）

出生時から筋力低下，呼吸障害，哺乳障害など

表 23-6　先天性ミオパチー

疾　患	遺伝性	遺伝子座・遺伝子	筋病理	臨床的特徴
ネマリンミオパチー	AR		ネマリン小体	呼吸障害が早期に出現
	AD	1q22-23　α-トロポミオシン		
セントラルコア病	AD	19q13.1　リアノジン受容体	コア形成	側彎，悪性高熱，胸部変形
マルチコア病	AR		筋線維内に多数の酸化酵素欠損コア	
先天性筋線維不均等症	AD, AR		タイプⅠ線維優位，小径	側彎，呼吸障害
ミオチュブラーミオパチー	AD, AR		筋線維成熟障害	幼児期から成人期発症まで外眼筋障害
	XR			重症型
インテグリンα7欠損症	孤発	インテグリンα7		生下時，乳児期発症

AR, 常染色体性劣性：AD, 常染色体性優性：XR, X連鎖性劣性．

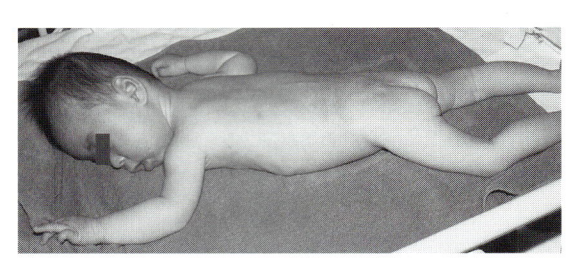

図23-4　ネマリンミオパチーの乳児
フロッピーインファントを呈しており，頭の挙上ができず，四肢はベッドにつき，近位筋優位の筋萎縮が著明である．

を呈する．関節拘縮，心筋障害も認め，乳児期に肺炎などで死亡する（図23-4）．

2）軽症先天型，古典型 mild infantile form（Ⅱ型）

最も一般にみる病型であり，乳児期早期から筋緊張低下，フロッピーインファントを呈し，乳児期後半，または，幼児期早期に呼吸障害を発症する．顔面は表情に乏しいミオパチー様顔貌を呈し，鼻声，構音障害，定頸の遅れ，歩行開始の遅れがある．拘束性呼吸不全を呈し，呼吸管理を要するが，骨格筋症状の進行はあっても緩徐である．

3）成人型 adult form（Ⅲ型）

【検査】
血清CKは正常．特異的所見はなし．

【筋病理所見】
Gomori-trichrome変法染色で，ネマリン小体を検出することで診断される．タイプⅠ線維優位，小径，未分化なタイプc線維などがみられる．

【遺伝・遺伝子】
病因遺伝子によってNEM1〜NEM10があり，そのうち頻度の高いのは，筋線維タンパクであるネブリンをコードする*NEB*によるNEM2と，骨格筋のαアクチンをコードする*ACTA1*によるNEB3であるが，10遺伝子が同定され，同一遺伝子変異でも劣性，優性遺伝を呈するものが多い．

2．セントラルコア病 central core disease

歩行は遅れるが1歳半から5歳頃までに獲得し，その後も，走れない，転びやすいなどの筋力低下の症状を呈する．筋力低下は下肢より上肢に強く，側彎などの脊椎変形が早期から出現する（図23-5）．全身麻酔下で**悪性高熱**を呈しやすく，これで筋疾患が診断されることもある．

染色体19q13.1に存在する疾患遺伝子は，筋小胞体のカルシウム遊離チャネルであるリアノジン受容体遺伝子であり，悪性高熱と同一の遺伝子で表現形が異なるとされる．筋の酸化酵素染色により，筋線維の中心が活性低下する病理所見から，命名された．

● **ミオチュブラーミオパチー** myotubular myopathy

遺伝形式は多様であるが，新生児期から急性の呼吸困難，著明な筋緊張低下を認め，X連鎖性劣性遺伝する病型（X-linked myotubular myopathy）が知られる．慢性型もある．

● **先天性筋線維型不均等症** congenital muscle fiber type disproportion

タイプⅠ線維がタイプⅡ線維よりも小径である病理を呈し，他の先天性ミオパチーにみる病理所見がないものに診断される．孤発性，常染色体性優性，劣性と多様である．複数の原因遺伝子が同定されているが，αトロポミオシン3（*TPM3*）の変異によるものが約1/3を占める．

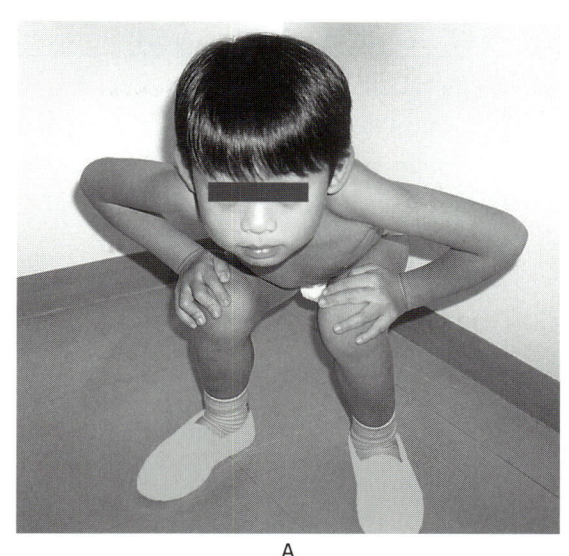

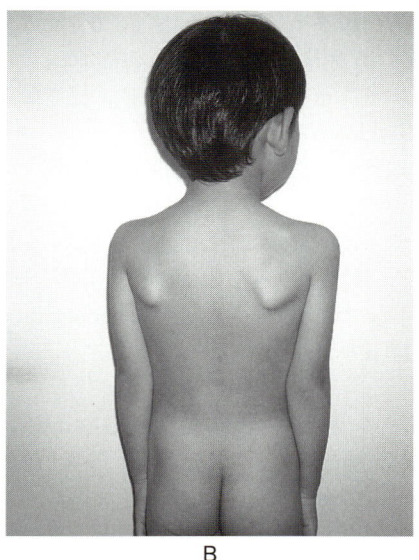

図 23-5　セントラルコア病
A：Gowers 徴候（下肢帯の筋力低下のために立ち上がる際に膝に手をつく）．
B：上肢帯の萎縮は肩甲骨下端の突出から判定できる．臀部の萎縮も明らかである．

● **マルチコア病** multicore disease
　セントラルコア病と類似の臨床像を示し，筋病理で酸化酵素染色で多数のコアが検出される例に診断される．

III. 筋強直症

　骨格筋の弛緩障害による筋強直 myotonia を主要症候とする疾患群の一般的呼称である．

1. 筋強直性ジストロフィー myotonic dystrophy

【概念】
　筋緊張性ジストロフィーとも呼ばれるが，正式には筋強直性ジストロフィーである．成人においては，成人期発症のジストロフィー中，最も高頻度の疾患であり，10万人に5～6人の有病率である．
　常染色体性優性遺伝し，代を経るごとに発症年齢が早くなる**遺伝的表現促進現象** genetic anticipation を呈する．母親が罹患者だと，その子の罹患者は，先天性筋強直性ジストロフィーと呼ばれる病型をとる（後述）．父親が罹患者の場合には，子は発症年齢は親よりも早く，重症になるが，基本的には成人型であり，親の性により，子の重症度が異なる．

【臨床像】
　顔面，頸筋，四肢遠位筋優位の筋力低下と筋萎縮を呈し，ミオトニア（筋強直 myotonia）をみる．手をしっかり握って急に開かせると一度に開けず，奇妙な手の形になるグリップミオトニア grip myotonia，母指球筋，上腕二頭筋，舌を叩くと強い収縮が生じ弛緩しない叩打性ミオトニア per-

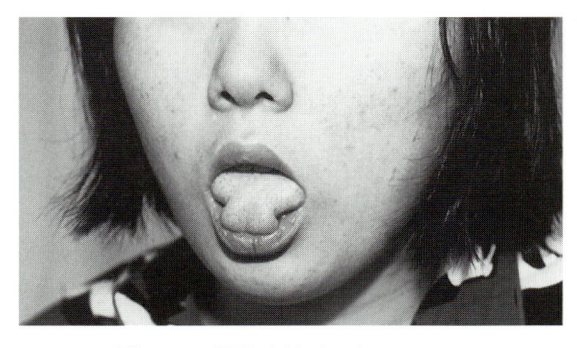

図 23-6　筋強直性ジストロフィー
筋力低下は著明でなく，不整脈のみを呈した女子にみられた，舌の叩打性ミオトニア（舌圧子で舌を叩いて誘発された percussion myotonia）．

cussion myotonia がみられる（図 23-6）．成人型の発症年齢は 10 歳代から中年期まで幅広く，表現型も多様である．若年発症の場合には，構音障害がみられることがある．

筋症状以外に，白内障，前頭部脱毛，種々の程度の知的障害，精神症状，特異な性格，糖尿病，性腺機能低下，心伝導障害（房室ブロック，心房粗動）をみる．遺伝的早老症の一つでもある．咬筋，側頭筋の萎縮のために，斧様顔貌 hatchet face と呼ばれる顔貌を示す．

【検査】
筋電図では，刺入時放電の持続である myotonic discharge が検出され，音声では，急降下爆撃音 dive-bomber sound，または，バイクのからぶかしなどと形容される．血清 CK は軽度上昇の例が多い．一部に血清 IgG の低下をみる．耐糖能の低下がある．

【筋病理】
筋線維の大小不同，中心核の増加，タイプ I 線維萎縮などをみる．

【遺伝・遺伝子】
常染色体性優性遺伝し，疾患遺伝子は，染色体 19 q 13.3 に局在する myotonin kinase（MtPK）と呼ばれる蛋白をコードする遺伝子であり，3′端近傍に $(CTG)_n$ のトリプレットリピート配列があり，健常者では n＝3～37 の繰返し配列が患者では，50～4,000 回に延長している．

先天性筋強直性ジストロフィー congenital myotonic dystrophy

母親が成人型筋強直性ジストロフィーである場合，異常遺伝子を持つ子は先天性の病型を示す．妊娠中から，羊水過多，胎動微弱を呈し，出生後から呼吸障害，筋緊張低下，哺乳障害，横隔膜挙上などを呈する．その他，顔面両麻痺 facial diplegia，テント型上口唇 fish-shaped mouth，足関節拘縮を呈し，重症の**フロッピーインファント**であることが多い．新生児期を過ぎると，筋緊張低下は次第に改善し，**知的障害**が明らかとなる．通常 IQ は 50～80 である．歩行は 2～3 歳と遅れ，幼児期以降，ミオトニアが出現し，次第に成人型の症候となる．

2. 先天性筋強直症 congenital myotonia, Thomsen 病

1876 年，Thomsen によって報告された疾患で，Thomsen 本人が罹患していた．①筋強直，②非進行性，③常染色体性優性遺伝を特徴とする．乳幼児期に発症し，下肢の動きにくさで気づかれる．啼泣後の開眼の遅れ，急な運動がしにくいなどの症候を呈する．骨格筋は肥大し，筋力低下はない．筋電図で myotonic discharge を認める．

● 遺伝子座は 7 q 32-ter で Cl のチャネルである CHLCN 1 の塩基置換が検出され，Cl イオンの透過性低下が原因であると判明した．チャネル異常症に属する疾患である．

【治療】
Na チャネル阻害薬であるキニーネ，ジフェニルヒダントイン，カルバマゼピン，カルシウム拮抗薬などが有効である．

IV．代謝性筋疾患

先天性代謝異常，内分泌疾患の中には骨格筋障害を主要症候とするものがある．エネルギー産生障害などによる（表 23-7）．筋力低下，筋萎縮のほかに筋痛，筋硬直，ミオグロビン尿などを呈する．

1. 糖原病 glycogen storage disease

筋症候を呈する糖原病を筋型糖原病と呼ぶ．第 8 章．先天代謝異常，p 120 参照．

2. 脂質代謝異常

⇒第 8 章．先天代謝異常，p 128 参照．

3. ミトコンドリアミオパチー（ミトコンドリア脳筋症）mitochondrial myopathy

【概念】
ミトコンドリアの機能障害を病態の基本とする

表 23-7 代謝性筋疾患を呈する疾患

1. 糖原病
    - 糖原病 II 型 (α-1, 4 glucosidase 欠損症, Pompe 病)
    - 糖原病 III 型 (amylo-1, 6-glucosidase 欠損症, Cori 病, debrancher 酵素欠損)
    - 糖原病 IV 型 (amylo-1, 4 → 1, 6- transglucosidase 欠損症, Anderson 病)
    - 糖原病 V 型 (筋 phosphorylase 欠損症, McArdle 病)
    - 糖原病 VII 型 (phosphofructokinase 欠損症, 垂井病)
    - phosphorylase b kinase 欠損症
    - phosphoglucomutase 欠損症
2. 脂質代謝異常
    - carnitine 欠損症
    - carnitine parmityltransferase 欠損症 I, II 型
3. ミトコンドリア異常症
    - MELAS
    - MERRF
    - ミトコンドリアミオパチー
    - 慢性進行性外眼筋麻痺
4. 内分泌疾患
    - クレチン症
    - 副甲状腺機能低下症
    - 糖尿病
5. 薬剤性
    - ステロイドミオパチー

疾患群を指し，ミトコンドリア異常症，脳筋症などと呼ばれる．広義には核遺伝子異常による疾患も含むが，ミトコンドリア機能遺伝子の異常による疾患を指すが，原因遺伝子はミトコンドリア DNA か核 DNA 上にある．ミトコンドリア内にある遺伝子は，電子伝達系酵素サブユニットの一部をコードするため，ATP 産生障害を生じ，神経障害，筋障害，心筋障害，内分泌異常など多彩な病像を呈する．

【検査】
血中，髄液中の乳酸，ピルビン酸の上昇，生検筋における電子伝達酵素活性の低下，ragged-red fiber の検出などが共通所見である．

a. **MELAS** (mitochondrial encephalopathy, myopathy, lactic acidosis and stroke-like episodes)

5 歳前後にてんかん発作，知的障害，低身長，頭痛，脳梗塞発作などで発症する．経過は多様であるが，脳梗塞発作を反復して次第に ADL を失う．感音性難聴，腎尿細管障害，糖尿病などを合併する．小児期にみるミトコンドリア異常症としては最も多い．ミトコンドリア DNA の tRNA-Leu (UUR) 遺伝子の点変異による．同一変異で母系遺伝する糖尿病が知られている (1 型 DM, 2 型 DM)．脳梗塞様発作時には，後頭部，側頭部などに CT 検査で低吸収域を認める．

b. **MERRF** (myoclonus epilepsy associated with ragged-red fibers)

学童期にミオクローヌスてんかんで発症し，知的退行，全般性てんかん，小脳失調，歩行障害，視力障害，筋力低下など多彩な神経筋症状を呈し，進行性の経過をたどる．ミトコンドリア DNA の tRNA-Lys 遺伝子の点変異に起因するものが多い．

c. **CPEO** (chronic progressive external ophthalmonoplegia), 慢性進行性外眼筋麻痺

眼瞼下垂，外眼筋麻痺で発症し，進行性の経過中に，小脳失調，痴呆，筋力低下などの神経筋症状を呈するものもある．ミトコンドリア DNA の欠失に起因する．発症は学童期以降である．

外眼筋麻痺，失調，心伝導障害を呈する病型は **Kearns-Sayre 症候群**と呼ばれる．

● その他の病型
心筋症，ミオパチー，糖尿病などにミトコンドリア DNA 変異が同定されている．

V. 炎症性筋疾患

1. 多発筋炎 polymyositis, 皮膚筋炎 dermatomyositis

⇒第 13 章．リウマチ性疾患と類縁疾患, p 283 参照．

2. ウイルス性筋炎 viral myositis

インフルエンザ A, B, コクサッキー B 9 などでは筋痛，筋力低下などの筋症状を呈することがある．血清 CK 上昇，ミオグロビン尿をみる．

VI. チャネル異常症

1. 周期性四肢麻痺 periodic paralysis

種々の誘因で骨格筋に急性，または反復性の四肢麻痺を呈する疾患であり，血清カリウム値により，低カリウム性，正カリウム性，高カリウム性に分けられる．日本では甲状腺機能低下症にともなう成人期発症の症候性低カリウム性周期性四肢麻痺が多いが，基礎疾患のないものを原発性といい，イオンチャネルの異常による．10歳以下の発症は遺伝性であることがほとんどである．

家族性低カリウム性周期性四肢麻痺

常染色体性優性遺伝し，染色体1q31-32に位置するカルシウムチャネル遺伝子（CACNL1A3）の変異による．10歳代後半以降に発症し，運動後，ストレス，寒冷などで誘発される四肢の麻痺を症状とする．発作は数時間か数日にわたる．

●家族性高カリウム性周期性四肢麻痺

常染色体性優性遺伝子，染色体17q23.1-25.3に位置するナトリウムチャネルαサブユニット（SCN4A）遺伝子の異常が同定された．1歳前後に発症し，運動後，寒冷などで四肢の麻痺を呈する．血清カリウム値は4〜8mEq/lである．疾患遺伝子は正カリウム性周期性四肢麻痺，先天性パラミオトニアと同一である．

2. 悪性高熱症 malignant hyperthermia

【概念】
主として全身麻酔中に発症し，高熱，筋硬直，アシドーシスを呈し，心筋障害，呼吸障害に至る重篤な疾患である．ハロセンなどの揮発性吸入麻酔薬，脱分極性筋弛緩薬（サクシニルコリン）などで誘発される．Duchenne型/Becker型筋ジストロフィー，セントラルコア病，低カリウム性周期性四肢麻痺などで近似の病態を生じることがある．

【遺伝・遺伝子】
疾患遺伝子は複数が同定されており，リアノジン受容体遺伝子，カルシウムチャネル遺伝子の変異が同定されている．

【治療】
急速な冷却，酸素吸入，呼吸管理，アシドーシスの補正，ダントロレンの投与を行う．

VII. 筋の破壊にともなう病態

1. 横紋筋融解症 rhabdomyolysis

感染，高温，運動など種々の誘因により横紋筋の融解をきたし，ミオグロビン尿，重症では急性腎不全，多臓器不全に至ることのある病態である．

表23-8 横紋筋融解症の原因となる疾患，誘因

```
1. 誘因
     運動
     痙攣発作
     喘息発作重積
     外傷
     熱傷
     筋挫傷
2. 免疫異常
     多発筋炎，皮膚筋炎
3. 代謝性疾患
     糖尿病性ケトアシドーシス
     低カリウム血症
4. 薬物
     サリチル酸過剰投与
     ヘロインなど
5. 毒物
     エタノール
     一酸化炭素
     ヘビ毒
6. 感染
     細菌感染：破傷風，レジオネラ
     ウイルス：インフルエンザA，B
7. 先天代謝異常
     糖質代謝異常：
          phosphofructokinase 欠損症
          筋 phosphorylase 欠損症
          amylo-1,6-glycosidase 欠損症
          α-glucosidase 欠損症
     脂質代謝異常：
          carnitine 欠損症
          carnitinepalmitoyl transferase 欠損症
8. 筋疾患
     筋ジストロフィー
9. その他
     特発性
     高熱，高温，低温
```

背景に種々の代謝異常があることがまれではない（表23-8）．

【臨床像】

急激な四肢の疼痛，骨格筋の腫脹，硬直，脱力を呈し，赤褐色の尿に気づかれる．一般にミオグロビン尿は2～3日の経過で軽快するが，急性尿細管壊死，急性腎不全を発症すると致命率が高い．

【検査】

血清CK，アルドラーゼなどの筋逸脱酵素は中等度から高度に上昇する．血清中，尿中にミオグロビンが検出される．腎不全を合併すると血清尿素窒素，クレアチニン値の上昇，低ナトリウム血症，高カリウム血症などをみる．

【治療】

軽症の場合は，安静，輸液，尿のアルカリ化，腎不全には人工透析などを行う．

2. 挫滅症候群 crush syndrome

骨格筋の鈍的外傷による圧迫により，横紋筋融解が生じ，ミオグロビン尿，腎不全，代謝性アシドーシス，ショックなどを呈するに至る病態である（第6章．小児のプライマリケア，p 96参照）．爆撃，事故，大災害で多数の報告がある．圧迫による横紋筋融解，救出にともなう血流再開，筋蛋白などの全身への灌流が病態を形成する．

高カリウム血症，急性腎不全，循環血液量減少性ショック hypovolemic shock に対する治療が基本である．

VIII. 神経原性筋萎縮症

二次運動ニューロンの障害により筋力低下，筋萎縮などの筋症状を呈する疾患の総称である．

脊髄性筋萎縮症 spinal muscular atrophy (SMA)

脊髄前角細胞の変性疾患であり，体幹や四肢の近位筋優位の筋力低下，萎縮を呈する．筋線維はグループ萎縮を示し，壊死，再生像はみられない．発症時期により，3型に分類される．常染色体性劣性遺伝し，運動神経細胞生存遺伝子 *SMN* の変異によるものが大部分である．I型，II型は *SMN* の欠失により，常染色体劣性遺伝する．

a. 脊髄性筋萎縮症I型（Werdnig-Hoffmann病）

【臨床像】

生後2ヵ月以内にフロッピーインファントで発症し，2歳までに呼吸不全で死亡する．四肢，体幹の近位筋優位の萎縮，筋力低下以外に，下位脳神経運動ニューロンの障害もともなうため，顔面筋罹患 facila diplegia，嚥下・咀嚼障害，発声障害を呈する．罹患筋には，特に舌に脱神経所見である線維束性収縮 fasciculation を認める．心筋は侵されず，知能は正常である．

【診断】

フロッピーインファントで深部腱反射が消失し，顔面筋罹患が著明で，線維束性収縮を認め，筋電図で線維性攣縮電位を検出することで，診断する．血清CKは軽度に上昇する例が多い．

【治療】

呼吸不全に対する治療が主体となる．

b. 脊髄性筋萎縮症II, III型（中間型, Kugelberg-Welander病）

II型は，坐位まで可能になるが，歩行は獲得しない．III型は学童期以降に上肢帯筋群が特に侵され，成人期まで生存する．

IX. 神経筋接合部の疾患

神経筋接合部は末梢運動神経が筋組織に接合する部位を指し，神経末端のシナプス前膜からアセチルコリンが分泌され，筋側のシナプス後膜上のアセチルコリン受容体に結合して，筋収縮の情報が伝達される．

後膜における受容体への自己免疫疾患が重症筋無力症であり，前膜におけるアセチルコリン放出を障害するのがボツリヌス毒である．

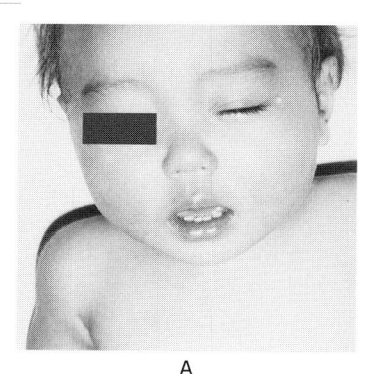

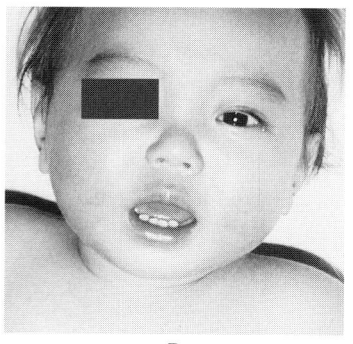

図 23-7 重症筋無力症（全身型の顔貌）
著明な眼瞼下垂と鼻唇溝の消失があり（A），テンシロンテスト直後には，眼瞼下垂の部分改善を認める（B）．

1. 重症筋無力症 myasthenia gravis

シナプス後膜上に局在するアセチルコリン受容体に対する自己抗体が産生され，受容体の免疫複合体による破壊，減少を招き，神経筋情報伝達が阻害される結果，筋の活動電位が減少し，易疲労性，筋脱力などの症状を呈する．発症は乳児期から成人期まで幅広いが，小児期の重症筋無力症は成人と種々の点で異なる臨床像を呈する．

a. 小児期重症筋無力症

好発年齢は 2 歳前後と思春期前後の 2 ピークがある．小児は眼筋症状のみ呈する眼筋型が多い．

【臨床像】

1) **眼筋型 ocular form**
感冒罹患の後などに，多くは一側性の**眼瞼下垂**，複視，斜視で発症する．経過とともに両側性になる．夕方や啼泣後に増悪し，安静や睡眠で軽快する日内変動が特徴的である．

2) **全身型 generalized form**
易疲労性，筋力低下，脱力を呈する．乳幼児では，起立，歩行をしない，ごろごろしている，などで気づかれる（図 23-7）．Ⅴ，Ⅶ，Ⅸ，Ⅺ，Ⅻの脳神経領域の障害があると，顔面筋罹患嚥下・咀嚼障害，流涎，構音障害を呈し，乳幼児では注意が必要である．

3) **潜在全身型**
眼筋症状のみの例でも，筋電図的には四肢筋罹患がある場合を指す．治療経過中に，または，成人後，全身型での再燃のリスクがあり，注意すべき臨床型である．

【診断】
急性，または亜急性に発症する易疲労性，眼筋症状，日内変動が特徴的である．血清抗アセチルコリン受容体抗体価の検出は確定診断に有用であるが，小児期発症の眼筋型では，発症時には自己抗体陰性が多い．誘発筋電図で反復刺激による M 波回復に waxing and waning があると診断的である．成人では胸腺腫，胸腺肥大が高頻度であるが，小児ではほとんど検出されない．速効型の抗コリンエステラーゼ薬である塩化エドロホニウムを静注して短時間の症状改善を確認することで診断に寄与する（**テンシロンテスト**）．

【治療】
抗コリンエステラーゼ薬が第一選択であるが，多くの場合は，改善が不十分であり，ステロイドを必要とする．大量隔日療法が有効であるが，長期間の治療を要する．胸腺摘除術は学童期以降の全身型でときに適応になる．

b. 新生児重症筋無力症 neonatal myasthenia gravis

重症筋無力症の母親から生まれた児に出生直後，または生後早期に呼吸障害，哺乳低下，微弱啼泣などをみる場合があり，母親からの移行抗体による一過性の重症筋無力症状態と考えられてい

る．母親が発症者であっても 1/3 程度しか児には発症しない．呼吸障害が強い場合には呼吸管理を要するが，通常は 2 ヵ月以内に症状は改善する．

2. ボツリヌス症 botulism

Clostridium botulinum が産生するボツリヌス毒により引き起こされる病態であり，① 食中毒，② 創傷感染，③ 乳児ボツリヌス症がある（第 15 章．感染症，p 330 参照）．

乳児ボツリヌス症では汚染された土壌やハチミツから感染する．12 ヵ月未満，2〜6 ヵ月に多い．便秘，哺乳不良，から啼泣微弱，筋力低下，呼吸障害まで，幅の広い臨床像を示す．

【病態】

C. botulinum が産生するボツリヌス毒 botulinus toxin（A，B，E）により運動神経末端のアセチルコリン放出を阻害することで，神経筋情報伝達をブロックする．

【鑑別診断】

重症筋無力症や脊髄前角炎などと鑑別を要する．血中のボツリヌス毒の検出で診断する．

【治療】

症状の自然軽快まで呼吸循環管理を中心とする．

24 骨疾患

●総論●

I. 骨の構造と成長

　骨は，表面を骨膜で覆われた硬い皮質骨と，内部で網目構造（骨梁）をとる海綿骨からなる．長管骨は中央の骨幹部，両端の骨端部，これらの間の骨幹端部よりなり，成長期の長管骨の骨端部と骨幹端部の間には成長軟骨板が存在する（図24-1）．

　長管骨の長軸方向の成長は，成長軟骨板で軟骨細胞が増殖し骨化することにより生じる（**内軟骨性骨化**）．長管骨の短軸方向の成長は，骨膜下に骨が添加することによる（**膜性骨化**）．

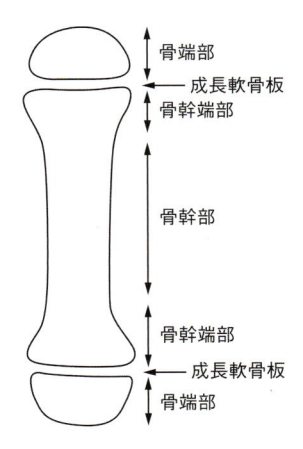

図24-1　長管骨（成長期）の構造

II. 診断

1. 病歴

a. 現病歴

　骨系統疾患では低身長，四肢の変形，易骨折性などが主訴となることが多く，それに気づいた時期とその程度の変化を聴取する．

b. 既往歴，合併症

　妊娠・出産経過，出生時の体重・身長・頭囲・胸囲とその後の経過，運動発達歴や精神発達遅延の有無について聴取する．合併症としては眼病変（近視，網膜剝離など），耳病変（中耳炎，難聴など），腎疾患などに注意する．

c. 家族歴

　家系図を作成する．近親婚の有無，自然流産や新生児期死亡の既往，患児出生時の父母の年齢は特に重要である．

2. 身体所見

　身長，体重，指端距離 arm span（上肢を水平に伸展した指先から指先までの距離），下肢長（腸骨前上棘から脛骨内果までの距離）を測定する．指端距離はだいたい身長に一致する．低身長を呈する疾患は，体幹短縮型，四肢短縮型，あるいは均衡型に分類される．体幹短縮型の代表的疾患に

脊椎・骨端異形成症，四肢短縮型の代表的疾患に軟骨無形成症がある．

3. 診察時の重要ポイント

① 頭部，顔面に異常はないか？
② 全体としての均衡がとれているか？
③ 脊柱は変形していないか？
④ 四肢が短い場合，近位肢節，中間肢節，遠位肢節のいずれかが特に強く短縮していないか？
⑤ 手指，足趾，爪の異常はないか？
⑥ 関節に変形，可動域の異常はないか？
⑦ 知能は正常か，否か？

4. X線所見

a. 長管骨の異常所見（図24-2）

1）骨幹端の杯状変形 cupping

骨幹端中央部が骨幹方向にU字形またはV字形に陥凹する変形である．内軟骨性骨化が障害されるほとんどの疾患でこの変化が生じる．

2）骨幹端の横径の拡大 flaring

骨幹端の横径が増大するために骨幹端の末広がりが目立つことをいう．これは成長板が横方向に過剰発育することが原因である．

3）骨端および骨幹端の不整像

軟骨内骨化が障害される疾患では，骨端の骨化は遅延し，骨化開始後も正常よりも小さい．いくつかの疾患で，骨端の骨化の分節化や辺縁の不整がみられる．これは骨端異形成と呼ばれる．同様に，内軟骨性骨化が障害される多くの疾患で，成長板-骨幹端移行部に鋸歯状の不整像や骨密度の不均一を認めることがある．この変化は骨幹端異形成と呼ばれる．

b. 脊椎骨の異常所見（図24-3）

椎体の終板は内軟骨性骨化によって，椎体外周は膜性骨化によって成長する．軟骨内骨化が侵されると，椎体の上下径は減少し，**扁平椎**が生じることとなる．椎体と椎弓の連結部は内軟骨性骨化によって成長する．軟骨無形成症などではこの部分の発育が著しく妨げられ，脊柱管が狭細化する．

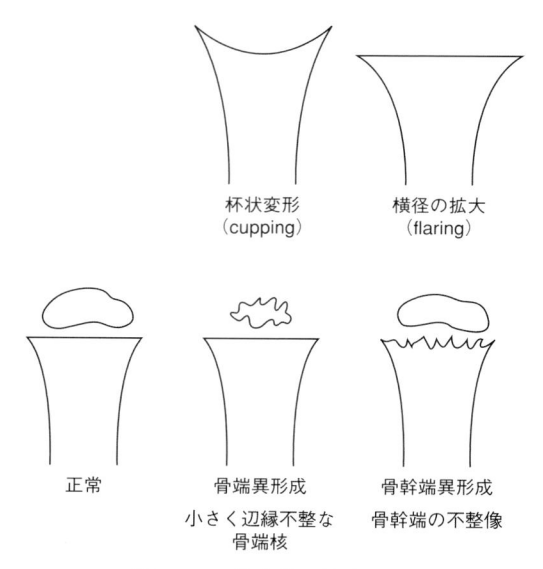

図24-2 長管骨の異常所見

杯状変形（cupping）／横径の拡大（flaring）
正常／骨端異形成　小さく辺縁不整な骨端核／骨幹端異形成　骨幹端の不整像

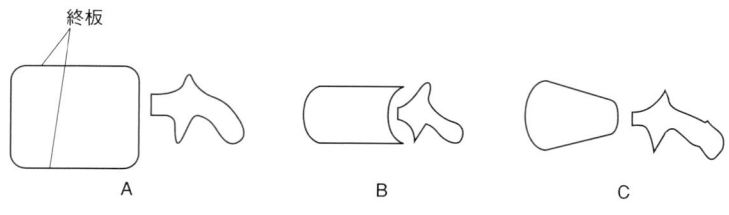

図24-3 脊椎骨の異常所見

A：正常
B：軟骨無形成症．終板の軟骨内骨化の異常による上下径の減少．椎体と椎弓の連結部の内軟骨性骨化の異常による脊柱管の狭窄．椎体後縁の陥凹は脳脊髄液の拍動による pressure erosion のため生じる．
C：脊椎・骨端異形成症．終板の軟骨内骨化の異常による扁平椎．椎体後部の骨化が前部より不良のため洋梨型 pear shaped になる．

●各 論●

I. くる病

【概念】

くる病とは，成長期において骨の石灰化障害の結果，石灰化していない骨基質・類骨が増加している状態である．骨軟化症とは異なり骨端線閉鎖以前に発生し，骨の成長障害および骨格や軟骨部の変形をともなう．原因はビタミンD欠乏，ビタミンDの合成障害，ビタミンD受容体の異常，リンの不足，腎尿細管障害など様々である（表24-1）．

【診断】

身体所見として，O脚，X脚，頭蓋癆，Harrison溝（胸部の横隔膜付着部の陥没），肋骨念珠（肋骨軟骨接合部の拡大）などがみられる．骨X線所見は診断上特に重要である．成長が盛んな膝，手，足関節のX線像が診断に役立つ．主な所見は，①骨幹端中央部の杯状変形 cupping，②骨幹端の横径の拡大 flaring などである（図24-4）．血液生化学的検査では，血清リン値の低下，アルカリホスファターゼ値の上昇が特徴的な所見である．各病型のまとめを表24-2に示す．

表24-1 くる病の分類

低カルシウム血症をともなうもの	1. ビタミンDの異常
	 a. ビタミンD欠乏性くる病
	  栄養障害
	  消化器疾患にともなうくる病
	  未熟児くる病
	 b. ビタミンDの活性化障害
	  ビタミンD依存性I型
	 c. ビタミンDに対する不応
	  ビタミンD依存性II型
	2. カルシウム欠乏性くる病

低カルシウム血症をともなわないもの	1. 低リン血症をともなうもの
	 a. 家族性低リン血症性ビタミンD抵抗性くる病
	 b. 腫瘍性骨軟化症
	 c. 薬剤性くる病，骨軟化症
	  制酸薬
	 d. 尿細管性アシドーシス
	  Fanconi症候群
	2. 低リン血症をともなわないもの
	 a. 骨性くる病
	 b. アルミニウム骨症

1. ビタミンD欠乏性くる病

(第9章．小児の栄養・代謝とその障害，p160参照)

ビタミンDは皮膚が紫外線の照射を受けて，

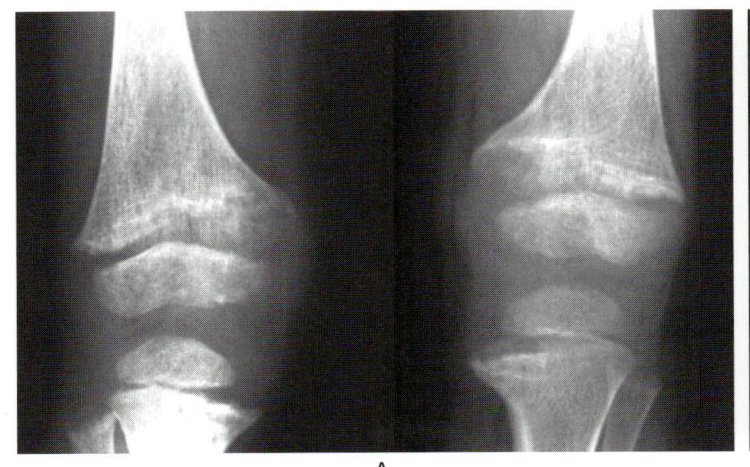

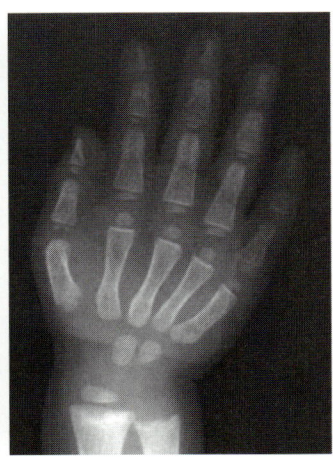

図24-4 くる病のX線所見
A：膝関節，B：手
長管骨骨幹端部辺縁の不整，杯状変化，横径の拡大を認める．

表 24-2 くる病の比較

	ビタミンD 欠乏性	ビタミンD 依存性I型	ビタミンD 依存性II型	低リン血症性 ビタミンD抵抗性
血清カルシウム値	低値	低値	低値	正常
血清リン値	低値	低値	低値	低値
血清ALP値	高値	高値	高値	高値
血清PTH値	高値	高値	高値	正常
血中 25 OHD$_3$ 値	低値	正常	正常	正常
血中 1,25(OH)$_2$D$_3$ 値	低値〜高値	低値	高値	比較的低値
遺伝形式	なし	常染色体劣性	常染色体劣性	伴性優性
責任遺伝子	なし	1α水酸化酵素	ビタミンD受容体	PHEX*

*phosphate regulating gene with homologies to endopeptidase on the X chromosome

コレステロールから生合成される．しかし，乳児ではそれだけでは不十分なため，食物からの摂取が必要で，1日所要量は400 IUとされている．特に，極小未熟児ではビタミンD欠乏になりやすい．ビタミンDは肝臓で25OHD$_3$となり，それが腎臓で1,25(OH)$_2$D$_3$となって活性体となるため，25水酸化酵素が障害される肝障害や抗痙攣薬摂取時，あるいは1α水酸化酵素が障害される腎疾患では食事性の欠乏がなくてもくる病を発症する．治療には，腎の石灰化を予防するため尿中カルシウム/クレアチニン比が0.3を超えないように注意しながら**活性型ビタミンD**を用いる．血清アルカリホスファターゼ値および骨X線上でのくる病性変化の改善をモニタリングする．

2. ビタミンD依存性くる病

ビタミンD依存性くる病にはI型とII型の2病型が知られている．I型の原因は**1α水酸化酵素**の異常であり，活性型ビタミンDが産生されないためビタミンD欠乏症状を呈する．一方，II型の原因は**ビタミンD受容体**の異常で，1,25(OH)$_2$D$_3$に対する標的器官の反応性が，低下するために起こる．いずれも，常染色体劣性遺伝形式をとり，発症年齢，臨床症状とも類似しており，2歳未満で低カルシウム血症と骨のくる病性変化をきたす．鑑別としては，II型において**禿頭** alopeciaを高頻度に認めること，血中1,25(OH)$_2$D$_3$値が高値をとることなどである．治療は活性型ビタミンD製剤の投与であるが，II型の場合，治療困難な場合が少なくない．

3. 低リン血症性ビタミンD抵抗性くる病

腎尿細管におけるリンの再吸収および腸管におけるリンの吸収障害の結果，著明な低リン血症と過リン酸尿，くる病をきたす疾患である．一般に伴性優性遺伝形式をとるが散発例も少なくなく，未熟児くる病，腎性くる病を除けば，わが国で最も発生頻度の高いくる病である．本症の診断基準には，①X線上くる病または骨軟化症の所見を認める，②低リン血症，③血清カルシウム値正常，④高アルカリホスファターゼ血症，⑤尿中リン酸排泄の増加などがあるが，低リン血症や高ALP血症を生後早期には認めないことがあり，多くは生後1年頃に四肢の変形，歩行異常，歩行遅延，低身長などを主訴として発見される．治療は，経口リン製剤および活性型ビタミンD投与である．

II. 軟骨無形成症

【概念】

軟骨無形成症 achondroplasia 発症頻度は出生1万人につき1人で，四肢短縮型小人症をきたす骨系統疾患としては最も発症頻度が高い．常染色体優性遺伝形式をとるが，その発症の90％以上は散発例である．

【病因】

線維芽細胞増殖因子受容体3型（FGFR3）における点突然変異が原因である．長管骨成長軟骨板における軟骨細胞の増殖抑制をきたし骨の縦軸方向の成長が阻害されるために，四肢短縮をきた

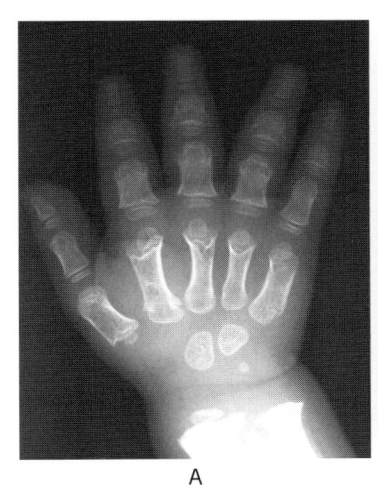

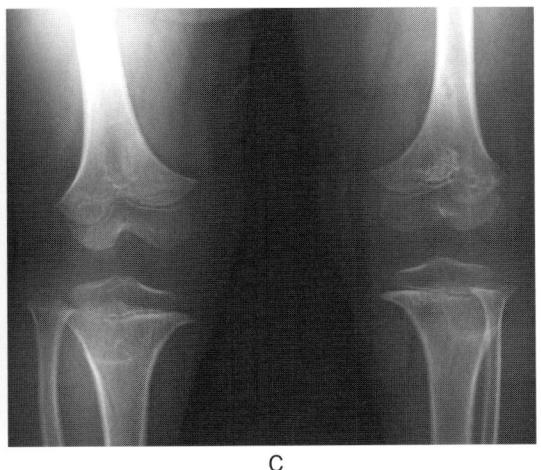

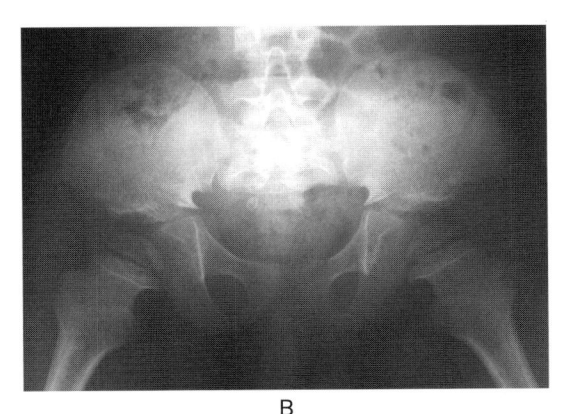

図 24-5　軟骨無形成症の X 線所見
A：手．短管骨は太く短い．三尖指（第 3 指と第 4 指の間が開いている）．
B：骨盤．腸骨翼は低形成で，骨盤腔はシャンペングラス様を呈する．
C：膝関節．骨幹端の横径の拡大がみられる．

す．一方，膜性骨化の場は障害されず，むしろ相対的に過剰となる．

【症状】

近位四肢短縮型の低身長をきたし，平均最終身長は男子で約 130 cm，女子で約 120 cm にとどまる．前額部の突出，顔面骨の低形成による特徴的な顔貌，内反膝，腰椎の前彎，椎体の楔状変形，三尖指などをともなうが，知能は正常である．

【X 線所見】

1) 頭部
前額部突出，頭蓋底短縮，大後頭孔の狭窄
2) 脊椎
腰椎前後像において椎弓根間距離の短縮，側面像で椎体は小弾丸様で後縁の陥凹，胸腰椎移行部の後彎と腰椎の前彎
3) 骨盤
シャンペングラス様小骨盤腔，腸骨は低形成で丸みのある方形
4) 四肢
管状骨は太く短い．骨幹端部は幅広く，不整で著しい cupping がみられる（図 24-5）．

【合併症】

水頭症の合併率が高く，これは頭蓋底の低形成，大後頭孔の狭細化により，脳脊髄液の交通が障害されるため起こる．また，頭蓋底低形成のため鼻咽頭腔が狭く，中耳炎を合併しやすい．

【治療】

現在のところ根本的な治療法はない．最近，著明な低身長の改善を目的として成長ホルモン投与による治療が行われるようになり，年間身長増加率やプロポーションの改善効果が認められている．外科的治療として仮骨延長法による脚延長術がある．手術時期は，四肢の成長が停止する直前（12～15 歳頃）が好ましい．

【関連疾患】

近位四肢短縮型低身長をきたす疾患はこのほかに，致死性骨異形成症 thanatophoric dysplasia，軟骨低形成症 hypochondroplasia などがある．前者はすべて，後者は約半数の症例が軟骨無形成症と同様に FGFR3 の点突然変異が原因である．

III. 脊椎・骨端異形成症

【概念】

脊椎・骨端異形成症 spondyloepiphyseal dysplasia とは，脊椎と管状骨骨端に異形成をきたす骨系統疾患の総称であり，II 型コラーゲンの変異による．発生頻度は約 10 万人に 1 人である．

【症状】

体幹短縮型の低身長を示し，最終身長は 90〜130 cm である．知能は正常で，近視，網膜剥離，難聴，樽状胸郭，胸椎後彎・腰椎前彎の増強，側彎，内・外反膝を呈する．

【X 線所見】

脊椎，骨盤・股関節を中心とする高度の異形成が特徴である．頭蓋-頸椎移行部には軸椎歯突起の骨化障害や環軸関節脱臼などの異常が，脊椎には汎発性扁平椎がみられる（図 24-6）．

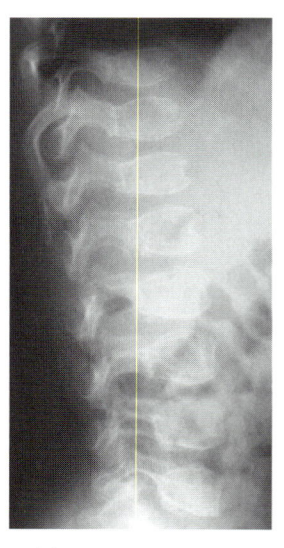

図 24-6　脊椎・骨端異形成症の X 線所見（腰椎側面）
汎発性扁平椎がみられ，"西洋梨状"の椎体像を呈する．

【治療】

網膜剥離による視力障害に対する眼科的治療，および環軸関節不安定性による脊髄障害，下肢変形，変形性関節症に対する整形外科的治療．

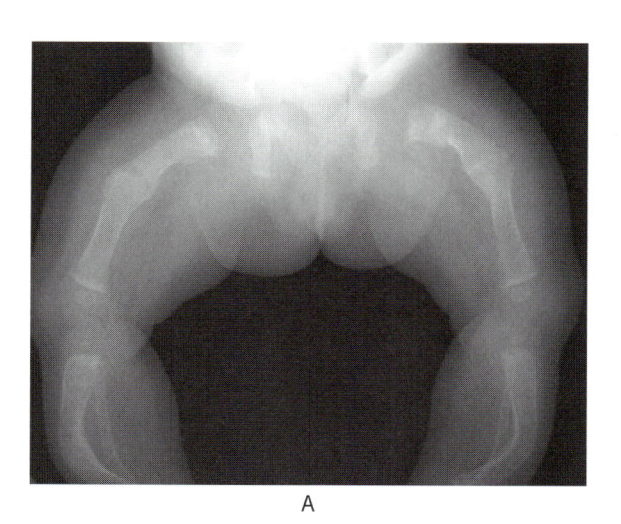

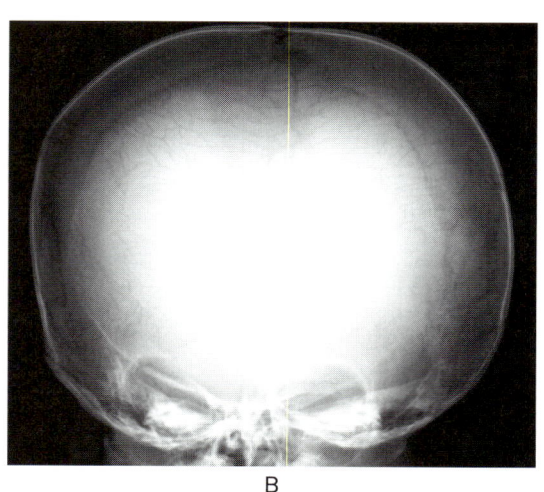

図 24-7　骨形成不全症の X 線所見
A：下肢．長管骨の彎曲，骨折．
B：頭蓋．頭蓋冠に多数の wormian bone が認められる．

IV. 骨形成不全症

【概念】

骨形成不全症 osteogenesis imperfecta は，I型コラーゲンの異常により生じる全身性の結合組織疾患で，骨の脆弱性から頻回の骨折，骨変形を生ずる遺伝性疾患である．発生頻度は約2万人に1人である．

【症状】

臨床像は多彩で，生後すぐ死亡する重症型から，偶然発見されるほとんど無症状の症例まで認められる．臨床症状は，易骨折性・進行性の骨変形などの長管骨の脆弱性と脊椎の変形に加え，**青色強膜，象牙質形成不全**，成長障害，難聴，関節・皮膚の過伸展などの症状を認める．病型分類では，青色強膜，象牙質形成不全の有無によりI型からIV型に分類するSillence分類が用いられる．

【診断】

軽微な外力による頻回の骨折，青色強膜，X線所見，骨密度測定などにより診断される．軽症型では診断が容易でない場合もある．X線所見では，頭蓋骨における多数の **wormian bone** が重要である（図24-7）．骨密度は著しく低値である．鑑別すべき疾患としては，若年性骨粗鬆症，くる病，副甲状腺機能亢進症などの骨脆弱性を呈する疾患のほか，被虐待児症候群も鑑別疾患として念頭におくべきである．

【治療】

四肢長管骨の骨折，変形に対する外科的治療のほか，最近ではビスホスホネート製剤を用いた薬物療法の有効性が注目されている．

25 精神疾患

● 総 論 ●

I. 分 類

精神疾患の分類は，完全に統一されたものはまだない．①WHOによる国際疾病分類か，②アメリカ精神医学会による精神障害の診断と統計のための基準書に従って分類・診断されるのが一般的である．前者は現在第10版で，略称で **ICD-10** (International Classification of Diseases, 10th version) と呼ばれている．後者は第4版が発表され，略称で **DSM-IV** (Diagnostic and Statistical Manual of Mental Disorders, 4th ed.) と呼ばれている．

小児科でも対応する可能性の高い心理的問題や精神疾患を，DSM-IVをもとにしながら表25-1にまとめた．

II. 検 査

精神疾患の検査法は，大きく身体的検査と心理検査に分けられる．

身体的検査は，身体症状がある場合は，その症状に応じた身体面のチェックをすることになる．その他，身体症状が持続する場合には，中枢神経系，主に，大脳の機能を障害するような身体疾患がないかどうかを，念のためチェックするために，脳波検査や頭部MRI等も考えられることがある．特に，気がつかれにくく注意すべき疾患としては，てんかん，脳腫瘍，脳変性疾患，代謝異常，内分泌疾患などがある．

心理検査では，発達障害の有無，性格傾向，家族関係，一般的な心理不安定状態の有無，精神病的要素の有無などを評価する．心理検査で何をしてよいかわからないときには，とりあえず知能検査をしてみるとよい．境界線知能(IQ 71～84)や軽度知的障害(IQ 50～70)が気がつかれていないことがときにあるからである．その他，小児科で行いやすい心理検査としては，年長児であれば，本人が記入する方式のものが簡便でよい．矢田部ギルフォード性格検査や文章完成法テストなどであ

表25-1 小児期に主にみられる精神疾患の分類

1. 発達障害 　知的障害，広汎性発達障害，注意欠陥多動障害，特異的発達障害
2. 排泄障害 　遺尿，夜尿，遺糞
3. 睡眠障害 　夜驚，夢中遊行，悪夢，ナルコレプシー
4. チック障害 　Tourette障害，慢性運動性チック，慢性音声チック，一過性チック
5. 反応性行動障害 　選択性緘黙，抜毛，反応性愛着障害，異食，反芻性障害
6. 心身症 　過敏性腸症候群，過換気症候群，起立性調節障害，気管支喘息(心身症)
7. 摂食障害 　神経性食欲不振症，神経性過食症
8. 不登校
9. 神経症 　身体化障害(ヒステリー)，強迫神経症

る．こうした心理検査は，診断に役立てるというよりも，患児との面接に際して，話しを始めるきっかけとしての使用が実際的である．

III. 診　　　断

　精神疾患の診断は，主として問診と行動観察により行われる．具体的には，子どもの行動や精神状態に関する情報を得，それを同一領域の問題（たとえば，意識の問題とか，知覚の問題であるとか）に整理することで，子どもの行動・精神状態の特徴を浮かび上がらせ，それが，既存の精神疾患の特徴と合致するかどうかを吟味することで診断名が出てくることになる．

　精神疾患の場合，客観的指標が乏しいこともあり，操作的な約束事としての診断基準に基づいて診断が行われる．精神疾患の診断基準としては，アメリカ精神医学会の『精神疾患の診断と統計のためのマニュアル第4版(Diagnostic and Statistical Manual of Mental Disorders 4 th ed., DSM-IV, 1994)』あるいは，WHO の『国際疾病分類第10版(International Classification of Diseases 10 th ed., ICD-10, 1992)』が通常用いられる．

　診断基準の使用に際しては，注意すべきことがある．それは，診断基準は，絶対的なものではない，ということである．診断基準は，その時点でのその疾患に対する最大公約数的見方を示しているものである．診断基準にとらわれ過ぎて，患児の状態を診断基準に無理矢理当てはめるようなことにならないよう注意しなければならない．

　なお，主訴や症状が身体症状の場合は，表25-2 のような状況があるときに心因性の可能性を疑

表25-2　心理的背景が疑われる身体症状の状況

1．頭痛・腹痛・気分不快（気持ちが悪い，吐き気など）の3症状を合併する
2．休日には訴えが少ない，あるいは，ない
3．朝や午前中に訴えが多い
4．訴えが解剖・生理学的な規則と合わない
5．訴え方が大げさで演技的である
6．症状の強さに見合わない本人の態度・行動
7．症状が動揺しやすい
8．診察・検査所見に異常がない
9．心理的ストレス状況が明らかである（いじめなど）

う．ただし，主訴が身体的な問題である場合，心理的要因が関係しているかどうかを判断するのは，決して除外診断ではなく，積極的判断で行うように心がける必要がある．検査や診察で異常所見がないことが，そのまま精神疾患であることの根拠にはならない．たとえ，表にあげた特徴に症状が合致している場合でさえ，身体疾患が隠れている可能性を常に忘れてはならない．特に，身体症状に一貫性がある場合，注意が必要である．さらに，心理的問題や精神疾患があることが明らかで，途中から身体症状が発症あるいは増悪している場合には，一層の注意が必要である．このような場合，途中から生じた身体症状は，心理的問題の身体的表現とみられがちである．しかし，心理的問題や精神疾患自体の増悪がないにもかかわらず，身体症状の出現をみた場合には，身体疾患が新たに合併した可能性を忘れてはならない．

　一方，逆に，身体的異常所見があるからといって，心理的要因の関与を考えなくてもよいことでもないことにも留意しなければならない．たとえば，心身症としての気管支喘息や過換気症候群などの狭義の心身症では，異常所見がみつかる方が多いであろう．それでも，不登校を合併し，朝になると喘息発作が起きるが，日曜などの休日には発作が起こらないという状況があった場合，その気管支喘息を純粋に身体面の問題だけ，と考える人はいないであろう．

IV. 心理的要因の確認

　小児の「心の問題」において，その背景要因となる心理的ストレッサーは，まとめてしまうとそれほど複雑なものではない．それは，大きく家庭要因と社会要因に分けられる．子どもの心理的問題を考えるとき，表25-3 に示す事柄に関して確認していくとよい．なお，心理的背景を聞くことは，診断に役立つだけでなく，そのまま心理的治療過程になることを意識しておく必要がある．

　家庭要因の中心は，親との愛着形成の問題である．愛着とは，その人と一緒にいるだけで，気持ちが落ち着き安心でき幸せな気分になるような情緒的なつながりをいう．通常では，最初に親子の

表 25-3　小児における心理的ストレッサー

```
1. 家庭要因
  1) 家族との関係
    (1) 保護者との愛着形成の問題
        一方的，過干渉，感情的，威圧的，支配的，
        拒否的
        キーワード*：愛されていない・思っていてく
        れない・心配していない
    (2) 同胞間の不仲　→　保護者との愛着の問題に
                            帰結
  2) 保護者間の問題：両親の不和
2. 社会要因
  1) 友人との関係：対等な関係の破綻
      キーワード*：やられている，合わせている，
      離れられない
  2) 教師との関係：相互の信頼関係の破綻
      キーワード*：理解してくれない，わかっても
      らえない，助けてくれない
  3) 部活動：体力的・技術的・時間的な負担
      キーワード*：きつい・疲れる・できない・休
      めない
```

*患児の思いをことばにしたもの

間，特に母子間に生じる．この愛着形成に問題がある場合，不安や自信のなさ，限界以上にがんばろうとする傾向，自分に対する他人の評価へのこだわり，などが生じやすくなる．同胞間の不仲の問題は，親との愛着形成の問題に帰結することが多い．親の態度に，兄弟間で差がある，自分は損な対応ばかり受けていると感じていることが少なくない．

社会要因では，友人との対等な関係の破綻が大きなものである．その代表はいじめであるが，いじめ以外でも，一見仲がよさそうで，実際には一方が一方に対して非常に無理して合わせているという関係にも注意が必要である．なお，教師との関係では，信頼関係がない場合，問題を抱え悩んでいる子どもに対して，教師の対応はしばしばその問題を増強させてしまうことがある．つまり，教師との関係の問題は，原因としてよりも，助長因子として働くことが少なくない．

●各 論●

I. 発達障害

1. 知的障害（精神遅滞）mental retardation（MR）

【概念】
「一般的知的機能が有意に平均よりも低く，同時に適応行動における障害をともなう状態で，それが発達期に現れるもの」と定義される．

個別施行の検査による**知能指数（IQ）**が有意に低い，通常70以下の場合，知能の遅れがあると判定される．知能指数は，精神年齢を生活年齢（暦年齢）で除した値に100をかけたものが基本であるが，平均100，標準偏差15の正規分布を示すことが知られている．"70"という値は，平均から－2標準偏差低い値となる．

知能障害の程度により4段階に分けられる（表25-4）．軽度知的障害が一番多い．

表25-4 知的水準による知的障害の分類

	IQ	知的障害全体中の%
軽　度 mild	50～70	85
中等度 moderate	35～49	10
重　度 severe	20～34	3～4
最重度 profound	～19	1～2

境界　borderline：IQ　71～84

知的障害の発生に関連した要因（疾患や障害）が明らか，あるいは，明らかに推定できる群（**病理群**）とそうした要因がない群（**生理群**）の2群に分けることもある．病理群では中等度以上の重い知的障害が多く，知的障害全体の中に占める割合は少ない．生理群は一般集団における通常の偏りとして低い知能指数を持つものであり，家族性に出現する割合が多い．生理群では軽度知的障害が多い．

【疫学・病因】
一般小児における知能指数70以下の児の頻度は約1%とされる．男女比は1.5：1である．知的障害が重度なほど，男児の割合が増加する．

脳障害をきたすあらゆる疾患が，知的障害の原因疾患となりうる（表25-5）．原因疾患の中で，一番多いものは**染色体異常**である．染色体異常の中では，Down症候群の頻度が最も多い．一般に，軽度知的障害では原因不明が多く，中等度以上の知的障害では原因疾患や脳障害が推定できるものが多い．

【症状・検査所見】
1）発達面
知能，言語，運動，生活習慣など，発達の各側面の遅れがみられる．言語遅滞は，知的障害が気づかれる最初の症状であることが多い．ただし，軽度知的障害ではその半数は言語遅滞を示さない．始歩の遅れなどの粗大運動発達の遅れは，筋緊張低下が関与する．

2）身体面
発育障害，筋緊張異常（低下が主），小奇形など．また，原因疾患により，大奇形や皮膚病変，その他の症状が認められる．

3）行動面
脳障害に基づく行動異常（多動，寡動，注意集中困難，固執性など），心因反応性の行動異常（自傷，他傷，興奮，常同行動など），精神障害としての行動異常（うつ症状，精神病症状）などが認められる．

4）合併症
てんかんの合併が多い．合併率は，重度知的障害で約50%，中等度知的障害で約40%，軽度知的障害では約10%である．大発作型が一番多い．その他，聴覚・視覚障害，口腔疾患（う歯，歯肉炎）の合併も少なくない．

5）検査所見
原因疾患の有無，種類にかかわらず脳波異常をよく認めるが，知的障害ということでの特徴的所見はない．ただし原因疾患により，その疾患に特有の検査所見（染色体異常など）は認められる．

【治療】
療育訓練と教育が対応の中心である．薬物は，合併症状に対して対症的に用いられる（抗痙攣薬など）．二次的なストレス状況に対して，環境調整や本人への心理療法が行われることもある．

表 25-5 知的障害の原因となる身体疾患

```
 1. 染色体異常
     a. 常染色体異常：Down 症候群，5p-症候群（猫なき症候群）など
     b. 性染色体異常：脆弱 X 症候群，Turner 症候群など
 2. 中枢神経系・頭蓋骨の奇形
     a. 脳の奇形：小頭症，脳梁欠損など
     b. 頭蓋骨の奇形：狭頭症
     c. 閉鎖の奇形：二分脊椎（髄膜瘤，髄膜脊髄瘤）
 3. 神経皮膚症候群
     神経線維腫症（von Recklinghausen 病），結節性硬化症，Sturge-Weber 病など
 4. 奇形症候群
     脳性巨人症（Sotos 症候群），Cornelia de Lange 症候群など
 5. 代謝性疾患
     フェニルケトン尿症，ガラクトース血症，Hurler 症候群，Wilson 病など
 6. 内分泌疾患
     先天性甲状腺機能低下症（クレチン症），先天性副甲状腺機能低下症など
 7. 神経筋疾患
     福山型先天性筋ジストロフィー，Duchenne 型筋ジストロフィー，先天性筋強直性ジストロ
     フィー
 8. 周産期に生じる脳障害
     低酸素性脳障害，頭蓋内出血，高ビリルビン血症など
 9. 外傷・物理的要因
     頭部外傷，脳血管障害（モヤモヤ病）など
10. 毒物・薬物中毒
     胎児アルコール症候群，鉛中毒など
11. 中枢神経感染症
     先天性感染症（風疹，トキソプラズマなど），髄膜炎，脳炎など
12. てんかん
     点頭てんかん（West 症候群），Lennox-Gastaut 症候群など
```

疾患の最後に"など"とあるのは，ほかに多数の原因疾患があるためである．各項参照．

2. 広汎性発達障害 pervasive developmental disorder（PDD），自閉症 autism

【概念】

自閉症は，1943 年にアメリカの児童精神科医 Leo. Kanner によって報告され，当初は，母子関係の障害を中心とする情緒障害とされていた．しかし，現在では，脳障害を基盤とした多彩な発達上の歪み distortion を示す疾患と考えられている．

広汎性発達障害とは，そうした自閉的特徴を持つ障害の総称として，1980 年代より使用されるようになった概念である．その特徴は，①社会性の発達の質的障害，特に，対人場面における相互交流の質的障害，②コミュニケーションと想像的活動性の障害，③活動範囲と興味の対象の著明な限定，の 3 点である．

自閉症が広汎性発達障害の代表疾患であり，その他，非定型自閉症 atypical autism，**Asperger 症候群** Asperger syndrome，Rett 症候群（第 22 章，神経疾患，p 580 参照）などがある．

非定型自閉症は自閉症の診断基準（表 25-6）の一部が該当しないもの，Asperger 症候群は言語・認知発達に大きな遅れがない自閉症ということができる．

【疫学・病因】

頻度は，自閉症で 0.1%，非定型自閉症や Asperger 症候群はそれよりも多いことが推定されている．自閉症の男女比は，3〜4：1 で男児に多い．

原因は不明である．同胞出現率が 3〜5% であり，遺伝的素因も考えられている．自閉症を合併しやすい疾患がいくつか知られている．それらは，脆弱 X 症候群，先天性風疹症候群，フェニルケトン尿症，結節性硬化症，神経線維腫症，単純ヘルペスウイルス脳炎（後天性）などである．

【症状・検査所見】

対人相互交流行動の障害，コミュニケーション障害，抽象的思考能力の障害，固執傾向が中心で

表 25-6　自閉症の診断基準(DSM-IV, 1994)

A. (1)〜(3)の各項目のうち6項目以上に該当する．ただし，少なくとも，(1)の項目から2項目，(2)と(3)の項目から各々1項目を含むこと
  (1) 社会的な交流活動の質的障害で，以下の項目のうち少なくとも2項目に該当：
    (a) 相手の目を見つめる，表情，姿勢，身振りなどの社会的な交流を調整するような非言語的な対人行動をとることの著明な障害
    (b) 発達段階に応じた適切な友人関係が持てない
    (c) 他の人と喜びや関心を共有したり，一緒に一つのことをやり遂げようとしたりすることをしない(たとえば，自分が関心を持った物を相手に示したり，持ってきたり，指さしたりしない)
    (d) 社会的あるいは情緒的な結びつきが乏しい
  (2) コミュニケーション行動の質的障害で，以下の項目のうち少なくとも1項目に該当：
    (a) 話しことばの遅れか，完全な欠如(身振りや手振りなど，他の手段で補おうともしないこと)
    (b) ことばがある場合では，自分から話しかけたり，会話を続けることの著明な障害
    (c) 常同的なことばや独特のことばの反復使用
    (d) 発達段階に応じたごっこ遊びや役割遊びができない
  (3) 限定された行動，関心，活動の常同的反復で，以下の項目のうち少なくとも1項目に該当：
    (a) 常同的で限定された興味に没頭する．興味の程度か対象が異常である
    (b) 特異で効率が悪い決まり切ったやり方や儀式的な方法に非常に固執する
    (c) 常同的で反復する型にはまった動作(たとえば，手や指をひらひらさせたりくねらせたりする，あるいは，全身の複雑な動き，など)
    (d) 物の一部分に対する持続的なこだわり
B. 以下の領域のうち少なくとも1領域における遅れや偏りが3歳以前にみられる：
  (1) 社会的な相互交流
  (2) 社会的なコミュニケーションをとるための言語
  (3) 象徴的あるいは想像的な遊び
C. Rett症候群や小児期崩壊性障害によるものではない

ある．言われたことばをそのまま繰り返す反響言語，一度出た言葉が消える退行現象などもみられる．知能の遅れがない自閉症(**高機能自閉症** high functioning autism(HFA))では，不登校や強迫性障害，被害念慮などの精神的問題を持ちやすい．

自閉症では，てんかんが25%，知的障害が75%に認められる．てんかん発作は，10歳以降の初発が多いのが特徴である．脳波異常を約50%に認める．

【治療】
療育訓練と教育が中心である．訓練では行動療法がよく用いられる．薬物療法は，てんかん・問題行動に対して対症的に行われる．高機能自閉症では心理療法も重要である．

3. 注意欠陥多動障害 attention-deficit hyperactivity disorder(ADHD)

【概念】
精神年齢に比し，著しい多動性，注意力障害，衝動性を示すものである．多動が軽い注意力障害中心の状態と，注意力障害の軽い多動中心の状態

も存在する．

【疫学・病因】
頻度は，小児の約3%と推定されている．男女比は，4〜6：1である．原因不明であるが，家族内出現率が10〜35%と高く，遺伝素因の関与が考えられている．ときに，児童虐待などの劣悪な養育環境の影響で，同じ状態を示すことがある．

【症状・検査所見】
いわゆる「落ち着きがない」状態や，迷子，不注意・衝動性によるけが，かんしゃく，順番を待てない，離席などで診断する(表25-7)．言語遅滞の合併も多い．認知面のアンバランスから，30〜50%が学童期に学習障害を示す．知的障害はないか，あっても軽度である．思春期以降，反抗的な言動や非行など，反社会的行動が目立つようになることもある．脳波異常が，50〜60%に認められる．

【治療】
多動と注意力障害に対して，**中枢神経刺激薬**が有効である．わが国では，メチルフェニデートがよく使用されている．刺激の少ない環境での学習など環境調整も有効である．その他，合併する言

表 25-7　注意欠陥多動障害の診断基準 (DSM-IV, 1994)

A．(1)か(2)があること
(1)以下の注意力障害を示す項目のうち 6 項目以上が少なくとも 6 ヵ月以上持続しており，それは日常生活に支障をきたし，かつ，発達段階に不相応なこと
注意力障害
 (a)勉強や仕事，あるいは，他の活動時に，細かい注意を払うことができなかったり，ちょっとした誤り careless mistakes を起こすことが多い
 (b)課題や遊びにおいて注意を持続することが困難なことが多い
 (c)話しかけられていても聞いていないことが多い
 (d)指示を最後まで聞かず，勉強やちょっとした仕事，あるいは，職場でのやるべき仕事をやり遂げることができないことが多い（反抗や指示の理解不足のためではない）
 (e)課題や仕事をまとめることができないことが多い
 (f)持続した精神活動が必要な課題をさけたり，嫌ったり，ためらったりすることが多い（学校の授業や宿題など）
 (g)課題や他の活動に必要な物をなくすことが多い（たとえば，おもちゃ，学校で必要な物，鉛筆，本，その他の道具など）
 (h)外からの刺激ですぐに気が散りやすい
 (i)その日にやることを忘れやすい
(2)以下の多動性や衝動性を示す項目のうち 6 項目以上が少なくとも 6 ヵ月以上持続しており，それは日常生活に支障をきたし，かつ，発達段階に不相応なこと
多動性
 (a)手や足をよく動かしてそわそわしたり，椅子の上でもじもじすることが多い
 (b)教室や座っていなければいけない状況で離席することが多い
 (c)してはいけない状況で走り回ったりあちこちよじ登ったりすることが多い（思春期や成人においては，落ち着かないという主観的な感情だけのこともある）
 (d)静かに遊ぶことが苦手なことが多い
 (e)絶えず動いていたり，駆り立てられたように動くことが多い
 (f)過剰に話すことが多い
衝動性
 (g)質問が終わっていないのに答えてしまうことが多い
 (h)順番を待つことが苦手なことが多い
 (i)他の人がやっていることをじゃましたりむりやり入り込んだりすることが多い（たとえば，他の人の会話やゲームに首を突っ込むなど）
B．障害をきたすほどの多動性-衝動性，あるいは，注意力障害の症状のいくつかは，7 歳以前に出現していること
C．症状から生じている障害は，2 ヵ所以上の場でみられること［たとえば，学校（あるいは職場）と家庭など］
D．社会的，学業上，あるいは，職業上，臨床的に明らかに支障をきたすほどの障害があること
E．広汎性発達障害，統合失調症やその他の精神病，その他の精神疾患（気分障害，不安障害，解離性障害，人格障害など）によるものではない

語や認知面の問題に対する個別訓練や，感覚統合訓練，心理療法なども行われる．

4. 特異的発達障害 specific developmental disorder

【概念】
　発達のある側面だけが障害され，原則として，全体的な知能には問題がないもの．①**学習障害** learning disorders，②**コミュニケーション障害** communication disorders，③**運動技能障害** motor skills disorder の 3 種類に分けられる．学習障害には，読字障害・算数障害・書字障害が含まれる．コミュニケーション障害には，表出性言語障害，混合性受容-表出性言語障害，音韻障害が含まれる．運動技能障害は，発達性協調運動障害だけである．

　なお，精神医学領域における"学習障害"は，教育領域で使用される"学習障害 learning disabilities"とまったく同じ概念ではない．

　医学領域の"学習障害"は，①知的障害がないこと，②文字か数字の処理において著しい障害があること，③広汎性発達障害に該当しないこと，の 3 点で診断される．

【疫学・病因】
　各障害の頻度は，算数障害の約 1％，発達性協調

運動障害の約6%を除くと，あとはいずれも約3%といわれる．性差ではどれも男児が多い．病因は不明である．

【症状・検査所見】

基本的には，それぞれの病名で示される能力の障害が認められる．学習障害では，文字や文章の読みや読解の障害，計算障害，文字や文法的に正しい文章が書けないなどである．コミュニケーション障害では，言語遅滞，極端に少ない語彙，時制の誤り，単語の想起困難，発達レベル相当の文章の作成困難，単語・文章・空間認知に関する用語などのような特別な単語の理解困難，構音障害，などである．運動技能障害では，運動発達遅滞，日常生活動作の拙劣さ，スポーツが下手など．脳波異常をときに認める．

【治療】

訓練と教育が中心である．各障害の背景となっている神経心理学的異常に合わせた指導が行われる．運動技能障害では，感覚統合訓練も行われる．

II. 排泄障害

1. 夜尿 nocturnal enuresis，遺尿 enuresis

【概念】

無意識的な排尿，ないしは，排尿してはいけない場合での不随意あるいは随意的な排尿の反復を遺尿という．5歳以後で診断する．遺尿が，夜間，睡眠中に起こるものを夜尿という．夜尿発症前の無症状の時期が1年未満のものを一次性夜尿，1年以上のものを二次性夜尿という．

【疫学・病因】

夜尿と診断される小児は，5歳男児で7%，女児で3%，10歳男児で3%，女児で2%である．思春期以降まで持続するのは1%未満，男女比は1.5～2：1である．一次性夜尿は睡眠中の尿排泄調節機能の未熟性や抗利尿ホルモンの分泌不全のため，二次性夜尿は心因性に生じると考えられている．

【症状・検査所見】

夜尿以外では，ときに，昼間遺尿や遺糞の合併がある．年長児では，宿泊学習や修学旅行への参加拒否，消極的な性格など，心理行動面の問題が二次的に生じることもある．睡眠中の抗利尿ホルモンの分泌不全がある場合には，夜間尿の比重・浸透圧の低下がみられる．

【治療】

患児の年齢が9歳以下の場合，「3ない」といわれる，怒らない，起こさない，あせらない，という原則的対応や，一般的対応（夕食後の水分を控える，食塩を控える，身体・寝具を暖めて寝る，など）を中心とする．

10歳以上では薬物療法が一般的である．三環系抗うつ薬や自律神経調節薬が用いられる．有効率は約50%である．抗利尿ホルモンの分泌不全や難治性の場合，抗利尿ホルモン剤が使用される．有効率は約70%である．アラームシーツを用いた条件づけ方法も有効であるが，効果が得られるまでに時間がかかる．

2. 遺糞 encopresis

【概念】

無意識的な排便，ないしは，排便してはいけない場所での随意あるいは不随意的な排便を反復するものである．4歳以後で診断する．

【疫学・病因】

頻度は5～8歳の約1%，男女比は3：1である．便秘，排便時の痛みに対する恐怖感，トイレ環境に対する恐怖感，強圧的なしつけ，など多彩な要因を背景として生じると考えられている．

【症状・検査所見】

遺糞自体は兎糞状の硬便が多いが，普通便や軟便のこともある．慢性便秘をともなうものがほとんどである．排便行動としては，無意識的な排便というよりも，意識的なトイレでの排便拒否と考えられるものが多い．不登校，引きこもり，習癖などの心理行動面の問題を合併することが多い．遺尿，夜尿の合併も少なくない．

腹部単純X線で，便の貯留像を認めることが多い．注腸造影では，S状結腸から直腸の拡張像が得られることもある．いずれも，合併する慢性便秘による．

【治療】

治療は，慢性便秘への対応とトイレでの排便習

慣のつけなおしである．慢性便秘に対しては，浣腸と経口下剤を使用する．便秘で拡張した直腸が改善するまでは，下剤を持続する．同時に，トイレの環境を子どもが喜びそうなものに工夫し，排便を促す対応を行う．

III. 睡眠障害

1. 夜泣き pavor nocturnus

乳児が夜間，側で寝ているものの睡眠を障害するほど激しく啼泣するもの．3～12ヵ月児で1週間に3日以上のものは約20%あるといわれる．空腹，排泄の不快感，痛みなど，多彩な要因が関与していると推定される．1歳を過ぎると急激に改善する．

対応は，両親，特に，母親の育児疲労への共感と支持を示すことで十分である．親の育児疲労が強く，「育児ノイローゼ」に近い状態になっているときは，睡眠を深くする目的で子どもに抗ヒスタミン薬などを投与することもある．

2. 夜驚 sleep terror disorder

睡眠全体の最初の1/3の時期に起こり，叫び声をあげるなどの恐怖様症状を示すもの．持続は数分から10分台で，翌朝，本人はそのことを覚えていない．深睡眠期(stage III～IV)に起こる．小児の1～4%にみられ，男児に多い．好発年齢は，4～12歳である．

病因に関しては，睡眠覚醒機能の未熟性を背景に，就寝前の強い情動刺激などを誘因として生じると考えられている．発作中は，種々の自律神経症状（頻脈，多呼吸，散瞳など）をともなう．夢中遊行をともなうことも多い．

通常は，年長になるにつれ自然に軽快する．症状が強いもの，頻度が多いものでは，抗不安薬や睡眠薬が使用される．

3. 悪夢 nightmare

恐い内容の夢のため，覚醒してしまうもの．翌朝，本人はそのことを覚えている．REM睡眠期に起こる．成人も含めた一般集団の約10%にみられ，女性に多い．小児では年長児以降にみられる．身体的あるいは精神的な慢性ストレス状態にあるときに生じやすい．

抗不安薬や睡眠薬を使用しながら，背景にある心理的ストレスへの対応を行う．

4. 不眠 sleeplessness

神経症や抑うつ状態により，ときに，小児でも不眠の訴えがみられる．10～12歳以降が通常である．神経症的な場合は眠れないという入眠障害が主であり，抑うつ状態の場合は眠れるがぐっすり眠れない，途中で目が覚めるという熟眠障害が主である．

5. 過剰睡眠

睡眠時無呼吸症候群 sleep apnea syndromeは，睡眠中に呼吸停止状態を反復するものをいう．このため熟睡が得られず，日中の嗜眠傾向を呈する．小児では，高度肥満，扁桃・アデノイド肥大，下顎の発育不全などによる上気道閉塞によるもの(閉塞型)が多い．

ナルコレプシー narcolepsyは，突然の睡眠発作，脱力発作，入眠時幻覚，睡眠麻痺を主徴とする疾患である．思春期以降に問題とされることが多いが，初発年齢は10歳代前半が多いともいわれる．睡眠初期にREM睡眠がみられるのが特徴である．

IV. チック障害

【概念】

チック tic とは，突然に起こる急激で常同的，かつ，反復性の非律動的な不随意運動，または，発声と定義される．一定時間随意的に抑制できる点が特徴である．チックは，その症状・経過により，①**Tourette障害** Tourette disorder，②**慢性運動性チック** chronic motor tic, **慢性発声チック** chronic vocal tic，③**一過性チック** transient tic

の3臨床型に分類される．Tourette障害は，慢性の運動性チックと発声チックの両方を持つものである．これらの臨床タイプは，複数のものが同一家系に認められることもあり，臨床的には連続したものと考えられている．

【疫学・病因】

何らかのチックは，小児期の4～24％に認められる．男女比は3：1，好発年齢は，3～13歳である．病因としては，遺伝的素因を元に成熟や性と関連した要因と環境要因が関与して発症すると考えられている．脳内ドパミン系の神経伝達物質の機能異常も推定されているが，詳細は不明である．

【症状・検査所見】

チックは，骨格筋のある場所であればどこにでも生じうる．しかし，好発部位は上半身，特に，頭頸部・肩・上肢で，下肢に向かうにつれその部のチックは減少する．Tourette障害では，汚いことばや卑猥なことばを突発的に言ってしまう汚言症 coprolalia が約半数に認められる．ときに，チックによる筋肉痛・外傷，夜驚，注意欠陥多動障害，易興奮性，不安，強迫傾向，うつ症状などが合併することがある．Tourette障害では脳波異常の合併が高い．

【治療】

薬物療法，行動療法，心理療法など．薬物ではハロペリドールがよく使用される．有効率は約70％である．

V. 反応性行動異常

1. 選択性緘黙 selective mutism

話しことばの理解と表出に関し基本的能力があるにもかかわらず，社会的な場や慣れ親しんだ人以外とは話すことを拒否するもの．頻度は，小・中学生の0.06～0.38％で，女児に多いとされる．基本的には，話すことの問題ではなく，社会性の問題であり，自我防衛の現れとみることができる．

話すことを強要すると悪化させることが多く，社会的行動を不安なくできるように少しずつ慣らしていく対応がよい．

2. 抜毛 trichotillomania

自分で自分の体毛，通常は頭髪を抜いてしまうもの．習癖程度のものから，抜毛の衝動を抑えられない強迫的なものまである．女児に多い傾向がある．好発年齢は9～13歳である．脱毛部位には短い新生毛を多数認めるのが特徴で，円形脱毛との鑑別点である．

約1/3は1年以内に軽快するが，動揺しながら経過するものも少なくない．心理的緊張感を緩和するような対応を行う．

3. 反応性愛着障害 reactive attachment disorder

小児と保護者，通常，母親との間に形成される強い情緒的なつながりを愛着 attachment と呼ぶ．早期からの劣悪な養育状況により，この愛着形成が行われず，人に対する基本的な信頼関係を持てなくなっているものを反応性愛着障害という．人に対して，異常に強い警戒心か，あるいは，過度の慣れ慣れしさかの，極端な態度を示す．虐待を受けて育った子どもによく認められる．

4. 異食 pica，反芻性障害 rumination disorder

食物以外のものを積極的に食べる目的で口に入れ食べてしまうものを異食という．反芻性障害とは，いったん食べたものを反芻し，再び飲み込んだり吐き出すものである．重度の発達遅滞児や，虐待を受けている小児に認められる．ただし，重度の鉄欠乏性貧血で土や石を食べるという異食が出現することがあるので注意する．

VI. 小児の心身症

日本心身医学会は，心身症を「身体疾患の中で，その発症や経過に心理社会的因子が密接に関与し，器質的ないし機能的障害が認められる病態をいう．ただし，神経症やうつ病など，他の精神障害にともなう身体症状は除外する」と定義してい

る．基本的には，「心身症」という特定の疾患は存在せず，ある身体疾患があった場合，その治療に関して心理社会的要因を考慮する必要がある場合，その疾患は「心身症」としてとらえられることになる．つまり，心身症とは，診断名ではなく，疾患を診る視点を示す用語と考えると理解しやすい．

小児では，心身の関係が未熟・未分化なため，心理的ストレスによって比較的容易に単一の身体症状や行動面の問題を示しやすい．このため，特に年少児では疾患単位としてまとまりのある完成された心身症の状態像を示すことが少ない．したがって，小児では，器質的あるいは機能的異常が明らかでなくとも，また，行動面の問題を合併していても，心理的ストレスのもとに身体症状の訴えが存在する場合には，心身症として対応するほうが適切である．

1. 機能性腸疾患

小児期の機能性腸疾患としては，①乳幼児期の慢性非特異性下痢症 chronic nonspecific diarrhea，②幼児期の反復性腹痛，③年長児以降の過敏性腸症候群がある．これら3疾患は，体質的な消化器系の脆弱性を背景とした同一系統の疾患の年齢による表現型の違いと考えられている．

a. 反復性腹痛 recurrent abdominal pain (RAP)

子どもの活動を障害するほどの腹痛が，3回以上，3ヵ月以上にわたり反復するものをいう．小児の約10%にみられるという．約1/3は腹痛が長期間持続し，その少なくとも半数は過敏性腸症候群（後述）の症状を呈してくるといわれている．

b. 過敏性腸症候群 irritable bowel syndrome (IBS)

腹痛と便通異常（下痢・便秘）を反復するものである（第20章．消化器疾患，p504参照）．年長児に多く，中学生で10～15%とされる．重症では，症状に対する予期不安のため，登校や外出ができなくなり，対人恐怖にまで発展することもある．

整腸薬・鎮痙薬を使用しながら心理療法を行う．

2. 過換気症候群 hyperventilation syndrome

突然の過換気発作により呼吸性アルカローシスを生じ，種々の身体症状と精神症状を呈する疾患である．心身症の代表的疾患の一つであるが，ヒステリーに合併することも多い．10歳代後半から30歳代の女性に多い．

身体症状としては，初期には呼吸器症状（呼吸困難感，呼吸促迫）と心臓症状（動悸，胸部絞扼感，胸痛）が起こり，過換気の持続とともに，中枢神経症状（頭痛，めまい感，意識混濁，失神）や四肢・顔面を中心とする異常知覚（しびれ感が主），四肢の硬直，イオン化カルシウムの低下によるテタニー tetany 様痙攣，気分不快・腹部膨満などがみられるようになることが多い．精神症状としては，興奮・不安・恐怖などがみられる．また，身体症状が患児や家族の不安を高め，悪循環を形成していることも少なくない．

発作時は，呼気を再吸入させて血中 CO_2 の低下を防ぐペーパーバッグ法や抗不安薬の投与を行う．非発作時は，環境調整や心理療法を行う．

VII. 摂食障害

【概念】
拒食，あるいは，過食と多彩な行動異常や精神症状を呈するもの．**神経性無食欲症** anorexia nervosa と**神経性大食症** bulimia nervosa に分けられるが，両者は異なったものというよりも，摂食行動異常の表現型の違いとされる．

【疫学・病因】
若い女性に多い．10歳代後半から20歳代の女性における頻度は0.5～1%である．成熟の拒否心性ややせた体型に対する社会的価値観など，多彩な個人病理と社会病理が関係するといわれている．小児では，母子関係の問題が背景にあることが多い．

【症状】
1) 身体症状
やせ，低体温，浮腫，産毛密生，乾燥した皮膚，重症ではときに恥毛脱落や乳房萎縮がみられる．その他，低血圧，徐脈，便秘，腹痛，嘔気，無月

2) 食行動異常

拒食，少食を示すが，実際には，食べたいという衝動を必死に抑えている状態であり，しばしば，過食，かくれ食い，盗み食いが突発的にみられる．過食発作の後は，意図的嘔吐，下剤の乱用もみられる．他人，特に家族の食事状況への異常な関心（食べることの強制）や食物への固執もみられる．

3) 心理・行動面

活動性の亢進，盗癖，家庭内暴力，不登校，その他の反社会的行為（薬物嗜癖など），自傷行為，自殺企図，性的逸脱行為など多彩な問題行動を認めることが少なくない．心理面では，やせ願望や肥満に対する恐怖が強く，やせていることを認めない自己の身体イメージ body image 認知の障害と病識の欠如がみられる．抑うつ感情もしばしば認められ，特に過食後に多い．小児では，母親に対するアンビバレンスな感情がよくみられる．その他，強迫傾向，焦燥感，無力感，無気力，自己嫌悪なども認められる．

【治療】

体重減少が著しいときには，入院しての身体管理が必要となる．身体面への対応を行いながら，カウンセリング，家族療法，行動療法などが行われる．薬物は向精神薬が用いられるが，補助的である．便秘に対して，下剤を適切に使用することも重要である．治療は長期にわたり，最低でも数年はかかる．

VIII. 不 登 校

【概念】

身体的，経済的，家庭的，社会環境的に，登校を阻害する要因がないにもかかわらず登校を拒否するものである．以前は，怠学・非行・精神疾患があるものは除外するとされていたが，不登校は一つの状態像であり，その背景には様々な要因が関与しているものがあると理解をするほうが現実的である．

【疫学・病因】

平成 12 年度文部科学省学校基本調査では，小学生で 0.36%，中学生で 2.63%．基本的には，①友人関係・教師との関係・学習・部活動など学校に関連する社会的要因，②両親との関係を中心とする家庭要因，③性格・能力・価値観などの本人の要因の三つの要因が，互いに関連し合って学校に対する回避傾向が形成され，何らかのきっかけで不登校行動が生じると考えられる．

精神医学的には，①反応性不登校，②神経症性不登校，③性格障害性不登校，④統合失調症性不登校などに下位分類されるが，日常的によくみるのは前 2 者である．また，最近は，怠学・非行型の不登校が増加していることが，教育領域では注目されている．

【症状】

1) 身体面

初期に，身体症状の訴えが多い．よく認める訴えは，腹痛，頭痛，嘔気，嘔吐，食欲低下，気分不快，倦怠感，易疲労感，頭重感，肩こり，発熱などである．

2) 心理・行動面

不安，焦燥，かんしゃく，劣等感，自信欠如，抑うつ，無気力などが認められる．強制的な登校刺激が多い場合，家庭内暴力が出現することもある．長期化したケースでは，昼夜の生活リズムの逆転，引きこもり withdrawal もみられる．不眠の訴えも少なくないが，多くは日中遅くまで寝ていることによる．

【経過】

全体としては，再登校率は 70～80%，社会適応率は 50～80% である．慢性の経過をたどっている不登校の数% は統合失調症と推定されており注意が必要である．

【治療】

不登校の下位分類ごとに適した対応を行う．反応性不登校群では，登校刺激を加えず，本人の気持ちの整理がつくのを待つ対応がよい．神経症性不登校群では，専門的な心理療法が必要となる．性格障害性不登校群では，適切な登校刺激を加えながら，社会性を育てていく対応が望ましい．分裂病性不登校群は，向精神薬による薬物療法と精神科的リハビリテーションの適応となる．

付1 小児の基準値

　小児の臨床検査の基準値は，採血時の生理的な状態，分析方法などにより，また測定を行う施設ごとに多少なりとも変動するものであり，そのほか発達にともなって値が変化していくことも特徴の一つである．したがって厳密な意味での基準値というものはなく，正常範囲や正常と異常との境界は画一的にはできない．

　ここに示した基準は，①白木和夫ほか（編）：小児の診断の進め方，南江堂，1992，②馬場一雄ほか（編）：小児の正常値，医学書院，1976，③小児内科**30**（増刊号　小児の検査結果の考え方），東京医学社，1998，によるところが大きい．

表1　尿量の基準値

年齢	尿量(ml/日)
1〜2日	30〜60
3〜10日	100〜300
10日〜2ヵ月	250〜450
2ヵ月〜1歳	400〜500
1〜3歳	500〜600
3〜5歳	600〜700
5〜8歳	650〜1,000
8〜14歳	800〜1,400

(Rubin et al：Pediatric Nephrology, 1975)

表2　赤血球の基準値

	ヘモグロビン (g/dl)		ヘマトクリット (%)		赤血球数 (10/l)		MCV (fl)		MCH (pg)		MCHC (%)	
	平均	−2 SD	平均	−2 SD	平均	−2 SD	平均	−2 SD	平均	−2 SD	平均	−2 SD
出生時(臍帯血)	16.5	13.5	51	42	4.7	3.9	108	98	34	31	33	30
3日目まで	18.5	14.5	56	45	5.3	4.0	108	95	34	31	33	29
1週まで	17.5	13.5	54	42	5.1	3.9	107	88	34	28	33	28
2週まで	16.5	12.5	51	39	4.9	3.6	105	86	34	28	33	28
1ヵ月まで	14.0	10.0	43	31	4.2	3.0	104	85	34	28	33	29
2ヵ月まで	11.5	9.0	35	28	3.8	2.7	96	77	30	26	33	29
6ヵ月まで	11.5	9.5	35	29	3.8	3.1	91	74	30	25	33	30
2歳まで	12.0	10.5	36	33	4.5	3.7	78	70	27	23	33	30
6歳まで	12.5	11.5	37	34	4.6	3.9	81	75	27	24	34	31
12歳まで	13.5	11.5	40	35	4.6	4.0	86	77	29	25	34	31
18歳まで　男子	14.0	12.0	41	36	4.6	4.1	90	78	30	25	34	31
女子	14.5	13.0	43	37	4.9	4.5	88	78	30	25	34	31
49歳まで　男子	14.0	12.0	41	36	4.6	4.0	90	80	30	26	34	31
女子	15.5	13.5	47	41	5.2	4.5	90	80	30	26	34	31

中学生		ヘモグロビン (g/dl)	ヘマトクリット (%)	赤血球数 (10/μl)	MCV (fl)	MCH (pg)	MCHC (%)
男子	1年生	13.5±0.9	38.6±2.8	448.0±32.0	86.1±3.3	30.1±1.7	35.0±1.4
	2年生	13.7±1.1	39.8±3.0	463.0±34.0	85.9±3.8	29.6±1.9	34.5±1.2
	3年生	14.2±1.1	41.5±2.6	477.0±29.0	86.9±4.5	29.7±2.0	34.1±1.0
女子	1年生	12.9±0.8	37.3±2.1	427.0±26.0	87.3±3.1	30.0±2.7	34.3±2.8
	2年生	12.8±1.1	37.5±3.0	428.0±31.0	87.7±4.7	30.2±2.3	34.1±1.3
	3年生	13.4±0.9	39.4±2.4	422.0±26.0	89.2±3.5	30.3±1.5	34.0±0.9

(荒井宏治, 伊藤悦朗：赤血球, ヘモグロビン濃度, ヘマトクリット, 赤血球の形態, 網赤血球. 小児の検査結果の考え方, Vol.30増, 小児内科・小児外科編集委員会編, p 42, 東京医学社, 1998)

表3 小児の貧血の判定基準

月・年齢	ヘモグロビン (g/dl)	ヘマトクリット (%)
6〜23ヵ月	<10	<31
2〜5歳	<11	<34
6〜12歳	<12	<37

(Miller DR et al ed: Blood Diseases of Infancy and Childhood, 5 th ed, Mosby, 1984)

表4 赤血球指数による貧血の種類

貧血	MCV (fl)	MCHC (g/dl)
大球性	>94	>31
正球性	80〜94	>31
小球性正色素性	<80	>31
小球性低色素性	<80	<31

表5 白血球数・分画の年齢的変動 (/μl)

	新生児	乳児	幼児	学童
白血球数	7,000〜25,000	7,000〜15,000	7,000〜11,000	6,000〜10,000
好中球数	5,000〜15,000	4,000〜8,000	2,500〜5,500	3,000〜5,000
リンパ球数	3,000〜14,000	4,000〜11,000	3,000〜7,000	2,500〜4,500
好中球 (%)	60±10%	60±10%		65±10%
リンパ球	30±10%	30±10%	40±10%	25±5%

(交差点: 4〜5日, 5〜6歳)

(宮崎澄雄: 白血球数・分画. 小児の検査結果の考え方, Vol.30増, 小児内科・小児外科編集委員会編, p 52, 東京医学社, 1998)

表6 主要なリンパ球集団の年齢による変化

	グループ1 (臍帯血)	グループ2 (2日〜11ヵ月)	グループ3 (1〜6歳)	グループ4 (7〜17歳)	グループ5 (18〜70歳)
白血球数 ($\times 10^3$ cells/μl)	12(10〜15)	9.0(6.4〜11)	7.8(6.8〜10)	6.0(4.7〜7.3)	5.9(4.6〜7.1)
リンパ球 (%)	41(35〜47)	47(39〜59)	46(38〜53)	40(36〜43)	32(28〜39)
絶対数 ($\times 10^3$ cells/μl)	5.4(4.2〜6.9)	4.1(2.7〜5.4)	3.6(2.9〜5.1)	2.4(2.0〜2.7)	2.1(1.6〜2.4)
T細胞 (%)	55(49〜62)	64(58〜67)	64(62〜69)	70(66〜76)	72(67〜76)
絶対数 ($\times 10^3$ cells/μl)	3.1(2.4〜3.7)	2.5(1.7〜3.6)	2.5(1.8〜3.0)	1.8(1.4〜2.0)	1.4(1.1〜1.7)
B細胞 (%)	20(14〜23)	23(19〜31)	24(21〜28)	16(12〜22)	13(11〜16)
絶対数 ($\times 10^3$ cells/μl)	1.0(0.7〜1.5)	0.9(0.5〜1.5)	0.9(0.7〜1.3)	0.4(0.3〜0.5)	0.3(0.2〜0.4)
NK細胞 (%)	20(14〜30)	11(8.0〜17)	11(8.0〜15)	12(9.0〜16)	14(10〜19)
絶対数 ($\times 10^3$ cells/μl)	0.9(0.8〜1.8)	0.5(0.3〜0.7)	0.4(0.2〜0.6)	0.3(0.2〜0.3)	0.3(0.2〜0.4)

値は中央値(25〜75パーセンタイル値)を示す. 多くのリンパ球サブセットの分布は非対称であることがすでに報告されている.
T細胞のデータはCD 3, B細胞はCD 19またはCD 20, NK細胞はCD 3^-/CD 16^+ CD 56^+ 解析に基づく.
(Erkeller-Yuksel ら, 1992, 改変)

表7 凝固因子の基準値

	胎児 (20週)	未熟児 (25〜32週)	成熟児	乳児 (6ヵ月)	健康成人
フィブリノゲン(mg/dl)	96(40)	250(100)	240(150)	251(160)	278(61)
II	16(10)	32(18)	52(25)	88(60)	100(70)
V	70(40)	80(43)	100(54)	91(55)	100(60)
VII	21(12)	37(24)	57(35)	87(50)	100(60)
VIII	50(23)	75(40)	150(55)	90(50)	100(60)
vWf	65(40)	150(90)	160(84)	107(60)	100(60)
IX	10(5)	22(17)	35(15)	86(36)	100(50)
X	19(15)	38(20)	45(30)	78(38)	100(60)
XI	—	20(12)	42(20)	86(38)	100(60)
XII	30	22(9)	44(16)	77(39)	100(60)

フィブリノゲン以外は活性値を％で表した．（　）の値は －2SD の値である．
(Hathaway W, Goodnight S Jr : Disorders of hematostasis and thrombosis. Current Pediatric Diagnosis & Treatment, Prentice Hall International, Denver, p 766, 1997)

表8 小児の正常骨髄像

種類(%)	新生児		乳児	幼児	学童
	1日	7日			
骨髄芽球	0.8	1.5	1.16	2.0	1.5
前骨髄球	16.3	19.7	2.2	5.0	5.0
骨髄球			4.1	10.0	10.0
後骨髄球	33.9	43.5	9.8	14.0	14.0
桿状核球			16.0	16.0	18.0
分節核球	7.0	10.5	4.4	5.0	7.0
好酸球	2.6	2.3	3.2	4.0	4.5
好塩基球	0.0	0.0	0.0	0.05	0.05
赤芽球	31.9	11.6	19.6	20.4	18.5
リンパ球	3.8	6.2	35.4	20.0	18.0
単球	0.0	0.0	1.6	2.0	2.0
細網細胞		0.1	1.0	0.5	0.4
形質細胞			0.5	1.0	1.0
巨核球	0.1	0.1		0.05	0.05
有核細胞数	18.5万	23.4万	3.4万〜19.8万	10万〜40万	8万〜35万

(赤羽太郎：血液形態学正常値．小児の正常値，馬場一雄ほか編，p 104，医学書院，1976)

付1 小児の基準値

表9 血液の生化学基準値(1)、尿の生化学基準値

		ナトリウム (mEq/l)	カリウム (mEq/l)	カルシウム (mEq/l)	マグネシウム (mEq/l)	塩素 (mEq/l)	無機リン (mg/dl)	鉄 (μg/dl) 血清鉄	鉄 (μg/dl) 鉄結合能	銅 (μg/dl)	ブドウ糖 (mg/dl)	総コレステロール (mg/dl)	トリグリセリド (mg/dl)	リン脂質 (mg/dl)	遊離脂肪酸 (mEq/l) 文献[1]	遊離脂肪酸 (mEq/l) 文献[2]	BUN (mg/dl)	クレアチニン (mg/dl)	尿酸 (mg/dl)
血清	未熟児 臍帯血	116〜140	5.0〜10.2	—	—	—	—	—	—	—	—	—	—	—	—	—	—	—	—
	未熟児 48時間	128〜148	3.0〜6.0	—	—	—	—	—	—	—	20〜60	—	—	—	—	925±349	—	—	—
	新生児 臍帯血	126〜166	5.6〜12.0	—	1.4〜2.9	96〜104	5.35±1.10	100〜200	60〜175	20〜70	—	男児 68.8±17.0 / 女児 68.2±14.6	—	140.0±12.2	529±156	582±232	—	—	—
	新生児 48時間	139〜162	5.0〜7.7	—	—	93〜112	—	—	—	—	30〜80	120.2±25.0	70.2±23.2	—	—	—	—	—	—
	乳児	139〜146	4.1〜5.3	5.2〜6.0	1.2〜2.7	95〜110	5.38±0.71 (4カ月)	40〜100	100〜400	30〜150 (乳児〜学童)	—	151±32.4	77.9±14.6	157.6±11.6	603±187 (2カ月〜1歳)	649±191	5〜15	—	—
	幼児	—	—	—	—	—	4.23±0.94 (〜2歳)	—	—		—	156±27.1	75.2±12.1	177.6±16.6	645±246 (1〜5歳)	—	—	—	—
	小児	138〜145	3.5〜4.7	5.0〜6.2	1.2〜2.6	101〜108	3.82±0.58 (学童前期) / 3.82±0.60 (学童後期)	85〜150	350〜450	90〜240 (学童〜思春期)	60〜100	160.4±18.8 (学童前期) / 155.6±25.3 (学童後期)	82.5±10.0 / 88.6±17.1	188.6±16.8 / 195.4±17.8	635±162 (6〜10歳)	602±174	10〜20	0.4〜1.2 (男子 0.2〜0.6 / 女子 0.6〜1.6)	2.0〜5.5
	〜成人	135〜151	3.4〜5.6	4.5〜5.7	—	98〜108	3.80±0.63	—	—	70〜120	70〜110	200±42.5	103.1±24	211.2±19.2	550±126 (11〜15歳)	517±93	—	—	男子 2.1〜7.7 / 女子 1.8〜6.6
尿中	小児	40〜180 (mEq/日)	25〜100 (mEq/日)	25〜20 (mEq/日)	—	—	—	—	—	—	—	—	—	—	—	—	—	—	5〜20 (mg/kg/日)
	成人	80〜220 (mEq/日)																	

(1) 村山明男:日小児会誌 **73**:1598, 1969;2) 田苗結子:日小児会誌 **70**:670, 1966、改変)
(須藤正克:血液生化学・機能検査.小児の診断の進め方,白木和夫,美濃真編,p134,南江堂,1992)

表 10　血液の生化学基準値(2)

	新生児	乳児	幼児	学童(前)	学童(後)	成人
GOT(mIU/ml)[1]	61.5±7.6	36.8±3.9	24.8±2.5	21.6±2.1	20.8±2.3	19.0±3.5
GPT(mIU/ml)[1]	20.2±2.1	13.6±1.8	8.8±0.8	7.3±1.1	7.0±1.2	6.6±1.6
LDH(mIU/ml)[2]	333±206	336±90.6	309±77.1	292±38.2	192±40.5	167±39.9
アルカリホスファターゼ(mIU/ml)[3]	164.3±31.9	143.9±31.5	111.3±11.9	108.6±19.5	101.7±12.6	43.2±9.0
コリンエステラーゼ(ΔPH)[4]	0.73±0.24	1.08±0.19	1.00±0.19	0.94±0.16	0.99±0.17	0.89±0.15
LAP(U/ml)[5]	245±65	167±38	152±36	150±32	142±30	135±34
総ビリルビン(mg/dl)[6]		0.69±0.30	0.70±0.27	0.72±0.27	0.72±0.25	0.75±0.25
直接型ビリルビン(mg/dl)[6]		0.47±0.21	0.49±0.23	0.50±0.23	0.49±0.20	0.45±0.15
セルロプラスミン(mg/dl)[7]	14.2±2.3	23.0±1.6	23.8±1.3	22.3±0.8	22.1±1.0	22.4±1.5

1) UV 法(Ruch らの変法)，2) UV 法(Morgensten らの法)，3) Bessey-Lowry 法変法，4) 柴田・高橋法，5) Goldberg 法，6) Michaëlsson 法変法(アルカリアゾビリルビンブルー法)，7) Ravin 法変法(清水定量法)
(松山秀介：血液化学．小児の正常値，馬場一雄ほか編，p 144〜152，医学書院，1976，改変)

表 11　血清 CK 活性の基準値(U/l, 37℃)，アイソザイム[1]の基準値(2.5, 平均値，97.5 パーセンタイル)

年齢	男性			女性		
	2.5	平均値	97.5	2.5	平均値	97.5
1ヵ月	55	111	304	13	103	252
6ヵ月	98	254	465	78	192	415
1歳	66	132	389	61	122	316
5歳	54	109	287	55	105	268
10歳	54	108	284	49	92	226
15歳	61	122	350	44	82	194
成人[2]	57	106	197	32	77	180

1) CK アイソザイム：CK-BB 1% 以下，CK-MM 88〜96%，CK-MB 1〜4%，CK-ALB 1〜6%
2) 成人は ±2 SD
(小島洋子：クレアチンキナーゼ．日本小児の臨床検査基準値，小児基準値研究班編，p 16，日本公衆衛生協会，1996，改変)

表 12　血清蛋白の基準値

	種類	基準値
主として肝で合成される蛋白(肝合成蛋白)	アルブミン	乳児　3.7〜4.7 g/dl 幼児　3.3〜4.9 g/dl 学童　3.6〜4.8 g/dl
	$α_1$-グロブリン	乳幼児 0.2〜0.4 g/dl 学童　0.1〜0.3 g/dl
	$α_1$-アンチトリプシン	小児　0.2〜0.4 g/dl
	$α_2$-グロブリン	小児　0.6〜1.0 g/dl
	セルロプラスミン	小児　20〜33 mg/dl
	ハプトグロビン	小児　30〜190 mg/dl
	$α_2$-マクログロブリン	男児　300〜390 mg/dl 女児　280〜360 mg/dl
	$β$-グロブリン	乳幼児 0.6〜1.0 g/dl 学童　0.7〜0.9 g/dl
	トランスフェリン	小児　205〜370 µg/dl
	$α$-フェトプロテイン	生後 2〜3 ヵ月以降は検出されない
主として細網内皮系で合成される蛋白	$γ$-グロブリン	乳児　0.4〜0.8 g/dl 幼児　0.7〜1.1 g/dl 学童　0.7〜1.2 g/dl
	$γM$-グロブリン	4〜6 ヵ月　56〜88 mg/dl 4〜8 歳　128〜204 mg/dl
	$γA$-グロブリン	4〜6 ヵ月　7〜19 mg/dl 4〜8 歳　79〜163 mg/dl
	$γG$-グロブリン	4〜6 ヵ月 265〜459 mg/dl 4〜8 歳　608〜852 mg/dl

(馬場一雄ほか編：小児の正常値，医学書院，1979；中井利昭：正常値・診断マニュアル，中外医学社，1991；野村恒ほか：小児臨 23：640, 1970, 改変)

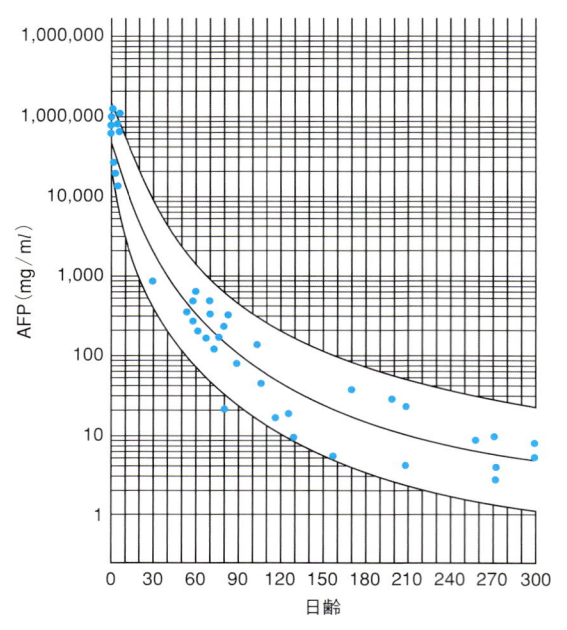

図1 新生児・乳児期における血清 α-フェトプロテイン（AFP）の基準値
(Tsuchida ら，1978)

表13 免疫グロブリン（IgG, IgA, IgM）の基準値

月・年齢	IgG（mg/dl）	IgA（mg/dl）	IgM（mg/dl）	
			男児	女児
新生児	1,250（800〜1,800）	3（ 0〜 6）	10（ 0〜25）	10（ 0〜25）
1ヵ月	713（450〜1,188）	6（ 3〜17）	40（19〜75）	51（24〜96）
2	525（313〜825）	19（ 8〜99）	53（25〜100）	61（32〜128）
3	438（263〜688）	25（11〜57）	60（29〜119）	77（37〜152）
4	413（244〜663）	27（12〜67）	66（31〜121）	84（40〜168）
5	438（263〜713）	30（13〜71）	69（34〜138）	88（43〜176）
6	475（281〜763）	32（14〜76）	72（36〜144）	92（46〜184）
7	525（306〜813）	34（14〜84）	75（38〜150）	96（48〜192）
8	550（325〜875）	36（15〜88）	78（39〜156）	100（50〜200）
9	600（363〜950）	38（16〜97）	81（40〜163）	104（51〜206）
10	650（388〜1,025）	40（17〜101）	84（41〜169）	108（53〜216）
11	688（425〜1,125）	42（18〜109）	88（43〜175）	112（54〜224）
1歳	719（450〜1,188）	44（21〜126）	88（44〜175）	112（56〜224）
5歳	1,063（663〜1,750）	105（47〜263）	111（60〜225）	144（77〜288）
10歳	1,213（750〜2,000）	158（71〜378）	118（60〜231）	149（77〜291）
15歳	1,225（750〜2,000）	210（84〜483）	125（63〜250）	157（80〜320）

(Stoop JW et al：Cin Exp Immunol **4**：101-112，1969，改変)

表14 血清総 IgE の基準値(U/m*l*)

年齢(歳)	例数	平均値	±平均値1SD	平均値±2SD
1未満	13	5.12	1.36〜19.32	0.36〜72.61
1〜3	17	12.53	5.24〜29.99	2.19〜899.50
4〜6	16	24.10	5.19〜111.94	1.12〜520.00
7〜9	15	43.15	13.12〜141.91	3.99〜466.66
10〜12	14	43.65	11.09〜171.79	2.82〜676.08
13〜18	12	55.98	24.72〜126.77	10.91〜287.08
19〜	46	61.66	27.54〜138.34	12.30〜309.03
計	133			

(島津ら,1995)

表15 血清尿素窒素(BUN)の基準値(2.5, 50, 97.5パーセンタイル)

年(月)齢	女児				男児			
	症例数	2.5	50	97.5	症例数	2.5	50	97.5
1月	22	3.6	8.7	16.2	27	4.0	9.1	15.4
2月	18	3.3	8.4	15.8	20	3.9	8.9	15.1
3月	21	3.1	8.2	15.4	21	3.9	8.5	14.7
4月	12	3.0	8.0	15.1	16	3.5	8.1	14.2
5月	13	2.9	8.0	15.0	20	3.5	8.2	14.3
6月	18	3.2	8.2	15.5	20	3.7	8.6	14.7
7月	22	3.7	8.8	16.3	21	4.0	9.2	15.4
8月	19	4.3	9.4	17.3	21	4.7	10.2	16.7
9月	17	5.0	10.3	18.5	20	5.3	11.2	17.9
10月	20	5.7	11.3	19.7	21	6.3	12.4	19.6
11月	14	6.5	12.5	21.0	20	7.4	13.6	21.4
1歳	25	7.4	12.3	19.1	27	8.0	13.2	19.2
2	24	7.4	12.4	19.2	25	8.1	13.3	19.4
3	38	7.5	12.5	19.3	38	8.2	13.4	19.6
4	49	7.7	12.6	19.5	37	8.3	13.6	19.8
5	55	7.8	12.8	19.7	49	8.4	13.7	19.9
6	43	7.7	12.7	19.6	48	8.6	13.9	20.2
7	20	7.7	12.7	19.6	24	8.6	13.9	20.3
8	34	7.6	12.6	19.5	30	8.5	13.8	20.1
9	22	7.5	12.5	19.3	26	8.5	13.8	20.0
10	21	7.2	12.1	18.8	27	8.4	13.6	19.9
11	36	6.9	11.8	18.5	38	8.2	13.4	19.6
12	28	7.1	12.0	18.7	44	8.1	13.3	19.4
13	20	7.3	12.2	19.0	14	8.0	13.1	19.1
14	36	7.3	12.2	19.0	17	7.9	13.0	19.0
15	10	7.3	12.2	19.0	10	8.0	13.1	19.1
16	14	7.3	12.2	19.0	18	8.1	13.3	19.3
17	21	7.3	12.2	19.0	22	8.3	13.5	19.6
18	24	7.3	12.2	19.0				

(小島,1996)

表16 血清クレアチニンの基準値(2.5, 50, 97.5 パーセンタイル)

年齢	女児				男児			
	症例数	2.5	50	97.5	症例数	2.5	50	97.5
1	24	0.3	0.4	0.6	27	0.3	0.4	0.6
2	24	0.3	0.4	0.6	24	0.3	0.4	0.6
3	38	0.4	0.4	0.7	38	0.3	0.5	0.7
4	49	0.4	0.5	0.7	37	0.3	0.5	0.7
5	54	0.4	0.5	0.8	49	0.3	0.5	0.7
6	43	0.4	0.5	0.8	48	0.4	0.5	0.7
7	20	0.4	0.5	0.8	24	0.4	0.6	0.7
8	24	0.4	0.6	0.8	30	0.4	0.6	0.7
9	22	0.4	0.6	0.8	26	0.4	0.6	0.8
10	21	0.4	0.6	0.8	27	0.4	0.6	0.8
11	36	0.4	0.6	0.8	38	0.4	0.6	0.8
12	28	0.4	0.6	0.9	44	0.5	0.7	0.8
13	20	0.4	0.6	0.9	14	0.5	0.7	0.9
14	36	0.4	0.7	0.9	17	0.6	0.8	0.9
15	10	0.5	0.7	1.0	10	0.6	0.8	1.0
16	14	0.5	0.7	1.0	18	0.7	0.9	1.0
17	21	0.5	0.8	1.1	22	0.7	0.9	1.1
18	24	0.5	0.8	1.1				

(小島, 1996)

表17 主な視床下部・下垂体ホルモンの血中測定基礎値

ホルモンの種類		血中濃度	測定法	備考
視床下部ホルモン	GRF	0.02 ng/ml 前後(成人)	RIA 法(hGRF(1-44)NH₂ に対するウサギ抗血清を使用)	GRF 100 pg 静注で1分後29.6±5.9 ng/ml
	LH-RH	1.1±0.7 pg/ml(小児) 1.4±0.8 pg/ml(成人)	RIA 法(抗体は SRL 社提供)	
	TRH	動物脂肉測定(薬物動態検討)	RIA 法	
	CRF	動物脂肉測定(薬物動態検討)	RIA 法	
	GIF	10 pg/ml 前後(成人)	RIA 法あるいは DCC 法	別名ソマトスタチン, GH 以外に TSH, PRL, ACTH なども分泌抑制
下垂体ホルモン	GH	5 ng/ml 以下(成人) 5〜8 ng/ml(乳児)	RIA 二抗体法	高感度 GH 測定もある 入眠時高値
	LH	10 mlU/ml 以下(思春期前)	RIA 二抗体法	深夜高値
	FSH	10 mlU/ml 以下(思春期前)	RIA 二抗体法	深夜高値
	TSH	5 μU/ml 以下(成人, 小児とも)	RIA 二抗体法	高感度 TSH 測定も行われる
	ACTH	70 pg/ml 以下	RIA 二抗体法あるいは DCC 法	抽出法で行う. 早期高値
	PRL	15 ng/ml 以下	RIA 二抗体法	ストレス, 運動で高値
	MSH	10 pg/ml 以下	RIA 二抗体法	ACTH と同様の日内変動
	ADH	1〜10 ng/ml	RIA および PEG 法	別名バソプレッシン

(白木和夫ほか編:小児の診断の進め方, 南江堂, 1992)

表18　LH，FSHの血中基礎値とLH-RH負荷時変動

	検査方法	年齢	正常値			
			FSH		LH	
			男児	女児	男児	女児
血中LH・FSH基礎値	空腹時採血	0〜5ヵ月	4.8±2.2	17.0±13.4	7.6±3.4	9.3±4.1
		6〜12ヵ月	3.9±2.3	11.3±2.5	4.1±1.0	4.2±1.1
		2歳	3.8±0.7	7.9±2.4	4.0±1.1	4.7±1.4
		3〜9歳	3.0±1.6	4.5±2.1	4.2±2.4	4.1±1.3
		10〜15歳	7.9±4.5	7.0±3.6	6.1±2.1	7.3±4.4
			FSH		LH	
			男児	女児	男児	女児
合成LH-RH負荷（LH・FSH-RH刺激試験）	LH-RH 100μgまたは100μg/m²をワンショット静注	0〜2歳	低反応	高反応	高反応	低反応
		3〜9歳	低反応	低反応	低反応	低反応
		11〜15歳	ほぼ一定		高反応(成熟度が進むにつれ反応は増加する)	

（原山娜々子：日小児会誌 **79**：345-366，1975，改変）

表19　血漿ACTHの基準値(pg/m*l*)

臍帯血[1]	帝王切開　63.5±23.4
	経腟分娩 122.0±51.2
0〜 3歳[2]	15.6 (4.8〜50.8)
4〜 7歳[2]	16.0 (8.7〜29.5)
8〜11歳[2]	12.6 (3.5〜45.0)
12〜15歳[2]	13.7 (5.7〜33.3)

臍帯血は平均±SD，その他は平均±2SDの範囲を示す．
(1) 加藤廣英ほか：ホルモンと臨 **41**：1113，1993．RIAによる測定；2) 郷司克己ほか：ホルモンと臨 **41**：375，1993．IRMAによる測定）

表20　血中甲状腺ホルモンの基準値

日・週・月・年齢	T_4[1] (μg/d*l*)	TBG[1] (mg/d*l*)	T_4/TBG molar ratio	T_3[2] (ng/d*l*)	rT_3[2] (ng/d*l*)	T_3UR[1]	TG[2] (ng/m*l*)
臍帯血	10.8 (6.6〜15.0)	3.0 (0.8〜5.2)	0.27	50 (14〜86)	224 (100〜501)		24 (2〜54)
1〜3日	16.5 (11.0〜22.0)	3.0 (0.8〜5.2)	0.40	220 (110〜330)			45 (2〜110)
1〜4週	12.7 (8.2〜17.2)	2.8 (0.6〜5.0)	0.33	—	90 (26〜290)		
1〜12ヵ月	11.1 (5.9〜16.3)	2.6 (1.6〜3.6)	0.30	175 (105〜245)	40 (11〜129)	1.0 (0.88〜1.12)	
1〜10歳	8.3 (6.2〜10.5)	2.1 (1.4〜2.8)	0.30	160 (90〜230)	35 (17〜79)	1.0 (0.88〜1.12)	35 (2〜65)
11〜20歳	7.2 (5.1〜9.7)	2.1 (1.4〜2.8)	0.26	132 (75〜190)	41 (19〜88)	1.0 (0.88〜1.12)	18 (2〜36)
21〜50歳	7.1 (4.7〜9.4)	1.9 (1.2〜2.6)	0.31	123 (70〜176)	42 (30〜80)	1.0 (0.88〜1.12)	4 (2〜15)

1) values recorded as mean±2 SD.
2) values recorded as geometric mean and range.
さらに free T_4(正常域 0.8〜2.2 ng/d*l*)，freeT_3(2.8〜5.8 pg/m*l*)も測定される．
(Fisher DA et al: Pediatr Adolesc Endocr **14**：127-142，1985，改変）

表21 血漿コルチゾールの基準値(μg/dl)

	男	女
<1歳	12.4±5.3	12.8±7.1
1〜5歳	12.2±5.8	10.2±4.1
6〜12歳	9.2±3.1	8.3±3.4
Tanner II〜III	8.1±2.7	8.8±3.7
Tanner IV〜V	9.5±2.9	10.1±2.8

平均±SD. RIA による測定.
(Lashansky G : J Clin Endocrinol Metab **73** : 674, 1991)

表22 尿中17-OHCS の基準値

	mg/日[1] (平均±SD) 細菌性 β-グルクロニダーゼ法		mg/日[2] (平均±SE) 神戸川変法	mg/m²/日[3] Porter-Silber 原法
新生児	0.05±0.03	新生児	0.06±0.01	1.0 mg/m²/日
1ヵ月〜1歳	0.39±0.14	1ヵ月〜1歳	0.14±0.02	
1〜2歳	0.60±0.22	1〜3歳	0.34±0.04	
3〜5歳	0.79±0.38	3〜5歳	0.50±0.05	3.0±1.0 mg/m²/日
6〜8歳	1.11±0.37	5〜7歳	0.68±0.04	
		7〜9歳	0.91±0.08	
9〜11歳	1.29±0.47	9〜11歳	0.98±0.07	
12〜14歳	1.89±0.82	11〜13歳	1.07±0.08	
		13〜15歳	1.14±0.09	

(1) 竹内 慎:日小児会誌 **66**:822, 1962;2) 沼野敦子:日小児会誌 **70**:881, 1966;3) 加藤精彦:小児内科(増刊号):320, 1985)

表23 尿中17-KS の基準値

	mg/日範囲(平均)神戸川法
1〜7歳	0.3〜1.9(0.8)
8〜13歳	1.1〜3.6(1.9)
14〜19歳	1.9〜8.5(4.6)

(屋形 稔:日本臨牀 **47**(増刊号):1242, 1989)

表24 髄液の基準値

	正　常	異　常
液圧	新生児　10～80 mmH$_2$O 乳児　　40～100 mmH$_2$O 小児　　60～180	上昇 下降
外観	無色，透明	血性 キサントクロミー 混濁 線維素析出
細胞数	新生児　10/mm^3 以下 乳児　　5～6/mm^3 小児　　3～5/mm^3	増加　　多核球 　　　　単核球 　　　　好酸球 　　　　異常細胞
総蛋白	新生児　　　50～80 mg/dl 乳児以上　15～45 mg/dl	増加
蛋白分画	小児　　15% 以下	γ-グロブリン増加
糖	血糖値の 2/3	減少 正常または増加
クロール	乳児以上　112～130 mEq/l	減少
トリプトファン反応		陽性
ウイルス抗体価		

(村田良輔：痙攣・ひきつけ．小児の診断の進め方，白木和夫ほか編，p 205，南江堂，1992)

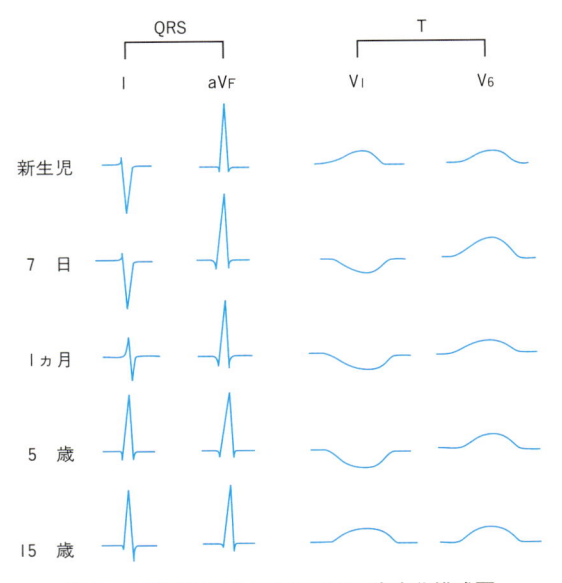

図2　心電図の年齢に応じての正常変化模式図

QRS 電気軸は新生児は平均 125～135°，1 ヵ月で平均約 90°，その後は平均約 65～80° である．右側胸部誘導の T 波は生下時には陽性ないし平坦で，これは約 3 日目（おそくとも 7 日目）までに陰性化し約 15 歳までに陽性化する．
(清水達雄：心電図 ELG．小児の診断の進め方，白木和夫ほか編，p 158，南江堂，1992)

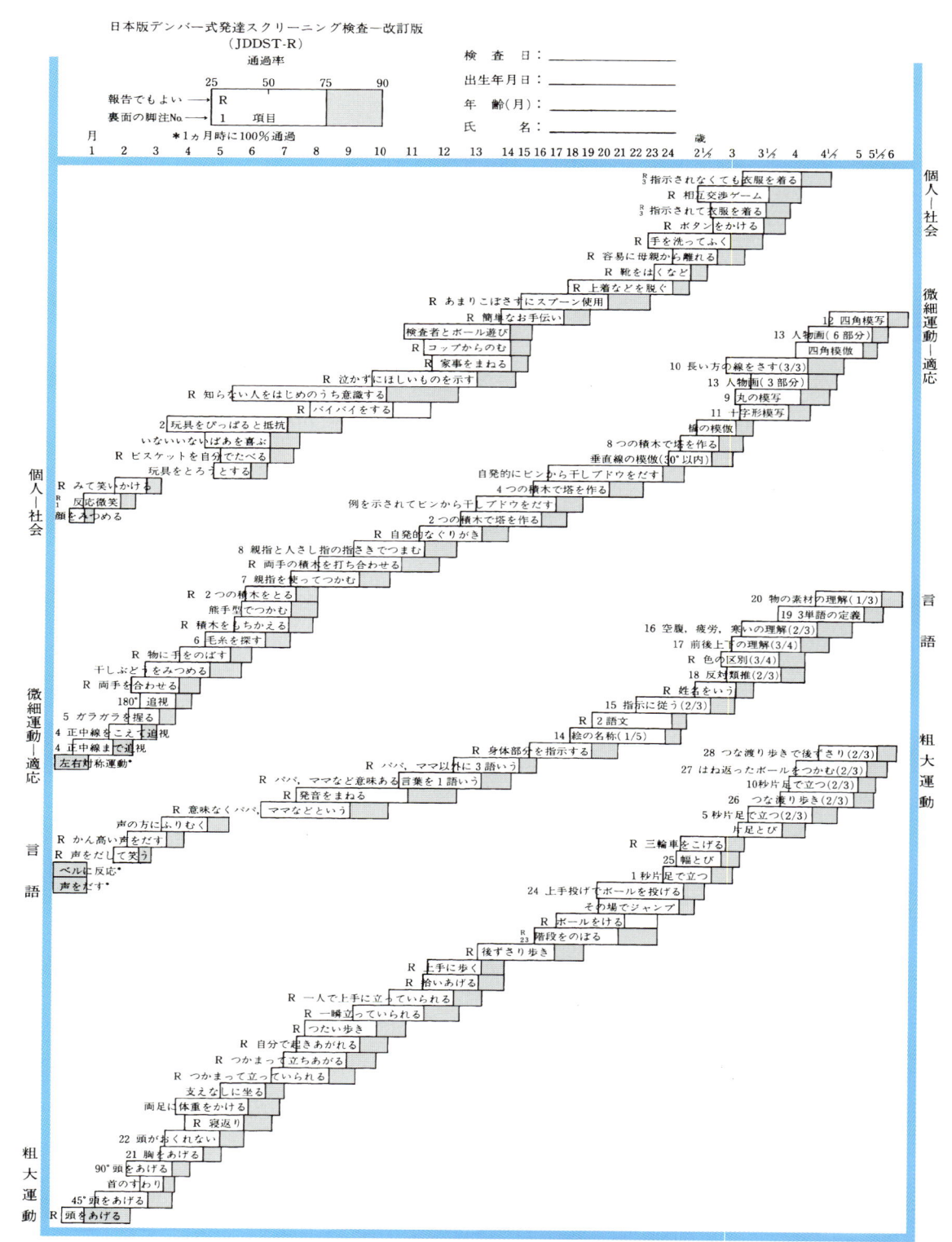

図3 日本版デンバー式発達スクリーニング用紙
(上田礼子：日本版デンバー式発達スクリーニング検査，医歯薬出版，1983)

付1 小児の基準値 631

図4 学校生活管理指導表（小学生用）

632 付1 小児の基準値

図5 学校生活管理指導表（中学・高校生用）

付 2

参考文献

【雑誌】

主な雑誌を外国，日本に分けて，誌名，出版社，刊行形態の順に記す．刊行形態が省略されたものは月刊である．

外国
- Acta Paediatrica Scandinavica, Scandinavian University Press
- Archives of Pediatrics & Adolescent Medicine, American Medical Association
- Archives of Disease in Childhood, British Medical Association
- Clinical Pediatrics, Westminster Publications
- European Journal of Pediatrics, Springer-Verlag
- The Journal of Pediatrics, Mosby
- Pediatrics, American Academy of Pediatrics
- Current Opinion in Pediatrics, Lippincott Williams & Wilkins，隔月刊
- Pediatric Radiology, Springer-Verlag
- Pediatric Research, Lippincott Williams & Wilkins

日本
学会誌
- 日本小児科学会雑誌，日本小児科学会，東京
- Pediatrics International（日本小児科学会欧文誌），日本小児科学会，東京，隔月刊
- 小児保健研究，日本小児保健協会，東京，隔月刊

商業誌
- 小児科診療，診断と治療社，東京
- 小児科臨床，日本小児医事出版社，東京
- 臨床小児医学，小児愛育協会，札幌，隔月刊
- 小児科，金原出版，東京
- 小児内科，東京医学社，東京
- 小児科の進歩—小児科学年鑑，診断と治療社，東京，年1回（6月）

【図書】

小児科学全般にわたる参考図書として以下のものをあげ，そのあとに各章別の参考図書を示す．

- 新小児医学体系（全41巻，別巻1），中山書店，1979～90
- 白木和夫ほか（総編）：小児科学，医学書院，1997
- 日本小児科学会（編）：小児科用語集，金原出版，1994
- Beheman RE et al（eds）：Nelson Textbook of Pediatrics（16 th ed），Saunders, 2000

第1章 成長，第2章 発達
- 前川喜平：成育小児科学，診断と治療社，1997
- 馬場一雄（監修）：改訂小児生理学，へるす出版，1994
- 鴨下重彦ほか（編）：ベッドサイドの小児神経の診かた，南山堂，1993
- イリングワース RS（山口規容子ほか訳）：ノーマルチャイルド，MEDSI，1994
- 浜田寿美男（編）：別冊「発達」20：発達の理論—明日への系譜，ミネルヴァ書房，1996

第3章 遺伝子と遺伝性疾患
- 村松正實(監訳)：ヒトの分子遺伝学(第2版)，MEDSI，2001
- 松田一郎(監修)：医科遺伝学(第2版)，南江堂，1999
- アルバーツ Bほか(中村桂子ほか監訳)：細胞の分子生物学(第3版)，ニュートンプレス，1995
- アルバーツ Bほか(中村桂子ほか監訳)：Essential 細胞生物学，南江堂，1999
- McKusick VA：Mendelian Inheritance in Man(12 th ed)，Johns Hopkins，1998

第4章 小児保健と社会小児医学
- 前川喜平：小児科・学校保健マニュアル，診断と治療社，1996
- 高野 陽ほか(編)：乳幼児保健指導の実際(第2版)，医学書院，1990
- 厚生統計協会：厚生の指標増刊，国民衛生の動向，年度版
- 衞藤 隆ほか(編)：新世紀の小児保健，日本小児医事出版社，2002

第5章 小児診断学
- 白木和夫ほか(編)：小児の診断の進め方，南江堂，1992
- 小児科診療 60(増刊号 症候からみた小児の診断学)，1997
- Green M et al(eds)：Pediatric Diagnosis(6 th ed)，Saunders，1998

第6章 小児のプライマリケア
- 鴨下重彦(監修)：小児プライマリケア―診察・検査・治療のポイント―，文光堂，1993
- 日本医師会(編)：小児診療マニュアル，日本医事新報社，1993

第7章 先天異常と染色体異常
- 阿部達生ほか(編)：新染色体異常アトラス，南江堂，1997
- 梶井 正ほか(編)：新先天奇形症候群アトラス，南江堂，1998

第8章 先天代謝異常
- 領域別症候群 先天代謝異常症候群 上・下(日本臨床別冊)，日本臨床社，1998
- Scriver CR et al(eds)：The Metabolic and Molecular Bases of Inherited Diseases(7 th ed)，McGraw Hill，1995

第9章 小児の栄養・代謝とその障害
- 中村 肇(編著)：小児の成長障害と栄養(今日の治療)，永井書店，1998

第10章 新生児・低出生体重児
- 小川雄之亮ほか(編)：新生児学(第2版)，メディカ出版，2000
- 神戸大学医学部小児科(編)：新版 未熟児新生児の管理―大改訂―，日本小児医事出版社，2000
- Avery GB et al(eds)：Neonatology(5 th ed)，Lippincott Williams & Wilkins，1999
- Polin RA et al(eds)：Fetal and Neonatal Physiology(2 nd ed)，Saunders，1998

第11章 内分泌疾患
- Williams RH et al(eds)：Williams Textbook of Endocrinology(10 th ed)，Saunders，2003
- Kappy MS et al(eds)：Wilkins the Diagnosis and Treatment of Endocrine Disorders in Childhood and Adolescence(4 th ed)，Thomas，1994
- Brook CGD(ed)：Clinical Paediatric Endocrinology(3 rd ed)，Blackwell Science，1995

第12章 免疫不全症，第13章 リウマチ性疾患と類縁疾患，第14章 アレルギー性疾患
- 菊地浩吉(編)：医科免疫学(第5版)，南江堂，2001
- 矢田純一：医系免疫学(第7版)，中外医学社，1999
- ジェンウエイ ジュニア CAほか(笹月健彦監訳)：免疫生物学(原著第3版)，南江堂，1998

- 富岡玖夫(監修)：分子アレルギー学，メジカルビュー社，1998
- 小児科診療 **61**(増刊号 小児アレルギーのすべて)，1998
- 森田 寛ほか(編)：アレルギー疾患イラストレイテッド，メジカルビュー社，1998
- 古川 漸(編著)：小児のアレルギー疾患(今日の治療)，永井書店，1996
- 宮本昭正(監修)：臨床アレルギー学(第2版)，南江堂，1998
- 宮本昭正(監修)：コンパクト臨床アレルギー学，南江堂，2000
- 羅 智靖ほか(編)：アレルギー(メディカル用語ライブラリー)，羊土社，1996
- Stiehm ER(ed)：Immunologic Disorders in Infants and Children(4 th ed)，Saunders，1996

第15章 感染症
- 山西弘一ほか(編)：標準微生物学(第8版)，医学書院，2002
- 吉川昌之介(編)：医科細菌学(第3版)，南江堂，2001
- フェネル FG ほか(北村 敬訳)：医学ウイルス学，近代出版，1996
- 大里外誉郎(編)：医科ウイルス学(第2版)，南江堂，2000
- 青山友三ほか(編)：ウイルス感染症の臨床と病理，医学書院，1991
- 寺田 護：寄生虫学コンパクト講義，南山堂，1995
- 植田浩司(編)：小児感染症診療マニュアル，南江堂，1993
- 久保政勝(編著)：小児の細菌感染症(今日の治療)，永井書店，2000
- Feigin RD et al(eds)：Textbook of Pediatric Infectious Diseases 1, 2(4 th ed)，Saunders，1998

第16章 呼吸器疾患
- 森川昭廣：小児の呼吸器疾患(今日の治療)，永井書店，1998
- Chernick V(ed)：Kendig's Disorders of the Respiratory Tract in Children(6 th ed)，Saunders，1998
- Hilman BC(ed)：Pediatric Respiratory Disease—Diagnosis and Treatment—，Saunders，1993
- Loughlin GM(ed)：Respiratory Disease in Children, Williams & Wilkins，1994

第17章 循環器疾患
- 高尾篤良ほか(編)：臨床発達心臓病学(第3版)，中外医学社，2001
- 原田研介(編著)：小児の心臓病，永井書店，1997
- Nicholas DG et al(eds)：Critical Heart Disease in Infants, Children, Mosby，1995
- Emmanouilides GC et al(eds)：Heart Disease in Infants, Children, and Adlescents(6 th ed, Vol I, Vol II)，Lippincott Williams & Wilkins，2001
- Freedom RM et al(eds)：Neonatal Heart Disease, Springer，1992
- Fyler DC：Nadas' Pediatric Cardiology, Mosby-Year Book inc.，1992

第18章 血液・造血器疾患
- 小宮山 淳(編著)：小児の血液疾患(今日の治療)，永井書店，1995
- Nathan DG et al(eds)：Nathan and Oski's Hematology of Infancy and Childhood (5 th ed)，Saunders，1998
- Lee GR et al(eds)：Wintrobe's Clinical Hematology(10 th ed)，Lippincott Williams & Wilkins，1999
- Miller DR et al(eds)：Blood Diseases of Infancy and Childhood(7 th ed)，Mosby，1994

第19章 腫瘍性疾患
- Fernbach DJ et al(eds)：Clinical Pediatric Oncology(4 th ed)，Mosby，1991
- Pizzo PA et al(eds)：Principles and Practice of Pediatric Oncology(4 rd ed)，Lippincott Williams & Wilkins，2001

第20章 消化器疾患
- 五十嵐 隆(編)：小児のウイルス肝炎，金原出版，1994
- 白木和夫(編)：小児の消化器疾患(今日の治療)，永井書店，1995
- Walker WA et al(eds)：Pediatric Gastrointestinal Disease(2 nd ed)，Mosby，1996

- Wyllie R et al(eds)：Pediatric Gastrointestinal Disease(2 nd ed), Saunders, 1999
- Frederich S et al(eds)：Liver Disease in Children(2 nd ed), Lippincott Williams & Wilkins, 2001

第21章 腎・泌尿器疾患
- 坂口 弘ほか：腎生検の病理―腎臓病アトラス―(第4版)，診断と治療社，1996
- 五十嵐 隆：研修医のための小児腎疾患の臨床，診断と治療社，1996
- Churg J et al(eds)：Renal Disease—Classification and Atlas of Glomerular Diseases—(2 nd ed), Igaku-Shoin, 1995
- Barratt M et al(eds)：Pediatric Nephrology(4 th ed), Williams & Wilkins, 1998

第22章 神経疾患
- 前川喜平：臨床小児神経学，南山堂，1990
- 鴨下重彦ほか(編)：ベッドサイドの小児神経の診かた，南山堂，1993
- 近藤喜代太郎ほか(編)：神経疾患の遺伝学，金原出版，1993

第23章 筋疾患
- 杉田秀夫ほか(編)：新筋肉病学，南江堂，1995
- 埜中征哉ほか(編)：ミトコンドリア病，医学書院，1997
- Dubowitz V：Muscle Disorders in Childhood(2 nd ed), Saunders, 1995

第24章 骨疾患
- 西村 玄：骨系統疾患X線アトラス 遺伝性骨疾患の鑑別診断，医学書院，1993
- Favus MJ(eds)：Primer on the Metabolic Bone Diseases and Disorders of Mineral Metabolism(4 th ed), Lippincott Williams & Wilkins, 1999
- Rodan GA et al(eds)：Principles of Bone Biology(2 nd ed), Academic Press, 2002

第25章 精神疾患
- 松本和雄，吉田煕延：新訂児童精神保健マニュアル，日本文化科学社，1996
- 中根 晃：新児童精神医学入門，金剛出版，1997
- 宮本信也：改訂乳幼児から学童前期の心のクリニック―臨床小児精神医学入門―，安田生命社会事業団，1995
- こども心身医療研究所：小児心身医学―臨床の実際―，朝倉書店，1995
- 吾郷普浩ほか(編)：小児心身症とその関連疾患，医学書院，1992
- 安藤春彦ほか(編)：小児精神医学，ヒューマンティワイ，1991
- Parker S et al：Behavioral and Developmental Pediatrics, Little Brown and Company, 1995
- Diagnostic and Statistical Manual of Mental Disorders 4 th editions (DSM-IV), American Psychiatric Association, 1994

索引

和文索引

ア

5-アミノサリチル酸　505,506
アカラジア　496
アクチノマイシン-D　481
アシクロビル　312,316
アスペルギルス症　341
アセトアミノフェン　76
アセトン血性嘔吐症　164
アダリン欠損症　588
アデノイド肥大　353
アデノウイルス　321,352,357,365
アデノウイルス感染症　321
アデノウイルス7型　365
アデノシンデアミナーゼ欠損症　260
アトピー　300
アトピー性皮膚炎　300
アトピー素因　287
アナフィラキシー　298,355
アナフィラキシー型アレルギー反応　287
アナフィラクトイド紫斑病　326
アニオンギャップ　127
アニサキス症　345
アフタ性口内炎　494
アポ蛋白　347
アマンタジン　312
アミノ酸代謝異常　123
アミノ酸輸送異常　126
アミノ配糖体系薬　310
アメーバ赤痢　342
アーモンド状の目　105
アルギニノコハク酸尿症　126
アルギニン血症　126
アルギニン負荷試験　221
アルブミン　536
アレルギー　287
アレルギー性気管支炎　357
アレルギー性気管支肺アスペルギルス症　341
アレルギー性緊張弛緩症候群　300
アレルギー性紫斑病　277,464
アレルギー性鼻炎　295
アレルギーの素因　287
アレルギー反応
　　アナフィラキシー型──　287
　　細胞障害型──　287
　　遅延型──　287
　　免疫複合体型──　287

アロプリノール　135
アンジオテンシン変換酵素阻害薬　535
アンドロゲン合成障害　248
アンドロゲン作用障害　248
アンドロゲン不応症　252
あえぎ呼吸　185
亜鉛欠乏症　162
亜急性壊死性脳脊髄症　579
亜急性甲状腺炎　235
亜急性硬化性全脳炎　313,574
亜急性心膜炎　431
愛情剝奪症候群　3
悪性高熱(症)　584,590,594
悪性細網症　478
悪性組織球症　478
悪性貧血　263,453
悪性リンパ腫　473
悪夢　615
網目状断裂像　544
操り人形様歩行　105
安息香酸ナトリウム　126

イ

1型糖尿病(DM)　150,593
I音　384
I型コラーゲン　605
イソニアジド　159
イチゴ舌　63,279
イチゴ状血管腫　177,487
イヌ蛔虫症　345
インスリノーマ　155
インスリン自己抗体　151
インスリン受容体異常症　154
インスリン抵抗性糖尿病　252,265
インスリン負荷試験　221
インターフェロン　312
インターフェロン-γ　258
インターロイキン-2　257
インドメタシン　396
インヒビター　463
インフォームドコンセント　90,288,472
インフルエンザ　321
インフルエンザウイルス　321,357,365
インフルエンザ桿菌　354
インフルエンザ菌　571
インフルエンザ筋炎　321

インフルエンザ菌感染症　331
インフルエンザ菌性肺炎　362
伊藤母斑　565
衣服着脱行動　24
易刺激性　177
胃液分泌試験　490
胃軸捻　499
胃食道逆流症　496
胃石　509
異形成腎　548
異型接合体　33
異型麻疹　313
異型リンパ球　323
異所性甲状腺　227
異所性ゴナドトロピン分泌腫瘍　249
異食　616
異数性異常　100
異染性顆粒　132
異染性白質ジストロフィー症　578
異物　360
移行乳　143
移植片対宿主反応　257
移植片対宿主病　198
意識混濁　96
意識障害　96,554
意識内容　554
意識変化　96
維持輸液　92
遺伝子型　33,117
遺伝子組換えワクチン　49
遺伝子診断　35,118,471
遺伝子治療　37,119,258
遺伝性運動感覚ニューロパチー　581
遺伝性球状赤血球症　448
遺伝性血管神経性浮腫　303
遺伝性血小板減少症　461
遺伝性好中球減少症　268
遺伝性腎炎　544
遺伝性楕円赤血球症　450
遺伝相談　36,119
遺伝的異質性　117
遺伝的荷重　102
遺伝的素因　287
遺尿　614
遺糞　614
育成医療　58
一次止血栓　457
一次性甲状腺機能低下症　233

一次性ネフローゼ症候群　536
一次性脳炎　320
一次性無呼吸発作　186
一過性甲状腺機能低下症　232
一過性高TSH血症　233
一過性赤芽球減少症　455
一過性チック　615
一酸化窒素　190
咽後膿瘍　354
咽頭痛　77
咽頭潜水反射　171
咽頭反射　552
陰窩膿瘍　506
陰核肥大　241
陰嚢水腫　548

ウ

ウイルス関連性血球貪食症候群　268,
　　323,478
ウイルス性肝炎　511
ウイルス性筋炎　593
ウイルス性脳炎　319
ウイルス性脳症　319
ウイルス性肺炎　365
ウエルシュ菌　330
ウォーター法　356
ウレアーゼテスト　498
うっ血性心不全　395
右脚ブロック　442
右胸心　423
右室二腔症　401
右心不全　395
右側大動脈弓　411
右大動脈弓　388
右房化右室　421
運動技能障害　613
運動失調　124
運動障害　553
運動神経伝導速度　560
運動発達遅滞　553
運動不耐性　122
運動誘発喘息　293
運動療法　291

エ

エアトラッピング　358
エコーウイルス　319,352,572
エコーウイルス感染症　319
エコーフリースペース　432
エディプス期　26
エネルギー所要量　138
エネルギー代謝　174
エピメラーゼ欠損症　122
エリスロポエチン　206
エルシニア感染症　335
壊死性リンパ節炎　468
壊死性腸炎　193

壊疽性口内炎　494
永久歯　2
栄養管理　180
栄養失調症　149
栄養所要量　137
栄養療法　91
液性免疫　253
塩喪失　241
塩類喪失症　242
嚥下性肺炎　367
嚥下反射　17

オ

オウム病　325,367
オプソニン化　253
オリゴ糖　134
オリゴクローナルバンド　320
オリゴメガネフロニア　548
オルニチントランスカルバミラーゼ欠
　　損症　34,126
オロット酸　126
汚言症　616
悪心　79
往復雑音　386
黄色腫　120,128
黄体形成ホルモン　224
黄疸　86
黄疸出血性レプトスピラ症　339
嘔吐　79,177
　　胆汁性の——　191
横隔神経麻痺　200
横隔膜挙上症　192
横隔膜弛緩症　192
横隔膜ヘルニア　373
横紋筋肉腫　437,484
横紋筋融解(症)　122,163,594,595
大田原症候群　569
音源の定位　25
温式抗体　450
温度感覚　25

カ

カイロミクロン　128
カエル様肢位　62
カゼイン　144
カタラーゼ陽性菌　267
カテコールアミン薬　396
カテーテルアブレーション　441
カフェオレ斑　552,564
カラードプラ(法)　189,392
カルシウム　141
　　——の代謝　175
カルシトニン　236
カルニチン異常症　584
カルニチン転送異常症　130
カルニチンパルミトイルトランスフェ
　　ラーゼ欠損症　129

カルバペネム系薬　310
カルバミルリン酸合成酵素欠損症
　　126
カンジダ症　340
ガーゴイル様顔貌　132
ガマ腫　493
ガラクトキナーゼ欠損症　122
ガラクトース血症　122
ガラクトース-1-リン酸ウリジリルト
　　ランスフェラーゼ欠損症　122
ガラクトセレブロシダーゼ　578
ガンシクロビル　312
かぜ症候群　352
下気道異物　360
下垂体機能低下症　487
下垂体性巨人症　220,226
下垂体性低身長　224
下垂体性尿崩症　223
下部食道括約筋圧　496
化学診断　118
化膿性胸膜炎　377
化膿性耳下腺炎　495
火炎斑　177
仮性メレナ　209
仮性性早熟症　249
仮性脳腫瘍　156
仮性半陰陽　241
仮性肥大　587,588
花冠形成　479
果糖不耐症　123
家族性痙性対麻痺　581
家族性血球貪食性リンパ細網症　478
家族性高カリウム性周期性四肢麻痺
　　594
家族性高コレステロール血症　128
家族性高脂血症　128
家族性高身長　220
家族性大腸ポリポーシス　507
家族性低カリウム性周期性四肢麻痺
　　594
家族性低リン血症性ビタミンD抵抗
　　性くる病　34
家族性尿崩症　226
家族性良性低カルシウム尿性高カルシ
　　ウム血症　239
家族性良性慢性好中球減少症　269
家庭環境　52
荷電バリア　536
過換気　82
過換気症候群　617
過期産児　167
過呼吸賦活法　70
過粘度症候群　207
過敏症　287
過敏性腸症候群　504,617
過敏性肺臓炎　370
過リン酸尿　602

寡巨大糸球体症　548
顆粒球コロニー刺激因子　258, 268
鵞口瘡　340, 494
灰白質変性症　579
改訂REAL分類　474
海綿状リンパ管腫　487
蛔虫症　343
解離性大動脈瘤　106
潰瘍性大腸炎　505
壊血病　160
外因系凝固　458
外因系線溶　459
外表奇形　178
咳嗽　82
楓糖尿症　124
角膜潰瘍　124
角膜混濁　63, 131
角膜反射　552
拡張型心筋症　436, 437
拡張期ランブル　386, 428
拡張早期奔馬調律　385
核医学検査　395
核黄疸　196, 552
覚醒　554
覚醒時大発作てんかん　568
学習障害　612, 613
学童期　1
額部の紅斑　177
片親性ダイソミー　105
活性化部分トロンボプラスチン時間　459
活性型ビタミンD　602
活性酸素　266
脚気　158
褐色細胞腫　246
褐色脂肪組織　20, 174
合併症妊娠　181
学校検診　45
学校検尿　47, 530
学校心臓検診　395
学校伝染病　47
学校保健　39
学校保健法　56
鎌状赤血球貧血　450
川崎病　278, 308
　——による心血管障害　429
甲高い泣き声　104
完全型心内膜床欠損症　402
完全大血管転位症　414
完全房室ブロック　440
肝ホスホリラーゼキナーゼ欠損症　122
肝芽腫　482
肝型糖原病　120
肝機能障害　575
肝吸虫症　344
肝血管腫　522

肝硬変　521
肝腫大　86, 120
肝生検　490
肝性昏睡　516
肝造血　17, 445
冠静脈洞調律　398
冠動静脈瘻　425
冠動脈奇形　423
冠動脈狭窄　429
冠動脈障害　429
冠動脈閉塞　429
冠動脈瘤　279, 429
　——の石灰化　430
陥没　2
陥没呼吸　64, 81, 184, 384
乾性咳嗽　82
乾性胸膜炎　376
乾酪性肺炎　336
寒冷凝集素症　451
換気型硬性鏡　350
間欠的予防投与　566
間質性出血　186
間質性肺炎　368
間質性肺気腫　187
間性　247
間接型ビリルビン　194
間接型高ビリルビン血症　86
間接Coombs試験　197
勧奨接種　49
幹細胞　445
幹細胞移植　257
感音性難聴　593
感覚　555
感覚運動期　22
感受期　97
感染症　181
感染症サーベイランス(事業)　48, 305
感染症予防医療法　307, 308
感染性胃腸炎　499
感染性クループ　82
感染性心内膜炎　400, 404, 432
　——の予防　433
感染性リンパ節腫脹　468
感染予防　180
感冒　352
管外性増殖性糸球体腎炎　541
関節拘縮　583
関節痛　78
還元糖反応　122
環境汚染　52
環境ホルモン　53
眼球圧迫　439
眼瞼下垂　596
眼振　553
癌遺伝子　108
癌関連遺伝子　470

和文索引　639

癌抑制遺伝子　108
顔貌異常　134
顔面肩甲上腕型筋ジストロフィー　584, 589
顔面両麻痺　588, 592

（キ）

キメラ　100
キャンピロバクター感染症　334
気管
　——の奇形　372
　——の形成異常　372
気管異物　360
気管狭窄　372
気管支異物　360
気管支音　64
気管支拡張症　263, 359, 360
気管支拡張薬　290
気管支胸膜瘻　364
気管支喘息　292, 355
　——，遅発型　292
　——，即時型　292
気管支肺異形成　187
気管支肺炎　362
気管支肺胞洗浄　350
気管食道瘻　495
気管軟化症　356
気管無形成　372
気胸　186, 377
気縦隔　187
気道過敏性　293
気道過敏性測定　289
気嚢腫　204, 362
気瘤腫　362, 364
利き手　22
奇異呼吸　81
奇異性運動　399, 421
奇異性分裂　407
奇形　97
奇形腫　379, 485
奇形腫群腫瘍　485
奇形症候群　109
奇形複合　109
奇脈　384, 431
起坐呼吸　81
起立性調節障害　83, 442
　——診断基準　442
起立前彎負荷テスト　549
基礎代謝率　138, 230
基本的信頼感　26
期外収縮　437
器官形成　4
器質性GHD性低身長　224
機能性雑音　15, 387
機能鉄　451
偽性偽性副甲状腺機能低下症　238
偽性副甲状腺機能低下症Ⅰ型　223

偽性副甲状腺機能低下症II型　223
偽性副甲状腺機能低下症　223, 237, 252
偽総動脈幹　417
脚延長術　603
脚ブロック　442
虐待　54
逆位　101
逆行性膵胆管造影　490
逆流性収縮期雑音　386
逆流性腎症　547
旧キノロン系薬　311
吸収　171
吸収不良(不全)症候群　508
吸啜反射　17
吸虫症　344
吸入(性)アレルゲン　288, 290
吸入誘発試験　288
急降下爆撃音　585, 592
急性胃粘膜病変　85
急性咽頭炎　352
急性肝炎　511, 512, 514
急性気管支炎　357
急性期蛋白　274
急性甲状腺炎　234
急性骨髄性白血病　466
急性細気管支炎　355, 358
急性散在性脳脊髄炎　574
急性糸球体腎炎　326
急性脂肪沈着　575
急性小脳失調症　575
急性心筋炎　319
急性腎炎症候群　530
急性腎不全　531
急性前骨髄球性白血病　467
急性虫垂炎　502
急性熱性皮膚粘膜リンパ節症候群　278
急性脳症　575
急性鼻咽頭炎　352
急性副腎不全　243
急性扁桃炎　352
急性リンパ性白血病　465
急速初期輸液　92
急速進行性腎炎　542
救急医療　94
球状赤血球　449
嗅覚　25
牛乳　144
牛乳アレルギー治療乳　145
牛乳貧血　452
巨細胞性肺炎　365
巨人症　219
巨赤芽球　453
巨赤芽球性貧血　159, 453
巨舌　122, 493
巨大睾丸　107

巨大児　167
巨大沈着物　534
巨大瘤　430
去痰薬　351
鋸歯状の波　441
共通泌尿生殖洞　241
共通房室孔残遺　401
狂犬病(ウイルス)　320
狭窄後拡張　405, 407
胸腔穿刺　377
胸骨縁　393
胸骨後ヘルニア　192
胸骨上窩　393
胸式呼吸　13
胸水　377, 538
胸腺移植　257
胸腺腫　487
胸腺低形成　265
胸腺肥大　378
胸痛　78
胸部X線　387
胸膜炎　336
胸膜摩擦音　348, 376
強化インスリン療法　153
強直性脊椎炎　286
強皮症　282
鏡面形成　86
驚愕反応　133
凝固XIII因子　541
蟯虫症　343
局在関連性てんかん　567
局在症状　486
棘徐波複合　559
　1.5～2 Hz──　559
　3 Hz──　559
　両側同期性の3 Hz──　568
極型Fallot四徴症　413
極長鎖脂肪酸　579
極低出生体重児　167
近位尿細管　525
近接様効果　389
菌血症　309
筋ジストロフィー　586
筋ホスホリラーゼ欠損症　122
筋型糖原病　122, 584
筋強直症　554
筋強直性ジストロフィー　31, 583, 591
筋緊張異常　554
筋生検　585
筋痛　122
筋電図　560
筋攣縮　122
緊張性気胸　187

ク

クラスI欠損症　260
クラスII欠損症　260

クラッシュ症候群　96
クラミジア肺炎　366
クリーゼ(発症)　449
クリプトコッカス症　340
クリプトコッカス髄膜炎　340
クリプトスポリジウム症　343
クループ　355
ループ　355
クレアチニンクリアランス　72
クレチン症　230, 584
クレブシエラ桿菌性肺炎　364
クレブシエラ感染症　333
クロニジン負荷試験　221
クロマフィン細胞　246
クロラムフェニコール系薬　311
クワシオルコル　150
グリコペプチド系薬　311
グリシン開裂酵素系　125
グルカゴン負荷試験　221
グルカゴン・プロプラノロール負荷試験　221
グルコシルセラミド　132
グルコース-6-ホスファターゼ欠損症　120
グロボイド細胞白質ジストロフィー　578
くも状指　106
くも膜下出血　202
くも膜嚢胞　563
くる病　161, 601, 602, 605
駆出音　385
駆出性収縮期雑音　385
駆出率　393
具体的操作期　23
空気漏出症候群　187

ケ

ケトアシドーシス　152
ケトーシス　164
ケトーシス型高グリシン血症　125
ケトン食療法　569
ゲノム刷り込み現象　34, 100
下血　83
下痢　83
外科的動脈管結紮術　189
形質　33
経カテーテル閉鎖術　399, 405
経口ブドウ糖負荷試験　152, 154
経産道感染　204
経静脈栄養　492
経胎盤感染　204
経腸栄養(法)　492, 505
経皮的動脈血酸素飽和度(SO_2)測定　349
経鼻チューブ栄養法　121
経母乳感染　143
痙咳　82
痙性脊髄麻痺　324

痙直型四肢麻痺　204
痙直型両麻痺　204
痙攣　76, 177, 556
痙攣性吸気　331
痙攣性喉頭炎　355
傾眠　96, 555
頸性立ち直り反射　552
劇症型A群溶血性連鎖球菌感染症　326
劇症肝炎　515
欠失　30, 101
血圧　394
血圧測定　62
血液　173
血液型不適合　195
血液凝固因子　457
血液培養　432
血管炎症候群　277
血管腫　487
血管神経性浮腫　303
血管性紫斑病　277, 464
血管抵抗　394
血管輪　372
血球貪食症候群　307, 477
血球貪食像　478
血小板機能異常症　462
血小板減少　264, 543
血小板減少性紫斑病　314, 460
血小板粘着障害　462
血小板無力症　462
血漿レニン活性　243
血清リポ蛋白-X　520
血清病　298, 303
血清補体価　533
血栓性血小板減少性紫斑病　461
血中プロスタグランジンE　171
血中 ASO　533
血中 IgA　534
血中 IgM 値　188
血尿　527
血友病　462
血友病 A　35
血友病 B　35
結核検診　47
結核症　336
結核性髄膜炎　572
結核性髄膜脳炎　336
結節性硬化症　437, 563
結節性甲状腺腫　230
結節性紅斑　283
結節性動脈周囲炎　279
結節性裂毛　126
犬吠様咳嗽　82
剣状突起下　393
健康教育　47
健康診断　45
検体検査　68

嫌気性菌　354
腱反射　552
言語発達　23
原始反射　21
原発性アルドステロン症　245
原発性異型肺炎　367
原発性小腸リンパ管拡張症　508
原発性神経外胚葉性腫瘍　484
原発性低マグネシウム血症　163
原発性低身長　219
原発性ネフローゼ症候群　536
原発性肺高血圧症　442
原発性副甲状腺機能亢進症　239
原発性腹膜炎　510
減感作療法　291

コ

5 p-症候群　104
コクサッキーウイルス　352, 433
コクサッキーウイルス感染症　318
コミュニケーション障害　613
コルチゾール　240
コールドウエル法　356
コレラ　335
コロナウイルス　352
コーンスターチ療法　121
コンプライアンス　90
コンポーネントワクチン　49
ゴナドトロピン　173
古典的一過性症候性低血糖症　210
古典的ガラクトース血症　122
古典的経路　254
呼気延長　81
呼気性呻吟　81
呼気性の呼吸困難　358
呼吸　171
呼吸管理　179
呼吸窮迫　175
呼吸窮迫症候群　13, 175, 183, 347, 351
呼吸障害　176
呼吸性不整脈　62, 437
呼吸性分裂　384
呼吸の調節　171
呼吸副雑音　348
固形腫瘍　469
固視　553
固定性分裂　398
孤立性陰性 T 波　398
個別接種　49
誤飲　94
誤嚥　94
口蓋裂　493
口角炎　493
口腔アレルギー症候群　299
口腔カンジダ症　494
口唇ヘルペス　317
口唇裂　493

公害　52
広汎性発達障害　611
甲状腺炎　234
甲状腺機能検査　69
甲状腺機能亢進症　234
甲状腺機能低下症　230
甲状腺結合阻害免疫グロブリン　230
甲状腺刺激ホルモン　224, 228
甲状腺刺激ホルモン放出促進ホルモン　228
甲状腺腫　162, 236, 379
甲状腺腫瘍　236
甲状腺シンチグラム　229
甲状腺ホルモン　19, 173
交換輸血療法　198
交感神経系症状　155
光線療法　197
好塩基球増加症　456
好酸球増加症　456
好酸球肉芽腫　475
好中球減少症　457
好中球増加症　456
抗 A, B 型インフルエンザ薬　312
抗 DNA 抗体　273
抗 HIV 薬　312
抗 La/SSB 抗体　274, 284
抗 Ro/SSA 抗体　285
抗 SS-A 抗体　212
抗 SS-B 抗体　212
抗 TSH 受容体抗体　230, 234
抗 U 1 RNP 抗体　274
抗アセチルコリン受容体　596
抗アレルギー薬　290
抗ウイルス薬　312
抗カルジオリピン抗体　274
抗核抗体　273
抗凝血薬　430
抗菌薬　311
抗結核薬　311
抗原特異的リンパ球幼若化反応　290
抗好中球抗体　269
抗好中球細胞質抗体　274, 541
抗真菌薬　311
抗体　253
抗体依存性細胞傷害　253
抗体価の有意の上昇　309
抗体系不全症　255
抗体不全型免疫不全症　261
抗体免疫　253
抗ペルオキシダーゼ抗体　235
抗マイクロゾーム抗体　235
抗利尿ホルモン　20, 222, 226, 614
抗リン脂質抗体　274
抗リン脂質抗体症候群　282, 286
肛門周囲膿瘍　509
拘束性障害　71, 348
後外側方ヘルニア　192

後天性甲状腺機能低下症　233
後天性心疾患　428
後天性てんかん性失語症　569
後天性トキソプラズマ症　342
後天性免疫不全症候群　47, 324
後天梅毒　339
後頭蓋窩　486
恒久的止血栓　457
紅斑性発疹　313
高IgE症候群　269
高IgM症候群　262
高IgM症候群I型　262
高IgM症候群II型　262
高アンモニア血症　126, 127
高カリウム血症　243, 595
高カルシウム血症　157
高カロリー輸液　492, 501
高機能自閉症　612
高血圧　528
高血圧症　443
高口蓋　588
高ゴナドトロピン性性腺機能低下症　243
高サイトカイン血症　478
高脂血症　121
高身長　105, 107, 219
高親和性IgE受容体　289
高精度分染法　104
高張性脱水　89
高度耐性菌　306
高乳酸血症　120, 127
高尿酸尿症　135
高発癌性　108
高比重リポ蛋白　128
高フェニルアラニン血症　124
高フェリチン血症　478
高レニン血症　481
喉頭異物　360
喉頭蓋炎　82, 355
喉頭気管気管支炎　355
喉頭軟化症　356
硬膜下血腫　577
硬膜下出血　201
硬膜下水腫　572
硬膜拡張による髄膜瘤　106
項部硬直　63
鉤虫症　343
酵素抗体法　310
酵素診断　118
酵素補充療法　132
睾丸性女性化症候群　248, 252
合計特殊出生率　170
国際10-20法　70
黒色色素斑　507
黒舌　493
骨形成不全症　605
骨系統疾患　599

骨髄　445
骨髄バンク　447
骨髄異形成症候群　467
骨髄移植　257, 447
骨髄浸潤　479
骨髄線維症　456
骨髄造血　445
骨髄無形成性発症　318
骨折　577
骨透亮像　476
骨軟化症　161
骨肉腫　485
骨年齢　10
骨縫合　199
昏睡　96, 555
昏迷　96
混合ワクチン　49
混合栄養　143
混合性結合組織病　283
混合性出血　186
混迷　555

㋚
3-3-9度方式　62, 555
III型アレルギー　370
サイアミン　158
サイズバリア　536
サイトカイン産生の測定　292
サイトカイン療法　257
サイトメガロウイルス肝炎　517
サイトメガロウイルス　323
サイトメガロウイルス感染症　323
サイミジンキナーゼ　312
サイロキシン　227
サイロキシン結合グロブリン　227, 229
サイロキシン結合プレアルブミン　227
サイロトロピン受容体阻害抗体　230
サザン解析　31
サーファクタント　347
サーファクタントアポ蛋白B欠損症　375
サーファクタントアポ蛋白欠損症　374
サラセミア　450
サラゾスルファピリジン　505, 506
サリドマイド症候群　111
サルコイドーシス　285
サルファ剤　311
サルベージ回路　134
サルモネラ感染症　334
サルモネラ症　334
左冠動脈肺動脈起始症　423
左脚ブロック　442
左軸偏位　389, 401, 403, 418
左室右房交通症　401

左心低形成症候群　422
左心不全　395
左房/大動脈径比　189
嗄声　82, 379
鎖肛　191
挫滅症候群　96, 584, 595
再生不良性貧血　453
再編成　101
細気管支炎　322
細菌感染　204
細菌性ショック　95
細菌性髄膜炎　571
細菌性赤痢　333
細菌性肺炎　361
細菌尿　528
細胞外液量　137
細胞質遺伝　33
細胞質遺伝病　35
細胞障害型アレルギー反応　287
細胞性免疫　172, 253
細胞内液量　137
臍帯血バンク　447
臍帯血移植　447
臍帯ヘルニア　156, 193
在郷軍人病　335
在胎期間　167
三次性甲状腺機能低下症　233
三種混合ワクチン　329, 330, 332
三心房心　420
三尖弁閉鎖症　418
産瘤　198
散発例　34
酸化水量　137
酸性アミノ酸　126
酸性リパーゼ欠損症　129
酸素含有量　394
酸素消費量　394
酸素飽和能　394
酸素飽和度　393

㋛
13トリソミー　104
14員環ラクトン群　311
15員環ラクトン群　311
16員環ラクトン群　311
18トリソミー　104
シアノコバラミン　160
シスタチオニン合成酵素欠損症　125
シスチノーシス　134
シスチン　546
シスチン尿症　546
シスプラチン　483
シーソー呼吸　64, 81
シトリン欠損症　518
シナプス形成　175
シャンペングラス様小骨盤腔　603
ショック　80, 95, 595

和文索引 643

ジアゾキサイド　155
ジキタリス薬　395
ジクロロ酢酸　128
ジゴキシン　395
ジストロフィン　587
ジニトロフェニルヒドラジン反応　124
ジフテリア(菌)　329
子宮内発育遅延児　179
　　──の成因　180
支持療法　469
四肢疼痛　133
四肢麻痺　570
糸球体基底膜　536
糸球体性蛋白尿　527
糸球体の硬化　539
糸球体濾過値　528
糸球体濾過率　15
糸球体濾過量　72
自然環境　51
自然淘汰　102
弛緩性麻痺　318
肢帯型筋ジストロフィー　588
姿勢反射　21
思春期　1
思春期早発症　220, 249
思春期遅発症　250, 251
思春期発育急進現象　7
指端距離　599
脂質　139
脂質代謝異常　128
脂肪肝　521
脂肪吸収試験　490
脂肪酸代謝異常症　129
脂肪蓄積性ミオパチー　129
脂肪肉腫　485
脂肪便性下痢　129
視覚　25
視覚誘発電位　560
視神経膠腫　578
紫紅性紅斑　282
紫斑病性腎炎　539
歯状核赤核淡蒼球ルイ体萎縮症　31, 581
篩骨洞炎　356
自己注射　153
自己調節機構　200
自己免疫　273
自己免疫抗体　450
自己免疫疾患　263
自己免疫性肝炎　263
自己免疫性溶血性貧血　263, 450
自傷行為　135
自損症　135
自閉症　611
自律神経失調症　442
自律鍛錬療法　291

児童虐待　54, 612
児童死亡率　41
児童相談所　54
児童福祉法　56
色素性失調症　565
色素沈着　313
敷石像　505
湿性咳嗽　82
湿性胸膜炎　376
膝蓋腱反射　552
社会化(性)　24
社会環境　52
社会小児科学　39
社会的ひきこもり　55
若年型慢性骨髄性白血病　467
若年性ネフロン癆-髄質囊胞症　546
若年性ポリープ　507
若年性関節リウマチ　276
若年性骨粗鬆症　605
若年ミオクロニーてんかん　568
弱毒化ワクチン　49
手根骨　10
手掌足底の角化症　124
主訴　60
腫瘍マーカー　471
腫瘤　87
受精卵期　1
授乳困難　142
収縮期雑音　189
収縮期前方運動　436
収縮中期クリック　385, 433
周期性呼吸　171
周期性好中球減少症　269
周期性四肢麻痺　594
周産期　1
周産期死亡　40
修飾麻疹　313
修正大血管転位症　416
就学時健診　43
集学的治療　469, 471
集合管　525
十二指腸液検査　490
十二指腸狭窄　501
十二指腸虫症　343
十二指腸閉鎖　103, 191, 501
重合性奔馬調律　385
重症黄疸　195
重症筋無力症　596
重症急性呼吸器症候群　307
重複　31
絨毛癌　485
縦隔炎　378
縦隔気腫　186, 378
縦隔腫瘍　379
縦走潰瘍　505
縮窄術後症候群　410
出血傾向　87

出血性ショック脳症　321
出生前期　1
出生前診断　36, 119
出生体重　167
循環　171
　　出生後の──　381
　　──の変化　381
循環血液量減少性ショック　95
初感染結核　336
初乳　143
女性化乳房　64
女性半陰陽　241, 248
徐波律動　559
除菌療法　499
除脳硬直　62
除皮質硬直　62
小円形透亮像　188
小奇形　109
小水泡音　64
小腸粘膜生検　490
小腸閉鎖　191
小頭症　561
小児の検査　67
小児気管支喘息の発作の程度　294
小児期重症筋無力症　596
小児期慢性良性好中球減少症　269
小児急性熱性皮膚粘膜リンパ節症候群　279
小児欠神てんかん　568
小児心室肥大　391
小児心電図心室肥大判定基準　390
小児心電図心室肥大のめやす　391
小児保健学　39
小脳形成不全　104
小脳腫瘍　487, 577
小脳出血　202
小脳性運動失調症　265
小脳星細胞腫　487, 577
小非分割細胞性リンパ腫　475
小舞踏病　275
少年犯罪　56
消化　171
消化管異物　508
消化管内圧測定　491
消化管壁内神経叢　503
消化管ポリープ　507
消化吸収検査　489
消化性潰瘍　498
消耗症　149
症候性局在関連性てんかん　568
症候性血小板減少症　461
症候性全般てんかん　568
症候性肥満　89, 149, 220
猩紅熱　326
上衣下胚層　200
上衣細胞下領域　201
上衣腫　578

上顎洞炎　356
上眼瞼の紅斑　177
上気道異物　360
上行感染　204
上室期外収縮　438
上室頻拍症　438
上縦隔症候群　379
上節/下節比　61
上皮小体機能低下症　236
上腕神経叢麻痺　177
上腕神経麻痺　199
条虫症　344
常染色体　99
常染色体性優性遺伝病　33
常染色体性劣性遺伝病　34
常染色体性劣性重症複合免疫不全症　260
常同運動　580
静脈コマ音　387
静脈管　381
静脈性腎盂造影　529
食行動　17
食細胞　254,266
食細胞機能不全　254
食細胞系異常　255
食細胞免疫　253
食事依存性運動誘発アナフィラキシー　300
食事行動　24
食事療法　91
食中毒　328,330
　　ウエルシュ菌による——　330
　　ボツリヌス菌による——　330
食道噴門痙攣　496
食道閉鎖　495
食道 pH 測定　490,497
食道裂孔ヘルニア　192
食物アレルギー　299
食物除去試験　288
食物(性)アレルゲン　288,290
食物負荷試験　288
触覚　25
心エコー検査　391
心陰影　387
　　，木靴型　411
　　，水瓶型　432
心因性便秘　504
心炎　275
心音　384
心音図検査　395
心カテーテル法　393
心機能評価　393
心胸郭比　387
心筋炎　429,433
心筋梗塞　424
心血管障害　429
心血管造影法　393,394

心原性ショック　95
心雑音　385
　　，粗い　386
　　，楽音様　386
　　，型　385
　　，高調　386
　　，時相　385
　　，吹鳴様　386
　　，ダイアモンド型　385
　　，低調　386
心室期外収縮　437
心室中隔欠損症　400
心室肥大　391
心室頻拍症　439
心身症　616
心尖　393
心臓移植　437
心臓検診　46
心臓腫瘍　437
心タンポナーデ　431,432
心電図　389
心内膜炎　428
心内膜床欠損症　401
心内膜線維弾性症　407,424
心嚢気腫　187
心不全　395
心房細動　440
心房粗動　440,585
心房中隔欠損症　397,401,420
心房中隔裂開術　413
心房負荷　389
心膜　430
心膜液　431
心膜炎　429,430
心膜穿刺　432
心膜摩擦音　428,431
心理的虐待　54
身体イメージ　618
身体構成水分　173
身体的虐待　54
呻吟　81,184
神経　175
神経芽腫　478
　　のスクリーニング　42
神経学的診察法　551
神経管閉鎖不全　111
神経原性腫瘍　379
神経細胞壊死　204
神経性セロイドリポフスチノーシス　579
神経性食思不振症　3
神経性大食症　617
神経性無食欲症　617
神経線維腫症　564
神経線維腫症 1 型　564
神経線維腫症 2 型　565
神経特異性エノラーゼ　471,479

振戦　384
浸透率　33
真菌性髄膜炎　573
真性性早熟症　249
真性半陰陽　247
真性メレナ　209
深在性感染症　340
深部腱反射　22
進行性家族性肝内胆汁うっ滞症候群　519
進行性筋ジストロフィー　586
進行性硬化性灰白質ジストロフィー　579
新生児　167
新生児 Basedow 病　232
新生児 SLE　212
新生児一過性多呼吸　183
新生児仮死　182
新生児肝炎　196,518
新生児感染症　327
新生児期　1,167
新生児期死亡率　170
新生児クラミジア感染症　325
新生児痙攣　177
新生児死亡　40
新生児死亡率　170
新生児重症筋無力症　584,596
新生児集中治療室　178
新生児髄膜炎　204
新生児成熟度判定法　169
新生児赤血球増多症　207
新生児遷延性肺高血圧症　171,185,190
新生児単純ヘルペス感染症　206
新生児低カルシウム血症　211
新生児低血糖症　210
新生児テタニー　211
新生児肺炎　204
新生児マススクリーニング　41,118
新生児メレナ　161,177
新生児溶血性黄疸　195
滲出液　376
人工栄養　141,143
人乳　143
腎移植　530
腎盂腎炎　546
腎下垂　549
腎芽腫　480
腎機能　172
腎血漿流量　15
腎生検　529
腎性高血圧　528
腎性糖尿　528
腎性尿崩症　223,227,252
腎前性蛋白尿　526
腎尿細管性アシドーシス　545
腎不全　530,595

和文索引 645

腎無形成 548
蕁麻疹 302

ス

スカーフ徴候 583
スクラッチテスト 289
ステロイド 291, 535, 575
ステロイドホルモン 173
ストレートバック症候群 406
ストロフルス 302
スーパー抗原 278
スパイク像 540
スパイロメーター 348
スパイロメトリー 71
スーパーオキサイド（O_2^-） 266
スピロノラクトン 395
スフィンゴミエリナーゼ欠損症 133
スフィンゴミエリン 133
スフィンゴリピドーシス 132
スルファターゼA 578
刷り込み 156
頭蓋 ☞"とうがい"をみよ
頭痛 77, 557
水癌 494
水晶体亜脱臼 106, 125
水晶体脱臼 63
水腎症 548
水痘 315
水痘・帯状疱疹ウイルス 315
水痘・帯状疱疹グロブリン 316
水頭症 201, 561, 603
水分必要量 137
水平感染 309
水泡音 65
垂直感染 181, 204, 309, 513
睡眠行動 24
睡眠時分泌 221
睡眠時無呼吸症候群 379, 615
睡眠賦活法 70
膵炎 521, 522
膵嚢胞性線維症 164, 522
髄液 21
髄液検査 557
髄外造血 445
髄芽腫 487, 577
髄鞘化 22, 175
髄膜炎 327, 331, 571
髄膜刺激症候 571
髄膜刺激症状 90

セ

セフェム系薬 310
セラミドトリヘキソシド 133
セリアック病 164
セルロプラスミン 135
セレクチン型接着分子 267
セントラルコア病 590

せん妄 96
正期産児 167
正中頸部嚢腫 487
生活環境 52
生活習慣行動 24
生活習慣病 47
生検 70
生理的黄疸 17, 194
生理的体重減少 6, 173
生理的蛋白尿 526
生理的短絡路 14
生理的貧血 17, 87
成熟度 168
成熟乳 143, 144
成人型T細胞白血病・リンパ腫 324
成人型ヘモグロビン 208
成人型慢性骨髄性白血病 467
成人T細胞白血病ウイルス 143
成長 1
成長曲線 10
成長速度曲線 10
成長軟骨板 599
成長ホルモン 19, 173, 221, 224, 603
成長ホルモン単独欠損症 224
成長ホルモン不応症 252
成長ホルモン分泌刺激試験 221
成長ホルモン分泌能試験 69
成長ホルモン分泌不全性低身長 224
成長ホルモン分泌抑制試験 221
成分栄養剤 492
声音振盪 348
声門下異物 360
声門下浮腫 355
制限酵素断片長多型 31
性教育 47
性染色体 99
性腺 20
性腺機能低下症 250
性腺機能不全症 250
性早熟症 220, 249
性的虐待 54
性ホルモン 218
性ホルモン様物質 53
青色強膜 605
清潔行動 24
精腫 485
精神障害 554
精神遅滞 610
精神療法 291
精巣決定因子 247
精巣水瘤 548
脆弱X症候群 31, 35, 106
脆弱部位 106
咳 82
赤芽球癆 455
赤色髄 17
赤血球凝集素 321

赤血球指数 448
脊髄炎 574
脊髄腫瘍 487
脊髄小脳変性症 31, 580
脊髄性筋萎縮症 585, 595
脊髄性筋萎縮症Ⅰ型 584, 595
脊髄性筋萎縮症Ⅱ型 595
脊髄性筋萎縮症中間型 595
脊髄披裂 563
脊椎・骨端異形成症 604
切断 101
接着分子 267
摂食障害 617
舌小帯短縮 493
舌苔 493
舌挺出反射 17
絶対性不整脈 440
先天異常 97
先天奇形 40, 109
先天性横隔膜ヘルニア 192
先天性巨細胞性封入体症 323
先天性凝固線溶系異常症 462
先天性筋ジストロフィー 583, 584, 585, 587
先天性筋強直症 592
先天性筋強直性ジストロフィー 584, 592
先天性筋線維型不均等症 590
先天性血小板減少症 461
先天性高アンモニア血症 126
先天性甲状腺機能低下症 230
先天性高乳酸血症 127
先天性サイトメガロウイルス感染症 113, 205
先天性食道狭窄 496
先天性食道閉鎖 190
先天性心疾患 103, 397
先天性赤芽球癆 455
先天性全身性リポジストロフィー 163
先天性喘鳴 356
先天性腺腫様肺奇形 373
先天性胆道拡張症 521
先天性腸閉鎖 191
先天性トキソプラズマ症 113, 206, 341
先天性ネフローゼ症候群 544
先天性肺嚢胞 377
先天性肺胞蛋白症 374
先天性非球状溶血性貧血 450
先天性風疹症候群 4, 113, 205, 314
先天性副腎過形成 240, 248
先天性副腎低形成 243
先天性ヘルペスウイルス感染症 113
先天性ミオパチー 583, 584, 589
先天性溶血性貧血 448
先天性リポイド過形成 243

先天代謝異常　583
先天梅毒　339
染色体　99
　　――のギャップ　265
　　――の断裂　265
染色体異常　583,610
染色体断裂症候群　107
染色体内重複　101
潜因性全般てんかん　568
線維芽細胞増殖因子受容体3型　602
線維性収縮　585
線維束性収縮　67,553,584,595
線維肉腫　485
線虫症　343
選択指数　527
選択性緘黙　616
選択的IgA欠損症　263
選択的IgAサブクラス欠損症　263
選択的IgGサブクラス欠損症　263
遷延性肺高血圧症　192
全身倦怠感　75
全身性エリテマトーデス　280
全身性炎症反応症候群　307
全身性カルニチン欠損症　129
全身性ヘルペス感染症　317
全前脳(胞)症　104,562
全般てんかん　568
全麻痺　200
前収縮期性奔馬調律　385
前操作期　22
前頭洞炎　356
前頭葉てんかん　568
喘息性気管支炎　357
喘鳴　82

ソ

粗大運動　22
鼠径ヘルニア　510
鼠径リンパ肉芽腫症　325
蘇生　94
双胎間輸血症候群　181
早期一過性低血糖症　210
早期黄疸　449
早期新生児期　167
早期閉鎖　2
早産児　167
早発黄疸　195
早発性動脈硬化　128
早発性梅毒　339
早発恥毛　249
早発乳房　249
相当体重児　167
挿入　31
巣状(分節状)糸球体硬化症　539
僧帽弁逸脱症(候群)　385,433
僧帽弁狭窄症　429
総胆管拡張症　521

総胆管嚢腫　521
総鉄結合能　452
総動脈幹(遺残)症　417
総肺静脈還流異常症　419
造血幹細胞移植　447,472
造血器悪性腫瘍　469
造血前駆細胞　445
象牙質形成不全　605
増殖因子　453
足間代　66
足突起の癒合　539
速脈　384,404,429
側頸部嚢腫　487
側頭葉てんかん　568
側副経路　254
側方パラシュート反射　552
塞栓術　483
粟粒結核　336
続発性アルドステロン症　245
続発性ネフローゼ症候群　536
続発性腹膜炎　510
続発性免疫不全　270
蹲踞　383,411

タ

立ち直り反射　552
多因子遺伝(病)　35,97,397
多飲　152
多核巨細胞　473
多関節炎　275
多棘徐波複合　559
多形滲出性紅斑　286
多型解析　32
多血症　207
多呼吸　184,384
多小脳回　585
多胎　181
多尿　88,152,528
多能性幹細胞　445
多発奇形　101
多発筋炎　282
多発神経炎　574
多発性異骨症　131,132
多発性硬化症　574
多発性単神経炎　574
多発性内分泌腫瘍　246
多発性内分泌腺腫　239
多脾症候群　423
大気汚染物質　53
大量γ-グロブリン療法　279
代謝性アシドーシス　127,595
代謝性ミオパチー　584
体位性蛋白尿　549
体位性ドレナージ　351
体液組成　173
体温調節　174
体外式人工肺　190,192

体血流量　394
体質性黄疸　87
体質性思春期遅発症　251
体質性低身長　219
体質性発育遅延　219,251
体循環　14
体水分量　20
体性感覚誘発電位　560
体表面積　7
胎芽期　1
胎芽病　4,97
胎児型ヘモグロビン　18,208
胎児感染　181,205
胎児期　1
胎児循環　14,190,381
胎児循環遺残(症)　190,375
胎児水腫　195,212
胎児性アルコール症候群　112
胎児性イソトレチノイド症候群　112
胎児性癌　485
胎児性腫瘍　470
胎児性バルプロ酸症候群　111
胎児性ヒダントイン症候群　111
胎児性水俣病　112
胎児性ワルファリン症候群　112
胎児赤芽球症　195,213
胎児切迫仮死　185
胎児肺　171
胎児梅毒　339
胎児発育曲線　167
胎児病　4,97
胎生期遺残頸部嚢腫　487
胎内栄養不全　179
胎内感染　19
胎盤　381
胎便　16
胎便イレウス　164,193
胎便吸引症候群　16,375
胎便性腹膜炎　193
胎便栓症候群　193,522
胎便排泄遅延　191
退行現象　133
帯状疱疹　315
帯状疱疹後神経痛　316
大奇形　109
大泉門　2
大腸菌　571
大腸菌感染症　332
大動脈炎症候群　280
大動脈弓離断症　410
大動脈縮窄症　408
大動脈弁上狭窄　408
大動脈弁閉鎖不全　400,429
大動脈(弁)狭窄症　406,429
大頭症　561
大脳基底核変性症　579
大葉性肺炎　362

和文索引　647

代謝　174
第3世代セフェム　310
第4世代セフェム　310
第一呼吸　13,171
第三-四鰓嚢症候群　265
高安病　280
脱肛　509
脱水　89
脱髄疾患　574
脱分岐酵素欠損症　121
脱ヨード化試験　229
垂井病　122
単一遺伝子病　33
単一II音　385
単純型熱性痙攣　565
単純性肥満　89,149,220
単純性便秘　504
単純ヘルペス感染症　317
単純ヘルペスウイルス　494
単純ヘルペスウイルス1型　317
単純ヘルペスウイルス2型　317
単心室　422
単心房　422
単神経炎　574
単麻痺　570
胆道閉鎖症　196,520
探索反射　17
蛋白吸収試験　490
蛋白細胞解離　574
蛋白質　139
蛋白質栄養失調症　3
蛋白質・エネルギー栄養失調症　3
蛋白尿　525
蛋白漏出性胃腸症　508
短腸症候群　501
短絡率　394
男性半陰陽　248
断層心エコー法(検査)　392,429

㋔

チアノーゼ　82,184
チアマゾール　234
チック障害　615
チトクローム b 558　266
チロシン血症　124
チロシン代謝異常　124
地域保健法　56
地図状舌　493
治癒しうる病気　469
治療食　491
知覚　555
知覚障害　555
知的障害　570,583,592,610
　——，生理群　610
　——，病理群　610
知能検査　28
知能指数　610

致死性骨異形成症　604
遅延型アレルギー反応　287
遅延型皮膚反応　270
遅棘徐波複合　559
遅発性ウイルス感染症　574
遅発性梅毒　339
痔瘻　509
中鎖アシルCoAデヒドロゲナーゼ欠損症　129
中鎖脂肪酸　491,508
中心静脈圧　81
中心性肥満　244
中心線奇形症候群　224
中心-中側頭部棘波　559
中枢神経系合併症　315
中枢神経刺激薬　612
中枢性チアノーゼ　176
中枢性尿崩症　226
中枢性麻痺　554
中性アミノ酸　126
中性温度環境　174
中性脂質代謝異常　128
中毒　94
中毒性ショック症候群　328
中毒性表皮壊死融解症　298
中和　253
虫垂糞石　78
注意欠陥多動障害　612
貯蔵鉄　451
長期維持腹膜透析　530
長時間のテレビ視聴　1
超巨大児　167
超早産児　167
超低出生体重児　167
超低比重リポ蛋白　128
腸チフス　334
腸炎ビブリオ感染症　336
腸回転異常　501
腸管出血性大腸菌　332
腸管出血性大腸菌O157：H7感染症　83
腸管出血性大腸菌感染　543
腸管毒　327
腸間膜リンパ節炎　510
腸重積(症)　80,501
腸性肢端皮膚炎　162
微候性肝内胆管減少症　519
蝶形紅斑　281
蝶形骨洞炎　356
聴覚　25
聴覚誘発電位　560
聴診器　384
聴診部位(最強点)　385
聴性脳幹反応　197
直感的思考段階　23
直観的プロセス　59
直接シークエンス法　32

直接型高ビリルビン血症　86,196
直接型ビリルビン　194
直接Coombs試験　197
直腸脱　509
直腸(粘膜)生検　490,503
鎮咳薬　351

㋡

ツツガムシ病リケッチア　325
ツベルクリン反応　337
ツルゴール　66
対麻痺　570
追視　553
墜落産　183
通過年齢　28
痛覚　25
痛風　121
恙虫病　325

㋢

テストステロン　247
テトラサイクリン系薬　311
テトラヒドロビオプテリン(BH_4)欠乏症　124
テンシロンテスト　596
テント下出血　201
テント上出血　201
ディフィシル菌　330
　——による偽膜性腸炎　330
デオキシコルチコステロン　240
デキサメタゾン抑制試験　222
デスモプレッシン負荷試験　74
デルタ波　441
てんかん　566
手足口病　319
低アルブミン血症　537
低カルシウム血症　163,237,266
低カルニチン血症　130
低換気症候群　379
低形成腎　548
低血糖(症)　120,127,154,155
低ゴナドトロピン性性腺機能低下症　243
低ゴナドトロピン性性腺機能亢進症　249
低酸素血症　380
低酸素性虚血性脳症　182
低酸素発作　383,411
低出生体重児　167,179,570
低身長　106,219,599
低体温　177
低張性脱水　89
低ナトリウム血症　241,243
低ナトリウム乳　145
低尿酸血症　135
低比重リポ蛋白　128
低補体血症　540

低容量ショック 530
低リン血症 602
低リン血症性ビタミンD抵抗性くる病 602
停留睾丸 548
停留精巣 548
笛音 65
摘脾 450
溺水 94
鉄 141
鉄芽球性貧血 452
鉄欠乏性貧血 451
鉄不応性低色素性貧血 452
点状軟骨異形成 134
点頭てんかん 568
点変異 30
転座 101
転写因子 108
貼布試験 291
伝染性紅斑 317
伝染性単核(球)症 323
電気的除細動 439

【ト】

トキシックショック症候群 278,307,328
トキソイド 49
トキソプラズマ症 341
トラコーマ 325
トリエンチン 135
トリプレットリピート病 31
トリヨードサイロニン 227
トリヨードサイロニン不応症 252
トルイジンブルー反応 131
トロンボテスト 459
ドパミン 396
ドプラ法 392
吐血 83
疼痛 77
登校拒否 443
登はん性起立 584,587
等張性脱水 89
糖吸収試験 489
糖原病 120,592
糖原病Ia型 120
糖原病Ib型 121
糖原病Ic型 121
糖原病Id型 121
糖原病II型 122,584,585
糖原病III型 121
糖原病IV型 122
糖原病V型 122
糖原病VI型 122
糖原病VII型 122
糖原病VIII型 122
糖質 139
糖質代謝異常 120

糖新生経路 127
糖蛋白代謝異常症 134
糖尿 528
糖尿病 150
──母体からの出生児 181
糖尿病性ケトアシドーシス 152
糖尿病性昏睡 152
糖尿病性神経障害 153
糖尿病性腎症 153
糖尿病性網膜症 153
頭囲拡大 133
頭蓋咽頭腫 487,577
頭蓋内圧亢進症状 486
頭蓋内出血 182,200
頭蓋披裂 563
頭蓋瘻 161,601
頭血腫 198
頭部前屈呼吸 81
同一性 27
──の拡散 27
同型接合体 33
同胞出現率 611
洞性不整脈 437
洞不全症候群 440
動脈管 14,381,382
動脈管開存症 403
動脈管閉鎖遅延 188
道化師様色調変化 177
銅欠乏症 162
銅代謝異常 135
禿頭 602
特異IgE抗体測定 291
特異的発達障害 613
特異モノクローナル抗体 322
特発性GHD性低身長 224
特発性局在関連性てんかん 567
特発性血小板減少症 263,264
特発性高カルシウム尿症 549
特発性思春期甲状腺腫 236
特発性全般てんかん 568
特発性肺ヘモジデリン症 373
特発性副甲状腺機能低下症 223
突然死 435,441
突然変異 34
突発性発疹 314
特発性間質性肺線維症 370
特発性血小板減少性紫斑病 460
特発性高ビリルビン血症 195
特発性呼吸窮迫症候群 183
特発性再生不良性貧血 453
特発性心筋症 434
特発性尿細管性蛋白尿症 545

【ナ】

ナイアシン 140
ナイアシン欠乏症 159
ナッツクラッカー現象 549

ナトリウム排泄率 172,531
ナルコレプシー 615
泣き入りひきつけ 566
内因系凝固 457
内因系線溶 459
内眼角贅皮 63
内視鏡検査 490
内臓逆位 360
内臓肥大症 156
内軟骨性骨化 599
内分泌 173
内分泌撹乱物質 53
軟骨低形成症 604
軟骨無形成症 602
軟部組織悪性腫瘍 484
難治性下痢症 500
難治性低血糖症 210
難聴 205

【ニ】

2型糖尿病(DM) 154,593
21トリソミー 103
II音 384
──の奇異性分裂 384
──の減弱 385
──の固定性分裂 384
──の亢進 384
II型コラーゲン 604
ニコチン酸 140,159
ニコチン酸欠乏症 159
ニコチン酸欠乏症状 126
ニューキノロン系薬 311
ニューモシスチスカリニ肺炎 368
ニューラミニデース 321
二塩基性アミノ酸 126
二次止血栓 457
二次性徴 8
二次性低血糖症 210
二次性ネフローゼ症候群 536
二次性脳炎 320
二次性白血病 467
二次性副甲状腺機能亢進症 239
二次性無呼吸発作 186
二分脊椎 111,563
二分頭蓋 563
日本住血吸虫症 344
日本小児肝癌スタディグループ 483
日本脳炎(ウイルス) 320
日本Wilms腫瘍スタディグループ 481
肉眼的血尿 480
入眠期の徐波群発 559
乳酸(性)アシドーシス 127,579
乳児一過性低γ-グロブリン血症 264
乳児期 1
乳児下痢症 500
乳児死亡 40

乳児重症ミオクロニーてんかん 569
乳児ネフローゼ症候群 544
乳児梅毒 339
乳児ビタミンK欠乏性出血(症) 85, 87, 162
乳児ボツリヌス症 330,597
乳歯 2
乳糖負荷試験 489
乳糖不耐症, Durand型 123
乳糖不耐症治療乳 145
乳糖分解酵素 489
乳糖分解酵素欠損症, Holzel型 123
乳幼児健康診査 42
乳幼児突然死症候群 40,44,127,129
尿塩化第二鉄反応 123
尿細管間質性腎炎 545
尿細管間質性腎炎-ブドウ膜炎症候群 545
尿細管性蛋白尿 527
尿浸透圧 72
尿潜血反応 527
尿素サイクル代謝異常 126
尿道炎 546
尿濃縮試験 72
尿濃縮能 173
尿崩症 226
尿路感染症 546,548
尿路結石 548
人形様顔貌 120
認知 555
認知発達 22

ネ

ネグレクト 54
ネフローゼ症候群 530,536
――, ステロイド抵抗性 538
――, 頻回再発型 538
ネフロン 15
ネマリン小体 589
ネマリンミオパチー 589
猫鳴き症候群 104
猫ひっかき病 338
熱傷 95
熱性痙攣 77,565
捻髪音 64

ノ

ノーウォーク様ウイルス 319
ノザン解析 32
脳炎 321,573
脳幹部グリオーマ 487,577
脳形成異常 134
脳梗塞 576
脳挫傷 577
脳室周囲出血 200
脳室周囲の高エコー域 203
脳室周囲の石灰化 205

脳室周囲白質軟化症 202
脳室内出血 200
脳室腹腔短絡術 562
脳出血 576
脳腫瘍 486
脳症 321,575
脳髄膜瘤 563
脳性巨人症 115,220,227
脳性麻痺 570,584
――, アテトーゼ型 570
――, 痙直型 570
――, 失調型 570
――, 無緊張型 570
脳塞栓 576
脳膿瘍 572,573
脳波 21
脳浮腫 575
膿気胸 364
膿胸 377
膿尿 527
嚢腫状透亮像 188
嚢胞状リンパ管腫 487
嚢胞腎 546

ハ

ハイリスク新生児 178
――の要因 178
ハネムーン期 153
ハンタウイルス呼吸器症候群 306
バイタルサイン 62
バゾプレッシンテスト 222
バニリルマンデル酸 471,479
バラシクロビル 316
バルプロ酸ナトリウム 566
バルーン拡大術 406,408,409
バルーン心房中隔裂開術 415
パークロレイト放出試験 229
パーセンタイル値 147
パッチテスト 291
パラインフルエンザ 332
パラインフルエンザウイルス 332, 352,357,365
パラシュート反応 552
パラチフス 334
パルスオキシメーター 349
パルスドプラ法 392
パルボウイルスB-19 213
ばち状指 411
羽ばたき振戦 135
破傷風(菌) 329
播種性血管内凝固症候群 87,208, 209,463
杯状変形 600,601
肺アスペルギルス症 341
肺アスペルギローマ 341
肺うっ血 189
肺炎 361

肺炎球菌 571
肺炎球菌感染症 327
肺炎球菌性肺炎 362
肺炎球菌ワクチン 450
肺炎マイコプラズマ 324
肺化膿症 371
肺活量 348
肺換気スキャン 350
肺気腫 522
肺機能検査 289
肺吸虫症 344
肺クリプトコッカス症 340
肺形成不全 372
肺血管抵抗 347,442
肺血流スキャン 350
肺血流量 171,394
肺高血圧 427,442
肺サーファクタント 13,171,183,351
肺出血 189
肺循環 14
肺硝子膜症 183
肺性心 354
肺体血管抵抗比 394
肺体血流量比 394
肺低形成 192
肺転移 481,482
肺動脈狭窄症 405
肺動脈閉鎖症 413
肺動脈弁口雑音 387
肺膿瘍 371,373
肺嚢胞 373
肺浮腫 189
肺分画症 372
肺胞性嚢胞 373
肺胞蛋白症 374
肺胞内出血 186
肺葉外肺分画症 372
肺葉性肺気腫 373,375
肺葉内肺分画症 372
胚芽形成期 4
胚芽病 4
胚細胞腫 485
胚細胞腫瘍 485,487
排泄行動 24
排泄性膀胱尿道造影 529,547
排尿困難 88
排尿障害 88
排便拒否 614
敗血症 307,309
倍数性異常 100
梅毒 338
白質変性症 578
白色瞳孔 483
白色便性下痢症 319
白内障 63,122,205
白皮症 124
白血球機能異常症 457

白血球接着不全症タイプ2 267
白血球接着不全症 267
白血球増加症 456
白血球尿 527
橋本病 235
発育加速現象 3
発育急進期 10
発癌因子 470
発疹 79
発疹チフス 326
発達 1
　──の停止・退行 130
発達検査 28
発達障害 43
発達理論 26
発熱 75, 177, 299
抜毛 616
反回神経 379
反射 21
反社会的問題行動 55
反芻性障害 616
反応性愛着障害 616
反応性リンパ節腫脹 468
反復性耳下腺炎 494
反復性腹痛 617
半陰陽 247
半月体形成 541
半月体形成性糸球体腎炎 541
半昏睡 555
半接合体 33
汎アミノ酸 545
汎下垂体機能低下症 224
汎血球減少 127, 453
汎収縮期雑音 386
晩期障害 469

ヒ

17-ヒドロキシプロゲステロン 242
21-ヒドロキシラーゼ欠損症 241, 243
ヒスタミン遊離試験 289
ヒスチオサイトーシスX 475
ヒスチジン血症 124
ヒスチジン代謝異常 124
ヒト絨毛性ゴナドトロピン 218
ヒト免疫不全ウイルス 47, 323
ヒトゲノムマッピング 100
ヒトパルボウイルスB19 317
ヒトヘルペスウイルス6型 314
ヒトヘルペスウイルス7型 314
ヒプサリスミア 559
ビオチン依存性マルチプルカルボキシラーゼ欠損症 136
ビオチン欠乏症 160
ビスホスホネート製剤 605
ビタミン 140
ビタミン依存症 135
ビタミン代謝異常 135

ビタミンA 140
ビタミンA過剰症 156
ビタミンA欠乏症 158
ビタミンB_1 140
ビタミンB_1依存性メープルシロップ尿症 135
ビタミンB_1欠乏症 158
ビタミンB_2 140
ビタミンB_2欠乏症 158
ビタミンB_6依存性痙攣 159
ビタミンB_6依存性ホモシスチン尿症 135
ビタミンB_6欠乏症 159
ビタミンB_{12}依存性メチルマロン酸血症 135
ビタミンB_{12}欠乏症 160
ビタミンC 141
ビタミンC欠乏症 160
ビタミンD 141
ビタミンD依存症 160
ビタミンD依存症II型 252
ビタミンD依存性くる病 602
ビタミンD依存性くる病I型 135
ビタミンD依存性くる病II型 136
ビタミンD過剰症 157
ビタミンD欠乏(症) 160, 601
ビタミンD受容体 602
ビタミンD抵抗性くる病 160
ビタミンK依存性凝固因子 208, 459
ビタミンK過剰症 157
ビタミンK欠乏(症) 161, 463, 576
ビタミンK欠乏性出血症 208
ビダラビン 312
ビリルビン 194
ビリルビン脳症 196
ピークフロー値 289
ピークフローメーター 349
ピックウィック症候群 380
ピトレッシン負荷試験 74
ピリドキサミン 159
ピリドキサル 159
ピリドキシン 159
ピルビン酸カルボキシラーゼ欠損症 128
ピルビン酸デヒドロゲナーゼ欠損症 127
　──, ビタミンB_1反応型 128
ピルビン酸デヒドロゲナーゼ(脱水素酵素)複合体 127
びまん性管内性糸球体腎炎 533
びまん性不透亮像 188
引きこもり 618
日和見感染 306
皮下脂肪 61
皮下小結節 275
皮脂腺腫 552
皮内反応 289

皮膚感覚 25
皮膚筋炎 282
皮膚線条 244
皮膚紋理 110
肥厚性幽門狭窄 80, 497
肥大型心筋症 122, 129, 434, 585
肥大型非閉塞性心筋症 434
肥大型閉塞性心筋症 434
肥大性変化 409, 427
肥満 89, 105, 220
肥満度 89, 149, 220
非A非B非C型肝炎 515
非Hodgkinリンパ腫 474
非ケトーシス型高グリシン血症 125
非ケトン性低血糖症 129
非ステロイド抗炎症薬 545
非ふるえによる熱産生 174
非化膿性頸部リンパ節腫脹 280
非観血的整復法 502
非結核性抗酸菌感染症 337
非社会的問題行動 55
非対称性中隔肥大 436
非定型自閉症 611
非定型肺炎 365
非福山型先天性筋ジストロフィー 584
非抱合型ビリルビン 194
非淋菌性尿道炎 325
被角血管腫 133
被虐待児症候群 3, 54, 605
菲薄基底膜病 545
脾機能亢進症 521
脾腫大 86
微細運動 22
微細痙攣発作 177
微小欠失 101
微小変化群(型) 536
微小変化群ネフローゼ 538
微少残存腫瘍 470
微少残存白血病 467
鼻翼呼吸 81, 348, 358
光凝固術 215
左-右短絡 189
左-右短絡量 394
必須アミノ酸 139
必須脂肪酸 139, 145
百日咳 331
百日咳菌 331
百日咳毒素 331
表現型 33, 117
表現促進(現象) 33, 107, 580, 581
表現度 33, 117
表在性感染症 340
表在反射 552
表皮剝奪毒 327
標準図譜 10
病原性大腸菌 332

和文索引　651

病的黄疸　194
病的蛋白尿　526
病的反射　552
病理組織検査　471
貧血　87
頻尿　528
頻拍症　438

フ

フィタン酸酸化酵素欠損症　134
フィードバック機構　218
フィブリン　105
フィブリン体分解産物　210
フェニルアラニン代謝異常　123
フェニルケトン尿症　123
フェニル酢酸　126
フェノバルビタール　566
フェリチン　452
フォローアップミルク　147
フルオロコルチゾンアセテート　242
フルクトサミン　153
フルクトース-1, 6-ジホスファターゼ欠損症　128
フロセミド　395
フロッピーインファント　105, 122, 554, 583, 587, 592, 595
ブドウ球菌感染症　327
ブドウ球菌性熱傷様皮膚症候群　328
ブドウ球菌性肺炎　363, 377
ブドウ酒様血管腫　177, 487, 552
ブドウ糖負荷試験　221
ブランコ様雑音　386
ブルセラ病　338
プリックテスト　289
プリンヌクレオチドホスホリラーゼ欠損症　260
プルンベリー症候群　85
プロスタグランジン E　14, 382
プロスタグランジン E_1　396, 413, 414, 415, 418, 420, 422, 423
プロテウス感染症　333
プロトロンビン時間(PT)　459
プロピオチオウラシル　234
プロピオン酸血症　128
プロラクチン　173, 222, 224
不活化ワクチン　49
不完全右脚ブロック　398, 401
不完全型心内膜床欠損症　401
不完全浸透　33
不感温度域　174
不感蒸泄量　137, 530
不規則性棘徐波結合　559
不顕性感染　308
不整脈　437
不定型発疹　279
不当軽量児　167, 179
不当重量児　167

不登校　54
不分離　100
不飽和鉄結合能　452
不眠　615
不慮の事故　41, 51
不連続変異　321
浮腫　88, 528
部分交換輸血　208
部分的白子症　268
部分的性早熟症　249, 250
部分肺静脈還流異常症　420
風疹　314
風疹ウイルス　314
副甲状腺(上皮小体)機能検査　70
副甲状腺機能亢進症　239, 605
副甲状腺機能低下症　236
副甲状腺ホルモン　211, 223, 236
副腎　19
　　　──, 胎児層　19
副腎性アンドロゲン　218
副腎性器症候群　240
副腎白質ジストロフィー　244, 579
副腎皮質刺激ホルモン　224, 240
副鼻腔炎　356, 360
福祉事務所　56
福山型先天性筋ジストロフィー　584, 585, 587
腹式呼吸　13
腹水　538
腹痛　78
腹部超音波検査　497
腹部膨満　85, 177
腹壁破裂　193
腹壁反射　552
腹膜刺激症状　502, 510
複合型免疫不全症　255, 259
複雑型熱性痙攣　565
複視　553
憤怒痙攣　566
分岐酵素欠損症　122
分岐鎖アミノ酸代謝異常　124
分染法　100
分泌型 IgA　253
分娩外傷　198
分娩麻痺　199
分離不安　26

ヘ

ヘテロ接合体　33, 119
ヘミ接合体　33
ヘム　194
ヘモグロビン　448
ヘモグロビン A_{1c}　153
ヘモジデリン　452
ヘモジデローシス　454
ヘリオトロープ疹　282
ヘリコバクター・ピロリ　498

ヘルニア　510
ヘルパー T 細胞　293
ヘルパンギーナ　318
ヘルペス性(歯肉)口内炎　317, 494
ヘルペス脳炎　317, 573
ベクトル心電図　395
ベタイン　125
ベロ毒素　543
ペニシリン系薬　310
ペニシリン結合蛋白　310
ペニシリン耐性肺炎球菌　306, 327, 362
ペラグラ様皮疹　126
ペルオキシソーム病　134
平滑筋肉腫　485
平均赤血球血色素量　445
平均赤血球容積　445
閉鎖遅延　2
閉塞性障害　71, 348
閉塞性肺気腫　375
片頭痛　557
片側肥大　480
片麻痺　570
変行伝導　438
扁桃肥大　353
扁平椎　600
弁開放音　429
弁拡大術　429
便中抗原検査　498
便秘　83
鞭虫症　344

ホ

ホスホフルクトキナーゼ欠損症　122
ホスホマイシン　311
ホスホリラーゼ欠損症　122
ホモシスチン尿症　125
　　　──, ビタミン B_6 反応型　125
ホモ接合体　33, 119
ホモバニリン酸　471, 479
ホルモン受容体異常症　252
ホルモン補充療法　487
ボツリヌス菌　330
ボツリヌス症　597
ポリオ　318
ポリオウイルス　318
ポリペプチド系薬　311
保因者　119
保温　179
保健管理　44
保健教育　44
保健所　57
捕捉反射　17
哺乳　17
補体　253, 254
補体因子欠損症　269
補体活性化　253

補体欠損症　255
母系遺伝　33, 155
母子関係の確立　180
母子感染　513
母子健康手帳　43
母子保健　39
母子保健法　56
母性フェニルケトン尿症　124
母体搬送　178
母乳栄養　141
　　——にともなう黄疸　196
　　——の利点　141
母乳(性)黄疸　143, 196
母乳汚染　53
母乳禁忌　142
母乳不足　142
泡沫細胞　132
抱合型ビリルビン　194
放射能汚染　53
放線菌症　338
乏尿　88, 528
房室中隔欠損症　401
房室弁開放音　385
房室ブロック　439, 585
傍糸球体装置　525
帽状腱膜下出血　199
膀胱炎　546
膀胱尿管逆流　547
膨隆　2
発作性寒冷血色素尿　451
発作性上室頻拍　416, 422, 439
本態性高血圧　443
奔馬調律　421

【マ】

マイクロサテライト多型　32
マイコプラズマ肺炎　365
マグネシウム欠乏症　163
マグネシウム欠乏性低カルシウム血症　211
マクロライド系薬　311
マススクリーニング　41, 74, 232
マラスムス　149
マラリア　342
マルチコア病　591
マンシェット　443
麻疹　313
麻疹ウイルス　313, 574
麻痺　554
麻痺性イレウス　78
膜侵襲複合体　254
膜性骨化　599
膜性腎炎　540
膜性腎症　540
膜性増殖性糸球体腎炎　540
膜性増殖性腎炎　533
膜様封入体　132

膜様落屑　280
末梢血液　445
末梢血幹細胞移植　447
末梢神経炎　574
末梢神経枝　316
末梢神経変性症　581
末梢性チアノーゼ　176
末梢性麻痺　554
末梢肺動脈狭窄　406
末梢リンパ球の空胞化　132
末端肥大症　226
慢性運動性チック　615
慢性炎症性腸疾患　504
慢性活動性胃炎　498
慢性活動性EBウイルス　323
慢性活動性EBウイルス感染症　323
慢性肝炎　511, 514, 515
慢性気管支炎　357
慢性甲状腺炎　235, 236
慢性骨髄性白血病　467
慢性進行性外眼筋麻痺　35, 593
慢性腎炎　534
慢性腎不全　530, 531
慢性心膜炎　431
慢性頭蓋内圧亢進　552
慢性肉芽腫症　266
慢性肺疾患　187
慢性発声チック　615
慢性皮膚粘膜カンジダ症　270
慢性便秘　614
慢性扁桃炎　353
慢性良性好中球減少症　269

【ミ】

ミエリン塩基性蛋白　320
ミエロペルオキシダーゼ欠損症　268
ミオクローヌスてんかん　593
ミオグロビン尿　595
ミオチュブラーミオパチー　590
ミオパチー　560
ミトコンドリアβ酸化系　129
ミトコンドリア異常症　35, 585
　　——にともなう糖尿病　155
ミトコンドリア脳筋症　592
ミトコンドリアミオパチー　584, 592
ミニサテライト多型　32
未熟児　179
未熟児動脈管開存症　188
未熟児貧血　206
未熟網膜症　213
未分化胚腫　485
味覚　25
右-左短絡　189
右-左短絡量　394
水制限試験　222
水俣病　53
脈なし病　280

脈絡膜炎　324

【ム】

ムコ多糖症　130
ムコリピドーシス　134
ムンプス　572
ムンプスウイルス感染症　322
無β-リポ蛋白症　164
無害性雑音　387
無気肺　378
無機質　141
無菌性髄膜炎　319, 572
無菌性膿尿　528
無呼吸　380
無呼吸発作　186
無虹彩症　480
無酸素発作　383, 411
無症候性血尿・蛋白尿　534
無精子症　106
無トランスフェリン血症　452
無尿　88
無脳症　562
無脾症候群　423

【メ】

メサンギウム細胞　534
メサンギウム細胞間入　540
メサンギウム増殖性腎炎　539
メチオニン代謝異常　125
メチシリン耐性黄色ブドウ球菌　306, 328, 364
メチルクエン酸　128
メチルプレドニゾロン大量静注(パルス)療法　538, 542
メチルマロン酸血症　128
メトピロン試験　221
メフェナム酸　396
メープルシロップ尿症　124
　　——，ビタミンB_1反応型　125
メレナ　177
メロシン欠損症　584, 585, 588
免疫　172
免疫グロブリン　19, 172, 312
免疫グロブリン製剤　257
免疫グロブリン置換療法　257
免疫複合体　540
免疫複合体型アレルギー反応　287
免疫溶菌　253
免疫抑制薬　455, 530

【モ】

モザイク　100
モノバクタム系薬　310
モヤモヤ血管　558, 576
モヤモヤ病　576
もうろう状態　96
毛細血管拡張性運動失調　107, 265

網状顆粒状陰影　420
網状赤血球　449
網膜芽腫　483
網様細顆粒状陰影　204
門脈圧亢進症　521
問診　59
　　──，緊急性の判断　59

ヤ

やせ　89, 150, 221
夜驚　615
夜尿　614
夜盲症　158
野兎病　338
薬剤移行　143
薬剤性SLE　281
薬剤性肝炎　518
薬剤性肝障害　518
薬剤性胆汁うっ滞　518
薬疹　299
　　──，多形滲出性紅斑型　299
薬物アレルギー　298
薬物療法　91

ユ

輸液　92
輸血　93
　　──の異常反応　263
輸血副作用　93
輸入感染症　306
有機酸血症　128
有機酸代謝異常　127
有効肺血流量　394
疣贅　433
遊走腎　549
優性遺伝　33
指の重合　104

ヨ

4-p症候群　104
IV音　385
IV型コラーゲン　544
ヨード欠乏症　162
予防接種　48
予防接種健康被害救済制度　52
予防接種法　50
夜泣き　615
幼児期　1
幼虫移行症　345
羊水混濁　185
葉酸欠乏症　159
陽性棘波　559
　　14 and 6 Hz──　559
　　6 Hz──　559

溶血性黄疸　195
溶血性尿毒症症候群　332, 461, 543
溶血性貧血　122, 157, 448, 543
溶血性連鎖状球菌(溶連菌)感染　532
溶血発作　135
溶連菌感染後急性糸球体腎炎　532
養育医療　58
養護教諭　44
翼状頸　106
横川吸虫症　344

ラ

ライノウイルス　352
ライム病　339
ラクターゼ　172
ラクトアルブミン　144
ラミニン2欠損症　584, 585, 588
ラミニン2陽性型先天性筋ジストロフィー　588
ランブル鞭毛虫症　342
落陽現象　63
卵円孔　14, 381, 382
卵黄嚢　445
卵黄嚢癌　485
卵胞刺激ホルモン　224

リ

リウマチ性疾患　273
リウマチ性心炎　428
リウマチ熱　275, 326, 428
リウマトイド因子　273
リジン尿性蛋白不耐症　126
リソソーム病　130
リソソーム膜輸送異常　134
リバビリン　312
リポ蛋白リパーゼ　128
リポイドネフローゼ　538
リポジストロフィー　163
リボフラビン　158
リン欠乏症　163
リング染色体　101
リンゴ病　317
リンコマイシン系薬　311
リンの代謝　175
リンパ芽球性リンパ腫　475
リンパ管腫　487
リンパ球　254
リンパ球増加症　456
リンパ節腫脹　468
リンパ由来腫瘍　379
利尿薬　395
離乳(食)　145, 146
流行性筋痛症　319
流行性耳下腺炎　322, 522

両大血管右室起始症　414
両方向性短絡　189
両麻痺　570
良性家族性血尿　545
良性家族性新生児痙攣　568
良性反復性血尿　545
良性リンパ節腫脹　468
療育　43
緑膿菌感染症　333
輪状紅斑　275
輪転様雑音　404
隣接遺伝子症候群　110
臨界期　1, 4, 97
臨床診断　118

ル

ループスアンチコアグラント　274
ループス腎炎　542
ルポイド肺炎　368
類白血病反応　103

レ

レオウイルス　352
レジオネラ症　335
レシチン　13
レース状陰影　188
レプトスピラ症　339
レプリーゼ　331
冷式抗体　450
冷凍凝固術　215
劣性遺伝　33
裂肛　509
連鎖球菌　326
連鎖球菌感染症　326
連鎖球菌性肺炎　364
連続性雑音　386, 404
連続波ドプラ法　392

ロ

ロイコトリエン受容体拮抗薬　290
ロイシン過敏性低血糖症　156
ロタウイルス　83, 319, 499, 500
ロタウイルス感染症　319
ロダンカリ放出試験　229
ロッキー山紅斑熱　326
漏出液　376
肋骨弓下　393
肋骨侵食像　409
論理的プロセス　59

ワ

鷲手　132
笑い発作　105

欧文索引

A

α_1-アンチトリプシンクリアランス試験　72
α-1,4-グルコシダーゼ欠損症　122
17α-ヒドロキシラーゼ/17-20 デスモラーゼ欠損症　242
α-フェトプロテイン　36,265,471,482,486
α_1-ミクログロブリン　527
5α-還元酵素欠損症　248
1α 水酸化酵素　602
α-fetoprotein（AFP）　471
α_1-MG　527

A 型肝炎　512
A 群 β 溶血性連鎖球菌（溶連菌）　326,352,532
A 群 β 溶血性連鎖球菌感染症　326
abdominal Wilson　135
absence epilepsy in childhood　568
ACE 阻害薬　535
acetonemic vomiting　164
achalasia　496
achondroplasia　602
acid lipase deficiency　129
acquired hypothyroidism　233
acquired immunodeficiency syndrome（AIDS）　324
acquired toxoplasmosis　342
acrodermatitis enteropathica　162
acromegaly　226
ACTH　224,240
ACTH 負荷試験　222
actinomycosis　338
activation-induced cytidine deaminase　262
acute appendicitis　502
acute bronchitis　357
acute bronchiolitis　358
acute cerebellar ataxia　575
acute disseminated encephalomyelitis（ADEM）　574
acute encephalopathy　575
acute hepatitis　512,514
acute lymphocytic leukemia（ALL）　465
acute myelogeneous leukemia（AML）　466
acute nasopharyngitis　352
acute pharyngitis　352
acute phase reactants　274
acute promyelocytic leukemia（APL）　467
acute renal failure（ARF）　531
acute thyroiditis　234
acute tonsillitis　352
ACV　312,316
ADA 遺伝子　260
ADA 欠損症　260
Adams-Stokes 症候群　434,440
ADCC　253
Addison 病　244
ADEM　574
adenoid hypertrophy　353
adenosine deaminase deficiency　260
adenovirus infection　321
adenovirus　352
ADH　20
ADHD　612
ADN-B　353
adolescent growth spurt　7
adrenarche　219
adrenocorticotropic hormone（ACTH）　240
adrenogenital syndrome　240
adrenoleukodystrophy　244,579
AFP　471,482,486
AID　262
AIDS　47,324
AIHA　450
air leak　185,186
Alagille 症候群　519
albinism　124
Albright 遺伝性骨ジストロフィー　237,249
Alexander 病　579
ALL　465
allergic purpura　277
allergic rhinitis　295
allergy　287
alopecia　602
Alpers 病　579
Alport 症候群　544
AMD　481
AME　245
amebiasis　342
AML　466
amylopectinosis　122
ANA　273
anal atresia　191
anal fissura　509
anal prolapse　509
anaphylaxis　298
ANCA　274,541
Anderson 病　122
androgen　218
anemia of prematurity　206
anencephaly　562
aneuploidy　100
Angelman 症候群　105
angiocardiography　394
angiokeratoma　133
angioneurotic edema　303
angular fissures　493
aniridia　480
anisakiasis　345
ankle clonus　66
ankyloglossia　493
ankylosing spondylitis　285
Ann Arbor 分類　473
anomaly association　109
anomaly syndrome　109
anorexia nervosa　3,617
anoxic spell　411
anticipation　33,107,580
antideoxyribonuclease-B（ADN-B）　353
antigenic shift　321
anti-neutrophil cytoplasmic antibodies（ANCA）　274
anti-nuclear antibody（ANA）　273
anti-phospholipid antibodies　274
anti-phospholipid antibody syndrome　282,286
antistreptokinase（ASK）　353
antistreptolysin O（ASO）　326,353
aortic regurgitation（AR）　429
aortic stenosis（AS）　406,429
aortitis syndrome　280
Apgar score　182
aphthous stomatitis　494
apical position　393
APL　467
aplastic anemia　453
aplastic crisis　318
apnea attack　186
apnea of prematurity　186
apparent mineralocorticoid excess（AME）　245
appropriate-for-dates infant　167
Apt 試験　208,209
APTT　459
AR　429
Ara-A　312
arachnoid cyst　563
ARF　531
arm span　599

arousal 554
artificial feeding 141
AS 406, 429
5-ASA 505, 506
ascariasis 343
ASD 397
aseptic meningitis 319, 572
aseptic pyuria 528
ASH 436
Ashner 法 439
ASK 353
ASO 326, 353
Asperger 症候群 611
aspergillosis 341
asphyxia neonatorum 182
aspiration pneumonia 367
asplenia syndrome 423
asthmatic bronchitis 357
asymmetrical septal hypertrophy (ASH) 436
AT 265
ataxia-telangiectasia(AT) 107, 265
ataxia-telangiectasia gene mutated 遺伝子 265
ATLL 324
ATM 遺伝子 265
atopic dermatitis 300
atopy 300
atransferrinemia 452
atrial fibrillation 440
atrial flutter 440
atrialized ventricle 421
atrial septal defect(ASD) 397
atrioventricular block(AV block) 439
attention-deficit hyperactivity disorder(ADHD) 612
atypical autism 611
auditory brainstem response 197
autism 611
autoimmune antibody 450
autoimmune hemolytic anemia (AIHA) 450
autoimmunity 273
autosomal dominant inheritance 33
autosomal recessive severe combined immunodeficiency 260
AV block 439
aversion to protein 127
awareness 554

B

β細胞過形成 156
β細胞腫瘍 155
β遮断薬 436
β-ヒト絨毛性ゴナドトロピン 471
11β-ヒドロキシステロイド脱水素酵素 245
11β-ヒドロキシラーゼ欠損症 242
β₂-ミクログロブリン 527
β-ラクタム薬 310
β-cell hyperplasia 156
β-hCG 471
β-human chorionic gonadotropin (β-hCG) 471
β₂-MG 527
3β-OH-ステロイドデヒドロゲナーゼ欠損症 242
B 型肝炎 512, 540
B 型肝炎ウイルス 143
B 群溶血性連鎖球菌(GBS) 184, 327, 571
B 群(溶血性)連鎖球菌感染症 204, 327
Babinski 徴候 66
Babinski 反射 552
bacterial infection 204
bacterial meningitis 571
bacterial pneumonia 361
bacteriuria 528
BAL 350
Ballard 法 170
balloon atrial septostomy(BAS) 413, 416
Bartter 症候群 246
BAS 413, 416
basal metabolic rate(BMR) 138, 230
Basedow 病 234
basophilia 456
Bassen-Kornzweig 症候群 164
battered child syndrome 3, 54
BBB 442
BCG 50, 337
Becker 型筋ジストロフィー(BMD) 35, 587
Beckwith-Wiedemann 症候群 114, 156, 480
Behçet 病 284
Benedict 反応 122
benign familial hematuria 545
benign familial neonatal seizure 568
benign recurrent hematuria 545
beriberi 158
Bernard-Soulier 症候群 461, 462
bezoars 509
biliary atresia 520
bilirubin 194
bilirubin encephalopathy 196
Biot 呼吸 81

biotin 160
birthdefects 97
birth weight 167
black hairy tongue 493
Bland-White-Garland 症候群 423
blastogenesis 4
blastopathy 4
bleb 373
Bloom 症候群 107
BMD 587
BMR 230
BMT 447
Bochdalek 孔ヘルニア 192
bone age 10
bone marrow transplantation (BMT) 447
boot shape 411
Bordetella pertussis 331
Bornholm 病 319
Boston exanthema 319
Botallo 管開存症 403
botulism 597
botulism food poisoning 330
bounding pulse 384, 404, 429
Bourneville 病 563
BPD 187
brachial palsy 199
Brachmann-de Lange 症候群 105
brain abscess 573
brain stem glioma 577
brain tumor 486
breast feeding 141
breast milk 143
breath-holding spell 566
bronchial asthma 292
bronchial sounds 64
bronchiectasis 359
bronchoalveolar lavage(BAL) 350
bronchopulmonary dysplasia(BPD) 187
brown adipose tissue 174
Brudzinski 徴候 90
Bruton's tyrosine kinase 遺伝子 261
BSP(bromsulfalein) 72
btk 遺伝子 261
bubbly appearance 188
bulimia nervosa 617
bulla 373
bundle branch block(BBB) 442
Burkitt リンパ腫 475
burucellosis 338

C

C3 533
C 型肝炎 514
C 型肝炎ウイルス 143

¹³C-尿素呼気試験　498
CAEBV　323
café-au-lait spot　552, 564
CAG リピート　580, 581
CAH　240
Campylobacter infection　334
Canavan 病　579
cancer suppressor gene　108
Candida albicans　494
candidiasis　340
CAP　374
CAPD　530
caput succedaneum　198
cardiac catheterization　393
cardiothoracic ratio (CTR)　388
carditis　275
Carey-Cooms 雑音　386, 428
carnitine palmitoyltransferase (CPT) deficiency　129
carnitine transporter deficiency　130
casein　144
CATCH 22　265, 397, 413
cat cry syndrome　104
catheter ablation　441
cat's eye 現象　483
cat scratch disease　338
cavernous lymphangioma　487
CD 18 分子　267
CD 40　262
CD 40 リガンド (gp 39)　262
CDDP　483
celiac sprue　164
central core disease　590
cephalohematoma　198
cerebellar astrocytoma　487, 577
cerebellar tumors　577
cerebral contusion　577
cerebral hemorrhage　576
cerebral infarction　576
cerebral palsy (CP)　569
CGD　266
CH₅₀　533
chance hematuria and/or proteinuria　534
charge barrier　536
check valve　360, 373
Chédiak-Higashi 症候群 (CHS)　268
cherry-red spot　63, 133
Cheyne-Stokes 呼吸　81
Chiari 奇形　561
chief complaint　60
child abuse　54
chimera　100
chlamydial infection in newborn　325
chlamydial pneumonia　366

Chlamydia pneumoniae 感染症　325
Chlamydia pneumoniae 肺炎　367
Chlamydia psittaci 感染症　325, 367
Chlamydia trachomatis 感染症　325
Chlamydia trachomatis 肺炎　366
chloride channel 5 (CLCN 5) 遺伝子　545
choledocal cyst　521
cholera　335
chorea minor　275
choriocarcinoma　485
chromosome　99
chromosome breakage syndrome　107
chronic benign neutropenia　269
chronic benign neutropenia of childhood　269
chronic bronchitis　357
chronic granulomatous disease (CGD)　266
chronic hepatitis　514, 515
chronic inflammatory bowel diseases　504
chronic lung disease (CLD)　187
chronic motor tic　615
chronic mucocutaneous candidiasis　270
chronic myelogeneous leukemia (CML)　467
chronic progressive external ophthal monoplegia (CPEO)　593
chronic renal failure (CRF)　531
chronic thyroiditis　235
chronic tonsillitis　353
chronic vocal tic　615
CHS　268
chylomicron (CM)　128
CIITA　260
claw hand　132
CLCN 5 遺伝子　545
CLD　187
cleft lip　493
cleft palate　493
clonorchiasis　344
Clostridium botulinum　330
Clostridium difficile　330
　　──pseudomembranous colitis　330
Clostridium perfringens (food poisoning)　330
Clostridium tetani　329
clubbed finger　411
CM　128
CMD　587
CML　467
CMN　480
CoA　408

coarctation of the aorta (CoA)　408
coarse crackles　65
coated tongue　493
cobblestone appearance　505
coeur en sabot shape　411
cold agglutinin disease　451
cold antibody　450
colostrum　143
coma　96, 555
combined immunodeficiencies　255
committed stem cell　445
common cold　352
common variable immunodeficiency (CVID)　262
communication disorders　613
complement deficiency　255, 269
complete AV block　440
complete ECD　402
complete transposition of the great arteries (TGA)　414
compliance　90
congenital adrenal hyperplasia (CAH)　240
congenital alveolar proteinosis (CAP)　374
congenital anomalies　97
congenital cystic adenomatoid malformation　373
congenital cytomegalovirus infection　113, 205
congenital diaphragmatic hernia　192
congenital dilatation of the bile duct　521
congenital esophageal atresia　190
congenital esophageal stenosis　496
congenital generalized lipodystrophy　163
congenital herpes virus infetion　113
congenital hypothyroidism　230
congenital intestinal atresia　191
congenital malformation　109
congenital mesoblastic nephroma (CMN)　480
congenital muscle fiber type disproportion　590
congenital muscular dystrophy (CMD)　587
congenital myotonia　592
congenital myotonic dystrophy　592
congenital nephrotic syndrome　544
congenital rubella syndrome　113, 205, 314
congenital stridor　356

congenital syphilis 339
congenital toxoplasmosis 113, 206, 314
congestive heart failure 395
conjugated bilirubin 194
Conn 症候群 245
constipation 504
constitutional short stature 219
contiguous gene syndrome 110
continuous murmur 386
continuous ambulatory peritoneal dialysis(CAPD) 530
convulsion 556
Coombs 287
Coombs 試験 197
coprolalia 616
Cori 病 121
Cornelia de Lange 症候群 105
coronary arteriovenous fistula 425
coronary artery anomaly 423
corona virus 352
corrected TGA(c-TGA) 416
cow's milk 144
coxsackie virus 318, 352
coxsackie virus infection 318
CP 569
CPEO 593
CPS 欠損症 126
CPT deficiency 129
craniopharyngioma 487, 577
cranioschisis 563
craniotabes 161
crescentic glomerulonephritis 541
cretinism 230
CRF 531
Crigler-Najjar 症候群 87
Crigler-Najjar 症候群Ⅰ型 519
Crigler-Najjar 症候群Ⅱ型 520
crisis 449
critical period 1, 4, 97
Crohn 病 85, 504
croup 355
crush syndrome 96, 595
crypt abscess 506
cryptococcosis 340
cryptorchidism 548
cryptosporidosis 343
c-TGA 416
CTR 388
cupping 600, 601
curable disease 469
Cushing 症候群 244
Cushing 病 244
CVID 262
cyanocobalamin 160
cyclic neutropenia 269
cystic fibrosis of the pancreas 522

cystic lymphangioma 487
cystinosis 134
cystinuria 546
cystitis 546
cytomegalo virus infection 323

D

D 型肝炎 515
D-ペニシラミン 135
Dandy-Walker 奇形 561
DAX-1 243
DBPCFC 288
DCM 436
DDAVP 227
DDAVP 療法 463
2 DE 392
deep coma 555
degenerative diseases of the basal ganglia 579
delayed closure of ductus arteriosus 188
delayed primary operation 471
delayed puberty 251
deletion 30, 101
Dent 病 545
dentatorubropallidoluysian atrophy (DRPLA) 581
11-deoxycorticosterone(DOC) 240
dermatoglyphic pattern 110
dermatomyositis 282
development 1
developmental disorder 43
dextrocardia 423
diabetes insipidus 226
diabetes mellitus(DM) 150
diabetic neuropathy 153
diabetic nephropathy 153
diabetic retinopathy 153
Diamond-Blackfan 貧血 455
diaphragmatic eventration 192
diastolic rumble 386
DIC 88, 209, 463
differential cyanosis 409
DiGeorge 症候群 211, 236, 265, 408, 410
dilatation of the choledocal duct 521
dilated cardiomyopathy(DCM) 436
DIP 529
dipalmitoyl phosphatidylcholine (DPPC) 183
diphteria 329
diplegia 570
diplopia 553
direct bilirubin 194
disseminated intravascular coagulation(DIC) 209, 463
distant cardiac sound 431
disturbance of consciousness 554
dive-bomber sound 585, 592
diving reflex 439
DM 150
DMD 586
DNA ジャイレース 311
DNA 損傷の修復障害 107
DOC 240, 241
doll face 120
Donath-Landsteiner 抗体 451
Doppler echocardiogram 392
DORV 414
double-blind placebo-controlled food challenge(DBPCFC) 288
double bubble sign 191, 501
double folding 583
double-outlet right ventricle (DORV) 414
Down 症候群 103, 233, 403, 584, 610
DPPC 183
DPT 329, 330, 332
drip infusion pyelography(DIP) 529
DRPLA 31, 581
drug allergy 298
drug eruption 298
drug fever 298
drug induced SLE 281
dry pleurisy 376
DSM-IV 607
d-TGA 414
d-transposition of the great arteries (d-TGA) 414
Dubin-Johnson 症候群 87, 520
Dubowitz 法 170
Duchenne 型筋ジストロフィー (DMD) 35, 585, 586
Duchenne-Erb 麻痺 199
duodenal atresia 501
duodenal stenosis 501
duplication 31, 101
dysgerminoma 485
dysplastic kidney 548
dystonia 554

E

E 型肝炎 515
Eaton agent 365
EB ウイルス 323
EB ウイルス肝炎 517
EB ウイルス感染症 323
Ebstein 奇形 421, 441
ECD 401
Echovirus 352
echovirus infection 319

ED 492
edema 528
Edwards 症候群 104
effective pulmonary flow 394
Ehlers-Danlos 病(症候群) 377,464
Eisenmenger 症候群 400,426
ejection click 385
ejection sound 385
ejection systolic murmur 385
ELA2 遺伝子 269
elemental diet(ED) 492
Ellsworth-Howard 試験 70,223,237
embryonal carcinoma 485
embryonal period 1
embryopathy 4
Emery-Dreifuss 型筋ジストロフィー 584,589
emotional abuse 54
empyema 377
encephalitis 573
encopresis 614
endocardial cushion defect(ECD) 401
enterobiasis 343
enterotoxin 327
enuresis 614
eosinophilia 456
eosinophilic granuloma 475
ependymoma 578
epilepsy 566
Epstein-Barr virus infection 323
Erb の麻痺 177
ERCP 490
erythema infectiosum 317
erythema marginatum 275
erythema multiforme exsudativum 286
erythema nodosum 283
erythroblastosis fetalis 195
Escherichia coli infection 332
esophageal atresia 495
essential hypertension 443
Evans 症候群 450
Ewing 肉腫 484,485
exanthema subitum 314
exceptionally large infant 167
exchange transfusion 198
exfoliative toxin 327
expressivity 117
extracapillary proliferative glomerulonephritis 541
extremely immature infant 167
extremely low birth weight infant 167
exudate 376

F

FAB 分類 465
Fabry 病 133
facial diplegia 583,592
facioscapulohumeral muscular dystrophy(FSHD) 589
FAD 158
Fallot 四徴症 410
falx image 202
familial benign chronic neutropenia 269
familial hemophagocytic lymphohistiocytosis(FHL) 478
familial hypercholesterolemia 128
familial hyperlipidemia 128
familial hypocalciuric hypercalcemia(FHH) 239
familial polyposis coli 507
familial spastic paraplegia 581
Fanconi 症候群 121,134,545
Fanconi 貧血 107,455
fasciculation 67,553,595
fatty liver 521
$Fc\varepsilon RI$ 289
FDP 210
febrile seizure 565
female hermaphroditism 248
FE_{Na} 172,531
fetal alcohol syndrome 112
fetal hydantoin syndrome 111
fetal isotretinoin syndrome 112
fetal malnutrition 179
fetal Minamata disease 112
fetal period 1
fetal valproate syndrome 111
fetal warfarin syndrome 112
fetopathy 4
$FEV_{1.0}$ 71,348
$FEV_{1.0\%}$ 71,348
FGFR 3 602
FHH 239
FHL 478
fibrin degradation product(FDP) 210
fibromatosis 488
fibrosarcoma 485
fine crackles 64
fine movement 22
first degree AV block 439
Fishberg 濃縮試験 529
flavin adenine dinucleotide(FAD) 158
flavin mononucleotide(FMN) 158
floppy infant 105,554,583
flow-volume 曲線 348
FMN 158

FMR-1 遺伝子 107
focal(segmental) glomerular sclerosis(F(S)GS) 539
food allergy 299
forced expiratory volume in one second($FEV_{1.0}$) 348
foreign bodies 508
fractional sodium excretion(FE_{Na}) 172,531
fragile X syndrome 106
free-air space 378
free T_3 229
free T_4 229
French-American-British(FAB)分類 465
Friedreich 失調症 31,581
Fröhlich 症候群 250
frog leg position 583
frog position 62
frontal epilepsy 568
fructose-1,6-diphosphatase deficiency 128
fructose intolerance 123
F(S)GS 539
FSH 224
FSHD 589
Fukuyama congenital muscular dystrophy 587
fulminant hepatitis 515
functional murmur 387

G

γ-グロブリン大量療法 450
γ-グロブリン治療 429
γc 鎖遺伝子異常 259

G バンド法 100
$G_S\alpha$ 蛋白質 239
GAD 抗体 151
galactosemia 122
gallop rhythm 421
gangrenous stomatitis 494
gastroesophageal reflux(GER) 496
gastroschisis 193
Gaucher 細胞 132
Gaucher 病 132
GBS 184,204,327
GBS 肺炎 364
G-CSF 258,268
G-CSF 受容体 268
Gell 287
gene diagnosis 35
generalized epilepsy 568
gene therapy 37
genetic counseling 36
genetic heterogeneity 117
genomic imprinting 34,100

genotype 33,117
geographic tongue 493
GER 496
germ cell tumor 485
germinal matrix 200
gestational age 167
GFR 15,72,528
GH 19,224
GHD 性低身長 224
Gianotti 病 513
giant baby 167
giardiasis 342
Gilbert 症候群 87,520
Gitelman 症候群 246
Glantzmann 病 462
Glasgow coma Scale 96,555
globoid cell leukodystrophy 578
glomerular filtration rate (GFR) 15,72,528
glucosuria 528
glutamic acid decarboxylase (GAD) 151
glycogen storage disease 120,592
GM_1 ガングリオシド 133
GM_1 ガングリオシドーシス 133
GM_2 ガングリオシド 133
GM_2 ガングリオシドーシス 133
goiter 236
Gomori methenamine-silver 染色 369
gonadarche 219
Goodpasture 症候群 286,374
goose neck 変形 402,403
Gottron 徴候 282
Gowers 徴候 584,587
gp 39 262
gp 91-phox 266
graft versus host reaction (GVH) 257
graft versus host disease (GVHD) 198
Graham-Steell 雑音 404,427
granulocyte colony stimulating factor (G-CSF) 268
Grass 分類 495
Graves 病 234
Greulich-Pyle 法 10
GRF 負荷試験 221
gross movement 22
group A β-hemolytic streptococcal infection 326
group B streptococcal infection (GBS) 327
group B streptococcal pneumonia 364
group B streptococcus (GBS) 感染 204

growth 1
growth acceleration 3
growth factor 453
growth spurt 10
Guillain-Barré 症候群 574
GVH 257
GVHD 198

Ⓗ

HA 321
Haemophilus influenzae 355
Haemophilus influenzae infection 331
haemophilus pneumonia 362
HAM 324
Hamman-Rich 症候群 370
hand-foot-mouth disease 319
Hand-Schüller-Christian 病 475
HANE 304
harlequin color change 177
Hartnup 病 126
HAU 324
Hb 448
HbA 208
HbA_{1c} 153
HbF 18,208,455
HBV 143
hCG 218,486
hCG 負荷試験 222
HCM 434
HCV 143
HD 473
HDL 128
headache 557
heart murmur 385
——, blowing 386
——, harsh 386
——, high pitched 386
——, low pitched 386
——, musical 386
——, vibratory 386
heart sound 384
heavy-for-dates infant 167
heel to ear 583
Heiner 症候群 373,374
Helicobacter pylori 498
hemagglutinin (HA) 321
hemangioma 487
hemangioma of the liver 522
hematuria 527
heme 194
hemihypertrophy 480
hemiplegia 570
hemizygote 33
hemoglobin (Hb) 448
hemolytic anemia 448
hemolytic jaundice of the newborn 195
hemolytic uremic syndrome (HUS) 332,461,543
hemophagocytic syndrome (HPS) 477
hemophilia 462
hemorrhoidal fistula 509
hemosiderosis 454
Henle のループ 525
Henoch-Schönlein 紫斑病 277,464
Henoch-Schönlein 紫斑病性腎炎 541
hepatitis A 512
hepatitis B 512
hepatitis C 514
hepatoblastoma 482
hereditary angioneurotic edema (HANE) 303
hereditary elliptocytosis 450
hereditary motor and sensory neuropathy (HMSN) 581
hereditary nephritis 544
hereditary neutropenia 268
hereditary spherocytosis (HS) 448
Hering-Breuer 反射 171
hermaphroditism 247
herpangina 318
herpes simplex (virus) infection 206,317
herpes zoster 315
herpetic gingivostomatitis 317,494
herpetic stomatitis 494
Hers 病 122
heterozygote 33
HFA 612
HHV-6 314
HHV-7 315
high density lipoprotein (HDL) 128
high functioning autism (HFA) 612
high risk infant 178
Hirschsprung 病 503
histidinemia 124
histiocytosis X 475
HIV 感染症 47,143,323
HLA 欠損症 260
HLHS 422
HMD 183
HMSN 581
HNCM 434
H_2O_2 非産生菌 267
HOCM 434
Hodgkin 細胞 473
Hodgkin 病 (HD) 473
holoprosencephaly 562
Holter 心電図 395
homocystinuria 125
homovanillic acid (HVA) 471,479

homozygote 33
hookworms 343
Horner 症候群 200
Howell-Jolly 小体 423, 450
HPRT 134
HPRT 欠損症 134
HPS 306, 477
HS 448
HSES 321
HSV-1 317
HSV-2 317
HTLV-1 143
HTLV-1 感染症 324
HTLV-1 associated myelopathy (HAM) 324
human chorionic gonadotropin (hCG) 218, 486
human immunodeficiency virus infection 323
human T-cell leukemia virus infection 324
hump 534
Hunter 症候群 132
Huntington 病 31, 580
Hurler 症候群 131
HUS 332, 461, 543
HVA 471, 479
hyaline membrane disease (HMD) 183
hydrocarbon pneumonia 368
hydroceles 548
hydrocephaly 561
hydronephrosis 548
hydrops fetalis 195, 212
17-hydroxyprogesterone (17-OHP) 242
hyperammonemia 126
hyper IgE syndrome 269
hyper IgM syndrome 262
hyperparathyroidism 239
hyperphenylalaninemia 124
hypersensitivity 287
hypersensitivity pneumonitis 370
hypertension 443, 528
hyperthyroidism 234
hypertrophic pyloric stenosis 497
hypertrophic cardiomyopathy (HCM) 434
hypertrophic nonobstructive cardiomyopathy (HNCM) 434
hypertrophic obstructive cardiomyopathy (HOCM) 434
hyperventilation syndrome 617
hypnagogic hypersynchrony 559
hypochondroplasia 604
hypoglycemia 155
hypogonadism 250

hypogonadotropic hypergonadism 249
hypomelanosis of Ito 565
hypoparathyroidism 236
hypoplastic kidney 548
hypoplastic left heart syndrome (HLHS) 422
hypothyroidsm 230
hypovolemic shock 530
hypoxanthine-guanine phosphoribosyl transferase (HPRT) 134
hypoxic spell 411
hypsarrhythmia 559

I

IAA 151
IAR 295
IBS 504, 617
ICA 151
ICD-10 607
I-cell 病 134
ICG (indocyanine green) 72
idiopathic diffuse interstitial fibrosis of the lung 370
idiopathic localization related epilepsy 567
idiopathic tubular proteinuria 545
icteric leptospirosis 339
idiopathic generalized epilepsy 568
idiopathic hypercalciuria 549
idiopathic pulmonary hemosiderosis 373
idiopathic respiratory distress syndrome (IRDS) 183
idiopathic thrombocytopenic purpura (ITP) 460
IE 432
IFN-γ 258
IgA 253
── (分泌液) の欠損 263
IgA サブクラス欠損症 263
IgA 腎炎 534
IgA 腎症 533, 534
IgA nephritis 534
IgA nephropathy 534
IgD 254
IgE 254
IgG 253
IgG$_2$ (サブクラス) 欠乏 (損) 症 263, 327, 331
$IGF-II$ 156
IgM 19, 254
IgM 抗体 310, 314
IL-2 257
IL-4 レセプター α 鎖遺伝子 287
IL-12 レセプター β_2 鎖遺伝子 287
IL-13 遺伝子 287

IM 323
immediate asthmatic response (IAR) 292
imprinting 156
incomplete ECD 401
incomplete penetrance 33
incontinentia pigmenti 565
indirect bilirubin 194
infant botulism 330
infantile diarrhea 500
infantile nephrotic syndrome 544
infantile period 1
infectious mononucleosis (IM) 323
infective endocarditis (IE) 432
influenza 321
influenza virus 352
informed consent 90
infratentorial hemorrhage 201
inguinal hernia 510
innocent murmur 387
insertion 31
in situ hybridization 法 310
insulin autoantibody (IAA) 151
insulinoma 155
insulin-resistant diabetes 252
Intergroup Rhabdomyosarcoma Study 分類 484
interleukin 4 (IL-4) レセプター α 鎖遺伝子 287
interleukin 12 (IL-12) レセプター β_2 鎖遺伝子 287
interleukin 13 (IL-13) 遺伝子 287
interrupted aortic arch 410
intersex 247
intracerebellar hemorrhage 202
intracranial hemorrhage 200
intractable diarrhea 500
intrauterine growth retardation (IUGR) 179
intrauterine infection 19
intravenous pyelography (IVP) 529
intraventricular hemorrhage (IVH) 200
intussusception 501
inversion 101
IQ 610
IRDS 183
iron deficiency anemia 451
irritability 177
irritable bowel syndrome (IBS) 504, 617
IRS 分類 484
islet cell antibody (ICA) 151
ITP 460
IUGR 179
Ivemark 症候群 423
IVH 200

IVP 529

J

Jak-3 protein kinase 遺伝子 260
Janeway 斑 432
Japan coma scale 555
Japanese encephalitis 320
jaundice associated with breast-feeding 196
JCML 467
Jones の診断基準 275, 428
JPLT 483
JRA 276
juvenile CML (JCML) 467
juvenile myoclonic epilepsy 568
juvenile nephronophthisis-medullarycystic disease complex 546
juvenile polyp 507
juvenile rheumatoid arthritis (JRA) 276

K

Kallman 症候群 251
Kaposi 水痘様発疹 302, 317
Kartagener 症候群 360
Kasabach-Merritt 症候群 461, 487, 522
Kaup 指数 9, 147
Kawasaki disease 278
Kayser-Fleischer 角膜輪 63, 135
Kearns-Sayre 症候群 585, 593
Kent 束 441
kernicterus 196
Kernig 徴候 90, 319
Ki-1 リンパ腫 475
kinky hair 135
Klebsiella infection 333
klebsiella pneumonia 364
Klinefelter 症候群 106, 250
Klumpke 麻痺 200
Koplik 斑 63, 313
Korotkoff 音 83
Kostmann 病 268
Krabbe 病 578
Kugelberg-Welander 病 595
Kussmaul 呼吸 81
kwashiorkor 3, 150

L

L-カルニチン 127
L-ドーパ負荷試験 221
LA 274
lactalbumin 144
lactic acidemia 127
lactic acidosis 127
lactose intolerance 123
LAD 267

Lahey のスコア 476
laminin-2 deficiency 588
Landau 反射 552
Landau-Kleffner 症候群 569
Langerhans 細胞 300, 475
Langerhans 細胞組織症 475
Langerhans (ラ氏) 島細胞症 156
Langerhans cell histiocytosis (LCH) 475
Lanz 圧痛点 78
LAR 292
large cell lymphoma (LCL) 474
Laron 症候群 252
larva migrans 345
laryngomalacia 356
late asthmatic response (LAR) 292
lateral cervical cyst 487
Laurence-Moon 症候群 251
LBL 475
LCH 475
LCL 474
LDL 128
LDL 吸着療法 539
LDL 受容体 128
learning disorders 613
left BBB 442
left renal vein entrapment syndrome 549
legionellosis 335
Leigh 症候群 128
Leigh 脳症 579
leiomyosarcoma 485
Lennox-Gastaut 症候群 568
leptospirosis 339
LES 圧 496
Lesch-Nyhan 病 (症候群) 35, 134
Letterer-Siwe 病 259, 475
leucine sensitive hypoglycemia 156
leukocoria 483
leukocyte adhesion deficiency (LAD) 267
leukocytosis 456
leukocyturia 527
leukodystrophies 578
Levine の分類 386
LGMD 588
LH 224
LH-RH (負荷) 試験 69, 222
Liddle 症候群 245
Li-Fraumeni 症候群 470
light-for-dates infant 167
limb girdle muscular dystrophy (LGMD) 588
limit dextrinosis 121
lingua nigra 493
lipoid nephrosis 538

lipoprotein lipase (LPL) 128
liposarcoma 485
liver cirrhosis 521
localization-related epilepsy 567
Löffler 症候群 369
long QT syndrome 441
loose sholder 583
Louis-Bar 症候群 107, 265
low birth weight infant 167
low density lipoprotein (LDL) 128
lower esophageal sphincter (LES) 圧 496
LPL 128
LSG 分類 474
lupoid pneumonia 368
lupus anticoagulant (LA) 274
lupus nephritis 542
Lutembacher 症候群 399
Lyme disease 339
lymphangioma 487
lymphoblastic lymphoma (LBL) 475
lymphocytosis 456
lymphogranuloma venereum 325
Lyon の仮説 35, 100
lyonization 100
lysinuric protein intolerance 126
lysosomal trafficking regulator 遺伝子 268
LYST 遺伝子 268

M

M モードエコー法 392
MAC 254
Machado-Joseph 病 581
machinery murmur 404
macroglossia 493
major malformation 109
malabsorption syndrome 508
malaria 342
male hermaphroditism 248
malformation 97
malformation of the trachea 372
malignant histiocytosis 478
malignant hyperthermia 594
malignant lymphoma 473
malnutrition 149
malrotation 501
maple syrup urine disease (MSUD) 124
marasmus 3, 149
Marfan 症候群 105, 125, 377
MAS 16, 185, 375
mass reduction surgery 472
maternal deprivation syndrome 3
maternal PKU 124
maternal transport 178

maternal uniparental disomy 105
May-Hegglin 異常症 461
MBL 経路 254
MBP 320
McArdle の前腕阻血下運動試験 122
McArdle 病 122
MCB 132
McBurney 圧痛点 78
McCune-Albright 症候群 249
MCH 445, 448
MCHC 448
MCLS 279
MCT 491, 508
MCT 乳（ミルク） 130, 145
MCTD 283
MCV 445, 448, 560
MDS 467
M/E 比 446
MEA 239
measles 313
Meckel 憩室 85, 503
meconium 16
meconium aspiration syndrome (MAS) 16, 185, 375
meconium ileus 193
meconium peritonitis 193
meconium plug syndrome 193
median cervical cyst 487
mediastinal emphysema 187
mediastinal tumor 379
mediastinitis 378
medium chain triglyceride (MCT) 491
medulloblastoma 487, 577
megalencephaly 561
megaloblast 453
megaloblastic anemia 453
MELAS 35, 593
membrane attack complex (MAC) 254
membranoproliferative glomerulonephritis (MPGN) 540
membranous cytoplasmic body (MCB) 132
membranous nephritis 540
membranous nephropathy 540
MEN II 型 246
meningitis 571
meningoencephalocele 563
Menkes 病 35, 135, 163
mental disorder 554
mental retardation (MR) 610
merosin deficiency 588
MERRF 35, 593
mesangial interposition 540
mesangial proliferative glomerulonephritis 539

mesenteric lymphadenitis 510
metachromatic leukodystrophy 578
metagonimiasis 344
methylmalonic acidemia 128
methylpredonisolone pulse therapy 538
microdeletion 101
micronchephaly 561
midline anomaly syndrome 224
midsystolic click 385
Mikulicz 病 495
Miller-Dieker 症候群 115
milliary tuberculosis 336
minimal residual disease (MRD) 467, 470
minor glomerular abnormalities 538
minor malformation 109
mitochondrial encephalopathy, myopathy, lactic acidosis and stroke-like episodes (MELAS) 593
mitochondrial myopathy 592
mitral regurgitation (MR) 428
mitral stenosis (MS) 429
mitral valve prolapse 433
mixed connective tissue disease (MCTD) 283
mixed lineage leukemia (MLL) 467
MLL 467
MMI 234
M-mode echocardiogram 392
Mobitz I 型 2 度房室ブロック 439
Mobitz II 型 2 度房室ブロック 440
mononeuritis 574
monoplegia 570
Morgagni 孔ヘルニア 192
Moro 反射 177
Morquio 症候群 132
mosaic 100
motor developmental delay 553
motor skills disorder 613
movement disorder 553
moyamoya disease 576
MPGN 540
MPO 268
MPS IH 131
MPS II 132
MPS IV 132
MR 428, 610
MRD 467, 470
MRSA 306, 328, 364
MRSA 感染症 328
MS 429
MSUD 124
MtPK 592

mucocutaneous lymph node syndrome (MCLS) 278
mucolipidosis 134
mucolipidosis II 134
mucopolysaccharidosis 130
Müller 管退行障害 248
Müller 管退縮因子 247
multicore disease 591
multifactorial inheritance 97
multiple endocrine adenomatosis (MEA) 239
multiple endocrine neoplasia (MEN) II 型 246
multiple mononeuritis 574
multiple sclerosis 574
multipotent stem cell 445
mumps 322
Murphy の分類 474
muscle biopsy 585
mutation 34
myasthenia gravis 596
Mycoplasma pneumoniae 324, 365
mycoplasmal pneumonia 365
mycotic meningitis 573
myelin basic protein (MBP) 320
myelitis 574
myelodysplastic syndrome (MDS) 467
myelofibrosis 456
myeloperoxidase deficiency 268
myocarditis 433
myoclonus epilepsy associated with ragged-red fibers (MERRF) 593
myotonic discharge 560
myotonic dystrophy 591
myotonin kinase (MtPK) 592
myotubular myopathy 590

N

NA 321
N-acetyl-β-D-glucosaminidase (NAG) 527
NADPH オキシダーゼ異常 266
NAG 527
narcolepsy 615
neck righting reflex 552
necrotizing enterocolitis 193
negative findings 60
neglect 54
nemaline body 589
nemaline myopathy 589
nematodiasis 343
neonatal hepatitis 196, 518
neonatal hypocalcemia 211
neonatal hypoglycemia 210
neonatal intensive care unit (NICU) 178

neonatal lupus erythematosus (NLE) 212
neonatal meningitis 204
neonatal myasthenia gravis 596
neonatal period 1, 167
neonatal pneumonia 204
nephroblastoma 480
nephrogenic diabetes insipidus 227, 252
nephron 15
nephrotic syndrome 536
nesidioblastosis 156
neuraminidase (NA) 321
neuroblastoma 478
neurofibromatosis (NF) 564
neurofibromatosis-Noonan 症候群 114
neuronal ceroid lipofuscinosis 579
neuron-specific enolase (NSE) 471, 479
neutral thermal environment 174
neutrophil elastase 2 遺伝子 269
neutrophilia 456
nevus flammeus 177
New Ballard Score 169
newborn 167
NF 564
NF-1 564
NF-2 565
NHL 474
nicotinic acid 159
NICU 178
Niemann-Pick 細胞 133
Niemann-Pick 病 133
nightmare 615
niveau 86
NKH 125
NLE 212
N-*myc* 479
nocturnal enuresis 614
noma 494
non-A, non-B, non-C hepatitis 515
non-gonococcal urethritis 325
non-Hodgkin lymphoma (NHL) 474
non-ketotic hyperglycinemia (NKH) 125
non-REM sleep 26
non-shivering thermogenesis 174
nontuberculous mycobacteria 337
nontyphoidal salmonellosis 334
Noonan 症候群 114, 397, 405
normal term infant 167
Northern analysis 32
NREM 睡眠 26
NSE 471, 479
nutcracker phenomenon 549

NWTS 481
nystagmus 553

O

O 脚 601
O 157 感染症 332
O_2 capacity 394
O_2 consumption 394
O_2 content 394
O_2 saturation 393
OAS 300
obstructive emphysema 375
OD 442
odd looking 178
17-OHP 242
oligoclonal band 320
oligomeganephronia 548
oligosaccharide 134
oligosaccharidosis 134
oliguria 528
omphalocele 193
onion bulb 581
open food challenge 291
opening snap (OS) 385, 429
opsoclonus-polymyoclonia 症候群 576
optic glioma 578
oral allergy syndrome (OAS) 299
oral thrush 340
organic acidemia 128
organogenesis 4
orthostatic dysregulation (OD) 442
orthostatic proteinuria 549
OS 429
Osler 結節 432
osteogenesis imperfecta 605
osteosarcoma 485
OTC 欠損症 126

P

P_0 蛋白 581
p 22-phox 266
p 40-phox 267
p 47-phox 266
p 67-phox 266
PA 413
palsy 554
pancreatic cystic fibrosis 164
pancreatitis 522
panhypopituitarism 224
pansystolic murmur 386
PAP 365
papular acrodermatitis in childhood 513
PAPVR 420
parachute reflex 552
paradoxical movement 399

paradoxical pulse 384, 431
paradoxical split 407
paragonimiasis 344
parainfluenza 322
parainfluenza virus 352
paraplegia 570
parasternal position 393
parathormone (PTH) 211
parathyroid hormone (PTH) 236
paratyphoid fever 334
paroxysmal cold hemoglobinuria 451
paroxysmal supraventricular tachycardia (PSVT) 439
partial anomalous pulmonary venous return (PAPVR) 420
patent ductus arteriosus (PDA) 403, 188
pathologic jaundice 194
Paul-Bunnel 抗体 323
pavor nocturnus 615
PBP 310
PCR 法 32, 310
PDA 188, 403
PDD 611
PDHC deficiency 127
peak flow meter 349
PEF 349
PEG-ADA 260
Pelizaeus-Merzbacher 病 578
PEM 149
penetrance 33
Penicillin resistant *S. pneumoniae* (PRSP) 306, 327
peptic ulcer 498
percent of forced expiratory volume in one second ($FEV_{1.0\%}$) 348
perianal abscess 509
periarteritis nodosa 279
pericardial friction rub 428, 431
pericarditis 430
pericardium 430
perinatal period 1
periodic paralysis 594
period of fertilized ovum 1
peripheral myelin protein-22 581
peripheral neuritis 574
peripheral neuropathies 581
periventricular echodensity (PVE) 203
periventricular hemorrhage (PVH) 200
periventricular leukomalacia (PVL) 202
permanent hemostatic plug 457
persistent fetal circulation (PFC) 190, 375

persistent pulmonary hypertension of the newborn(PPHN) 185,190
pertussis 331
pervasive developmental disorder (PDD) 611
pes equionovarus 581
Peutz-Jeghers 症候群 507
PFC 190,375
Ph¹染色体 108
pharyngeal diving reflex 171
phenotype 33,117
phenylketonuria(PKU) 123
pheochromocytoma 246
phosphatidylcholine 347
phototherapy 197
PHP 237
phrenic nerve palsy 200
physical abuse 54
physiological anemia 17
physiological jaundice 17,194
physiological shunt 14
pica 616
pickwickian syndrome 380
pili torti 135
Pit-1 遺伝子 230
pituitary gigantism 226
PIVKA 209
PKD 546
PKU 123
pleural friction rub 348,376
pleuropneumonia-like organism (PPLO) 365
Plummer 病 230
PMD 434
PMI 385
PNET 484
pneumatocele 204,362
pneumococcal infection 327
pneumococcal pneumonia 362
pneumocystis carinii pneumonia 368
pneumomediastinum 187,378
pneumothorax 187,377
PNP 欠損症 260
point mutation 30
point of maximum intensity(PMI) 385
polio 318
poliodystrophies 579
pollaki(s)uria 528
polyarthritis 275
polycystic kidney disease(PKD) 546
polycythemia 207
polymerase chain reaction(PCR)法 32,310
polymicrogyria 585

polymyositis 282
polyneuritis 574
polyploidy 100
polyps of the intestine 507
polysplenia syndrome 423
polyuria 528
Pompe 病 122,584,585
port-wine hemangioma 487,552
port-wine mark 177
postarousal hypersynchrony 559
post-exposure prophylaxis 312
poststenotic dilatation 405,407
poststreptococcal acute glomerulo-nephritis(PSAGN) 532
postterm infant 167
postural reflex 21
Potter 症候群 548
PPH 442
PPHN 171,185,190
PPHP 238
PPLO 365
PQ 時間 389
PR 時間 389
Prader-Willi 症候群 105,251,584
precocious puberty 249
predominantly antibody deficiencies 255
pre-exposure prophylaxis 312
premature contraction 437
premature ventricular contraction (PVC) 437
prenatal diagnosis 36
prenatal period 1
preschool period 1
presystolic gallop rhythm 385
preterm infant 167
primary apnea 186
primary atypical pneumonia(PAP) 365
primary ciliary dyskinesia 359,360
primary hemostatic plug 457
primary myocardial disease(PMD) 434
primary nephrotic syndrome 536
primary peritonitis 510
primary pulmonary hypertension (PPH) 442
primitive neuroectodermal tumor (PNET) 484
primitive reflex 21
primordial short stature 219
PRL 224
progenitor cell 445
progressive muscular dystrophy 586
propionic acidemia 128
prostaglandin E 171

protein-energy-malnutrition(PEM) 149
protein induced by vitamin K absence and/or antagonist 209
protein-losing gastroenteropathy 508
proteinuria 525
proteolipid protein 578
Proteus infection 333
protodiastolic gallop rhythm 385
protrusion reflex 17
PRSP 306,327,362
PS 405
PSAGN 532
pseudohypertrophy 587,588
pseudohypoparathyroidism(PHP) 237,252
pseudokidney sign 502
Pseudomonas aeruginosa infection 333
pseudo petit mal 559
pseudopseudohypoparathyroidism (PPHP) 238
pseudotruncus 417
pseudo tumor cerebri 156
PSP 排泄試験 72
PSVT 439
PTH 211,236
PTH 欠損 266
PTH 負荷試験 70,223
PTU 234
puberty 1
pulmonary abscess 371
pulmonary alveolar emphysema 375
pulmonary alveolar proteinosis 374
pulmonary atresia(PA) 413
pulmonary cysts 373
pulmonary flow 394
pulmonary flow murmur 387
pulmonary hypoplasia 372
pulmonary surfactant 171
pulmonary suppuration 371
pulmonary sequestration 372
pulmonary stenosis(PS) 405
pulseless disease 280
punched out lesion 476
pure red cell aplasia 455
purine nucleotide phosphorylase deficiency 260
purulent pleurisy 377
PVC 437
PVE 203
PVH 200
PVL 202
pyelonephritis 546
pyopneumothorax 364

欧文索引　665

pyridoxal　159
pyridoxamine　159
pyridoxine　159
pyruvate carboxylase deficiency　128
pyruvate dehydrogenase complex (PDHC) deficiency　127
pyuria　527

Q

Qp/Qs　394
QRS 電気軸　389
QRS の幅　389
QT 延長症候群　389,441
QT 時間　389
QTc 時間　389
quadriplegia　570
quality of life　469
Quincke 浮腫　304,464

R

rabies　320
rac 1/2　266
ranula　493
RAP　617
rapid ACTH 試験　222
rapid eye movement sleep　26
Rappaport 分類　474
Raynaud 現象　273,281
Rb 遺伝子　483
RDS　13,175,183,347,351
reactive attachment disorder　616
recurrent abdominal pain (RAP)　617
recurrent parotitis　494
Reed-Sternberg 細胞　473
Reese-Ellsworth 分類　483
reflux nephropathy (RN)　547
Refsum 病　134
regurgitant systolic murmur　386
Reiter 症候群　285
REM 睡眠　26
renal agenesis　548
renal plasma flow (RPF)　15
renal tubular acidosis (RTA)　545
Reovirus　352
reprise　331
respiratory distress syndrome (RDS)　13,175,183,347
respiratory syncytial virus　352
respiratory syncytial virus infection　322
restriction fragment length polymorphism (RFLP)　31
retinoblastoma　483
retinopathy of prematurity　213
retropharyngeal abscess　354

Rett 症候群　580
reverse T_3　228
Reye 症候群　127,129,321,575
RF　273
RFLP　31
RFX 5　260
RFXANK　260
RFXAP　260
rhabdomyolysis　594
rhabdomyosarcoma　484
rheumatic carditis　428
rheumatic fever　275
rheumatoid factor (RF)　273
rhino virus　352
rib notching　409
riboflavin　158
Rickettsia prowazekii　326
Rickettsia rickettsii　326
right BBB　442
righting reflex　552
ring chromosome　101
RN　547
Robertson 転座　101
Rocky mountain spotted fever　326
Roger 雑音　400
Rohrer 指数　10,147
Romberg 試験　553
rooting reflex　17
rosette formation　479
rotavirus infection　319
Rotor 症候群　87,520
RPF　15
RS ウイルス　322,352,357,358,365
RS ウイルス感染症　322
RTA　545
rubella　314
Rubinstein-Taybi 症候群　115
rumination disorder　616
Rumpel-Leede 試験　464
Rye 分類　473

S

S-100 蛋白　475
sail sign　378
Salmonella infections　334
salmon patch　177
SAM　436
sarcoidosis　285
SARS　307
SAS　379
Scammon の臓器別発育曲線　1
scarlet fever　326
SCARMD　588
Schilder 病　244
Schilling 試験　490
schistosomiasis　344
school period　1

scimitar 症候群　399,420
scleroderma　282
sclerosis　539
scurvey　160
secondary apnea　186
secondary hemostatic plug　457
secondary nephrotic syndrome　536
secondary peritonitis　510
second degree AV block　439
second look operation　472
second wind 現象　122
seizure　177
selective IgA deficiency　263
selective IgG subclass deficiency　263
selective mutism　616
selectivity index　527
self mutilation　135
semicoma　555
seminoma　485
sensitive period　97
serofibrinous pleurisy　376
serum sickness　298,303
severe childhood autosomal recessive muscular dystrophy (SCARMD)　588
severe myoclonic epilepsy in infancy　569
sex-determining region Y　247
sexual abuse　54
sexual precocity　249
Sheehan 症候群　224
shigellosis　333
Shimada の分類　479
short bowel syndrome　501
short stature　219
Shwachman (-Diamond) 症候群　455,522
sickle cell anemia　450
sick sinus syndrome　440
sideroblastic anemia　452
SIDS　44,127,129
Sillence 分類　605
Silverman retraction score　175,176
Simmonds 症候群　224
single blind food challenge　288
single gene disorders　33
single second sound　385
sinus arrhythmia　437
sinusitis　356
SIRS　307
size barrier　536
Sjögren 症候群　284
skull fracture　577
SLE　282,540
sleep apnea syndrome (SAS)　379,615

sleeplessness 615
sleep terror disorder 615
slow spike and wave burst 559
slow virus infection 574
SMA 595
small noncleaved cell lymphoma (SNCL) 475
small round-structured virus (SRSV) 319
SNCL 475
soft tissue sarcoma 484
somnolence 96, 555
Sotos 症候群 115, 220, 227
Southern analysis 31
specific developmental disorder 613
spherocytosis 449
sphingolipidosis 132
sphingomyelinase dificiency 133
spina bifida 563
spinal cord tumor 487
spinal muscular atrophy (SMA) 595
spinocerebellar degeneration 580
splitting 544
spondyloepiphyseal dysplasia 604
sporadiccase 34
SRSV 319
SRY 遺伝子 247
SSPE 313, 574
SSS 440
SSSS 328
ST 389
ST 合剤 369
staphylococcal infection 327
staphylococcal pneumonia 363
staphylococcal scalded skin syndrome (SSSS) 328
StAR 蛋白 243
startle reaction 133
steroidogenic acute regulatory protein 243
Stevens-Johnson 症候群 286, 298, 307
Still 雑音 387
Still 病 276
straight back syndrome 406
strain pattern 409, 427
strawberry mark 177
strawberry hemangioma 487
streptococcal infection 326
streptococcal pneumonia 364
Streptococcus agalactiae 327
Streptococcus pyogenes 326, 532
striae cutis 244
strophulus 302
stupor 96, 555

Sturge-Weber 症候群 565
subacute necrotizing encephalomyelopathy 579
subacute sclerosing panencephalitis (SSPE) 313, 574
subacute thyroiditis 235
subarachnoid hemorrhage 202
subcostal position 393
subcutaneous nodules 275
subdural hematoma 577
subependymal region 201
subgaleal hemorrhage 199
subtle seizure 177
subxyphoid position 393
sucking reflex 17
suction biopsy 490
Sudan III スクリーニング 72
sudden infant death syndrome (SIDS) 44, 127
summation gallop rhythm 385
superior mediastinal syndrome 379
suppression burst 125
suppurative parotitis 495
suprasternal notch position 393
supratentorial hemorrhage 201
supraventricular premature contraction (SVPC) 438
supraventricular tachycardia (SVT) 438
surface of body 7
surfactant 13, 347
surfactant protein 347
SVPC 438
SVT 438
swallowing reflex 17
symptomatic localization related epilepsy 568
syphilis 338
systemic flow 394
systemic inflammatory response syndrome (SIRS) 307
systemic lupus erythematosus (SLE) 280
systolic anterior motion (SAM) 436

Ⓣ

T 波 389
T_3 227
T_3 摂取率 229
T_3 抑制試験 229
T_4 227
TA 418
tachycardia 438
TAE 483
Tanner の分類 8
tapeworm disease 344

TAPVR 419
target sign 502
Taussig-Bing 奇形 414
Tay-Sachs 病 34, 133
TBG 227, 229
TBII 230
TBPA 227
^{99m}Tc-pertechnetate シンチグラフィー 491, 504
TEC 455
TEF 495
temporal epilepsy 568
TEN 298
tension pneumothorax 187
tetanus 329
tetralogy of Fallot 410
TGA 414
Th 1 293
Th 2 293
thalassemia 450
thalidomide syndrome 111
thanatophoric dysplasia 372, 604
thiamine 158
thin basement membrane disease 545
third degree AV block 440
Thompson の 2 杯分尿法 527
Thomsen 病 592
THP-アドリアマイシン 483
THP-ADR 483
thrill 384
thrombasthenia 462
thrombocytopenic purpura 460
thrombotic thrombocytopenic purpura (TTP) 461
thrush 494
thymoma 487
thymus hypertrophy 378
thyroid-binding inhibitory immunoglobulin (TBII) 230
thyroiditis 234
thyroid stimulating hormone (TSH) 228
thyrotropin receptor stimulating antibody (TRAb) 230
thyrotropin receptor blocking antibody (TRBAb) 230
thyroxine (T_4) 227
thyroxine-binding globulin (TBG) 227
thyroxine-binding prealbumin (TBPA) 227
TIBC 452
TIN 545
TINU 症候群 545
TK 312
TNM 分類 484

欧文索引 | 667

to and fro 雑音　386
tonsillar hypertrophy　353
TORCH 症候群　113, 181, 205
total anomalous pulmonary venous return (TAPVR)　419
total iron binding capacity (TIBC)　452
total parenteral nutrition (TPN)　492
Tourette 障害　615
toxic epidermal necrolysis (TEN)　298
toxic shock syndrome toxin　327
toxic shock syndrome (TSS)　278, 328
toxocariasis　345
toxoplasmosis　341
TPN　492
TPOAb　235
TRAb　230, 234
tracheoesophageal fistula (TEF)　495
tracheomalacia　356, 372
trachoma　325
transarterial embolization (TAE)　483
transdates　376
transient abnormal myelopoiesis　103
transient erythroblastpenia of childhood (TEC)　455
transient hypogammaglobulinemia of infancy　264
transient RDS　183
transient tachypnea of the newborn (TTN)　183
transient tic　615
translocation　101
TRBAb　230
trematodiasis　344
TRH　228
TRH 刺激試験　229
TRH 負荷試験　70, 221
trichotillomania　616
trichuriasis　344
tricuspid atresia (TA)　418
triiodothyronine (T_3)　227
true hermaphroditism　247
truncus arteriosus　417
TSH　224, 228
TSH releasing hormone (TRH)　228
TSS　328
TSS 毒　327
tsutsugamushi disease　325
TT　459
TTN　183

TTP　461
tuberculosis　336
tuberculous meningitis　572
tuberous sclerosis　563
tubulo-interstitial nephritis (TIN)　545
tubulo-interstitial nephritis-uveitis syndrome　545
tularemia　338
turgor　66
Turner 症候群　106, 233, 250, 408
two dimensional echocardiogram (2 DE)　392
type 1 diabetes mellitus　150
type 2 diabetes mellitus　154
type II RDS　183
typhoid fever　326, 334
tyrosinemia　124

U

Uhl 病　422
UIBC　452
ulcerative colitis　505
unconjugated bilirubin　194
undescending testis　548
unsaturated iron binding capacity (UIBC)　452
urethritis　546
urinary tract infection (UTI)　546
urticaria　302
UTI　546

V

$\dot{V}_{25}$　291
$\dot{V}_{50}$　291
VAC 療法　485
VAHS　268, 323, 478
Valsalva 洞動脈瘤　410
valvuloplasty　429
vanillyl mandelic acid (VMA)　471, 479
varicella　315
vascular autoregulation　200
vascular purpura　277
vascular ring　372
vasculitis syndrome　277
VAT　389
VC　348
VCG　529, 547
venous hum　387
ventricular activation time (VAT)　389
ventricular septal defect (VSD)　400
ventricular tachycardia (VT)　439
vero toxin　543
very low birth weight infant　167
very low density lipoprotein

(VLDL)　128
vesicoureteric reflux (VUR)　547
Vibrio parahaemolyticus infection　336
viral encephalitis　319
viral encephalopathy　319
viral hepatitis　511
viral myositis　593
viral pneumonia　365
virus-associated hemophagocytic syndrome (VAHS)　268, 478
vital capacity (VC)　348
vital signs　62
vitamin dependency　135
VLDL　128
VMA　471, 479
voiding cysto-urethrography (VCG)　529, 547
volvulus of the stomach　499
von Gierke 病　120
von Hippel-Lindau 病　565
von Recklinghausen 病　564
von Willebrand 因子 (vWF)　457
von Willebrand 病　462
VSD　400
VT　439
VUR　547
vWF　457
VZIG　316
VZV　315

W

Waardenburg 症候群　116
waddling gait　584
wakefulness　554
Waldeyer ring　353
warm antibody　450
WAS　264
WASP 遺伝子　264
water bottle shape　432
weaning　145
Weber-Christian 病　284
Wegener 肉芽腫症　280
Wenckebach 型 2 度房室ブロック　439
Werdnig-Hoffmann 病　583, 584, 585, 595
West 症候群　564, 568
wet lung syndrome　183
wheeze　65
wheezing bronchitis　357
WHO 分類　474
whoop　331
Williams 症候群　408
Wilms 腫瘍　480
Wilson 病　135, 517

Wilson-Mikity 症候群　188
Wiskott-Aldrich 症候群(WAS)
　　264,461
withdrawal　618
Wolff 管　548
Wolf-Hirschhorn 症候群　104
Wolf-Parkinson-White(WPW)症候
　　群　441
Wolman 病　129
Working Formulation 分類　474
wormian bone　605
WPW 症候群　416,422,439,441
WT 1　480

X

X 脚　601
X 染色体短腕のモノソミー　106
X 染色体不活化　100
X 連鎖性重症複合免疫不全症　259
X 連鎖性無 γ-グロブリン血症　261
X 連鎖性優性遺伝病　34
X 連鎖性劣性遺伝性副腎白質ジスト
　　ロフィー　579
X 連鎖性劣性遺伝病　34
XLA　261

XXX 女性　107
XY 女性　107
XY 性腺形成不全　107

Y

Yersinia infections　335
yolk sac　445
yolk-sac carcinoma　485
YY 男性　107

Z

Zellweger 症候群　134

NEW 小児科学（改訂第2版）

1999年11月1日	第1版第1刷発行	編集者 清野佳紀，小林邦彦，原田研介，
2001年12月20日	第1版第3刷発行	桃井眞里子
2003年7月20日	第2版第1刷発行	発行者 小立鉦彦
2017年1月20日	第2版第8刷発行	発行所 株式会社 南 江 堂

〒113-8410 東京都文京区本郷三丁目42番6号
☎(出版)03-3811-7235　(営業)03-3811-7239
ホームページ http://www.nankodo.co.jp/
振替口座 00120-1-149

印刷 真興社／製本 三水舎

NEW Pediatrics
© Yoshiki Seino, Kunihiko Kobayashi, Kensuke Harada, Mariko Momoi, 2003

定価は表紙に表示してあります．
落丁・乱丁の場合はお取り替えいたします．

Printed and Bound in Japan
ISBN978-4-524-22414-2

本書の無断複写を禁じます．

JCOPY 〈(社)出版者著作権管理機構 委託出版物〉

本書の無断複写は，著作権法上での例外を除き，禁じられています．複写される場合は，そのつど事前に，(社)出版者著作権管理機構(TEL 03-3513-6969，FAX 03-3513-6979，e-mail: info@jcopy.or.jp)の許諾を得てください．

本書をスキャン，デジタルデータ化するなどの複製を無許諾で行う行為は，著作権法上での限られた例外（「私的使用のための複製」など）を除き禁じられています．大学，病院，企業などにおいて，内部的に業務上使用する目的で上記の行為を行うことは私的使用には該当せず違法です．また私的使用のためであっても，代行業者等の第三者に依頼して上記の行為を行うことは違法です．